어지럼
DIZZINESS

개정 증보판
어지럼

1999년 5월 10일 초 판 발 행
2001년 4월 30일 개정증보초판발행
2004년 4월 10일 2차개정증보발행
2007년 3월 10일 3차개정증보발행
2015년 12월 31일 4차개정증보발행

[값 50,000원]

펴낸이 장호성
엮은이 이정구 · 김재일 · 정재윤
발 행 단국대학교출판부
등 록 1968. 2. 27 : No. 제03-00095호

경기도 용인시 수지구 죽전로 152
(전화 031-8005-2405 팩스 031-8021-7154)

편집 · 성두현

인 쇄 네오프린텍(주)

Published by Dankook University Press

printed in Seoul, Korea

ISBN 978-89-7092-544-8 93510

어지럼
DIZZINESS

이정구 · 김재일 · 정재윤

엮음

단국대학교출판부

초판 머리말

인체의 평형기능은 인간의 생활을 유지하는 데 필수적인 요소이지만 너무 자연스럽게 작동하고 주어진 상황에 얼마든지 다양하게 적응하는 능력 때문에 그 중요성이 간혹 간과되기도 한다. 그러나 평형 또는 전정기능을 상실한 경우에 나타나는 증상과 기능적인 손실을 비추어 보면 그 기능이 인간의 균형이나 보행 등 기초적인 생활을 유지하는 데서부터 나아가 운동, 레저 등의 고급 행위에서도 절대적으로 중요함을 깨닫게 된다.

세계 의학의 눈부신 발전과 더불어 국내 의학의 수준도 급상승하는 추세이지만 비교적 최근까지 어지럼 또는 평형장애에 대한 이해는 걸음마 단계를 벗어나지 못했다. 이는 인체 평형에 대한 기초적인 연구가 부족함은 물론 임상가들조차 어지럼에 대한 충분한 이해 없이 진료에 임하거나 또는 진료를 기피하는 경향도 있어 왔기 때문이다.

1980년대 전정기능에 대한 체계적인 검사법이 전 세계에 보급되고, 1990년대 들어 국내에도 첨단 기능을 갖춘 자동화된 검사기기가 도입되면서부터 인체 평형 또는 전정기능에 대한 이해가 깊어지기 시작했다. 이에 따라 전정기능에 대한 심도 있는 연구와 임상적 이해의 필요성이 증폭되었다. 편자는 이러한 필요성을 절감하며 단국대병원 주최의 전정기능검사 연수회를 수차례 시행하였으며, 이를 통해 어지럼에 대한 기본적인 지식 및 전정기능검사에 대한 지식의 보급에 힘써 왔다. 연수회를 개최하며 크게 느낀 한 가지는 이비인후과나 신경과 의사들 중에 이러한 분야에 대한 지식을 얻고자 하는 의사들이 매우 많다는 것이었고, 또한 이들 중 상당수는 나름대로 각 분야에 대한 지식이 상당히 축적되어 있었다는 것이다.

어지럼에 대한 공부를 계속하며 편자는 이제까지의 지식을 정리할 필요성을 느꼈으며, 전정기능검사 연수회를 거듭하며 우리에게도 이에 대한 교재 또는 참고서가 필요함을 절실하게 느끼게 되었다. 각 분야의 전문가들에게 집필을 요청하여 이와 같은 책을 펴내게 되었다.

본 책자의 대상은 인체의 평형과 어지럼에 대한 지식을 넓이려는 모든 사람들이 될 수 있지만 우선은 이비인후과나 신경과 또는 신경안과의 전공의 또는 전문의가 대상이 된다. 이외에도 전정기능검사를 담당 수행하는 기사나 검사자에게도 좋은 참고서가 되고 또 지침이 될 것이다. 또한 본 책자는 단국대병원에서 개최하는 전정기능검사 연수회에서도 교재로 사용될 예정이다.

본 책자는 각 분야에서의 보편적으로 동감되는 지식을 바탕으로 기술하였으며, 어려운 내용은 설명을 반복하거나 자세히 기술하여 이해하기 쉽도록 하였다. 용어의 혼동을 막기 위하여 되도록 용어를 통일하고자 하였고, 이해가 되는 범위 안에서 한글을 적극 사용하였다. 중요한 내용에 대해서는 이제까지 각 국내 연구자들의 결과를 제시하여 우리의 현실에 맞는 진단의 기준을 제시하고자 하였으며, 일부를 제외하고 되도록 참고문헌 인용을 통해 독자들이 추가 지식을 얻는 데 도움이 되고자 하였다.

비록 책의 발간을 위하여 심혈을 기울였지만 편자의 생각에 이 책자가 이제까지 지식의 결정판이 될 수는 없음을 잘 알고 있다. 책의 편집 과정이 끝나갈수록 처음 계획 단계에 생각했던 바와 차이가 나고 이상적인 참고 서적으로써 부족하다는 느낌이 크다. 바라는 바는 다만 이 책자를 통하여 조금이나마 어지럼에 대한 지식이 보급되고 향후 이에 대한 기초적인 연구와 임상적 진료 수준의 향상에 자극 요인이 되었으면 하는 바람이 있을 뿐이다.

마지막으로 바쁘신 와중에 어려운 부탁을 들어 정성껏 집필하여 주신 여러 저자님들, 본 책자의 발간을 위하여 힘써 주신 단국대병원 이비인후과 의국원 일동, 단국대학교 출판부장님과 연구처장님께 감사의 말을 전하며, 본 책자의 의학적 그림을 멋있게 그려 준 남언희 양에게 크게 감사한다.

1999년 2월

엮은이 대표 이 정 구

3차 증보판 머리말

우리는 왜 일상 활동에서 어지럽게 느끼지 않고, 아무리 빨리 머리와 눈을 움직여도 초점이 잘 잡히고 시야가 흐리게 보이지 않을까? 인체의 평형기능은 인간의 생활을 유지하는 데 필수적인 요소이지만 너무 자연스럽게 작동하고 주어진 상황에 얼마든지 다양하게 적응하는 능력 때문에 그 중요성이 자주 간과된다. 그러나 평형 또는 전정기능을 상실한 경우에 나타나는 어지럼 증상과 기능 손실을 경험해 보면 그 기능이 인간의 균형이나 보행 등 기초적인 생활을 유지하는 데에서 나아가 운동, 여가 활동 등의 고급 행위에서도 절대적으로 중요함을 깨닫게 된다.

이비인후과학과 신경과학에서 어지럼이 차지하는 분야는 그 어느 분야 못지 않게 크고 또 중요하지만 우리나라에서는 비교적 최근까지 소외되어 왔고 이해도 부족하였다. 그러나 1990년대 중반 이후부터 많은 이비인후과와 신경과 전문의들이 관심을 가지기 시작하였고 첨단 기능을 갖춘 자동화 검사 기기가 도입되면서부터 인체 평형 또는 전정기능에 대한 이해가 깊어지기 시작했다. 그리고 이에 대한 심도 있는 연구와 임상적 이해의 필요성이 증폭되었다. 이에 평형의학회가 구성되고 많은 의학자들이 전정 관련 연수를 다녀온 이후로 전정 분야에 대한 학문적, 임상적 발전은 일취월장하고 있다.

필자들은 1999년에 어지럼의 기초 지식과 전정기능 검사의 이해를 돕기 위한 기본적인 지식과 재활치료를 중심으로 『어지럼』 책 첫판을 발간하였으며 이 첫판이 문화관광부 우수학술도서로 선정된 바 있었다. 2001년에는 균형과 자세, 임상전정검사, 양성돌발성체위변환성 어지럼, 편두통성 어지럼과 심인성 어지럼 등 최근 발전된 내용을 추가하여 증보판을 출판하였다.

2004년 2차 개정 증보판에서는 어지럼 진단의 임상적 접근, 전정신경염과 메니에르질환을 추가하여 우리가 흔히 볼 수 있는 질환을 모두 망라하였으며, 이외에도 전정자율신경계 조절과 안구운동의 기초 지식을 추가하여 전정계의 지식과 질환을 이해하기 용이하도록 노력하였다. 그 외에도 기존 각 장들의 내용을 대부분 보충 증보하였다.

이번 3차 개정 증보판에서는 이석기능검사, 전정유발근전위, 주관적 사수직?사수평 등 최근의 연구 결과를 추가하였다. 또한 본서에 수록된 내용을 영문 논문에 인용하고자 할 때 서지 사항을 밝혀주기 불편하다는 지적을 받아들여 서명과 연구자명에 영문을 병기하였다.

본 책자는 각 분야에서 보편적으로 동감되는 지식을 바탕으로 쉽게 기술하였으며, 어려운 내용은 설명을 반복하거나 자세히 기술하여 이해하기 쉽도록 하였다. 용어의 혼동을 피하기 위하여 되도록 용어를 통일하고자 하였으나 각 장의 저자가 달라 완전히 통일하지 못한 점이 있고, 이해가 되는 범위 안에서 한글을 적극 사용하였다. 중요한 내용에 대해서는 이제까지 각 국내 연구자들의 결과를 제시하여 우리의 현실에 맞는 진단과 치료의 기준을 제시하고자 하였으며, 일부를 제외하고 되도록 참고문헌 인용을 통해 독자들이 지식을 얻는 데 도움이 되고자 하였다.

초판(1999)에서 개정 증보(2001), 2차 개정 증보(2004)에 이르기까지 매번 책의 발간을 위하여 심혈을 기울였지만 편자들은 이 책자가 이제까지의 지식의 결정판이 될 수는 없음을 잘 알고 있다. 그러나 이 책자를 통하여 조금이나마 어지럼에 대한 지식이 보급되고, 향후 이에 대한 기초적인 연구와 임상적 진료 수준의 향상에 자극 요인이 되었으면 하는 바람이 있을 뿐이다.

끝으로 바쁘신 중에도 정성껏 집필하여 주신 여러 저자들, 본 책자의 발간을 위하여 힘써 주신 단국대병원 이비인후과 교실 의국원 일동, 강재철 출판부장님 이하 여러 부원들께 감사의 말을 전한다.

2007년 3월

엮은이 대표 이 정 구

4차 증보판 머리말

이비인후과학과 신경과학에서 어지럼이 차지하는 분야는 그 어느 의학 분야에 못지않게 중요하지만 우리나라에서는 비교적 소외되어 왔다. 1990년 이후 이비인후과와 신경과의 많은 전문의들이 관심을 가지고 평형의학회를 구성하고 어지럼 학문의 발전을 위해 많은 노력을 경주하여 왔고, 학회를 중심으로 많은 교육활동을 하여 어지럼의 이해와 발전과 저변 확대에 크게 기여하여 왔다. 어지럼 책의 초판을 1999년에 발간한 지 벌써 15년이 지났다. 또 2007년에 3차 증보판을 발간한 지도 7년이 지났으며, 이제 2007년에 출판한 책이 품절되어 다시 증보 출판을 하게 되었다. 그동안 일반 서점을 통해서 지속적으로 소량씩 판매되어 왔고, 이비인후과와 신경과의 전공의와 전문의 또 청각학을 전공하는 학생들 사이에서 많이 활용된 바 있다.

필자들은 1999년에 어지럼의 기초 지식과 전정기능 검사의 이해를 돕기 위한 기본적인 지식과 재활 치료를 중심으로 "어지럼" 초판을 발간한 바 있으며 이 초판이 문화관광부의 우수 학술도서로 선정된 바 있었다. 초판의 발간 이후로 이번의 증보를 포함해 4번의 증보를 거듭하면서 미흡하였던 내용을 점차 수정 추가하여 이제는 전정의 해부생리, 검사, 질환을 이해하기에 비교적 충분한 내용을 포함하게 되었다. 이번 판에서는 초판부터 사용하여 오던 용어 가운데 "어지러움"을 표준어인 "어지럼"으로 변경하였다.

이 책은 전정계의 말초와 중추의 해부와 기능을 쉽게 이해하고, 이해하기 어려운 기능검사를 쉽게 풀이하여 이해할 수 있도록 도와주는 데 그 목적을 두었다. 동시에 몇 가지 흔히 보는 질환을 소개하고, 전정질환의 일반적인 내과적 치료와 재활 치료를 소개하고 있다. 그동안 이 책이 어지럼을 이해하고자 하는 많은 전문 의사들과 청각학을 전공하는 학생들에게 많은 도움을 주고 있던 차에 4차 증보판을 내게 되었다. 지난 증보판의 집필진들은 중심으로 집필진을 구성하였고 몇 분의 집필진을 추가하였다. "말초전정기관의 해부" 제목을 "말초정정기관의 미세해부"로 변경하였고, "전정기관의 생리"에 생리를 기술하기에 필요한 해부를 추가하여 "말초전정계의 해부생리"로 변경하였다. 최근에 편심회전검사가 소개되어 시행되고 있으므로 "편심회전과 탈 수직축회전"을 추가하였고, 점차 그 활용이 많아 지고 있는 "비디오 및 전기안진검사"와 "두부충동검사"도 새로 추가하였다. 또 "소아어지럼증"을 추가하여 자주 볼 수 있으나 소외되어 온 이 분야의 질환에 대한 이해를 증진하고자 하였다.

본 책자는 각 분야에서 보편적으로 동감되는 지식을 바탕으로 쉽게 기술하였으며, 어려운 내용은 설명을 반복하거나 자세히 기술하여 이해하기 쉽도록 하였다. 용어의 혼동을 피하기 위하여 되도록 용어를 통일하고자 하였으나 각장의 저자가 달라 완전히 통일하지 못한 점이 있고, 이해가 되는 범위 안에서 한글을 적극 사용하였다. 참고문헌 인용을 통해 독자들이 지식을 얻는 데 도움이 되고자 하였다.

초판(1999)에서 4차 증보판(2015)에 이르기까지 매번 책의 발간을 위하여 심혈을 기울였지만 필자들은 이 책자가 이제까지의 지식의 결정판이 될 수는 없음을 잘 알고 있다. 그러나 이 책자를 통하여 조금이나마 어지럼에 대한 지식이 보급되고, 향후 이에 대한 기초적인 연구와 임상적 진료 수준의 향상에 자극 요인이 되었으면 하는 바람이 있을 뿐이다.

마지막으로 바쁘신 중에도 정성껏 집필하여 주신 여러 저자들, 본 책자의 발간을 위하여 힘써 주신 단국대 병원 이비인후과 교실 의국원 일동, 이재석 출판부장님, 편집을 위해 심혈을 기울여 도와주신 성두현 선생님 이하 여러 부원들께 감사의 말을 전한다.

2015년 세밑에

엮은이 대표 이 정 구

추천사

이비인후과학에 관련된 우리말 저서가 매우 빈곤한 시점에 세부 전공에 속하는 전정기능 장애에 대하여 총정리한 저서인 『어지럼』의 개정판 출간을 경하해 마지않는 바이다.

우선 이 책의 출간은 단국대학의 이정구 교수의 전정 장애 환자의 진단과 재활에 대한 꾸준한 관심과 노력으로 이루어진 점을 말해 두고 싶다. 미국에서의 높은 수준의 수련 과정과 다년간의 임상 경험은 귀국 후 우리나라에서 무엇이 필요한가를 직시하였고, 단국대학에 일찍이 설치된 전정기능 검사 시설과 이를 활용하여 온 이정구 교수를 비롯한 모든 교수진의 헌신적인 노력의 결과로 출간된 이 책이 그간의 임상경험과 최신 지견을 보완하여 개정된 것은 매우 뜻깊은 일이라 하겠다.

이 책의 내용 중에 주목할 부분은 집필진이 이비인후과 임상의사 외에도 기초의학 부분인 생리학과 임상에서는 신경과 교수진이 공동 참여하여 집필하였기에 전정기능 장애의 진료와 관련이 있는 타과 전문의들에게도 도움이 될 수 있는 점으로 생각한다.

또한 집필진으로는 전국의 많은 대학의 폭넓은 교수진이 참여하여 전정기능 질환의 진단과 치료에 대한 최신 지견과 실제 임상에서 쉽게 활용할 수 있는 다양한 내용과 실례를 담고 있어 전정기 학문에 관심을 가지고 있는 전문의는 물론 전정기에 대해 배우는 수련의에게 좋은 지침서가 될 것으로 생각되어 추천하는 바이다.

이 책의 추천과 함께 앞으로도 더 많은 집필진이 참여하여 이 책의 주기적이고 지속적인 보완으로 더욱 넓고 새로운 지식을 전하여 주기를 바라는 바이다.

교수 김 종 선

서울대학교 의과대학 이비인후과학교실

공동 엮음

이정구 Chung - Ku Rhee
단국의대 이비인후과학 교실

김재일 Jae - Il Kim
단국의대 신경과학 교실

정재윤 Jae-Yun Jung
단국의대 이비인후과--두경부학 교실

집필자 소 개

강봉희 Bong-Hee Kang **교수**
단국의대 신경과학 교실

고의경 Eui-Kyung Goh **교수**
부산의대 이비인후과학 교실

구자원 Ja-Won Koo **교수**
서울의대 이비인후과학 교실

김미주 MI-Joo Kim **교수**
카톨릭 관동의대 이비인후과학 교실

김민선 Min-Sun Kim **교수**
원광의대 생리학 교실

김봉직 Bong-Jik Kim **교수**
단국의대 이비인후과학 교실

김재일 Jae-Il Kim **교수**
단국의대 신경과학 교실

김정윤 Jung-Yoon Kim **교수**
단국의대 재활의학과

김지수 Ji-Soo Kim **교수**
서울의대 신경과학교실

문소영 So-Young Moon **교수**
아주의대 신경과 교실

박병림 Byung-Rim Park **교수**
원광의대 생리학교실

박현민 Hyun-Min Park **원장**
미래이비인후과 의원

박홍주 Hong-Ju Park **교수**
울산의대 이비인후과학 교실

성기범 Ki-Bum Sung **교수**
순천향의대 신경과학 교실

서명환 Myung-Whan Suh **교수**
서울의대 이비인후과학 교실

안성기 Seong-Ki Ahn **교수**
경상대학교 이비인후과학 교실

이경규 Kyung-Kyu Lee **교수**
단국의대 정신건강의학과학 교실

이광선 Kwang-Sun Lee **교수**
울산의대 이비인후과학 교실

이민영 Min-Young Lee **교수**
단국의대 이비인후과학 교실

이정구 Chung-Ku Rhee **교수**
단국의대 이비인후과학 교실

이창민 Chang-Min Lee **교수**
단국의대 신경과학 교실

이태경 Tae-Kyeong Lee **교수**
순천향의대 신경과학 교실

이 형 Hyung Lee **교수**
계명의대 신경과학 교실

임수빈 Soo-Bin Im **교수**
순천향의대 신경외과학 교실

정경천 Kyung-Cheon Chung **교수**
경희의대 신경과학 교실

정원호 Won-Ho Chung **교수**
성균관의대 이비인후과학 교실

정재윤 Jae-Yun Jung **교수**
단국의대 이비인후과학 교실

한규철 Gyu-Cheol Han **교수**
가천의대 이비인후과학 교실

차 례

1

말초전정기관의 미세해부

이 광 선 Kwang-Sun Lee
울산대학교 의과대학 이비인후과학교실

1 전정계의 구성

전정계(vestibular system)는 말초전정계와 중추전정계로 구성되며 말초전정계는 세 개의 반고리관(semicircular canal)과 전정(vestibular ceacum), 전정신경절(Scarpa's ganglion)을 포함한 전정신경(vestibular nerve)으로 구성된다. 말초전정계는 막미로 내에 위치하며 전방으로는 와우가 위치하고 반고리관과 전정으로 구성된 전정계는 내이의 후방에 위치한다. 막미로는 3층으로 구성되어 있고 막미로 외부, 골미로와 막미로 사이는 외림프(perilymph)가 차 있고, 막미로의 내부는 내림프(endolymph)로 차 있다. 내림프는 와우와 전정을 연결하는 연합관(ductus reuniens)으로 통하고 전정도수관을 통해서 S자정맥동(sigmoid sinus)에 부착된 내림프낭(endolymphatic sac)으로 이어져 있다. 외림프는 고실계(scala tympani)에 개구부가 위치한 와우도수관(cochlear aqueduct)을 통해서 지주막하공간(subarachnoid space), 즉 뇌척수액과 해부학적으로 연결된다(그림 1).

막미로는 두 가지의 다른 형태의 전정감각

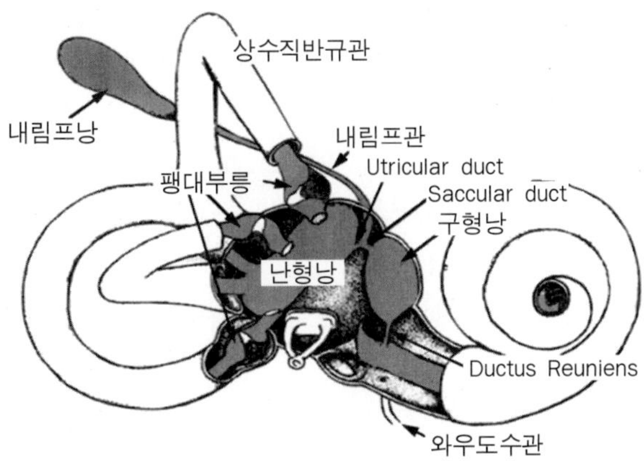

그림 1. 전정계의 구성

기관, 즉 반고리관 내의 팽대부릉(crista ampullaris)과 전정 내의 평형반(macula)을 갖고 있다. 반고리관이라는 용어의 뜻과 달리 반고리관 내의 내림프는 전정을 통하여 한 개의 원으로 통할 수 있고 세 개의 반고리관은 각각 일측 끝에 팽대부(ampulla)를 갖고 있으며 팽대부 내에 감각기관인 팽대부릉이 있다. 전정은 와우와 반고리관 사이에 위치하며 평형반을 갖고 있는 난형낭(utricle)과 구형낭(saccule)으로 구성되어 있다.

말단전정기관의 감각기관인 반고리관의 팽대부의 팽대부릉과 전정 내의 이석기관인 평형반은 기본적으로 같은 모양의 감각세포를 갖는다. 전정기관의 감각세포는 Corti 기관의 내, 외유모세포와 유사한 Ⅰ형과 Ⅱ형의 감각세포로 구성된다. 와우의 유모세포와 마찬가지로 전정계의 감각세포는 세포 상부에 많은 감각모(sensory cilia)가 있으나 와우의 유모세포와 달리 운동모(kinocilia)가 있다.

팽대부릉과 평형반의 감각세포의 구조는 차이가 없으나 감각세포 상부의 젤라틴 구조가 달라, 팽대부릉의 감각모는 젤라틴과 유사한 팽대부릉정(cupula)에 부착되어 있으나 평형반의 감각모는 이석이 부착된 젤라틴 모양의 이석막에 부착되어 있다. 팽대부릉과 평형반의 공통점을 나열하면 아래와 같다.

1) 말초전정기관 공통 구조

최상부는 젤라틴층으로 Corti 기관의 개막(tectorial membrane)과 유사한 구조로 팽대부릉에서는 팽대부릉정, 난형낭반(utricular macula)과 구형낭반(saccular macula)에서는 이석막(otoconial membrane)에 해당한다. 젤라틴층 하방에는 감각세포층이 위치하고 감각세포 상부에는 운동모(kinocilia)와 부동모(stereocilia)로 불리는 감각모가 덮혀 있다. 전정기관의 감각세포는 와우의 내유모세포 및 외유모세포와 형태학적인 유사성을 갖는데 Ⅰ형 감각세포는 와우의 내유모세포와 유사하고, Ⅱ형 감각세포는 와우의 외유모세포와 구조적으로 유사하다. 감각세포층의 하방에는 지지세포층이 위치하고 지지세포는 감각세포 하방뿐 아니라 감각세포 사이에도 위치한다. 그러나 지지세포는 세포 상부에 감각모가 없으며 전정신경과 연결되어 있지 않다. 지지세포 하방에는 기저막이 위치하며 기저막(basement membrane) 하방에는 기저막을 통과하여 감각세포와 접하는 유수화(myelinated)된 구심성 및 원심성 신경이 위치한다.

2) 말초전정기관의 구조

반고리관들은 전정의 후상방에 위치하고 수평반고리관과 두 개의 수직반고리관으로 구성되어 있고 각각의 반고리관은 상호 다른 관들과 직각을 이룬다. 반고리관은 각각 약 2/3의 원(240도)을 그리며 각 원의 반경은 약 6.5mm이고 관의 직경은 평균 0.25mm이다. 세 개의 막반고리관(membranous semicircular canal)은 골반고리관(bony semicircular canal) 내를 지나게 되며 막반고리관은 골반고리관과 마찬가지로 서로 수직으로 교차하게 된다. 막반고리관은 3층으로 구성되어 있어 외층은 이주위조직(periotic tissue)인 중피(mesothelium) 모양의 성긴결합조직(loose connective tissue)으로 외림프 공간과 접해 있고 혈관과 색소층을 갖고 있으며, 내층은 키가 낮은 단순상피이며 이 두 층 사이에 기저막이 있다. 상, 후수직반고리관의 팽대부 반대 방향의 반고리관은 하나로 합쳐져 공통각(common crus)을 형성하고 수평반고리관은 단독으로 전정으로 연결되어 총 5

개의 관이 전정과 연결되어 있다. 외측반고리관은 수평반고리관으로 인체에서 수평면에 30도 상방으로 향하고 상반고리관과 후반고리관은 수직반고리관으로 서로 90도의 각도로 위치하고 각각 반대측의 다른 수직반고리관과 같은 평면에 위치한다.

2 팽대부릉

1) 팽대부릉의 구조

세 개의 각 반고리관의 일측 끝이 전정과 만나는 부위에서 반고리관이 약 2배로 확대되며 이를 팽대부릉(crista ampullaris)이라 한다. 팽대부릉은 약 2mm 정도의 크기로 팽대부 내에는 감각세포, 지지세포가 모여 안장 모양의 융기인 팽대부릉을 만들고 팽대부릉의 중심부에는 감각세포가 위치해 있다(그림 2). 팽대부릉의 중심부는 중앙을 지나는 구릉 같은 융기로 구성되며 상부는 젤라틴 같은 팽대부릉정이 있다. 팽대부릉정은 감각세포로부터 반대측 팽대부벽까지 걸쳐 팽대부를 완전히 막고 있다. 팽대부릉은 팽대부릉정이 부착된 중심부와, 중심부에 연해서 감각세포가 분포되어 있는 주변부로 나뉘고, 주변부에 하부로의 이행부(transitional area)가 있고 이행부 외측으로 분비 기능이 있는 것으로 알려진 dark cell area가 있다. 감각세포 하방에는 많은 유수신경섬유(myelinated nerve fiber)들과 모세혈관들이 결합조직에 싸여 산재해 있다(그림 3). 직경이 굵은 유수신경들은 팽대부의 중심부에 연결되고 비교적 직경이 가는 유수신경들은 주변부에 연결된다.

2) 팽대부릉정(Cupula)

팽대부릉의 상부에 위치하며 젤라틴 같은

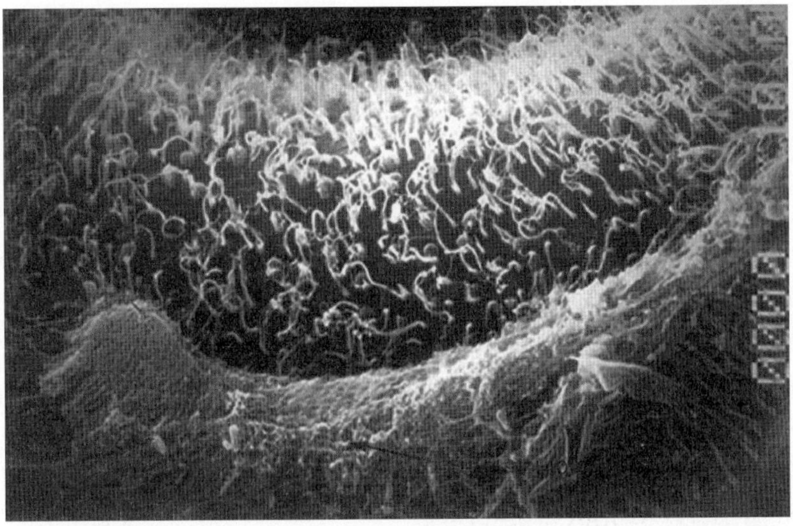

그림 2. 주사현미경으로 관찰한 기니픽의 팽대부릉. 측면에서 관찰한 팽대부릉으로 안장형으로 수많은 부동모 및 운동모가 표면에 덮혀 있다. 평대부릉정(cupula)은 제거되었으며 측면에 평대부릉정 조각이 남아 있다.

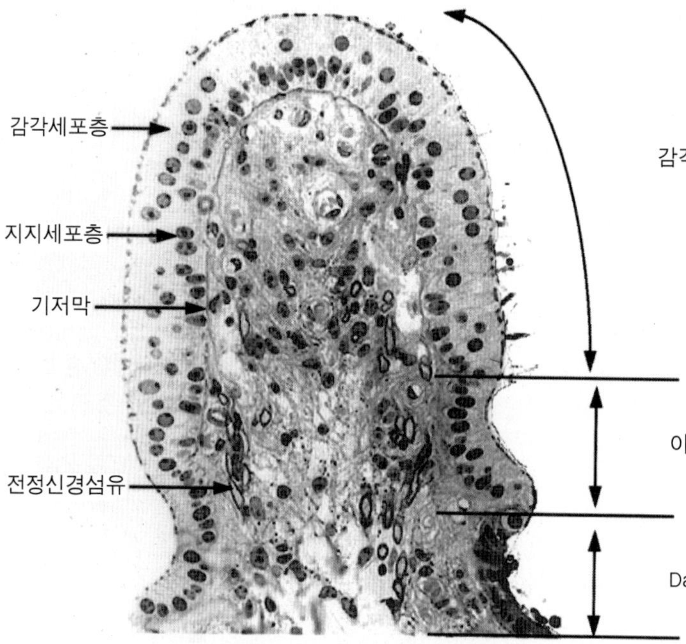

그림 3. 횡측으로 절단한 기니픽의 팽대부릉의 광학현미경 소견. 평대부릉정은 제거된 상태로 상층의 감각세포층, 그 하방으로 지지세포층이 있고, 기저막 아래로 유수화된 전정신경섬유들이 관찰된다. 팽대부릉은 감각모가 있는 상부의 감각세포지역과 감각세포와 구조는 유사하나 감각모가 없는 이행세포지역, 진하게 염색되는 dark cell 지역으로 구분된다.

구조로 구성 성분은 당단백(glycoprotein)을 포함한 뮤코다당류(mucopolysaccharide)와 각질(keratin) 그물로 구성되어 있고 비중은 약 1.0 gm/ml로 내림프와 같다. 팽대부릉정과 팽대부릉의 감각세포가 접한 면에는 미세한 터널이 있어 부동모와 운동모들을 수용하고 있다. 팽대부릉정은 팽대부릉면으로부터 팽대부막의 상피세포층까지 팽대부 공간을 완전히 막고 있어 내림프의 이동을 감지하는 횡경막 역할을 한다(그림 4). 내림프의 이동은 팽대부릉정에 움직임을 가져오고 이는 감각세포의 감각모에 이동을 전달하는 연결자(coupler) 역할을 한다. 팽대부릉정과 감각세포 사이에는 표피하 공간(subcuticular space)이 있어 내림프의 이동이 있고 이러한 내림프의 이동이 감각모에 더 예민한 자극이 되는 것으로 추측되고 있다.

3 감각세포

1) 감각모(Sensory Cilia)

팽대부릉의 감각세포는 세포 상부에 공통적으로 감각모를 갖고 있으며 감각모는 부위에 따라 크기의 차이가 있어 중심부는 주변부에 비하여 크기가 작다.

2) 운동모(Kinocilia)

운동모는 부동모의 일측 외측 끝에 위치하고 운동모의 중심부는 9+2 짝의 미세소관

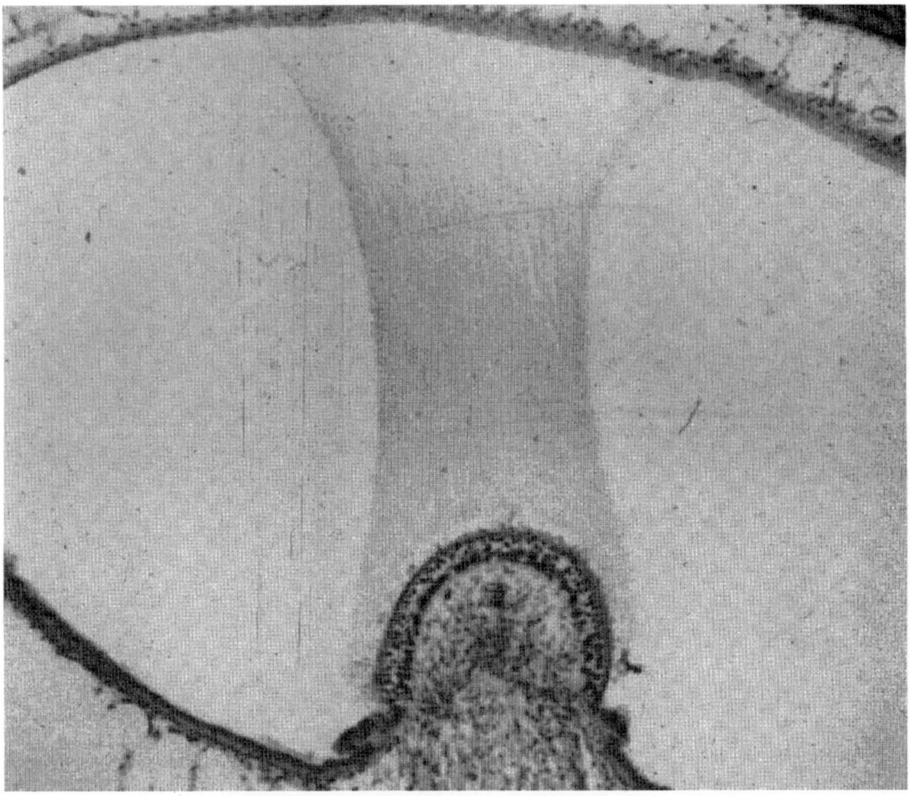

그림 4. 인체의 반고리관의 팽대부릉정. 팽대부릉의 감각세포층을 완전히 감싸고 상부로는 반대측 막미로에 넓게 부착된 팽대부릉정을 관찰할 수 있다.

(microtubule)이 근간을 이룬 진모(true cilia)이다(그림 5). 운동모는 부동모와 달리 일정한 크기를 가지며 긴 운동모는 심한 굴곡을 보인다. 운동모는 이름의 의미와 같이 실제 운동을 하는 것으로 알려져 있다.

3) 부동모(Stereocilia)

각각의 감각세포는 40~200개의 부동모를 갖고 있으며 길이에 따라 계단과 같이 일정하게 배열되어 있어 키가 큰 부동모는 운동모에 가깝게 위치한다(그림 6). 부동모는 중심에 actin filament를 함유하고 있으며 야구방망이 모양과 같이 하부로 내려가면서 얇아지고 표피판(cuticular plate)에 부착된다.

4) 감각모의 분극(Polarization)

운동모와 부동모는 일정한 방향으로 분극되어 있다. 수평반고리관에서는 운동모가 난형낭 방향으로(utriculopetal) 배열되어 있고 상 및 후수직반고리관의 팽대부릉은 운동모가 난형낭의 반대 방향으로 향하여(utriculofugal) 배열되어 있다(그림 7). 이와 같은 배열은 감각세포의 탈분극(depolarization)과 관계가 있어 부동모가 운동모의 방향으로 이동하면 감각모 끝의 tip link가 열리면서 양이온이 세포 내로 들어와 감각세포가 탈분극되며 구심성신경섬유(afferent nerve fiber)의 흥분이 증가하게 된다. 감각모가 반대 방향으로 움직이면 전정신경의 흥분이 감소한다. 그러므로 수평반고리관

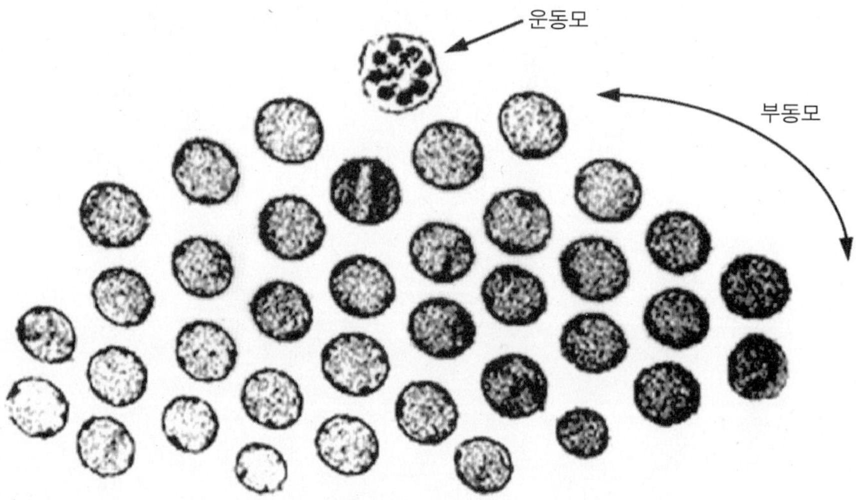

그림 5. 운동모와 부동모. 횡절단한 단면으로 일측 끝에 위치한 운동모는 9+2 짝의 미세소관을 중심에 갖고 있다. 운동모는 부동모에 비하여 직경이 굵으며 운동모를 중심으로 전방으로 많은 부동모가 일정한 배열로 정렬되어 있다.

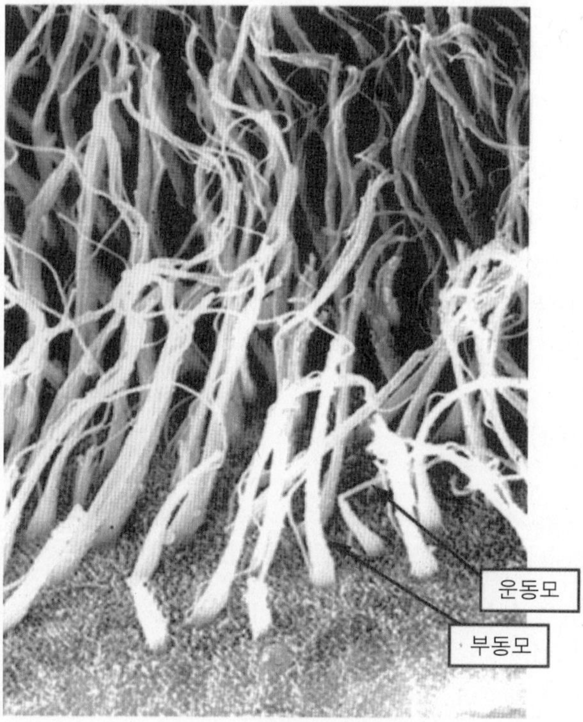

그림 6. 주사현미경으로 관찰한 기니픽의 수평반고리관의 팽대부릉의 주변부. 수많은 부동모와 운동모가 일정하게 배열되어 있고 한 가닥의 운동모가 상층으로 길게 위로 뻗쳐 있는 것을 관찰할 수 있다.

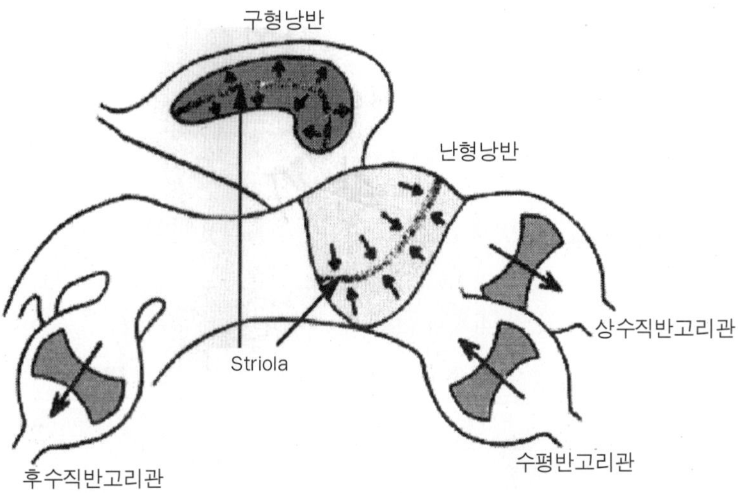

그림 7. 반고리관 및 평형반 감각모의 분극 방향. 화살표 방향으로 운동모가 배열되어 있다. 수평반고리관은 운동모가 난형낭 방향으로, 상, 하 수직반고리관은 난형낭의 반대 방향으로 배열되어 있다. 난형낭반은 striola를 향하여 운동모가 배열되어 있고 구형낭반은 striola에 반대되는 방향으로 배열되어 있다.

인 경우 내림프가 난형낭 방향으로 이동하는 경우 가장 심한 자극을 받고 수직반고리관인 경우 반대 방향에 가장 큰 자극을 받는다.

Ewald(1892)는 비둘기에서 반고리관의 골미로에 누공을 실험적으로 만들어 막미로에 음압 및 양압을 가하는 경우 내림프의 팽대부 방향(ampullopetal)과 반팽대부 방향(ampullofugal) 이동이 발생하며 이에 따른 안구운동은 아래의 3가지 법칙을 따른다고 하였다. 안진은 자극받은 반고리관의 내림프의 이동 방향과 같은 평면으로 발생한다(제1법칙). 수평반고리관은 내림프의 반팽대부 방향에 비하여 팽대부방향으로의 움직임에 최대의 안진을 유발한다(제2법칙). 수직반규관은 반팽대부 방향으로의 내림프 이동에 최대의 자극을 받는다(제3법칙).

5) I형 감각세포

I형 감각세포(이하 I형 세포로 약함)는 특징적으로 플라스크 혹은 포도주잔 모양으로 구심성신경세포말단(afferent nerve ending)이 감각세포의 대부분을 감싸고 있다(그림 8). 세포 상부에는 부동모와 운동모가 위치하고 구형의 세포핵은 세포의 중하방에 위치한다. 세포 상부의 표피판(cuticular plate)은 진한 actin filament의 그물과 같은 집합체로 부동모가 부착되어 있다. 표피판은 감각세포의 내림프면의 직하방에 넓게 위치해 있으나 운동모가 부착되어 있는 부위는 기저체(basal body)와 다수의 미토콘드리아들로 대치되어 있다. 세포질 내에는 긴 계란형의 미토콘드리아가 다수 산재해 있고 내형질세망(endoplasmic reticulum)이 밀집되어 있으며 골지체(Golgi apparatus)가 있다(그림 9). 팽대부릉에서 세포의 분포는 중심부에 I형 세포가 밀집되고 개체에 따라 차이가 있으나 원숭이인 경우 팽대부릉 중심부에서 I형 세포와 II형 세포의 비율은 5:1로 I형 세포가 월등히 많다.

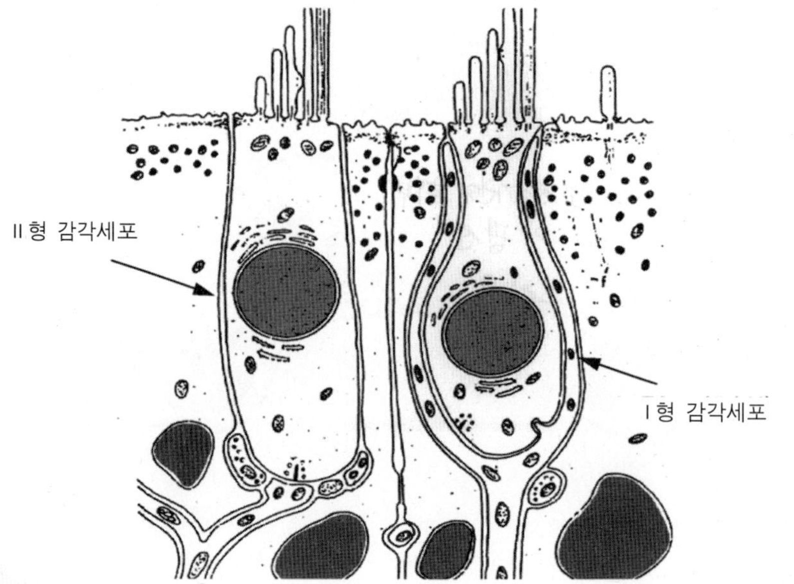

그림 8. Ⅰ형 및 Ⅱ형 감각세포. Ⅰ형 감각세포는 포도주잔 모양으로 구심성 신경말단이 세포 전체를 감싸고 있고 Ⅱ형 감각세포는 실린더형으로 신경말단이 세포 하부에 부착되어 있다.

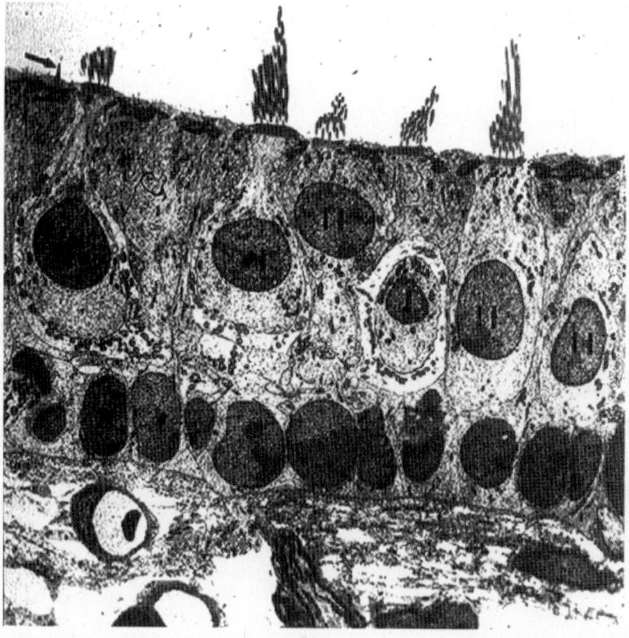

그림 9. 투과전자현미경으로 관찰한 기니픽의 팽대부릉 주변부의 감각세포 및 지지세포. 포도주잔 모양의 Ⅰ형 감각세포(Ⅰ) 및 Ⅱ형 감각세포(Ⅱ) 들이 내림프면에 감각모와 함께 보이고 있고 하방에 일정하게 배열된 지지세포 및 기저막이 있으며 기저막 밑에 1개의 유수화신경이 보이고 있다.

구심성 신경원(Afferent Neuron)

내이도 내의 전정신경절(Scarpa's ganglion)에 신경세포체를 갖는 전정신경은 기저막을 통과하면서 유수신경섬유는 수초를 상실하며 무수신경으로 된다. 무수신경초는 Ⅰ형 세포 상부를 제외한 세포의 대부분을 포도주잔(chalice or calyx) 모양으로 감싸고 있다(그림 8, 9). 한 개의 전정신경섬유는 보통 1개의 감각세포를 지배하나 1개 이상의 감각세포를 공유하기도 한다. 신경종말 내에는 많은 미토콘드리아가 산재한다. 배형(Calyx)의 신경종말은 불규칙한 방전(discharge)형으로 회전자극에 민감하지 않은 것으로 알려져 있다.

원심성 신경원(Efferent Neuron)

뇌간에서 발생한 원심성 신경섬유는 내이도를 통하여 말단전정기관에 도달하며, 단추(bouton) 모양으로, 소포(vesicle)들을 다수 함유하고 있으며 Ⅰ형 감각세포에 직접 접촉하지 않고 구심성 신경종말과 연접(synapse)을 이룬다(그림 10).

6) Ⅱ형 감각세포

Ⅱ형 감각세포(이하 Ⅱ형 세포로 약함)는 원주(cylinder) 모양으로 긴 모양을 갖고 Ⅰ형 세포와 같이 세포 상부에 부동모와 운동모의 배열을 갖는다(그림 8). 세포핵은 중앙에 위치하고 세포질의 구성은 Ⅰ형 세포와 유사하다. 신경종말은 단추형으로 세포의 하방 1/3에 위치하며 구심성과 원심성신경이 모두 Ⅱ형 세포에 직접 접촉한다(그림 8, 10).

구심성 신경원

Ⅰ형 세포와 같이 내이도를 통과한 전정신경이 수초를 상실하며 무수신경으로 되고 Ⅱ

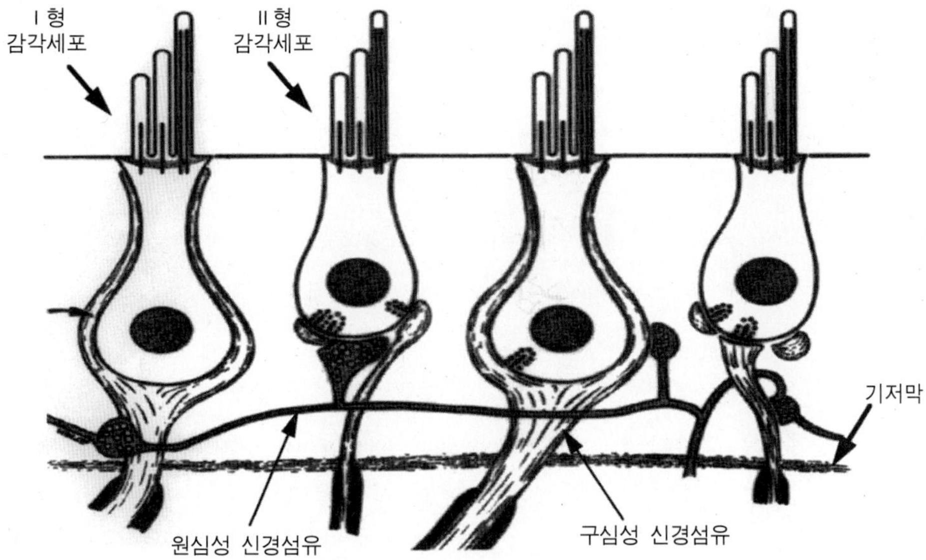

그림 10. Ⅰ형 및 Ⅱ형 감각세포의 신경지배구조. Ⅰ형 감각세포는 구심성 신경섬유가 대부분 감싸고 있고 원심성 신경섬유는 구심성 신경섬유와 간접적으로 연접한다. 그러나 Ⅱ형 감각세포는 구심성과 원심성 신경섬유가 모두 직접 세포와 연접한다. 원심성 신경섬유는 여러 개의 세포를 1개의 신경섬유가 지배하고 있다.

형세포의 하방 혹은 1/3 이하의 측방에서 단추형으로 직접 접촉한다. 구심성 신경종말은 미토콘드리아와 소수의 소포를 갖고 있으며 감각세포와 신경연접한다. 팽대부릉 주변부의 Ⅱ형세포는 중앙부에 비하여 많은 단추형의 신경종말과 연접한다(그림 10). 기능적으로 단추형의 구심성 신경종말은 정기적인 방전 형태를 보이며 회전자극에 비례하여 반응을 나타내는 것으로 알려져 있다.

원심성 신경원

원심성 신경종말은 구심성 신경종말보다 많은 소포와 작은 미토콘드리아를 갖고 있고 구심성 신경종말과 같이 감각세포 하방 혹은 1/3 이하의 측방에서 감각세포와 직접 접촉하거나 구심성 신경종말과 연접한다(그림 8, 10).

7) 지지세포

지지세포(supporting cell)는 감각세포 사이에서 감각세포를 감싸고 있으며 세포핵은 불규칙한 모양으로 기저막 상방에 위치하고 세포질은 기저막으로부터 팽대부릉의 상부까지 긴 모양을 갖고 있다. 지지세포들은 감각세포를 고리 모양으로 감싸고 있고(그림 11) 감각세포와 세포 상부에서 tight junction 혹은 세포간교(desmosome)로 서로 부착되어 세포상부의 내림프 환경이 세포 하부에 영향을 미치지 못하게 한다. 또한 지지세포는 감각세포의 유지에 깊이 관여하는 것으로 알려져 있다.

세포질 내에는 잘 발달된 골지체와 미토콘드리아가 산재하며 세포대사와 관계있는 소포들이 밀집되어 있고 지질로 된 물질이 관찰된다. 세포 상부에 구형의 분비과립이 관찰되며

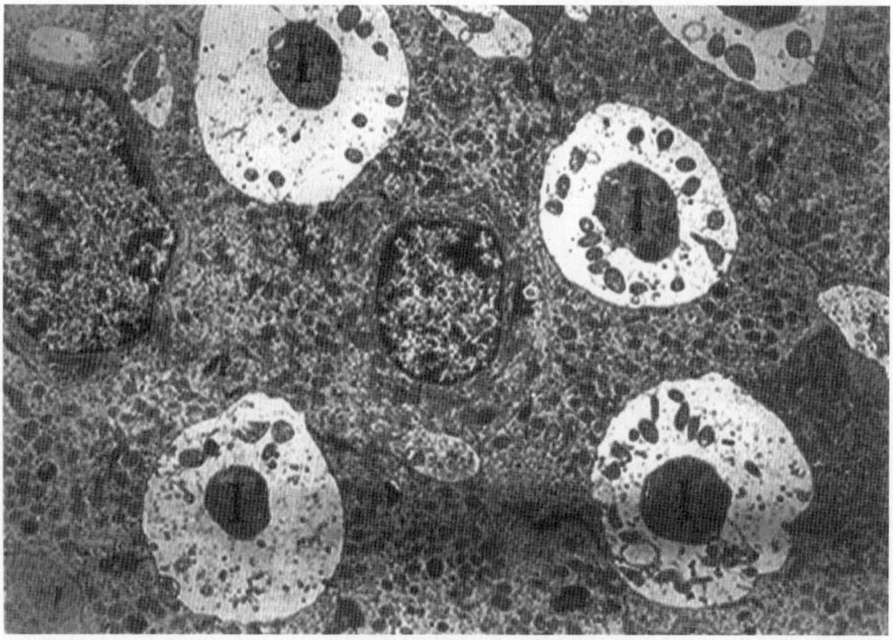

그림 11. 투과전자현미경으로 관찰한 기니픽의 감각세포층 중간부의 횡절단면. Ⅰ형 감각세포(Ⅰ)의 중앙에 세포질이 있고 세포질을 원형으로 감싸고 있는 구심성 신경말단 내에 다수의 미토콘드리아들이 산재한 것을 관찰할 수 있다.

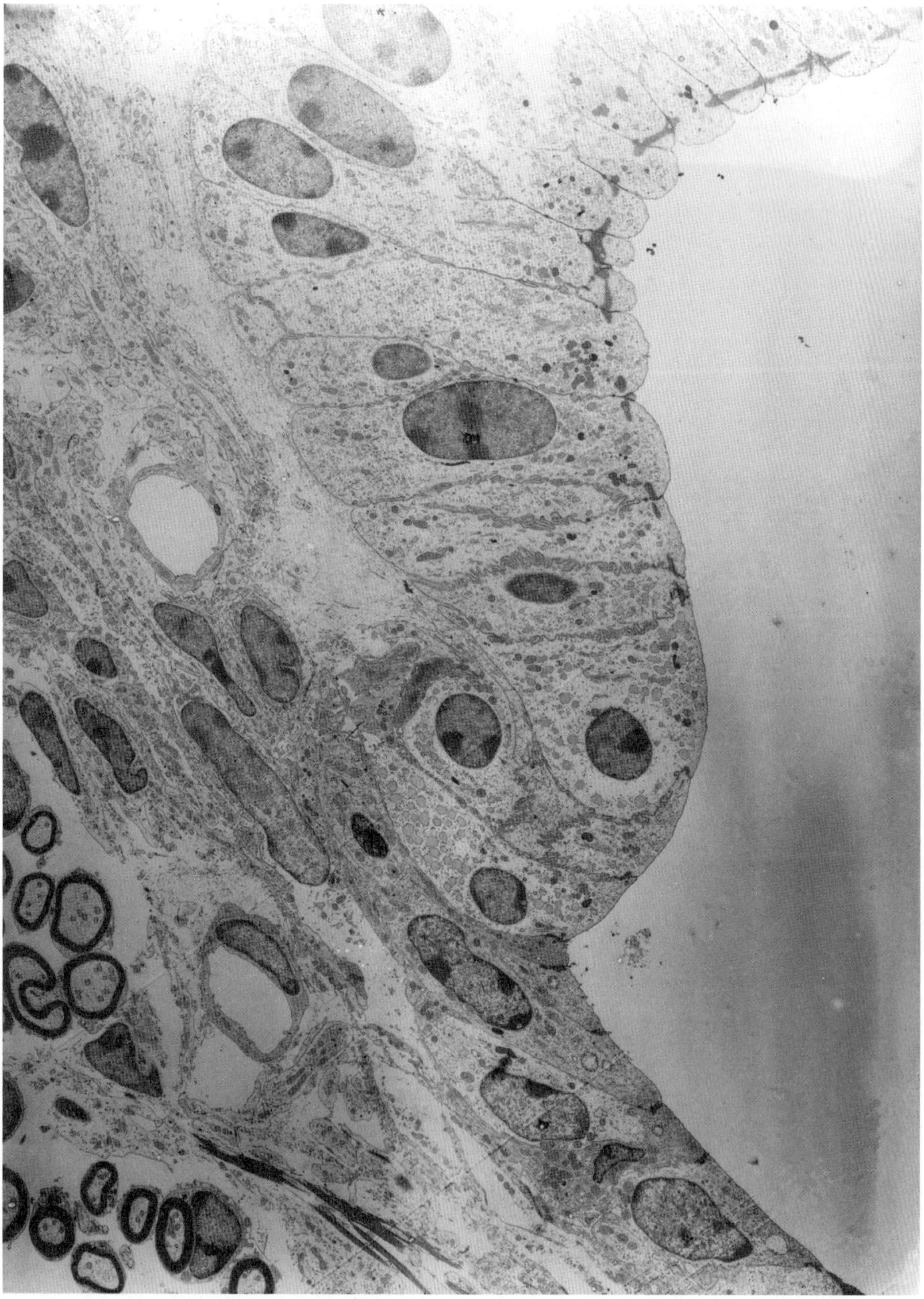

그림 12. 투과전자현미경으로 관찰한 이행세포들. 세포 상방에 감각모가 없는 원주상의 모양으로 세포질 내에는 많은 미토콘드리아들과 소포가 관찰된다.

이것은 팽대부릉정과 이석막의 생성과 유지에 관계될 것으로 추측되고 있다.

8) 이행세포

팽대부릉의 주변부 감각세포들의 분포가 끝나는 부분에 감각세포와 유사하나 감각모를 갖고 있지 않은 이행세포(transitional cell) 지역이 있다. 이행세포는 세포가 엷게 염색되는 원주형의 세포로 불규칙한 리소좀과 유사한 모양의 구형체가 세포 상부에 분포한다. 세포의 크기는 팽대부릉의 중심에 가까울수록 크며 이행세포가 지지세포와 다른 점은 세포의 크기가 작고 세포핵이 세포의 중심에 있으며 세포질 내의 수포가 적고 진하게 염색되는 기질(ground substance)이 없다는 점이다(그림 12).

9) Dark Cell

Dark cell 부위는 구형낭반을 제외한 전정의 기타 부위에서 관찰되며 팽대부릉의 이행부 하부의 주변부, 난형낭반의 주변부에서 관찰된다. Dark cell은 osmophilic 세포로 dark cell 하방에 멜라닌세포가 관찰된다. Dark cell의 세포핵은 모양과 크기가 불규칙하며 분엽(lobulated)되어 있고 세포의 중앙에 위치한다. 세포질은 와우의 혈관선조(stria vascularis)의 marginal cell과 유사하여 기저막으로 향하는 세포질은 지상돌기(interdigitation) 혹은 양치(fern) 모양으로 많은 굴곡을 보인다(그림 13). 세포질에는 진하게 염색되는 많은 작은 크기의 수포와 미토콘드리아가 있다. 혈관은 기저막하에 인접하여 있으나 dark cell과 직접 접촉하지는 않는다. Dark cell은 말초전정기관의 내림프 형성과 흡수에 관여되고 퇴화된 이석의 처리에도 관여하는 것으로 보인다.

10) 기타 주변 구조

반월면(Planum Semilunatum)

팽대부릉의 양측 말단에 위치하며 세포면은 둥글고 융기되어 있으며 지상돌기(interdigitated)로 연결된 세포이다. 팽대부릉의 주변부 방향으로는 점차 dark cell과 유사한 모양을 가지며 광학현미경하에서는 반달모양을 보인다. 반월면의 기능은 포유동물에서는 밝혀지지 않았으나 조류에서는 내림프 생성에 관여하는 것으로 알려져 있다.

Crista Neglecta

하등 동물에서 흔하나 사람에서는 드물며 약 1%에서 발견된다. 보통 후팽대부릉 근처에 0.5~1mm 떨어져 후반고리관에 연속되어 발견되며 드물게 후전정신경과 평행하게 나온 별개의 신경에 의하여 지배받기도 한다.

4 전 정

전정(vestibular ceacum)은 직경이 약 4 mm로 전방의 와우와 후방의 반고리관 사이의 막미로 중앙부에 위치하며 평형반(macula)을 갖고 있는 난형낭(utricle)과 구형낭(saccule)으로 구성되고 3개의 반고리관과 5개의 개구부로 연결되어 있다. 또한 내림프관(endolymphatic duct)과는 난형낭관(utricular duct)으로 연결되어 있다. 전정 내벽의 후상방에는 난형낭함요(elliptical recess)가 있으며 난형낭반(utricular

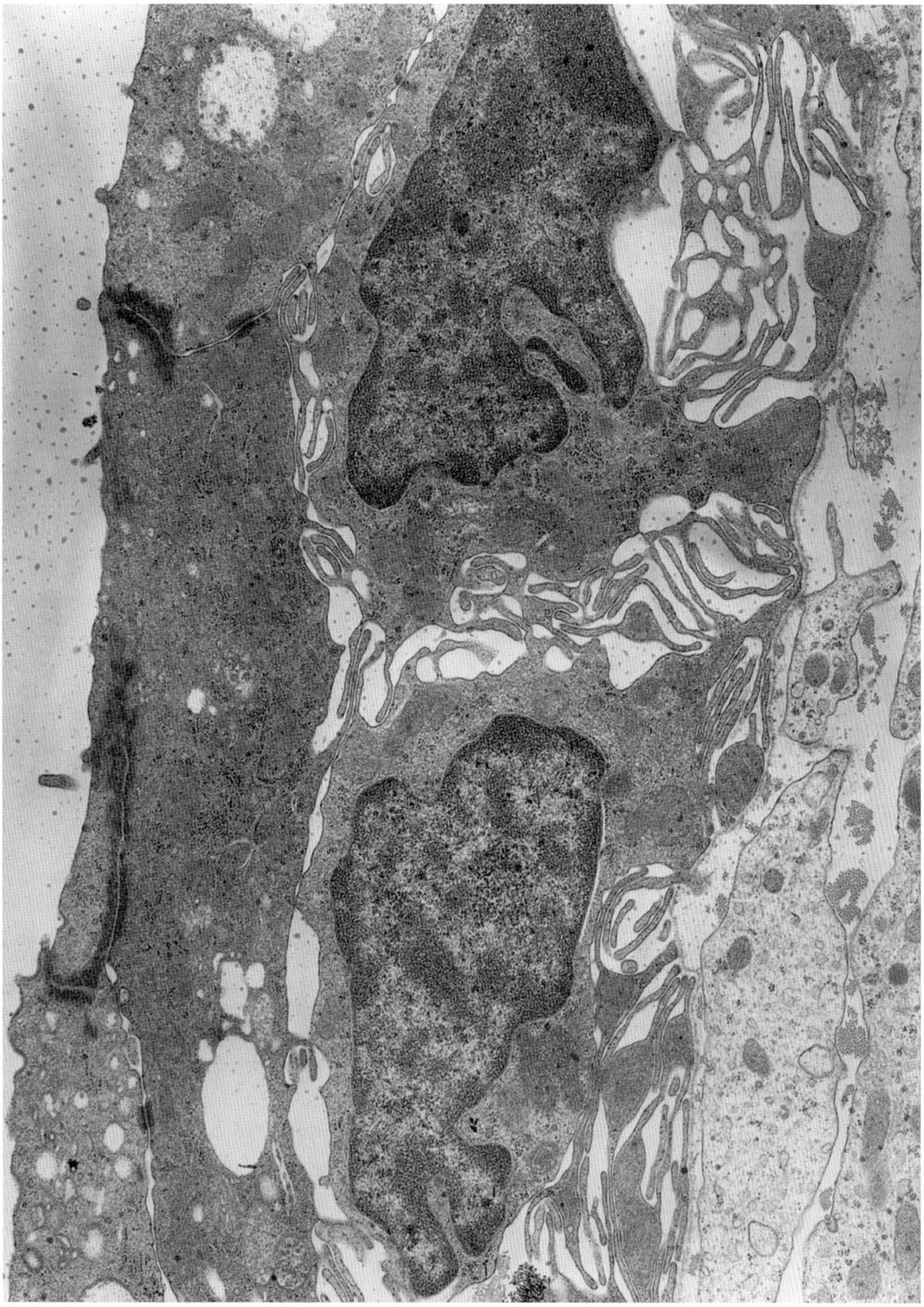

그림 13. 투과전자현미경으로 관찰한 기니픽의 dark cell. 세포질이 진하게 염색되며 세포핵이 불규칙한 모양을 하고 있다. 세포하방은 양치 혹은 지상돌기들이 많은 공간을 형성하고 있다.

macula)이 위치하고 전내측의 구형낭함요(spherical recess)에는 구형낭반(saccular macula)이 위치한다. 이 두 개의 함요(recess) 사이를 연결하는 전정릉(vestibular crest)은 후방으로 와우기저부의 끝인 전정맹단(vestibular cecum)을 위한 와우함요(cochlear recess)의 경계를 만든다. 전정에는 개구부가 있어 전방으로 와우를 위한 개구가 있고 후방에 반고리관을 위한 개구가 있다. 난원창(oval window)은 외측벽의 개구부이고 중이강으로 향한다. 내림프관을 통과시키는 전정도수관(vesitibular aqueduct)은 전정의 후하방에 있다(그림 1). 난형낭반은 수평반고리관과 같은 수평면에 위치하고 구형낭반은 난형낭반과 직각을 이루는 수직면에 위치한다. 난형낭반의 이석면은 후내측으로 향하고 구형낭반의 이석면은 전내측으로 항한다. 그러므로 난원창을 통하여 전정 내의 난형낭을 보면 난형낭신경섬유(utricular nerve fiber)가 관찰되고 구형낭은 감각세포가 면한 이석층이 보여 회백색의 과립상표면을 관찰하게 된다.

1) 난형낭(Utricle)

난형낭은 불규칙한 타원형의 관으로 구형낭의 상부에 위치하고 전정 내벽의 후상방에 난형낭함요를 점유하고 있다. 난형낭은 전정 내에서 난형낭신경과 섬유조직의 filament들이 고정시키고 있다. 난형낭 내의 평형반인 난형낭반(utricular macula)은 난형 혹은 U자 모양으로 이루어져 있다. 난형낭반은 난형낭함요에서 전방에 있고 사람의 경우는 직립자세에서 수평면에 위치한다. 난형낭반의 중심을 양분하는 곡선을 striola라 한다. 난형낭반은 반고리관의 팽대부릉과 같이 감각세포와 이를 보조하는 지지세포를 갖고 있으며 감각세포 상부에는 이석막 및 이석이 있다. 이석막은 젤라틴층으로 난형낭반의 감각세포의 감각모(sensory cilia)가 부착하게 된다.

난형낭의 하부로는 난형낭관이 내림프관으로 연결되기 위한 개구부가 있다. 반고리관은 난형낭의 후벽에 개구하고 난형낭의 전방으로는 난형낭관과 구형낭관이 구형낭의 교통로를 만들어 준다. 난형낭반의 크기는 기니픽(guinea pig)에서 평균 0.541mm^{2}이며 약 9,000개의 세포가 있다.

2) 구형낭(Saccule)

구형낭은 긴 불규칙한 모양의 반타원형으로 평형반인 구형낭반(saccular macula)은 전정의 전벽 내측으로 구형낭함요(spherical recess)에 위치한다. 난형낭과의 관계는 전정에서 난형낭의 하방에 위치하며 상부로는 구형낭과 난형낭 벽이 서로 근접하여 붙는다. 난형낭과의 교통은 직접적인 교통로는 없으며 난형낭관(utricular duct)과 구형낭관(saccular duct)을 통해서 이루어진다. 구형낭은 하부로 좁아지면서 연합관(ductus reuniens)이 되어 와우관과 연결되며 드물게 구형낭과 난형낭이 크게 합쳐지기도 한다. 구형낭은 전정 내에서 교원섬유와 구형낭신경섬유에 의하여 고정되어 있다.

구형낭반은 갈고리 모양, 혹은 L자 모양으로 난형낭반과 90도 각도로 수직면에 위치하며 기니픽에서 평균 면적은 0.495mm^{2}이며 7,500개의 감각세포를 갖고 있다.

3) 평형반(Macula)의 기본 구조

가) 이석막(otoconial membrane)

평형반의 기본적인 구조는 팽대부릉과 유사하나 팽대부릉의 팽대부릉정 대신 평형반에는

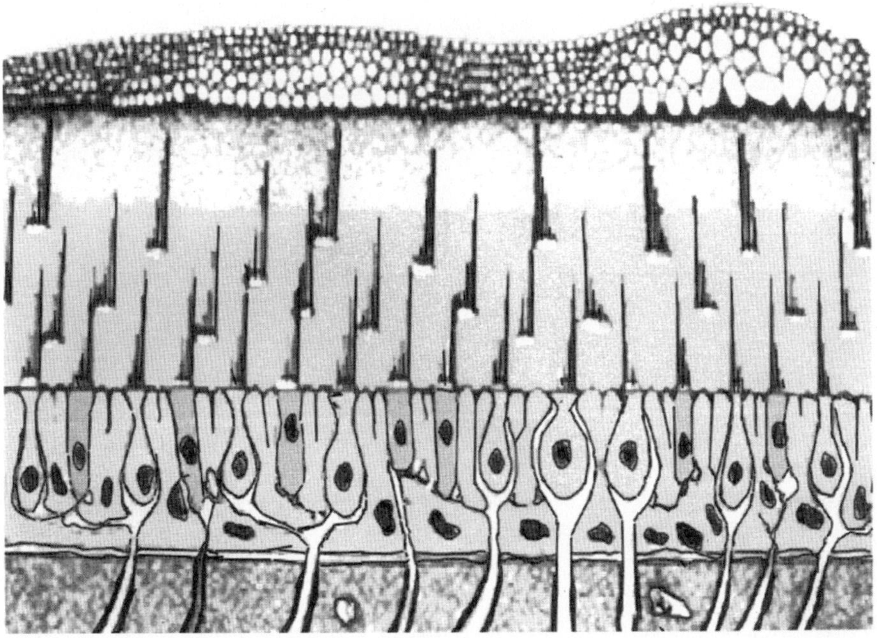

그림 14. 평행반의 공통구조. 상층의 이석층이 덮개를 이루고 있고 그 하방으로 젤라틴으로 형성된 이석막층이 있다. 이석막층은 감각모와 접해 있으며 그 하방으로 감각세포층, 지지세포층이 있고 기저막 아래는 유수화 전정신경섬유가 위치해 있다. 이 모식도는 운동모가 중앙, 즉 striola를 중심으로 배열되어 있어 난형낭에 해당한다.

이석막이 있다. 이석막은 2개 층으로 구성되어 있어 상층은 이석(otoconia) 혹은 평형석(statoconia)이고 하층은 젤라틴으로 된 이석막층이다. 이석막층은 감각세포의 감각모가 부착하게 된다(그림 14).

나) 이 석

이석은 젤라틴층인 이석막 위에 있으며 눈더미가 쌓여 있는 모양이다. 크기는 0.5-30마이크론으로 다양하나 주로 5-7마이크론으로 양측 끝이 3각을 형성한다(그림 15). 이석은 칼슘탄산염(calcium carbonate) 혹은 calcite로 구성된 inorganic crystalline deposit이며, 비중은 2.71-2.94로 물에 비하여 약 3배 무겁다.

이석층은 난형낭반인 경우 striola 부위의 중심부가 함몰되었고 구형낭반은 중심이 눈이 쌓인 것 같이 융기되어 있다. 이석의 분포는 striola 부위와 주변부, 감각세포면과 떨어진 부위에는 작은 이석들이 분포되어 있고, striola와 주변부의 중간부위 혹은 감각세포면에서 가까운 이석의 하층부에는 비교적 큰 이석들이 분포되어 있다. 이석의 생산은 젤라틴층에서 형성된다는 in situ formation 가설과 태생기 때 내림프낭에서 만들어져 이동한다는 transportation 가설이 있다.

다) 이석막층

팽대부릉정과 같이 젤라틴 구조로 비중은 1.0gm/ml이고 당단백(glycoprotein)을 함유하고 있으며 이석들을 받쳐주는 역할을 하고 있다. 구형낭반의 이석막은 난형낭반의 이석막에 비하여 두껍다. Striola 부분의 중심부에 작은 구멍이 striola를 따라 있고 이것들은 이석막층 하방의 내림프의 자유통로가 되는 것으로 알

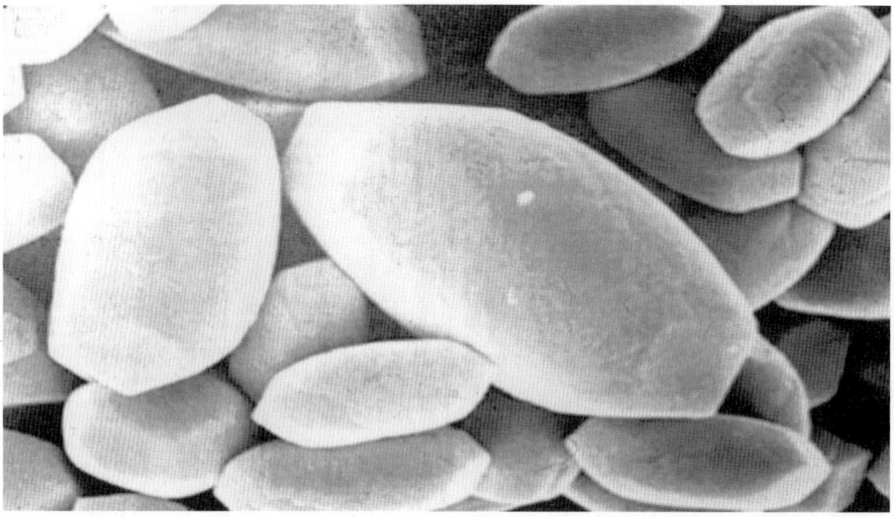

그림 15. 주사전자현미경으로 관찰한 평형반의 이석

려져 있다. 이석막층에는 운동모와 키가 큰 일부의 부동모가 접촉하고 대부분의 부동모는 자유롭게 움직일 수 있다.

라) Striola

평형반의 중앙에 곡선으로 위치하며 이는 중심부의 부동모가 주변부에 비하여 짧으며 감각세포의 분포가 감소하면서 생긴 선으로 striola를 중심으로 구조의 변화가 있다(그림 7).

4) 감각모의 분극(Polarization)

평형반의 Ⅰ형 및 Ⅱ형 세포의 운동모와 부동모도 팽대부릉과 같이 일정한 방향을 갖고 배열되어 있다. 평형반의 분극은 팽대부릉에 비하여 복잡하여 구형낭반과 난형낭반이 striola를 중심으로 서로 다른 방향으로 배열되어 있다(그림 7). 그러나 striola가 곡선이므로 전체적인 운동모의 방향은 팽대부릉과 같이 한 방향이 아니고 복합적이다.

난형낭반

기본적인 감각모의 배열은 운동모가 striola를 향하여 배열되어 있다(그림 16).

구형낭반

운동모가 striola의 반대 방향으로 배열되어 있다.

5) 감각세포 및 지지세포

평형반의 감각세포의 기본 구조는 팽대부릉과 같아 감각세포 상부에 감각모가 있고 감각모는 운동모와 부동모로 구성되어 있다. 평형반의 운동모는 팽대부릉의 운동모처럼 길지 않다.

포도주잔 모양의 Ⅰ형 세포는 striola가 있는 중심부에 많이 분포되고 실린더 모양의 Ⅱ형 세포는 주변부에 많이 분포되어 있다. 감각세포의 기본 구조는 팽대부릉과 같다. 감각세포 사이에 지지세포가 기저막으로부터 내림프면까지 길게 위치하고 지지세포의 세포핵은 기저막 위에 위치한다.

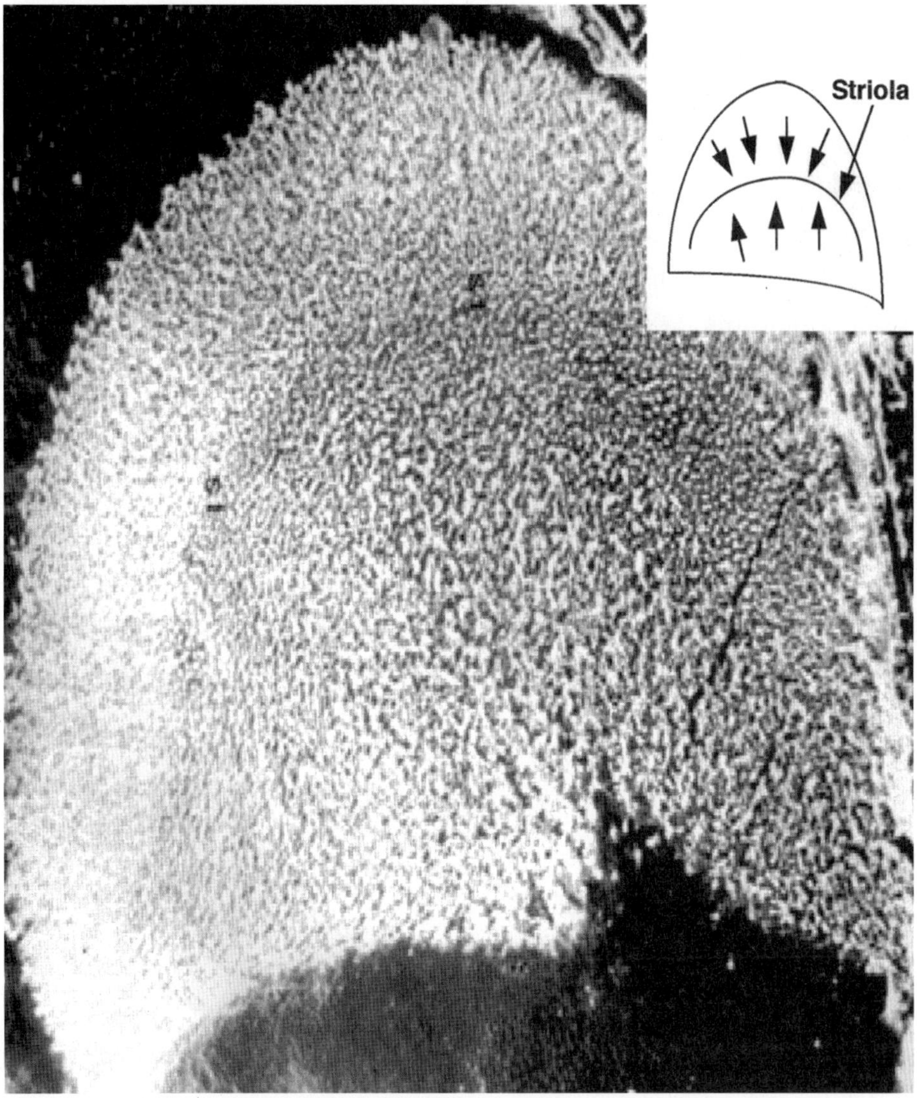

그림 16. 주사전자현미경으로 관찰한 기니픽의 난형낭반. 타원형으로 운동모의 분극은 striola를 중심으로 striola를 향하는 방향으로 운동모가 배열되어 있다.

감각세포의 구심성 및 원심성 신경섬유의 구조 및 분포는 팽대부릉과 유사하여 striola 부위는 배형(calyx)의 구심성 신경종말이 많고 주변부는 단추형의 구심성 신경원이 많다. 그러나 팽대부릉에 비교하여 평행반의 유수신경섬유는 하나의 신경섬유가 많은 감각세포를 지배한다.

5 내림프관 및 내림프낭

1) 내림프관(Endolymphatic Duct)

내림프관은 전정의 후외측 벽의 함몰부에

위치하고 전정도수관(vestibular aqueduct)의 개구부에서 끝나며 전정도수관은 내림프관의 중간부를 내재하고 있다. 발생 과정에서 전정도수관은 초기에 공통각(common crus)과 평행하게 나가 후두개와의 내림프낭에 연결된다(그림 1). 이낭(otic capsule)은 태생 20주에 성인의 크기로 도달하는데 반하여 후두개와는 계속 성장하게 되며 내림프관과 내림프낭은 성장하는 S자정맥동과 후두개와의 뇌막에 의하여 하방으로 당겨진다. 그러므로 성인의 전정도수관과 내림프관의 모양은 외측, 하방으로 구부러져 있다. 이러한 발생학적인 면을 고려하면 전정도수관은 상당히 다양한 주행을 갖게 됨을 알 수 있다.

내림프관의 협부(isthmus)는 전정구(vestibular orifice)로부터 약 1mm 정도 되며 직경은 0.3mm가 되는데, 전정도수관의 총 길이는 미로 주위와 미로 하방의 함기도에 의하여 결정된다.

내림프관의 상피는 구형낭과 난형낭의 것과 마찬가지로 단층편평상피(simple squamous) 혹은 낮은 입방상피(low cuboidal epithelium)이다. 그 하부로는 기저막과 성긴 결체조직이 펴져 있고 모세혈관과 함께 위치하는데 이러한 내림프관 상피의 구조적인 특징은 내림프의 수분과 전해질을 흡수하는 기능을 한다.

2) 내림프낭(Endolymphatic Sac)

내이도의 후외측 10mm, 상추체동구(superior petrosal sulcus) 하방으로 10mm에 전정도수관이 내림프낭을 수용하기 위하여 넓어진다. 내림프낭은 추체첨의 후벽에 foveate impression 혹은 내림프소와(endolymphatic fosette)라고 불리는 약간 함몰된 부위에 위치한다. 이곳에서 부분적으로 뼈에 의하여 덮여지며 이것을 판개(operculum)라고 한다. 이것은 단순히 상피가 덮인 포켓이 아니고 연결된 관과 낭의 연속이다.

내림프낭은 측정맥동(lateral venous sinus)과 후내세포로(posteromedial cell tract)와 관계가 깊다.

Lundquist(1965)는 내림프낭을 3부분으로 나누었다(그림 17). 첫째, 근위부(proximal part)는 전정도수관 내에 존재하고 많은 모세혈관과 성긴 결합조직 위에 입방상피(cuboidal epithelium)에 의하여 내피되어 있다. 둘째, 중간부(intermediate, rugose part)는 부분적으로 전정도수관 내에 위치하고, 부분적으로는 전정도수관의 외부로부터 경막 사이에 위치한다. 셋째, 원위부(distal part)는 S자정맥동 근처에 위치하고 경막(dura mater) 층에 놓여 있다.

내림프낭의 중간부는 고도로 분화된 상피로 키 큰 원주세포(cylindrical cell)들이 규칙적으로 미소융모(microvilli)와 세포흡수 소포(pinocytotic vesicle)를 갖고 있는 유두(papillae)와 음와(crypts) 내에 불규칙하게 펴져 있어 이것이 일차적으로 세포흡수작용을 한다. 상피하 결합조직은 풍부한 모세혈관을 갖는 윤문상(areolar) 조직이다. 상피하의 결합조직은 주위의 경막과 뼈의 골내막에 부착되며 섬유상 특성이 더 많아진다. 내림프낭의 하부는 상피의 크기가 감소하고 맨 끝 부분에서는 단순히 관과 유사한 입방세포만 발견된다. 이 부분에서 상피하 결합조직은 많은 모세혈관 그물망을 갖고 있으며 S자정맥동에 근접하면서 결합조직이 정맥동 주위에 합쳐지게 된다. 판개 이하의 내림프낭 부분은 추체부의 함기화에 의하여 결정되며 긴 골막하부와 짧은 경막내 분할(apportionment)은 풍부한 함기도와 반비례한다. 내림프낭 내에는 정상적으로 세포부스러기, 자유롭게 떠다니는 거식세포, 백혈

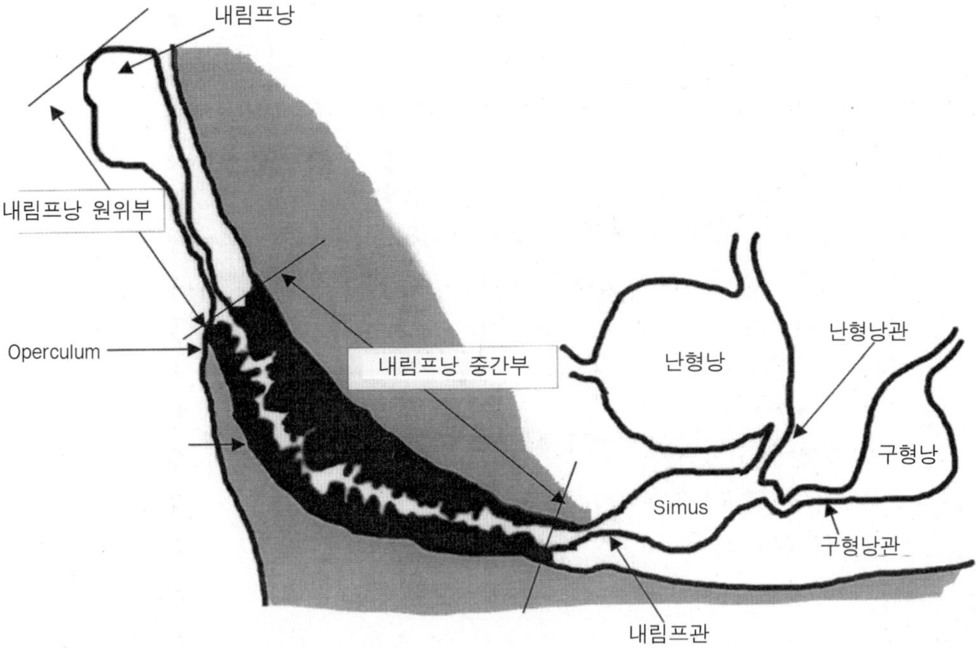

그림 17. 내림프낭의 구조. 난형낭관과 구형낭관이 합쳐져 내림프관을 만들고 내림프관은 후두개와에서 전정 도수관 내에 위치하며 내림프낭의 근위부와 중간부를 형성하고, 그리고 operculum을 빠져나가 원위부를 만든다. 중간부는 일명 rugose부로 상피하조직은 두터운 결체조직으로 형성되어 있다.

구가 주종인 여러 혈액세포 등이 혼합되어 있다. 이는 내림프낭의 기능이 식작용(phagocytosis)임을 의미하며, 이외에도 국소적인 면역방어기능을 하는 것으로 추정되고 있다.

3) 난형낭내림프관 판막 (Utriculoendolymphatic Valve)

난형낭의 전하방에 틈 같은 개구부가 형성되는데 이것이 난형낭내림프관 판막이다. 이 구조물은 Bast(1928)에 의하여 최초로 기술되어 valve of Bast라고도 칭하며 Schuknecht (1975)에 의하여 기능적인 중요성이 기술되었다(그림 18). 내림프관의 열(cleft) 모양의 개구부로 외벽은 난형낭에 의하여 형성되고 내순(inner lip)은 결합조직과 내벽상피로 되어 있다.

반고리관은 난형낭의 후벽에 개구하고 난형낭의 전방으로는 난형낭관과 구형낭관이 구형낭의 교통로를 만들어 준다. 난형낭 벽은 난형낭내림프관 판막의 외벽을 형성한다. 내순은 밸브의 기능을 하게 만들어져 있다. Central core는 loose knit fibrocytes와 모세혈관으로 구성되고 표면은 한 층의 입방세포로 되어 있다. 난형낭의 내림프압이 증가하면 외측 막벽이 비교적 단단한 내순으로부터 떨어져 내림프가 난형낭으로부터 유출된다. 반대로 난형낭의 내림프압이 떨어지면 밸브는 내림프의 과다한 손실을 막기 위해 폐쇄된다. 구조상 신경과 근육의 요소가 없어서 이 밸브의 작동은 전적으로 수동적인 것으로 보인다. 태생학적으로 이 밸브는 와우와 구형낭(pars inferior)의 출현과

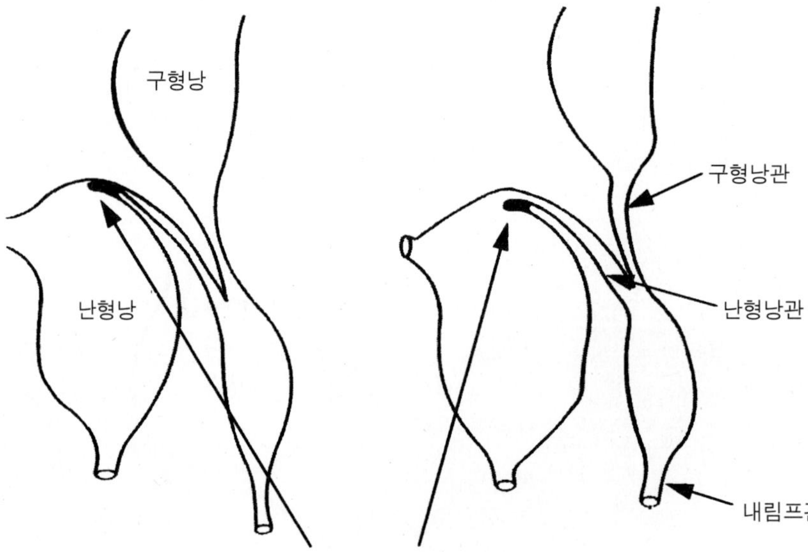

그림 18. 난형낭내림프관 판막. 난형낭의 내림프압이 증가하면 외측 막벽이 valve로부터 떨어져 내림프가 난형낭으로부터 유출된다. 반대로 난형낭의 내림프압이 떨어지면 valve는 내림프의 과다한 손실을 막기 위해 폐쇄된다.

함께 발생한다. 이것의 목적은 와우와 구형낭의 파열시 난형낭과 반고리관(pars superior)의 협착을 방지해 준다. 그러나 이 밸브는 선천적으로 발달하지 않는 경우도 있다.

4) 혈관분포

전정도수관과 내림프낭에 대한 동맥분포는 후경막동맥(posterior meningeal artery)와 내청동맥(internal auditory artery)에서 나온다. 구형낭 주위 결합조직의 림프계는 Arnvig(1951)에 의해 최초로 기술되었는데, Rask-Anderson (1981) 등은 내림프관과 관계된 림프계통로 (lymphatics channel)를 발견하였고 전정도수관 내의 정맥에 유입되므로 내림프관이 흡수기능이 있다고 하였다.

5) 전정주위소관 (Paravestibular Canaliculi)

전정도수관(vestibular aqueduct)은 보통 2개의 전정주위소관을 동반한다. 주통로는 전정도수관 개구부의 상방, 내측으로 있는 전정에서 시작한다. 이것은 중요한 정맥과 동맥, 그리고 성긴 결합조직을 갖고 있다. 두개 내의 전정도수관의 정맥의 모양은 전정도수관의 두개내 개구부의 하부 근처에서 발견된다.

전정미로와 와우의 기저부의 일부분을 흡수하는 정맥의 주행을 3개의 분절로 나눈다. 첫째 분절은 정맥이 골전정주위소관을 배측으로 들어가면서 시작된다. 이 분절은 전정과 평행하며 전정도수관보다 두부에 있다. 두 번째 분절은 배측, 하측으로 후미로통로를 통과하며 미로낭(labyrinthine capsule)을 나오면서 처음 상방, 그리고 하내측, 마지막으로 도수관의 전내측으로 향한다. 세 번째 분절은 경막 내에 있고 내림프낭의 근위부에서 분지하여 하추체정맥동(inferior petrosal sinus)이나 경정맥구(jugular bulb)에서 끝난다. 소관은 vestibular aperture에서 후두개와로 가면서 굵어져 0.095mm부터 0.3mm로 되는데 뼈, 경막, 그리고 내림프낭 등으로부터 분지를 받는다. 이 전정주위소관의 주행에 대하여는 다양한 이론이 있다. Sando 등(1980)은 측두골의 80%에서 2개의 전정구(vestibular orifice)가 있다고 하였고 Mazzani(1979)는 하나만 있다고 하였다. Ogura는 전정주위소관이 후두개와에 도달하기 전에 전정도수관에 합쳐진다고 하였다.

6 전정신경(Vestibular Nerve)

상반고리관과 수평반고리관의 팽대부릉은 각각 상, 하팽대부신경(ampullary nerve)에서 신경지배를 받으며 이들은 전정신경의 상전정신경으로부터 나온다. 후팽대부신경은 하전정신경의 분지로 singular canal을 통하여 나오게 된다.

Gacek(1961)은 후팽대부신경의 작은 부수적인 분지로 주신경의 후상부에 위치하며 후반고리관의 팽대부릉의 최후면을 지배하는 신경에 대하여 기술하였다. Okano(1980)는 후팽대부신경의 보조분지(accessory branch)의 측두골 내의 경로를 추적하기 위하여 223개의 측두골을 관찰하였고 이중 87%의 측두골에서 보조분지를 관찰하였다. 그러나 주 후팽대부신경과 짧은 거리를 지난 후에 다시 합쳐졌고 5.8%에서 후반고리관의 팽대부로 단독으로 주행하였다. Montandon(1970) 등은 이 보조분지가 crista neglecta가 존재하는 경우(0.9%의 인체에서 발견) 그곳으로 간다고 하였다. Crista neglecta가 없는 경우 보조분지는 crista neglecta를 통상 포함하는 후반고리관의 팽대부릉을 지배하게 된다. Gacek(1974)이 주장한 양성돌발성체위성어지럼(benign paroxysmal positional vertigo)을 치료하기 위한 후팽대부신경의 신경절제술은 보조분지가 crista까지 단독적인 주행을 하는 경우 실패하게 된다.

난형낭반은 상전정신경의 난형낭 분지에 의하여 지배된다. 구형낭반의 신경은 이중(dual) 기원으로서 상전정신경으로부터 작은 분지를 받지만(Voit 문합) 주 신경은 하전정신경으로부터 받는다. 전정신경은 다른 신경과 3개의 신경간 연결을 갖고 있다. 즉, (1) Voit 문합(anastomosis): 상전정신경의 작은 분지로 구형낭반의 상부에 신경을 공급한다. (2) 전정신경-안면신경 문합: 상전정신경과 안면신경이 합쳐진다. 이 신경섬유는 안면신경의 운동섬유로 전정신경과 같이 지나가며 다시 안면신경총으로 들어온다. 이 문합은 무수(unmyelinated) 교감신경섬유로 말초로부터 전정신경절까지 전달한다. (3) Oort 문합(전정-와우 문합): 원심섬유들로 하전정신경의 구형낭 분지로부터 청신경까지 간다.

1) 청신경과 전정신경의 상관관계

청신경과 안면신경 복합체가 내이도에서 90도 회전을 하기 때문에 이 신경들의 내이도 위치에 대한 이해는 매우 중요하다. 내이도저(fundus) 부위에서 상전정신경과 안면신경은 상부를 차지하고 내이도수직릉(vertical crest)에 의하여 분리된다. 상, 하전정신경은 내이도횡릉(transverse crest)의 최근위부에서 합쳐진다. 안면신경과 청신경 복합체는 내이도 내측의 한 track으로 후방으로 이동하고(postaural approach에 의한 view로) 상, 하전정신경이 합쳐진다. 반면 안면신경은 전방으로 이동한다. 한편 내이도공(porus)에 도달한 신경들은 90도 회전을 한다. 그러나 청신경은 안면신경이나 전정신경에 비하여 항상 하부를 차지하고 있다(그림 19).

위와 같은 회전 이외에 청신경과 전정신경은 내이도저에서 여러 다발의 독립된 신경섬유로 있다가 점차 청신경과 전정신경의 두 주 신경으로 합쳐지며 내이도의 내이도공 근처의 중격에 의하여 분리된다. 이 합쳐지는 신경을 조직학적으로 검사해 보면 이들 각 중격의 변이가 많아 약 20%에서 뚜렷한 중격분리면이 없다. 이러한 경우 선택적인 전정신경 절단은 매우 어렵다. 그러나 청신경-전정신경을 가로막는 다른 모양의 지표를 사용할 수도 있다. 먼저, 전정신경은 청신경에 비하여 회색조를 띄는데 이는 두 신경의 myelin 함유량의 차이 때문이고, 둘째, 와우--전정신경 외측을 종축으로 따라가는 작은 혈관이 선택적인 절단에 유용할 수 있다. 어떤 경우에는 분리면이 신경다발의 외측보다 내측에서 찾기가 쉬울 수 있으며 중간신경(Nervus intermedius)은 청-전정신경 분리면의 내측 근처에서 지나는 것으로 흔히 발견된다. 안면신경은 선택적으로 전정신경을 절단하는 곳에서 전방에 위치하며 전하소뇌동맥(anterior inferior cerebellar artery, AICA)의 외측분지에 의하여 청-전정신경과 분리된다. 이로 인하여 안면신경은 쉽게 보존할 수 있다.

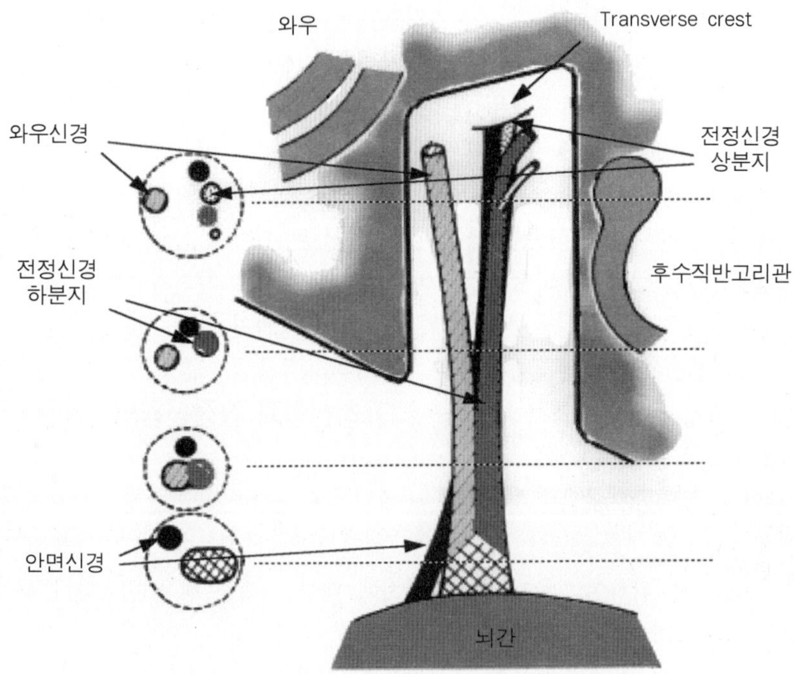

그림 19. 내이도에서 전정신경과 와우신경, 안면신경의 관계(밑에서 본 그림). 내이도저(fundus)에서 각 신경들은 분리되며 내이도공(porus) 근처에서는 신경들이 회전하며 상, 하전정신경은 합쳐지고 와우신경과 전정신경의 구분이 없어진다.

7 전정의 열(Fissure)

1) 전창소열(Fissula Ante Fenestram)

외림프공간의 부속물로 알려지고 있다. 이것은 태아성연골조직(precartilage)의 흡수에 의한 경피막통로(transcapsular channel)로 성인에서 연골과 섬유조직을 함유하고 있다. 이것의 주행은 전정의 난원창 전방에서 불규칙한 틈새 같은 공간을 통하여 와우각상돌기(cochleariform process) 근처의 고실의 골막까지 간다(Anson 1981). 이곳은 이경화증의 호발부위가 된다.

2) 후창소와(Fossula Post Fenestrum)

난원창 후방의 이주위조직(periotic tissue)이 이낭(otic capsule)으로 내입(invagination)된 것으로 외측반고리관의 비팽대부(non-ampullated end)의 1/3까지 뻗어 있다. 이것은 불규칙하게 나타나며 섬유조직을 함유하고 만일 존재하는 경우 전정과 통하게 된다.

참고문헌

이광선(1991). 고정방법에 따른 전정기관 감각세포의 초미세구조의 변화에 관한 연구. 한이인지 34, 867-878.

유승주, 이광선(1995). 정상 기니픽에서 팽대부릉 감각유모세포의 분포. 한이인지 38, 657-663.

Anson BJ, Donaldson JA(1981). Surgical anatomy of the temporal bone. 3rd. ed. Philadelphia, WB Saunders Co.

Arnvig J(1951). Lymph vessels in the wall of the endolymphatic sac. Arch Otolaryngol 53, 290.

Bast TH(1928). The utriculo-endolymphtic valve. Anat Rec 40, 61.

Engstr H(1958). On the double innervation of the sensory epithelia of the inner ear. Acta Otolaryngol(Stockh) 49, 109.

Gacek RR(1961). The macula neglecta in the feline species. J Comp Neurol 116, 317.

Gacek RR(1974). Transection of the posterior ampullary nerve for the relief of benign paroxismal positional vertigo. Ann Otol Rhinol Laryngol 83, 596.

Honrubia V, Hoffmann LF(1993). Practical anatomy and physiology of the vestibular system. in Jacobson GP et al ed Handbook of balance function testing. St Louis, Mosby, 9.

Hunter-Duvar IM, Hinojosa R(1984). Vestibule: Sensory epithelia. in Friedmann & Ballantyne ed. Utrastructural atlas of the inner ear. London, Butterworth, 211-244.

Kimura RS(1969). Distribution, structure and function of dark cells in the vestibular labyrinth. Am Otol Rhinol Laryngol 78, 542.

Lim DJ(1973). Ultrastructure of the otolith membrane and the cupula. Adv Otol Rhinol Laryngol 19, 35.

Lee KS, Kimura RS(1994). Ultrastructureal changes of the vestibular sensory organs after streptomycin application on the lateral canal. Scanning Microscopy 8, 107.

Lindermann HH(1981). The distribution of type I and type II cells in the cristae ampullares of the guinea pig. Acta Otolaryngol(Stockh) 92, 315.

Lundquist P-G(1965). The endolymphatic duct and sac in the guinea pig. An electron microscopic and experimental investigation. Acta Otolaryngol (Stockh) Suppl 201, 1.

Mazzoni A(1979). Vein of the vestibular aqueduct. Ann Otol Rhinol Laryngol 88, 759.

Montandon P, Gacec RR, Kimura RS(1970). Crista

neglecta in the cat and human. Ann Otol Rhinol Laryngol 79, 105.

Ogura Y, Clemis JD(1971). A study of the gross anatomy of the human vestibular aqueduct. Ann Otol Rhinol Laryngol 80, 813.

Okano Y, Sando I, Myers EN(1980). Branch of the singular nerve(post. ampullary n.) in the otic capsule. Ann Otol Rhinol Laryngol 89, 13.

Rask-Andersen H, Bredberg G, Stahle J(1981). Structure and function of the endolymphatic duct. In Meniere's Disease. Edited by Vosteen KH, Schknecht H, Pfaltz CR, Wersall J, Kimura RS, Morgenstern C, Juhn SK. New York, Thieme-Stratton Inc.

Sando I, Egami T, Harada T(1980). Course and contents of the paravestibular canaliculus. Ann Otol Rhinol Laryngol 89, 147.

Schuknecht HF, Belal AA(1975). The utriculo-endolymphatic valve: its functional significance. J Laryngol Otol 89, 985.

Schuknecht HF(1993). Pathology of the ear. 2nd ed. Philadelphia, Lea & Feibiger.

Wersal J(1956). Studies on the structure and innervation of the sensory epithelium of the cristae ampullares in the guinea pig: A light and electron microscopic investigation. Acta Otolaryngol(Stockh) suppl. 126, 1.

2

말초전정계의 해부생리

박 병 림 Byung-Rim Park

원광대학교 의과대학 생리학교실

평형감각은 일상생활에서 자세 변동으로 신체의 무게중심이 이동하였을 때 자세의 부조화를 방지하기 위한 기능을 가지며, 시각, 고유수용기(proprioceptor), 전정기관 등이 관여하고 있다. 시각은 전방의 물체를 주시하므로 위치를 파악할 수 있으며 시운동계(optokinetic system)가 반사적 자세 조절에 관여하고, 고유수용기는 각 관절에 존재하는 미세 근육으로 상부 경추의 척추간근(intervertebral muscles)이 대표적이며 긴장성경반사(tonic neck reflex), 경안구반사(cervico-ocular reflex) 등을 초래한다. 그리고 전정기관은 시각, 고유수용기 등과 함께 반사적인 자세 조절뿐만 아니라 자율신경계 기능의 조절에 중요한 역할을 한다. 일상생활에서 반사적 자세 조절의 60%는 전정기관에 의하여 이루어지며, 전정기관은 자세의 균형과 공간 지각력에 관여하기 때문에 균형감각수용기(equilibrioceptor)라고 일컫는다.

전정반사에 관한 연구는 1907년 Barany에 의하여 시작된 이래 전정기관의 해부학적 구조 및 생리학적 기능이 밝혀졌으며, 특히 1950년대에 Szentagothai가 전정안반사로(vestibuloocular reflex pathway)를 제시한 이후 사지에서 반사적인 운동을 조절하는 전정척수반사(vestibulospinal reflex)와 반사적으로 머리의 위치를 조절하는 전정경반사

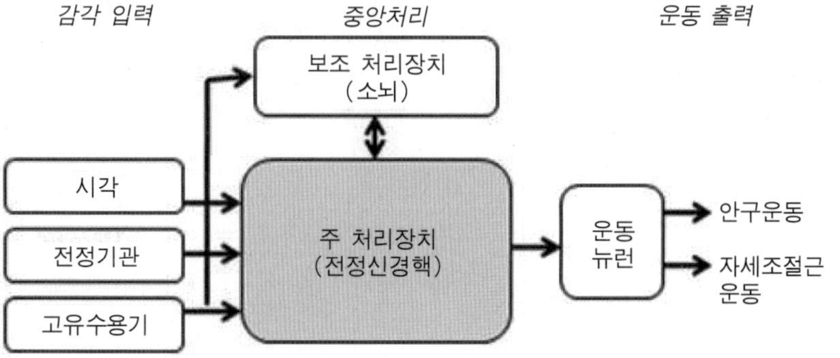

그림 1. 반사적 자세 조절의 신경회로. 시각, 전정기관, 고유수용기로부터의 구심성 신호는 반사중추인 전정신경핵에서 통합되며, 그 후 전정신경핵은 소뇌와의 상호작용에 의하여 변조된 원심성 신호를 외안근과 자세 조절 골격근의 운동신경원으로 보낸다.

(vestibulocollic reflex) 등이 연구되어 왔다. 개체에서 이루어지는 모든 조절 작용, 즉 체성신경계를 통하거나 자율신경계를 통한 조절작용은 근본적으로 귀환조절계(feedback control system)에 의하여 이루어지지만 반사적 자세조절작용은 귀환조절계에 의해서는 유지될 수 없으며, 전환조절계(feedforward control system)가 작용하여 미리 예측할 수 있어야만 자세가 유지될 수 있다. 따라서 전정기관은 소뇌와 더불어 전환조절을 할 수 있는 유일한 부위다.

전정계(vestibular system)는 머리의 움직임에 대한 정보를 감지하여 외안근과 골격근의 수축을 조절하므로 반사적 자세조절에 관여하며, 또한 자율신경계 중추를 통하여 혈압, 호흡 등의 자율신경계 기능을 조절한다. 발생학적으로 전정계는 발생 3주째 신경외배엽으로부터 이판(otic placode)이 출현한다. 그 후 이판은 세 개의 팽대부릉(crista)과 두 개의 평형반(macula)으로 발달하여 반고리관과 이석기관으로 구성된 전정계가 발생 6개월에 완성되어 체내에서 가장 빠르게 발달한 감각기관이 된다.

전정계는 말초전정계와 중추전정계로 구성되며, 말초전정계는 측두골 추체부 내에서 세 개의 반고리관(semicircular canal)과 두 개의 이석기관(otolith organ), 그리고 전정신경절(Scarpa's ganglion)을 포함한 전정신경(vestibular nerve)으로 구성된다. 반고리관은 각가속운동(angular acceleration)에 관여하여 머리가 $0.1°/sec^2$의 움직임을 감지할 수 있으며, 이석기관은 중력과 선가속운동에 관여하는데 난형낭은 수평선가속운동, 구형낭은 수직선가속운동에 관여하여 0.5°의 기울임을 감지할 수 있다. 말초전정계는 골미로(bony labyrinth)와 막미로(membranous labyrinth)의 이중구조로 막미로는 골미로에 의하여 둘러싸여 있고, 내이에서 반고리관과 이석기관은 후방에 위치하고, 와우는 전방에 위치한다. 골미로와 막미로 사이의 공간에는 외림프(perilymph)가 채워져 있고, 막미로의 내부는 내림프(endolymph)로 채워져 있다.

1 반고리관의 구조

1) 해부학적 특성

반고리관들은 이석기관의 후상방에 위치하고 수평반고리관과 두 개의 수직반고리관으로 구성되어 수평(측)반고리관(horizontal 혹은 lateral s. c.), 전(상)반고리관(anterior 혹은 superior s. c.), 후(하)반고리관(posterior 혹은 inferior s. c.)으로 명명한다. 각각의 반고리관은 상호 다른 반고리관들과 직각을 이루는 삼차원의 평면상에 위치하여 마치 네모상자의 한모서리에서 세 개의 평면이 상호 직각으로 연결되는 모양이다. 수평반고리관은 수평면에서 30° 상방으로 향하고, 수직반고리관인 전반고리관과 후반고리관은 상호 90° 각도로 위치한다. 이러한 형태적 특성은 머리가 전후축, 좌우축, 그리고 수직축을 중심으로 회전할 때 머리의 움직임을 감지할 수 있게 한다. 또한 일측 수평반고리관은 반대측 수평반고리관과 동일한 평면상에 위치하고, 일측 전반고리관과 반대측 후반고리관, 그리고 일측 후반고리관과 반대측 전반고리관은 상호 동일한 평면상에 위치하여 이들은 각각 기능대(functional pair)를 이룬다. 반고리관은 원의 2/3(약 240°)로 구성되며, 각 원의 직경은 약 4-7mm, 관의 직

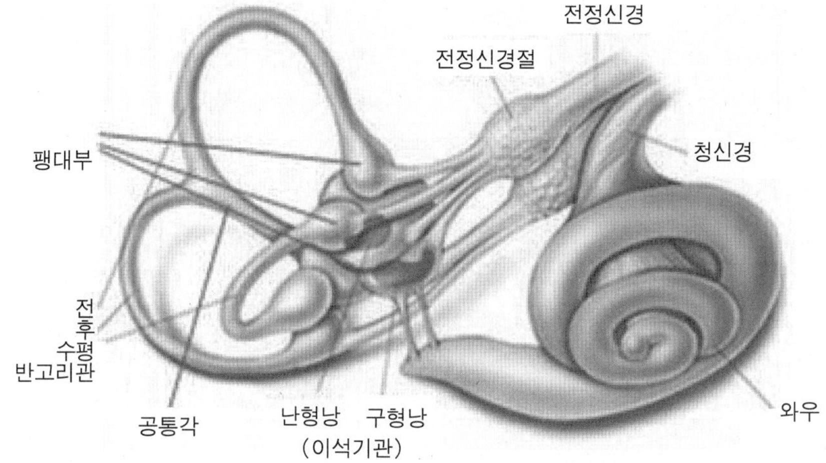

그림 2. 우측 전정계. 세 개의 반고리관과 두 개의 이석기관, 그리고 전정신경으로 구성되고, 각 반고리관의 일측 말단에 위치한 팽대부로부터 전정신경이 연결된다.

경은 약 0.25mm 내외이다. 전반고리관과 후반고리관은 팽대부 반대 방향에서 두 개의 반고리관이 하나로 합쳐져 공통각(common crus)을 형성하여 전정에 연결되고, 수평반고리관은 단독으로 전정에 연결되어 총 5개의 관이 전정과 연결되어 있다.

2) 감각수용기

막미로는 두 가지 형태의 감각수용기, 즉 반고리관 내의 팽대부릉(crista ampullaris)과 이석기관 내의 평형반(macula)을 가지고 있다. 반고리관이라는 용어의 뜻과 달리 반고리관 내의 내림프는 전정을 통하여 한 개의 원으로 통할 수 있고, 세 개의 반고리관은 각각 일측 끝에 팽대부(ampulla)를 갖고 있으며, 팽대부 내에 감각수용기인 팽대부릉이 존재한다. 이석기관은 와우와 반고리관 사이에 위치하며 평형반을 갖고 있는 난형낭(utricle)과 구형낭(saccule)으로 구성되어 있다.

말초전정계의 감각수용기인 반고리관의 팽대부릉과 이석기관의 평형반은 기본적으로 동일한 모양의 감각세포를 갖는다. 전정기관의 감각세포는 와우의 내, 외유모세포와 유사한 I형과 II형의 감각세포로 구성된다. 와우의 유모세포와 마찬가지로 전정계의 감각세포는 세포 상부에 많은 감각섬모(sensory cilia)가 있으나 와우의 유모세포와 달리 운동모(kinocilium)가 존재한다. 팽대부릉과 평형반의 감각세포는 구조적으로 차이가 없으나 감각세포 상부의 젤라틴 구조가 다르다. 팽대부릉의 감각섬모는 젤라틴과 유사한 팽대부릉정(cupula)에 부착되어 있으나, 평형반의 감각섬모는 이석이 부착된 젤라틴 모양의 이석막에 붙어 있다. 팽대부릉과 평형반의 최상부는 젤라틴층으로 와우의 개막(tectorial membrane)과 유사한 구조로 팽대부릉에서는 팽대부릉정, 난형낭반(utricular macula)과 구형낭반(saccular macula)에서는 이석막(otoconial membrane)에 해당한다. 젤라틴층 하방에는 감각세포층이 위치하고, 감각세포의 상부에는 운동모(kinocilium)와 부동모(stereocilia)로 불리는 감각섬모가 놓여 있다. 전정계의 감각세포는 와우의 내유모세포 및 외유모세포와 형태학적으로 유사성을 갖는데

I형 감각세포는 와우의 내유모세포와 유사하고, II형 감각세포는 와우의 외유모세포와 구조적으로 유사하다. 감각세포층의 하방에는 지지세포층이 위치하고 지지세포는 감각세포 하방뿐만 아니라 감각세포 사이에도 존재한다. 그러나 지지세포는 세포 상부에 감각모가 없으며 전정신경과 연결되어 있지 않다. 지지세포 하방에는 기저막(basement membrane)이 위치하며, 기저막 하방에는 기저막을 통하여 감각세포와 연접하는 구심성 및 원심성 신경이 위치한다.

세 개의 각 반고리관의 한쪽 끝이 전정과 만나는 부위에서 반고리관이 약 2배로 확대된 부위를 팽대부라 한다. 팽대부는 약 2mm 정도의 크기로 내부에는 감각세포와 지지세포가 모여 안장 모양의 융기로 형성된 부위를 팽대부릉이라 하고, 미세구조상으로 감각세포 영역, 이행세포 영역, 흑세포 영역으로 나누어진다. 감각세포영역은 팽배부릉의 상부 약 2/3에 위치하며 세포의 표면에 감각섬모들이 위치한 섬모세포들이 존재한다. 이행세포 영역은 감각세포영역의 하부에 위치하고 모양은 감각세포와 유사하나 감각섬모가 없는 세포로 구성되어 있으며, 가장 아래쪽에는 진하게 염색되는 흑세포(dark cell) 영역이 존재한다. 팽대부릉의 중심부에는 주로 감각세포가 위치하고 주변부에는 분비기능을 갖는 것으로 알려진 흑세포영역이 존재한다. 감각세포의 하방에는 많은 유수신경섬유들과 모세혈관들이 결합조직에 싸여 산재해 있다. 직경이 굵은 유수신경은 팽대부릉의 중심부에 연결되고 직경이 가는 유수신경은 주변부에 연결된다.

팽대부릉정은 구릉 같은 융기로 구성된 팽대부릉의 중심부에 위치한 젤라틴 덩어리로 팽대부릉면으로부터 팽대부막의 상피세포층까지 팽대부 공간을 완전히 막고 있어 내림프의 이동을 감지하는 횡경막 역할을 한다. 내림프의 이동은 팽대부릉정의 움직임을 유도하여 감각세포의 섬모 이동을 유발한다.

3) 감각세포

팽대부릉에 위치한 감각세포(hair cell)는 섬모를 가지고 있으며, 하나의 감각세포는 하나의 운동모와 50-60개의 부동모가 크기에 따라 일정한 양상으로 분포되어있고, 세포의 모양과

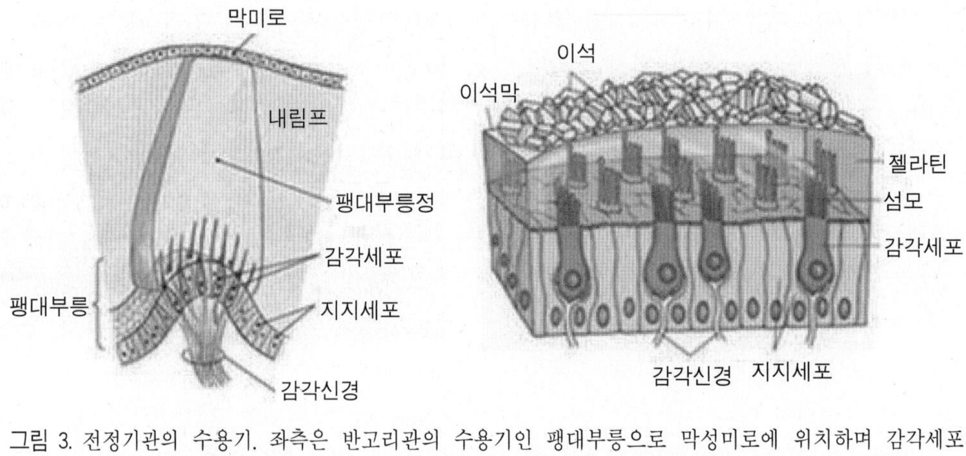

그림 3. 전정기관의 수용기. 좌측은 반고리관의 수용기인 팽대부릉으로 막성미로에 위치하며 감각세포의 섬모는 내림프에 잠겨있어서 내림프의 유동 방향에 따라 구부려진다. 우측은 이석기관의 수용기인 평형반으로 감각세포는 이석이 움직이는 방향에 따라 섬모가 구부려진다.

그 세포와 연접하는 감각신경종말의 형태에 따라 I형과 II형 감각세포로 구분된다. 일측 전정계는 약 67,000개의 섬모세포들이 존재하는데, 세 개의 각 반고리관이 7,000개, 난형낭이 30,000개, 구형낭이 16,000개의 감각세포를 가지고 있다.

I형 감각세포(type I hair cell)는 플라스크 혹은 포도주잔 모양(calyx)으로 구심성신경말단이 감각세포의 대부분을 감싸고 있으며, 세포 상부에는 부동모와 운동모가 위치하고 세포핵은 세포의 중하방에 위치한다. 세포 상부의 표피판(cuticular plate)은 액틴필라멘트의 그물과 같은 집합체로 부동모가 부착되어 있으며, 표피판은 감각세포에서 내림프의 직하방에 넓게 위치한다. II형 감각세포는 원주 모양(cylinder)으로 I형 세포와 동일하게 상부에 운동모와 부동모가 배열하고 있으며 세포핵은 중앙에 위치한다. 구심성신경말단은 단추형으로 세포의 하방 1/3에 위치하고, 구심성과 원심성신경이 모두 II형 세포에 직접 연접한다. 팽대부릉은 중심부에 주로 I형 세포가 밀집되어 있다.

감각세포의 상부에 돌출된 섬모는 하나의 운동모를 중심으로 50-60개의 부동모가 길이순으로 긴 것으로부터 짧은 것 순서로 일정하게 배열되어 있으며, 이것을 섬모의 형태학적 극성(mophological polarity)이라 한다. 부동모는 중심에 가는 액틴필라멘트를 함유하고 있으며, 야구방망이 모양과 같이 하부로 내려가면서 크기가 적어지고 표피판에 부착된다. 운동모는 부동모의 일측 끝 부위에 위치하고 미세소관으로 이루어지고, 부동모와는 달리 일정한 크기를 가지고 실제 운동을 한다. 이들 섬모들은 방향고정성으로 분극되어 있는데, 수평반고리관은 운동모가 난형낭쪽에 위치하고 수직반고리관인 전, 후반고리관은 운동모가 난형낭과 반대쪽에 위치하여 형태학적 극성이 상이하여 그 기능적 극성(functional polarity)도

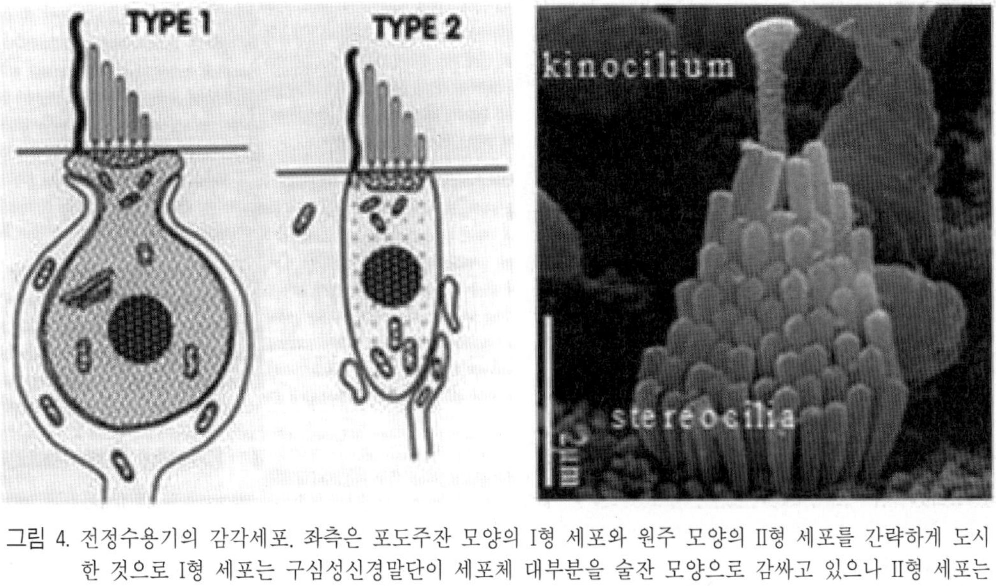

그림 4. 전정수용기의 감각세포. 좌측은 포도주잔 모양의 I형 세포와 원주 모양의 II형 세포를 간략하게 도시한 것으로 I형 세포는 구심성신경말단이 세포체 대부분을 술잔 모양으로 감싸고 있으나 II형 세포는 구심성신경말단이 세포체의 하방에서 단추모양으로 연접된다. 우측은 감각세포 섬모의 전자현미경 사진으로 길이가 가장 긴 운동모를 중심으로 길이의 순서에 따라 부동모가 일정하게 배열된 양상을 보인다.

상이하므로 이를 형태적 극성에 따른 기능적 극성의 차이라고 한다. 감각세포는 내림프의 유동에 의하여 부동모가 운동모 방향으로 이동하면 탈분극되고, 반대로 부동모가 운동모로부터 멀어지면 과분극된다. 따라서 수평반고리관은 내림프가 팽대부 방향으로 흐르면(ampullopetal flow) 흥분하고 팽대부 반대방향으로 흐르면(ampullofugal flow) 억제되며, 수직반고리관은 내림프의 움직임에 대한 반응이 수평반고리관과는 정반대로 나타난다.

4) 팽대부릉에 존재한 세포

팽대부릉에는 감각세포를 포함하여 지지세포, 이행세포, 흑세포 등이 존재한다. 지지세포(supporting cell)는 감각세포를 고리 모양으로 감싸고 있는 가늘고 긴 세포로 기저막에서 팽대부릉정의 상부까지 긴 모양을 하고 있다. 세포 상부에서 감각세포와 강한 결합(tight junction) 또는 세포간교(desmosome)로 서로 부착되어 세포 상부의 내림프 환경이 세포 하부에 영향을 미치지 못하게 한다. 또한 지지세포는 감각세포의 유지에 깊이 관여하는 것으로 알려져 있다.

이행세포(transitional cell)는 팽대부릉의 주변부에서 감각세포의 분포가 끝나는 부위에 존재하고 감각세포와 유사하지만 섬모를 갖지 않는 세포이다. 원주형의 세포로 팽대부릉의 중심에 가까울수록 크기가 크며, 지지세포와의 차이는 세포의 크기가 작고 세포핵이 세포의 중심에 위치하며 세포질내의 수포가 적고 진하게 염색되는 기질이 없다는 점이다.

흑세포(dark cell)는 호농성(osmophilic) 세포로 하방에 멜라닌세포가 존재하고, 주로 구형낭반을 제외한 팽대부릉의 이행부 하방의 주변부, 난형낭반의 주변부에서 관찰되며, 말초 전정계의 내림프 형성 및 흡수와 관련이 있고, 퇴화된 이석의 처리에도 관여한다.

반월면(planum semilunatum)은 팽대부릉의 양측 말단에 위치하며 세포면은 둥글게 융기되어 있고 지상돌기(interdigitation)로 연결된 세포로 구성되어 있으며, 광학현미경하에서 반달 모양이다. 조류에서는 내림프 생성에 관여한다고 알려져 있으나 포유동물에서는 그 기능이 밝혀지지 않고 있다.

2 이석기관의 구조

1) 이석기관의 해부학적 특성

이석기관이 위치한 전정(vestibule)은 직경이 약 4mm로 전방에는 와우, 후방에는 반고리관, 외측에는 중이강이 존재하며, 평형반(macula)을 갖고 있는 난형낭(utricle)과 구형

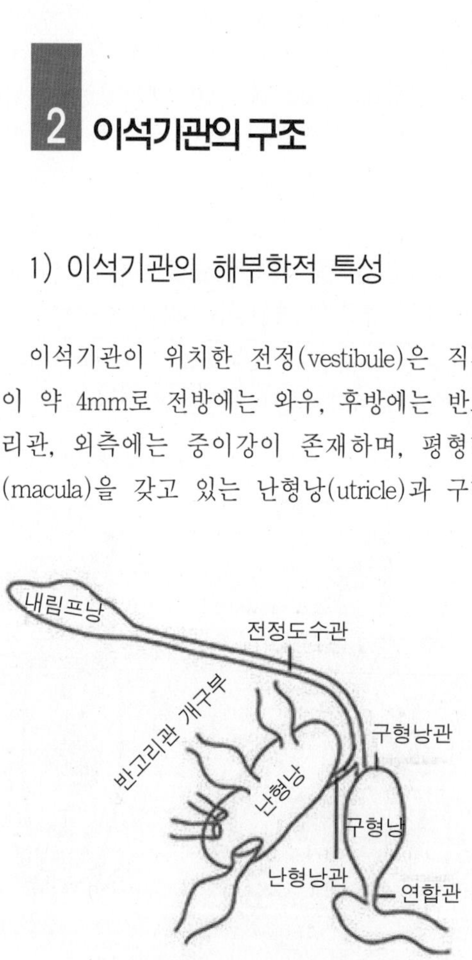

그림 5. 전정의 연결부. 전정은 세 개 반고리관 팽대부 측의 3개 개구부와 팽대부 반대측에서 상반고리관과 하반고리관의 공통각, 그리고 수평반고리관의 개구부로 모두 5개의 개구부를 갖는다. 또한 전정도수관을 통하여 내림프낭과 연결된다.

낭(saccule)으로 구성되고 3개의 반고리관을 5개의 개구부로 연결한다. 난형낭은 불규칙한 타원형의 주머니로 전정내벽 후상방에 위치한 난형낭함요(elliptical recess)에 놓여있으며, 구형낭은 타원형의 납작한 주머니로 전정의 전내측벽에 위치한 구형낭함요(spherical recess)에 놓여있다. 난형낭의 감각수용기인 난형낭반은 수평면에 위치하고, 구형낭의 감각수용기인 구형낭반은 난형낭반과 직각을 이루는 수직면에 위치한다.

2) 난형낭

난형낭(utricle)은 골성미로의 후상방을 대부분 차지하고 있는 타원형의 주머니로 구형낭의 상부에 위치하고 전정 내벽 후상방의 난형낭함요에 위치한다. 전반고리관과 수평반고리관의 팽대부는 난형낭의 측면에 개구하고, 후반고리관의 팽대부 및 공통각과 수평반고리관의 말단부위는 난형낭의 내측으로 개구한다. 난형낭의 감각수용기인 난형낭반은 U자 모양으로 이루어져 있고, 난형낭함요에서 전방에 위치하며, 사람의 경우 직립자세에서 수평면에 일치한다. 난형낭반의 중심을 양분하는 곡선을 백선(striola)이라 한다. 난형낭반은 반고리관의 팽대부릉과 같이 감각세포와 이를 보조하는 지지세포를 갖고 있으며 감각세포 상부에는 이석막과 이석이 존재한다. 이석막은 젤라틴층으로 난형낭반 감각세포의 섬모가 부착되어 있다.

3) 구형낭

구형낭(saccule)은 난형낭보다 크기가 작은 타원형의 납작한 구조물로 전정 내벽 전내측의 구형낭함요에 위치하고 또한 난형낭의 하부에 위치한다. 전정 내에서 결합조직과 구형낭신경에 의해 고정되어 있으며, 감각수용기인 구형낭반은 L자 모양으로 난형낭반과 직각을 이루어 수직면에 위치하고 전정와우신경의 구형낭 분지의 지배를 받는다. 난형낭과 동일한 감각세포, 지지세포, 이석 등을 가지고 있으며, 구형낭반의 중심을 양분하는 백선을 가지고 있다. 구형낭관과 난형낭관이 합해져서 내림프관을 형성하고, 구형낭의 아래 부분인 연합관(ductus reuniens)은 하방으로 진행하여 와우도수관의 기저말단부위와 연결된다.

4) 평형반

평형반(macula)의 기본 구조는 팽대부릉과 유사하지만 팽대부릉의 팽대부릉정 대신 평형반에는 이석막이 존재한다. 이석막은 두 개의 층으로 구성되어 있으며, 상층은 이석(otoconia) 혹은 평형석(statoconia)으로 구성되고 하층은 젤라틴으로 구성된 이석막층이다. 이석막층은 감각세포의 섬모가 부착되어 있다.

이석은 탄산칼슘(calcium carbonate) 결정체로 크기는 다양하나 약 6um 정도이며, 양측 끝이 삼각형을 형성하고, 이석막 상부에서 눈더미가 쌓여있는 모양을 이룬다. 비중은 약 2.8로 물보다 무겁다. 난형낭반의 백선 부위는 이석층이 함몰되어 있고, 구형낭반의 백선 부위에서는 융기되어 있으며, 이석은 크기에 따라 그 분포가 상이하여 작은 이석은 백선 부위, 그리고 감각세포면으로부터 먼 곳에 분포하고, 큰 이석은 감각세포면과 가까운 곳에 분포하고 있다.

이석막층(otoconial membrane)은 팽대부릉정과 같이 젤라틴 구조로 당단백질을 함유하며 비중은 1.0이고, 상부에 위치한 이석들을 지지하는 역할을 한다. 백선의 중심부를 따라 위치한 작은 구멍들은 이석막층 하방에 존재한 내림프의 통로 역할을 한다. 이석막층에는 운동모와 키가 큰 일부의 부동모가 접촉하고 있으나 대부분의 부동모는 접촉하지 않아 자유롭게 움직일 수 있다.

백선(striola)은 평형반의 중심부를 따라 곡선으로 위치하며, 중심부의 부동모가 주변부에 비하여 짧고 감각세포의 분포가 감소하면서 생긴 선이다. 백선을 중심으로 섬모의 방향성이 변하며, 곡선 모양으로 구성되어 있기 때문에 감각세포가 여러 가지 방향의 자극에 대하여 민감하게 반응할 수 있다. 따라서 섬모의 분극은 팽대부릉정과 달리 다양한 방향의 벡터를 갖는다. 난형낭반에서는 운동모가 백선을 향하여 배열되어 있으며, 구형낭반에서는 운동모가 백선의 반대방향을 향하여 배열되어 있다.

5) 감각세포

평형반의 감각세포층은 팽대부릉정과 동일하게 섬모세포와 지지세포로 구성되어 있고, 각 세포의 기본구조는 동일하다. 백선이 위치한 중심부에는 I형 감각세포가, 평형반의 주변부에는 II형 감각세포가 많이 분포한다. 팽대부릉과 마찬가지로 지지세포가 기저막으로부터 내림프면까지 길게 위치하면서 감각세포를 감싸고 있다.

3 전정수용기의 신호변환

1) 전정수용기의 물리적 특성

기능적 측면에서 볼 때 전정기관은 머리에 가해진 가속도와 중력에 의한 물리적인 힘을 생물전기 신호로 바꾸어 주는 물리-전기신호 변환(mechanoelectrical signal transduction)을 하는 수용기이다. 생체에서 대부분의 감각수용기와 마찬가지로 전정수용기는 주어진 자극을 전기신호로 변환할 뿐 아니라 자극의 강도를 구분할 수 있는 정보를 중추로 전달한다. 전정수용기에 주어진 자극의 강도는 뉴톤

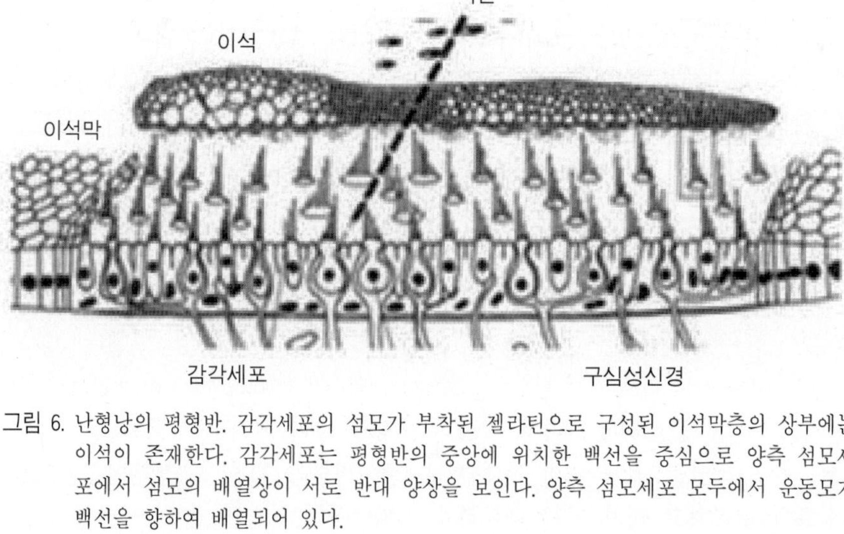

그림 6. 난형낭의 평형반. 감각세포의 섬모가 부착된 젤라틴으로 구성된 이석막층의 상부에는 이석이 존재한다. 감각세포는 평형반의 중앙에 위치한 백선을 중심으로 양측 섬모세포에서 섬모의 배열상이 서로 반대 양상을 보인다. 양측 섬모세포 모두에서 운동모가 백선을 향하여 배열되어 있다.

(Newton)의 법칙에 인용할 수 있다. 즉 전정 수용기에 가해지는 힘(F)은 그 수용기의 질량 (m)과 가속도(a)에 의하므로 "$F = ma$"라는 식이 성립되며, 수용기의 질량은 일정하기 때문에 머리의 운동에 의하여 전정기관에서 발생되는 신호는 실제로 머리에 주어진 가속도에 비례한다. 따라서 머리의 회전속도(일반적으로 0.5 - 7Hz)에 비례하여 전정신경의 활동성이 변화하기 때문에 반고리관을 "비율감수기(rate sensor)"라 한다. 반고리관은 개체의 회전운동 때 각가속(angular acceleration) 운동을 감지하며, 이석기관은 선가속(linear acceleration) 운동과 중력을 감지하여 전기신호로 전환하는 기능을 가지고 있다.

반고리관은 최소 $0.1°/sec^2$ 이상의 자극이 주어지면 내림프의 유동에 의하여 감각세포를 자극하지만, 가속도가 주어지지 않으면 섬모세포의 섬모는 자체의 탄력성에 의하여 원위치로 회복하게 되어 자극이 주어지지 않는다. 회전운동을 시작하면 내림프는 관성에 의하여 회전자극과 반대 방향으로 이동하여 섬모의 이동을 초래하지만 동일한 속도로 회전을 지속하면 20초 이내에 섬모는 원위치로 회복된다(time constant = 7sec). 이러한 현상은 포도주잔에 얼음조각을 띄어 놓은 상태에서 포도주잔의 손잡이로 잔을 회전시키면 얼음조각이 회전자극과 반대 방향으로 이동함을 볼 수 있는데 이것은 잔 속의 액체가 이동하는 방향을 의미하는 것으로 반고리관 내에서 내림프의 이동을 설명한다. 그리고 이석기관의 경우 난형낭반은 머리가 전방으로 움직이면 이석은 관성에 의하여 후방으로 이동하고, 머리가 후방으로 움직이면 이석은 전방으로 이동하여 이석막층을 통한 감각세포의 섬모이동을 초래

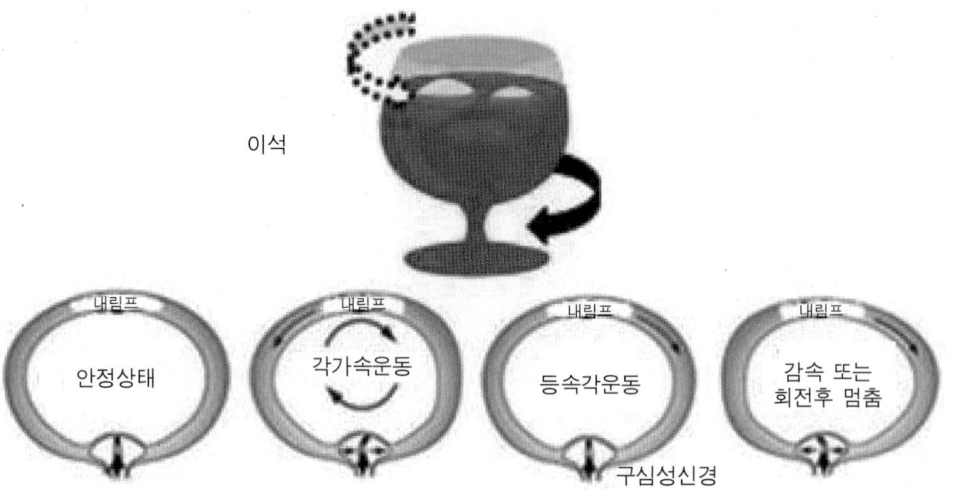

그림 7. 반고리관 내에서 내림프 유동 원리. 위 그림에서 액체와 얼음 조각이 들어있는 잔을 시계 방향으로 회전시키면 잔 속의 액체는 관성에 의하여 반시계 방향으로 이동함을 얼음 조각의 움직임으로 관찰할 수 있다. 아래 그림은 회전자극에 의한 내림프와 섬모의 운동을 나타낸다. 안정 상태일 때 반고리관의 내림프는 이동하지 않기 때문에 감각세포의 섬모는 직립 상태를 유지하지만 시계 방향으로 가속운동이 주어지면 내림프는 반시계 방향으로 유동하여 섬모가 반시계 방향으로 구부려진다. 회전자극의 가속도가 주어지지 않고 등속도 자극이 주어지면 내림프는 반대 방향의 회전력이 상실되어 반고리관과 동일하게 회전하므로 섬모에 가해진 힘이 사라져서 섬모는 탄력에 의하여 직립 상태의 원 위치를 회복한다. 그러나 회전자극을 멈추면 내림프는 관성에 의하여 순간적으로 회전 자극과 동일한 방향으로 유동하여 섬모는 처음 가속운동이 주어질 때와 반대 방향으로 구부려진다.

한다. 또한 구형낭반은 머리가 상방으로 움직이면 이석은 하방으로 이동하고, 머리가 하방으로 움직이면 이석은 상방으로 이동하여 감각세포의 섬모이동을 초래한다. 이석기관을 자극할 수 있는 역치는 정확하지 않으나 5×10^{-4} G의 선가속을 감지할 수 있기 때문에 이러한 가속도로 움직이는 승강기는 1층을 이동하는데 40초가 소요된다. 이와 같이 전정기관의 수용기는 머리의 움직임을 감지하여 반사적으로 반응을 유발하지만 자극이 정지하면 내림프나 이석은 자극동안과 반대 방향으로 이동하여 자극동안의 반응과는 반대 반응을 유발한다. 예를 들면 우측 방향의 회전자극에 의하여 우측 안진이 유발되었으나 회전 직후에는 좌측을 향하는 회전후안진이 발생한다. 이처럼 전정수용기는 내림프의 유동에 의한 섬모의 움직임에 의하여 흥분성이나 억제성 신호를 생성한다.

2) 감각세포의 신호변환 (Signal transduction)

머리가 회전할 때 팽대부에서 팽대부릉과 팽대부릉정의 구획사이에 압력차이가 발생하고 이 압력은 회전 방향의 동측 팽대부에서는 높고 반대 방향에서는 낮다. 내림프가 함유된 부위에서 압력차이는 막미로에 대하여 상대적으로 내림프의 유동을 초래하고, 내림프의 유동은 팽대부릉정에 압력을 가하여 형태적 변형을 초래하고 이러한 변형은 운동모와 부동모의 이동을 가져온다. 감각세포는 막미로의 표피층에 박혀있기 때문에 감각세포의 상층표면은 내림프에 놓여있고, 기저부위는 외림프에 의하여 둘러싸여 있다. 내림프의 유동으로 부동모가 운동모측을 향하여 구부려질 때는 부동모와 운동모의 첨두에 존재하는 mechanical gated K^+ channel을 열어서 K^+이 내림프로부터 세포내로 유입되어 세포막을 탈분극시키고, 이 탈분극은 감각세포의 기저부에서 voltage gated Ca^+ channel을 열어 세포내로 Ca^+ 유입을 초래하고, 세포내 Ca^+ 유입은 시냅스 소포체에서 시냅스 간극(synaptic cleft) 내로 신경전달물질(asparate 또는 glutamate)의 유리를 초래하여 구심성신경의 탈분극을 유발하여 흥분성신호를 전달한다. 자극이 멈추면 부동모와 운동모는 원위치로 회복되고 대부분의 Ca^+ channel이 닫히며 세포의 기저측부(basolateral portion)에서 voltage gated K^+ channel이 열려서 감각세포의 활동성은 안정 상태로 되돌아온다. 그러나 내림프의 유동에 의하여 부동모가 운동모로부터 멀어지면 섬모세포의 기저측부에서 K^+ channel이 열려서 K^+이 세포내로부터 간질액으로 유출되어 세포막은 과분극을 초래하여 구심성신경은 억제성신호를 전달한다. 감각세포의 안정막전위는 -50～-60mV이지만 안정상태에서도 감각세포에서 약간의 Ca^+ channel은 항상 열려있어서 느리고 지속적인 신경전달물질의 유리를 초래하여 전정신경의 모든 일차 구심성섬유는 100 spikes/sec의 자발활동성을 갖는다.

전자현미경을 이용한 연구에서 섬모사이에 존재하는 "tip link"가 보고되었다. 이는 "cross link"라고도 하며, 가느다란 섬유로서 거의 모든 부동모의 첨부에서 주위의 부동모로 연결되어 있고 그 배열양상으로 보아 섬모다발의 움직임뿐 아니라 변형을 일으키는 방향을 감지하는데도 관여할 것으로 추측된다. 섬모다발이 운동모를 향한 방향으로 구부러지면 tip link는 늘어나게 되는데 이 때 tip link가 "gating spring" 역할을 하여 channel이 열리게 된다. 그러나 섬모다발이 이와 반대 방향으로 구부러지면 tip link는 느슨하게 되어 channel이 닫히게 된다. 최근 tip link가 감각세포의 흥분신호발생(transduction)이나 적응성(adaptation)에 관여할 것이라고 제시되었다. 즉 모든 부동모의 끝에 transduction channel이 있고, 그 곳에 gating spring이 부착되어 있으리라 전제하였으며, 섬모다발이 정지상태에 있을 때는 이 channel이 열림 상태와 닫힘 상태를 빠른 속도로 반복하게 되나 주로 닫힘 상태를 유지한다고 하였다. 내림프나 이석의 움직임이 운동모를 향한 방향으로 작용하였을 때는 부동모간의 비틀림이 증가되어 gating spring의 장력이 증가되므로 이때 channel이 열려 K^{+}이나 Ca^{++} 등이 세포내로 들어가 탈분극이 유발될 것이고, 반대로 적응이 시작되었을 때는 gating spring이 원위치로 돌아가게 되어 장력을 감소시키고 channel이 다시 닫힐 것으로 추측하였다. 일반적인 감각수용기 세포에서 자극에 대한 흥분신호의 발생기전에 cyclic nucleotide 혹은 second messenger system을 동

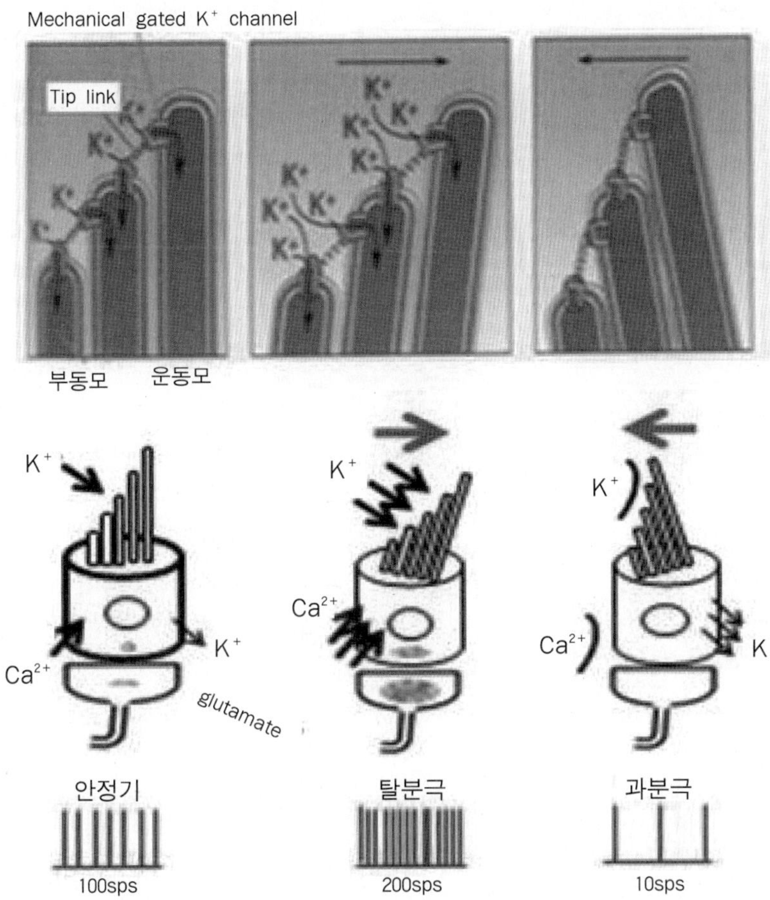

그림 8. 감각세포의 신호변환. 위 그림은 섬모의 이온통로를 보이는 것으로 mechanical gated K^{+} channel이 섬모에 존재하고 이들 섬모는 tip link에 의하여 상호 연결되어 내림프가 운동모 방향으로 유동하여 부동모가 운동모 방향으로 이동하면 이온통로가 열려서 K^{+}의 유입이 이루어지고, 내림프가 부동모 방향으로 유동하여 부동모가 운동모로부터 멀어지면 이온통로는 닫힌다. 아래 그림은 섬모세포의 흥분 상태를 설명한 것으로 이온통로가 열려 K+이 세포내로 유입되면 감각세포는 탈분극되어 흥분신호를 발생하고, 이온통로가 닫히면 감각세포는 과분극되어 억제신호를 발생한다.

원하는 것과는 대조적으로 전정기관의 감각세포에서는 second messenger의 중개 없이 흥분 발생을 직접 유발시키는 것이 특징이라 할 수 있다. 이런 흥분 발생의 방식은 다른 감각수용기 세포보다 훨씬 빠른 반응속도를 보장해 주는 장점을 가지고 있다.

3) 반고리관의 기능대

양측의 전정기관은 안정시에 100 spikes/sec의 전기활동성을 중추로 전달하지만 회전자극으로 일측이 흥분하면 최대 200 spikes/sec의 전기활동성을 전달하고 반대측은 억제되어 최소 10 spikes/sec의 전기활동성을 전달한다. 즉, 일측 전정기관은 10,000개의 구심성 신경섬유로 구성되어 있기 때문에 일측 전정수용기가 흥분하면 1,000,000 spikes/sec의 구심성신호를 중추로 전달할 수 있다. 예로써 수평반고리관에서는 운동모가 팽대부의 원위부에 위치하기 때문에 내림프가 팽대부측으로 유동하면(ampullopetal or utriculopetal flow) 흥분한다. 즉, 우측으로 회전하면 내림프는 좌측으로 이동하여 우측 수평반고리관에서는 부동모가 운동모측으로 이동하여 흥분을 초래하며 좌측 수평반고리관은 내림프가 팽대부 원위부로 부터 근위부로 이동하여(ampullofugal or

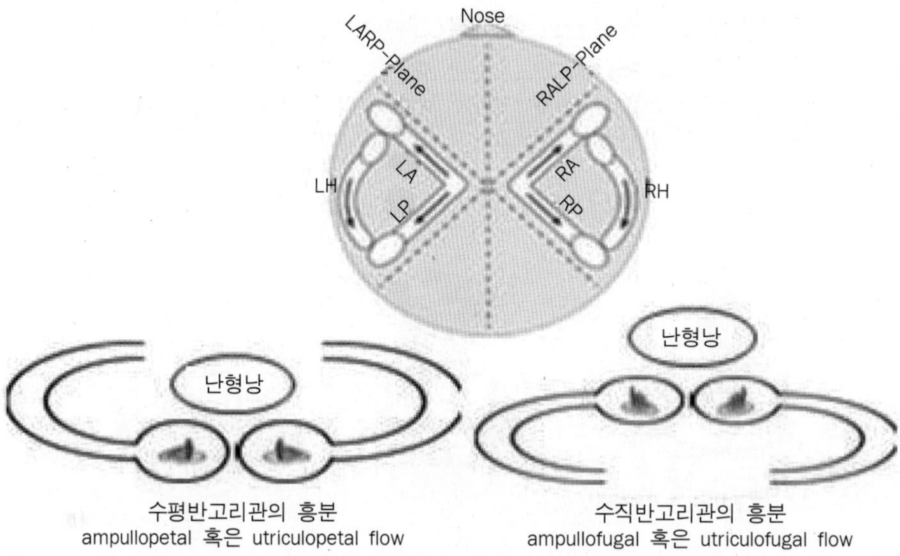

그림 9. 반고리관의 기능대 및 밀고-당기기 반응. 위 그림은 양측 반고리관의 기능대를 나타낸 것으로 좌측 전반고리관과 우측 후반고리관(좌전-우후 평면; LARP-Plane), 좌측 후반고리관과 우측 전반고리관(우전-좌후 평면; RALP Plane), 양측 수평반고리관이 각각 동일한 평면상에 위치하여 이들 각 쌍은 기능대를 이룬다. 그림에서 화살표는 해당 반고리관을 흥분시킬 수 있는 회전자극의 방향을 표시한다. (LH, left horizontal; LA, left anterior; LP, left posterior; RH, right horizontal; RA, right anterior; RP, right posterior).
아래 그림은 밀고-당기기 반응을 설명한 것으로 수평반고리관은 섬모세포의 운동모가 난형낭쪽에 위치하기 때문에 내림프가 난형낭 방향으로 유동하면 흥분하고, 수직반고리관인 전, 또는 후반고리관은 운동모가 난형낭과 반대 방향에 위치하기 때문에 내림프가 난형낭으로부터 멀어지는 방향으로 유동하면 흥분한다. 따라서 기능대를 이루는 반고리관은 회전 자극에 의하여 일측 반고리관이 흥분하면 반대측은 억제되는 밀고-당기기 반응을 유발한다.

utriculofugal flow) 부동모가 운동모로 부터 멀어지기 때문에 억제를 초래한다. 그러나 수직반고리관은 섬모의 배열상이 수평반고리관과는 정반대로 구성되어 있어서 ampullofugal flow에 의하여 흥분을, ampullopetal flow에 의하여 억제를 초래한다. 일측 수평반고리관과 반대측 수평반고리관, 일측 전반고리관과 반대측 후반고리관, 일측 후반고리관과 반대측 전반고리관은 각각 동일한 평면상에 위치하면서 섬모의 배열상 때문에 일측이 흥분하면 반대측은 억제되는 반응을 보이는데 이를 전정반고리관의 형태적 극성 (morphological polarity)에 의한 기능적 극성 (functional polarity)의 차이라고 하며, 이들을 기능대 (functional pair)라 한다. 기능대를 갖는 반고리관들은 일측이 흥분하면 반대측이 억제되어 항상 길항적인 반응을 나타내는 양상을 "밀고 당기기 반응(push-pull activation)"이라 한다. 반고리관의 형태적 극성에 대한 push-pull arrangement의 장점은 (1) 한 쌍의 기능대를 이루는 반고리관 중의 하나가 손상되더라도 중추는 반대측으로부터 구심성신호를 받는 감각 잉여분(sensory redundancy)이 있으며, (2) 체온이나 화학적 물질 등으로 인하여 양측 반고리관이 동시에 자극되어 발생한 신호를 중추에서 무시할 수 있으며(common mode rejection), (3) 수용기의 과부하에 대하여 보상작용을 돕는다.

4) 이석기관의 물리적 특성

이석기관은 선가속이 주어졌을 때 반대 방향으로 이석이 이동함으로써 흥분이나 억제신호를 발생하게 되며, 난형낭은 난형낭반이 수평면에 위치하기 때문에 수평성 선가속운동에 관여하고 구형낭은 구형낭반이 수직면에 위치

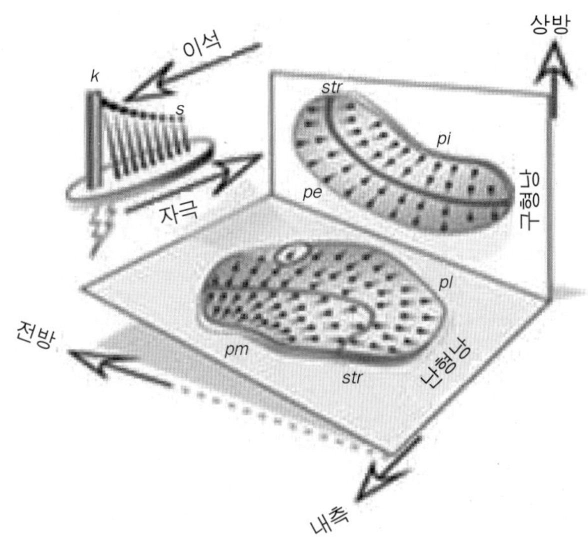

그림 10. 이석기관 평형반의 흥분. 난형낭의 평형반은 수평면에 위치하고 구형낭의 평형반은 수직면에 위치한다. 난형낭반은 화살표 방향으로 내측 또는 전방을 향한 자극이 주어지면 동측에서 pars medialis (pm) 부위는 흥분하고 pars lateralis (pl) 부위는 억제된다. 구형낭반은 화살표 방향으로 상방을 향한 자극이 주어지면 pars externa (pe) 부위는 흥분하고 pars interna (pi) 부위는 억제된다. (str, striola; k, kinocilium; s, stereocilia).

하기 때문에 수직성 선가속운동에 관여한다. 지구의 중력장(gravitational field)이 선가속장(linear acceleration field)이기 때문에 이석기관은 기울임을 감지하는데 머리가 측방으로 기울어지는 경우(roll; 횡요)와 전후방으로 기울어지는 경우(pitch; 종요) 전단력 (shear force)은 주로 구형낭 보다는 난형낭에서 발생한다. 이석기관은 머리의 위치가 바뀜에 따라 안구의 보상운동을 일으키는 중요한 역할을 하며, 이 운동의 잠복기는 35msec 이하이다. 이석기관은 평균 65 spikes/sec의 전기활동성을 발생하며, 운동모가 백선측을 향할 때 흥분한다. 난형낭의 경우 일측 방향으로 기울이면(tilting) 동측 난형낭반에서 백선의 내측 감각세포는 흥분하고 외측 감각세포는 억제된다. 이와 같이 이석기관은 하나의 난형낭이나 구형낭 내에서 밀고-당기기 반응이 이루어진다. 난형낭반은 백선이 굴곡으로 되어있기 때문에 전방이나 후방의 굽힘에 매우 민감하지만, 구형낭반은 시상면(sagittal plane)에 위치하기 때문에 중력에 반응하여 1 G의 가속에 의해서도 흥분되거나 억제된다.

5) 전정수용기의 신호전달

전정기관의 감각수용기는 머리에 주어진 물리적 자극을 감지하여 전기신호로 변환한 후 전정신경을 경유하여 자세조절중추인 전정신경핵으로 전달한다. 이 과정에서 감각수용기에 주어진 자극의 강도 즉, 각가속이나 선가속, 또는 중력의 정도는 "$F = ma$"에 의하여 결정된 후 감각수용기에 주어진 힘은 전정신경에서 주파수 코드(frequency code)로 변환된다. 강한 자극이 주어지면 하나의 전정구심성 신경 섬유는 최대 200Hz의 신호를 전정신경핵으로 전달하고, 억제자극이 주어지면 10Hz의 신호를 전달한다. 전정신경핵은 전정구심성신경으로부터 전달된 신호를 운동신경핵뉴런으로 투사하여 자극 강도에 비례한 반응을 유발한다.

4 내림프관 및 내림프낭

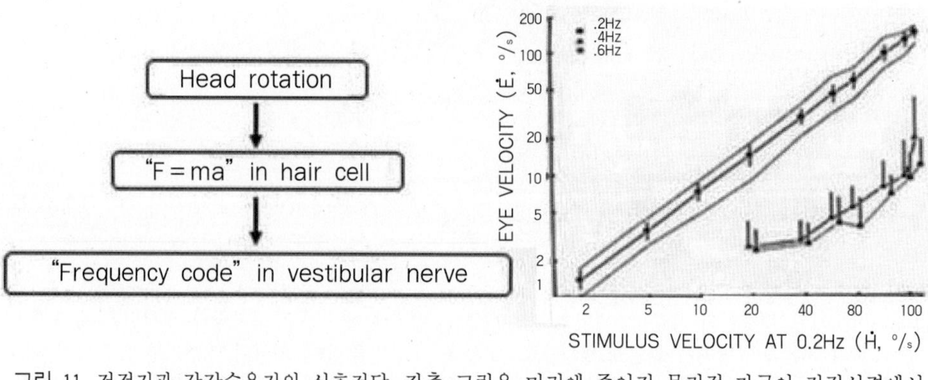

그림 11. 전정기관 감각수용기의 신호전달. 좌측 그림은 머리에 주어진 물리적 자극이 전정신경에서 주파수 코드로 변환되어 전달되는 과정을 나타내며, 우측 그림은 회전 자극의 속도가 증가함에 따라 안구운동의 속도가 비례하여 증가함을 보여준다.

1) 내림프관

내림프관(endolymphatic duct)은 전정의 후외측벽의 함몰부에서 시작하여 전정도수관의 입구까지 연결되는 작은 관이며, 난형낭관(utricular duct)과 구형낭관(saccular duct)을 통하여 전정과 연결된다. 내림프관의 가장 좁은 부위는 전정구(vestibular orifice)로부터 약 1mm에 위치하고 직경은 약 0.3mm이다. 내림프관의 상피는 난형낭이나 구형낭과 비슷하게 평편상피 또는 입방상피로 구성되며, 상피 하부에는 기저막과 모세혈관을 포함한 거미막융모가 존재한다. 내림프관 상피는 내림프의 수분과 전해질을 흡수하는 기능을 한다.

2) 내림프낭

내림프낭(endolymphatic sac)은 추체골 후면의 약간 함몰된 부위에 존재한다. 내림프낭은 단순히 상피세포가 싸고 있는 주머니가 아니라, 관과 낭이 서로 연결되어 그물망을 형성하며 근위부, 중간부, 원위로 나뉘어진다. 근위부는 전정도수관내에 위치하고 많은 모세혈관을 포함한 결합조직이 존재한다. 중간부는 일부가 전정도수관 내에, 나머지 일부는 경막 내에 위치하며, 잘 분화된 상피세포가 세포흡수 작용을 한다. 원위부는 S자정맥동 근처에 위치하고 경막 내에 놓여 있으며, 많은 모세혈관 그물을 가지고 있다. 내림프낭의 기능은 식작용과 국소적인 면역방어기능을 갖는다.

3) 난형낭내림프관 판막

난형낭의 전하방에서 좁은 틈새 같은 개구부가 판막 역할을 하는데 이를 난형낭내림프관 판막(utriculoendolymphatic valve)이라 한다. 이 개구부의 외벽은 난형낭의 벽에 의하여 형성되고, 내순(inner lip)은 결합조직과 내벽상피로 구성되어 판막 기능을 할 수 있다. 난형낭의 내림프압이 상승하면 외측 막벽이 비교적 단단한 내순으로부터 떨어져 내림프가 난형낭으로부터 유출되고, 내림프압이 하강하면 내림프의 과다한 손실을 막기 위해 폐쇄된다. 이 판막에는 어떠한 신경이나 근육 구조가 존재하지 않기 때문에 판막의 운동은 전적으로 수동적이라고 여겨진다.

4) 내이액의 생성 및 흡수

내이액(labyrinthine fluid)은 내림프와 외림프로 나누어지며, 내림프는 막성미로 내에 존재하고 외림프는 골성미로와 막성미로 사이의 공간에 존재한다. 두 림프액은 서로 분리되어 있어 교차하지 않으며, 외림프는 높은 Na^+ 농도와 낮은 K^+ 농도로 구성된 세포외용액과 성분이 유사하고, 내림프는 높은 K^+ 농도와 낮은 Na^+ 농도로 구성된 세포내용액과 성분이 유사하다. 내림프는 와우혈관조(stria vascularis)의 변연세포와 전정미로 내의 흑세포에서 생성되어 연합관을 지나 내림프낭에서 흡수된다고 알려져 있으며, 내림프낭은 내림프 공간 중 가장 높은 단백질을 함유하여 삼투압에 의한 내림프의 이동 및 흡수를 돕는다. 외림프는 뇌척수액과 와우의 모세혈관으로부터

표 1. 외림프, 내림프 및 뇌척수액의 화학적 특성

	K^+ (mEq/L)	Na^+ (mEq/L)	단백질 (mg%)
외림프	10	140	200 - 400
내림프	144	5	126
뇌척수액	4	152	20 - 50

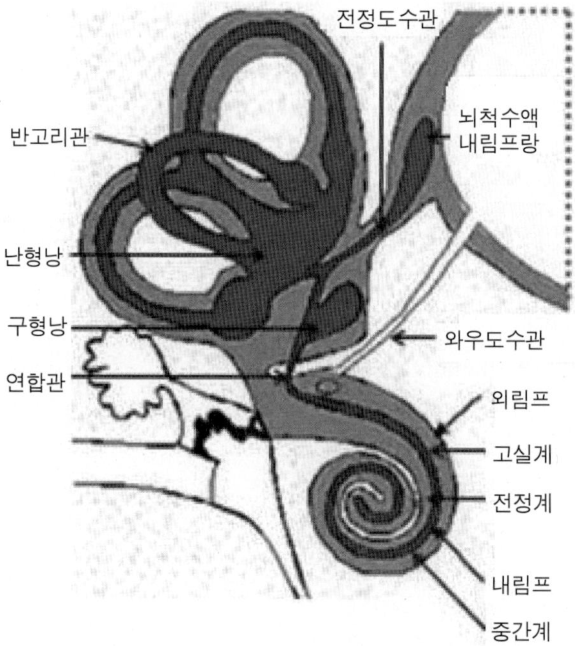

그림 12. 내림프의 흐름. 와우혈관조와 흑세포에서 생성된 내림프는 전정기관의 막성미로 내부와 와우기관의 중간계에 분포하며 전정도수관을 통과하여 내림프낭에서 흡수된다.

혈액이 여과되어 생성된다고 알려져 있으며, 고실계(scala tympani)에 개구부가 위치한 와우도수관과 내이도의 소관공(porus canaliculi)을 통해 뇌척수액과 교차한다.

5 전정계의 혈관 분포

전정계에 혈액을 공급하는 미로동맥은 전하소뇌동맥(anterior inferior cerebellar artery)에서 80%가 기시하고, 내이도에서 신경절, 신경, 경막, 거미막으로 분지를 내며, 두 개의 주된 분지인 총와우동맥(common cochlear artery)과 전전정동맥(anterior vestibular artery)으로 내이에 분포한다. 총와우동맥은 후전정동맥(posterior vestibular artery)과 고유와우동맥(main cochlear artery)으로 나뉜다. 고유와우동맥은 와우축을 포함한 와우의 3/4 부위에 혈액을 공급하고, 와우가지(cochlear ramus)는 와우의 기저부 1/4 부위와 주위 와우축에 혈액을 공급한다.

6 전정신경

1) 구심성 신경

전정신경은 상전정신경(superior vestibular nerve)과 하전정신경(inferior vestibular nerve)으로 분리되며, 상전정신경은 전반고리관과 수

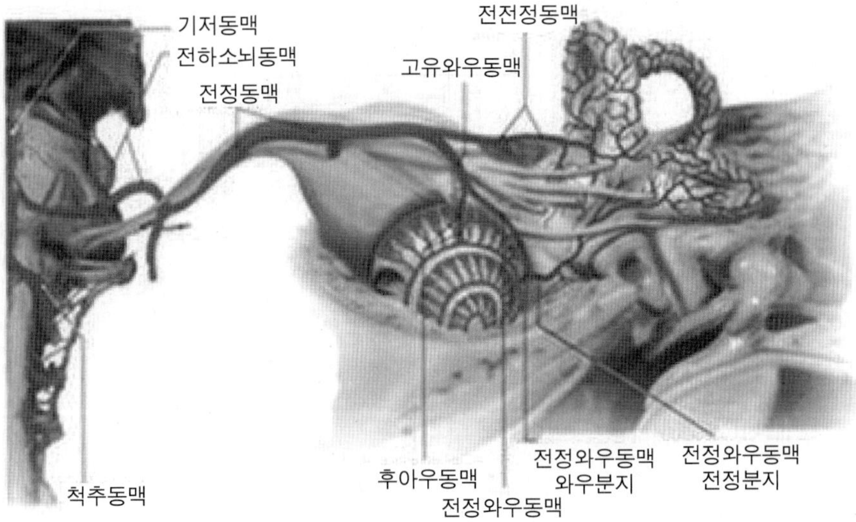

그림 13. 전정계의 혈관 분포.

평반고리관의 팽대부릉정을 지배하고, 하전정신경은 후반고리관의 팽대부릉정을 지배한다. 또한 난형낭반은 상전정신경의 난형낭 분지에 의해 지배받으며, 구형낭반은 주로 하전정신경의 지배를 받는다.

감각수용기의 정보를 전달하는 구심성 전정신경 말단은 모양에 따라 술잔형, 단추형, 그리고 술잔형(calyx)과 단추형(bouton)이 혼합된 복합형(dimorphic) 등으로 구분되며, 술잔형 신경말단은 한 개의 감각세포 만을 둘러싸고 있는 순수 술잔형 신경말단과 여러 개의 감각세포를 동시에 지배하는 복합 술잔형 신경말단으로 나눈다. 순수 술잔형 신경말단은 팽대부릉정의 중앙 부위에만 존재하며, 불규칙적인 방전 형태를 보이고 정현파회전자극(sinusoidal rotatory stimulation)에 대해 낮은 반응을 보인다. 단추형과 복합형 신경말단은 규칙적으로 방전하며 머리 회전자극에 대한 반응이 선형연관성(linearly correlation)을 갖는다. 이것은 단추형 신경말단이 규칙적으로 방전하거나 머리 회전에 낮은 민감도를 갖는 반면에, 복합형 신경말단은 규칙적 또는 불규칙적인 방전을 보이고 머리 회전에 대해서도 다양한 민감도를 보이기 때문이다. 단추형 신경말단은 팽대부릉정의 주변 부위에만 존재하고, 복합형 신경말단은 팽대부릉정 전반에 걸쳐 분포하는데 중심부에는 불규칙적인 방전을 가진 말단이 분포하고 주변 부위에는 규칙적인 방전을 가진 말단이 존재한다. 전체적으로 팽대루릉정에서 구심성 신경말단의 분포는 복합형이 약 70%, 단추형이 약 20%, 술잔형이 약 10%이다.

전정신경은 약 20,000개의 신경섬유로 이루어지며, 그 크기는 1-10um로 90% 이상이 유수신경섬유로 구성된다. 전정신경절(Scarpa's ganglion)의 양극성 신경절세포(bipolar ganglion cell)는 상, 하 두 집단으로 구분되며, 이는 각각 상전정신경과 하전정신경이다. 상전정신경은 주로 굵은 신경섬유들로 구성되어 있고, 하전정신경은 주로 가는 신경섬유들로 구성되어 있다. 하나의 굵은 구심성 신경섬유(thick vestibular afferent fibers)는 1-5개의 I형 감각세포와 연접하지만 하나의 가는 구심성 신경섬유(thin vestibular afferent fibers)는 여러 개의 II형 감각세포와 연접한다. 큰 구심성 신경섬유는 안정시 위상성(phasic discharge)으로 신호를 발생하고 작은 신경보다도 자연적인 자극에 대하여 높은 이득(gain)을 갖는다. 작은 구심성 신경섬유는 규칙적이고 긴장성 방전(tonic discharge)을 발생하고 자연적인 자극에 대하여 낮은 민감도를 갖는다. I형 세포가 위상성이고 높은 이득을 갖는 특성은 구심성 경섬유가 소수의 감각세포를 지배하고 I형 세포가 많이 분포한 팽대부릉정의 중앙부위가 횡경막 모양의 변형을 하기 때문이다. 팽대부릉정의 중앙 부위는 말초 부위보다 얇기 때문에 자극에 대하여 보다 큰 변형을 초래한다. 그리고 II형 감각세포의 운동모는 두껍고 유동성이 작은 팽대부릉정의 주변 부위에 위치하기 때문에 낮은 이득을 갖는다.

2) 원심성 신경

전정신경의 원심성 신경섬유는 측전정신경핵(lateral vestibular nucleus)의 전방내측과 외전신경핵의 측방, 그물체신경핵과 안면신경 무릎신경절에서 기시하며, 약 300개의 신경원이 분포하는 것으로 알려져 있다. 원심성 전정신경섬유는 상올리브복합체(superior olivary complex)에서 기시하는 올리브와우다발(olivo-cochlear bundle)이라고 하는 원심성 와우신경섬유와 함께 주행하여 구형낭신경절에 이르게 되면 와우와 전정의 원심성 신경계는 분리된다. 원심성 전정신경은 단추형 신경말단으로 감각세포와 연접하여 acetylcholine을 유리하며, 한 개의 원심성 전정신경섬유는 많은 단추형 신경말단을 내어 II형 감각세포와 연접하고 I형 감각세포에서는 구심성 전정신경 종말과

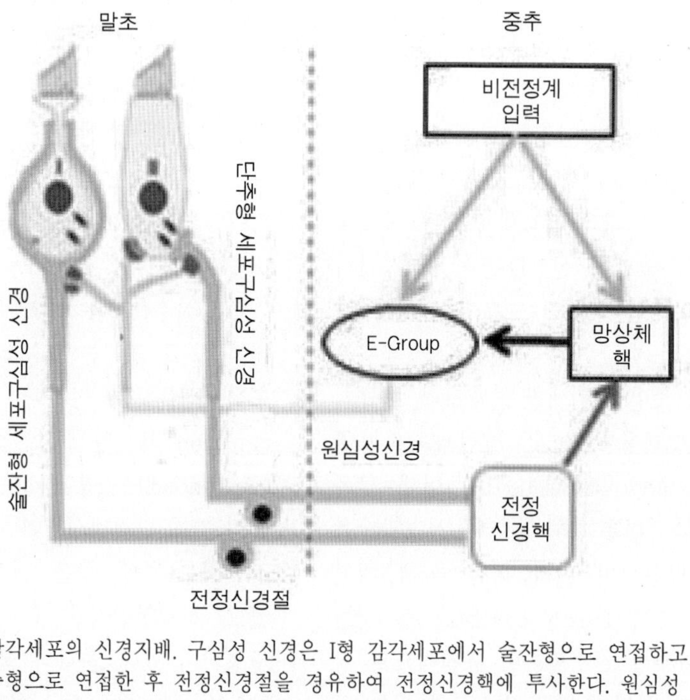

그림 14. 전정기관 감각세포의 신경지배. 구심성 신경은 I형 감각세포에서 술잔형으로 연접하고 II형 감각세포에서 단추형으로 연접한 후 전정신경절을 경유하여 전정신경핵에 투사한다. 원심성 신경은 뇌간의 외전신경핵(VIth nerve)에 인접한 E-Group에서 기시하여 감각세포와 직간접으로 연접한다.

연접하여 감각세포의 민감도를 변조하는 것으로 알려져 있다.

참고문헌

박병림(2004). 전정기관의 생리. 어지럼(2판). 이정구 외. 단국대학교출판부. pp.59-72.

박병림(2005). 전정계의 생리. 임상평형의학. 이원상 외. 대한평형의학회. pp.91-110.

이광선(2004). 말초전정기관의 해부. 어지럼(2판). 이정구 외. 단국대학교출판부. pp.9-32.

조용범(2005). 말초전정계의 해부. 임상평형의학. 이원상 외. 대한평형의학회. pp.35-52.

Barany R(1907). *Physiologie and Pathogie des Bogengangsapparates, beim Menschen*. Deuticke, Vienna.

Barlow D & Freedman W(1980). Cervico-ocular reflex in the normal adult. *Acta Otolaryngol* 89: 487-496.

Bergstrom B(1973). Morphology of the vestibular nerve: 3. Analysis of the calibers of the myelinated vestibular nerve fibers in man at various ages. *Acta Otolaryngol (Stockh)* 76: 331-338.

Bergstrom B: Morphology of the vestibular nerve(1973). II. The number of myelinated vestibular nerve fibers in man at various ages. *Acta Otolaryngol (Stockh)* 76: 173-179.

Brodal A(1974). Anatomy of the vestibular nuclei and their connections. In: *Handbook of sensory physiology. Vestibular system*, edited by HH Kornhuber. Springer-Verlag, Berlin pp.239-352.

Cohen B, Suzuki J & Bender MB(1964). Eye movement from semicircular canal nerve stimulation in the cat. *Ann Otol Rhinol Laryngol* 73: 153-169.

Curthoys IS, Blanks RHI, & Markham CH(1977). Semicircular canal functional anatomy in cat, guinea pig and man. *Acta Otolaryngol* 83: 258-265.

Fernandez C & Goldberg JM(1971). Physiology of peripheral neurons innervating semicircular canals of the squirrel monkey. *J Neurophysiol* 34: 661-675.

Goldberg JM & Fernandez C(1971). Physiology of peripheral neurons innervating semicircular canals of the squirrel monkey. I. Resting discharge and response to constant angular accelerations. *J Neurophysiol* 34: 635-660.

Howard J, Hudspeth A(1988). Compliance of the hair bundle associated with gating of mechanoelectrical transduction channels in the bullfrog's saccular hair cell. *J Neuron* 1: 189-199.

Hunter-Duvar IM, Hinojosa R. Vestibule(1984). Sensory epithelia, In Friedmann & Ballantyne ed. Ultrastructural atlas of the inner ear. London, Butterworth, 211-244.

Park BR & Park CS(1988). Cervico-ocular reflex in bilateal labyrinthectomized cats. *Korean J Physiol* 22: 79-88.

Schuknecht HF(1993). Pathology of the ear. 2nd ed. Philadelphia, Lea & Feibiger.

Suzuki I, Park BR & Wilson VJ(1986). Directional senstivity of, and neck afferent input to, cervical and lumber interneurons modulated by neck rotation. *Brain Res* 367: 356-359.

Szentagothai J(1950). The elementary vestibulo-ocular reflex arc. *J Neurophysiol* 13: 395-407.

Wilson VJ & Melvill Jones G(1979). *Mammalian vestibular physiology*. Plenum, New York.

Wilson VJ, Schor RH, Suzuki I & Park BR(1986). Spatial organization of neck and vestibular reflexes acting on the forelimbs of the decerebrate cat. *J Neurophysiol* 55: 514-526.

3

중추전정계의 신경해부생리

정경천 Kyung-Cheon Chung[1] · 김재일 Jae-Il Kim[2] ·
김지수 Ji-Soo Kim[3] · 이형 Hyung Lee[4] · 문소영 So-Young Moon[5]

[1]경희대학교 의과대학 신경과학교실 · [2]단국대학교 의과대학 신경과학교실 ·
[3]서울대학교 의과대학 신경과학교실 · [4]계명대학교 의과대학 신경과학교실 · [5]아주대학교 의과대학 신경과

전정계는 태생학적으로 오래된 신경계의 하나이다. 내이에서 시작된 전정로는 전정신경을 따라 연수에 있는 전정핵에 도달하고 내측종속(medial longitudinal fasciculus, MLF)을 통해 동안신경핵을 비롯한 안구운동과 관계된 신경핵들과 연결된다. 이러한 전정로는 시상을 거쳐 다시 상행하여 대뇌의 전정피질에 이른다. 전정핵을 중심으로 이루어지는 경로로는 전정안반사(vestibulo-ocular reflex, VOR), 전정경반사(vestibulo-collic reflex, VCR), 그리고 전정척수반사(vestibulospinal reflex, VSR)가 있다. 중추전정로는 머리와 몸의 움직임에 대한 정보를 통합하여 머리와 눈, 그리고 몸의 위치를 조정하는 운동신경의 출력을 조정하는 역할을 한다(그림 1). 전정신경은 동측 뇌간의 전정신경핵과 소뇌로 직접 연결된다. 전정신경핵은 소뇌와 시각, 체성감각계 등으로부터 운동계나 감각계의 정보를 받아 전정신경을 통해 들어온 정보와 통합하는 역할을 한다. 전정신경핵은 4개의 주요 신경핵으로 이루어져 있으며, 뇌간과 척수로 연결된다. 이석기관의 축삭은 주로 외측전정신경핵(lateral vestibular nucleus, LVN)으로, 세반고리관으로부터의 축삭은 주로 내측전정신경핵(medial vestibular nucleus, MVN)으로 향한다. 외측전정신경핵은 동측의 외측전정척수로(lateral vestibulospinal tract, LVST)를 통해 척수의 운동신경으로 가는 원심성 경로를 이룬다. 이 경로는 몸이 흔들리는 상황에서도 기립 자세를 유지하는 역할을 한다. 내측전정신경핵에서 나온 축삭은 양측 하행성 내측종속을 통해 체간과 목의 운동신경을 자극하여 목전정안반사(cervicovestibulo-ocular reflex, CVOR)를 이룬다. 이 경로는 몸의 움직임에 상관없이 머리를 바로 유지시키는 역할을 한다. 다른 감각기관과 마찬가지로 전정계도 시상과 신피질로 정보를 전달한다. 전정시상투사(vestibulothalamic projection)는 시상의 복후핵(ventral posterior nucleus)을 경유하여 피질의 일차 체성감각 및 운동 영역으로 향하며, 국소순서적(topographic) 배열 상 안면부 근처에 위치한다. 정확히 알려져 있지는 않지만 피질 수준에서도 몸과 눈 그리고 시각 정보의 통합이 상당 수준 있을 것으로 생각된다. 대뇌 피질은 평형감, 공간 감각, 체성감각을 통해 복잡한 운동을 계획하고 실행하는 역할을 한다.

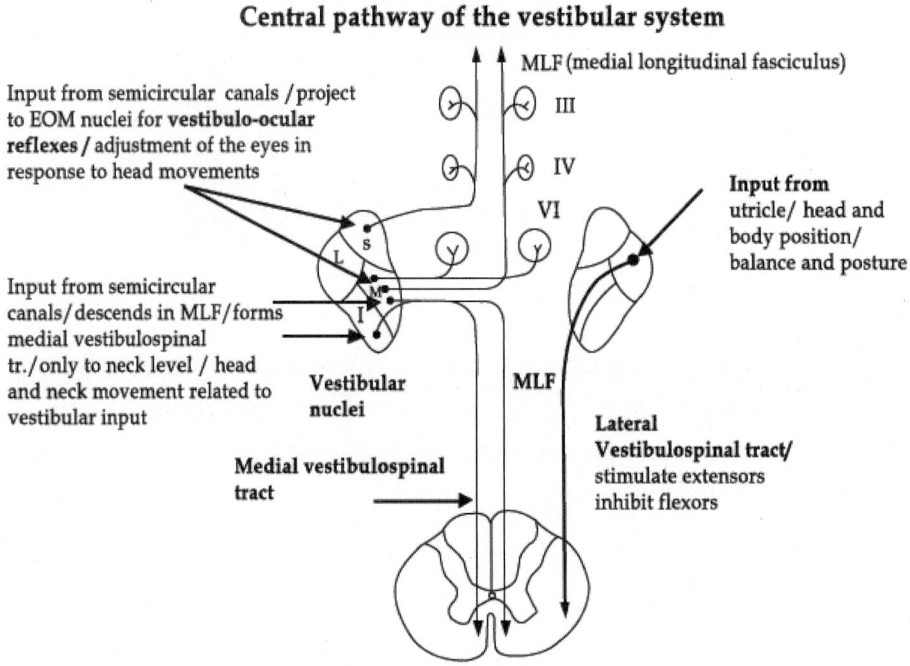

그림 1. 중추전정로(central vestibular pathway). 중추전정로는 머리와 몸의 움직임에 대한 정보를 통합하여 머리와 눈, 그리고 몸의 위치를 조정하는 운동신경의 출력을 조정하는 역할을 한다. I: 하전정신경핵, L: 외측전정신경핵, M: 내측전정신경핵, S: 상전정신경핵, MLF: 내측종속, III: 동안신경핵, IV: 활차신경핵, VI: 외전신경핵.

1 전정신경핵

구심성 일차 전정신경은 교뇌-연수 접합부를 통해 뇌간으로 들어와 하소뇌각(inferior cerebellar peduncle, restiform body)을 지나 4개의 전정신경핵에 이른다. 전정신경핵은 연수와 교뇌의 인접부에서 제4뇌실 바닥에 위치하고, 위로는 상소뇌각(superior cerebellar peduncle, brachium conjunctivum), 외측으로는 하소뇌각, 앞으로는 삼차신경핵과 그 척수로, 내측으로는 뇌교망상체(pontine reticular formation)와 경계를 이루며, 수많은 구심성 신경과 원심성 신경들로 서로 얽혀있는 신경핵 집단이다(그림 2).

전정신경핵은 위전정신경핵(superior vestibular nucleus, Bechterews nucleus), 하전정신경핵(inferior vestibular nucleus, Rollers nucleus), 내측전정신경핵(medial vestibular nucleus, Schwalbes nucleus) 및 외측전정신경핵(lateral vestibular nucleus, Deiters nucleus) 등 4개의 주요 핵으로 구성되며 두 개의 수직기둥 형식으로 배열되어 있다. 외측기둥에는 위전정신경핵, 하전정신경핵과 외측전정신경핵이 포함되고, 내측기둥은 내측전정신경핵에 해당된다. 위전정신경핵은 전정핵 중 가장 위에 있으며 뇌교의 후방에서 하소뇌각 및 제4뇌실과 경계를 이루고 있다. 하전정신경핵은 연수까지 뻗어 있다. 내측전정신경핵은 제4뇌실의 벽을 따라 아래위로 뻗어 있다. 외측전정신경핵은 내측전정신경핵의 바깥쪽에 위치하

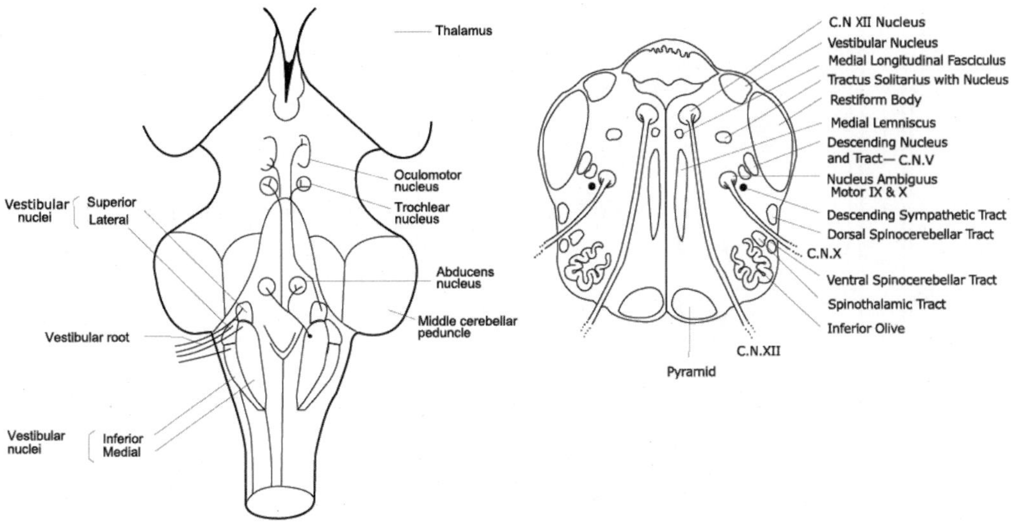

그림 2. A. 전정신경핵의 위치. 전정신경핵은 4개의 주요 핵으로 구성되며 두 개의 수직기둥 형식으로 배열되어 있다. 외측기둥에는 상전정신경핵, 하전정신경핵과 외측전정신경핵이 포함되고, 내측기둥에는 내측전정신경핵이 포함된다. B. 전정신경핵 주변의 구조물들.

며, Deiters 세포로 알려진 큰 신경세포를 포함한다. 이 외에 부전정신경핵으로 Y, L, F, X, G, Z군 핵들과 전정신경간질핵(interstitial nucleus of vestibular nerve) 등이 주변에 산재되어 있다. 시반사와 자세반사를 조절하기 위한 여러 과정들이 전정신경핵에서 일어나므로, 전정신경핵 원심성 투사의 주요 목표는 동안신경핵, 전정소뇌(vestibulocerebellum), 동측 및 반대편의 전정신경핵, 척수, 망상체, 그리고 시상이다. 각각의 전정신경핵은 다른 세포군들과 원심성 및 구심성 연결을 갖고 있다.

위, 내측전정신경핵은 주로 세반고리관으로부터 섬유를 받아 내측종속을 거쳐 위로는 동안신경핵으로, 아래로는 척수로 원심성 섬유를 보낸다. 내측전정신경핵은 흥분성으로, 위전정신경핵은 억제성으로 작용하여 주시를 조절하는 반사에 관여한다. 외측전정신경핵은 세반고리관 및 이석기관으로부터 섬유를 받아 외측전정척수로를 통해 원심성섬유를 보내며, 주로 자세반사에 관여한다. 하전정신경핵은 주로 이석기관으로부터 섬유를 받아 척수와 반대측 전정신경핵은 물론 소뇌 및 망상체로도 투사하며, 전정 신호와 중추성 운동 신호를 통합하는데 관여하는 것으로 생각된다.

1) 해부(Anatomy)

(1) 일차 구심로(Primary Afferents)

수천개의 구심성 전정섬유(primary afferent vestibular nerve fibers)가 기원 기관에 따라 특이한 배열을 형성하며 전정근(vestibular root)으로 들어온다(그림 3). 일차 전정신경의 축삭은 상행분지와 하행분지로 나뉜다. 상행분지는 주로 전정신경핵의 위쪽(rostral) 끝이나 소뇌에 이르고 하행분지는 주로 아래쪽(caudal) 전정핵에 이른다. 전정수용체로부터의 구심성섬유 외에 척수, 시각계, 뇌교망상체, 소뇌, 대뇌피질로부터도 구심성 신호를 받는다. 각각의 구심성 신경섬유들은 전정신경핵에서 상호 작용한다.

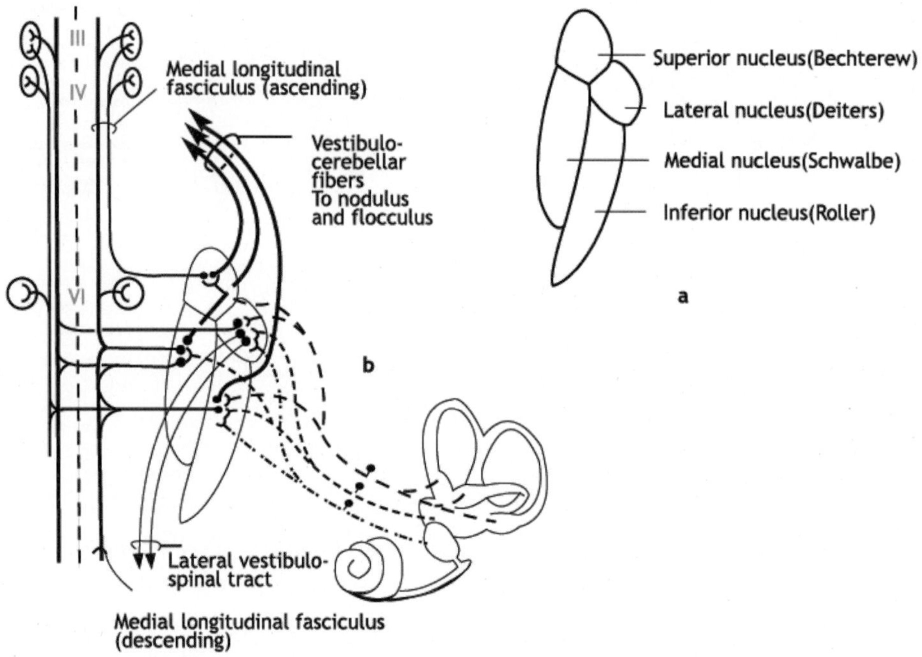

그림 3. 반고리관과 평형반에서 기원하는 일차 전정구심섬유의 전정신경핵 분포. 일차전정신경의 상행분지는 주로 전정신경핵의 위쪽(rostral) 끝이나 소뇌에 이르고 하행분지는 주로 아래쪽(caudal) 전정핵에 이른다. 전정수용체로부터의 구심성 섬유 외에 척수, 시각계, 뇌교망상체, 소뇌, 대뇌 피질으로부터도 구심성 신호를 함께 받는다.

(2) **위전정신경핵**(Superior Vestibular Nucleus, Bechterews Nucleus)

위전정신경핵의 구심성 섬유는 주로 반고리관의 팽대부릉(ampullae)에서 기원하나, 난형낭(utricle), 구형낭(saccule) 및 소뇌에서 오는 섬유도 포함된다. 주로 중간 크기의 신경원으로 구성되나 핵의 중앙부에는 큰 신경원이 모여 있다. 전반고리관에서 오는 섬유는 내측에 위치하고, 수평 및 후반고리관으로부터의 섬유는 바깥쪽에 위치한다. 난형낭과 구형낭의 섬유는 핵의 주변부에 위치한다. 다른 구심성 섬유는 소뇌에서 기인하며 편엽(flocculus)에서 오는 섬유는 중앙부에, 실정핵(fastigial nucleus), 소절(nodulus) 및 소뇌수(uvula)에서 오는 섬유는 주변부에 도달한다. 일부는 반대편의 내측 및 하전정신경핵과도 연결된다. 위전정신경핵의 원심성 신경은 동측과 반대편 내측종속을 통해 외안근의 운동신경핵을 지배하고, 또한 소뇌와 뒤쪽 뇌교망상체로 투사된다. 전정핵 주변의 신경원 수상돌기는 인접한 뇌교망상체와 주요 삼차신경핵으로 퍼져 있다. 위전정신경핵은 반고리관에 의해 매개되는 전정안반사의 중요한 연결 고리이다.

(3) **외측전정신경핵**(Lateral Vestibular Nucleus, Deiters Nucleus)

작은 세포로 구성된 외측전정신경핵은 위전정신경핵의 아래에서 외전신경핵(abducens nucleus)까지 놓여 있으며, 다극성의 거대세포가 많이 분포된 후하(dorsocaudal)부와 전상(rostroventral)부로 나뉜다. 전상부는 주로 난형낭반(utricular macula)에서 기인하는 구심섬유를 받고, 후하부의 구심섬유는 소뇌 피질과 충부(vermis), 실정핵 및 편엽 등에서 온다. 또한 척수와 교차연결섬유(commissural fibers)로부터도 정보를 받는다. 외측전정신경핵은 동측의 외측전정척수로(lateral vestibulospinal tract)를 통해 주로 척수의 전각세포(anterior horn cell)로 향하는 가는 원심성 신경섬유를 내보낸다. 이 섬유는 체성순서적(somatotopic)으로 분포하여, 경흉수(cervicodorsal cord)로 가는 섬유는 외측전정신경핵의 전상부에서 기원하고, 요천수(lumbosacral)로 가는 섬유는 후하부에서 기원한다. 또한 외측전정신경핵은 양측 내측종속을 통하여 여러 안구운동신경핵들과 연결된다. 외측전정신경핵은 특히 상지와 관련된 전정척수반사(vestibulospinal reflex)의 조절에서 중요한 역할을 한다.

(4) 내측전정신경핵(Medial Vestibular Nucleus, Schwalbes Nucleus)

내측전정신경핵은 제4뇌실의 바닥에서 위전정신경핵의 아래와 하전정신경핵의 내측에 가장 길게 위치하며 다양한 세포군으로 구성되어 있지만 신경섬유는 대부분 가늘다. 위로는 주로 반고리관의 팽대부릉, 소뇌의 실정핵과 편엽에서 기원하는 섬유들이 들어온다. 중앙부는 구형낭의 일부와 난형낭에서, 아랫부분은 동측과 반대측의 실정핵, 동측 소절 등의 소뇌 구조물에서 구심섬유를 받는다. 또한 반대편의 내측전정신경핵과 주변의 망상체에서 오는 다른 구심로도 존재한다. 내측전정신경핵의 원심경로는 주로 중대세포군에서 기원하며 하행성 내측종속과 내측전정척수로(medial vestibulospinal tract)를 통해 경수와 흉수에 투사된다. 팽대부릉으로부터 받는 위쪽의 구심성 섬유는 양측 내측종속의 상행로를 따라 안구운동 신경핵들에 이르는 전정안반사로를 형성한다. 내측전정신경핵의 일부 신경원은 Deiters 상행로를 따라 외피개(lateral tegmentum) 영역으로 투사되어 내전근을 지배하는 동측 동안신경핵에 이른다. 다른 원심로는 전정소뇌, 망상체, 그리고 반대측 전정신경핵에 분포한다. 내측종속 및 경수(cervical cord)로의 투사를 통해 내측전정신경핵은 안구, 두부, 경부의 운동 조절에서 중요한 역할을 한다. 또한 양측 전정핵들을 서로 연결하는 주로 작은 신경원들의 교차연결섬유는 말초성 전정 병변 후에 일어나는 보상과 회복 과정에 매우 중요하다.

(5) 하전정신경핵(Inferior Vestibular Nucleus, Rollers Nucleus)

하전정신경핵은 해부학적으로 내측전정신경핵과 구분하기 힘들며, 대부분 중소형 세포로 구성된다. 하전정신경핵은 팽대부릉과 평형반(maculae)으로부터 구심섬유를 받는다. 이외에도 편엽, 소절과 소뇌수으로부터 오는 소뇌 구심로가 산재되어 있고, 척수구심로 등의 다른 요소는 미미하다. 하전정신경핵의 원심로는 주로 소뇌와 망상체로 향하며, 수많은 교차연결섬유를 통해 반대측 전정핵과 연결되어, 양측 소뇌 및 망상체와 소통한다.

(6) 기타 전정신경핵

여러 소세포군들이 전정핵과 관련된다. 전정간질핵은 거대세포와 함께 주로 작거나 중간 크기의 세포군으로 구성되며, 뇌간 유입부의 하행성 삼차신경근 근처에서 전정신경근섬유 사이에 산재되어 있다. 이 핵은 주로 난형낭, 구형낭, 그리고 일부 반고리관의 팽대부릉으로부터 구심성 섬유를 받으며, 상행성 내측종속을 통해 전정안반사에 관여하고, 교차섬유를 통해 반대편 전정신경핵에 연결된다. Y군 신경핵은 하소뇌각과 외측전정신경핵 사이에 밀집된 작은 신경원들로 반대편 Y군핵과 위 전정신경핵에 교차 투사되고, 동측의 동안신경핵과 활차신경핵에 연결되며, 구형낭에서 유래하는 섬유는 양측으로 교차하여 전정안반사에 참여한다. L군핵은 하소뇌각에 인접한 외측 전정신경핵의 일부분으로, 난형낭 신경을 주로 받으며 척수로 투사한다. F군핵은 하전정신경핵 근처에 위치하며 주로 소뇌로 연결되고, X군핵은 하전정신경핵의 일부로 간주되며 소뇌와 척수로 연결된다. 연수 박속핵(nucleus gracilis) 근처에 있는 Z군핵도 G군핵과 같이 주로 척수로 연결된다.

2) 신경전달물질

이차전정신경원의 신호 전달에는 해부학적 연결뿐만 아니라 연접수용체(synaptic receptor) 그리고 신경전달물질이 중요한 역할을 한다. 적어도 8가지의 신경전달물질과 4가지의 신경펩티드가 관여하며, 그 중에서도 gamma-aminobutyric acid(GABA), glutamate 및 glycine이 중요하다. 모든 일차전정섬유는 전정신경핵 연접에서 흥분성 신경전달물질인 glutamate를 분비한다. 굵은 신경섬유에서는 glycine도 함께 분비된다. 많은 다른 구심성 섬유들은 GABA를 통해 전정신경핵에 억제성 신호를 보낸다. Glutamate는 AMPA(-amino-3-hydroxy-5-methyl-4-isoxasole-proprionic acid)와 NMDA (N-methyl-D-aspartate) 수용체에 의해 매개된다. 대부분의 이차전정신경원은 흥분성 신경전달물질로 glutamate를, 억제성 신경전달물질로 GABA를 사용한다. 전반적으로 큰 세포는 흥분성이며, 작은 세포는 억제성이다.

3) 생리

야전위(field potential)는 전정신경에 단일 전기자극을 가할 때 전정신경핵에서 형성되는 전위로 세 가지의 유형이 있다(그림 4). 모든 단일 시냅스성 신경원 연결은 동측성이고 흥분성이다. 이차 전정신경원에는 4 종류의 생리적 유형이 있다. I형 신경원은 활동하는 이차 신경원의 90% 이상을 차지한다. 수평반고리관의 경우 동측으로의 머리회전에 의해 I형 신경원은 흥분되고 II형은 억제된다(그림 5). I형은 동측의 구심성 일차 섬유에 의한 단일 시냅스성으로 흥분된다. II형은 반대측 I형 신경원에 의해 지배되거나, 교차연결로를 통해 망상체 신경원으로부터 입력을 받는다. 반대측

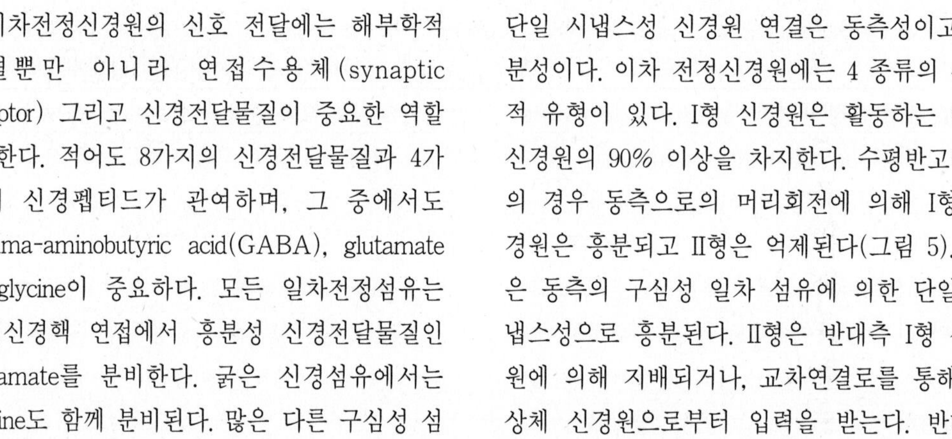

그림 4. 동물실험에서 동측 전정신경을 전기자극한 후 내전정신경핵에서 기록한 유발전위. A. N1: 단일시냅스로 흥분된 이차전정신경원에서 유래, N2: 다중시냅스로 흥분된 신경원에서 기원, B. 단일시냅스로 흥분된 신경섬유 반응, C. 다중시냅스로 흥분된 신경섬유반응.

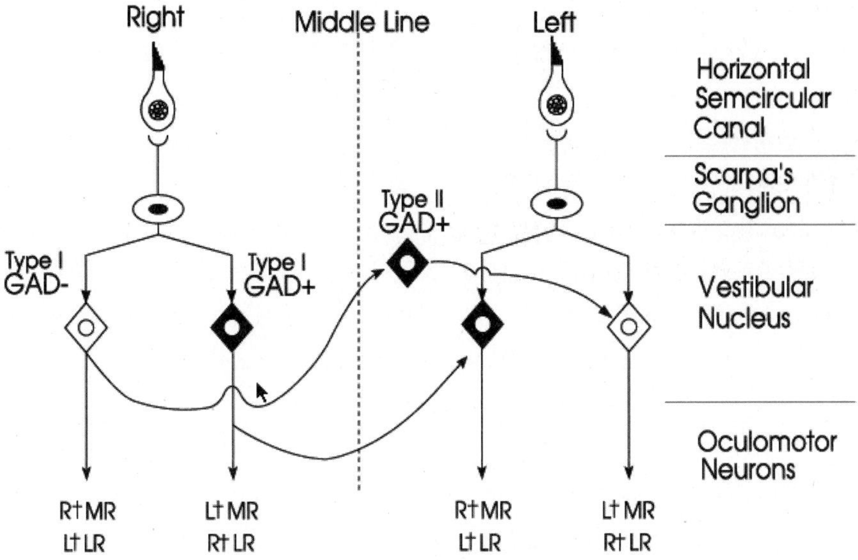

그림 5. 전정안반사의 해부학적 구조 도식. Scarpa 신경절, 전정신경핵, 안구운동신경핵으로 구성된 3 신경원궁으로 제 1형 이차신경원은 직접 안구운동신경원과 연결되고 동측 중간신경원과 측부 연결된 반대쪽으로 가는 중간신경원은 이차 전정신경원에 되먹임 기전을 제공한다. 검은 신경원은 억제성, 흰 신경원은 흥분성이다. GAD: glutamic acid decarboxylase, MR: 내직근, LR: 외직근.

미로 자극은 II형 신경원을 흥분시키고, 이는 동측의 I형 신경원을 억제한다. III과 IV형 신경원은 매우 적으며, 양측으로 회전할 때 활동성이 증가하거나 감소한다. I과 II형 신경원은 반고리관의 일차유입이 많은 내측전정신경핵의 위쪽과 위전정신경핵에 주로 분포된다. 머리가 회전할 때 동측 I형 신경원의 활동성은 동측 미로로부터의 흥분과 주변 II형 신경원으로부터의 억제 약화로 더욱 강화된다. I형 신경원은 망상체 내의 신경원에 의해 매개되는 교차성 억제경로에 의해서도 영향을 받는데, 이 억제경로는 반대측 전정신경핵의 전기 자극으로 강화되고 제4뇌실 바닥의 중심선을 절개하면 차단된다.

2 전정신경핵으로의 구심성 투사 (Afferents to Vestibular nucleus)

1) 척수전정투사 (Spinal Vestibular Projection)

척수전정투사는 하행성 전정척수로와 달리 주로 척수의 요천추부에서 시작되고 전적으로 동측성이며 외축삭(lateral funiculus)의 등쪽을 따라 상행하여 하전정신경핵과 내측전정신경핵에 이르고 일부는 외측전정신경핵의 후하부나 X, Z군핵에 수용된다.

2) 소뇌전정투사 (Cerebellar Vestibular Projection)

소뇌전정투사로는 주로 전정소뇌피질과 척수소뇌피질에서 기원하는 구심성 섬유로 구성된다(그림 6). 소뇌전정투사는 일차 전정신경원의 입력을 받는 소뇌피질과 소뇌수(uvula), 곁편엽(paraflocculus)로부터 기인하며, 일부의 외측소뇌핵(lateral cerebellar nucleus)도 관여한다. 소뇌전정투사는 전적으로 동측성이다. 편엽은 위 및 내측전정신경핵으로 연결된다. 소절은 위전정신경핵의 주변부, 내측전정신경핵의 아래쪽, 하전정신경핵의 후하부와 F, X군핵에 투사된다. 소뇌수는 위전정신경핵의 주변부, 하전정신경핵의 아래쪽, X군핵으로 연결되고, 교차연결섬유를 통해 반대편과 교류한다. 이처럼 전정소뇌로가 독립된 경로를 취하는 것도 피질소엽별로 기능적 차이가 있기 때문이다. 척수소뇌전정핵의 연결은 직접 이루어지기도 하고 실정핵을 경유할 수도 있다. 직접적인 척수전정투사(spinal vestibular projection)는 일차적으로 하전정신경핵의 후상부, 외측전정신경핵의 뒤쪽에 종지한다. 소뇌의 앞쪽 충부에서 외측전정신경핵으로의 투사는 체성순서적이며, 상지는 외측전정신경핵의 후상부, 하지는 후하부에 위치한다. 척수소뇌로부터 전정신경핵으로의 간접투사는 실정핵을 경유하며, 이를 소뇌실정투사(cerebellar fastigial projection)라 한다. I-V 소엽은 실정핵의 위쪽에, VII-IX 소엽은 아래쪽 실정핵에 투사된다. 실정핵전정투사(fastigiovestibular projection)는 앞쪽 충부에서 기원하며 동측성이다. 실정핵전정투사는 위전정신경핵의 주변부, 외측전정신경핵의 뒤쪽 그리고 아래, 내측전정신경핵의 후내부로 향한다.

3 전정신경핵의 원심성 투사 (Efferents from Vestibular Nucleus)

전정기관의 신호는 일차적으로 동측의 전정

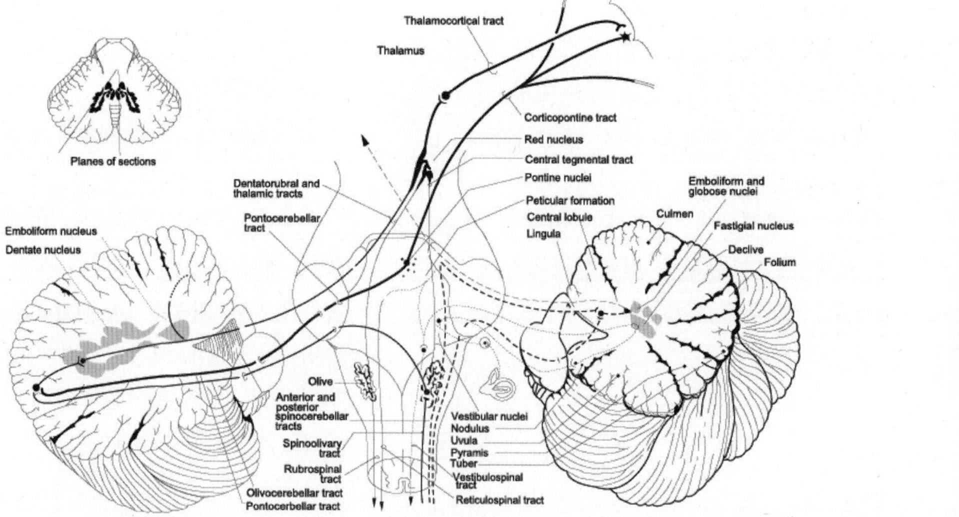

그림 6. 소뇌전정투사. 소뇌전정투사로는 주로 전정소뇌피질과 척수소뇌피질로부터의 구심성 섬유로 구성된다.

신경핵과 소뇌의 편엽, 소절에 전달된다. 전정척수로를 통한 정보는 목, 몸통, 사지 골격근의 운동신경원에 연결되어 자세조절반사를 매개하고, 내측종속은 중뇌 등의 안구운동신경핵으로 향하는 전정안반사 경로를 형성한다. 이외의 원심성 신경로에는 전정-소뇌로, 교차연결로(전정-전정), 전정-망상체로, 그리고 종말기로 가는 원심로 등이 있다. 전정-소뇌로와 교차연결로는 말초근육들을 직접 자극하지는 않지만 전정핵의 흥분도를 조절한다. 전정핵이나 전정소뇌는 전정기관의 신호뿐만 아니라 망막으로부터의 시각정보, 목관절로부터의 체성감각 신호를 통합함으로써 자세 조절에서 중요한 역할을 한다.

1) 전정소뇌연결 (Vestibulocerebellar Connections)

전정신경핵으로부터 이끼섬유(mossy fiber)가 소뇌로 유입되며, 내측·위·하전정신경핵은 주로 소뇌 충부의 전후엽과 전정소뇌에 양측성으로 투사한다. 편엽로의 투사는 말단 전설하핵(nucleus prepositus hypoglossi, NPH), 위·하전정신경핵 그리고 앞쪽의 Y군핵 등에서 기인하며 양측성이다. 또한 편엽로 투사되는 세포핵군이 뇌교와 연수 중앙부위에 산재되어 있어, 방정중신경로(paramedian tract)의 신경핵들(PMT nuclei)로 명명되기도 한다. 방정중신경로는 안구운동의 전운동영역(premotor area)과 연결되고, 편엽과 함께 안구의 위치 조절에 필요한 안구운동 되먹임(feedback) 신호에 관계한다. 전정소뇌투사는 일차와 이차로 분류한다. 일차 전정소뇌섬유는 전정신경축삭의 연속으로 전정핵을 거쳐 소뇌의 편엽과 소절에 동측성으로 투사되며, 동시에 결편엽, 소뇌수, 실정핵, 외측치상핵(lateral dentate nucleus) 등 소뇌의 광범위한 부위로 연결된다. 일차 전정소뇌섬유속은 내측, 중간, 그리고 바깥쪽의 세 유형으로 구분되는데, 내측군은 위전정신경핵 내면의 뒤쪽을 경유하여 주로 실정핵으로 유입되고, 일부 소절·소뇌수에도 종지한다. 외측군은 하소뇌각 주변을 돌아 편엽과 결편엽에 도달한다. 가장 작은 중간군은 소뇌사이핵(interpositus nucleus)을 경유하여 편엽피질에 이른다. 이차 전정소뇌섬유는 아래·내측전정신경핵, X군핵 등의 아래쪽 전정신경핵에서 시작되어 일차 전정소뇌섬유와 비슷하게 분포한다. 이 섬유는 주로 아래쪽 전정핵에서 기원하므로 소뇌의 전정척수활동과 밀접하게 연관된다. 반고리관의 정보는 주로 일차 신경단위로, 평형반의 정보는 이차 신경단위를 통해 소뇌의 해당 부위에 이른다. 전정소뇌로는 주로 억제성이다.

2) 교차연결투사 (Commissural Projection)

일차적인 전정과 소뇌 유입로는 엄밀하게 동측성이지만, 각 전정신경핵은 긴밀한 상호작용을 통해 일측성 병변에 쉽게 대처한다. 이는 교차연결투사와 내인성 상호연결이 존재하기 때문이다. 내측과 위전정신경핵이 양측 교차연결의 대부분을 차지하나, 하전정신경핵과 Y군핵, 전설하핵과도 연결되고, 제4뇌실 바닥을 경유하여 다른 모든 신경핵들과 소통한다.

이 교차 연결은 큰 신경원으로 구성된 전정안투사와는 달리 주로 작은 신경원들에서 기원하며, 반대편의 상대 반고리관 활동을 억제한다. 평형반은 한쪽 감각기 안에 서로 반대의 극성을 지닌 수용기들이 분포하며 교차연결투사는 없다.

3) 전정척수투사 (Vestibulospinal Projection)

전정척수반사로(vestibulospinal reflex)는 외측과 내측전정척수로로 나뉜다. 외측전정척수로는 외측전정신경핵에서 유래하여 동측성으로 투사되고, 척수 회백질부에서 알파와 감마 운동신경원을 포함하고 있는 VII-IX층의 전각 세포들에 이른다. 전정척수투사섬유는 외측전정신경핵 내에서 체성순서적으로 배치되어 전상부의 세포는 경수로, 후하부의 세포는 요천수로 향한다. 흉수로의 기원은 외측전정신경핵의 중간 부위에 위치하며, 이 신경핵의 뒷부분은 소뇌와 밀접하게 연결된다. 외측전정신경핵은 척수전정로(spinovestibular tract)를 통해서는 관절과 힘줄의 고유감각을, 난형반 및 구형반으로부터는 전정자극을 받는다. 외측전정척수로의 활동은 목과 몸통 그리고 사지의 신근을 흥분시키고, 상대적으로 굴근은 억제한다. 경수 및 흉수로 가는 외측전정척수로는 이석기관과 밀접하게 연결되어 있다.

내측전정척수로는 외측전정척수로보다는 덜 광범위하지만 내측종속을 통해 경수와 상부 흉수에 양측성으로 투사되어 전각의 VII과 VIII층에 이른다. 이 경로는 양측성이며 주로 내측, 외측, 그리고 하전정신경핵에서 기인한다. 정보는 반고리관과 일부 난형낭에서 유입되며, 주로 목과 몸통의 운동신경원을 흥분시키거나 억제한다. 또한 아래쪽 전정척수로(caudal vestibulospinal tract)가 내측과 아래전정핵, 그리고 F군핵에서 기시하여 요추에 이른다.

4) 전정안투사 (Vestibulo-Ocular Projection)

전정안반사는 미로 기능과 관련된 대표적인 반사이다. 전정안반사에 관여하는 신경세포는 위와 내측전정신경핵, 외측전정신경핵의 앞쪽, 그리고 Y군핵 등에 존재한다. 난형낭에서 유입되는 일차 전정신경원은 동측의 외전신경원에 직접 연결된다. 이 전정신경핵들의 원심성 투사로는 내측종속, Deiters 상행로, 망상체연결로 그리고 상소뇌각 등이다. 내측종속은 경부척수로에서 시작하여 전정신경핵 및 안구운동과 관련된 신경핵들을 경유하여 중뇌 망상체까지 계속된다. 안구의 내직근과 외직근은 동안신경핵과 외전신경핵의 지배를 받아 수평 안구운동을 담당하고, 상·하직근과 상·하사근들은 동안신경핵과 활차신경핵의 지배를 통해 수직 및 회선(torsion) 안구운동에 관여한다.

외전신경핵 신경세포의 50-65%는 외전신경을 통해 외직근을 지배하고, 다른 35-50%의 신경원은 반대편 내측종속을 경유하여 동안신경핵의 내직근아핵(medial rectus subnucleus)을 지배한다. 수직과 회선 방향의 안구운동에 관여하는 신경세포는 주로 상전정신경핵과 내측전정신경핵의 위쪽에 위치한다. 상전정신경핵은 동측으로 투사하고, 내측전정신경핵은 반대측 내측종속을 경유하여 활차신경핵과 동안신경핵의 아핵으로 투사된다. 상전정신경핵에서 기원하는 동측성 전정안신경로는 억제성이며, 내측전정신경핵에서 기원하여 반대편으로 주행하는 전정안신경로는 흥분성으로 작용한다. 뒤쪽 상전정신경핵의 신경세포는 위반고리관에 의해 자극되어 상소뇌각을 따라 동안신경핵과 활차신경핵에 투사된다. Y군핵의 큰 세포도 활차신경핵과 동안산경핵으로 연결된다. Y군핵은 구형낭의 자극으로 인한 수직 안구운동에 관여한다.

수평 방향의 전정안반사는 외전신경핵과 내직근아핵이 담당한다. 동측과 반대편의 외전신경핵에 투사되는 이차신경원은 내측전정신경핵의 위쪽에 위치한다. 이차 신경원은 동측의 외전신경핵은 흥분시키고, 반대편의 외전신경핵은 억제하여 공액성 안구운동을 유발한다. 외전신경핵의 중간신경원(interneuron)은 내측종속을 통해 반대편의 내직근아핵을 자배하므로, 동측 외직근과 반대편 내직근의 운동신경원이 서로 연결되어 있다. 내측전정신경핵의 일부 신경원은 외측전정신경핵의 앞쪽에 위치한 신경원과 함께 Deiters 상행로를 통해 동측 내직근아핵을 흥분시킨다. Deiters 상행로는 이석과 반고리관의 구심성 자극에 의해 활성화되는 외전신경원과 내전신경원으로 연결된다. 또한 전정안투사는 다른 망상체를 통해서도 일어난다.

5) 원심성 전정로 (Efferent Vestibular Pathway)

원심성 전정로가 시작되는 작은 세포들은 외전신경핵 바깥쪽의 뇌간에 위치하며, 양측 미로로 투사한다. 원심성 신경원은 구심성 신경원에 비해 그 수가 적으나, 복잡한 신경분지와 소수포형 말단(vesiculated ending)으로 인해 감각상피에 대한 지배는 풍부하다. 원심성 전정신경로는 전정신경의 원심성 와우분지와 함께 주행하며 각 전정신경의 구심섬유들을 따라 말초감각기에 이른다. 원심성 신경섬유는 acetylcholinesterase의 농도가 높아, 구심섬유와 구분된다. 원심섬유들은 모든 전정감각기에서 I형 및 II형의 감각세포에 소수포형말단으로 종지한다. 원심성 신경섬유의 말단은 I형 감각세포에서는 꽃받침(calyx)에, II형 감각세포에서는 섬모세포로 직접 연결되므로, 원심섬유의 흥분은 감각상피에 따라 다른 생리적 효과를 낸다. 원심성 전정로는 주로 억제성이며, 전정계의 자체 자극(self stimulation)을 방지하거나, 전정신경원의 정지기 활동을 조절하는 역할을 한다.

6) 전정망상체 투사 (Vestibuloreticular Projection)

전정신경핵과 망상체의 연결은 분명하지 않으나, 주로 상전정신경핵과 외측전정신경핵에서 비롯되는 것으로 알려져 있다. 일차 전정섬유 일부가 외측망상체에 투사된다. 전정망상체는 내측종속과 교차연결섬유를 통해 반대편 또는 동측의 뇌교 말단이나 위쪽 또는 거대세포성 그물핵과 연결된다. 뇌교의 바깥쪽 그물핵이나 피개그물핵 등과 관련된 위 · 외측전정신경핵은 소뇌와 밀접하게 연결되고, 망상체 연결을 갖는 위, 아래 및 외측전정신경핵은 척수에 투사되므로, 전정핵, 뇌간 망상체, 소뇌 그리고 척수가 밀접하게 교류하는 것을 알 수 있다.

4 전정안반사 (Vestibular-Ocular Reflex: VOR)

머리가 움직이는 동안 시선을 일정하게 유지하는데 필요한 안구운동의 양을 인지하는 방법은 여러 가지가 있다. 머리를 움직이면 망막에서 물체의 상이 이동하므로 시각 정보로부터 머리 운동의 속도를 알거나, 얼굴에 닿는 공기의 저항으로부터 속도를 감지할 수도 있고, 머리의 움직임이 목이나 몸의 움직임과 연관되면, 목과 몸의 고유수용기를 통해서도 머리 움직임의 속도를 감지할 수 있다. 이러한 감각기들은 느리고 비효율적인 반면, 전정계의 털세포(hair cell)는 머리의 가속도를 직접 감지하므로 빠르고 효과적으로 머리의 움직임과 연관된 반사를 유도한다. 전정안반사는 머리가 움직이는 동안 물체의 상을 망막에 일정하게 유지시키는 역할을 한다. 길을 걸으면서도 건물의 간판을 읽을 수 있는 것은 머리가 움직이는 동안에도 시선을 일정하게 유지시키는 전정안반사가 작동하기 때문이다. 머리를 흔들면서 책을 읽을 수는 있으나, 머리를 고정한 상태에서 같은 속도로 책을 움직이는 경우에는 읽는 것이 불가능하다. 이는 시각에만 의존해서는 움직이는 물체의 상을 망막에 일정하게 유지할 수 없기 때문이다. 시각의 처리 과정은 전정의 처리 과정보다 훨씬 느리고 비효율적이다. 전정안반사는 잠복기가 10-15ms로 신체에서 가장 빠른 반사의 하나이다. 전정안반사는 전정기관의 Scarpa 신경절, 연수의 전정신경핵과 안구운동신경핵의 세 신경원(three neuronal arch)으로 구성된다.

제 I형의 이차신경원은 안구운동 신경원과 직접 연결되고, 축삭 곁가지(axon collateral)를 통해 동측의 뇌간 및 소뇌에 위치하는 중간신경원에 정보를 전달한다. 생리적 자극으로 전정기관이 흥분되면, 반대편의 억제성 중간신경원은 교차연결로를 통해 되먹임강화(feedback stimulation) 고리로 전환된다. 결과적으로 다른 전정수용기와 감각계에서 오는 신호에 대한 시간적 적분(temporal integration) 현상이 발생하여, 전정신경핵에서는 일차 구심신호와는 달리 지속적인 활동이 일어난다. 이러한 현상을 속도저장(velocity storage)이라고 한다. 속도저장은 머리의 가속 자극에 의한 일차 구심성 반응(T1)과 달리 운동 반응의 시간상수(time constant, TCOR)가 연장되는 효과를 가져온다(그림 7). 되먹임 강화고리는 일차 구심신호의 수리적 적분과 같다. 중간신경원은 되먹임 강화를 통해 이차 전정신경원의 자발 활동과 역동적 특성을 조절한다.

생리적으로 전정안반사가 억제될 수도 있다. 예를 들어 새로운 물체를 쳐다보기 위해 고개를 돌리거나, 움직이는 물체에 시선을 고정하기 위해 눈과 머리가 동시에 움직일 때에

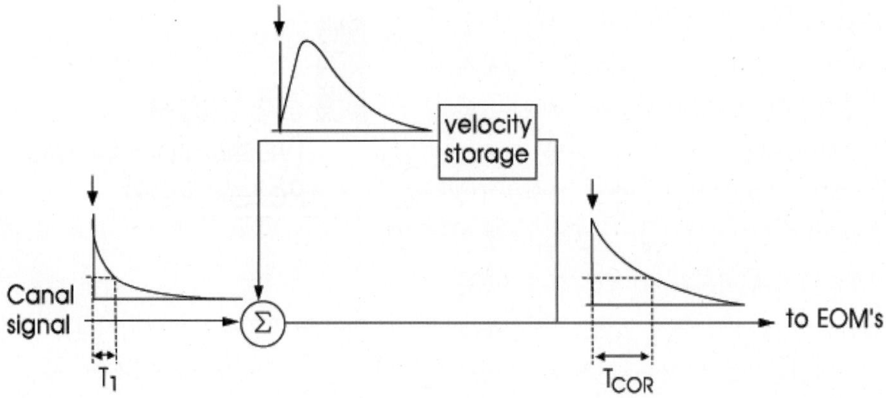

그림 7. 전정안반사의 되먹임강화경로 내에서 속도저장에 의한 반고리관-안반사의 시간 상수(TCOR)의 연장. T1: 일차 구심신경원의 평균반응으로부터 측정한 팽대부릉의 긴 시간상수, EOM: 외안근.

는 전정안반사가 억제되어야 한다. 그렇지 않으면 전정안반사에 의해 머리 회전과 반대 방향으로 눈이 움직여 물체를 효과적으로 바라볼 수 없기 때문이다. 실제로 시각정보가 전정안반사를 조절하며, 이러한 정보는 추적안구운동계(smooth pursuit system)에서 비롯된다. 대뇌 반구가 손상된 환자는 흔히 일측성으로 추적안구운동 장애와 함께 반대측 전정안반사의 억제 장애를 보인다. 대뇌 피질로부터의 하향성 신호는 전정안반사를 조절하고, 이는 각성 상태의 변화 등 비 시각적인 영향을 함께 받는다. 대뇌 피질도 전정 자극을 받는데, caloric 자극에 의해 상측두엽 후부가 활성화되고 뇌혈류가 증가된다. 이 부위는 원숭이에서 두정엽의 실비안열(sylvian fissure) 내측 부위와 섬(insula) 후부의 인접부에 해당되고, 머리 및 몸의 움직임에 관한 신호를 뇌의 다른 부위로 보내 단속안구운동(saccades)과 추적안구운동을 조절한다. 이 부위의 손상은 전정성 인지 결함을 일으킨다.

전정안반사는 1) 회전전정안반사(angular VOR, AVOR), 2) 평행이동 전정안반사(translational VOR, TVOR), 및 3) 안구역회선반응(ocular counter-rolling response)으로 구성되며, 미로의 각기 다른 부위로부터 발생한다. 이중 회전전정안반사(각전정안반사)는 주로 세반고리관으로부터(그림 8), 나머지는 주로 이석기관으로부터 정보를 받으므로, 각각을 관

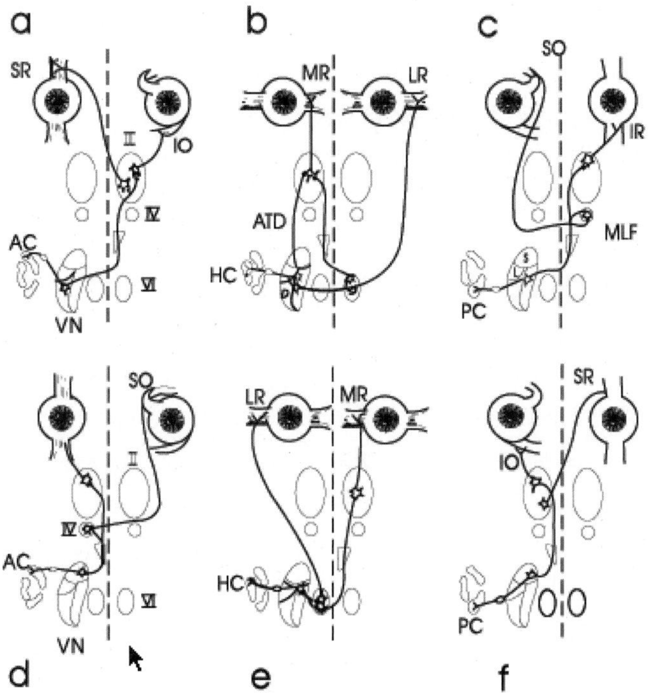

그림 8. 고양이에서 3개의 반고리관 각각으로부터 안구운동신경원으로 연결되는 흥분성(a,b,c)과 억제성(d,e,f) 회로의 도식. AC: 전반고리관, ATD: Deiters 상행로, HC: 수평반고리관, Ⅲ: 동안신경핵, IO: 하사근, IR: 하직근, IV: 활차신경핵, L: 외측전정신경핵, M: 내측전정신경핵, D: 하전정신경핵, LR: 외직근, MLF: 내측종속, MR: 내직근, PC: 후반고리관, S: 상전정신경핵, SO: 상사근, SR: 상직근, VI: 외전신경핵, VN: 전정신경핵.

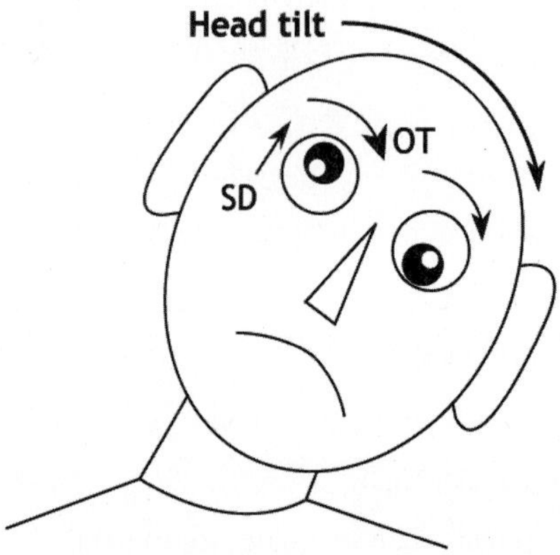

그림 9. 눈기울임반응(ocular tilt reaction). 눈기울임반응은 머리기울임, 사편시(skew deviation, SD), 그리고 안구회선(ocular torsion, OT)의 3가지 반응으로 이루어진다.

반사(canal reflex)와 이석반사(otolith reflex)라고도 한다. 대부분의 머리 움직임은 세 가지 성분의 복잡한 조합에 의해 발생하나, 각 성분은 독립적으로 분석되어 반사를 일으킨다. 눈기울임반응(ocular tilt reaction, OTR)이란 관상회전면(roll plane)에서의 전정안반사 이상에 의해 발생하는 현상으로 1) 머리기울임(head tilt), 2) 사편시(skew deviation) 및 3) 안구회선(cyclotorsion)의 3가지 반응으로 이루어진다(그림 9). OTR에서의 안구회선은 머리가 기울어지는 방향으로 발생하고, 사편시도 머리가 기울어진 쪽 눈이 아래에 위치한다. OTR의 방향은 머리가 기울어지는 방향으로 정한다(안구회선 및 아래쪽 눈 방향).

OTR은 말초 전정에서부터 중뇌-간뇌 접합부의 카할간핵(interstitial nucleus of Cajal) 및 내측종속머리쪽사이핵(rostral interstitial nucleus of MLF, riMLF)에 이르는 어느 부위의 병변에 의해서도 발생할 수 있다. 말초 전정 및 하부 뇌간 병변에서는 병변 쪽으로, 상부 뇌간 병변에서는 병변 반대편으로 OTR이 발생한다. 이는 관상회전면에서 중력에 대한 전정안반사가 수직 반고리관 및 이석 기관에 의해 감지되어 전정신경핵으로 전달되며, 전정신경핵에서 통합된 정보는 하부 뇌교에서 반대편으로 건너간 후 내측종속을 따라 카할간핵으로 향하기 때문이다.

1) 머리 기울임(Head Tilt)

OTR에서 머리기울임은 중력인식신경로(graviceptive pathway) 중에서 덮개-망상-척수로(tectoreticulospinal pathway)의 장애에 의해 발생한다. OTR에서 보이는 머리기울임은 OTR의 다른 2가지 반응, 즉 안구회선 및 사편시의 방향과 대체로 동일하게 발생하나, 일부 환자들에서는 머리가 기울어지는 방향과 안구회선 및 사편시의 방향이 일치하지 않는다.

2) 안구회선(Cyclorotation)

안구회선도 자발 안진과 마찬가지로 병변 쪽 전정신경의 안정시 흥분도가 감소하기 때문에 발생하는 것으로 생각된다. 회선 방향으로의 긴장성 편위에는 주로 난형낭이 관여할 것으로 생각되나, 반고리관의 기능 저하에 의해 발생할 수 있다는 주장도 있다.

3) 사편시(Skew Deviation)

단안운동(duction)은 정상이면서 핵상 병변에 의해 양쪽 눈이 위아래로 벌어진 것을 사편시라 한다. 급성 사편시에서는 안진 및 실조증이 흔히 동반된다. 뇌간의 경색 및 탈수초성 질환, 종양 등이 흔한 원인이나 드물게는 다발성 계통위축증(multisystem atrophy)과 같은 퇴행성 질환에서도 보고된 바 있다. 사편시는 일측성으로 발생하는 뇌간 부위 뇌졸중의 1/3 정도에서 관찰될 정도로 흔한 증상이나, 편위 정도가 작고 안구 운동 범위도 정상이기 때문에 눈가림검사(cover test)를 하더라도 놓치기 쉬우므로, 환자가 수직 방향의 복시를 호소하고 안진 및 실조 등과 같은 뇌간 피개 부위 병변의 증상이 관찰될 때에는 red glass test, 매독스 검사(Maddox rod test) 등을 통하여 사편시 유무를 주의 깊게 살펴야 한다.

5 전정안반사와 관련기관과의 상호관계(VOR Interaction with Other Systems)

1) 시각-전정계의 상호작용

머리와 주위 물체의 다양한 관계에 따라 시각계와 전정계는 서로 협조하며, 때로는 주시 고정을 위해 한 감각계가 다른 감각계를 억제하기도 한다. 예를 들어 머리와 표적이 같은 방향, 같은 속도로 움직일 때 전정안반사는 억제되고, 시선은 표적을 따라 유지된다. 시각적으로 조절되는 안구운동계에는 단속안구운동, 추적안구운동 및 시운동계(optokinetic system)가 있다. 일상 생활에서는 전정안반사와 이 세 가지 안구운동계의 상호작용에 의해 원하는 물체에 시선이 유지된다. 계통학적으로는 시운동계가 가장 먼저 발생되었고, 나머지 운동계는 중심와(fovea)의 발달과 함께 발전되었다. 단속안구운동계는 새로운 물체로 시선을 빠르게 움직여 옮기는 역할을 한다. 추적안구운동계는 물체의 상을 중심와에 계속해서 유지시키는 기능을 담당한다. 시운동계는 중심와뿐만이 아니라 전체 망막에 맺힌 상을 따라 보는 역할을 하며, 추적안구운동의 원시형에 해당된다. 눈은 주기적으로 시야에 나타나는 새로운 표적을 따라가며, 표적이 시야에서 벗어나면 교정하며 반대 방향으로 교정성 단속안구운동(corrective saccade)이 발생하여 안구를 중앙에 위치시킨다.

2) 단속안구운동 (Saccadic Eye Movement)

단속안구운동은 망막의 주변부에 위치한 물체를 향해 시선을 신속하게 옮기는 역할을 담당한다. 단속안구운동은 발생기전에 따라 반사성(reflexive), 자발(spontaneous) 및 수의적(intentional) 안구운동으로 나눌 수 있다. 반사성 단속안구운동은 의지와는 상관없이 망막 주변부에 나타난 물체나 갑작스러운 소리 자극에 의해 반사적으로 발생한다. 자발 단속안구운동은 의지나 외부 자극과는 상관없이 발생하며, 어두운 곳에서 쉴 때나 REM 수면 동안에 주로 나타나는 목표가 없는 안구운동이다. 자발 단속안구운동은 대뇌에서 발생하는 것으로 추정된다. 수의적 단속안구운동은 특정 방향으로 눈을 움직이게 하는 명령, 비 시각적 유도에 의해 기억된 표적, 시각 자극 등에 의해 주변부의 표적을 보려는 의지 등에 의해 유발된다. 임상적으로는 수의적 단속안구운동을 주로 평가한다. 단속안구운동은 이마엽(frontal lobe)과 두정엽의 안구운동야(eye field)에서 기원하며, 명령은 기저핵과 상구(superior colliculus)를 통해 뇌간의 전운동핵(premotor nucleus)으로 전달된다.

시자극에 의해 유도되는 수의적 단속안구운동은 시피질을 통한 정보가 두정-후두엽 연결부로 전달되어 발생한다. 인간을 제외한 영장류에서는 망막으로부터 상구에 이르는 중요한 피질하 경로가 있으나 인간에서는 이 경로가 흔적으로만 남아있다. 비 시각적으로 유도되는 수의적 단속안구운동은 주로 이마엽의 안구운동영역에서 기원하며, 보조운동영역(supplementary motor area)과 전이마운동영역(prefrontal motor area)도 관여한다. 수평 방향의 수의적 단속안구운동에 대한 명령은 이마엽과 두정엽에서 발생하여 뇌간의 뇌교방정중망상체(pontine paramedian reticular formation, PPRF)로 전달된다. 이마엽에서 유래하는 경로 중 하나는 PPRF로 직접 내려오고, 다른 하나는 꼬리핵(caudate nucleus), 흑질망상체 및 상구를 경유하여 PPRF에 도달한다. 기저핵을 통한 경로는 수의적 단속안구운동과 자발 및 반사성 단속안구운동의 균형을 조절한다. 두정엽에서 시작한 명령은 상구를 통해 PPRF에 도달한다.

수직 방향의 수의적 단속안구운동은 대뇌의 명령이 내측종속머리쪽사이핵(riMLF)으로 전달되어 발생한다. PPRF 및 riMLF는 안구의 관성을 극복하고 빠른 속도의 안구운동을 발생시키기 위하여 폭발적으로 흥분하는 돌발세포(burst cell)를 포함한다. 돌발세포의 흥분(pulse)은 외안근을 지배하는 안구운동핵으로 전달되어 단속안구운동이 발생한다. 돌발세포의 흥분(pulse)에 의해 단속안구운동이 발생하면 안구의 탄성력에 의해 안구가 중앙으로 되돌아오는 것을 방지하기 위해 지속적인 외안근의 수축이 필요하다. 외안근의 지속적 수축에 대한 명령(step)을 내리는 기관이 신경적분체(neural integrator)이다. 수평 방향의 단속안구운동에 대한 신경적분체는 내측전정신경핵, 전설하신경핵, 소뇌 편엽 등이며 수직 및 회선 방향의 단속안구운동에 대한 신경적분체는 카할간핵이다. 신경적분체에 이상이 생기면 안구가 안와의 어느 한쪽에 고정되지 못하고 중앙으로 흐르게 되어 이를 교정하기 위한 주시안진(gaze-evoked nystagmus)이 발생하거나 시계추안진이 유발될 수 있다.

3) 추적안구운동계 (Smooth Pursuit System)

추적안구운동계는 낮은 속도로 움직이는 물체의 상을 중심와에 유지하는 데 관여한다. 표적의 이동 속도가 증가하면 추적안구운동이 표적을 따라잡지 못해 포획성 단속안구운동(catch-up saccades)이 발생한다. 추적안구운동계의 경로는 단속안구운동계보다 덜 알려져 있다. 단속안구운동과는 달리 대뇌 반구의 조절은 동측성이다. 시피질을 통한 정보는 주의집중 중추인 후두정엽과 상측두 피질로 유입되고, 주로 이마엽안구운동영역을 통해 유출된다. 이마엽과 측두-후두엽 중추로부터의 하행성 신호는 안섬유막(internal capsule)과 시상베개(pulvinar)를 각각 통과하여 동측의 배외측뇌교핵(dorsolateral pontine nucleus)에 이른다. 이들 신호는 다시 소뇌 충부, 전설하핵, 내측전정신경핵을 경유하여 결국 외전신경핵으로 전달된다.

4) 시운동성반사(Optokinetic Reflex)

머리가 움직이는 상황에서 시선을 일정하게 유지하는 전정안반사는 두 가지 측면에서 제한점을 갖고 있다. 하나는 어두운 곳에서 머리가 지속적으로 회전할 때 안진이 서서히 없어지는 습관화(habituation) 현상이고, 다른 하나는 머리가 아주 느리게 회전하는 상황에서는 세반고리관이 효과적으로 반응하지 못한다는 것이다. 시운동성반사는 이와 같이 전정안반사의 기능이 적절하지 못한 상황에서 망막의 영상을 안정시켜 전정안반사를 보완한다. 매우 느리게 머리가 움직여 전정 신호가 감퇴되면 시운동성반사가 10-20초에 걸쳐 서서히 유도되며, 자극이 사라진 후에는 시운동성후안진(optokinetic-after nystagmus)으로 전환되어 서서히 소멸된다. 머리가 움직이거나 망막에 맺힌 상이 움직이면 안진이 유발되거나, 자신이 움직이는 느낌을 갖게 된다. 이러한 지각은 망막에서 전덮개(pretectum)의 시각로(optic tract)를 거쳐 내측전정핵으로 투사되어 일어난다. 내측전정핵의 신경세포는 이러한 시각 신호와 전정 신호의 차이를 구별하지 못하므로 머리의 움직임과 망막에 맺힌 상의 움직임을 같게 느끼는 착각이 발생하는 것이다.

6 전정척수반사 (Vestibulospinal Reflex)

몸이 기우는 것을 인지하는 방법은 두 가지가 있다. 하나는 시각에 의해 주변이 움직이는 것을 인지하는 것이고, 다른 하나는 머리의 움직임에 의해 발생하는 각운동과 중력에 대한 상대적 위치 변화를 감지하는 것이다. 전정계의 반응은 시각계의 반응보다 훨씬 빠르기 때문에 전정신경핵으로부터 척수로 보내지는 신호들은 자세 유지에서 보다 중요한 역할을 담당한다. 전정계는 주로 외측전정척수로(lateral vestiulospinal tract)와 내측전정척수로(medial vestibulospinal tract)를 통하여 근육의 긴장을 조절하고 머리와 몸의 반사적인 자세 유지에 관여한다. 그밖에 망상척수로(reticulospinal pathways)도 전정계의 정보를 전달한다.

1) 외측전정척수로 (Lateral Vestibulospinal Tract)

외측전정척수로는 대부분 외측전정신경핵에서 기원하며, 동측 척수의 모든 분절로 투사된다. 이러한 투사는 국소순서적 배열을 가지며, 외측전정신경핵의 전상부에 위치한 신경세포는 경수부로, 후하부의 신경세포는 요수부로, 중간에 위치하는 신경세포는 흉수부로 투사된다. 외측전정척수로의 신경세포는 척수의 고유감각은 물론 전·후반고리관과 이석기관, 전정 소뇌 및 실정핵의 정보를 받는다. 외측전정척수로는 연수 바깥쪽에 위치하는 아래올리브복합체(inferior olivary complex)의 뒤쪽을 지나 척수의 앞쪽섬유단(anterior funciclus of the cord)을 경유하며, VII층의 내측과 VIII층의 알파 및 감마 운동세포 및 중간신경세포로 간다. 외측전정척수로의 축삭은 척수의 여러 분절로 곁가지를 내므로, 여러 근육군의 활동을 통합하여 자세를 조절한다. 외측전정척수로의 신경세포는 acetylcholine과 glutamate 같은 흥분성 신경전달물질을 분비해 신전근의 운동신경세포를 조절한다. 외측전정척수로에 의한 자세유지의 정확한 기전은 알려져 있지 않지만, 사람이 한 쪽으로 기울어지면 동측 경부와 사지의 신전근은 흥분되고, 굴곡근은 억제된다.

2) 내측전정척수로 (Medial Vestibulospinal Tract)

경부 근육에 대한 전정 지배는 주로 내측전정척수로를 통하여 이루어진다. 내측전정척수로는 대부분 내측전정신경핵에서 기원한다. 외측전정척수로와 비슷하게 내측전정척수로의 세포도 척수의 감각 정보는 물론 전정 수용체와 소뇌로부터 정보를 받는다. 내측전정척수로의 섬유는 내측종속을 경유하여 양측성으로 척수의 VII-IX층으로 향한다. 내측전정척수로는 흥분성 및 억제성 신호를 전달하며, 고유척수신경세포(propriospinal neuron)는 물론, 경부의 굴곡근 및 신전근의 신경세포를 지배한다. 내측전정척수로는 공간에서 머리를 안정시키는 전정목반사(vestibulocolic reflex)에 관여한다. 예를 들어 사람이 앞으로 넘어지는 경우 내측전정척수로의 신경세포는 아래쪽으로 향하는 선가속도 신호를 구형낭으로부터, 중력에 대한 머리 위치의 변화 신호를 구형낭 및 난형낭으로부터, 앞쪽으로의 회전가속신호를 수직반고리관으로부터 받는다. 내측전정척수로의 신경세포는 이러한 정보를 종합하여 흥분성 신호를 목의 신전근(splenius, biventer cervicus, complexus muscles)에 전달한다. 그 결과로 목은 위로 향하게 된다.

7 전정안구운동계와 소뇌

내이에서 시작된 전정로는 전정신경을 따라 연수에 있는 전정핵에 도달하고 MLF를 통해 동안신경핵을 비롯한 안구운동과 관계된 신경핵들과 연결된다. 이러한 전정로는 시상을 거쳐 다시 상행하여 대뇌의 전정피질에 이른다. 전정핵을 중심으로 이루어지는 전정안반사를 조절하고 그 기능을 강화해주는 구조물로는 소뇌가 있다. 이 장에서는 뇌간 수준에서 이루어지는 각종 안구운동 및 전정안반사를 조절해주는 기능을 가진 전정소뇌와 충부(vermis) 및 심부소뇌핵의 해부생리 및 이상 시 나타나는 소견들에 대해 기술하고자 한다.

1) 전정안구운동계와 관계되는 소뇌 구조물들

기능적인 관점에서 소뇌를 분류할 때 연수에 위치한 전정핵을 중심으로 형성되는 전정안반사를 조절하며 전정계 손상으로부터의 회복 과정에 중요한 역할을 하는 부위를 전정소뇌라 한다. 그밖에 전정핵과의 직접적인 신경연결은 미미하지만 뇌간 수준에서 이루어지는 각종 안구운동을 조절하며 특히 단속성 안구운동의 조절에 관여하는 부위로 배측 충부(dorsal vermis) 및 실정핵(fastigial nucleus)이 알려져 있다.

(1) 전정소뇌

전정소뇌는 연수에 위치한 전정핵과 밀접한 신경 연결을 가지며 그 이상 시 현훈과 각종 안구운동의 이상이 나타나는 부위를 말하다. 전정소뇌를 이루는 주요 구조물들로서는 편엽(flocculus), 부편엽(paraflocculus), 소절(nodulus) 및 복측 목젖(vental uvula) 등이 있다. 이들은 대개 소뇌의 중앙부에 위치하며 전하소뇌동맥 및 후하소뇌동맥을 통해 혈액공급을 받는다. 편엽 및 부편엽은 그 크기가 적으며 T2 axial image에서 제 8번 뇌신경이 위치한 부위와 해부학적으로 인접해 있고 뇌척수액의 영상 신호와 겹쳐 보이므로 MRI에서 그 정확한 부위를 확인하기가 매우 어렵다. 복측 목젖 및 소절은 충부를 구성하는 10개의 소엽(lobule) 중 제 9번 및 10번에 해당하는 부위로서 정중시상(midsagittal) 면으로 소뇌를 잘랐을 때 소절은 제 4뇌실 직하방에서 관찰되고 목젖은 소절과 인접하여 약간 하방에 놓여있다. 임상적으로 소뇌 병변에서 환자가 심한 현훈을 호소한다면 이는 반드시 전정소뇌 병변을 의미하며 편엽 및 소절 이상을 의심해 보아야 한다.

(2) 안구운동충부(oculomotor vermis)와 실정핵(fastigial nucleus)

연수에 위치한 전정핵과의 직접적인 연결은 미미하여 그 이상 시 현훈은 나타나지 않으나 안구운동의 조절과 연관이 있으며 특히 단속성 안구운동의 진폭 조절에 관여하는 부위로 알려져 있다. 충부를 구성하는 여려 소엽들 중 특별히 안구운동을 조절해주는 부위를 안구운동 충부(oculomotor vermis)라 한다. 이는 충부를 구성하는 10개의 소엽들 중 6번(declive) 및 7번(folium and tuber)에 해당하는 부위로서 후하소뇌동맥 및 상소뇌동맥(superior cerebellar artery)이 서로 겹쳐서 혈액 공급을 한다. 6번 소엽과 7번 소엽의 folium은 수평열구(horizontal fissure)에 의해 tuber와 나뉘어진다. 실정핵은 소뇌에 있는 4개의 심부소뇌핵들 중 하나로서 특히 안구운동에 관련된 미측(caudal) 실정핵을 fastigial oculomotor region(FOR)이라 하며 이는 여러 심부핵들 중 가장 정중앙에 위치하였으며 정중시상면에서 볼 때 제 4뇌실 직상방에 놓여 있다. 대개 상소뇌동맥에 의해 혈액 공급을 받는다.

2) 전정소뇌의 구심성과 원심성 연결로

태상섬유(mossy fiber)를 통해 소뇌 편엽으로 유입되는 구심성 신경 섬유들은 전정핵, NPH, 방정중로(paramedial tract, PMT) 세포군 및 추적성 안구운동과 연관된 배외측 뇌교핵(DLPN) 등에서 기원된다. 또한 반대편 하올리브핵(inferior olivary nucleus)에서 기원한 시각정보도 등상섬유(climbing fiber)를 통해 편엽에 전달된다 따라서 편엽은 내이에서 기원된 전정정보뿐만 아니라 공간에서 안구운동의 속도와 안구의 위치에 관한 정보 및 목표물의 움직임에 관한 시각정보가 모두 통합되어 전달되는 장소로서 전정계 손상 후 전정안반사의 재조정에 중요한 역할을 하게 된다. 편엽에서 나가는 원심성 섬유는 대개 동측의 상측 및 내측 전정핵과 연결되어 있다. 상측 전정핵과 내측 전정핵은 내이의 반고리관에서 시작되는 전정신호가 유입되는 장소로서 전정핵중 전정안반사에 가장 중요한 부위라 하겠다. 소절 및 복측 목젖으로 유입되는 구심성 섬유는 내측과 하측 전정핵, NPH 및 하올리브핵에서 각각 태상섬유 및 등상섬유를 통해 전달된다. 또한 편엽은 전정신경과의 직접적인 연결이 드문데(편엽으로 유입되는 전정섬유는 대부분 전정핵을 거쳐서 편엽으로 유입됨) 반해 소절은 전정신경의 직접적인 연결을 받으며 원심성 섬유는 편엽과 마찬가지로 대개 동측의 상측 및 내측 전정핵과 연결되어 있다. 전정소뇌의 원심성 섬유는 풀킨예 세포(purkinje cell)를 통해 전달되어 전정핵에 대해 억제성 효과를 가진다.

3) 배측 충부와 실정핵의 구심성, 원심성 연결로

배측 충부(dorsal vermis)로 유입되는 구심성 섬유들은 방중뇌교망상체(PPRF), 배외 및 배내측 뇌교핵, 전정핵, NPH, 하올리브핵 및 nucleus reticularis tegmenti pontis(NRTP) 등에서 기원하며 원심성 섬유는 대개 풀킨예 세포를 통해 미측 실정핵(fastigial nucleus)에 전달되어 실정핵의 신경흥분을 억제한다. 배측 충부의 풀킨예 세포는 단속성 안구운동 직전에 흥분하며 머리가 고정된 상태에서의 추적성 안구운동과 머리와 눈이 같이 물체를 추적(combined eye-head tracking)시 목표물의 속도에 대한 안구운동의 속도에 관한 정보를 지니고 있다. 실정핵으로 유입되는 구심성 섬유들은 배측 충부, 하올리브핵 및 뇌교핵에서 배측 충부로 유입되는 구심성 신경섬유인 태상섬유(추적성 안구운동 섬유)의 일부 등에서 기원된다. 실정핵에서 나가는 주된 원심성 섬유들은 반대편으로 교차하여 상소뇌각(superior cerebellar peduncle)과 인접된 구상속(uncinate fasciculus)을 따라 PPRF, riMLF, 상소구(superior colliculus) 및 단속성 안구운동의 범휴지기 신경원(omnipause neuron) 등에 전달되어 단속성 안구운동과 추적성 안구운동 동안 및 직전에 흥분하게 되다.

4) 전정안반사에 대한 소뇌의 역할

(1) 전정안반사 적응에 대한 소뇌의 역할

동물 실험에서 편엽 및 부편엽을 제거시 전정안반사의 이득은 약간 증가하거나 감소하는 경향을 보여서 전체적으로 현저한 변화는 없는 것으로 알려져 있다. 하지만 미만성 소뇌위축을 가진 환자에서 전정안반사의 이득은 항진되어있는 것으로 알려져 있으며 이는 편엽의 풀킨예 세포가 전정핵에 미치는 억제 현상이 사라졌기 때문으로 해석할 수 있다. 일반적으로 소뇌 부위중 편엽 및 부편엽이 전정안반사의 적응(VOR adaptation)에 관여하는 부위로 알려져 있다. 편엽 및 부편엽 병변시 가장 현저한 현상은, 전정안반사 자체의 변화보다는, 전정안반사의 이득을 시각 정보에 따라 조절하는 능력의 감소에 있다. 이로 인해 임상적으로 머리를 움직일 때마다 사물이 흔들리는 동요시(oscillopsia)가 나타난다. 전정안반사의 이득이 1보다 낮을 때는 머리 회전에 따른 물체의 상이 망막에서 흐르게 되어 상유동(retinal slip)이 나타난다. 이러한 상유동으로 인해 생기는 오류신호(error signal)는 하올리브핵을 통해 등상섬유를 타고 편엽에 도달한다. 편엽의 풀킨예 세포는 상유동에 따른 오류신호를 제공해주는 시각 정보와 태상섬유를 타고 머리 회전속도를 감지하여 편엽에 전해주는 전정정보를 통합 분석하여 전정핵과의 상호 작용을 통하여 전정안반사를 조절하게 된다. 전정안반사의 적응에 있어 편엽의 중추적인 역할에 대한 이론은 1972년 일본의 Ito 등에 의해 처음으로 제기 되었다. 전정안반사의 적응 단계는 전정계 손상 후 나타나는 보상 과정 중 가장 중요하며 이에 관계하는 풀킨예 세포를 수평주시속도 풀킨예 세포(horizontal gaze velocity purkinje cell, HGVPs)라 한다. 지금까지 최소한 3개 이상의 서로 독립적인 신경회로가 태상섬유를 통해 HGVPs로 유입되며 또한 하올리브핵을 통한 등상섬유로부터의 시각 정보도 HGVPs로 유입된다. 따라서 소뇌의 편엽 및 부편엽은 전정안반사의 적응 과정에 대단히 중요하게 작용한다(그림 10). 최근 연구에 따르면 전정핵에는 편엽의 HGVPs 세포로부터 그 신경 흥분이 조절되는 편엽목표신경원(floccular target neuron, FTN)이 있으며 이 부위(FTN) 또한 손상된 전정안반사의 적응 과정에 매우 중요하게 작용한다고 알려져 있다. 따라서 전정안반사의 적응에 가장 중요한 부위는 전정핵의 FTN과 편엽의 HGVPs이라 할 수 있다. 말초성 전정장애 환자에서 기존의 병변이 상기 부위들에 있다면 전정계 손상에 따른 보상과정이 매우 느리게 미약하게 일어나서 환자는 지속적인 어지럼을 호소하게 될 것이다.

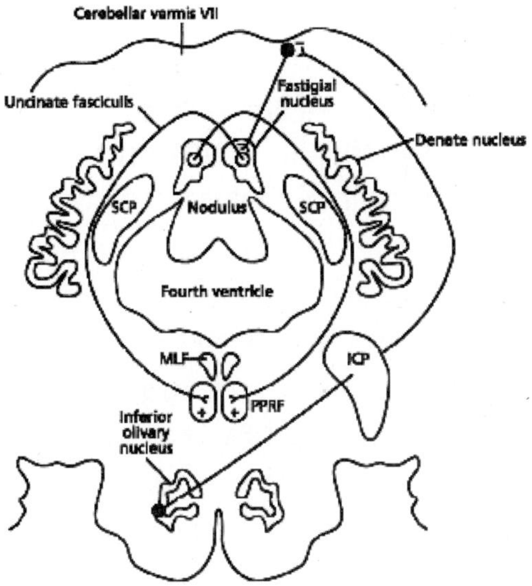

그림 10. 하올리브 핵에서 하소뇌각을 경유하여 소뇌 피질 소엽 VII까지의 경로. 소엽 VII에서 풀킨예 세포가 실정핵(fastigial nucleus)을 억제 한다.

(2) 소절과 속도저장계

소절은 뇌간에 있는 속도저장계(velocity storage system)의 기능을 억제한다. 내측전정핵과 NPH에 위치한 속도저장계는 저주파수대 영역의 전정안반사를 강화하는 양성 되먹임 회로로서 속도저장계의 기능을 통해 반고리관의 팽대부릉과 내림프액계를 통해 예상되는 단순한 기계적인 측정치보다 훨씬 증가된 전정안반사가 나타난다. 순간적인 가속도가 가해진 이후 일정 속도로 회전하는 자극에서 팽대부릉정은 이동한 위치에서 지수곡선을 따라 원위치로 돌아가고 전정구심섬유의 활성도가 37%까지 감소하는데 걸리는 시간인 시간상수는 약 6초인 것으로 알려져 있지만 실제 수평성 안구운동의 시간상수는 구심성 전정신경섬유의 시간상수보다 약 2-3배 많은 15-18초로 알려져 있다. 소절은 속도저장계의 기능을 억제하며 소절 병변시 전정안반사의 시간 상수가 증가되며, 수직축을 중심으로 개체를 회전시키다 멈춘 후 나타나는 회전후 안진이 시작될 때 고개를 숙이면 시간 상수가 감소되는 현상(tilt suppression of post-rotary nystagmus)이 사라진다. 또한 전정계에 약한 자극이 지속적으로 가해졌을 때 전정안반사의 이득 감소와 위상 증가 효과(habituation effect)가 사라지며 속도저장계의 과도한 연장과 전정안반사의 불안정에 의해 주기성 교대안진 (periodic alternating nystagmus)이 생긴다.

(3) 급성 말초성 전정기능 장애 소견을 보이는 소절-편엽 뇌졸중

소절에서 나가는 주된 원심성 섬유는 편엽처럼 내측 및 상측 전정핵에 투사되며 내측 및 상측 전정핵은 미로에 있는 3개의 반고리관에서 기원하는 전정안반사가 통합되는 장소이다. 지금까지 소절 병변에서 발작적인 현훈과 함께 내이 질환에서의 안진과 유사한 안진이 관찰된 경우는 없었다. 본 교실에서 경험한 후하소뇌동맥의 내측 분지에 국한된 소뇌 경색에서는 환자가 말초성 안진과 유사하게 병변쪽을 향한 수평 및 회전성분을 가진 안진을 보였고 환자는 일관되게 병변 반대 쪽으로 넘어지는 경향을 보였다. 이에 대한 정확한 기전은 알 수 없지만 침범된 소절로부터 전정핵로 가는 억제성 신경 섬유인 풀킨예 신경 섬유의 차단으로 인해 상측 및 내측 전정핵의 탈억제(disinhibition) 현상이 일어나고 이로 인해 병변 쪽으로 향하는 안진이 나타나는 것으로 설명 할 수 있다. 내이 질환에서는 안진의 방향(즉 주변 사물의 돌아가는 방향) 반대 방향으로 환자가 기울어지는 경향이 있기 때문에 환자는 병변 반대쪽으로 기울어지는 경향이 있다. 즉 전정핵에 가해지는 기능적 이상으로 인해 마치 내이 질환에서 볼 수 있는 현상이 나타난다고 할 수 있겠다.

8 중력방향의 인식(Graviceptive Verticality)에 대한 전정기능

전정신경염과 같은 말초성 병변에서는 병변 쪽으로 기울어진 선을 수직 또는 수평으로 인식한다. 이러한 현상을 주관적 시축(subjective visual vertical/horizontal)의 기울어짐(tilt)이라 한다. 하부 뇌간 부위의 병변에 의해 전정신경핵이 손상되면 주관적 시축은 병변 쪽으로 기울어지나, 뇌간 상부 병변에 의해 카할간핵이 침범되거나 한쪽의 소뇌 소절이 손상되면 병변 반대쪽으로 기울어진다. 시상 병변에서는 주관적 시축의 기울어짐이 병변 쪽 또는 반대편을 향할 수 있다. 방정중(paramedian) 시상 병변에서는 OTR과 함께 주관적 시축의 기울어짐이 병변 반대편으로 나타나는데, 이는 시상 병변과 함께 카할간핵이 동시에 침범되기 때문으로 생각된다. 후외측 시상 병변에서는 시축의 기울어짐 방향이 일정하지 않다. 피질 병변에서는 주관적 시축이 병변 반대쪽으로 기울어지며 그 정도는 뇌간 병변에서보다 경미하다. 피질 병변에서 주관적 시축의 기울어짐이 발생하는 것은 전정피질인 두정-섬 전정피질(parieto-insular vestibular cortex)이나 위관자이랑(superior temporal gyrus)이 침범되기 때문으로 생각된다.

9 전정-시상-피질망(Vestibulo-Thalamo-Cortical Network)

전정신경핵은 전정신호뿐만 아니라 시공간성 변환에도 관여한다. 이차 전정신경원은 시각 및 목의 고유감각신호를 받는다. 이 신경핵들은 수평이나 수직 방향의 안구 위치에 따라 조절되고 주시 방향은 이 신경핵들의 긴장성 흥분도를 결정한다. 전정신경핵은 정보를 매개하는 역할뿐 아니라, 머리 운동을 조절하는 중추적 역할도 한다. 안구와 신체 운동에 대한 전정계의 조절은 주로 전정신경핵을 비롯한 뇌간부에서 이루어지지만, 전정 정보의 인식과 전정반사의 조절에서 대뇌피질이 보다 광범위하게 작용하고 있다.

1) 전정시상(Vestibular Thalamus)

운동에 대한 인식과 공간에 대한 지남력은 전정감, 시각 및 시상과 피질 단계의 체성감각계로부터 발생한다. 위, 아래, 외측전정신경핵은 양측 시상으로 투사되는데, 하나는 복후외핵(VPL)과 복후하핵(VPI)이고 다른 하나는 내측무릎체(medial geniculate body)에 인접한 후핵군(posterior nuclear group)이다. 인간에서 이들 영역에 대한 전기 자극은 운동감과 어지럼증을 유발한다. 시상의 복후외핵과 후핵군은 서로 다른 경로를 통하여 뇌간의 전정 신호를 피질로 전달한다.

2) 전정피질(Vestibular Cortex)

전정 자극에 관여하는 피질 영역은 일차 체성감각 부위인 2v와 3a이다. 2v의 위치는 중심뒤이랑(postcentral gyrus)에서 손과 입에 해당하는 영역의 바로 뒤인 두정내고랑(intraparietal sulcus)의 기저 부위이다. 이 부위를 자극하면 이동감, 회전감, 어지럼증을 느낀다. 2v의 신경세포는 머리의 움직임에 민감하고 후시상핵으로부터 정보를 받는다. 이 영역은 시각 및 고유감각 정보도 같이 받는다. 2v는 두정엽에서 비슷한 기능을 하는 영역 5나 7과 서로 연결되어, 움직임의 지각과 공간 지남력에 관여하는 것으로 추정된다. 두정엽 피질의 병변은 공간 지남력의 장애를 초래한다. 전정 자극에 관여하는 다른 한 영역은 3a로, 운동 피질에 인접한 중심이랑의 기저부에 위치하며, 시상의 복후외핵 또는 복후하핵뿐만 아니라 체성감각계로부터도 입력을 받는다. 이들 세포들이 운동 피질의 영역 4로 투사되므로, 머리와 몸의 운동을 통합하여 조절하는 역할을 담당하는 것으로 추정된다. 또한 다양한 대뇌피질 부위가 전정신경핵을 통해 전정반사의 조절에 관여한다.

참고문헌

Baloh RW, Yee RD, Kim J, Honrubina V(1981). Vestibular-ocular reflex in patients with lesions involving the vestibulocerebellum. Experimental Neurol 72, 141-152.

Baloh RW, Yee RD, Honrunia V(1986). Late cortical cerebellar atrophy. Brain 109, 159-180.

Baloh RW, Yue Q, Socotch T, Jacobson KM(1995). Whiter matter lesions and disequilibrium in older people. 1. Case-control comparison. Arch Neurol 52, 97-974.

Baloh RW, Honrubia V(2001). Central vestibular system. In: Clinical neurophysiology of the vestibular system. 1st ed. New York: Oxford University Press.

Brandt TH, Dieterich M(1994). Vestibular syndromes in the roll plane: topographic diagnosis from brainstem to cortex. Ann Neurol 36, 337-347.

Brandt TH, Dieterich M, Danek A(1994). Vestibular cortex affects the perception of verticality. Ann Neurol 35, 403-412.

Brandt TH, Botzel K, Yousry T, Dieterich M, Schulze S(1995). Rotational vertigo in embolic stroke of the vestibular and auditory cortices. Neurology 45, 42-44.

Brandt Th(1999). Cortical visual-vestibular interaction for spatial orientation and self-motion perception. Current Opinion Neurology 12, 1-4.

Buttner U, Strauber A, Spuler A(1994). Saccadic dysmetria and intact smooth pursuit eye movement after bilateral deep cerebellar nuclei lesions. J Neurol Neurosurg Psychia 57, 832-834.

Buttner U, Straube A(1995). The effect of cerebellar midline lesions on eye movements. Neuro-ophthalmology 15, 76-82.

De Waele C, Muhlethaler M, Vidal PP(1995). Neurochemistry of central vestibular pathways. Brain Res Rev 20, 24.

Diamond SG, Markham CH(1983). Ocular counter-rolling as an indicator of vestibular otolith function. Neurology 33, 1460.

Dieterich M, Brandt T(1993). Ocular torsion and perceived vertical in oculomotor, trochlear, and abducens nerve palsies. Brain 116, 1095.

Dieterich M, Brandt T(1993). Thalamic infarctions: Differential effect on vestibular function in the roll plane (35 patients). Neurology 43, 1732.

Friedmann G(1971). The influence of unilateral labyrinthectomy on orientation in space. Acta Otolaryngol 71, 289-298.

Fuchs AF, Robinson FR, Strauber A(1994).

Participation of the caudal fastigial nucleus in smooth pursuit movement. 1. Neuronal activity. J Neurophysiol 72, 2714-2728.

Hain TC, Zee DS, Maria B(1998). Tilt suppression of the vestibular-ocular reflex in patients with cerebellar lesions, Acta otolaryngol(Stockh) 105, 13-20.

Halmagyi GM, Brandt T, Dieterich M, Curthoys IS, Stark R, Hoyt WF(1990). Tonic contraversive ocular tilt reaction with unilateral meso-diencephalic lesion. Neurology 40, 1503.

Ito M, Hongo T, Okada T(1969). Vestibular evoked post-synaptic potentials in Deiters neurons. Exp Brain Res 7, 214.

Ito M(1972). Neural design of the cerebellar motor control system. Brain Res 40, 81-84.

Ito M(2000). Mechanism of motor learning in the cerebellum. Brain Research 886, 237-245.

Keller FL, Heinen SJ(1991). Generation of smooth pursuit eye movements. neuronal mechanism and pathways. Neurosci Res 11, 79-107.

Leigh RJ, Zee DS(1999). The neurology of eye movements. 3rd ed. F.A. Davis, Philadelphia.

Liserger SG(1998). Physiological basis for motor learning in the vestibulo-ocular reflex. Otolaryngol Head Neck Surg 119, 43-48.

Masdeu JG, Gorelick PB(1988). Thalamic astasia: inability to stand after unilateral thalamic lesions. Ann Neurol 23, 596-603.

Miles FA, Fuller JH(1975). Visual tracking and the primate flocculus. Science 189, 1000-1002.

Mossman S, Halmagyi M(1997). Partial ocular tilt reaction due to unilateral cerebellar lesion. Neurology 49, 491.

Noda H, Sugitasa S, Ikeda Y(1990). Afferent and efferent connection of the oculomotor region of the fastigial nucleus in the macaque monkey. J Comp Neurol 302, 330-348.

Ohtsuka K, Enoki T(1998). Transcranial magnetic stimulation over the posterior cerebellum during smooth pursuit eye movements in man. Brain 121, 429-435.

Petralia RS, Wenthold RW(1992). Light and electron microscope distribution of AMPA-selective glutamate receptors in the rat brain. J Comp Neurol 318, 329.

Petralia RS, Wenthold RW(1994). Light and electron immunocytochemical localization of the NMDA receptor subunit NMDAR1 in the rat nervous system. J Neurosci 14, 667.

Popper P, Rodrigo JP, Alvarez JC, Lopez I, Honrubia V(1997). Expression of the AMPA-selective receptor subunits in the vestibular nuclei of the chinchilla. Brain Res Mol Brain Res 44, 21.

Precht W, Shimazu H(1965). Functional connections of tonic and kinetic vestibular neurons with primary vestibular afferents. J Neurophysiol 28, 1014.

Robinson DA(1981). The use of control systems analysis in the neurophysiology of eye movements. Annu Rev Neurosci 4, 463.

Robinson FR, Straube A, Fuchs AF(1993). Role of the caudal fastigial nucleus I saccade generation. Effects of muscimol inactivation. J Neurophysiol 70, 1741-1758.

Smith PF, Darlington CL(1996). Recent advances in the pharmacology of the vestibule-ocular reflex. Trends Pharmacol Res 17, 421.

Suzuki I, Park BR, Wilson VJ(1986). Directional sensitivity of, and neck afferent input of cervical and lumbar interneurons modulated by neck rotation. Brain Res 367, 356.

Thurston SE, Leigh RJ, Abel LA, Louis F(1987). Hyperactive vestibulo-ocular reflex in cerebellar degeneration:pathogenesis and treatment. Neurology 37, 53-57.

Vodgd J, Gerritis NM, Ruigrok NM(1996). Organization of vestibulocerebellum. An NY Acad Sci 781, 553-579.

Walberg F, Ottersen OP, Rinvik E(1990). GABA, glycin, aspartate, glutamate and taurine in the vestibular nuclei: an immunocytochemical investigation in the cat. Exp Brain Res 79, 547.

Waespe W, Cohen B, Raphan T(1985). Dynamic

modification of the vestibulo-ocular reflex by the nodulus and uvula. Science 228, 199-202.

Westheimer G, Blair SM(1974). Functional organization of primate oculomotor system revealed by cerebellectomy. Exp Brain Res 21, 463-472.

Westheimer G, Blair SM(1975). Synkinesis of head and eye movements evoked by brain stimulation in the alert monkey. Exp Brain Res 24, 89.

Whitman GT, Tang T, Lin A, Baloh RW(2001). A prospective study of cerebral white matter abnormalities in older people with gait dysfunction. Neurology 57, 990-994.

Wilson VJ, Kato M, Peterson BW, Wylie RM(1974). A single analysis of the organization of Deiters nucleus. J Neurophysiol 30, 603.

Wilson VJ, Schor RH, Suzuki I, Park BR(1986). Spatial organization of neck and vestibular reflexes acting on the forelimbs of the decerebrated cat. J Neurophysiol 55, 514.

Yamada J, Noda H(1987). Afferent and efferent connection of the oculomotor cerebellar vermis in the macaque monkey. J Comp Neurol 265, 224-241.

Zanni M, Giardino L, Toshi L, Galetti G, Calza L(1995). Distribution of neurotransmitters, neuropeptides, and receptors in the vestibular nuclei complex of the rat: an immunocytoche mical, in situ hybridization and quantitative receptor autoradiographic study. Brain Res Bull 36, 443.

Zee DS, Leifg RJ, Mathieu-Millaire F(1980). Cerebellar control of ocular gaze stability. An Neurol 7, 37-40.

4

안구운동의 기초지식
(Basics of Eye Movements)

성기범 Ki-Bum Sung · 이태경 Tae-Kyeong Lee · 임수빈 Soo-Bin Im

순천향대학교 의과대학 신경과학 교실 · 신경외과학 교실

안구운동의 종류는 다양하지만 크게 전정성 안구운동, 시운동성 안구운동, 시고정, 원활추종운동, 단속운동, 이향운동(vergence)의 6가지로 분류할 수 있다. 전정성 안구운동은 짧은 시간동안 일어나는 머리의 회전동안 물체가 망막에 안정되게 유지되도록 하여 선명한 상이 맺히도록 하는 기능을 담당한다. 반면에 시운동성 안구운동은 긴 시간 동안 일어나는, 다시 말하여 저주파의 머리 회전동안 물체가 망막에 안정되게 유지되도록 한다. 시고정은 움직이지 않는 물체를 망막 중심와(fovea centralis)에 고정되게 맺히도록 하는 기능을 담당한다. 원활추종운동은 이동하는 작은 물체를 중심와에 유지되도록, 신체의 선형 운동 동안 가까이 있는 작은 물체의 상이 망막에 맺히도록 하여주며, 두부의 지속적인 각운동이 일어나는 동안, 시운동성 안구운동을 도와 주시가 안정되도록 도와 주는 역할을 담당한다. 단속운동은 빠르게 안구를 움직임으로써 원하는 물체의 상을 중심와로 이동시켜 준다. 안진의 빠른 성분은 단속운동의 일종으로 볼 수 있으며, 지속적으로 두부가 회전할 때 나타나는 빠른 성분은 안와에서 안구의 위치를 재조정(reset)해주는 역할을 한다. 지속적인 두부의 회전시 시운동성 안구운동에 의해 안구는 회전의 반대 방향으로 서서히 이동하게 되나, 안와의 기계적인 제약에 의해 안와의 일정한 부분 이상을 넘어갈 수 없게 될 것이다. 그러나 두부의 회전은 계속되므로, 물체를 선명하게 보기 위해선 두부 회전 방향으로 주시의 방향을 재 조정하여 시운동성 안구운동이 잘 수행되도록 해준다. 마지막으로 이향운동은 양쪽 안구를 서로 다른 방향으로 이동시켜, 물체의 상이 양안의 중심와에 동시에 맺히도록, 혹은 유지되도록 하는 안구 운동이라 할 수 있다.

안구운동에 이상이 생기면, 물체가 선명하게 보이지 않게 되거나, 복시, 동요시(oscillopsia)가 발생할 수 있으며, 특히 안진의 빠른 성분방향으로 세상이 도는 어지럼을 호소하게 된다. 한편 어지럼을 유발시키는 병소들은 안진뿐만 아니라 종종 안구운동의 이상을 초래한다. 이런 연유로 안구운동의 관찰은 어지럼의 기전 및 병소 부위를 유추해줄 수 있는 아주 중요한 측향화 및 국소화 징후라 할 수 있을 것이다. 그러므로 안구운동학은, 어지럼 및 평형장애를 올바로 이해하기 위해선 꼭 필요한 학문이라 할 수 있다. 임상에서 전정기능검사의 일부로 시행하고 있는 안구운동 검사(ocular motor test)를 정확히 해석하기 위해서 뿐만 아니라 어지럼을 호소하는 환자의 진찰에 있어서도 안구운동의 이해는 필수적이라 할 수 있다.

이 장에서는 안구운동의 기본적인 용어, 신경안과적 해부, 생리 및 몇 가지 중요한 기초 원리를 기술하여, 어지럼 환자의 진찰 및 전정기능검사로 시행하는 안구운동검사의 기본원리를 이해하도록 하는 데 그 목적이 있다. 앞서 언급한 개별 안구운동과 임상에서 시행하는 실제적인 안구운동의 검사방법 및 판독에 대해서는 이 책의 다른 장과 참고문헌(Baloh, 2001; Jacobson, 1997; Lee, 2003; Leigh, 1999; Sung, 2002)을 참조하기 바란다.

1) 운동, 축, 평면의 정의 (Definition of Movements, Axis, and Planes)

물체의 운동을 정확히 기술하려면 일정한 좌표계와 운동에 대한 통일된 정의가 필요하다. 삼차원 좌표계는 수평면(horizontal plane)에서 전후로 진행하는 축을 X축, 전두면(frontal plane)에서 좌우로 진행하는 축을 Y축, 시상면(sagittal plane)에서 상하로 진행하는 축을 Z축이라고 표시한다. 선운동 중 상하운동은 heave 혹은 bob, 전후 운동은 surge, 좌우 운동은 sway로 표시한다. 각운동(angular movement)은 운동이 일어나는 면을 따라 명명하는데(Arenberg, 1990; Fetter, 1997), 조심하여야 할 점은 각운동이 일어나는 회전축이 아니라 회전축과 수직인 면에 따라 운동을 표시한다는 사실이다. Yaw란 X-Y축으로 만들어지는 평면(yaw 평면) 내에서 일어나는 Z축을 중심으로 한 회전 운동을 말하며, pitch란 X-Z축으로 만들어지는 평면(pitch 평면) 내에서 일어나는 Y축을 중심으로 한 회전 운동을 말하고, roll이란 Y-Z축으로 만들어지는 평면(roll 평면) 내에서 일어나는 X축을 중심으로 한 회전 운동을 지칭한다(그림 1). 예를 들면 아기의 도리도리 같은 좌우 회전은 yaw, 끄덕끄덕 동의하는 것 같은 상하 회전은 pitch, 무엇이 의심스러울 때 처럼 고개를 비스듬하게 어깨쪽으로 움직이는 회전은 roll 운동인 것이다. 머리뿐만 아니라 안구를 포함한 모든 인체 구조물의 운동은 상기 규칙을 적용하여 기술한다.

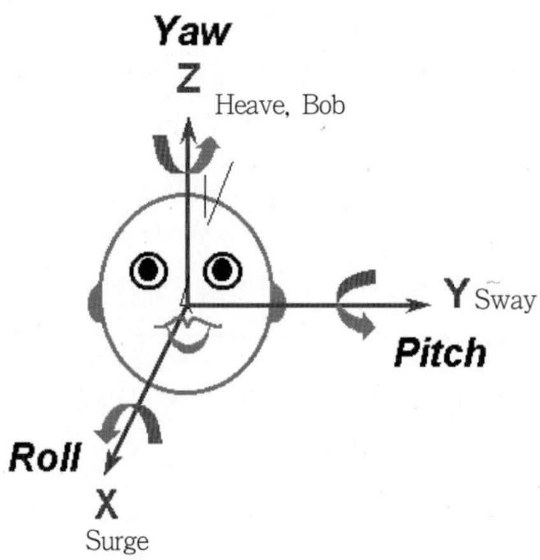

그림 1. 삼차원 좌표계에서의 축, 선운동, 각운동의 정의.

2) 안구운동 용어 (Terms for Eye Movements)

안구운동은 크게 한 눈의 회전(rotation)인 단안운동(duction)과 두 눈의 회전인 양안운동(version)으로 나눌 수 있다. 단안운동에는 상하로 뻗은 수직축인 Z축을 중심으로 하는 회전운동인 안으로 움직이는 내전(adduction), 밖으로 움직이는 외전(abduction)과, 좌우로 뻗은 수평축인 Y축을 중심으로 하는 회전운동인 위로 움직이는 상전(elevation 혹은 sursumduction), 아래로 움직이는 하전(depression 혹은 deorsumduction) 및 시선과 일치하게 전후로 뻗은 수평축인 X축을 중심으로 하는 회전운동인 안구의 상극(upper pole)이 귀 쪽으로 움직이는 외회선(extorsion, excycloduction), 코 쪽으로 움직이는 내회선(intorsion, incycloduction)이 있다. 양안운동에는 우측으로 움직이는 우편시(dextroversion), 좌측으로 움직이는 좌편시(levoversion), 위로 움직이는 상편시(elevation, sursumversion), 아래로 움직이는 하편시(depression, deorsumversion), 및 안구의 상극이 우측으로 움직이는 우회편시(dextrocycloversion), 상극이 좌측으로 움직이는 좌회편시(levocycloversion)가 있다. 내회선, 외회선 또는 우회편시, 좌회편시를 통틀어 회선(torsion)이란 용어를 쓴다(Leigh 1999). 양안운동은 두 눈에서의 회전 방향 및 크기가 같은 공액(conjugate) 운동과 서로 다른 비공액(disconjugate) 운동으로 나누어 진다. 특히 두 눈의 회전 방향이 반대 방향인 경우를 이향운동이라고 하는데, 두 눈이 서로 멀어지면 눈벌림(divergence), 가까워 지면 눈모임(convergence)이라고 한다. 공액(conjugate)이란 용어와 같은 의미로 양안운동을 나타내는 version도 종종 사용되므로 주의를 요한다.

대부분의 안구운동은 선(linear) 운동이 아니라 회전 중심이 안구 내부에 존재하는 회전(rotational) 운동이다. 이론적으로 안구는 여하한 평면에 놓여 있는, 여하한 축을 중심으로 회전할 수 있지만, 실제로는 제일 안위(primary position)에선 시선(visual axis)에 수직인 적도면(equatorial plane) 혹은 리스팅 평면(Listing's plane)에 놓여있는 축만을 중심으로 회전하게 된다. 다시 말하면, 어떤 안구의 위치도 제일 안위로부터 리스팅 평면에 놓여있는 한 개의 축을 중심으로 한 한 번의 회전으로 도달될 수 있다고 할 수 있는데 이를 리스팅의 법칙(Listing's law)이라고 한다. 그림 2는 제일 안위로부터 9개의 주요 위치로 리스팅 평면에 속한 한 개의 축(안구를 관통하는 막대기)을 중심으로 하여 한번의 회전에 의해 도달될 수 있음을 보여준다. 안구가 아래 혹은 위로 움직이거나, 안쪽 혹은 바깥쪽으로 움직이는 안구운동은 마치 선운동인 것처럼 착각하기 쉽지만, 그림 2의 A와 B처럼, 실제로는 모두 일정한 축을 중심으로 한 회전운동이다.

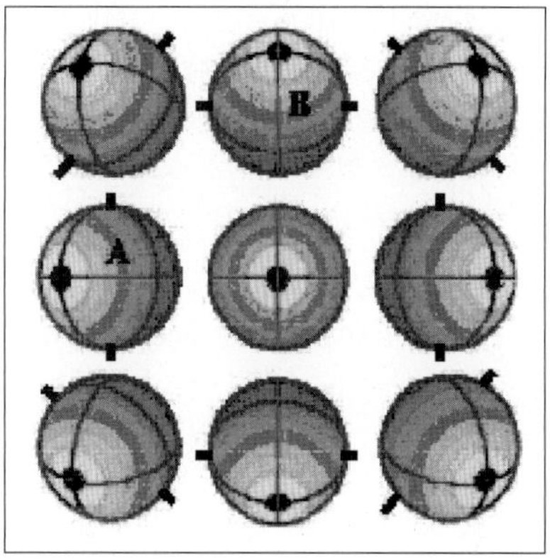

그림 2. 리스팅 평면. 우안. 우측 안구의 외전 (A) 및 상전 (B)도 선형운동이 아니라 회전운동임을 쉽게 알 수 있다 (T Vilis의 허락 하에 수정).

정리하면, roll 평면에서 일어나는 네 가지의 단안운동에만 회선이라는 단어가 들어가 혼동을 일으킬 수 있지만, 상기 언급한 모든 안구운동은 회전 운동인 것이다. 그림 3은 우측 수평공액주시(rightward horizontal conjugate gaze)시 일어나는 우안의 운동을 묘사한 것인데, 우안의 외전은 정면에서 보면 그림의 좌측처럼 선운동처럼 보이지만, 실제는 우측 그림처럼 고정되어 있는, 머리의 Z축을 중심으로 회전하는 각운동, 즉 회전 운동이다.

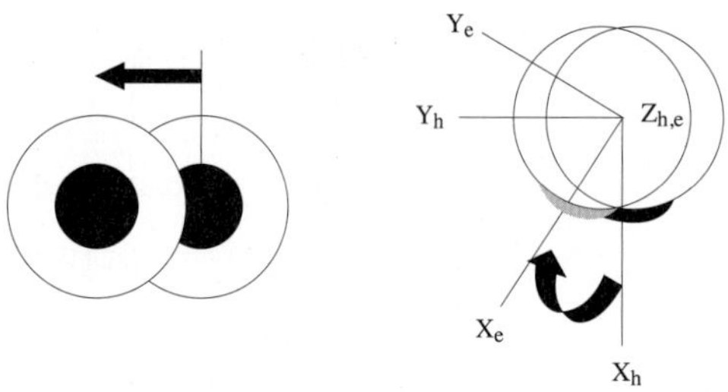

그림 3. 우측 수평공액주시시 우안의 외전을 묘사한 그림. X_h, Y_h, Z_h는 머리의 축을, X_e, Y_e, Z_e는 안구의 축을 각각 표시한다. 정면에서 보면 외전은 직선운동처럼 보이지만 실제로는 Z축(책의 지면을 관통하는 회색원, $Z_{h,e}$)을 중심으로한 회전운동이다. 실선은 원래의, 점선은 외전 후의 안구 및 축을 각각 나타내며, 화살표는 각각의 운동을 나타낸다. 머리의 세 축은 모두 고정되어 있으나, 외전 후 안구의 X, Y 축은 변하게 된다.

3) 외안근 (Extraocular Muscles)

안구를 움직이는 외안근 (extraocular muscle)은 총 6개가 있는데, 이중 상사근(superior oblique muscle)은 활차(trochlear) 신경이, 외직근(lateral rectus muscle)은 외향(abducens) 신경이 지배하며, 내직근(medial rectus msucle), 상직근(superior rectus muscle), 하직근(inferior rectus muscle), 하사근(inferior oblique muscle)의 나머지 4개 근육은 동안(oculomotor) 신경의 지배를 받는다. 이중 상직근과 상사근 두 개의 외안근은 반대편 핵의 지배를 받으며(그림 4의 점선), 나머지 4개는 동측 핵의 지배를 받는다. 상직근을 지배하는 신경섬유는 동안신경의 상직근 아핵(subnucleus)의 하부 1/3에서 반대편 핵으로 교차한 뒤 동안신경속(oculomotor fascicles)으로 나온다(Bienfang, 1975). 12개의 뇌신경 중 유일하게 뇌의 뒤쪽으로 나오는 활차신경은 중뇌 배(dorsal)쪽 실질에서 교차한 뒤 중뇌를 빠져 나와 앞으로 진행한다. 비록 내직근은 동측의 동안신경핵 중 내직근을 지배하는 아핵의 지배를 받지만, 내직근을 지배하는 아핵은 반대편 외향신경핵 내의 중간신경원의 축삭과 내측종속을 통하여 연결되어 있으므로, 수평공액주시시 내직근은 반대편 외향신경핵의 영향을 받게 된다. 이에 대한 자세한 내용은 뒤에 나올 공액주시 부분을 참조하기 바란다.

어지럼 및 안구운동을 이해하는 데 가장 중요한 외안근들의 기능은 표 1과 같다. 그림 5

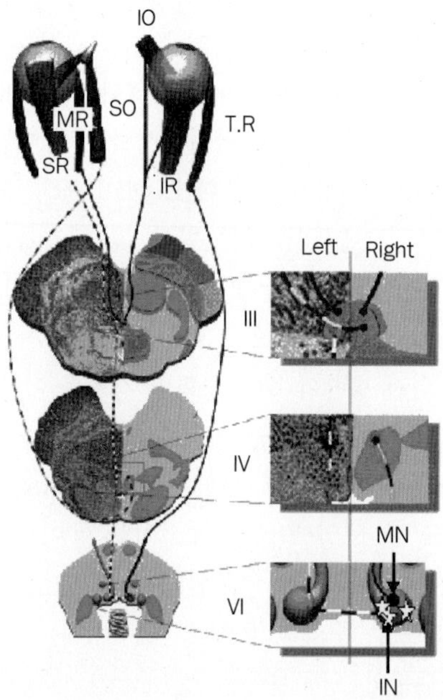

그림 4. 외안근의 신경지배. 상직근과 상사근은 모두 반대편 핵의 지배를 받으며 (점선), 외향신경핵 신경원 중 별표로 표시한 좌측 중간간신경원의 축삭은 핵위치에서 반대편 우측으로 교차하여 우측 내측종속을 따라 우측 내직근 아핵으로 연결되어 우측 내직근을 지배하게 되며, 이러한 연결 때문에 수평 주시시 공액운동이 일어나게 된다. III: 동안신경핵, IV: 활차신경핵, VI: 외향신경핵, IN: 중간신경원, IO: 하사근, IR: 하직근, LR: 외직근, MLF: 내측종속, MN: 운동신경원, MR: 내직근, SO: 상사근, SR: 상직근

표 1. 외안근의 작용

작용 근육명	1차 작용	2차 작용	3차 작용
내직근	내전	-	-
외직근	외전	-	-
상직근	상전	내회전	내전
하직근	하전	외회전	내전
상사근	내회전	하전	외전
하사근	외회전	상전	외전

에서와 같이 외안근의 작용선과 안구의 안와에서의 해부학적 위치 때문에, 수직으로 작용하는 4개의 근육은 안와에서의 위치에 따라 기능이 달라지게 되는데, 1차 작용은 안구가 외전되었을 때, 2차 작용은 안구가 내전되었을 때 나타나는 기능이다. 가령 후반규관성 양성체위변동성현훈에서는 동측의 후반규관이 흥분되게 되고, 따라서 동측의 상사근과 동향근(yoke muscle)인 반대편의 하직근이 흥분되어 안구는 병변쪽으로 회편시 및 하편시 되고, 이를 극복하기 위한 안진이 반대편으로 향하는 회편시 및 상편시로 나타나게 된다. 이때 상사근의 해부학적 특징 때문에, 안구가 안와에서 취하는 위치에 따라 방향이 변하는 해리(dissociated) 안진이 나타난다. 상사근은 안구의 내회전 및 하전을 담당하며 활차(trochlea)를 통해 작용하는데, 활차의 축은 X축과 약 51도 정도 각을 이루고 있어서 안구가 39도 정도 외전된 상태에는 힘이 가해지는 작용선과 안구의 회전축이 직각을 이루어 순수한 내회선을 담당하며, 안구가 내전된 상태에서는 순수한 하전을 담당하기 때문이다. 우측의 후반규관성체위변동성 현훈을 예로 들어 보자. 어지럼이 유발된 자세에서, 병변 측인 우측을 보게 하면, 우측 안구는 외전되고, 우측 상사근은 하전보다는 1차 작용인 내회선을 강하게 일으키게 되며, 동시에 좌측 안구는 내전되고, 좌측 하직근은 하전보다는 2차 작용인 외회선을 강하게 일으켜, 안구들은 하편시의 성분은 거의 없고, 정상쪽으로 천천히 회편시(환자가 보는 방향에서 반시계 방향, 즉 좌회편시) 되며, 중추신경은 이를 극복하기 위해 병변쪽으로 회편시 되는(우회편시) 안진이 나타나게 될 것이다. 한편, 유발 위치에서 정상쪽을 보게 하면, 반대로 우측 안구는 내전되어 내회선보다는 하전되고, 좌측 안구는 외전되어 외회선보다는 하전될 것이다. 그러므로 이를 극복

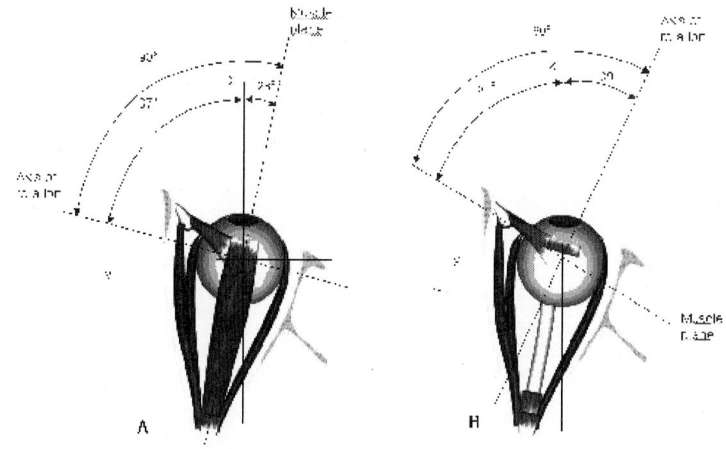

그림 5. 외안근의 구조, 우안. 양 안와는 X축에서 V자 형태로 외번 (everted)되어 있으므로, 상직근의 회전축은 A에서 처럼 시선 방향에서 23도, 상사근의 회전축은 B에서 처럼 39도 밖으로 틀어져 있다.

하기 위한 안진은 상편시되는 방향으로 나타나게 될 것이다. 같은 맥락으로 상직근은 안구가 23도 외전되어 있을 때는 순수한 상전근이며, 안구가 시선에서 23도보다 안쪽에 위치해 있을 때는 내회선의 기능도 나타나게 된다.

그림 6은 외안근의 작용을 도식화하여 암기하는 방법을 표시한 것이다. 환자를 관찰자가 보는 방향으로 지면에 6개의 외안근을 그린다. 이때, 지면의 왼쪽은 우안을 오른쪽은 좌안을 각각 표시한다. 먼저 좌안, 우안에 수평선을 그린다. 선의 중심에 접하는 반원을 아래, 위로 두 개 그리되, 그 끝은 화살표로 표시한다. 화살표의 방향이 바로 외안근의 작용이다. 표 1의 외안근의 작용을 기억하는 것보다 그림처럼 각각의 외안근의 위치를 암기하고, 화살표의 방향으로 외안근의 작용을 유추하는 것이 훨씬 쉽다. 양안이 일정한 운동을 할 때 동시에 작용하게 되는 외안근의 짝을 동향근이라 한다. 수평공액주시에서 쉽게 알 수 있듯이 일측 외직근의 동향근은 반대편 내직근이다. 이들 두 근육을 제외한 나머지 4개의 외안근 사이에는 동향근을 찾는 일정한 규칙이 있는데 즉, 좌우, 상하, 직사를 서로 바꾸면 된다. 예를 들어 우측 상방을 주시할 때는 그림 6에서 보듯이 우상직근이 작용하게 되는데 이의 동향근은 앞의 규칙처럼 세 가지를 바꾼 좌하사근이 된다.

그림 6의 12개의 외안근의 위치를 정확히 암기하고 있으면 각각의 작용은 쉽게 유추할 수 있다. 외안근의 작용은 화살표의 방향을 따르므로 내전, 외전, 상전, 하전은 쉽게 알 수 있다. 내회선, 외회선을 판단하는 방법은 그림 6의 우측처럼 줄이 안구의 하부에(상직근과 하사근), 또는 상부에(상사근과 하직근) 고정되어 있다고 생각하고 화살표 방향으로 줄을 잡아당길 때 안구의 상극(별표)이 어떻게 움직이는지를 관찰하는 것이다. 상직근의 작용은 상전과, 화살표 방향으로 당기면 안구의 상극이 코쪽으로 돌게 되므로(그림의 얇은 점선 및 굽은 화살표) 내회선임을 알 수 있다. 임상적으로 큰 의미는 없지만 화살표를 안구의 중앙을 지나는 수직선 방향으로 연장하였을 때의 방향은 3차 작용을 나타낸다. 하직근의 예를 들면 중앙으로 화살표를 연장하면 화살표는 안쪽으로 향하게 되고(우측 그림의 굵은 점선 및 곧은 화살표), 따라서 하직근의 3차 작용은 내전이다. 표 1에 나와 있듯이 직근의 1차 작용은 내전, 외전, 상전, 하전이며 사근의 1차 작용은 내회선, 외회선이다.

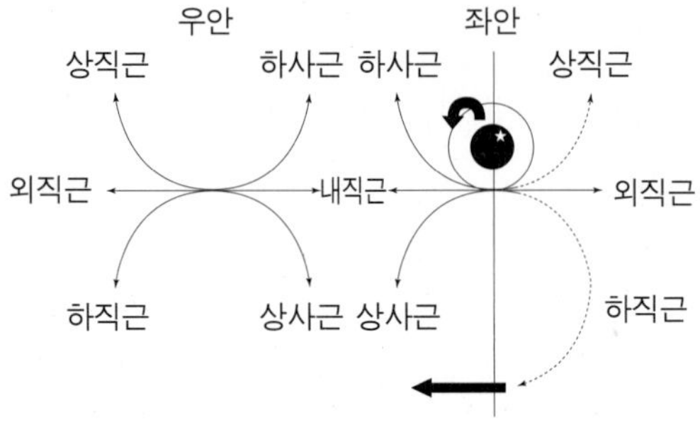

그림 6. 외안근의 작용

4) 공액주시 (Conjugate Gaze)

대부분의 안구운동은 회전 방향과 크기가 양안에서 똑같은 공액운동인데, 이러한 공액운동의 기전은 여러 가지 안구운동을 이해하기 위한 첫 번째 단계라고 할 수 있다. 먼저 수평공액주시(conjugate gaze)를 살펴보기로 한다. 수평공액안구운동을 담당하는 구조물들은 대개 뇌교의 피개(tegmentum)에 위치한다. 외향신경핵은 수평주시의 중추라 일컬어 지는데, 모든 종류의 수평공액운동이 이곳을 통해 이루어지기 때문이며, 따라서 수평공액운동의 최종공통로(common final pathway)라고도 한다. 외향신경핵은 동측의 외직근을 지배하는 운동신경원(motor neuron)과, 동안신경의 반대편 내직근 아핵(subnucleus)을 지배하는 중간신경원(interneuron)의 두 가지 신경원으로 이루어져 있는데 후자를 핵간 신경원(internuclear neuron)이라고도 한다. Baker와 Heighstein (1975)에 의해 고양이에서 처음 발견된, 외향신경핵의 25-30%를 차지하는 중간신경원은 과거에 알려진 바와는 달리 외향신경핵의 특정 부위에 위치하는 것이 아니라, 운동신경원과 골고루 섞여 있다(Steiger, 1978). 중간신경원의 축삭은 그림 7에서와 같이 외향신경핵 수준(level)에서 곧바로 교차하여 반대측 내측종속을 따라 상행하여 동안신경핵 내의 내직근 아핵(subnucleus)으로 연결되어 그 쪽의 내직근을 지배하게 된다 (Buttner-Ennever, 1977; Carpenter, 1965; Gacek, 1977).

앞서 언급한 것처럼 모든 수평공액 안구운동의 신호는 외향신경핵으로 일단 보내지게 되지만, 단속운동을 제외하곤 그 경로가 정확히 밝혀져 있지 않다. 시운동성 및 전정안반사의 신호는 반대편 전정신경핵으로부터 오게 되는데, 일부 축삭은 교차하기 전 동측의 외향신경핵을 통과한다고 한다(McCrea, 1987). 단속운동의 신호는 흥분성 돌발신경원(excitatory burst neuron, EBN)이 존재하는 동측의 방정중교뇌망상체(paramedian pontine reticular formation, PPRF)로부터 출발한다(Horn, 1996, 1998; Strassman, 1986). EBN의 축삭은 외향신경핵의 운동신경원과 중간신경원 따로 지배하는 두 종류로 되어 있다고 주장되기도 한다 (Mays, 1998; Zhou, 1998). 외향신경핵을 억제하는 기능이 있는 억압성 돌발신경원 (inhibitory burst neuron, IBN)의 축삭은 외향신경핵보다 미측(caudal), 뇌교-연수 연결 부위에 위치하는 반대편 정중망상체로부터 출발하게 된다. 원활추종운동의 신호는 반대편 소

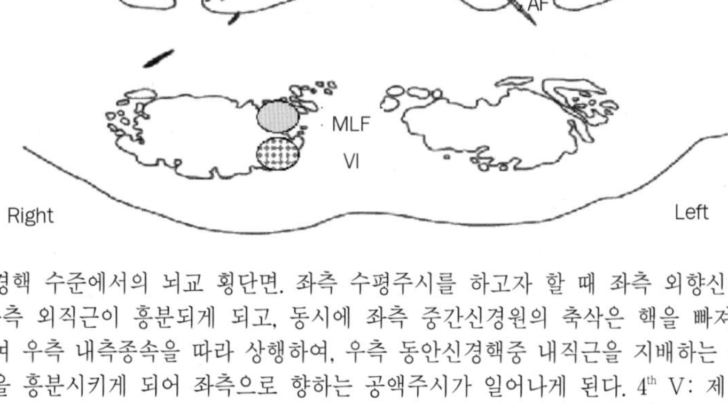

그림 7. 외향신경핵 수준에서의 뇌교 횡단면. 좌측 수평주시를 하고자 할 때 좌측 외향신경핵의 운동신경이 흥분되어 우측 외직근이 흥분되게 되고, 동시에 좌측 중간신경원의 축삭은 핵을 빠져 나와 바로 반대편으로 교차하여 우측 내측종속을 따라 상행하여, 우측 동안신경핵중 내직근을 지배하는 아핵으로 연결되어 우측 내직근을 흥분시키게 되어 좌측으로 향하는 공액주시가 일어나게 된다. 4th V: 제 4뇌실, VI: 외향신경핵, VII: 안면신경핵, AF: 외향신경속, CTT: 중피개로, FF: 안면신경속, G: 안면신경 무릎, ML: 내측모대, MLF: 내측종속, MRS: 동안신경의 내직근아핵, TT: 시개척수로.

뇌로부터 오게 되는데 일부는 반대편 전정신경핵을 통해 외향신경핵으로 전달된다(Fuchs, 1994; Langer, 1986). 수평운동에 관계되는 신경적분체(neural integrator)로부터의 신호는 3개의 핵으로 이루어진 설하주위핵(perihypoglossal nucleus)의 하나인 설하전신경핵(nucleus prespositus hypoglossi, NPH)과 내전정신경핵으로부터 출발하는데, NPH는 외향신경핵의 미측, 전정신경핵의 내측에 위치한다. NPH는 외향신경핵으로 신호를 보내는 모든 구조물로부터 신호를 받게 된다(Belknap, 1988). NPH는 양쪽의 활차 및 외향신경핵, 동측의 동안신경핵, 양쪽, 특히 내전정신경핵과 소뇌, 카할 간질핵(interstitial nucleus of Cajal, INC), 뇌간의 망상체, 상구(superior colliculus) 등 여러 곳으로 신호를 내보낸다(Belknap, 1988; Hartwich-Young, 1990). 정리하면 모든 종류의 수평운동은 외향신경핵을 통해서 이루어 지는데, 안구운동의 속도 성분은 앞서 언급한 직접적인 연결로, 안구운동의 위치에 대한 신호는, 뒤에 자세히 설명하겠지만, 신경적분체인 NPH와 내전정신경핵을 통한 간접적인 연결에 의해 이루어진다.

수평공액주시의 기전에 비해, 수직공액주시에 관해선 아직 모르는 것이 많다. 그러나 임상적으로 중요한 사실들이 최근 속속 밝혀지고 있음은 불행 중 다행이라고 할 수 있을 것이다. 안구의 회선 및 수직운동은 동안신경 및 활차신경이 담당한다. 단속운동의 예를 들어 어떻게 수직 혹은 회선 공액주시가 일어나는지 살펴 보고자 한다. 우선 가장 중심이 되는 해부학적 구조는 내측종속문측간질핵(rostral interstitial nucleus of the medial longitudinal fasciculus, riMLF)라고 말할 수 있다. 이 핵은 유양체시상로(mamilothalamic tract) 밑, 후굴로(tractus retroflexus) 위, 수도관주위회색질(periaqueducal gray) 앞쪽에 위치하는 날개 모양(wing-shaped)의 구조물로, 과거에는 전적영역핵(prerubral field nucleus), 포렐영역핵(nucleus of Forel's field)이라고 불리기도 했다. INC의 세포들이 원형이고 빽빽하게 들어차 있는데 반해서, riMLF의 세포들은 중간크기의 장방형 세포들로 구성되어 있다. 후시상시상저부방정중 동맥(posterior thalamosubthalmic paramedian artery)에 의해 지배를 받지만, 간혹 하나의 혈관이 양측을 지배하기도 하므로(Percheron, 1973), 임상에서 일측성 혈관질환에 의해 양쪽이 침범될 수 있다.

수평 단속운동과 다르게 수직, 회전 단속운동의 EBN과, IBN은 모두 riMLF에 존재한다. 양쪽 핵 모두 상방과 하방으로 향하는 단속운동과 관계된 세포를 가지고 있지만, 회선 단속운동은 한쪽 방향과 관계된 신경원만을 가지고 있는데(Moschovakis, 1991; Vilis, 1989), 우측 핵은 환자가 바라보는 입장에서 시계방향, 다시 말하면, 양안의 윗 부분이 우측 어깨 쪽으로 향하는 회선 운동을 지배하는 신경원만 존재하고, 반대로 좌측 핵은 반시계방향, 다시 말하면, 양안이 좌측 어깨쪽으로 회선하는 데 관여하는 신경원만 존재한다. 혹자는 안구를 하방으로 움직이는 세포는 위쪽에 위치하고, 상방으로 움직이는 세포는 밑에 위치한다고 주장하지만(Kompf, 1979; Van Essen, 1998), 이들 세포들이 핵 내에서 골고루 섞여 있는지, 아니면 핵 내 특정한 곳에 위치하는지는 정확하게 밝혀져 있지 않다(Wang, 1996; Pierrot-Deseilligny, 1982). 하방으로 작용하는 근육 (하직근과 상사근)을 지배하는 아핵으로 가는 섬유는 riMLF로부터 동측으로 내려 간다(Moschovakis, 1990, 1991). 한편, 상방으로 작용하는 근육(상직근과 하사근)을 지배하는 아핵으로 가는 섬유는 핵에서 나와 배(dorsal)쪽으로 진행한 뒤 후맞교차로(posterior commisure)를 통해서 반대편으로 건너감으로써 양측을 지배한다고 과거에는 알려져 있었지만, 최근의 연구로 동안신경핵 내에서 측부축삭(axon collateral)을 냄으로써 양측을 지배한다는 사실이 밝혀졌다 (Moschovakis, 1990, 1991, 1996). 임상에서 riMLF의 일부가 손상을 받으면 주로 상방보다는 하방으로의 단속운동의 장애가 나타나게 되는 점은 이를 뒷받침한다. 모든 EBN은 동향근(yoke muscle)에도 측부 축삭을 내보내게 되는데, 이는 Hering의 법칙의 근간이 된다고 볼 수 있다 (Moschovakis, 1990, 1995). 수직 단속운동에서는 한 개의 신경세포가 같은 신경전달물질(아마도 EBN은 glutamate 혹은 aspartate)을 내어 동향근 짝을 동시에 지배하기 때문에 안구운동은 수평 단속운동보다 양안에서 훨씬 같게 일어나게 된다 (Horn, 1998; Moschovakis, 1990). riMLF는 범정지세포뿐만 아니라, 상구, 후교통로핵, 꼭지핵(fastigial nucleus), 전두엽의 안구운동역역, 반대편 riMLF로부터 신호를 받는다. 후교통로도 수직안구운동에 있어서 매우 중요하다. 뇌수도와 제3뇌실과의 경계부위에 위치하는 후교통로는 일측의 INC와 반대편 INC 및 안구운동신경핵을 이어주는 섬유, 후교통로핵과 반대편 riMLF, INC 및 수직안구운동시 안검의 운동을 조절하는 M-group을 연결시켜주는 섬유가 지나가게 되며, 약리적으로 기능을 마비시키면 INC의 병변시와 같은 현상이 나타나게 된다. 수직 전정안반사 및 원활추종 운동의 정보는 전정신경핵, 소뇌의 타래엽(flocculus), y-group 등으로부터 내측종속을 따라 안구운동신경핵 및 INC로 전달되게 된다(Bhidayasiri, 2000).

한쪽 riMLF를 약물로 손상시키면 하방 단속운동의 경미한 장애가 유발되지만 상방 단속운동은 정상인데, 이는 앞서 언급한 하방으로 작용하는 근육은 일측 지배인데 반하여 상방으로 작용하는 근육은 양측 지배를 받고 있다는 사실을 입증한다(Suzuki, 1995; Vilis, 1989). 한편 회선운동은 한쪽 방향으로는 완전하게 소실되는데, 가령 오른쪽 핵의 병변시는 우측 어깨로 안구를 움직이는 회선운동이 나타나지 않게 되며, 왼쪽 핵의 병변시는 좌측 어깨로 안구를 움직이는 회선운동이 없어지게 된다(Helmchen, 1996). 양측 핵에 손상을 주면 모든 방향의 수직과 회선 단속운동이 소실되게 된다. 그러나 원활추종운동이나 전정안반사는 다른 부위가 담당을 하고 있으므로 정상적으로 작동하게 된다.

6) 신경적분(Neural Integration)

다른 운동과 마찬가지로, 안구 운동도 일정한 점을 출발하여 정해진 속도 및 가속도로 목표에 도달하려면 안구의 관성과 저항(viscous drag)을 이길 수 있는 힘이 있어야 하며, 원래의 위치로 돌아가려는 복원력(elastic force)을 이겨야만 목표점에 머무를 수 있게 된다. 그러므로 모든 안구 운동의 최종공통경로인 동안, 활차, 외향 신경핵의 안구운동 신경원의 활동은 안구 운동의 속도뿐만 아니라 위치(position)에 비례한다는(Robinson, 1972) 사실은 어찌 보면 당연한 이치라고 볼 수 있다. 그러나 안구 운동에 관여하는 모든 종류의 운동전신경원(premotor neuron)에는 오직 속도 정보만이 존재하게 된다. 그렇다면 안구운동 신경원은 어떻게 위치에 대한 정보를 얻어낼까? 단속운동의 예를 들어 자세히 살펴보기로 하자. 단속운동에는 두 가지의 힘이 필요하다. 안구가 움직이려면 안구의 무게에 의한 관성뿐만 아니라 안구 주위의 안와 내용물

(orbital contents)에 의한 저항을 이길 수 있는 힘이 필요할 것이다. 이러한 힘을 만들기 위해선 안구운동 신경원은 짧은 시간에 폭발적으로 흥분하여야 하는데 이를 pulse라 하며, 뒤따르는 안구 운동의 속도를 결정하여 준다. 단속운동의 속도 정보는 대뇌 피질로부터 출발하여, 앞서 언급한 것처럼, 수평 단속운동은 PPRF에, 수직 및 회전 단속운동은 riMLF에 존재하는 EBN으로 전달된다. 수학적으로 거리를 미분하면 속도가 되며, 속도를 적분하면 거리가 된다. 그러므로 안구의 위치를 속도 정보로부터 구하려면 수학적인 적분(mathematical integration)이 필요할 것이다. 이를 수행하는 곳이 바로 뇌간에 위치하고 있는 신경적분체(neural integrator, NI)이며, 수평운동은 NPH과 내전정신경핵에, 수직 및 회전 운동은 INC에 위치한다. 즉 신경적분체는 운동전신경원으로부터 전달받은 속도 정보를 적분하여, 안구운동 신경원으로 목표 지점의 위치에 대한 정보를 전달해주는 중계역할을 하고 있다고 볼 수 있다(Sharpe, 1993; Leigh, 1999; Baloh, 1996). 상기 언급한 구조물들의 위치는 그림 8에 표시되어 있다.

한편 목표점에 도달된 안구는 안와에 존재하는 인대, 근막 등에 의한 복원력을 이겨낼 수 있어야, 중심으로 끌려가지 않고 목표점에 원하는 만큼 머물 수 있게 될 것이다. 이러한 이심 위치에서의 주시 유지는 단순한 시고정만으로는 불가능하다. 컴컴한 곳에서도 이심 위치에서 주시를 유지할 수 있다는 사실은 이를 뒷받침한다(Becker, 1973). 이러한 힘은 pulse와는 달리 운동신경원이 지속적으로 흥분해야 하는데, 이를 step이라고 한다. 생리학적인 관점에서 보면 pulse는 위상성 신경지배(phasic innervation)에, step은 긴장성 신경지배(tonic innervation)에 해당된다. Pulse란 관성을 이기고 원하는 위치로 정지한 안구를 움직이는 힘이며, step이란 중심으로 향하는 복원력

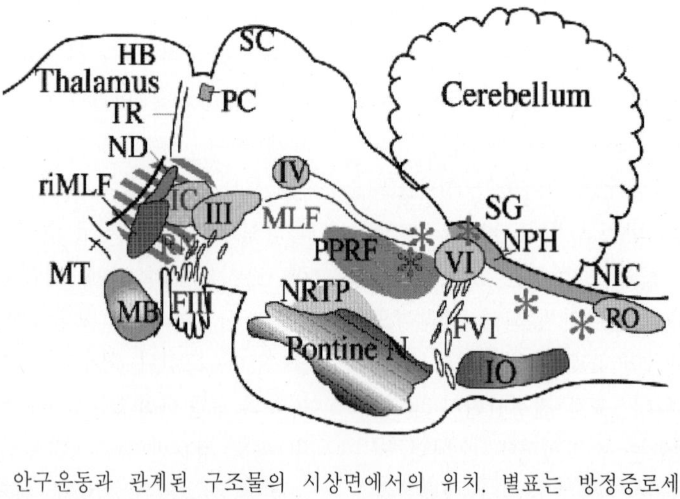

그림 8. 영장류에서 안구운동과 관계된 구조물의 시상면에서의 위치. 별표는 방정중로세포군(cell group of paramedian tract, PMT)을 표시함. riMLF, IC, ND 등이 위치한 곳의 사선으로 둘러싸인 부분은 중뇌망상체를 나타냄. III: 동안신경핵, IV: 활차신경핵, VI:외향신경핵, FIII: 동안신경속, FVI: 외향신경속, HB: 고삐, IC: 카할간질핵, IO: 하감람핵, MB: 유두체, MLF:내측종속, MT: 유두체시상로, ND: nucleus of Darkschewisch, NIC: 개재핵 (nucleus intercalates), NPH:전설하핵, NRTP: nucleus reticularis tegmenti pontis, PC:후교통로, riMLF: 내측종속문측간질핵, RN: 적핵, RO: nucleus of Roller, SG: nucleus supragenualis.

에 대항하여 안구를 그 위치에 고정시키는 힘이라고 정리할 수 있다. 이러한 step도 역시 NI가 담당을 한다. 즉 NI는 원하는 안구운동의 최종 목표 지점을 정할 뿐만 아니라, 그 지점에서 안구가 지속적으로 고정될 수 있도록 하여주는 역할을 한다고 할 수 있다. 이러한 연유로 NI를 주시 유지망(gaze holding network)이라 부르기도 한다. 뒤에 설명할 방정중로세포군(cell group of paramedian tract, PMT 세포군)과 소뇌의 타래엽도 주시유지에 관여한다. 단속 운동을 예로 들었지만, 이러한 신경적분 및 주시 유지 기전은 원활추종운동, 시운동성 운동, 전정안반사등 모든 안구운동에 적용되며 상기 언급한 구조물이 공통적으로 담당한다고 알려져 있다.

NI의 충실도(fidelity)는 시간상수(time constant, Tc)로 표시할 수 있다. 그림 9에서처럼, Tc란 일정 위치에서 이전 위치까지 거리의 63%만큼 원위치로 돌아가는데, 즉 제일 안위로부터 37% 되는 지점으로 되돌아가는데 걸리는 시간을 초 단위로 표시한 상수이다. 그러므로 Tc가 길면 길수록 NI의 기능이 더욱 좋다고 할 수 있다. 만일 Tc가 무한히 길다면 안구는 편심(off center) 위치에서 영원히 머무를 수도 있을 것이다. 그러나 실제로는 NI가 완전하지 않기 때문에 안구는 결국 제일 안위로 돌아가게 되는데, 정상인의 Tc는 20-70초 정도라고 한다(Hess 등, 1985). 이러한 NI의 불완전성을 "내재적으로 누출적(inherently leaky)"이라 표현한다. PMT 세포군은 뇌간의 안구운동 정보, 특히 안구가 일정 위치에서 지속적으로 머물도록 하는데 필요한 정보를 타래엽으로 보내는데, 이들 사이에 존재하는 양성 되먹이기(positive feedback) 기전에 의해 신경원은 반복되어 흥분되게 되며, 결국 이로 인해 내재적으로 불완전한 NI의 기능이 향상

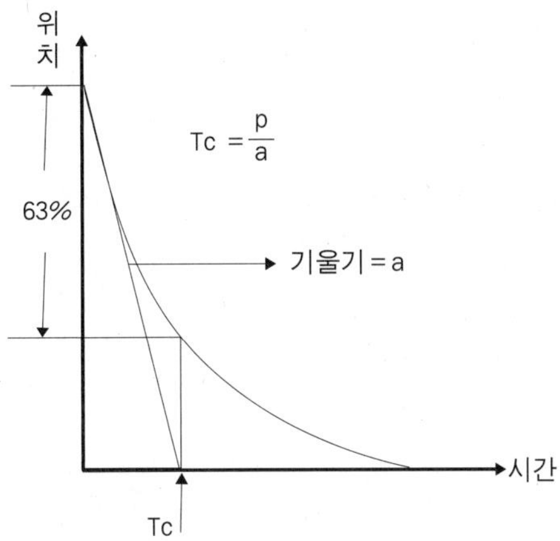

그림 9. 신경적분체의 시간상수. 시간상수는 안구의 이심위치(P, 제일 안위로 부터의 거리)를 중심으로 향하는 안구운동의 시작 속도(a)로 나누어 계산한다. a: 중심으로 향하는 안구운동의 최초 순간 속도 P: 제일 안위로부터의 안구의 거리 Tc: 시간상수.

되게 된다(Buttner-Ennever, 1989; Kamath, 1976; Robinson, 1974; Zee, 1980). 이러한 양성 되먹이기의 이득(gain)을 K로 표시 하는데, K가 일정 이상 증가하는 경우를 NI가 불안정(unstable)하다고 한다. 이때 안구는 제일 안위에서 이심 위치로 이동하게 되는데, 이때의 속도는 양지수함수적(positive exponential)으로 증가하게 된다. 불안정한 NI는 선천성 안진, 소뇌의 병변, 양안 실명, 후두엽절제술 후 등에서 관찰되며, 이는 시각계 및 전정계의 자극이 박탈되어 NI의 보정(calibration)이 손상을 받아 나타나는 것으로 추측하고 있다. 한편 NI의 기능이 감소한 경우, 복원력에 의해 안구는 제일 안위로 음지수함수적(negative exponential)으로 중심 위치로 서서히 되돌아가게 된다. 누출적 NI로 인하여 step이 불충분할 때, 중심으로 향하는 복원력을 이겨내지 못한 안구가 이심 위치에서 고정되어 있지 못하고 제일 안위를 향해 천천히 이동하게 되고, 이를 극복하기 위한 시선 재고정(refixation)

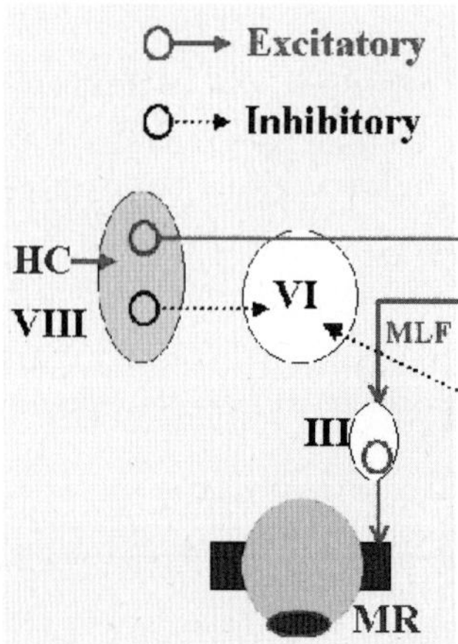

그림 10. 수평 단속운동에 관계된 구조물들의 연결로. III: 동안신경핵, IV:활차신경핵, VI: 외향신경핵, VIII: 전정신경핵: EBN: 흥분성돌발신경원, HC: 측반규관, IBN:억압성돌발신경원, IN: 중간신경원, LR: 외직근, MLF: 내측종속, MN: 운동신경원, MR: 내직근, P: 범정지세포, PPRF: 방정중뇌교망상체.

단속 운동이 원래의 주시 방향으로 나타나는 것을 주시유발(gaze-evoked) 안진이라고 한다.

단속운동의 예를 들어 앞서 설명한 공액주시 및 신경적분의 해부 및 생리에 대해 좀더 살펴 보기로 하자. 단속운동은 3단계의 신경지배로 이루어져 있는데, 위상성 지배의 방출은 단속운동이 일어나기 8 msec 전에 일어나게 되며, 긴장성 지배로 갑작스레 넘어가는 것이 아니라 중간에 slide 지배를 받게 된다. 우선 단속운동에 관여하는 뇌간의 구조물들에 대해 살펴 보자. 위상성 지배는 앞서 언급한 것처럼 수평운동은 PPRF에서 수직 및 회전 운동은 riMLF에 위치한 EBN 의해 만들어 지며, 긴장성 지배는 편엽 및 PMT세포군의 도움 하에 수평운동은 내전정신경핵 및 NPH에서, 수직 및 회선 운동은 INC으로부터 만들어 지게 된다. 앞서 언급한 구조물과 범정지 세포(omnipause neuron) 및 억압성 돌발신경원과의 관계를 수평 단속운동의 예를 들어 자세히 살펴 보기로 하자(그림 10). EBN은 외향신경핵보다 상방에 위치한 dorsomedial nucleus reticularis pontis caudalis에 해당하는 PPRF에 존재하는데, 이곳은 수평뿐만 아니라, 수직, 대각 단속운동시도 흥분한다고 한다. 그러므로 양측이 손상된 경우, 모든 수평 단속운동이 소실될 뿐만 아니라, 수직 단속운동의 속도도 저하된다. EBN은 동측의 외향신경핵을 흥분 시킬 뿐만 아니라 동측의 IBN도 흥분시키게 되는데, IBN은 중앙을 교차하여 반대편 외향신경핵을 억압하는 역할을 한다. 수평운동의 IBN은 외향신경핵 아래, 연수 상부의 배내측에 위치하는 nucleus paragigantocellularis dorsalis에 존재한다. EBN은 PMT, NPH 및 내전정핵으로도 신호를 보내게 된다. 수평단속운동과는 다르게 수직 및 회전 단속운동과 관계된 EBN과 IBN은 모두 riMLF에 산재해 있다. 앞서 언급한 것처럼 일측의 riMLF는 상향과 하향 단속운동에 대한 EBN이 모두 존재하지만, 한 방향의 회선에 관계된 EBN만을 가지고 있어, 우측은 환자가 보는 방향에서 시계방향의 회선 즉, 우안의 외회선, 좌안의 내회선만을, 반대로 좌측은 환자가 보는 방향에서 반시계방향의 회선만을 만들어 낼 수 있다.

모든 방향의 단속운동 시작 바로 전부터 단속운동이 진행되는 동안까지 활동을 쉬므로 이름이 붙여진 범정지세포는 외향신경속 사이의 중앙에 위치한 간솔기핵(nucleus raphe interpositus)에 존재한다. 전두엽, 상구의 시고정 영역, 소뇌 등에서 신호를 받아 모든 EBN과 IBN으로 신호를 보내게 된다. 이들은 눈을 깜박일(blink) 때와 단속운동 바로 전 및 동안 이외에는 계속해서 긴장적으로 활동을 하게 된다. 단속운동의 40 msec 전에 흥분하는 중뇌 혹은 nucleus reticularis tegmentis pontis에 존재하는 장선도(long-lead) 방출신경원들은 소뇌 및 뇌간의 여러 구조물들과 연결되어: 1) 단속운동의 공간 정보를 시간 정보로 바꾸어 주며(spatio-temporal transformation), 2) 단속운동의 시작과 끝을 정확하게(synchronize) 하여준다.

안구운동을 이해하여야만 어지럼 환자를 올바로 진찰하고, 전정기능검사의 일부로 행해지는 안구운동검사를 정확히 해석할 수 있다. 그러므로 어지럼 환자에서 나타나는 이상 안구운동을 발견하고 이를 올바르게 해석하기 위해서는, 이 장에서 언급한 안구운동의 기본개념을 바탕으로 이 책 및 다른 참고문헌에 나와있는 각각의 안구운동을 숙지해야 함은 아무리 강조해도 지나치지 않을 것이다.

참고문헌

Arenberg IK, Smith DB, eidtors. Diagnostic neurotology. Neurologic Clinic. vol 8-2. 1990.

Baker R and Highstein SM. Physiologic identification of interneurons and motoneurons in the abducens nucleus. Brain Res 1975;91:292-298.

Baloh RW, Halmagyi GM, eitors. Disorders of the vestibular system. New York: Oxford University Press; 1996.

Baloh RW, Honrubia V. Clinical neurophysiology of the vestibular system, 3rd ed. New York: Oxford University Press, 2001.

Becker W, Klein HM. Accuracy of saccadic eye movements and maintenance of eccentric eye positions in the dark. Vision Res 1973;13:1021-1034.

Belknap DB, McCrea RA. Anatomical connections of the prepositus and abducens nuclei in the squirrel monkey. J Comp Neurol 1988;268:13-28.

Bhidayasiri R, Plant GT, Leigh RJ. A hypothetical scheme for the brainstem control of vertical gaze. Neurology 2000;54:1985-1993.

Bienfang DC. Crossing axons in the third nerve nucleus. Invest Ophthalmol 1975;14:927-931.

Buttner-Ennever JA, Horn AKE, Schmidtke K. Cell groups of the medial longitudinal fasciculus and paramedian tracts. Rev Neurol(Paris) 1989;145:533-539.

Buttner-Ennever JA. Pathways from the pontine reticular formation to structure controlling horizontal and vertical eye movements in the monkey. In: Control of gaze by brain stem neurons. Development in Neuroscience, R Baker and A Berthoz, eds. Vol. 1, pp.89-98, 1977.

Carpenter MB and Strominger NL. The medial longitudinal fasciculus and disturbances of conjugate horizontal eye movements in the monkey. J Comp Neurol 1965;125:41-66.

Fetter M, Haslwanter T, Misslisch H, Tweed D, editors. Three-dimensional kinematics of eye, head and limb movements. Amsterdam: Harwood academic publishers; 1997.

Fuchs AF, Robinson FR, Straube A. Participation of the caudal fastigial nucleus in smooth-pursuit eye movements. 1. Neuronal activity. J Neurophysiol 1994;72:2714-28.

Gacek RR. Location of brain stem neurons projecting to the oculomotor nucleus in the cat. Exp Neurol 1977;57:725-749.

Hartwich-Young R, Nelson JS, Sparks DL. The perihypoglossal projection to the superior colliculus in the rhesus monkey. Vis Neurosci 1990;4:29-42.

Helmchen C, Glasauer S, Bartl K, Buttner U. Contralesionally beating torsional nystagmus in a unilateral rostral midbrain lesion. Neurology 1996;47:482-486.

Hess K, Reisine H, Dursteler M. Normal eye drift and saccadic drift correction in darkness. Neuro-ophthalmol 1985;5:247-252.

Horn AKE, Buttner-Ennever JA, Buttner U. Saccadic premotor neurons in the brainstem: functional neuroanatomy and clinical implications. Neuro-ophthalmology 1996;16:229-40.

Horn AKE, Buttner-Ennever JA. Premotor neurons

for vertical eye movements in the rostral mesencephalon of monkey and human: Histologic identification by parvalbumin immunostaining. J Comp Neurol 1998;392:413-427.

Jacobson GP, Newman CW, Kartush JM. Handbook of balance function testing. 1st ed, San Diego, Singular Publishing Group, 1997.

Kamath BY, Keller EL. A neurological integrator for the oculomotor control system. Mathematical Biosciences 1976;30:341-352.

Kompf D, Pasik T, Pasik P, Bender MB. Downward gaze in monkeys. Stimulation and lesion studies. Brain 1979;102:527-58.

Langer T, Kaneko CRS, Scudder CA, Fuchs AF. Afferents to the abducens nucleus in the monkey and cat. J Comp Neurol 1986;245:379-400.

Lee TK and Sung KB. Cerebellar control of eye movements. J Korean Balance Society 2003; 2(1):3-14.

Leigh RJ, Zee DS. The neurology of eye movements. 3rd ed. Philadelphhia: F.A. Davis; 1999.

Mays L. Has Hering been hooked? Nature Medicine 1998;4:889-90.

McCrea RA, Strassman A, Highstein SM. Anatomical and physiological characteristics of vestibular neurons mediating the vertical vestibulo-ocular reflexes of the squirrel monkey. J Comp Neurol 1987;264:571-94.

Moschovakis AK, Scudder CA, Highstein M. A structural basis for Hering's Law: projections to extraocular motoneurons. Science 1990;248:1118-1119.

Moschovakis AK, Scudder CA, Highstein M. Structure of the primate oculomotor burst generator I. Medium-lead burst neurons with upward on-directions. J Neurophysiol 1991; 65:203-217.

Moschovakis AK, Scudder CA, Highstein M. The microscopic anatomy and physiology of the mammalian saccadic system. Prog Neurobiol 1996;50:133-254.

Moschovakis AK, Scudder CA, Highstein SM, Warren JD. Structure of the primate oculomotor burst generator. II. Medium-lead burst neurons with downward on-directions. J Neurophysiol 1991;65:218-229.

Moschovakis AK. Are laws that govern behavior embedded in the structure of the CNS? The case of Hering's law. Vision Res 1995;35:3207-16.

Percheron G. The anatomy of the arterial supply of the human thalamus and its use for the interpretation of the thalamic vascular pathology. J Neurol 1973;20:1-13.

Pierrot-Deseilligny CH, Chain F, Gray F, Serdaru M, Escourolle R, Lhermitte F. Parinaud's syndrome: electro-oculographic and anatomical analyses of six vascular cases with deductions about vertical gaze organization in the premotor structures. Brain 1982;105:667-696.

Robinson DA, Keller EL. The behavior of eye movement motoneurons in the alert monkey. Bibl. Ophthalmol 1972; 82:7-16.

Robinson DA. The effect of cerebellectomy on the cat's vestibulo-ocular integrator. Brain Res 1974;71:195-207.

Sharpe JA, Barber HO, editors. The vestibulo-ocular reflex and vertigo. New York: Raven Press; 1993.

Steiger HJ and Buttner-Ennever JA. Relationship between motoneurons and internuclear neurons in the abducens nucleus: a double retrograde study in the cat. Brain Res 1978;148:181-188.

Strassman A, Highstein SM, McCrea RA. Anatomy and physiology of saccadic burst neurons in the alert squirrel monkey. I. Excitatory burst neurons. J Comp Neurol 1986;249:337-57.

Sung KB and Lee TK. Central mechanisms of the vestibulo-ocular rflex (VOR) Journal of Korean Balance Society 2002;1-1 55-66.

Suzuki Y, Buttner-Ennever JA, Straumann D, Hepp K, Hess BJM, Henn V. Deficits in torsional and vertical rapid eye movements and shift of

Listing's plane after uni- and bilateral lesions of the rostral interstitial nucleus of the medial longitudinal fasciculus. Exp Brain Res 1995;106:215-232.

Van Essen DC, Drury HA, Joshi S, Miller MI. Functional and structural mapping of human cerebral cortex: solutions are in the surfaces. Proc Natl Acad Sci USA 1998;95:788-95.

Vilis T, Hepp K, Schwarz U, Henn V. On the generation of vertical and torsional rapid eye movements in the monkey. Exp Brain Res 1989;77:1-11.

Wang SF, Spencer RF. Spatial organization of premotor neurons related to vertical upward and downward saccadic eye movements in the rostral interstitial nucleus of the medial longitudinal fasciculus (riMLF) in the cat. J Comp Neurol 1996;366:163-180.

Zee DS, Leigh RJ, Mathieu-Millaire F. Cerebellar control of ocular gaze stability. Ann Neurol 1980;7:37-40.

Zhou W, King WM. Premotor commands encode monocular eye movements. Nature 1998;393:692-5.

5

안 진
(Nystagmus)

성 기 범 Ki-Bum Sung

순천향대학교 의과대학 신경과학교실

안구의 진동(oscillation)은 크게, 느린 운동으로 진동이 시작되는 안진, 빠른 운동으로 시작되는 단속운동삽입(saccadic intrusion), 안구의 진동이 어떻게 시작되는지 정확히 밝혀져 있지 않은, 반응이 없는 환자에서 보이는 bobbing 혹은 주기적으로 나타나는 수평안구운동 같은 진동의 세 가지로 나눌 수 있다. 이 중 안진은 신경안과의 가장 어려운 항목 중 하나인데, 원인 병소 및 질환이 비특이적이며, 일정 부위의 병변이 여러 종류의 안진을 유발시킬 수 있으며, 기전이 상당히 난해할 뿐만 아니라, 아직 명확히 규명되지 못한 경우도 많기 때문이다. 그러나 정확한 기전이 조금씩 밝혀짐에 따라서, 안진은 매우 유용하고 가치 있는 측향화 및 국소화(lateralizing and localizing) 징후로서 정립되어 가고 있다.

이 장에서는 기본적인 안구운동의 기초지식에서 다룬 지식을 바탕으로, 안진을 보이는 환자의 진찰 및 접근 방법, 임상적으로 흔히 접하게 되는 주요 안진의 기전을 중심으로 서술하였다. 안진의 이해를 위해서는 안구운동 및 전정계의 기본적인 해부학적, 생리학적 지식이 필수적이므로 특히 이를 숙지해야 한다.

1 안진의 기초지식 (Basics of Nystagmus)

1) 안진의 분류 (Classification of Nystagmus)

안진의 분류는 안진의 정확한 기술뿐만 아니라 원인적 접근 방법의 기본이 된다. 가장 기본적인 분류법은 느린 성분(slow phase, or component)과 빠른 성분(fast phase)의 속도에 따라 안진을 나누는 방법이다. 느린 성분과 빠른 성분의 구분이 없는 정현파양(sinusoidal) 안진을 진자(pendular)안진이라 하며, 안구가 제일 안위(primary position)로부터 천천히 변위되었다가, 빠른 속도로 제자리로 되돌아 오는 양상의 안진을 격동(jerk)안진이라 한다. 안진은 규칙적인 진동인 반면, 비규칙적인 진동은 안진양(nystagmoid) 운동이라고 하며, 단속운동삽인(saccadic intrusion) 등과 같이 실제로는 안진이 아니지만 마치 안진처럼 보이는 비정상 안구운동도 있다(Sharpe, 1984). 비록 안구를 서서히 편위시키는 느린 성분이 안진을 유발하는 병리를 가장 잘 반영하지만, 안진의 방향은 빠른 성분의 방향으로 정한다. 예를 들어 상향(upbeat)안진이라면 원활안운동(smooth eye movement)에 의해 눈이 병적으로 아래쪽으로 천천히 이동되고, 이를 보상하기 위한 중추신경계의 시선재고정 단속운동(refixation saccade), 즉 속도가 빠른 성분은 상부로 향하게 되는 안진을 일컫는다.

안진은 생후 3개월 이전에 나타나는 선천성(congenital) 안진과 그 이후에 발생하는 후천성(acquired) 안진으로 나누기도 한다. 후천성 안진은 어지럼, 동요시(oscillopsia) 등이 급성으로 나타나며, 선천성 안진은 서서히 진행되는 흐려보임(blurred vision)을 호소하게 된다. 안진을 생리적(physiologic) 안진과 병적(pathologic) 안진으로 나누기도 하는데, 전자에 속하는 것으로는 극위(end point)안진, 시운동성(optokinetic)안진, 회전(rotation) 및 온도(caloric)유발 안진 등이 있다. 안진은 외부로부터의 유발자극 없이 저절로 나타나는 자발(spontaneous)안진과 회전, 온도뿐만 아니라 머리 위치 및 주시(gaze)를 변화시킬 때 나타나는 유발(induced)안진으로 나누기도 하는데 후자의 경우 해당 유발 조건에서 나타나야 정상이지만 나타나지 않거나 그 양상이 정상적인 반응과 다를 때는 병변이 있음을 시사한다.

안진은 한쪽 눈에서만 나타나는 단안(monocular)안진과 양쪽 눈에서 나타나는 양안(binocular)안진으로 나눌 수도 있는데, 점두연축(spasmus nutans), 상사근경련(superior oblique myokymia) 등은 대표적인 단안안진이다. 양안안진은 안구운동의 방향 및 양상이 양안에서 똑같은 공액(conjugate)안진과 서로 다른 비공액(disconjugate)안진으로 나눌 수 있다. 비공액안진은 해리(dissociated)안진이라 부르기도 하며, 특히 양안의 운동 방향이 서로 정반대인 경우는 상위(disjunctive)안진이라고 한다. 시소(see-saw)안진 및 수렴(convergence)안진은 각각 대표적인 수직, 수평 상위안진의 일종이다. 격동안진의 경우, 빠른 성분의 방향으로 주시할 때만 안진이 나타나는 경우는 1도 안진, 제일 안위에서도 안진이 나타나면 2도 안진, 느린 성분의 방향을 포함한 모든 위치에서 안진이 나타나면 3도 안진이라고 한다. 1912년 Alexander는 말초 전정계에 이상이 있는 환자의 안진은 느린 성분을 볼 때보다 빠른 성분을 볼 때 더욱 강하게 나타나는 것을 관찰하였으며, 상기 분류법은 이러한 Alexander 법칙에 기초한다(Alexander 1912). 또한 안진은 안구운동의 궤적에 따라 분류할 수 있다. 수직(vertical), 수평(horizontal), 회전(torsional or rotatory), 타원(elliptical), 사선(oblique), 원형(circular) 안진 등이 있다. 사선안진은 대각(diagonal)안진이라고도 한다. Roll평면 즉 X축을 중심으로 회전하는 안진은 모두 회전안진으로 기술한다.

안진을 관찰할 때, 혹은 전기안진기록기를 이용하여 안진을 분석할 때 느린 성분의 방향, 파형 및 속도를 정확히 파악하여야 한다. 안진은 느린 성분의 모양에 따라 등속도(constant velocity), 음지수적(negative exponential) 감소, 양지수적(positive exponential) 증가, 정현파양 안진으로 나눌 수 있다(Leigh, 1999). 느린 성분이 등속도인, 즉 일직선으로 표시되는 느린 성분을 갖는 안진은 말초성, 중추성 전정계 질환, 또는 대뇌 질환에서 나타난다. 느린 성분과 빠른 성분 모두 등속도이므로, 이들이 합쳐진 안진의 파형은 톱니바퀴(saw-tooth) 모양으로 나타나게 된다. 신경적분체(neural integrator)가 손상(instable)된 즉, 시간상수(time constant, Tc)가 짧아진 경우, 나타나는 주시 유발 안진(gaze evoked nystagmus, GEN)에서는 안구는 이심위치(eccentric position)에서 제일 안위로, 즉 안와의 가장자리에서 중심으로, 음지수적으로 감소하는 속도로 서서히 이동하다가, 원래 주시하고 있던 위치로 빨리 되돌아가게 된다. 반면에 제일 안위에서 안구가 이심위치로 편위되는 느린 성분의 속도가 양지수적으로 증가하는 경우는 신경적분체가 불안정(unstable)한, 즉 시간상수가 늘어난 경우, 나타나며 소뇌 질환 및 선천성(congenital) 안진 등에서 관찰된다. 마지막으로 진자안진은 느린 성분과 빠른 성분의 구분이 없으므로 정현파양으로 나타나며 선천성 안진, 점두연축, 안구개진전(oculopalatal tremor) 및 시력 상실 후에 나타나는 안진 등에서 볼 수 있다(그림 1).

2) 안진의 기술 (Description of Nystagmus)

안진은 화살표를 이용하여 간단하고 정확하게 기술할 수 있는데, 책마다 그 기록하는 방법이 조금씩 다르게 기술되어 있다(Glaser, 1999). 아래에 기술된 방법은 안진을 편하게 그리는 데 중점을 둔 새로운 도식법이다. 안진은 대개 양안에서 나타나는 공액 운동이므로 우안의 운동만을 기록한다. 먼저 그림 2와 같이 수직, 수평선을 각각 3개 그어 9개 주요 안위(nine cardinal position)를 표시한다. 안진의 방향은 화살표로 표시하는데, 외안근의 작용을 표시하는 그림처럼 환자를 진찰자가 바라본 관점에서 방향을 표시한다. 즉, 지면의 왼쪽으로 향하는 화살표는 우향(right beating)안진

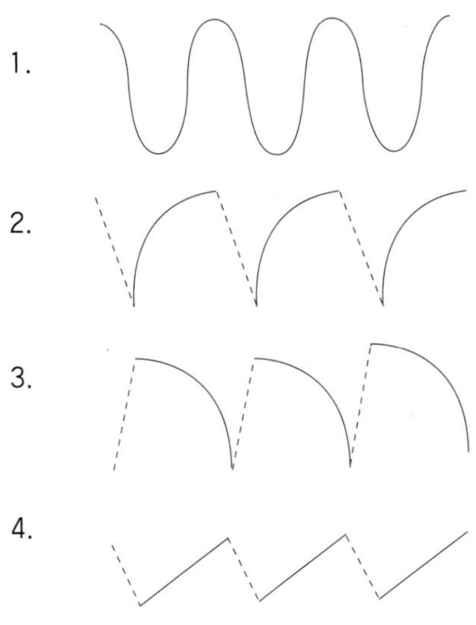

그림 1. 느린 성분의 속도 양상에 따른 안진의 분류. 실선은 느린 성분을 점선은 빠른 성분을 각각 나타냄.
1: 등속도
2: 음지수적 감소
3: 양지수적 증가
4: 정현파양

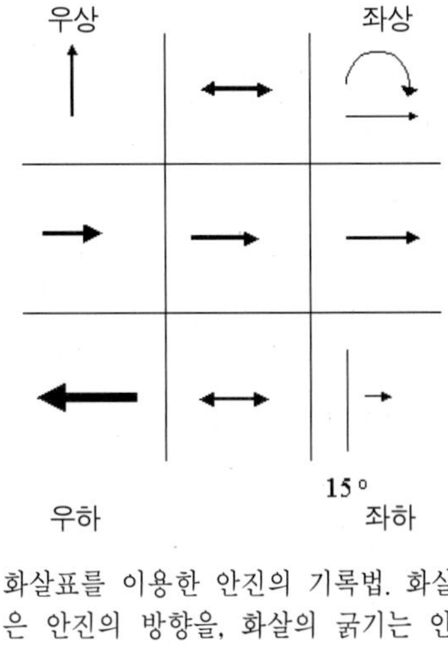

그림 2. 화살표를 이용한 안진의 기록법. 화살의 방향은 안진의 방향을, 화살의 굵기는 안진의 크기 혹은 진폭을, 화살의 길이는 주기를 표시한다. 즉 빠른 안진일수록 화살의 길이가 짧다. 좌상주시시 좌측으로 향하는 수평, 회전안진, 직상주시시 수평 진자안진, 좌하주시시 좌측으로 15도에 정지점이 있는 수평 좌향안진, 우상주시시 상향안진이 관찰됨. 좌하주시시 주기가 가장 빠른 안진이 관찰되며, 우하주시시 가장 진폭이 크며, 느린 수평 우향안진이 관찰됨.

을, 상방으로 향하는 화살표는 상향안진을 각각 의미한다. 회전안진의 경우는 화살을 곡선으로 표시하며, 진자안진의 경우는 양 화살표로 표시한다. 안진의 진폭에 비례하여 화살의 굵기를, 안진의 주기에 비례하여 화살의 길이를 정한다. 조심하여야 할 것은 화살의 길이는 주기를 표시하므로, 짧은 화살은 주기가 짧으며 진동수가 높은(high frequency), 즉 빠른 안진을 표시한다. 안진의 강도(intensity)란 진폭과 주기를 곱한 것을 나타낸다. 마지막으로 정지점(null point)이 존재하면 해당 부위에 실선으로 표시하고 그 각도를 기입한다.

2 안진의 기전(Mechanism of Nystagmus)

모든 안진은 주시 기능의 이상에 의해 발생한다. 시선을 한 곳에 고정하는 행위는 시각, 전정계의 정보와 뇌간 및 소뇌를 포함한 중추신경계의 긴밀한 조화, 특히 정지 세포(pause cell) 및 주시유지중추(gaze holding center)의 원활한 기능에 의해 유지되는데 이들의 기능에 이상이 생기면 안진이 발생한다.

주시를 안정되게 유지시켜 주는 기전은 크게 시고정(fixation), 전정안반사(vestibulo-ocular reflex), 주시유지(gaze holding)의 세 가지로 대별할 수 있다. 정지되어 있는 물체가 잘보이려면, 물체의 상(image)은 망막의 중심 0.5도 내에 위치해야 하며, 움직임은 초당 5도 미만이어야 한다. 상기 역할을 담당하는 시고정이 속도가 제로인 원활추적운동(smooth pursuit)인지, 이와는 전혀 다른 별개의 안구운동 체계인지에 대해서는 논란이 많다(Leigh, 1999). 시고정의 기능은 첫째, 망막에 맺힌 상의 움직임(drift)을 시력 정보로부터 파악하여 이를 교정해 주기 위한 안구운동을 만들어 주며, 둘째, 불수의적이며 불필요한 단속운동(saccades)이 일어나지 못하도록 한다. 만일 상기 현상들이 발생하면 망막 중심부에 표적이 고정되지 못하므로 선명한 상이 맺혀지지 않게 된다. 안구를 움직이지 않도록 하는 시고정은, 10대 이전동안의 망막으로부터의 초점이 잡힌, 선명한 상에 대한 정보가 대뇌로 정확히 전달되어야만 이루어 지게 되는데, 만일 한쪽 눈 혹은 양쪽 시력이 상실되면 안진이 발생하게 된다(Good, 1997).

전정계의 긴장도(vestibular tone)의 이상시, 신경적분 혹은 주시유지 기전의 손상시에도 안진이 발생하게 되지만 상기 세 가지 기전 이외에, 원활추적운동계, 단속운동계, 시운동계(optokinetic system), 이향운동계(vergence system)의 기능 이상으로 주시가 방해를 받을 때도 안진이 발생한다.

1) 주시유발안진 (Gaze Evoked Nystagmus)

안구를 제일 안위에서 이심위치로 옮겼을 때 유발되는 안진을 주시유발안진이라고 한다. 임상에서 흔히 접하는 안진으로, 안구가 상방, 측방으로 위치해 있을 때는 잘 나타나지만 하방에서는 잘 나타나지 않는다. 이미 언급한 것처럼 느린 성분은 중심으로 향하는 구심성이며, 그 속도는 음지수적으로 감소한다. 자세한 내용은 안구운동의 기초를 참고하기 바라며, 소뇌, 뇌간 등의 병변으로 신경적분체가 침범되면 주시유발안진이 발생하나, 임상에서 가장 흔히 관찰되는 주시유발안진의 원인은 항전간제, lithium 등의 약물이라는 사실을 명심해야 한다.

임상에서 주시유발안진과 꼭 감별해야 하는 것이 극위안진이다. 편심 위치에서 주시를 할 때, 안구가 중심으로 향하여 느리게 이동하다 원래의 주시 위치로 튀는 안진을 극위 안진(end point nystagmus, EPN)이라고 한다. 극위 안진은 시운동성 안진, 온도 및 회전 등의 전정계 자극 시 나타나는 전정 안진과 더불어 대표적인 생리적 안진 즉 정상적인 안진에 속한다. 정상인은 25-60도의 주시 각도(gaze angle)에서 1-3Hz의 EPN을 보인다. EPN은 1) 이심 위치의 목표물을 주시하자마자 혹은 수초 내에 나타나 계속되는 지속적(sustained) EPN 2) 이심, 주시 시 잠시 나타나는 비지속적(unsustained) EPN 3) 이심, 주시가 오래 지속되면(30초 이상) 나타나는 피로(fatigue) EPN으로 나눌 수 있다(Abel, 1978).

EPN은 다음과 같은 생리학적인 특징을 가지고 있다. EPN의 느린 성분은 1) 주시 각도 2) 시각계의 되먹이기 3) 피로에 영향을 받게 된다. 극위 안진과 이에 영향을 미치는 여러 가지 요인들의 관계는 $V = (y_o/Tc)e^{-t/Tc}$로 나타낼 수 있다. 여기서 V는 느린 성분의 속도, y_o는 주시 각도, Tc는 어두운 곳에서의 NI의 Tc, t는 마지막 빠른 성분으로부터의 시간 경과를 나타낸다. 즉 느린 성분의 속도는 안구의 제일 안위로부터의 변위에 비례하고 Tc에 반비례하게 된다. 또한 공식의 지수 성분이 감소 함수이므로, 느린 성분의 속도는 시작 순간이 y_o/T_c로 가장 빠르며, Tc만큼 시간이 경과한 뒤에는 y_o/T_c의 0.37배로 감소하게 된다(Becker, 1973; Eizenmann, 1990). 느린 성분은 주시 각도가 작은 경우 안구의 변위와 거의 상관 없는 것으로 알려져 있지만, 25도 이상에서는 주시 각도에 비례하여 증가한다고 한다. 일례로 주시 각도가 30도에서 45도로 변화할 때 속도는 4.6배나 증가한다고 한다(Eizenmann, 1990). 주시 각도가 크다는 것은 y_o, 즉 변위가 커지는 것과 마찬가지이므로 속도가 커질 것이라는 사실은 공식에서 쉽게 알 수 있을 것이다. 생리적으로 이심 위치에서는 Tc가 작아지게 된다(Optican, 1984). 따라서 큰 주시 각도하에서의 속도 증가는 변위의 증가뿐만 아니라 짧아진 NI의 Tc의 영향 때문에 나타나게 되는 것이다. 느린 성분은 시고정 지속 시간에 비례하여 증가하게 되며 이는 중추성 신경 피로(central neural fatigue)에 의한 Tc의 감소에 의하는 것으로 알려져 있다(Abel, 1978).

정상적으로 이심 위치에서 주시를 할 때 EPN의 느린 성분 속도는 어두운 곳이 밝은 곳보다 2-6배 큰데 이는 원활 추적 운동의 효과로 설명할 수 있다. 즉 원활 추적 운동계는 안구와 목표물의 상대적 운동을 감지하여 느린 성분과 반대 방향으로 향하는 원활 추적 운동 명령을 만들어 내고 이를 NI로 보내어 Tc를 증가시켜 망막에서의 상이 안정되도록 하여 준다(Abel, 1978). 이러한 원활 추적계의 이득은 생리적으로 이심 위치에서 보다 작아지게 되고 따라서 안구가 제일 안위에서 멀어지는 만큼 느린 성분의 속도가 커지게 된다(Yee, 1983). 다시 말하면 이심 위치에서는 중심으로 향하는 원활 추적 운동이 미미하여 EPN이 발생하게 되지만 제일 안위에서는 원활 추적 운동이 중심으로 향하는 느린 성분을 충분히 보상하여 EPN이 나타나지 않게 되는 것이라고 말할 수 있다. 일반적으로 사람마다 차이는 있으나 느린 성분의 속도가 0.25도/초 이하 시는 EPN이 발생하지 않으며, 0.3-2도/초 시는 지속적 혹은 비지속적 EPN이, 2도/초 이상 시는 지속적 혹은 피로 EPN이 발생한다고 한다(Sharpe, 1993). 한마디로 EPN은 안구의 이동 속도에 따라 결정되며, 이는 이심도(eccentricity), 시각계의 되먹이기 및 피로(fatigue)에 영향을 받게 된다고 할 수 있다.

생리적 안진의 일종인 극위(end-point)안진은 주시 유발 안진과 반드시 감별되어야 한다. 일부 정상인에서는 20도 정도의 작은 편위에서도 극위안진이 나타나기도 하나 대개는 주시 방향의 공막이 안보이기 시작할 때(대략 30-40도) 나타나게 된다. 주된 안진의 방향은 수평이다. 물론 회전 성분이 나타날 수도 있지만, 수직 성분이 나타나면 절대로 생리적 안진이 아니다. 극위로 안구를 위치시킨 후 곧바로 나타나고, 안진은 진폭은 4도 미만으로 작으며, 지속적으로 나타나지는 않게 되는데, 3번 내지 4번 정도만 일어나고, 수초 뒤에 안진의 진폭이 작아지게 된다. 마지막으로 대칭적인 특징이 있다고 주장하는 이론도 있지만, 실제론 비대칭적일 수도 있으며, 외전하는 안구에서 안진의 크기가 더 큰 해리안진으로 나타날 수 있다고 한다. 그러나 임상적으로 가장 중요한 감별점은 생리적 극위안진은 그 크기가 상당히 작으며(4도 미만), 어두운 곳에선 느린 성분의 속도가 2배 정도 증가하며(병적 주시 유발안진은 증가하지 않음), 동반되는 다른 비정상 안구운동이 없다는 점이다(Leigh, 1999; Sharpe, 1993). 핵간안근마비(internuclear ophthalmoplegia, INO)에서의 외전(abducting) 안진, Bruns 안진 등도 주시유발안진과 관계가 있다.

2) 전정안진(Vestibular Nystagmus)

가) 휴지기방전(resting discharge)

전정신경계의 이상은 다른 질환과 마찬가지로 말초성, 중추성의 두 가지로 나눌 수 있으며, 임상적으로 이를 구분하는 것이 매우 중요하다. 전정신경계는 다른 신경계와는 다르게 핵이 중추계에 포함되어, 전정신경핵부터 대뇌까지를 중추성 전정계라 한다. 휴지기방전(resting discharge)은 전정계의 특징적인 생리적 반응이다. 모든 구심성 전정계(vestibular afferent)는 자극이 없는 안정 시에도 흥분(firing)을 하고 있다. 이는 생리학적으로 흥분, 억제 양방향의 반응을 모두 가능케 하며, 중추신경계를 전정계가 항상 긴장성(tonic)으로 조절케 하며, 전정계 반응의 감각 역치(sensory threshold)를 낮추어 주는 3가지의 중요한 역할을 담당하고 있다(Goldberg, 1971).

휴지기방전과 유사한 개념이 전정계긴장도(vestibular tone)의 균형이다. 우리 몸에서는 전정계, 시각계, 체성감각계를 통한 정보가 뇌에서 통합되어 양쪽이 균형을 이루고 있는데, 이들 정보의 균형이 깨진 경우 어지럼이 나타난다. 마찬가지로 양쪽 전정계로부터의 들어오는 정보는 서로 균형을 이루고 있는데 이들 전정계긴장도에 불균형이 생기면 안진이 나타나게 된다.

나) 전정안반사(Vestibulo-ocular Reflex)

전정안반사란 머리가 회전할 때, 이를 보상하기 위해 안구를 머리의 회전과 정반대 방향으로, 같은 각도만큼 회전시키는 반사이다. 전정안반사는 크게 직접반사(direct reflex)와 간접(indirect)반사로 나눌 수 있다(Sharpe, 1993). 전정안반사는 미로에서 출발한 신호가 전정신경절, 전정신경핵, 안구 운동신경원의 세 곳에서 연접(synapsis)하는 세 개의 신경원궁(three neuron arc)으로 이루어져 있는데 머리의 움직임에 따른 각가속도를 반고리관 내에서 수학적으로 적분하여 머리 운동의 속도를 계산하고, 이의 방향을 정반대로 바꾸어 해당 안구 운동 신경핵으로 보내는 회로를 직접 전정안반사라 한다. 이러한 직접반사는 머리 회전을 보상하기 위해 필요한 안구운동의 속도를 정해 주는 회로이다. 그러나 단속운동과 마찬가지로 위치 정보가 있어야, 머리 운동이 끝났을 때, 안구는 정해진 위치에 정확히 멈출 수 있을 것이다. 신경적분체에서 설명한 바와 같이 수평전정안구운동에서는 전설하핵 및 내측전정신경핵이, 수직 및 회전 운동에서는 Cajal 간질핵이 속도를 적분하여 필요한 step 명령을 안구 운동신경원에 보내게 되는데, 이를 간접 전정안반사라 한다(그림 3).

관찰된 신경학적인 징후가 핵상성(supranuclear) 원인에 의한 것인지를 감별하는 대표적인 지표 중의 하나가 기능의 해리(dissociation of function) 여부이다. 모든 알려진 기능이 전부 소실되면 말초성 병변이지만, 기능 중 하나라도 보존되어 있으면 핵상성 병변이라고 판단할 수 있다. 예를 들면 안면 마비의 경우 마비된 쪽에서도 이마의 주름을 잡을 수 있다거나, 의도적으로는(volitionally) 수축이 안 되던 근육이, 우스운 광경을 보고 자신도 모르게 웃음이 나오는 경우처럼 감정적(emotional, mimetic) 안면근육수축 때는 아무런 문제가 없다면 핵상성 안면신경마비임을 시사한다.

수평공액주시의 장애는 외향신경핵뿐만 아니라 방정중뇌교망상체(PPRF)의 병변시도 나타나게 된다. 외향신경핵은 단속운동과 주시뿐만 아니라 전정안반사를 포함한 모든 수평공액안구운동의 최종공통신경로(final common pathway)이다. 외향신경핵은 두 종류의 신경

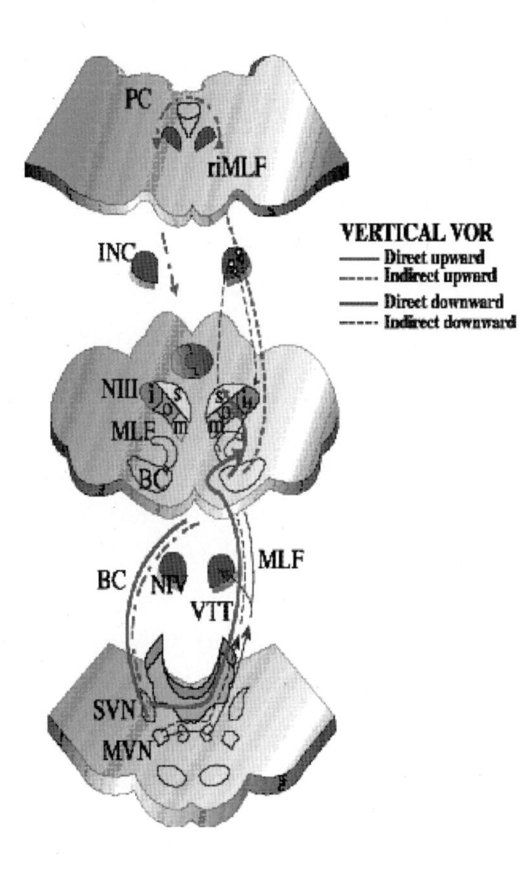

그림 3. 수직 직접(직선) 및 간접(점선) 전정안반사. 전정신경핵으로부터의 직접 전정안반사 신호는 소뇌결합완(brachim conjunctivum, 상소뇌각), 내측종속, 복피개로(ventral tegmental tract)를 통하여 중뇌로 연결된다. 간접 전정안반사 중 하방경로(가는 점선)는 Cajal 간질핵에서 직접 하방으로 진행하지만 상방경로는 일단 상방으로 진행하여 후교차로에서 교차한 후 해당 안구운동핵으로 내려간다(굵은 점선). NIII: 동안신경핵, i: 하직근 아핵(subnucleus), m: 내직근 아핵, o: 하사근 아핵, s: 상직근 내핵, NIV: 활차신경핵, BC:상소뇌각, INC: Cajal 간질핵, MLF: 내측종속, MVN: 내측전정신경핵, PC: 후교차로, riMLF: 내측종속문측간질핵, SVN: 상전정신경핵, VTT: 복피개로.

원으로 구성되어 있다. 동측의 외직근을 지배하는 신경원 외에, 25-30%는 중간신경원(interneuron)으로 구성되어 있는데 이들은 핵 전체에 골고로 분포하고 있다(Steiger, 1978). 중간신경원의 축삭(axon)은 핵을 나와서 거의 수평으로 진행하면서 교차하여(Büttner-Ennever, 1977; Gaeck, 1977) 반대편 내측종속(MLF)의 내측 1/3에서 상행하여 내직근을 지배하는 동안신경핵의 아핵으로 가게 된다(Carpenter, 1965). 이런 경로로 흥분된 외향신경핵 쪽의 외직근과 반대편의 내직근이 수평공액안구운동시 동시에 수축하게 된다.

단속운동에서는 신경자극이 방정중뇌교망상체를 통해서 외향신경핵으로 들어가지만 전정안반사는 신경자극을 이와 다른 통로를 통해 외향신경핵으로 보낸다는 사실은 핵상성 병변 유무를 판별하는 데 중요한 단서가 된다. 예를 들면 환자가 우측주시시 좌안은 내전이 잘 되나, 우안의 외전이 안 되는 경우는 외향신경핵의 원위부, 즉 외향신경 섬유속등의 말초성 질환을 의미한다. 한편 좌안의 내전 및 우안의 외전이 모두 되지 않는 경우, 즉 우측 수평공액주시마비의 경우는 외향신경핵 또는 그 상부의 병변 모두에서 나타날 수 있다. 이때 단속운동처럼 의지적인 수평공액운동시에는 움직이지 않던 안구가 전정안반사처럼 불수의적인 운동시 움직였다면 외향신경핵 상부, 즉 핵상성 병변이라고 유추할 수 있다. 외향신경핵은 수평공액안구운동의 최종공통신경로이기 때문에 손상을 받은 경우는 모든 수평안구운동이 불가능하지만, 그보다 상부의 병변인 경우는 수평공액안구운동의 일부는 해리되어 보존되게 된다. 내직근의 기능에서도 비슷한 규칙을 적용할 수 있다. 수평공액주시시 움직이지 않던 내직근이 수렴시 잘 움직인다면 이는 핵상성 원인을 시사하는 것이다.

전정안반사를 진찰할 때 주의해야 할 점 한 가지는, 눈이 제일 안위에 고정되어 있는 혼수 환자에서 머리를 돌릴 때 반대 방향으로 안구가 잘 움직이는지를 관찰하는 안두부반사(oculo-cephalic reflex)를 시행한 경우, 양안이 움직였다고 하여 전정안반사가 정상이라고 판단해서는 안 된다는 것이다. 눈이 고정되어 있는 것은 말초성병변에 의한 것이 아니라는 결론만을 내릴 수 있다. 왜냐하면 육안으로는 전정안반사의 이득 및 위상(phase)을 정확히 측정할 수 없기 때문에 이 경우 기능이 남아 있다고 말할 수는 있어도 정확히 작동되고 있다고 단정할 수는 없다. 한편 밝은 곳에서 의식이 있는 환자에서 시행한 안두부반사는 순수한 전정안반사가 아닌 시고정 등의 효과가 더해진 전정안반사를 나타낸다.

직접 전정안반사의 경로는 상당히 복잡하지만 임상가는 머리의 특정 각운동시 흥분되는 반고리관 및 이때 흥분되고 억압되는 외안근만을 정확히 알고 있어도 충분하다. 한 개의 반고리관이 흥분되면 외안근이 양쪽에서 각각 하나씩 흥분되어 공액 운동이 일어나게 된다. 또한 흥분된 반고리관과 기능적 짝(functional pair)을 이루는 반고리관은 이와 동시에 억압되므로, 외안근은 양쪽에서 각각 하나씩 억압되게 된다. 즉, 한 개의 반고리관이 흥분되면 네 개의 외안근이 영향을 받게 되는데, 두 개의 외안근은 흥분되고, 길항근인 두 개의 외안근은 억압된다. 이들을 정리하면 표 1과 같다.

전정안반사의 흥분성 자극은 세 개의 신경원궁이며, 교차하여 반대편 안구 운동신경원을 흥분시키지만, 억제성 자극은 다연접(multisynaptic)이며, 동측의 안구운동신경원을 억제시킨다. 전정안반사도 일반적인 안구운동의 법칙을 따르는 양안공액운동이며, Sherrington 법칙이 적용됨을 고려하면, 전정안반사는 두 개의 외안근

표 1. 전정안반사에서 반고리관과 외안근의 관계

반고리관 \ 구분	흥분되는 외안근	억제되는 외안근
외측반고리관	동측 내직근	동측 외직근
	반대측 외직근	반대측 내직근
상반고리관	동측 상직근	동측 하직근
	반대측 하사근	반대측 상사근
후반고리관	동측 상사근	동측 하사근
	반대측 하직근	반대측 상직근

을 흥분시키는 동시에 이들과 길항근인 두 개의 외안근을 억압시킴을 쉽게 알 수 있다. 그러나 길항근은 흥분되는 근육만 암기하여도 쉽게 찾을 수 있으므로, 반고리관의 자극시 흥분되는 외안근만을 알아도, 나타나는 증후 및 징후를 이해하기 용이하다.

반고리관을 자극하면 그 반고리관이 위치한 평면상에서의 안구운동을 유발하는 외안근이 흥분되는데 이를 Fluoren 법칙이라고 한다. 외측반고리관이 흥분되면 작용 방향이 수평면인 내직근이나 외직근이 흥분한다. 상·후반고리관의 흥분시, 수직운동을 담당하는 네 개의 외안근 중 어떤 외안근이 흥분을 하게 되는지는 암기하기가 그리 쉽지 않은데 그림 4를 이용하면 쉽게 알 수 있다.

그림 4는 좌측 안구 및 외안근과 반고리관의 해부학적 위치를 평면도로 표시한 것이다. 안와 때문에 안구는 V자의 형태로 양안이 외번되어(extroverted) 있다. 상직근의 작용선과 상반고리관이 X축과 이루는 각도는 비슷하며(23도대 41도), 상사근의 작용선(상사근의 활차와 안구의 부착점을 연결한 선)과 후반고리관이 X축과 이루는 각도는 각각 비슷하다(51도대 56도). 상기 언급한 쌍만을 암기하면 나머지는 동향근(yoke muscle)을 찾는 방법으로 쉽게 유추해 낼 수 있다. 상반고리관이 흥분하면 동측의 상직근이 흥분되고, 후반고리관이

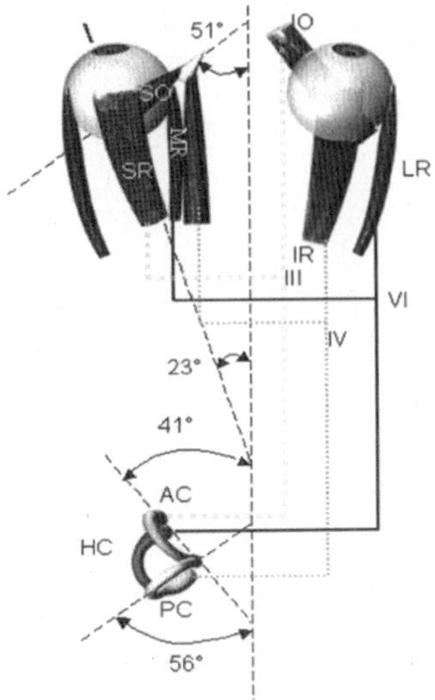

그림 4. 좌측 3개의 반고리관이 흥분되었을 때 작용하는 외안근의 쌍. III: 동안신경핵, IV: 활차신경핵, VI: 외향신경핵, AC: 상반고리관, HC: 외측반고리관, IO: 하사근, IR: 하직근, LR: 외직근, MR: 내직근, PC: 하반규관, SO: 상사근, SR: 상직근.

흥분하면 동측의 상사근이 흥분되며, 이때 이들의 공액근은 각각 하사근 및 하직근이므로, 일측 상반고리관이 흥분하면 동측의 상직근과 반대측 하사근, 일측 후반고리관이 흥분하면 동측의 상사근과 반대측 하직근이 흥분됨을 쉽게 유추할 수 있다.

다) 전정계긴장도(Vestibular Tone)

마치 양쪽이 평형을 이루고 있는 천칭과 같이 전정계긴장도의 평형은 일측 긴장도의 감소나 증가에 의해 깨질 수 있다. 이때 전정계긴장도 불균형이 말초성인지, 중추성인지의 감별 진단뿐만 아니라, 어느 반고리관의 이상에 의한 불균형인지를 감별하여야 하며, 불균형이 양성돌발성체위성어지럼(benign positional vertigo)처럼 흥분성 기전에 의한 것인지 혹은 전정신경염(vestibular neuritis)처럼 억압성 기전에 의한 것인지를 파악하여야만 한다.

반고리관은 같은 평면에 위치한 두 개가 기능적 짝을 이루고 있어 한쪽 반고리관이 흥분하면 이와 짝을 이루는 반대편 반고리관은 억압을 받게 되며, 이를 밀고 당기는 기전(push-pull mechanism)이라고 한다. 같은 맥락으로 한쪽 반고리관이 억압을 받으면 이와 짝을 이루는 반대편 반고리관은 상대적으로 흥분하게 된다. 수평면에서는 외측반고리관이 서로 짝을 이루고 있으며, 수직 반고리관들은 일측 상반고리관이 반대편 후반고리관과 짝을 이룬다.

이러한 짝의 원리는 반고리관의 해부학적 구조 및 생리적 법칙에 의한다. 즉, 외측반고리관에서는 운동모(kinocilium)가 부동모(stereocilium)보다 난형낭 쪽에 위치하나, 상·후반고리관은 모두 이와 반대로 부동모가 운동모보다 난형낭 쪽에 위치한다. 생리학적으로 부동모가 운동모 쪽으로 움직이도록 내림프가 흐를 때 흥분이 일어나므로, 외측반고리관에서는 팽대부 쪽으로 흐를 때 흥분이 일어나고, 수직반고리관에서는 팽대부에서 멀어져 가는 방향으로 흐를 때 흥분하게 되는데, 이를 Ewald의 제1법칙이라고 한다. 그러나 해부학적으로 기능적 짝을 이루는 세반고리관의 형태는 서로 거울상이며, 머리의 각운동에 따라 나타나는 내림프의 흐름은 한 방향이므로, 내림프의 흐름이 일측 반고리관에서 부동모에서 운동모 방향으로 일어난다면, 기능적 짝을 이루는 반대편 반고리관에서는 반대 방향으로, 즉 운동모에서 부동모 방향으로 일어나게 된다(그림 5의 밑부분 참조).

생리적인 머리 운동의 경우, Z축을 중심으로 한 회전, 즉 yaw운동 때는 회전 방향의 외측반고리관은 흥분되고 반대편 외측반고리관은 억압된다. 그러나 Y축을 중심으로 한 회전, 즉 pitch운동의 경우에는 상황이 다르다. 고개를 전방으로 숙이면 양쪽 상반고리관이 흥분하게 되며, 반대로 고개를 후방으로 드는 경우는 양쪽 후반고리관이 흥분되게 된다.

병적인 상태에서는 이와 다소 차이가 있다. 전정신경염은 병변 부위가 신경인지 또는 반고리관인지 아직 논란이 많지만, 일측 외측반고리관과 상반고리관의 기능 소실로 병변을

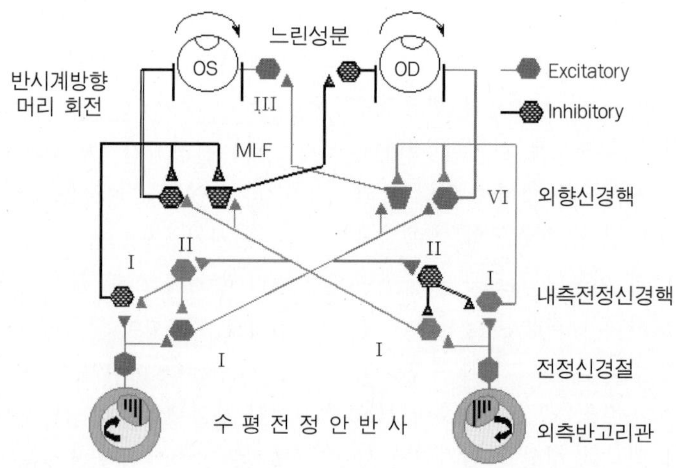

그림 5. 좌측으로 yaw회전 시 위에서 바라본 좌측 외측반고리관 및 내측전정신경핵의 2차 전정신경원의 반응 회로도(짙은 선). 얇은 화살표는 안구의 운동을, 반고리관 내의 굵은 화살표는 내림프의 흐름을 나타냄. 외향신경핵중 사다리꼴 도형은 중간신경원을 표시함. I: 제1형 신경원 II: 제2형 신경원 III: 동안신경핵 VI: 외향신경핵 MLF:내측종속 OD:우안 OS:좌안

규정할 수 있다. 즉, 이때는 이들의 기능 짝들인 정상쪽 외측반고리관과 후반고리관으로부터의 자극이 우세하여 상대적으로 이들의 전정계긴장도가 증가하게 된다. 한편 후반고리관성 양성돌발성체위성어지럼에서는 병변측 후반고리관만이 흥분하게 된다. 이와 같이 병적 조건에서는 어떤 반고리관이 침범되었는지 뿐만 아니라 이로 인하여 병변쪽 전정계긴장도가 증가 혹은 감소되었는지를 파악하여만 한다.

내측전정핵의 2차 전정신경원(secondary vestibular neuron)은 크게 두 종류로 나눌 수 있는데, 동측으로 향하는 yaw 회전에 의해 흥분되는 신경원을 제1형(type I), 반대측으로 향하는 yaw 회전에 의해 흥분되는 신경원을 제2형(type II)이라고 한다. 기능적으로 제1형은 흥분성, 억제성 두 종류가 있지만, 제2형은 억제성 한 가지 종류만 있으며 동측의 흥분성 제1형 및 억제성 제1형 신경원 모두를 억제한다(Sharpe, 1993)(그림 5와 6).

그림 5에서 머리가 왼쪽으로 회전하면 내림프는 관성에 의해 반대 방향으로 움직이게 된다. 이에 따라 좌측 외측반고리관에서는 운동모를 향해 부동모가 움직이게 되어 흥분이 유도되나, 우측 외측반고리관에서는 운동모에서 부동모가 멀어지므로 억제가 유도된다. 좌측 반고리관에서 유도된 흥분 자극은 좌측 내측전정신경핵으로 전달되고 제1형 신경원이 흥분된다. 좌측의 억제성 제1형 신경원의 섬유는 좌측 외향신경핵을 억압하여 좌측으로 향하는 수평공액 운동을 억제한다(복선). 한편 흥분성 제1형 신경원의 흥분 섬유는 반대편으로 교차하여 우측 외향신경핵과 우측 제2형 신경원의 두 곳으로 전달된다(단선). 우측 외향신경핵으로 들어온 섬유는 우측 외직근을 흥분 시키는 동시에 좌측 내측종속을 따라 주행하여 좌측 동안신경핵 중 내직근을 담당하는 아핵으로 전달되어 좌측 내직근을 작동시킨다. 제2형 신경원으로 들어온 흥분 섬유는 우측 흥분성 및 억압성 제1형 신경원을 억압하게 된다(복선). 정리하면 좌측으로 회전시 우측 외직근 및 좌측 내직근이 작동되며(좌측 흥분성 제1형 신

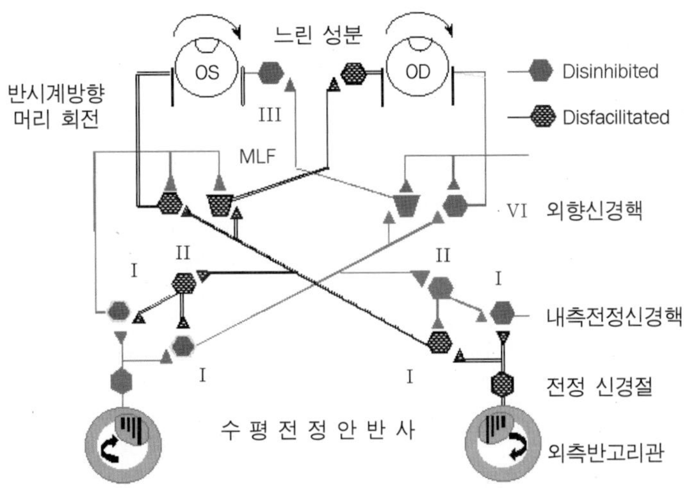

그림 6. 좌측으로 yaw회전 시 위에서 바라본 우측 외측반고리관 및 내측전정신경핵의 2차 전정신경원의 반응 회로도(짙은 선). 얇은 화살표는 안구의 운동을, 반고리관 내의 굵은 화살표는 내림프의 흐름을 나타냄. 외향신경핵중 사다리꼴 도형은 중간신경원을 표시함. I: 제1형 신경원 II: 제2형 신경원 III: 동안신경핵 VI: 외향신경핵 MLF:내측종속 OD:우안 OS:좌안

경원으로부터 교차되어 우측 외향신경핵으로 전달된 흥분 작용으로 인하여), 좌측 외직근 및 우측 내직근은 억압된다(좌측 억압성 제1형 신경원에 의한 좌측 외향신경핵의 억압으로 인하여).

그림 6은 우측의 2차 전정신경원에서 나타나는 변화를 보여주고 있다. 좌측 흥분성 제1형 신경원으로부터 교차하여 우측 제2형 신경원으로 전달된 흥분 작용은 우측 제1형 신경원들을 억압한다. 결과적으로 우측 억압성 제1형 신경원은 탈억제(disinhibited)되고, 흥분성 제 1형 신경원은 억압된다. 동시에 우측 전정신경절로부터 오는 흥분성 자극이 감소하므로 우측 흥분성 제 1형 신경원은 탈흥분(disfaciliated) 되고 억압성 제 1형 신경원은 탈억제 된다. 따라서 본래 흥분 기능을 담당하던, 즉 좌측으로 교차하여 좌측 외향신경핵 및 좌측 제2형 신경원을 흥분시키는 작용을 하는 우측 흥분성 제 1형 신경원은 억제 및 탈흥분되어 기능이 떨어지고(복선), 본래 우측 외향신경핵을 억제하는 기능을 담당하는 우측 억압성 제 1형 신경원은 탈억제되어 기능이 증가하게 된다(단선). 즉, 좌측 외직근 및 우측 내직근은 억제되고(우측 흥분성 제 1형 신경원의 억제 및 탈흥분에 의한 좌측 외향신경핵의 억제로 인하여), 우측 외직근 및 좌측 내직근은 흥분된다(우측 억압성 제 1형 신경원의 탈억제에 의한 우측 외향신경핵의 흥분으로 인하여). 한편 좌측 제1신경원들은 모두 흥분되게 된다. 이는 우측 흥분성 제 1형 신경원의 억제 및 탈흥분으로 인한 좌측 제2형 신경원의 기능이 떨어져, 좌측의 흥분성 및 억압성 제1형 신경원들이 모두 탈억제되기 때문이다. 이들을 종합하면 머리를 좌측으로 회전할 때 우측으로 향하는 수평공액안구운동계는 흥분되고 좌측으로 향하는 수평공액안구운동계는 억압되어, 안구는 머리의 회전 각도만큼 정반대로 회전하게 되는 것이다.

3) 자발안진(Spontaneous Nystagmus)

말초성 전정신경계, 즉 미로, 전정신경 및 이들이 뇌간으로 들어가는 신경근입구대(root entry zone)를 침범하는 질환에서 나타나는 안구운동의 대표적인 특징은 안구가 선형(linear), 즉 등속도(constant velocity)로 병변쪽으로 천천히 편위되었다가 정상쪽으로 튀는 수평회전복합안진(mixed horizontal-torsional nystagmus)이 생긴다는 사실이다. 급성 일측성 말초성전정병변에서 나타나는 자발안진은 병변으로 야기된 전정계긴장도의 불균형 때문이다.

일측 전정신경 또는 미로가 완전히 손상된 경우(일측구심성전정자극박탈, unilateral

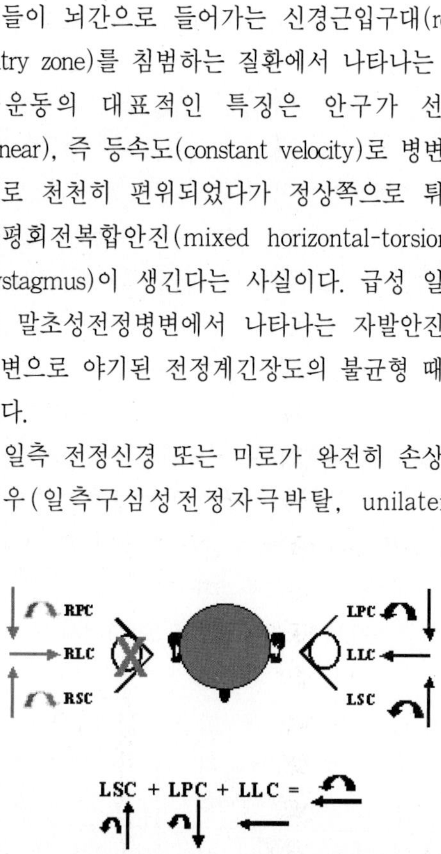

그림 7. 각각의 반고리관이 흥분시 유발되는 안구의 긴장성 변위 및 우측 UVD에서의 안구의 변위. 화살표는 환자를 바라본 상태에서의 느린 성분의 방향임. R: 우측 L: 좌측 SC: 상반고리관 LC: 외측반고리관 PC: 후반고리관 그림에서처럼 우측 반고리관 세 개가 모두 손상되면(그림 좌측의 X 표시 및 회색 선), 좌측 반고리관의 긴장도가 상대적으로 증가하게 된다. 그림 밑부분처럼 이들의 벡터를 더하면, 상전과 하전은 서로 상쇄되고 우측으로 향하는 우편시 및 우회편시(양안 운동이므로)만이 남게 된다. 이러한 안구의 변위를 보상하기 위해 안진은 정반대인 좌편시 및 좌회편시가 복합되어 정상쪽으로 향한다.

vestibular deafferentation, UVD)를 예를 들면, 눈은 UVD쪽으로 천천히 편위되고 정상 측으로 향하는 수평회전복합안진이 나타나게 된다. 그림 7은 이러한 안진이 생기는 이유를 우측 UVD의 경우에서 설명한 것이다.

일측성 급성 전정신경염의 경우(그림 8), 외측반고리관과 상반고리관으로부터의 구심성 자극이 떨어진다. 우측 외측반고리관 및 상반고리관의 기능 소실이 나타나게 되므로(그림 상부, 좌측 X, 회색 선), 이들의 기능적 짝인 좌측 외측 및 후반고리관의 활동이 증가하게 된다. 따라서 그림 밑부분과 같이 안구는 좌측 외측반고리관에 의해 우편시됨과 동시에 좌측 후반고리관에 의해 우회편시된다. 따라서 안진은 좌편시 및 좌회편시 방향의 복합안진으로 나타나게 될 것이다(그림 중간). 그림의 하부처럼 Frenzel 안경을 씌워 관찰하면 없었던 안진이 관찰되거나 기존의 안진이 더 커지게 된다. 그러나 각 반고리관의 손상 정도 및 보상기전 등에 의해서 진찰시 상기와 다소 상이한 안진이 나타날 수 있음을 염두에 두어야 한다. 특히 인체에서는 roll 평면보다는 yaw, pitch 평면상의 보상이 훨씬 효과적으로 일어나므로, 말초성 전정계 질환 초기에서도 수평 성분이 이미 보상되어 순수한 회전안진으로 나타나는 경우가 있다. 따라서 순수한 회전안진이 관찰될 경우 이를 모두 중추성으로 오인하지 않도록 하여야 하며, 병력 및 다른 진찰 소견을 종합하여 판단하여야 할 것이다.

일측성 말초성 전정계 질환의 회복기에는 안진의 방향이 정반대로 변할 수 있다. 급성 일측성 말초성 전정계 병변의 회복은 다수의 요인에 의해 영향을 받지만 전정교차연결(vestibular commissure)이 중심적 역할을 한다고 알려져 있다. 한쪽 미로가 망가진 경우 병변 쪽 전정신경핵은 정상 쪽 전정신경핵으로

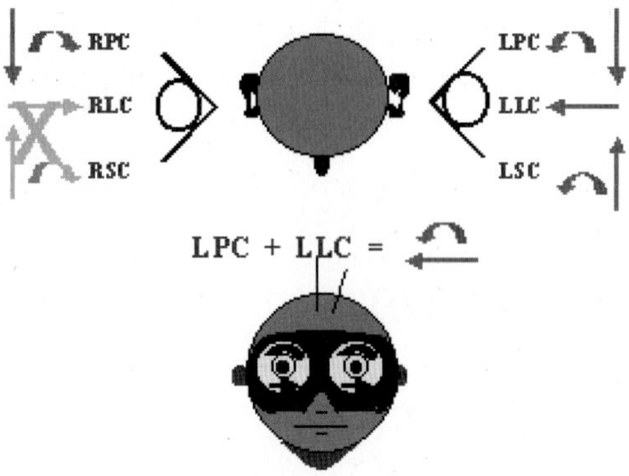

그림 8. 우측 전정신경염에서의 안구의 긴장성 변위 및 안진. 화살표는 환자를 바라 본 상태에서의 느린 성분의 방향임. R: 우측 L: 좌측 SC: 상반고리관 LC: 외측반고리관 PC: 후반고리관

부터 나오는 전정교차에 의한 자극만으로 그 기능을 발휘하는 수동적인 구조물로 변한다. 실험적으로 한쪽 전정계 병변을 만들고 회복이 이루어진 후 반대 쪽에 새로운 병변을 만들면 전정계긴장도의 불균형은 마치 처음 병변을 만들었던 쪽의 미로가 정상인 것과 같은 효과를 나타나게 된다. 즉, 안진은 처음 병변을 만들었던 쪽으로 나타나게 된다. 이를 Bechterew 현상이라고 하며, 이는 처음 병변 후 중추성 전정계긴장도가 재균형을 이루고 있다가 두번째 병변에 의해 전정계 긴장도의 불균형이 다시 초래되었음을 나타낸다(Zee, 1982; Katsarkas, 1984). 즉, 말초성 전정계 병변 회복기에는 안진이 급성기의 반대 방향으로 나타날 수 있다. 그러므로 환자 진찰시 나타나는 안진의 방향만 가지고 병변 방향을 결정하는 것은 무리가 따를 수 있음을 또한 명심하여야 한다. 표 2는 전정계 질환에서 병변이 말초성인지, 중추성인지를 감별하는 점을 요약하여 놓은 것이다. 수직 혹은 회전안진이 나타나면 중추성 병변을 생각해야 하는 이유는 그림 9에 설명되어 있다. 양쪽 반고리관들

표 2. 말초성 및 중추성 어지럼의 감별점

구 분 / 특 징	말초성	중추성
안진의 형태	수평 · 회전 복합안진	순수 수직 또는 회전안진
안진의 방향	거의 일정 방향	일정 방향 또는 변함
시고정의 효과	안진이 없어짐	거의 억압 안됨
적응	수일 내	종종 지속적임
어지럼의 정도	심하다	경하다
와우 증상	청력 감소, 이명	없다
동반 징후	없다	뇌간, 소뇌 등의 징후

은 서로 평형을 이루고 있는데(그림 상부), 만일 순수한 수직 안진이 나타나려면 상반고리관 또는 후반고리관이 양쪽에서 동시에 흥분되어야 한다. 일 예로 양쪽 후반고리관의 손상으로 양쪽 상반고리관의 활동이 상대적으로 증가된 경우에 내회전 성분은 서로 상쇄되고 상전성분만 남아 눈은 상편시되며, 하향안진이 나타나게 된다(그림 하부1). 같은 원리로 양쪽 상반고리관이 모두 손상되면 상향안진이 나타나게 될 것이다. 순수한 회전안진의 경우, 예를 들면 우회편시되는 회전안진이 나타나려면 안구는 좌회편시되어야 하고 이는 우측의 상 · 후반고리관 양자가 동시에 흥분되는 경우이다(그림 하부 2). 마찬가지로 좌회편시되는 회전안진이 유발되는 경우는 좌측의 상 · 후반고리관 모두가 동시에 흥분되는 경우이다. 그러나 말초성병변이 양쪽을 동시에, 더구나 양쪽 공히 상반고리관 혹은 후반고리관만 침범하는 경우는 없다. 미로의 동맥 및 신경의 분포가 외측반고리관과 상반고리관은 상분지가 후반고리관은 하분지가 지배한다는 사실로 미루어 보면, 말초성 병변이 외측반고리관을 보존하고 일측 상 · 후반고리관 두 곳만 선택적으로 침범할 가능성은 적다. 그러므로 순순한 회전안진 또는 수직안진은 중추성 병변임을

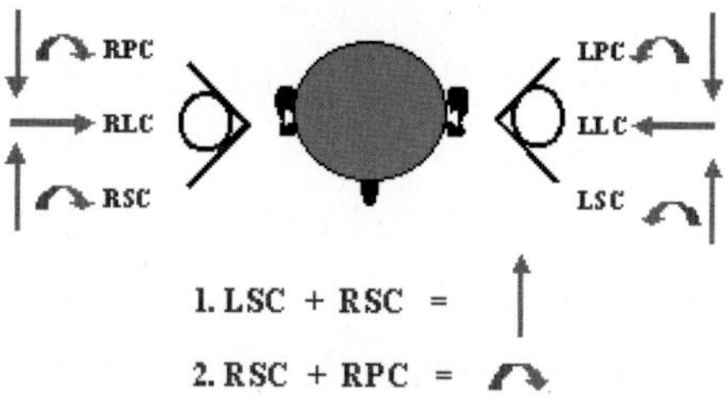

그림 9. 순수 수직 혹은 회전안진이 나타나는 기전. 화살표는 안구의 긴장성 변위(안진과 반대방향)를 표시하며 환자를 바라본 방향임. R: 우측 L: 좌측 SC: 상반고리관 LC: 외측반고리관 PC: 후반고리관

시사하게 되는 것이다.

시고정에 이상이 있으면 안진이 나타나지만, 시고정은 동시에 병적인 안진에 대한 인체의 중요한 보상기전 중의 하나이다. 중추신경계가 정상이라면 안진에 의한 안구의 흔들림 속에서도 시고정으로 망막에 맺힌 상의 움직임을 극소화시킬 수 있다. 시고정을 인위적으로 방해하였더니 안진이 커지거나, 없던 안진이 나타나는 경우에는 말초성 전정계 질환을 시사한다. 시고정이 안진의 양상에 미치는 효과는 말초성과 중추성 전정계 질환의 감별 진단에 매우 중요한데, 임상적으로 시고정을 방해하는 방법은 다음과 같다(Baloh, 1996; Leigh, 1999).

1) Frenzel 안경을 착용 시킨다. Frenzel 안경은 플러스 30 디옵터 렌즈가 달린 수경 모양을 한 안경으로, 이를 착용한 환자는 물체가 흐릿해져서 시선을 고정할 수 없게 된다. 전구가 안경 내부에 붙어있으므로 관찰자는 안진을 관찰할 수 있으며, 플러스 렌즈 효과로 안구가 확대되어 보이므로 안구운동을 정확하게 관찰할 수 있는 장점도 있다.

2) 환자의 한쪽 눈을 손으로 가리고, 반대편 안저를 검안경(ophthalomoscope)으로 관찰한다. 검안경의 밝은 불빛 때문에 가리지 않은 눈도 물체를 볼 수 없게 된다. 만일 자발안진이 없던 환자를 상기 방법으로 진찰하였을 때, 안저의 특정 부분 예를 들어 동맥의 한분지가 한쪽으로 서서히 이동하다가 반대편으로 빠른 속도로 움직인다면, 시고정 방해 후 비로소 안진이 나타난 것이므로 말초성 병변에 의한 어지럼이라고 추론할 수 있다. 수직과 수평으로 향하는 안진의 경우, 안구의 회전 중심은 망막보다 앞쪽에 위치하므로 실제 안구운동의 방향은 안저의 움직임과는 반대 방향이다. 그림 10의 좌측 그림처럼, 우안 안저의 혈관이 검사자의 우측(환자의 좌측)으로 천천히 이동하다 검사자의 좌측(환자의 우측)으로 빠르게 움직였다면 실제의 안진은 좌향 안진이다. 정리하면 안저의 느린 성분이 환자의 어느 쪽으로 움직이는지를 확인하면, 그 방향이 바로 안진의 방향이 되는 것이다.

수직, 수평 안진은 상기 방법으로 쉽게 방향을 정할 수 있지만, 회전안진은 안저의 다른 두 지점을 동시에 관찰하여, 두 지점의 움직이는 방향이 서로 반대인 것을 확인하여야 한다. 일례로 그림 10의 우측은 느린 성분이 내회전하는 회전안진에서의 우측 안저를 나타낸다. 이때 안저의 두 관찰점은 서로 다른 방향으로 움직이게 된다(상부 혈관은 진찰자의 우측으로 움직이지만 하부 혈관은 좌측으로 움직임). 우측 안저에서 관찰된 느린 성분이 환자의 내회전(관찰자의 우측으로 회전하는) 방향이므로 실제로 이 안진은 우회편시되는 회전안진을 나타낸다. 반면에 수평 혹은 수직 등의 직선운동에서는 두 지점을 관찰하여도 같은 방향으로 움직이게 된다(그림 좌측의 점선).

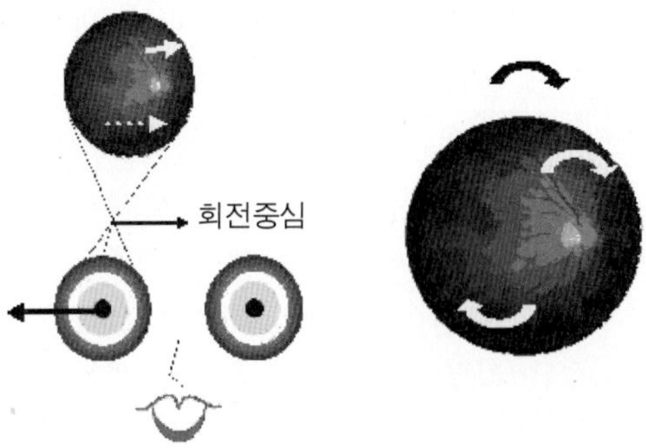

그림 10. 좌안을 가리고, 우안을 검안경으로 진찰할 때 안저 및 안구의 운동. 흐린 화살표는 안저의 느린 성분, 짙은 화살표는 안구의 느린 성분을 나타낸다. 그러므로 수직 및 좌측 그림에서처럼 수평방향으로 향하는 향하는 안진의 경우 안진의 방향은 안저의 느린 성분의 방향이다. 그러나 회전 안진의 경우 우측에서처럼 안저의 느린성분과 반대 방향으로 안진은 향하게 된다.

3) 흰 천, 혹은 백지를 환자 얼굴 바로 앞에 대고 옆에서 관찰한다.

4) 환자의 눈을 감게 한 상태에서 손으로 눈동자의 움직임을 감지한다. 혹은 어두운 곳에서 전기안진기록기(electro-nystagmography)로 측정했을 경우 안진이 증가, 혹은 새로 생겨난 경우는 말초성 질환을 의심할 수 있다.

5) 생리적으로 우리 인체는 아래, 좌, 우 끝을 볼 때보다는 눈을 치켜 떠 위쪽 끝을 볼 때 시고정이 불안정하여 시야가 흐려지게 된다. 그러므로 상방 주시를 최대로 시켜 안진의 발생 유무 및 변화를 관찰할 수 있다.

4) 체위성 어지럼(Positional Vertigo)

머리의 위치를 변동시키는 방법도 안진을 유발시키는 중요한 진찰 방법인데, 주로 체위성 어지럼(positional vertigo)의 감별 진단에 유용하다(Kim, 1997; Brandt, 1999; Leigh, 1999). 체위성 어지럼이란 머리의 위치에 변동이 있을 때 나타나는 어지럼을 지칭하며, 중추성 혹은 말초성 병변에서 모두 나타날 수 있다. 중추성 체위성 어지럼은 뇌간, 소뇌 등의 후두와(posterior fossa) 병변에서 보고되고 있다(Drachman, 1977; Watson, 1981; Katsarkas, 1982; Kattah, 1984). 말초성과 중추성 체위성 어지럼의 감별점은 표 3과 같다.

후반고리관형 양성돌발성체위성어지럼의 예를 들면, 잠복기란 머리 위치를 변동시키는 동작 직후부터 안진이 유발되기까지의 시간으로, 머리의 위치 변동으로 인하여 반고리관의 결석 혹은 응괴(clot)가 움직여 내림프의 흐름을 유도하기까지 걸리는 시간이다. 지속 시간이 짧은 것은 응괴가 가장 낮은 위치로 이동되면 팽대부정(cupula)이 복원력에 의해 정상 위치로 돌아가게 되기 때문이다. 피로도(fatigability)란 유발 검사를 반복함에 따라 증상 및 안진이 점차 감소하는 현상을 일컫는데, 이는 검사를 반복함에 따라 응괴가 부스러지고, 흡수되어 점점 작아지게 됨에 따라 내림프의 흐름을 일으키는 효과(plunger effect)가 감소되기 때문이다. 습관화란 반응의 시간상수 및 이득의 감소로 인하여 검사를 반복할수록 안진 및 증상이 감소하는 것을 말한다. 자극에 대한 반응이 감소하는 습관화와는 다르게 피로도란 반응을 일으키는 자극 자체의 감소로 나타나는 현상이라고 할 수 있다.

체위성 어지럼은 정적(static) 및 돌발성(paroxysmal) 체위성 어지럼, 체위(positional) 및 체위변동성(positioning) 체위성 어지럼으로 구분할 수 있다. 정적 체위성 어지럼이란 안진 및 증상이, 머리가 유발 위치에 머물러 있는 한 계속 나타나는 경우를 말한다. 즉, 유발 위치로 머리를 이동시키는 동작의 속도와는 무관하며, 머리가 유발 위치에 머물러 있음으로써 안진이 유발되는 것이므로 체위성(positional)이란 명칭을 사용한다. 머리가 취하는 위치에 상관없이 안진의 방향이 언제나 일정한 경우(direction fixed)와 변하는 경우(direction changing)의 두 가지 형태가 존재한다. 이러한 정적 체위성 어지럼은 대개 비특이적이라 국소화 징후로서의 가치는 없지만, 안진의 방향이 고정된 형은 말초성 병변에서, 안진의 방향이 변하는 형은 말초성, 중추성 병변 모두에서 나타날 수 있다(Baloh, 1998). 정적

표 3. 말초성 및 중추성 체위성 어지럼의 감별점

구분 증상 및 징후	말초성	중추성
잠복기	0-40초	없음, 바로 시작됨
지속 시간	1 분 미만	지속적
피로도	있음	없음
안진의 방향	고정적	변함
증상의 경중	심하다	약하다
반복도	반복시 변함	반복해도 거의 비슷
습관화	있음	없음

체위성 어지럼에서 나타나는 안진이 시고정으로 억압되지 않으면 중추성 병변을 고려하여야 한다. 외측반고리관형 양성돌발성체위성어지럼은, 물론 완전한 정적 체위성 어지럼이라고는 할 수 없지만, 전형적인 후반고리관형 양성돌발성체위성어지럼보다는 안진의 지속 시간이 다소 긴 일종의 정적 체위성 어지럼이다.

돌발성 체위성 어지럼이란 빠른 유발동작으로 나타나는 체위성 어지럼을 지칭하며 후반고리관형 양성돌발성체위성어지럼이 가장 대표적인 예이다. 머리가 취하고 있는 위치 보다는 유발동작의 속도가 중요하므로 체위변동성이란 명칭을 사용한다. 유발동작은 Nylen-Barany(=Dix-Hallpike) 검사법을 이용한다. 말초성 양성돌발성체위성어지럼은 잘 알려진 후반고리관형뿐만 아니라 상반고리관형, 외측반고리관형도 있다. 양성체위성어지럼(benign positional vertigo, BPV)이란 용어는 문자 그대로 위험하지 않고, 증상의 발현이 체위와 관계있는 어지럼을 뜻한다. 앞서 언급한 것처럼 침범 된 반고리관에 따라 세 가지로 분류하지만, 각각의 명칭에는 다소 차이가 있어 혼동을 주고 있다. 즉, 후반고리관형은 과거부터 양성돌발성체위성어지럼(benign paroxysmal positional vertigo)이란 용어를 사용하였지만, 다른 두 종류는 외측반고리관형(horizontal canal type) BPV, 혹은 상반고리관형(superior canal type) BVP이란 용어를 사용하였다. 더욱이 후반고리관형은 머리 변동의 속도가 중요하므로 체위(positional)보다는 체위변동성(positioning)이란 용어를 사용하여 양성돌발성체위변동성어지럼(benign paroxysmal positioning vertigo)이라고 해야 한다고 주장하는 학자도 많으며(저자도 체위변동성이라는 단어가 더 적합한 용어라고 생각함), 같은 맥락으로 상반고리관형도 체위보다는 체위변동성이라고 하여야 하나, 이때는 상반고리관형 양성돌발성체위성어지럼이라는 명칭을 사용하고 있다. 정적 및 돌발적, 체위 및 체위변동성의 개념의 차이가 중요한 것이므로, 여기서는 혼란을 피하기 위해 외측, 상, 후반고리관형 양성돌발성체위성어지럼이라고 용어를 통일하고자 한다(Sung, 1998).

가) 후반고리관형 양성돌발성체위성어지럼(Posterior Canal Type Benign Positional Vertigo)

체위성 어지럼 중 가장 흔한 후반고리관형은 팽대부정결석(cupulolithiasis)과 내림프결석(canalithiasis)의 두 가지 이론으로 설명될 수 있다. 주로 난형낭(utricle)의 퇴행성 변화로 생긴 결석 혹은 응괴 들은 중력의 영향을 받아 세 개의 반고리관 중 가장 밑부분인 후반고리관의 팽대부정(cupula)에 달라붙게 된다. 원래 팽대부정과 내림프의 비중이 같기 때문에 반고리관은 각(angular)운동에만 반응하고 중력을 포함한 선(linear)운동에는 반응하지 않으나, 결석으로 인하여 비중에 차이가 생기고 이에 따라 후반고리관이 중력 혹은 선운동에 반응하는 것이다. 따라서 후반고리관 내에서 팽대부정의 변위(deviation)가 난형낭에서 멀어져가는 위치를 취하면 반고리관이 흥분하며 이때 실제로는 머리의 회전 운동이 없어도 일정한 방향으로 머리가 계속해서 회전하고 있다는 거짓 신호를 중추신경계로 보내게 되어 증상 및 징후가 나타나게 된다. 이러한 기전을 팽대부정결석 이론이라고 한다.

반면 내림프결석이란 결석 혹은 응괴가 내림프 내에 자유롭게 떠다니게 되어, 머리의 위치 변화가 있으면 중력에 의해 응괴 혹은 결석이 이동을 하게 되고 이에 따라 반고리관이 자극을 받게 된다는 이론이다. 이들 두 이론 중 어떤 이론도 후반고리관형 양성돌발성체위

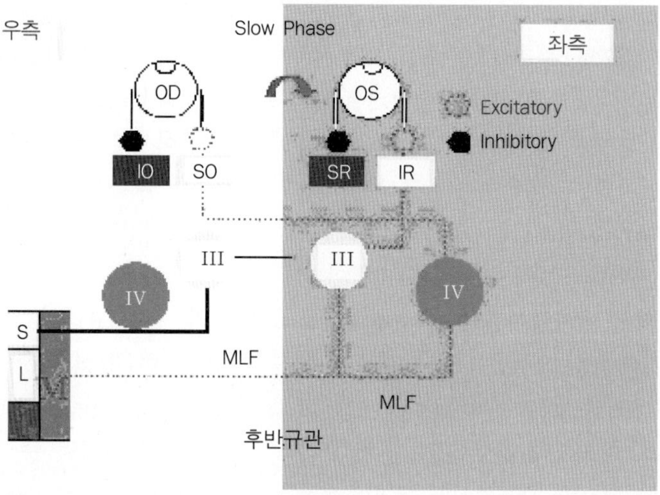

그림 11. 우측 후반고리관 흥분 시 안구의 운동. 화살표는 안구의 느린 성분을 나타내며 환자를 바라 본 방향임. 실선은 흥분성, 점선은 억제성을 각각 표시함. S: 상전정핵 L: 외측전정핵 I: 하전정핵 M: 내측전정핵 III: 동안신경핵 IV: 활차신경핵 MLF: 내측종속 IO: 하사근 IR: 하직근 SO: 상사근 SR: 상직근 OD: 우안 OS: 좌안

성어지럼의 모든 현상을 완전히 설명할 수는 없으며 서로 보완적이다.

정상인에서는 중력을 포함한 선운동에는 반응하지 않는 반고리관이, 반고리관 내에 생긴 결석 때문에 중력 및 선운동에 민감한 기관으로 변함으로써 증상을 유발하는 점은 세 종류의 양성돌발성체위성어지럼에 모두 적용된다.

전형적인 후반고리관형 양성돌발성체위성어지럼에서는 Nylen-Barany 검사상 표 3과 같은 특징을 갖는 안진이 나타난다. 체위변동성어지럼이므로, 검사 시 머리, 목, 몸통 전체를 한꺼번에(en block) 빠르게 움직이는 것이 중요하다. 우측 병변이 있는 경우 병변쪽으로 Nylen-Barany 검사를 시행하면, 응괴는 중력의 영향을 받아 공통 팽대각(common crus)쪽으로 이동하며, 팽대부정이 난형낭에서 멀어져가는 방향으로 변위된다. 즉, 우측후반고리관이 흥분되어 동측의 상사근과 공액근인 반대측 하직근이 작용하게 된다(그림 11). 따라서 안구는 좌회편시 및 하편시가 일어나게 되며(화살표), 이를 극복하기 위해 반대 방향인 우회편시 방향의 회전안진과 상향안진이 복합되어 나타나게 된다. 이때 나타나는 안진은 엄밀히 말하면 공액안진이 아니라 해리(dissociated)안진이다. 양안의 안구운동이 각각 달라, 밑에 위치한 우측 눈에서는 우회전성분이 강하고, 위에 위치한 좌안에서는 상전성분이 강하다.

공액운동(conjugate movement)이란 양안이 같은 방향으로 같은 양만큼 움직이는 회전을 일컫는 용어로 version이라고도 한다. 그러나 version이란 용어는 단안운동(duction)과 대응되는 양안운동(version)을 나타내기도 한다. 혼동을 피하기 위해 단안운동과 대비하는 경우는 양안운동, 안구운동의 방향 및 양이 양안에서 같음을 강조할 때는 공액운동이라 나타내기로 한다. 비공액운동(disconjugate movement)의 한 종류인 폭주(vergence)는 양안이 가까워지는 수렴(convergence) 및 양안이 서로 멀어져가는 개산(divergence)과 같이 양안의 운동 방향이 서로 정반대인 운동이며, 상위 운동(disjunctive movement) 이라고도 한다. 해리란 용어는 비공액과 같은 개념이지만 주로 안진을 표현할 때 사용한다. Nylen-Barany 검사시 안진의 방향, 크기, 지속 시간 등의 일반적인 사항 이외에 안구 위치가 안진에 미치는 영향 즉, 좌측, 우측 주시시 나타나는 안진의 변화를 관찰하여야 한다. 그림 12와 같이 병변쪽을 주시하면 안진은 우회편시 방향의 회전 성분만 나타나고(그림 좌측), 반대측 즉 정상인 좌측을 주시할 때는 상향안진이 나타난다(그림 우측). 안구가 안와에서 취하는 위치에 따라 안진이 변하는 이유는 상사근의 해부학적 특징에 기인하다. 상사근은 안구의 내회전 및 하전을 담당하며 활차(trochlea)를 통해 작용하는데, 활차의 축은 X축과 약 51도 정도 각을 이루고 있어서 안구가 39도 정도 외전된 상태에는 힘이 가해지는 작용선과 안구의 회전축이 직각을 이루어 순수한 내회전을 담당하며, 안구가 내전된 상태에서는 순수한 하전을 담당하기 때문이다(그림 13). 즉, 병변 쪽을 주시하게 되면 우측 안구는 외전되고, 이때는 상사근의 주된 작용이 내회전이므로 회전안진이 주로 나타나며, 정상 쪽을 주시하면 우측 안구

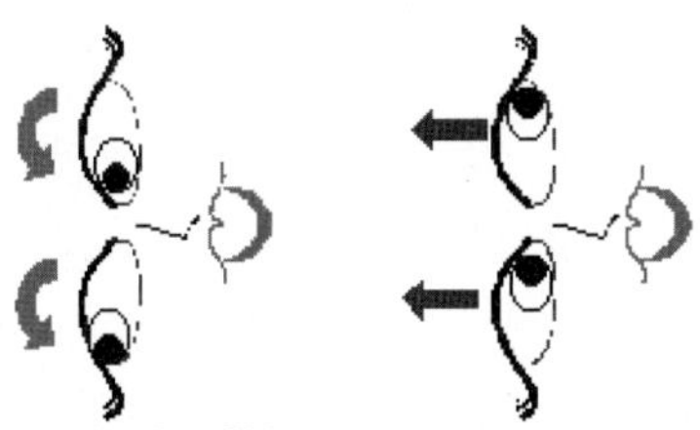

우측 후반고리관형에서의 주시에 따른 안진의 변화

그림 12. 우측 Nylen-Barany 검사를 시행했을 때 우측 후반고리관형 양성돌발성체위성어지럼에서의 해리안진.

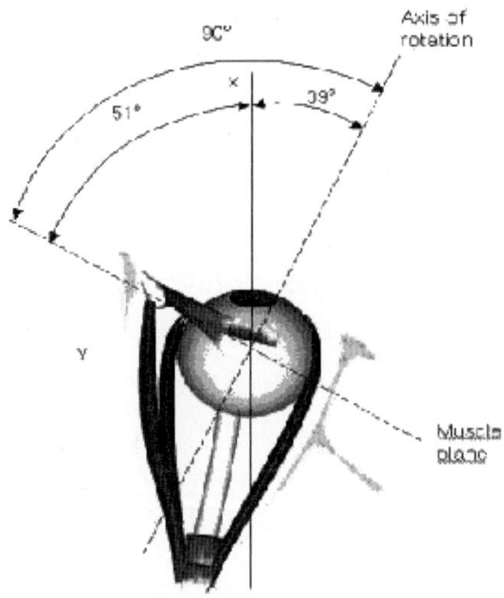

그림 13. 우측 상사근의 회전축 및 작용선.

가 내전되고, 이때는 상사근의 주된 작용이 하전이므로 상향안진이 나타나게 된다.

Nylen-Barany 검사시 유발 위치로부터 앉은 자세로 복귀할 때, 처음 나타났던 안진과 반대 방향의 다소 약한 안진이 나타나게 된다. 이는 Ewald 제1, 제2법칙으로 설명이 가능하다. 앉은 자세로의 복귀는 우측 후반고리관에서 내림프가 팽대부 쪽으로 흐르도록 하므로, Ewald 제1법칙에 따라 우측 후반고리관이 억압되는 것이다. 이는 기능적 극성 때문에 좌측 상반고리관이 흥분된 것과 같은 효과이므로 안진의 방향은 정반대이다. 좌측 상반고리관이 흥분되므로 안구는 우회편시 및 상편시 운동이 일어나게 되며, 안진은 이와 반대인 좌회편시 및 하편시 방향으로 나타나게 된다. 그러나 억압성이므로, Ewald 제2법칙에 따라서 흥분성보다는 작은 반응이 나타나게 된다.

나) 상반고리관형 양성돌발성체위성어지럼(Superior Canal Type Benign Positional Vertigo)

이는 후반고리관형 양성돌발성체위성어지럼의 반고리관결석 정복술의 도중 나타날 수 있으며, 빈도는 매우 드물다. 그러나 안진의 유발 방법과 방향에 차이가 있는데, 우측 병변을 예로 들어 양상을 살펴보면 다음과 같다. 후반고리관형과 마찬가지로 Nylen-Barany 검사로 안진 및 증상을 유발시킬 수 있으나, 후반고리관형과는 다르게 정상 쪽 방향으로 Nylen-Barany 검사를 시행할 때 병변 쪽 상반고리관이 흥분되게 된다. 즉 yaw평면상에서 머리를 45도 정도 왼쪽으로 돌린 상태에서 Nylen-Barany검사를 시행하면, 우측 병변시 전반규관에선 팽대부정에서 멀어져 가게 내림프가 흐르게 되고, 이는 우측의 상직근 및 좌측의 하사근을 흥분시킨다(그림 14).

따라서 좌측으로 Nylen-Barany 검사를 시행하면(그림 15의 좌측), 안구는 좌회편시 및 상편시가 일어나게 되고, 우회편시 방향의 회

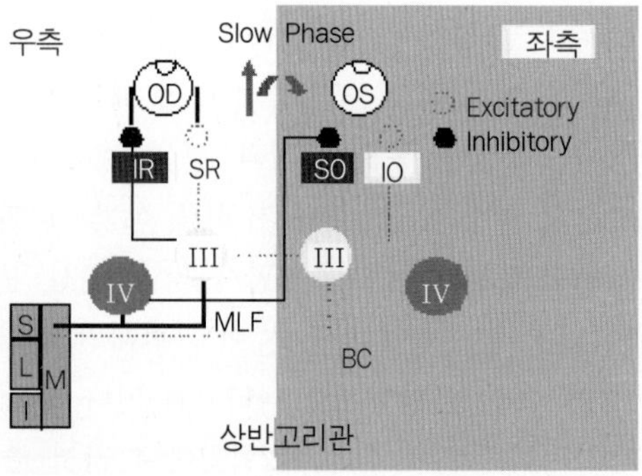

그림 14. 우측 상반고리관 흥분 시 안구의 운동. 화살표는 안구의 느린 성분을 나타내며 환자를 바라 본 방향임. 실선은 흥분성, 점선은 억제성을 각각 표시함. S: 상전정핵 L: 외측전정핵 I: 하전정핵 M: 내측전정핵 III: 동안신경핵 IV: 활차신경핵 MLF: 내측종속 BC: 소뇌결합완 IO: 하사근 IR: 하직근 SO: 상사근 SR: 상직근 OD: 우안 OS: 좌안.

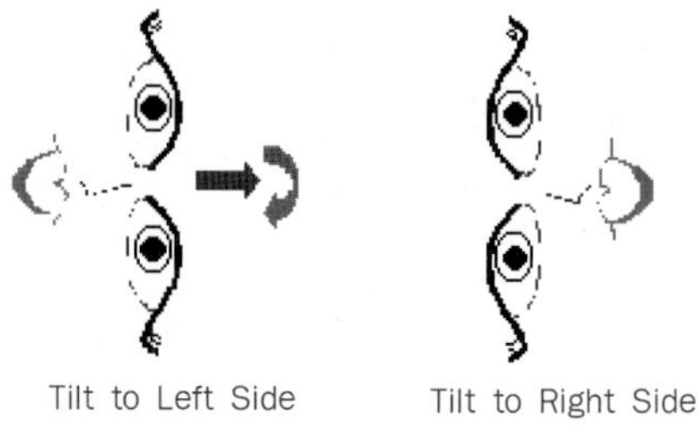

그림 15. 우측 상반고리관형 양성돌발성체위성어지럼에서의 안진. 화살표는 안구의 느린 성분을 나타내며 환자를 바라 본 방향임.

전안진 및 하향안진이 나타나게 된다. 이때 잠복기, 지속시간, 환자를 다시 앉히면 안진의 방향이 변하는 것등은 후반규관형 양성돌발성체위성어지럼과 같다. 병변 측으로 Nylen-Barany 검사를 시행하면 증상 및 안진이 유발되지 않는다(그림 15의 우측).

다) 외측반고리관형 양성돌발성체위성어지럼(Lateral Canal Type Benign Positional Vertigo)

외측반고리관형 양성돌발성체위성어지럼은 말초성 정적 체위성 어지럼의 일종이나 과거에 중추성 병변의 특징으로 여겨졌던 성상을 보이는 것이 특징이다. 후반고리관형의 검사 및 반고리관결석 정복술의 합병증으로 일시적으로 나타나기도 한다(Herdman, 1996). 이 형의 진찰 방법은 환자를 좌측 와위(decubitus), 앙와위(supine position) 및 우측 와위로 번갈아가며 자세를 변동시키는 것이다. 팽대부정결석으로 인한 원지성(apogeotropic or ageotropic)과 내림프결석으로 인한 향지성(geotropic)의 두 종류가 있다(Baloh, 1993; Nuti, 1996; Steddin, 1996; Fife, 1998). 일측 외측반고리관이 자극되면 동측 내직근과 반대편 외직근이 흥분된다(그림 16). 이를 바탕으로

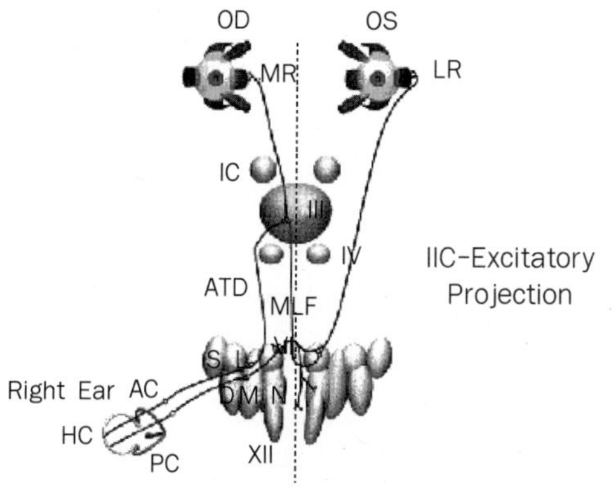

그림 16. 우측 외측반고리관의 흥분 시 흥분되는 외안근. III:동안신경핵, IV:활차신경핵, VI: 외향신경핵, XII: 혀밑신경핵, AC: 상반규관, ATD: 다이터스상행로(ascending tract of Deiters), D: 하전정핵, HC: 수평반규관, IC: 카할 간질핵, L:외전정핵, LR:외직근, M:내전정핵, MLF:내측종속, MR:내직근, N: 전설하핵, OD: 우안 OS: 좌안, PC: 하반규관, S:상전정핵. 우측 외측반규관이 흥분되면 좌측 외향신경핵이 흥분되고, 이는 좌측의 내직근과 우측의 외직근을 흥분시키게 된다. 다이터스상행로는 흥분성이지만 동측 지배임.

좌측이 침범된 경우를 들어 두 가지 형에서의 안진의 기전을 각각 설명하면 그림 17및 18과 같다.

a) 원지성 외측반고리관형 양성돌발성체위성어지럼(Ageotropic Lateral Canal Type Benign Positional Vertigo)

이는 그림 17과 같이 외측반고리관의 팽대부정결석에 기인한다(그림 가운데). 환자가 좌측 와위로 누운 경우(그림 좌측), 좌측 외측반고리관에서는 팽대부정의 변위 및 내림프의 흐름은 난형낭으로부터 멀어진다. Ewald 제1법칙에 따라 좌측 외측반고리관의 기능이 감소하게 되며, 기능적 짝인 우측 외측반고리관이 상대적으로 흥분하게 된다. 우측 전정신경핵이 흥분되게 되므로 눈은 천천히 좌측으로 변위되며(좌편시), 안진은 우측, 즉 땅에서 멀

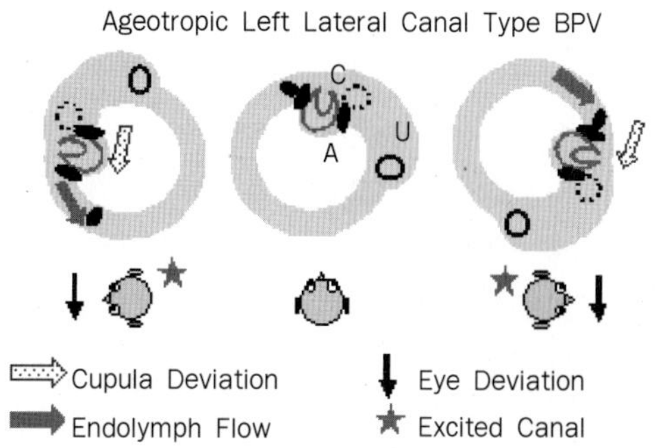

그림 17. 원지성 좌측 외측반고리관형 양성돌발성체위성어지럼에서의 안진의 기전. 실선 원은 상반고리관이, 점선 원은 공통팽대각이 각각 난형낭으로 들어가는 곳을 표시한다. A: 팽대부 C: 팽대부정 U: 난형낭.

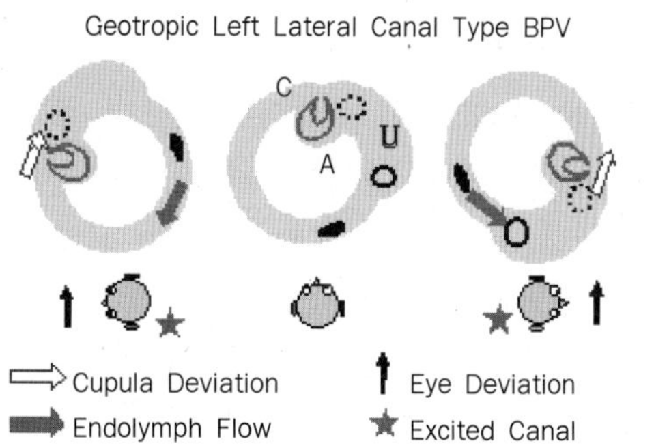

그림 18. 향지성 좌측 외측반고리관형 양성돌발성체위성어지럼에서의 안진의 기전. 실선 원은 상반고리관이, 점선 원은 공통팽대각이 각각 난형낭으로 들어가는 곳을 표시한다. A: 팽대부 C: 팽대부정 U: 난형낭.

어지는(우편시) 방향으로 나타나게 된다. 한편 우측 와위로 누운 경우(그림 우측), 같은 원리로 병변 쪽인 좌측 외측반고리관이 흥분하게 되어 눈은 우측으로 변위되며(우편시), 나타나는 안진은 좌측, 즉 땅에서 멀어져 가는(좌편시) 방향이다. 양성돌발성체위성어지럼중 가장 오래 동안 안진이 지속되는 아형으로, 유발자세를 유지시키면 수분 정도 안진이 지속된다. 다음에 나오는 향지성 아형과는 다르게 정상 쪽으로 머리를 돌릴 때 안진이 더욱 강하게 나오게 된다.

b) 향지성 외측반고리관형 양성돌발성체위성어지럼(Geotropic Lateral Canal Type Benign Positional Vertigo)

이는 그림 18과 같이 외측반고리관의 내림프결석에 의한다. 환자가 좌측 와위로 누운 경우(그림 왼쪽), 좌측 외측반고리관의 내림프는 팽대부로 쪽으로 흐르게 되어 좌측 외측반고리관이 흥분한다. 좌측 전정신경핵이 흥분되므로 눈은 우측으로 변위되고 안진은 좌측, 즉 땅을 향한다. 한편 우측 와위로 누운 경우(그림 우측), 같은 원리로 좌측 외측반고리관은 억제되며, 우측 외측반고리관은 흥분되므로, 눈은 좌측으로 변위되고 안진은 우측, 즉 땅쪽으로 향한다. 유발되는 어지럼은 하반규관형보다 더 강하며, 심한 오심이 초래된다. 안진의 잠복기는 후반고리관형보다 짧으며 (<5초), 오래 (20-60초) 동안 지속되며, 특징적으로 어느 방향으로 머리를 돌리던, 침범된 쪽으로 향하는 안진이 더욱 강하게 나타나게 된다. 머리를 침범된 쪽으로 돌리는 경우가 정상 쪽으로 돌리는 경우보다, 회전각도가 클수록 보다 강한 안진이 나타나게 되며, 안진이 유발된 자세를 오랫동안 유지시키면, 대개 안진의 방향이 바뀌게 된다. 유발검사를 여러 번 반복해도 안진은 감소하지 않는(nonfatiguable) 특징도 보인다.

라) 전정안진의 유발법(Provoking Methods of Vestibular Nystagmus)

시고정을 없애거나, 체위성, 혹은 체위변동성 검사 외에 전정안진을 유발하는 몇 가지의 유용한 방법이 임상에서 사용된다. 환자의 머리를 좌우로 혹은 상하로 15초 내지 20초 정도를 흔들어 head-shaking안진을 관찰한다(Sharpe, 1993). 말초성 전정질환의 경우 수평으로 흔든 뒤에는 병변 반대 쪽으로 향하는 안진이 관찰되며, 수직으로 흔든 뒤에는 약하지만 병변 쪽으로 향하는 안진이 관찰된다. 만일 수평으로 머리를 흔든 뒤 수직 방향의 안진이 나타나면(cross coupling) 중추성 전정질환을 나타낸다(Hain, 1987; Takahash, 1990). Vasalva 수기, 과환기(hyperventilation)도 안진을 유발한다. 과환기는 소뇌의 칼슘 통로의 대사장애, 탈수초된 전정신경계의 전도증가(안진의 방향은 병변 쪽), 중추신경계의 보상기전을 억제(안진의 방향은 정상 쪽) 등을 야기하게 된다.(Bance, 1998; Leigh, 1999; Walker, 1999). 외림프관루(perilymph fistula), 상반고리관결손(supeiror canal dehiscence) 증후군, 소뇌변성 및 일측 전정기능 소실시 유양돌기에 진동을 주면 안진이 유발된다(Leigh, 1999). 소리자극에 의해 어지럼, 안진, 진동시, 자세 이상이 유발되는데 이를 Tullio 현상이라 한다(Rottach, 1996). 경부근육에 진동을 가하거나 머리를 고정한 상태에서 몸통을 회전시켜 경부안반사를 자극시키는 방법도 있다(Yagi, 1996). 마지막으로 온도안진검사 시 수직 방향으로 나타나는 도착(perverted)안진은 실험적으로 전정신경핵의 손상시 관찰되나(Uemura, 1973), 이는 정상인에서 관찰될 수 있으므로 조심해야 한다(Barber, 1986).

5) 중추성 전정안진(Central Vestibular Nystagmus)

중추성 전정계 증후군은 표 4와 같이 전정안반사의 장애가 나타나는 면에 따라 분류할 수 있다(Sung, 1997; Brandt, 1999).

가) 상향안진(Upbeat Nystagmus)

상소뇌각, 복피개로, 전설하핵 등의 병변에 의해 상반고리관으로부터 나오는 상방향으로

표 4. 중추성 전정계 증후군의 분류

작용면	보 기
Pitch plane	상향 안진(upbeat nystagmus) 하향 안진(downbeat nystagmus)
Roll plane	안기울기반응(ocular tilt reaction) 측방돌진(lateropulsion)
Yaw plane	수평-회전 복합안진 = 가성전정신경염 (pseudo vestibular neuritis)

의 전정안반사의 긴장도가 감소함에 따라, 하방향으로의 전정안반사의 긴장도가 증가되어 안구는 아래 쪽으로 변위되고 안진은 상방으로 향한다(Brandt, 1999). 임상적으로 중요한 점은 교-중뇌(ponto-mesencephalic), 교-연수(ponto-medullary) 접합부(junction)의 피개(tegmentum)가 양쪽에서 손상받는 경우만 상향안진이 발생한다는 사실이다. 하향안진과 마찬가지로 양쪽이 침범 된 경우에만 상향안진이 나타나므로, 임상적으로 흔히 경험하는 일측성 뇌간병변 시에 이러한 중추성 전정안진은 잘 나타나지 않는다. 하향안진과는 다르게 측방주시로안진이 증가하지 않는다. 만일 빠른 성분이 수직 성분 외에 좌우로 교대하는 수평 성분을 가지고 있는 경우는 나비넥타이(bow-tie)안진이 나타나게 된다(Weissman, 1990).

나) 하향안진(Downbeat Nystagmus)

같은 맥락으로 뇌간의 피개의 병변에 의해 위로 향하는 편향력(bias)이 생겨 눈은 위로 변위되고, 이를 극복하기 위해서 안진은 아래 방향으로 튀게 되는 것이 하향안진이다. 초창기에는 척수 혹은 소뇌와 전정계와의 연결에 이상으로 하향안진이 발생한다고 생각하였다(Cogan, 1968). Zee 등은 1974년 원활안운동의 이상으로 하향안진이 발생한다고 주장하였으나, 하향안진의 일부만이 이 이론으로 설명될 수 있으며, 심지어 원활안운동의 이상은 안진의 원인이 아니라 결과라고 주장하는 학자들도 있다.

Baloh 등은 1986년 눈이 상방으로 편향되는 두 가지 기전을 발표하면서, 하향안진은 중추성 전정안진의 일종이라고 주장하였다(Baloh, 1986). 양쪽 편엽(flocculi)의 손상으로 인하여 상반고리관이 탈억제되어, 즉 상직근으로 가는 흥분 섬유의 활동이 증가되어 상방으로 향하는 편향력이 증가되거나, 제 4뇌실 앞쪽, 양쪽 전정신경핵사이의 병변으로 인하여 후반고리관이 억제되어, 즉 하직근으로 가는 흥분 섬유의 활동이 감소되어 상방으로 향하는 편향력이 증가되게 된다고 하였다(그림 19). 편엽의 퍼킨제 세포(Purkinje cell)는 상반고리관을 억압하는 이차 전정신경원과 연결되어 있으므로(Ito, 1977), 병변시 상반고리관을 탈억제시킨다. 이와 유사하지만 상부로 향하는 편향력을 달리 설명하는 이론이 1998년 발표되었다(Böhmer, 1998). 양측 6개 반고리관의 긴장성 흥분 정도를 벡터(vector)로 표시하면 좌우는

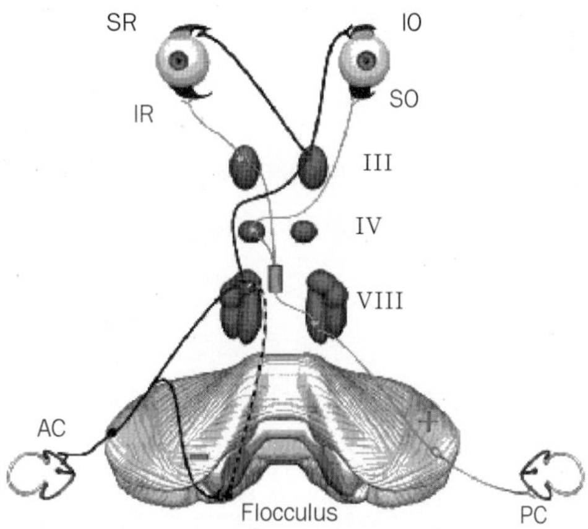

그림 19. 하향안진의 기전. III: 동안신경핵, IV: 외향신경핵, VIII: 전정신경핵, AC: 상반고리관, F: 편엽, IO: 하사근, IR: 하직근, PC: 하반규관, SO: 상사근, SR: 상직근, + : 흥분성회로, -: 억압성회로.

서로 상쇄되나, 상하로는 비대칭이 존재하여 위로 향하는 힘이 더욱 크며 이는 단순히 반고리관의 해부학적인 위치(orientation)의 차이 때문이다. 이러한 상방으로의 편위는 정상에서는, 앞서 언급한 소뇌의 편엽 및 부편엽(paraflocculus)에 의해 억압되어 즉, 상하의 전정계의 긴장도는 서로 상쇄되지만, 해당 소뇌의 병변 시 위로 향하는 힘이 탈억제되어 안구가 상방으로 편위되게 되며 하향안진이 나타나게 된다는 이론이다. 마지막으로 하향안진은 이석안반사(otolith-ocular reflex)의 이상으로 설명하기도 한다(Halmagyi, 1983).

검안경검사시 정상인에서도 안구가 느린 속도로 위로 움직일 수 있으므로 주의를 요하나, 이러한 안구의 움직임은 시고정 시에는 발생하지 않는다. 측방, 하방을 쳐다보게 하면 쉽게 유발되며, Alexander법칙을 따른다. 그러나 상방 주시 시 더욱 안진이 커지는 수가 있는데 이는 수직주시기전이 불안정하여 느린 성분이 선형이 아니라 양지수적으로 증가한다(Abel, 1983). 하향안진은 말초성 전정안진과는 다르게 Frenzel 안경을 씌우고 검사하여도 느린 성분은 변하지 않으며 오히려 빠른 성분의 빈도가 감소할 수 있다(Leigh, 1999).

다) 안기울기반응(Ocular Tilt Reaction)

안기울기반응이란 사편위(skew deviation), 안구의 회전(ocular torsion), 머리 기울기(head tilt), 삼주증(triad)이 모두 같은 방향으로 나타나는 현상을 일컫는다(Westheimer, 1975; Brandt, 1994). 사편위란 핵상성 원인에 의해서 양안이 아래위로 어긋나 있는 것을 일컬으며 방향은 낮은 쪽을 따라 명명한다. 머리 기울기란 roll면에서 머리가 기우는 것을 표시한다. 그림 20은 좌측 사편위, 좌회편시, 좌측 머리 기울기를 보이고 있는 좌측 안기울기반응을 나타내고 있다. 실제로는 삼주증이 모두 나타나는 경우는 그리 많지 않으며, 세 가지 징후의 모든 조합이 가능하다.

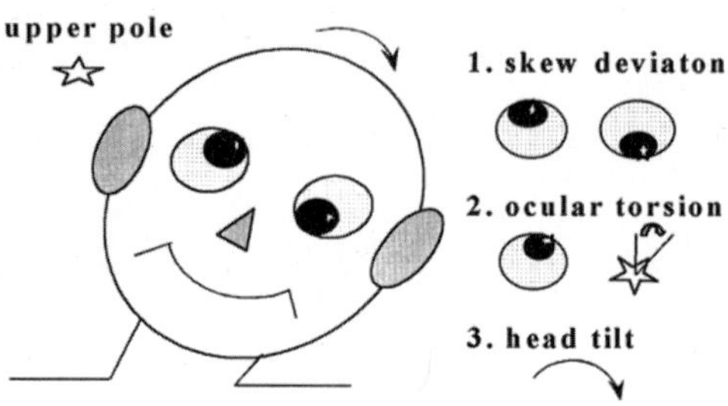

그림 20. 좌측 안기울기반응의 삼주증.

안기울기반응은 일시적인 위상성 및 지속적인 긴장성 형태로 나눌 수 있다. 생리학적인 관점에서 보면, 위상성은 신경원 활동의 증가로, 긴장성은 신경원 활동의 감소로 나타나게 되는데. 여기서는 편의상 긴장성 형태만을 설명한다. 안기울기반응은 일측 미로, 동측 전정신경핵, 반대편 내측종속 및 Cajal 간질핵까지 가는 동수용성(graviceptive) 경로가 손상을 입으면, 양쪽 동수용체 균형이 깨져서 나타나게 된다. 전정계긴장도의 불균형에서와 마찬가지로 일측 긴장도의 감소는 반대편의 긴장도의 증가와 같은 효과를 나타나게 된다.

안기울기반응은 두 가지의 기전으로 설명할 수 있다. 이전에는 동수용체의 신호를 담당하는 난형낭으로부터의 신호의 불균형에 기인한다고 하였으나, 최근에는 반고리관 신호의 불균형으로도 설명한다. 반고리관 신호의 불균형 이론은 특히 양안 운동이 비공액인 경우에 적합한 이론이다.

그림 21은 우측 상반고리관의 손상시 나타나는 안구운동을 도식화한 것이다. 상반고리관이 흥분하면 동측 상직근 및 반대편 하사근이 흥분되게 되며(실선), 동측 하직근 및 반대편 상사근은 억압받는다(점선). 그러므로 상반고

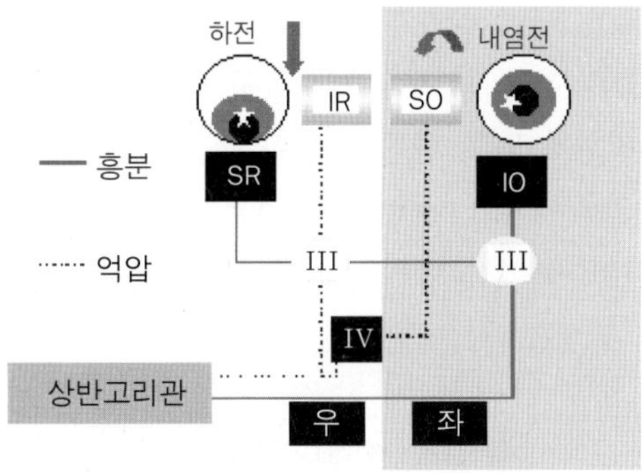

그림 21. 우측 상반고리관 손상 시 나타나는 안구의 운동. 화살표는 안구의 긴장성 변위를 나타냄. III: 동안신경핵 IV: 활차신경핵 IO: 하사근 IR: 하직근 SO: 상사근 SR:상직근.

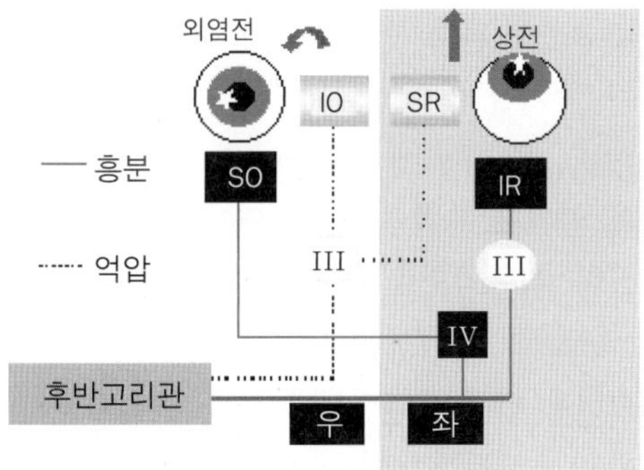

그림 22. 우측 후반고리관 손상 시 나타나는 안구의 운동. 화살표는 안구의 긴장성 변위를 나타냄. III: 동안신경핵 IV: 활차신경핵 IO: 하사근 IR: 하직근 SO: 상사근 SR:상직근.

리관의 신호가 손상되면 원래 억압받고 있던 외안근이 작용하게 되므로, 하직근의 작용으로 병변측 안구는 하전되고, 상사근의 작용으로 정상측 안구는 내회전된다(화살표). 그림 22에서 처럼 일측 후반고리관이 흥분하면 동측 상사근 및 반대편 하직근이 흥분되게 되며(실선), 동측 하사근 및 반대편 상직근은 억압된다(점선). 그러므로 후반고리관이 손상되면 원래 억압받고 있던 외안근이 작용하게 되므로, 하사근의 작용으로 병변측 안구는 외회전되고, 상직근의 작용으로 정상측 안구는 상전된다(화살표). 실제로 상기 두 가지의 경우와 같은 비공액안구운동이 뇌간의 병변에서 보고되고 있다.

그림 23은 우측 상·후반고리관 두 개가 동시에 손상을 받을 때 나타나는 안구의 운동을 도식화한 것이다. 아래 부분과 같이 병변측 안구는 하전, 외회전되고 정상측 안구는 상전, 내회전되게 되어 안기울기반응에서 나타나는 것과 똑같은 안구운동이 나타나게 된다.

일측 난형낭의 자극으로 인한 외안근의 작

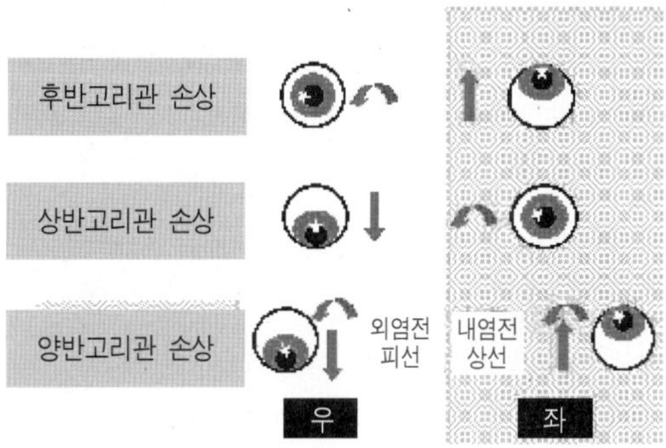

그림 23. 우측 상·후 양반고리관 손상 시 나타나는 안구의 운동.

용은 아직 논란이 많으나 동측의 상직근, 상사근 및 내직근이 흥분되며, 반대편 외직근, 하직근 및 하사근이 흥분된다(Leigh, 1999). 따라서 흥분된 쪽 안구는 상전, 내회전 및 내전되며, 반대편 안구는 외전, 외회전 및 하전된다(그림 24).

한편 머리 기울기가 일어나는 기전은 매우

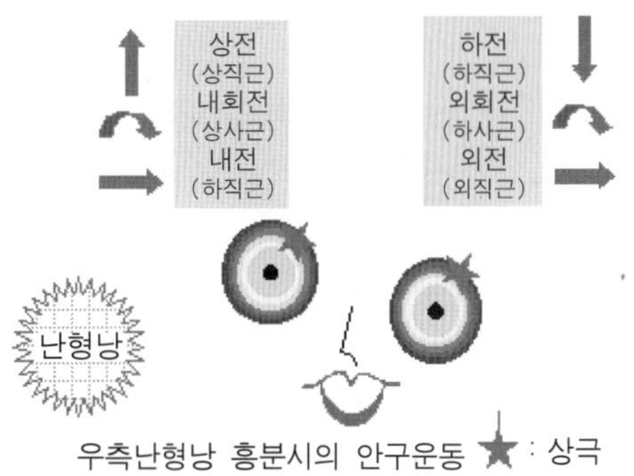

그림 24. 우측 난형낭 자극 시 흥분되는 외안근 및 안구의 운동

복잡하며 정확히 알려져 있지는 않지만 Cajal 간질핵과 시개망상척수로(tectoreticulospinal tract)의 영향으로 나타난다고 한다.

안기울기반응은 임상적으로 매우 유용한 측향화 및 국소화 징후이다. 먼저 측향화 징후로서의 가치를 보면 다음과 같다. 동수용성 경로가 교차하기 전에 손상을 받은 경우는 정상 쪽 동수용체경로가 우세하다고 생각할 수 있으며, 정상 쪽 난형낭이 흥분된 것과 같은 결과가 초래되어 긴장성 안기울기반응은 병변 쪽으로 일어난다. 한편 교차 후에 손상된 경우는 정상 쪽 동수용체경로가 손상된 것이며, 병변 쪽 난형낭이 흥분된 것과 같은 결과가 초래되어 긴장성 안기울기반응은 정상 쪽으로 나타나게 된다. 안기울기반응의 국소화 징후로서의 가치는 일측 미로부터 시작하여 반대편 Cajal 간질핵까지의 병변을 시사함에 있다. 안기울기반응을 상행성 연수형(ascending medullary)과 하행성 중뇌형(descending mesencephalic)의 두 가지로 나누기도 하는데, roll평면상의 전정안반사의 긴장도의 균형이 깨져서 나타나게 되는 상행성은 안구가 회전되는 정도가 양안에서 서로 다르며, 수직 및 회전운동의 신경통합체의 균형이 깨져서 나타나게 되는 하행성에서는 안구가 양안에서 똑같이 회전되는 것으로 구분될 수 있다(Brandt, 1999).

6) 회전안진(Torsional Nystagmus)

순수한 회전안진, 수직안진은 중추신경계의 병변에 의해 발생한다. 순수한 회전안진은 대개 연수의 병변에서 나타나며, 상향, 하향안진과 비슷하게 머리의 회전으로 변화하며, 느린 성분의 양상이 다양하며, 수렴시 억압된다(Noseworthy, 1988). 한쪽의 상, 후반고리관 출력(output)이 모두 손상받은 경우, 정상 쪽 전, 후반고리관의 영향으로 안구는 병변 쪽으로 회전하게 되고, 안진은 상극(upper pole)이 정상쪽으로 향하는 순수 회전안진으로 나타난다. 중소뇌각의 병변, 중뇌-간뇌의 병변시도 관찰된다.

7) 주기적 교대안진 (Periodic Alternating Nystagmus)

제일 안위에서 나타나는 수평자발안진의 일종으로, 일정 기간(약 90초) 한 방향으로 안진이 나타나다가 안진이 없는 시기를 거쳐(약 10-30초) 반대 방향으로 안진이(약 90초) 튀는 주기를 반복하는 안진을 일컫는다(Leigh, 1981). 한 주기에 수 분이 소요되므로 오랫동안 환자를 관찰하지 않으면 발견하지 못할 수 있다. 실험적으로 소뇌의 소절(nodulus) 및 수(uvula)를 제거한 동물을 어두운 곳에 넣으면 이러한 안진이 유발된다고 한다. 원래 이들 부위는 속도저장기전(velocity storage mechanism)을 억압하며, GABAB가 작용한다. 이들의 손상으로 인하여 속도충전기전의 기능이 탈억제되어 자발안진이 나타나게 되고, 이를 극복하기 위한 수리 기전(repair mechanism)이 작용하여 안구의 변위를 바꾸려고 하는 것이 서로 반복되어 안진의 방향이 주기적으로 교대하는 것으로 설명하고 있으며, 이에 대한 증거로는 GABA 촉진제(agonist)인 baclofen을 쓰면 안진이 소멸되는 것을 들 수 있으며, 효과적인 치료법이 규명된 최초의 안진이다(Halmagyi, 1980).

8) Bruns 안진(Bruns' Nystagmus)

소뇌교각(cerbellopontine angle) 부위의 종양에 특유한 안진으로 병변 쪽을 바라볼 때 느리고, 큰(low-frequency and large-amplitude) 주시

유발 안진이 나타나지만, 정상 쪽을 바라볼 때는 빠르고, 작은(high-frequency and small-amplitude) 전정 안진이 나타나는 조합을 말한다(Bruns, 1908; Baloh, 1976; Nedzelsk, 1983).

일측의 전정계가 손상받으면 전정계긴장도의 불균형이 초래되어 안구는 병변 쪽으로 변위되며, 안진은 정상 쪽으로 발생하게 된다. 이러한 병적 상태에 중추신경계는 두 가지 방법으로 적응을 하게 된다(Robinson, 1984). 전정계에 25초 이상 지속되는 비정상적인 활동(한쪽의 변화에 다른 쪽 변화가 따르지 않는 경우)이 초래되면 중추신경계는 전정계병변이 존재 한다고 판단하며, 이에 대한 보상으로 전정계의 되먹임회로(persevering circuits)인 속도저장기전과 신경적분체의 기능을 억제하게 된다. 속도저장기전의 약화는 안진의 느린 성분의 속도를 낮추어 주며, 주시유지기를 고의적으로 보다 누출적으로 만들어, 최소한 한 방향에서만이라도 안구가 이동하지 못하게 하여 시력을 보상하게 한다.

말초성 또는 중추성 전정 안진의 느린 성분 속도는 안와에서의 안구의 위치에 따라 변하게 된다. 안진은 빠른 성분 쪽으로 주시할 때 가장 커지게 되는데 이를 Alexander 법칙이라고 한다(Alexander, 1912; Robinson, 1984; Leigh, 1999). 우측 일측구심성전정자극박탈의 예(그림 25)에서, 우측 전정신경계의 긴장도가 감소하여 안구는 좌측으로 변위되게 된다(1). 중추성, 말초성 전정계 병변은 전정계긴장도의 불균형뿐만 아니라 주시유지기전을 약화시키는데, 여기에 중추신경계에 의한 보상방법으로 신경적분체는 보다 누출적으로 된다. 그러므로 안구는 제일 안위로 향하게 되고(2), 이러한 안구의 변위는 최소한 한 곳에서라도(여기선 우측) 전정 안진의 느린 성분을 상쇄시켜줌으로써, 안구의 변위를 제거시켜 안구를 고정시

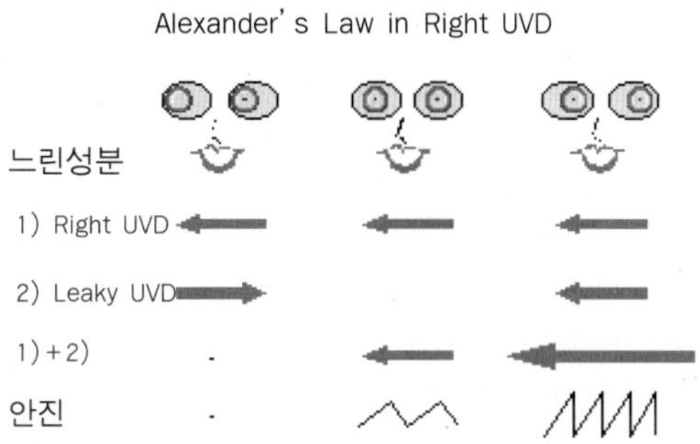

그림 25. Alexnader 법칙. NI:신경적분체UVD: 일측 구심성 전정자극박탈

키고 깨끗한 시력을 확보할 수 있도록 한다. 이런 두 가지 느린 성분의 벡터합이 안진의 크기 및 진동수를 결정하게 된다.

요약하면 Alexander 법칙이란 중추성 및 말초성 전정계의 병변시 모두 나타나는 특징적인 현상으로, 안진 방향을 주시할 때 안진이 가장 빠르고 크게 튀는 현상을 일컬으며, 이는 주시 유발 안진과 전정계긴장도의 불균형이 복합되어 발생된다.

이러한 주시유지기의 누출로 인하여 병변 쪽을 바라볼 때는 주시 유발 안진이 나타나고, 전정계불균형에 의한 전정 안진은 보상되어 1도 안진, 즉 정상 쪽 주시시만 나타나게 되는 조합을 Bruns안진이라고 한다(그림 26). 청신경종양 수술 후 수 년이 경과한 뒤에도, 같은 양상의 안진이 어두운 곳에서는 나타나는 수도 있다(Leigh, 1999).

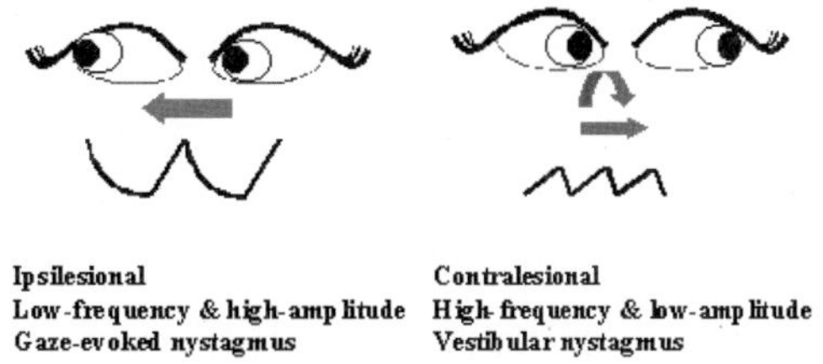

우측 소뇌교각 종양에서의 Bruns 안진

그림 26. Bruns 안진의 양상.

9) 선천성 안진 (Congenital Nystagmus)

선천성 안진은 태어날 때 혹은 어린 시기에 나타나는 안진으로, 대개는 양성이므로 이를 정확히 진단하는 것이 임상적으로 매우 중요하다. 특히 뇌진탕후증후군(postconcussion syndrome) 및 ocular flutter 등과 감별을 정확히 하여, 뇌의 기질적 병변과 신경모세포종(neuroblastoma) 등을 찾기 위한 불필요한 검사를 하지 않도록 하는 것이 임상적으로 매우 중요하며 그 기전 및 종류는 매우 복잡하다(Neetens, 1989; Glaser, 1999). 그러나 선천성 안진은 다음과 같은 특징 때문에 쉽게 진단할 수 있다. 선천성 안진은 대개 수평면에서만 일어나는 양안 및 공액안진이며, 시력은 흐려지는 수가 있으나 동요시는 일으키지 않는다. 안진은 수렴(convergence)에 의해 약해지며, 시고정 시도(fixation effort)에 의해 커진다. 대개는 격동안진이지만 진자안진으로 나타나기도 한다. 수면 중에는 소실되며, 머리의 진동이 흔히 동반된다. 완전색맹(achromaptosia), 백색증(albinism), 무홍채증(aniridia), 시신경 위축(optic atrophy) 등의 시신경 질환, 야맹증 등의 감각계 이상이 동반된다. 앞서 언급한 것처럼 선천성 안진의 느린 성분 속도는 특징적으로 양지수적으로 증가한다. 선천성 안진은 안구의 어떤 위치에서는 안진이 소실되거나 아주 작아지게 되고 결과적으로 시력이 가장 좋게 되는 지점이 있는데, 이를 정지점(null point)이라 한다. 모든 환자에서 관찰되는 현상은 아니지만, 질병 특유의(pathognomic) 징후로 시운동성 안진전도(reversed optokinetic nystagmus) 현상이 있다(Halmagyi, 1980). 이는 시운동성 안진이 정상인과는 정반대로 시운동성 드럼이 돌아가는 방향으로 향하는 현상을 지칭하며, 이는 정지점이 시운동성 드럼이 움직이는 반대 방향으로 이동되기 때문이다. 대개 감각계 또는 운동계의 이상으로 유발된다고 생각하고 있으나 정확한 기전은 아직 알려져 있지 않다. 그러나 느린안구운동계(slow eye movement system)의 이득이 비정상적으로 높아(high gain instability)서 발생하는 것으로 설명할 수 있다. 잠복안진(latent nystagmus)은 선천성 격동안진의 아형으로 두 눈으로 볼 때는 나타나지 않고 한 눈을 가려야만 나타나는 특징이 있다. 이때 안진은 보는 눈쪽으로 향하게 된다. 만일 사시에서와 같이 환자의 한쪽 눈이 약시에 빠져 있다면 두 눈으로 볼 때도 안진이 나타나게 되는데 이를 현성 잠복안진(manifest latent nystagmus)이라 한다. 이때 안진의 방향은 시고정을 하는 안구(fixing eye)쪽으로 나타난다(Burde, 1992). 앞서 언급한 대로 선천성 안진은 진찰만으로 진단할 수 있어야만 한다.

10) 후천성 진자안진 (Acquired Pendular Nystagmus)

진자안진에는 선천성과 후천성이 있는데, 선천성은 선천성 안진의 일부에서 관찰된다. 후천성은 성인에서는 주로 다발성 경화증(multiple sclerosis), 소아에서는 백질이영양증(leukodystrophy) 특히 Pelizaeus-Merzbacher병이 주된 원인이며, 뇌간 경색, Whipple병, 한쪽 눈의 시력 상실, 안구개진전(oculopalatal tremor) 등에서 나타난다. 즉, 후천성 진자 안진은 주로 뇌간 경색, 탈수초성(demyelinating) 질환, 한쪽 눈의 시력 상실에서 나타난다고 할 수 있다. 후천성 진자 안진은 선천성과는 다르게 동요시를 호소하며, 안구운동의 해리가 흔하며, 한쪽 눈에만 나타나는 경우도 있다. 선천성과의 감별 점은 표 5에 기술되어 있다. 후천성 진자 안진의 궤적은 다양하여 원형(circular), 대각(diagonal), 타원(elliptical)으로 나타날 수 있다. 원형(circular)안진이란 수평, 수직 진동의 크기(amplitude)가 같고 위상(phase)이 서로 90도 차이가 날 때 발생한다. 그림 27은 안진의 궤적이 원형으로 되는 기전을 도식화한 것이다. 일반적인 안진의 표기와 마찬가지로 수평 성분은 상방은 우측, 하방은 좌측을 표시하며(좌측 실선), 수직 성분은 위가 상부, 아래가 하부를 표시한다(좌측 점선). 수평과 수직 진동의 위상차가 90도이므로 일정한 시점에서의 안구의 위치는 수평, 수직 성분에서도 같은 각도 만큼 차이가 나게 된다. 예를 들어 A에서 수평 성분은 진동의 가장 상부, 즉 안구의 위치로는 우측 끝에 해당하며, 수직 성분은 진동의 중앙, 즉 안구의 위치로는 제일 안위에서 변위가 제로인 수평면에 해당된다. A 보다 3/4 주기, 즉 270도 뒤인 B에서 수평 성분은 진동의 중앙, 즉 안구의 위치로는 제일 안위에서 변위가 제로인 시상면에 해당하며, 수직 성분은 진동의 가장 하부, 즉 안구의 위치로는 맨 아래에 해당된다. 만일 수평, 수직 성분의 위상이 180도 차이가 나면 대각 안진이 나타나며, 서로의 진폭에 차이가 있거나 위상이 90도 혹은 180도 이외의 차이

표 5. 후천성과 선천성 진자 안진의 감별점

구분 특징	후천성	선천성
파형	순수 정현파형	다양한 파형
양안에서의 해리	흔하다	드물다
방향	모든 방향	대개 수평
시운동성 안진 전도 현상	없음	자주 보임
동요시 (oscillopsia)	흔하다	드물며, 짧다

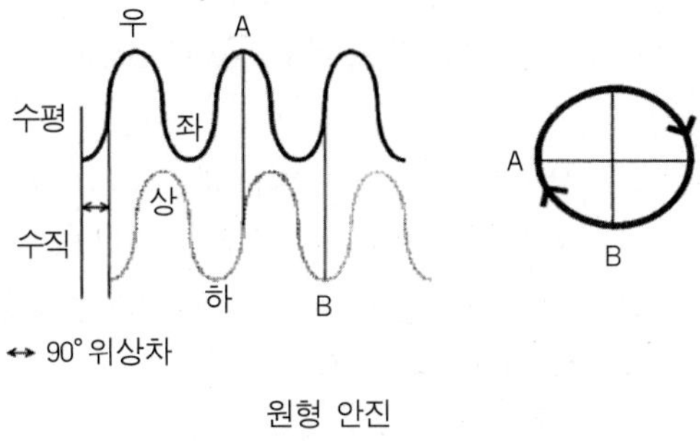

그림 27. 원형 안진의 기전.

가 있으면 타원 안진이 나타난다.

정확한 기전은 밝혀지지 않았지만, 하올리브핵으로부터 편엽의로의 투사의 이상으로 전정안반사의 적응기전(adaptive mechanism)이 불안정해져 발생하는 것으로 생각되고 있다(Nakada, 1986). 부정중위신경로 세포군(paramedian tract, PMT cell groups)으로부터 안구운동 신호를 소뇌로 되먹여주는 경로의 이상으로 설명하기도 한다(Averbuch-Heller, 1995; Büttner, 1995; Büttner-Ennever, 1996). 한쪽 시력 상실 후, 실명된 안구에 나타나는 단안안진은 주시가 불안정해져 생겨나며, 이를 Heimann-Bielschowsky 현상이라고 한다(Bielschowsky, 1931). 안구개진전이란 주로 수직 방향의 진자안진이 안면, 인, 후두, 상, 하지 특히 구개의 불수의 운동(진전)과 동반된다(Nakata, 1986; Kim, 1994; Leigh, 1999). 구개진전과 달리, 안진은 수면 중에 없어질 수 있으며, 대개는 일단 생기면 일평생 지속된다(Jacob, 1981). 이는 Guillain-Mollaret 삼각(triangle) 또는 간대성근경련 삼각(myoclonic triangle)의 병변에 의하며, 수상 후 수 주 내지 수 개월 뒤에 지연성으로(delayed) 나타난다. Guillain-Mollaret 삼각은 일 측 치상핵(dentate nucleus)과 반대편 적핵(red nucleus) 및 하올리브핵(inferior olive nucleus)으로 이루

어져 있으며, 이들은 각각 상소뇌각, 중심피개로(central tegmental tract), 하소뇌각으로 연결되어 있다. 특징적인 병리 소견으로는 하올리브핵의 비후가 관찰되며, 뇌자기공명영상에서도 발견된다(Kim, 1994). 주로 뇌간 및 소뇌의 뇌경색 후 나타나지만, 퇴행성 질환에서도 발견된다(Deuschl, 1994). 거의 모든 안진은 원인 질환이 비특이적이지만, 후천성 진자안진의 일종인 안구저작근율동(ocular masticatory myorhythmia)은 예외라 할 수 있다. 안구저작근율동은 중추신경계를 침범한 Whipple병에서만 발견되는 질병 특유의 진자안진으로, 안구는 수렴과 개산을 반복하는 폭주진동을 보이며, 대개 주파수는 1 Hz 정도이다. 보통 환자는 수직주시의 장애, 기면(somnolence) 등을 보이며 특징적으로 안구의 운동과 함께 저작근의 율동적인 수축이 동반된다.

11) 상위안진(Disjunctive Nystagmus)

비공액안진은 양안안진과 단안안진으로 나눌 수 있다. 양안안진은 시소(see-saw)안진, 수렴-퇴축(convergence-retraction)안진, 수렴(convergence)안진, 개산(divergence)안진, 반복적 개산(repetitive divergence) 등 안구의 운동 방향이 서로 반대인 상위안진과 후반고리관성 양성체위성현훈처럼 거의 양안의 운동 방향은 같으나 약간 비대칭적인 해리안진으로 대별된다. 단안안진이란 안진이 주로 혹은 한쪽 눈에만 나타나는 비공액안진의 일종이다. 이들에 대해 간단히 설명하기로 한다.

가) 시소안진(See-saw Nystagmus)

비공액안진 중 유일하게 안구운동의 방향이 수직인 안진이다. 시소 모양으로 안구가 주기적으로 진동을 하는데, 상전하는 안구는 내회전을 하고, 하전하는 안구는 외회전을 하게 된다. 진자안진 혹은 격동안진 모두 관찰되는데, 후자의 경우 느린 성분과 빠른 성분은 각각 안진 주기의 1/2을 차지하며 반시소(hemi-seesaw)안진이라 한다(Halmagyi 1994). 반시소안진은 Cajal 간질핵 부분의 병변시 관찰되며 안기울기반응이 흔히 동반된다. 시소안진은 선천성과 후천성이 있는데 대부분 후천성이며, 선천성의 경우 회전 성분이 없거나, 혹은 일반적인 회전과 반대의 방향, 즉 상전하는 안구가 외회전, 하전하는 안구가 내회전을 하게 되는 특징이 있다. 회전 성분은 안와의 어느 위치에서도 나타나지만, 수직 성분은 대개 제일 안위에서만 관찰되는 점은 시소 안진의 또 다른 특징이다. 터키안주위(parasellar) 종양, 뇌간경색, 머리 외상, 중격안이형성증(septo-optic dysplasia) 등에서 관찰된다. 선천성 및 후천성 시소안진은 모두 roll평면상에서 머리가 움직일 때 주시를 안정시켜주는 전정반응의 불균형 혹은 보정이 잘못되어(miscalibration) 나타나게 된다(Leigh, 1999).

나) 수렴-퇴축 안진(Convergence-retraction Nystagmus)

송과체 종양, Arnold-Chiari 기형, 수두증, 뇌간 경색 등에 의한 중뇌배부증후군(dorsal midbrain syndrome, 혹은 Parinaud's 증후군)시 나타나며 후교차연결(posterior commissure)의 침범 때문에 발생하는 것으로 알려져 있다. 후교차연결 부위의 병변시 흔히 나타나는 광-근해리(light-near dissociation), 상안검이 과도하게 수축하여 각막 윗부분 공막이 보이는 상안검수축(lid retraction), 상방주시마비(upward gaze palsy) 등이 동반된다. 안구진동의 빠른 성분은 수렴 또는 퇴축의 형태로 나타난다. 퇴축이란 모든 외안근이 동시에 수축하여 안구가 안와 안쪽으로 끌려 들어가는 것을 일컬으며, 환자의 옆에서 관찰하여야 발견할 수 있다. 안진은 자발적으로 일어나기도 하나 주로 상방으로 향하는 단속운동을 시키거나, 시운동성드럼을 밑으로 돌리는 경우 잘 유발된다. 즉, 시운동성 드럼을 하방으로 돌릴 때, 눈은 천천히 하편시되고, 이에 뒤따르는 정상적인 상편시 방향의 빠른 운동대신 수렴이나 후퇴 또는 양자가 동시에 나타나게 된다. 그러나 수렴-후퇴 안진은 안진이라기보다는 일종의 단속운동이라고 보는 견해가 많다. 왜냐하면 안구의 진동이 상위적인 단속운동에 의해 시작되며, 안구운동의 속도 양상이 정상적인 수렴보다는 단속운동과 비슷하며, 정상적인 수렴시 일어나는 작용근과 길항근의 신경지배 법칙을 따르지 않고 모든 외안근이 동시에 수축하기 때문이다. 수렴-후퇴 안진은 단속운동의 활동 정도에 영향을 받으므로 간헐적이며, 이는 지속적으로 나타나는 후천적 진자 안진, 안구저작근율동 등과의 중요한 감별 점이다.

다) 개산안진(Divergence Nystagmus)

개산안진이란 정상인 또는 후뇌 질환에서 나타나는 안진으로, 안구는 천천히 수렴되었다가 빠르게 개산된다. 정상인에서 머리가 전방으로 선가속을 받을 때 나타나는 점으로 보면 이석기 반응의 이상 때문에 나타나는 것으로 추측된다(Smiith, 1985). 또한 편엽의 이상으로 설명하기도 하는데, 편엽은 수평전정안반사의 내전 성분만을 억압하므로, 편엽이 손상되면 내전이 과도하게 되고 결과적으로 개산 안진이 나타나게 된다고 한다(Ito, 1977).

라) 반복적 개산(Repetitive Divergence)

간성 혼수에서 나타나며 눈은 양끝까지 천천히 개산되었다가 제일 안위로 빠르게 수렴한다(Noda, 1987). 이와 비슷한 안구운동이 신생아의 경련에서도 보고되었다(Nelson, 1986).

12) 단안안진(Monocular Nystagmus)

안진 혹은 안구의 동요가 오직 한 눈에만 국한된 경우 또는 주로 한 눈에만 나타나는 경우가 있다. 이들의 감별점에 가장 중요한 점은 이들 이상운동이 제일 안위에서 나타나는가 아니면 편심(off-center) 위치에서 나타나는가를 살펴보는 것이다. 점두연축(spasmus nutans), Heimann-Bielschowsky 현상, 상사근경련(supeiror oblique myokymia) 등에서는 제일 안위에서 나타나며, 핵간안근마비, 가성핵간안근마비, 뇌신경 마비, 제한 증후군(restrictive syndrome) 등에서는 편심 위치에서 나타난다.

가) 점두연축(Spasmus Nutans)

점두연축은 안진, 사경(torticolis) 및 체머리(head nodding)의 삼주증을 갖는 드문 양성 질환이다(Norton, 1954). 상기 징후 중 두 개만 존재하면 진단을 내릴 수 있다. 대개는 생후 1-2년 사이에 나타나며 한 달 정도 지속된다. 가장 먼저 나타나는 체머리는 수면 시 없어진다. 안진은 한 눈에만 나타나며 수평, 수직, 회전성 모두 가능하며, 진폭 및 빈도는 주시 방향에 따라 변한다. 선천성 기형과 동반되는 수가 있지만 아직 원인은 밝혀져 있지 않다. 시신경교차 혹은 제3뇌실 주위 종양 시도 이와 비슷하게 한눈의 안진, 머리의 진동 및 사경이 나타날 수 있다.

나) 상사근경련(Superior Oblique Myokymia)

상사근경련은 한쪽 눈의 진전으로 상사근섬

유의 자발적 흥분(spontaneous firing)에 의한다(Kommerell, 1980). 환자는 주로 반복되는, 10초 미만의 한쪽 눈의 시력이 흐려지거나, 경련 자체를 호소하며 동요시나, 복시도 나타난다. 침범된 상사근의 작용 방향으로 볼 때 흔히 유발된다. 특별한 원인이 없거나, 활차신경마비, 두부외상, 탈수초질환, 뇌간의 뇌졸중, 소뇌종양시 나타난다. 활차신경이 경미한 손상을 받으면 총 축삭수를 유지하기 위해 신경재생이 유발되고 이들 중의 일부가 민감해져서 상사근경련을 일으킨다(Lee, 1984). 안구의 내회전 및 하전으로 시작되어 2-6Hz의 격동안진이 뒤따르나 이와 더불어 미세하고 불규칙한 진동이 동반된다. 저절로 없어지기도 하고 완화와 악화를 반복하는 경우도 있다. 약물 및 수술 치료법이 있다(Leigh, 1999).

다) Heimann-Bielschowsky 현상 (Heimann-Bielschowsky phenomenon)

앞서 언급한 대로 한쪽 눈의 시력을 상실한 경우, 동측에 수직성 안구의 동요가 나타날 수도 있는데, 이를 Heimann-Bielschowsky 현상이라고 한다(Bielshowski, 1931; Smith, 1982).

라) 핵간안근마비(Internuclear Ophthalmoplegia, INO)

내측종속이란 내측종속문측간질핵(riMLF)으로부터 중간흉수(midthoracic cord)까지 뻗쳐 있는 섬유속이다. 뇌교부터 문측 중뇌(rostral midbrain)까지의 부분은 있는데, 원활추적운동, 전정안반사, 단속운동 등의 모든 수평공액 운동시 내직근을 지배하는 자극을 전달하며, 전정핵의 위치-전정-정지신경원(position-vesstibular-pause(PVP) neuron)으로부터의 자극을 전달하여 안구와 머리의 수직운동을 담당하게 된다. 일측 내측종속의 병변시, 수평 공액 운동시 병변 쪽의 내전장애가 나타나며, 반대편 안구에서는 외전(abducting)안진이 나타나게 되는데, 이를 핵간안근마비라 한다. 병변의 위치에 따라 수렴운동도 침범될 수도 있다. 내전의 장애는 다양하게 나타나게 된다. 아주 경미하여 단속운동처럼 강한 자극이 요구되어지는 운동시만 나타나기도 하며 완전 마비를 보이는 경우도 있다. 그러므로 진찰시 환자에게 정상 쪽으로 커다란 단속운동을 시켜보거나, 시운동성 드럼을 병변 쪽으로 돌려서, 병변 쪽의 내전운동을 주의 깊게 관찰하여야 한다. 내전운동이 늦어지는 것을 내전지체(adduction lag)라 하며 경미한 핵간안근마비의 내전장애를 찾아내는 방법이다. 핵간안근마비시 안진은 정의처럼 외전하는 안구에서만 나타나는 것은 아니고, 실제론 아주 미세하지만 병변 쪽 내전하는 안구에도 나타난다. 또한 외전안진이 진단을 내리는데 필수적인 요소는 아니다. 외전안진의 기전에 대해서는 논란이 많다(Zee, 1987; Leigh, 1999). 내직근 마비에 대한 적응으로, 중추신경계가 내직근으로 가는 자극을 증가시키게 되고, 이때 Hering 법칙에 따라 반대편 외직근으로 가는 자극도 똑같이 증가된다. 따라서 증가된 자극으로 인해 약해진 내전은 회복되지만 외전되는 안구는 목표물을 지나치게(overshoot)되고 이에 따라 단속운동 후 미끄러짐(postsaccadic drift)이 나타나게 되어 안진이 발생한다고 설명하는 이론, 내직근의 활동을 증가시키고 시축(visual axis)을 맞추기 위해 수렴 운동의 긴장도가 증가되어 생긴다는 이론, 주시유지기의 장애 이론 등이 있다. 핵간안근마비는 내측종속의 병변 쪽으로 명명하지만, 외향신경핵의 중간신경원 축삭은 외향신경핵부위에서 교차하기 때문에, 만일 이들 축삭이 교차 전에 손상받으면 병변 반대측 핵간안근마비가 초래된다(Sung, 2000). 양쪽 핵간 안근마비는 특징적으로 수직면에서의 주시유지기전, 전정안반사, 전정안반사 소실(cancellation), 시추적운동의 장애를 나타낸다(Ranalli, 1988). 상기 징후 이외에 정상 측 사편위, 수직 주시 유발 안진, 수직 전정운동, 시운동성운동, 및 원활운동의 장해 등이 동반되기도 한다.

마) 가성핵간안근마비(Pseudo-internuclear Ophthalmoplegia)

신경지배의 이상 또는 물리적(restrictive)으로 내전의 장해가 있는 경우 나타나는 것으로 근무력증, 동안신경마비, 외직근의 물리적 운동 제한 등에서 나타난다. 현상은 핵간안근마비와 같지만, 뇌간의 병변에 의한 것이 아니므로 꼭 감별하여야 한다. 근무력증에서는 텐실론을 주사하면 없어지게 된다(Glaser, 1966). 종종 내전하는 안구는 동시에 하전을 보인다(Jay, 1987).

바) 뇌신경 마비(Cranial Nerve Palsy)

침범된 외안근의 작용 방향으로 안구가 움직일 때 마비된 안구 혹은 반대편 안구에서 단안안진이 나타나게 된다. 외안근이 약화되어 안구를 이심 위치로 움직이는 것이 힘들 뿐만 아니라, 마비된 외안근은 쉽게 피로하게 되므로, 안구는 제일 안위쪽으로 천천히 이동하게 되고 이를 극복하기 위해 원래의 위치로 향하는 안진이 나타나게 된다.

사) 제한증후군(Restrictive Syndromes)

외안근이 속박(tethered)되어 있는 경우, 침범된 외안근의 작용 방향으로 안구를 움직일 때 침범된 안구에서만 안진이 나타나는 경우를 말한다. 예를 들어 안와의 파열골절(blowout fracture)에서는 하직근이 속박되게 되므로 상전이 불가능하게 된다. 그러므로 상방주시 시 침범된 쪽 안구에서 안진이 나타나게 된다. Graves병처럼 심한 제한 증후군에선 수렴-퇴축 안진이 나타나기도 한다.

안진을 정확히 이해하기 위해서는 여기서 다루어지지 않은 안진 및 안진양 운동, 특히 혼수 환자에서 보이는 이상안구운동, 단속운동 삽입 등에 관한 지식도 꼭 필요하므로 참고문헌을 참조하기 바란다. 또한 단속운동, 원활추적운동, 시운동성운동 및 전정안반사 등의 안구운동에 관한 해부학적, 생리학적 지식은 안진에 필수적이므로 이를 숙지해야 할 것이다. 결론적으로 안진은 임상적으로 매우 중요한 측향화 및 국소화 징후이며, 신경안과 및 신경이과의 기본이라고 할 수 있다.

참고문헌

성기범. 신경적분체 및 관계 안진. 대한신경과 학회지 1998;18-2: 91-101.

Abel LA, Parker L, Daroff RB, Dell'Osso LF. End-point nystagmus. Invest Ophthalmol Vis Sci 1978;17:539-544.

Abel LA, Traccis S, Dell'Osso LF, Ansevin CF. Variable waveforms in downbeat nystagmus imply short-term gain changes. Ann Neurol 1983;13:616-620.

Alexander G. Die Orenkrankheiten im Kindesalter. In Pfaundler M, Schlossmann A (eds): Handbuch der Kinderheilkunde. Leipzig, Vogel, 1912, pp 84-96.

Averbuch-Heller L, Zivotofsky AZ, Das VE, DIScenna AO, Leigh RJ. Investigations of the pathogenesis of acquired pendular nystagmus. Brain 1995;188:369-378.

Baloh RW. Dizziness, hearing loss, and tinnitus. Philadelphia: F. A. Davis; 1998.

Baloh RW, Halmagyi GM, eitors. Disorders of the vestibular system. New York: Oxford University Press; 1996.

Baloh RW, Honrubia V. Clinical neurophysiology of the vestibular system. 2nd ed. Philadelphhia: F.A. Davis; 1990.

Baloh RW, Honrubia, V, Konrad HR. Periodic alternating nystagmus. Brain 1976;99:11-26.

Baloh RW, Jacobson K, Honrubia V. Horizontal canal variant of benign positional vertigo. Neurol 1993;43:2542-2549.

Baloh RW, Konrad HR, Dirks D, Honrubia V. Cerebellar-pontine angle tumors: results of quantitative vestibulo-ocular testing. Arch Neurol 1976;33:507-512.

Baloh RW, Spooner JW. Downbeat nystagmus. A type of central vestibular nystagmus. Neurology 1981;31:304-310.

Bance ML, O'Driscoll M, Patel N, Ramsden RT. Vestibular diseases unmasked hyperventilation. Laryngoscope;108:610-614.

Barber HO, Stoyanoff S. Vertical nystagmus in routine caloric testing. Otolaryngol Head Neck Surg 1986;95:574-580.

Becker W, Klein HM. Accuracy of saccadic eye movements and maintenance of eccentric eye positions in the dark. Vision Res 1973;13:1021-1034.

Bielschowsky A. Die eiseitigen und gegensinnigen ("dissoziierten") Vertikal-bewegungen der Augen. Albrecht von Graefes Arch Klin Exp Ophthalmol 1931;125:493-553.

Böhmer A and Baloh RW. Vertical optokinetic nystagmus and optokinetic afternystagmus in humans. J Vest Res 1991;1:309-315.

Brandt T. Vertigo: its multisensory syndromes. 2nd eds, New York: Springer-Verlag; 1999.

Brandt Th, Dieterich M. Vestibular syndromes in the roll plane: topographic diagnosis from brainstem to cortex. Ann Neurol 1994;36:337-347.

Bruns L. Die Geschwulste des Nervensystems. Berlin: S. Karger; 1908.

Burde RM, Savino PJ, Trobe JD. Clinical decisions in neuro-ophthalmology. 2nd ed. Saint Louis: Mosby-Year Book; 1992:200-320.

Büttner-Ennever, JA. Pathways from the pontine reticular formation to structure controlling horizontal and vertical eye movements in the monkey. In: Control of gaze by brain stem neurons. Development in Neuroscience, R Baker and A Berthoz, eds. Vol. 1, pp.89-98, 1977.

Büttner-Ennever, JA, Horn AK. Pathways from cell groups of the paramedian tracts to the floccular region. Ann N Y Acad Sci 1996;781:532-540.

Büttner U, Helmchen C, Büttner-Ennever, JA. The localizing value of nystagmus in brainstem disorders. Neuroophthalmology 1995;15:283-290.

Cannon SC, Robinson DA. Loss of the neural integrator of the oculomotor system from brain stem lesions in monkey. J Neurophysiol 1987;5: 1383-1409.

Carpenter RHS. Movements of the eyes. 2nd ed. London: Pion; 1988.

Carpenter MB and Strominger NL. The medial longitudinal fasciculus and disturbances of conjugate horizontal eye movements in the monkey. J Comp Neurol 1965;125:41-66.

Cohen B, Helwig D, Raphan T. Baclofen and velocity storage: A model of the effects of the drug on the vestibulo-ocular reflex in the rhesus monkey. J Physiol (Lond) 1987;393:703-725.

Cogan DC. Downbeat nystagmus. Arch Ophthalmol 1968;80:757-768.

Cremer PD, Minor LB, Carey JP, Della Santina CC. Eye movements in patients with superior canal dehiscence syndrome align with the abnormal canal. Neurology 2000;55:1833-1841.

Curhoys JS. Eye movements produced by utricular and saccular stimulation. Avia Space Environ Med 1987;58(suppl):A192-A197.

Dell'Osso LF. Management of congenital

nystagmus. In: Tusa RJ and Newman SA, editors. Neuro-ophthalmological disorders: diagnostic workup and management. New York: Marcel Dekker: 1995:235-252.

Dieterich M, Brandt Th. Wallenberg's syndrome. Lateropulsion, cyclorotation and subjective visual vertical in thirty-six patients. Ann Neurol 1992;31:399-408.

Drachman DA, Diamond ER, Hart CW. Postural-evoked vomiting associated with posterior fossa lesions Ann Otol Rhinol Laryngol 1977;86:97-101.

Deuschl G, Toro C, Valls-Solo J, Zee DS, Hallet M. Symptomatic and essential tremor. 1. Clinical, physiological and MRI analysis. Brain 1994;117:775-788.

Eizenmann M, Cheng P, Sharpe JA, Frecker RC. End-point nystagmus and ocular drift: an experimental and theoretical study. Vision Res 1990;30:863-877.

Fife TD. Recognition and management of horizontal canal benign positional vertigo. Am J Otol 1998;19:345-351.

Fisher A, Gresty M, Chambers B, Rudge P. Primary position upbeating nystagmus : a variety of central positional nystagmus. Brain 1983;106:949-964.

Fukushima F. The interstitial nucleus of Cajal and its role in the control of movements of head and eyes. Prog Neurobiol 1987;29:107-192.

Furman JM. Cass SP. Balance disorders: a case-study approach. Philadelphia: F.A. Davis: 1996.

Gacek RR. Location of brain stem neurons projecting to the oculomotor nucleus in the cat. Exp Neurol 1977;57:725-749.

Glaser JS. Myasthenic pseudo-internuclear ophthalmoplegia. Arch Ophthalmol 1966;75:363-366.

Glaser JS, editor. Neuro-ophthalmology. 3rd ed. Philadelphia: Lippincott, Williams and Williams: 1999.

Goldberg JM and Fernandez C. Physiology of peripheral neurons innerevating semicircular canals of the squirrel monkey: Resting discharge and response to constant angular accelerations. J Neurophysiol 1971;34:635-660.

Good WV, Jan JE, Hoyt CS, Billson PA, Schoettker PA. Monocular visioin loss can cause bilateral nystagmus in young children. Dev Med Child Neurol 1997;39:421-424.

Gregorius FK, Crandall PH and Baloh RW. Positional vertigo in cerebellar astrocytoma. Report of two cases. Surg Neurol 1976;6:283-286.

Hain TC, Fetter M, Zee DS. Head-shaking nystagmus in patients with unilateral peripheral vestibular lesions. Am J Otolaryngol 1987;8:36-47.

Halmagyi GM, Aw ST, Dehaene I, Curthoys IS, Todd MJ. Jerk-waveform see-saw nystagmus due to unilateral meso-diencephalic lesion. Brain 1994;117:789-803.

Halmagyi GM, Gresty MA, Leech J. Reversed optokinetic nystagmus (OKN): mechanism and clinical significance. Ann Neurol 1980;7:429-435.

Halmagyi GM, Rudge P, Gresty MA, Leigh RJ, Zee DS. Treatment of periodic alternating nystagmus. Ann Neurol 1980;8:609-611.

Halmagyi GM, Rudge P, Gresty MA, Sanders MD. Downbeat nystagmus; a review of 62 cases. Arch Neurol 1983;40:777-784.

Herdman SJ. Vestibular rehabilitation. Philiadelphia: F.A. Davis; 1999.

Herdman SJ, Tusa RJ. Complications of the canalith repositioning procedure. Arch Otolaryngol Head Neck Surg 1996;122:281-286.

Ito M, Nisimaru N, Yamamoto M. Specific patterns of neuronal connexions involved in the control of the rabbit's vestibulo-ocular reflexes by the cerebellar flocculus. J Physiol (Lond) 1977;p. 146-162.

Jacobs L, Newman RP, Bozian D. Disappearing palatal myoclonus. Neurology 1981;31:748-751.

Jay WM, Narzrian SM, Underwood DW. Pseudo-internuclear ophthalmoplegia with downshoot in myasthenia gravis. J Clin Neuro-ophthalmol

1987;7:74-76.

Kamath BY, Keller EL. A neurological integrator for the oculomotor control system. Mathematical Bioscience 1976;30:341-352.

Katsarkas A, Galiana HL. Bechterew's phenomenon in human. Acta Otolaryngol Suppl (Stockh) 1984;406:95-100.

Katsarkas A. Positional nystagmus of the "central type" as an early sign of multiple sclerosis. J Otolayrngol 1982;11:91-93.

Kattah JC, Kolsky MP, Luessenhop AJ. Positional vertigo and the cerebellar vermis. Neurology 1984;34:527-529.

Kim SH, Sung KB. Dizziness: Causes and Management. New Ethicals 1997;34-2:49-53 & 63-64.

Kim SJ, Suh DC, Park MS, Lee JH, Sung KB. MR Findings in Palatal Myoclonus. Journal of Korean Radiological Society 1994;30-4: 633-637.

Kommerell G, Schaubele G. Superior oblique myokymia. An electromyographical analysis. Trans Ophthalmol Soc UK 1980;100:504-506.

Lee JP. Superior oblique myokymia. A possible etiologic factor. Arch Ophthalmol 1984;102:1178-1179.

Leigh RJ, Robinson DA, Zee DS. A hypothetical explanation for periodic alternating nystagmus: Instability in the optokinetic-vestibular system. Ann NY Acad Sci 1981;374:619-635.

Leigh RJ, Zee DS. The neurology of eye movements. 3rd ed. New York, Oxford University Press; 1999.

Miller NR. Walsh and Hoyt's clnical neuro-ophthalmology. 4th ed, vol 2. Baltimore: Williams & Wilkins; 1985.

Minor LB, Solomon D, Zinreich J, Zee DS. Sound-and/or pressure-induced vertigo due to bone dehiscence of the superior semicircular canal. Arch Otolaryngol Head Neck Surg. 1998;124:249-258.

Nakata T, Kwee IL. Oculopalatal myoclonus. Brain 1986;109:431-441.

Nedzelski JM. Cerebellopontine angle tumors: bilateral flocculus compression as a cause of associated oculomotor abnormalities. Laryngoscope 1983;93:1251-1260.

Neetens A, Daroff A, editors. Neurological organization of ocular movement. Bull. Soc. belge. Ophthalmol., vol 237. 1989.

Nelson KR, Brenner RP, Carlow T. Divergent-convergence eye movements and transient eye lid opening associated with an EEG burst-suppression pattern. J Clin Neuroophthalmol 1986;6:43-46.

Newman NM. Neuro-ophthalmology: a practical text. Norwark: Appleton & Lange; 1992.

Noda S, Ide K, Umezaki H Itoh H, Yamamoto K. Repetitive divergence. Ann Neurol 1987;21:109-110.

Norton EW, Cogan DC. Spasmus nutans: a clinical study of twenty cases followed two years or more since onset. Arch Opththalmol 1954;52:442-446.

Noseworthy JH, Ebers GC, Leigh RJ, Dell'Osso LF. Torsional nystagmus: quantitative features and possible pathogenesis. Neurology 1988;38:992-994.

Nuti D, Vannucchi P, Pagnini P. Benign paroxysmal positional vertigo of the horizontal canal: a form of canalolithiasis with variable clinical features. J Vestibul Res 1996;6:173-184.

Optican LM, Zee Ds. A hypothetical explanation of congenital nystagmus. Biol Cybernetics 1984; 50:119-134.

Ranalli PJ, Sharpe JA. Vertical vestibulo-ocular reflex, smooth pursuit and eye-head tracking dysfunction in internuclear ophthalmoplegia. Brain 1988;111:1299-1317.

Robinson DA, Zee DS, Hain TC, Holmes A and Rosenberg LF. Alexander's law: Its behavior and origin in the human vestibuloocular refelx. Ann Neurol 1984;16:714-722.

Rottach KG, von Maydell RD, DiScenna AO, Zivotofsky AZ, Averbuch-Heller L, Leigh RJ. Quantitative measurements of eye movements in a patient with Tullio phenomenon. J Vestibul Res 1996;6:255-259.

Rubin W, Brookler KH. Dizziness: etiologic approach to management. New York: Thieme; 1991.

Shallo-Hoffmann J, Schwarze H, Simonz H, Muhlendyck H. A reexamination of end-point and rebound nystagmus in normals. Invest Ophthalmol Vis Sci 1990;31:388-392.

Sharpe JA, Barber HO, editors. The vestibulo-ocular reflex and vertigo. New York: Raven Press; 1993.

Shapre JA, Fletcher WA. Saccadic intrusions and oscillations. Can J Neurol Sci 1984;11:426-433.

Smith R. Vergence eye-movement response to whole-body linear acceleration stimuli in man. Ophthalmic Physiol Opt 1985;5:303-311.

Smith JL, Flynn JT, Spiro HJ. Mocular vertical oscillations of amblyopia. J Clni Neuro Ophthalmol. 1982;2:85-91.

Steddin S, Brandt T. Horizontal canal benign paroxysmal positioning vertigo (h-BPPV): transition of canalolithiasis to cupulolithiasis. Ann Neurol 1996;40:918-922.

Steiger HJ and B?ttner-Ennever J. Relationship between motoneurons and internuclear neurons in the abducens nucleus: a double retrograde study in the cat. Brain Res 1978;148:181-188.

Sung KB, Kim SH. Classification and Mechanism of Central Vestibular Syndrome. Medical Postgraduate 1997;25-4:177-191.

Sung KB. Clinical Evaluation of Vestibular System. Symposium of Korean Society for Clinical Neurophysiology. 1998; (Suppl)2:27-45.

Sung KB, Lee TK, Bang CO, Park HK, Ahn MY, Kim SH. Two attacks of left internuclear ophthalmoplegia due to sequential left and right brainstem lesions. In Shapre JA (eds): Neuro-opthalmology at the beginning of the new millennium. Medimond, New Jersey, 2000, pp131-136New Jersey.

Suzuki JI, Tokumasu K, and Goto K. Eye movements from single utricular nerve stimulation in the cat. Acta Otolaryngol (Stockh) 1969;68:350-362.

Takahashi S, Fetter M, Koening E, Dichgans J. The clinical significance of head-shaking nystagmus in the dizzy patient. Acta Otolaryngol (Stockh) 1990;109:8-14.

Uemura T, Cohen B. Effects of vestibular nuclei lesions on vestibulo-ocular reflexes and posture in monkeys. Acta Otolaryngol (Stockh) 1973; 315(Suppl):1-71.

Walker MF, Zee DS. The effect of hyperventilation on downbeat nystagmus in cerebellar disorders. Neurology;1999;53:1576-1579.

Walsh TJ. Neuro-ophthalmology, clinical signs and symptoms. 4th ed, Baltimore: Williams & Wilkins; 1997.

Watson P, Barber HO, Deck J, Terbrugge K. Positional vertigo and nystagmus of central origin. Can J Neurol Sci 1981;8:133-137.

Weissman JD, Seidman SH, Dell'Osso LF, Naheedy MH, Leigh RJ. Torsional, see-saw, "bow-tie" nystagmus in association with brain stem anomalies. Neuro-ophthalmology 1990;10:315-318.

Westheimer G, Blair SM. The ocular tilt reaction - a brainstem oculomotor routine. Invest Ophthalmol 1975;14:833-839.

Yagi T, Ohyama Y. Three-dimensional analysis of nystagmus induced by neck vibration. Acta Otolaryngol (Stockh) 1996;116:167-169.

Yee RD, Glodberg DA, Jones OW, Baloh RW, Honrubia V. Effect of eccentric gaze on pursuit. Invest Ophthalmol Vis Sci 1983;24:1108-1114.

Zee DS, Friendlich AR, Robinson DA. The mechanism of downbeat nystagmus. Arch Neurol. 1974;30:227-237.

Zee DS, Hain TC, Carl JR. Abduction nystagmus in internuclear ophthalmoplegia. Ann Neurol 1987;21:383-388.

Zee DS, Preziosi TJ, Proctor LR. Bechterew's phenomenon in a human. Ann Neurol 1982;12:495-496.

6

전정자율신경계 조절 (Vestibular Autonomic Regualtion)

이태경 Tae-Kyeong Lee · 성기범 Ki-Bum Sung

순천향대학교 의과대학 신경과학 교실

전정계는 전정척수로(vestibulo-spinal pathway), 전정안구운동로(vestibulo-ocular pathway)를 통하여 자세 및 안구운동을 조절할 뿐 아니라 자율신경계에 작용하여 항상성(homeostasis)을 유지할 수 있도록 도와준다.

자세의 변화와 두부의 움직임은 중력에 의한 영향으로 심혈관계와 호흡계에 변화를 초래하는데, 생리적 요구에 부응하기 위해서는 신속한 교정이 필요하다. 여러 감각계 중에서 전정계는 이런 신속한 교정에 가장 적합하다. 전정자극은 심혈관계, 호흡계뿐만 아니라 오심, 구토와 연관된 신경회로에도 영향을 주어 멀미를 유발한다. 전정계는 또한 뇌간의 모노아민 신경원(monoaminergic neuron)을 함유한 부위들과 강력하게 연결되어 있어 수면-각성 주기(sleep-waking cycles)를 변화시킬 수 있으며, 광장공포증(agoraphobia)이나 공황발작(panic attack)과 같은 정신과적 질환의 발생과도 관련이 있다(Yates, 1998; Hobson, 1998; Furman, 2001; Jacob, 1996). 이렇게 전정계에 의해 유발되는 자율신경 증상은 과도한 자극에 의해 위협받는 항상성을 유지하려는 신체 방어기전의 하나로 이해할 수 있다.

한편, 전정계의 병변에 의해 나타나는 자율신경계의 동요는 급성기에만 나타났다가 없어지게 되어 만성적인 미로 부전(labyrinthine failure)의 경우에는 이러한 자율신경 증상을 보이지 않으나, 실험적으로 전정신경을 절제함과 동시에 소뇌의 목젖(uvula)을 파괴하거나, 중추전정신경계인 전정신경핵을 파괴한 경우 이러한 자율신경계 동요가 지속되는 현상을 보이게 된다. 이는 중추신경계의 이소성(plasticity)에 전정신경핵과 소뇌의 목젖이 중요한 역할을 담당한다는 것을 의미한다(Yates 2005).

본 고에서는 자율신경계의 해부, 생리학적 개요와 전정신경계가 심혈관계, 호흡계에 미치는 영향, 오심, 구토 멀미의 기전 등을 기술하고 임상에서 관찰되는 전정계의 이상에 의한 자율신경계의 변화를 설명함으로써 전정자율신경계 조절에 대한 이해를 돕고자 한다.

1 자율신경계의 신경해부학적 기초와 기능적 개요

자율신경계(Autonomic Nervous System)는 평활근, 심장근, 분비샘을 지배하여 내장(visceral) 기능을 조절하고 통제하는 중추신경계와 말초신경계의 일부분으로서, 기능적으로는 교감신경계와 부교감신경계가 있으며 장신경계(enteric nervous system)와 시상하부도 그 일부로 포함되기도 한다. 이중 장신경계는 교감 및 부교감신경의 영향을 받으나 주로 소화관의 내벽에 있는 장신경얼기의 반사에 의해 독립적으로 작용하므로 일반적 의미의 자율신경계에 포함시키지 않는 경우가 많다(Saper, 2002).

랑글리(1921)는 자율신경계를 "골격근을 제외한 조직으로 원심성 임펄스를 보내는 신경세포와 신경섬유로 구성되어 있다" 고 정의하여, 자율신경계에 구심성 섬유와 중추신경회로를 포함시키지 않고 내장기관의 운동을 조절하는 원심 성분만을 포함하였으나, 현재에는 내장으로부터 오는 구심섬유와 중추신경계의 시상하부, 그리고 뇌간의 자율신경성 회로를 주요한 구성 성분으로 포함시키고 있다(Lowey, 1990).

1) 원심성 내장운동 조절계 (Efferent visceromotor system)

교감신경계와 부교감신경계의 원심 성분은 모두 두 개의 신경원으로 구성되어 있다. 첫 번째 신경원은 중추신경계 내에 있으며, 두 번째 신경원은 말초신경계의 자율신경절(autonomic ganglia)에 있다.

교감신경계는 C8 또는 T1에서 L2까지의 척수 외측각(lateral horn)에 있는 중간외측기둥(intermediolateral column)에서 첫 번째 신경원이 기시하므로 흉요유출(thoracolumbar flow)이라고도 하며, 이 축삭이 신경절이전섬유(preganglionic fiber)를 이루어 척추옆 신경절(paravertebral ganglion)에 연접한 후 두 번째 신경원이 척수신경(spinal nerve)과 합쳐져 주행하거나, 척추옆 신경절에 연접하지 않고 내장신경(splanchnic nerve)의 형태로 척추앞 신경절(prevertebral ganglion)에 연결되어 효과기를 지배한다. 척추옆 신경절은 각 척추의 분절마다 쌍을 이루어 상하로 길게 사슬을 이루는데 이를 교감신경 사슬(sympathetic chain)이라 한다. 교감신경 사슬을 통해 척수신경과 연결되어 주행하는 교감신경은 전신의 혈관, 땀샘, 입모근, 안구, 호흡, 순환기계에 분포한다. 척추앞 신경절에는 복강신경절(celiac ganglion), 대동맥-신장신경절(aortico-renal ganglion), 상장간막신경절(superior mesenteric gangion), 하장간막신경절(inferior mesenteric ganglion) 등이 있으며, 이들은 각각 간, 위, 신장, 부신, 대장, 방광 및 괄약근과 복강 내 혈관을 조절한다(그림 1 좌측).

부교감신경계의 첫번째 신경원은 뇌신경(III, VII, IX, X)의 핵인 에딩거-웨스트팔핵(Edinger-Westphal nucleus), 상타액핵(superior salivatory nucleus), 하타액핵(inferior salivatory nucleus), 미주신경 배측운동핵(dorsal motor nucleus of vagus)과 천수(S2-S4)의 중간외측핵에 위치하여, 두개천골계(cranio-sacral system)라고도 하며, 긴 신경절이전섬유를 통해 효과기(effector) 주위의 특정한 신경절로 연결된다(그림 1 우측).

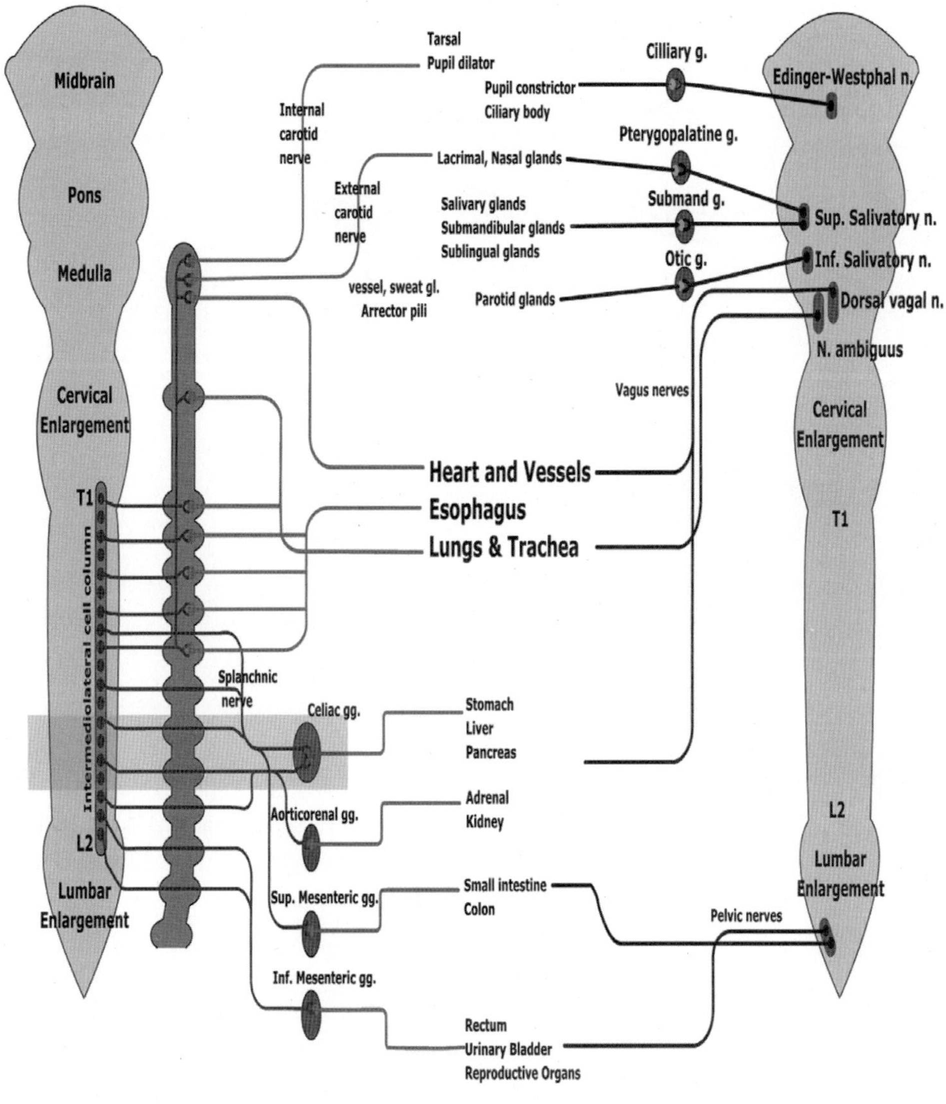

그림 1. 교감 신경계와 부교감 신경계의 원심성 내장운동 조절

교감신경계의 신경절 이전섬유는 척수의 전근(anterior root)을 따라 척수를 나와 척수신경, 척수신경 앞가지(anterior ramus)를 거쳐 백색교통가지(white rami communicantes)가 되어 척추옆신경절로 들어가고, 척추옆신경절에서 시작된 두번째 신경원은 회색교통가지(gray rami communicantes)를 통해 척수신경으로 합류하여 주행하거나, 척추옆신경절과 연결되지 않은 신경절이전섬유는 내장신경을 형성하여 척추앞신경절로 연결된다(그림 2).

교감신경계의 신경절은 효과기에서 먼 곳에 위치하며, 부교감신경계의 신경절은 효과를 나타내는 장기의 근처에 위치한다. 즉, 교감신경계는 긴 신경절이후섬유를 통해 효과기에 연

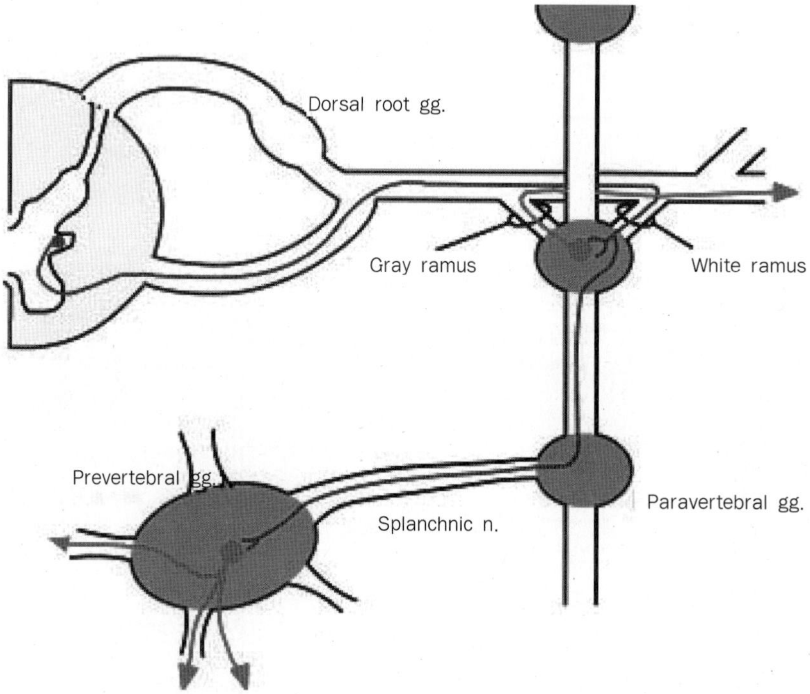

그림2. 척추옆 교감신경절 사슬과 척추앞 교감신경절

결되며, 부교감 신경계는 짧은 신경절이후섬유를 통해 효과기에 연결된다(Brodal, 2004; Duane, 2002).

2) 중추자율신경회로망 (Central Autonomic Network)

자율신경의 중추신경계는 시상하부를 비롯하여 중뇌 수도관주위 회색질(periaqueductal gray matter), 부완핵(parabrachial nucleus), 복측외측연수(ventrolateral medulla), 고립로핵(solitary nucleus) 등으로 구성되어 있어 상, 하행하는 배측뇌실주위 경로(dorsal periventricular tract)와 외측 피개경로(lateral transtegmental fiber system)에 의해 서로 회로를 이루면서 여러 가지 원심성 자율신경로에 작용하고 있다. 중추신경회로에 다양한 구심성 신호가 전달되면 통합되어 척수의 중간외측기둥(intermediolateral column)과 뇌간의 부교감신경핵을 통해 원심성 성분이 전달된다(Ruggiero, 1995; Lowey, 1990).

시상하부는 중추신경계 자율신경조절의 중심으로 여겨지고 있다. 내장구심섬유는 고립로를 거쳐 시상하부까지 전달되며, 시상에서는 하행 자율신경로를 통하여 교감 및 부교감신경절이전 신경원의 활성을 조절한다. 한편, 시상하부는 해마형성체, 편도핵복합체, 후각피질에서 주로 구심섬유를 받는다. 이 경로는 정서적인 반응이 내장신경계에 영향을 주는 해부학적 경로로 생각되고 있다(그림 3)(Nauta 1972).

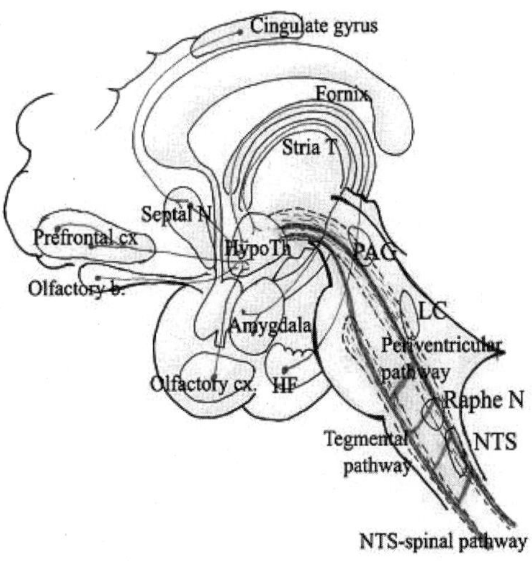

그림3. 중추자율신경회로망
HF: hippocampal formation, LC: locus ceruleus, NTS: nucleus tractus solitarius, HypoTh: Hypothalamus, PAG: periaqueductal graymatter, Stria T: stria terminalis, b:bulb, cx: cortex, N: nucleus

3) 자율신경계의 구심 성분 (Afferent signals of autonomic nervous system)

자율신경계의 구심 성분은 내장과 혈관에서 기원하고, 불명확하거나 의식적으로 감지되지 않으며, 뚜렷한 위치를 구별할 수 없는 감각을 전달한다. 감각수용기는 대부분 자유신경종말이며, 속이 빈 관상 장기의 경우 견인 및 압력에 민감하여 통증의 형태로 전달되기도 한다(Ewart, 1985). 경동맥동(carotid sinus)과 대동맥동(aortic sinus)에 분포하는 수용기는 혈압을 감지하여 자율신경계의 반사작용을 통해 혈압을 조절하며, 경동맥소체(aortic body)에 분포하는 수용기는 혈액내의 산소분압과 이산화탄소 분압, 그리고 pH를 감지한다(Gonzalez, 1995).

이러한 내장수용기들로부터 온 신호는 뇌간의 고립로핵으로 전달된다. 이곳에서는 각각의 수용기들이 특정한 부분으로 연결되는 내장순서적 배열(vicerotopic organizaion)을 보이며, 특정한 구심성 신호들을 통합하여 체계화된 신호를 보내는 기능이 있다. 또한 전정기관으로부터 오는 구심 성분을 포함한 체성 감각과 내장감각, 시상하부, 편도, 도피질(insular cortex) 등, 뇌의 다른 부분으로부터 오는 구심섬유를 받아 통합하여 교감신경 및 부교감신경의 신경절이전섬유로 신호를 보내고 있다. 그러므로 고립로핵은 자율신경의 조절에 있어 단순한 감각의 전달 경로가 아닌 여러 가지 구심성 감각을 통합하고 조절하는 가장 중요한 구조라 할 수 있다(Yates & Grolet, 1994).

4) 자율신경계의 기능적 개요 (Functional overview of autonomic nervous system)

자율신경계는 외부환경의 변화에 대하여 신체의 항상성을 유지하기 위한 전신적 반응을 유발하는데, 기능적으로 교감신경계는 외부의 변화에 대하여 신체의 항상성(homeostasis)이 위협받을 때 적절한 반응을 유도하며, 부교감신경은 신체의 휴식기에 에너지를 저장하고 유지하는 작용을 하고 있다. 이러한 측면에서 부교감 신경계는 소화를 촉진하고, 에너지를 저장하는 쪽으로 작용하고, 교감신경계는 심박출량과 근육의 혈류량을 증가시키고 기도를 확보하는 등, 즉, 에너지를 이동시키기 위한 작용을 한다. 대부분의 내장기관은 교감신경과 부교감신경이 동시에 지배하고 있으며 서로 반대되는 작용을 하고 있다. 이러한 작용은 표적내장기관에서 각각 따로 작용하는 것이 아니라 중추신경에서 통합되어 서로 반대되는 방향으로 작용하게 한다. 양쪽의 신경계는 휴식기에 긴장성으로 계속 활성화 되어 있는데 한쪽의 활동이 증가되면 다른 한쪽이 억제되는 식으로 상승효과(synergistic effect)를 나타낸다.

대부분의 내장효과기가 양측의 신경지배를 받아 각각의 상반된 조절을 받지만 혈관의 평활근과 땀샘은 교감신경계만 단독으로 분포하며, 위장은 부교감신경에 의해 주로 조절된다. 이러한 신경지배는 기능적으로 중요한 의미를 갖는데, 부교감 신경계의 활동이 주된 경우에, 즉, 휴식기에는 각 장기로 가는 혈류가 그 조직 자체의 자동혈류조절(autoregulation)에 의해 유지되며, 특정 조직으로의 혈류가 국소적으로 증가, 또는 감소되었다는 것은 항상성이 위협 받고 있다는 것이므로 기능적 의미에서 교감신경에 의해 조절되어야 한다는 것을 의미한다(Yates, 1996).

2 자율신경 조절에 대한 전정신경계의 영향(Vestibular influences on autonomic regulation)

신체의 움직임이나 자세의 변화는 심혈관계와 호흡기계에 심대한 영향을 끼치므로, 즉각적인 교정이 일어나지 않는다면 우리 몸은 항상성을 유지할 수가 없다. 예를 들어 오랫동안 누워있던 자세에서 급격하게 일어나게 되면 혈액은 중력에 의해 하지와 복부 내장으로 급속히 채워지게 되어 심장으로 돌아오는 혈류량이 부족하게 되며, 이에 따라 심박출량의 감소, 뇌관류의 감소가 차례로 일어나 현기증을 일으키거나 심한 경우 실신의 상태에 이르게 된다. 이 때, 자율신경계는 혈압의 변화, 산소 및 이산화탄소 분압, 혈중 pH, 호흡근의 신장 정도를 여러 가지 수용체를 통해 받아들여 심혈관계와 호흡기계의 부적절함을 알게 되고 이를 교정하기 위한 원심성 신호를 보내게 되는데, 이러한 부적절한 상태의 신호가 전달되었을 때는 이미 심혈관계의 항상성이 일부 깨진 상태이며, 그럼에도 불구하고 우리 몸이 정상적인 항상성을 유지할 수 있다는 것은 이보다 더 빠른 구심성 신호가 전달되어 이를 조절한다는 것을 추정할 수 있다(Yates 1992). 이러한 빠른 구심성 신호를 보낼 것으로 생각되는 것이 전정신경계로서, 전정신경계는 우리 몸의 움직임을 가장 빨리 감지하여 교감신경계에 구심성 신호를 보내어 심박출량과 맥박의 증가를 유도하여, 즉각적인 교정을 가능하게 한다. 이외에도 전정자율신경계는 오심, 구토를 일으키는 중추경로에 작용하여 멀미를 일으킬 수 있으며, 뇌간의 청색반(locus ceruleus), 변연계 등과 복잡한 연결을 가지고 있어서 광장공포증(agoraphobia)이나 공황발작(panic attack)과도 연관이 있다(Furman, 2001).

소뇌도 전정자율신경조절에 간접적 영향을 미치는데, 동물실험을 통해 전정신경핵이 원시소뇌(archicerebellum)와 연결되는 경로로 a) 외측 소결절-벌레목젖(nodulus-uvula), b) 내측 벌레목젖(medial uvula), c) 문측 후엽(rostral posterior lobe), d) 내측 전엽(medial anterior lobe)등이 현재까지 알려져 있으며, 중추성 전정체위성 구토(central vestibular positioning vomiting) 등에서 알 수 있듯이 이러한 원시소뇌로부터 나온 신경섬유가 전정안반사 및 전정자율신경반사에 의한 구토에 영향을 미친다는 것을 말해 준다. 자세한 내용은 참고문헌을 참조하기 바란다(Balaban, 1996; Balaban & Porter, 1998).

1) 압력반사(baroreflex)

기립성 저혈압에 의한 뇌혈류의 부전을 방지하기 위하여 자율신경계는 주로 압력반사(baroreceptor reflex)를 통해 혈압을 유지시킨다. 심박동과 심박출량은 교감신경성 신호에 의해서는 증가되고, 부교감신경성 신호에 대해서는 감소되는 긴장성 지배를 받고 있다. 뇌간에서 심장으로 보내지는 부교감신경의 원심섬유는 미주신경을 따라 나오고, 교감신경의 원심섬유는 문측복외측연수(rostral ventrolateral medulla)에서 흉추의 중간외측핵으로 보내지는 전신경절섬유에 의해 흉추신경절을 통해 나온다. 전신 혈압은 대동맥에 있는 대동맥체(aortic body: 미주신경의 구심성분)와 경동맥동(carotid sinus)에 있는 경동맥체(carotid body: 설인신경의 구심성분)에 의해 전달되어 뇌간의 고립핵(nucleus solitarius)에서 통합(integration)된다. 고립로핵은 심혈관계, 호흡계, 그리고 다른 내장성분으로부터 오는 구심성 신호를 받아서 부교감신경계와 교감신경계의 긴장성 활동에 영향을 미친다(Brodal, 2004). 누워있던 상태에서 갑자기 일어나게 되면 압력수용기에 의해 고립로핵에서 부교감신경계와 교감신경계로 보내지는 긴장성 활동이 감소하게 되고, 평소 긴장성 흥분신호를 보내던 미주신경성 부교감신경계에 대해서는 흥분성 활동이 감소하게 되어 부교감 신경에 의하여 억제되고 있던 심장의 정맥동(sinus nose)을 풀어서 심박출량과 맥박을 증가시키는 방향으로 작용하게 하고, 평소 긴장성 억제를 하고 있던 문측복외측연수에 대해서는 탈억제성(disinhibitory) 효과를 나타내게 하여 골격근 혈관의 긴장도를 증가시켜 말초혈관의 저항성이 커지도록 함으로써 혈압을 올린다.(그림 4).

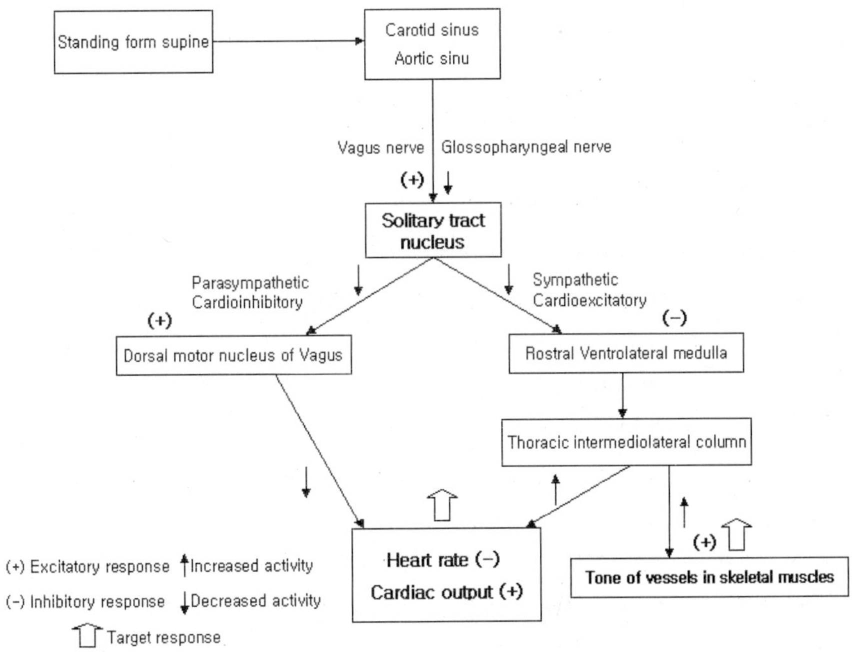

그림 4. 압력반사

2) 심혈관계 조절에 대한 전정신경계의 영향(vestibular influences on cardiovascular control)

전정계가 심혈관계 조절에 미치는 영향에 대해서는 광범위한 동물실험들이 진행되어 왔다. 전정-심혈관계 조절에 대한 연구들은 전정신경을 전기적으로 자극한 후 말초 혈류의 변화를 측정하거나 말초 교감신경 활성도를 측정한 실험이 있고, 체위를 변동시켜 전정계의 자극에 대한 반응을 측정하는 실험이 있었다.

고양이의 미로 수용체를 자극하여 말초 혈류의 변화를 측정한 실험에서 미로 수용체의 전기적 자극은 교감신경계의 혈관수축성 신호를 증가시키고 이로 인한 동맥혈관의 혈류량 변화가 관찰되었다(Kerman[1], 2000). 상완동맥, 대퇴동맥, 장간막 동맥 혈류량의 변화는 특정한 양상을 보였는데, 하지로 가는 동맥혈류량의 감소는 상지동맥혈류량의 감소에 비해 현저 하였다. 전정 자극에 의해 변화되는 이러한 교감신경성 혈관조절은 체위의 변동에 따른 심혈관계의 부담을 줄여 급격한 혈압의 변동 없이 중력에 의한 변화에 적절하게 적응하도록 해준다(Kerman[2], 2000).

네발 짐승(qudrepeds)에서 두위거상(head-up tilts)을 시키면 사람에서와 마찬가지로 정맥혈의 재분배가 하지와 복부내장 쪽으로 일어나게 되며 이로 인해 심장으로 되돌아오는 혈류량이 감소하게 되는데 이때, 즉각적인 말초혈관의 수축이 일어나지 않는다면 혈압이 떨어지게 된다. 정상인에서는 압력반사(baroreflex)와 함께 전정-교감신경반사(vestibulosympathetic reflex)가 작용하여 심장으로의 정맥환류 증가, 심박출량 증가, 혈압의 증가를 일으켜 중요 장기로 가는 혈류량이 줄어들지 않게 함으로써 항상성을 유지한다.

전정미로를 파괴하거나 전정신경을 절단한 고양이에서는 이러한 기립성 stress에 대하여 비정상적인 반응이 관찰되는데 전정신경 절단 후 첫 일주일 간은 기립시 초기에 나타나는 혈압의 하강이 현저하게 나타나며 이의 교정이 일어나지 않게 된다(Jian, 1999).

한편, 이러한 전정교감신경계의 불균형은 시각자극을 제거한 상태에서 더 현저하게 나타나는데, 이는 시각에 의한 보상을 의미한다. 또한, 이러한 심혈관계의 불안정성은 전정절제술 후 1주일 안에 보상되어 그 이후에는 정상적인 반응이 나타나게 된다(Jian, 1999). 이에 반하여 중추성 전정계를 파괴시키면 체위의 변동에 의한 심혈관계의 이상반응이 영구히 남게 된다. 소뇌의 등쪽벌레(dorsal cerebellar vermis)를 제거하고 양측 전정신경을 절단한 후 같은 실험을 시행하면 전정신경만을 제거한 경우와 같이 약 1주일 정도의 심혈관계 반응만 보이지만, 소뇌 목젖과 양측 미로를 제거하거나, 양측 전정신경핵을 제거한 경우 실험 종료시인 한 달까지 이상반응이 지속되는 것을 보였다(Holmes, 2002; Jian, 2005). 이러한 결과는 말초 전정계의 손상이 있은 후 체위변동에 의한 심혈관계의 이상반응이 회복되는 과정에서 소뇌목젖이 중추신경계의 이소성(plasticity)에 있어서 필수적이며, 중추 전정계가 파괴되면 회복이 일어나지 못하게 됨을 의미한다. 전정신경핵에 화학적 파괴를 가한 후 체위변동에 의한 심혈관계의 이상반응을 관찰한 결과 자율신경 조절에 중요한 전정신경핵의 부위는 외측 전정핵의 아래쪽에 위치한 내전정핵과 하전정핵에 위치하는 것으로 밝혀졌다. 이 때에는 시각의 유무에 관계없이 심혈관계의 신속적응이 되지 않는 것이 관찰되었고, 즉각적인 회복 없이 영구적인 손상을 보이는 것으로 나타났다(Mori, 2005). 따라서 미로박

탈 이후 심혈관계 이상반응의 회복에 중요한 적응 이소성(adaptive plasticity)은 아래쪽 전정핵이 담당한다는 것을 의미한다. 전정핵은 공간에서의 체위에 대한 여러 정보들을 통합하여 적절한 심혈관계 및 호흡계의 반응을 유도하는데, 이 때 소뇌의 목젖의 조롱박 세포(Purkinje cell)에 의해 조절을 받는다. (그림 5).

전정기관으로부터 오는 구심섬유는 고립핵과 내장감수기가 존재하는 뇌간의 자율신경계 부위에 직접 연결되지 않는다. 또한, 전정 척수로(vestibulo-spinal pathway)를 통해 하행하는 전정신경 섬유도 흉추에 있는 교감신경의 신경원이나 천추에 있는 부교감 신경의 내장조절신경원에 직접 연접하지는 않는다. 그러면 전정계는 어떤 경로를 통해 자율신경계를 조절할 수 있을까?

말초전정기로부터 들어온 구심신경은 내측전정핵과 하전정핵과 연결된 후 뇌간의 자율신경계와 연결된다. 고양이, 토끼 등에서 관찰한 결과, 내측전정핵과 하전정핵에서 시작된 섬유는 고립핵과, 미주신경의 배측 운동신경원으로 신호를 전달한다. 이 두 부분은 척수와 미측 삼차신경의 척수핵(spinal trigeminal nucleus caudalis)으로부터 올라오는 체성감각신경, 내장 화학수용기, 호흡 수용기, 상부위장관으로 부터의 구심성 감각섬유가 연접하는 곳이다. 또한, 복외측연수(ventrolateral medulla), 척수의 자율신경운동핵, 호흡운동핵 등으로 원심성 신호를 보내는 곳이다(Balaban, 1994; Yates1, 1994).

전정교감신경조절은 문측복외측연수가 최종 경로로서 작용한다. 체위의 변동에 대한 신호는 시각계(visual), 체감각계(somatosensory), 전정계를 통해서 전달되는데, 전정계에서 오는 신호는 내전정핵으로 전달되어 고립핵과 등쪽 미주신경 운동핵(dorsal motor nucleus of

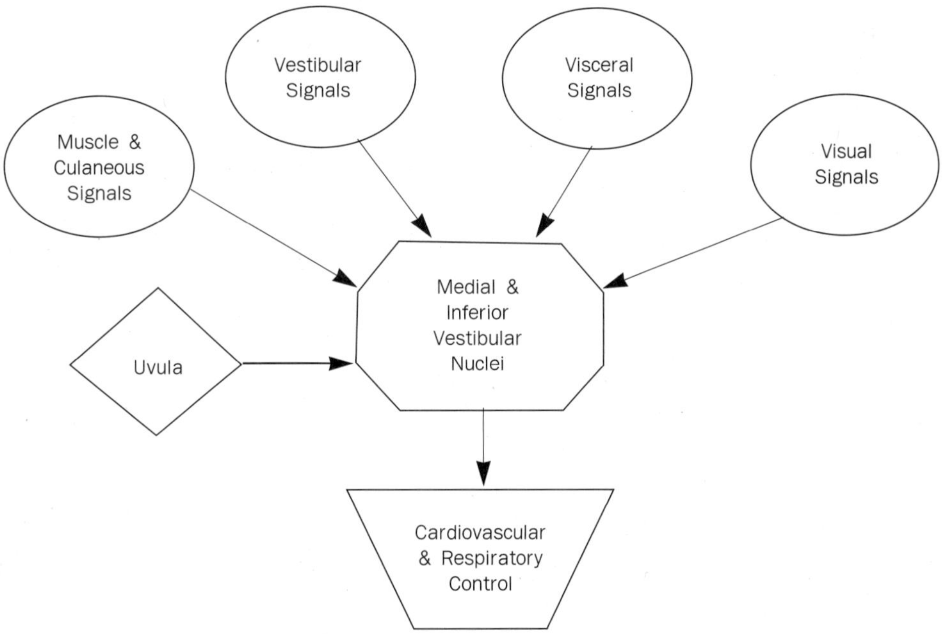

그림 5. 심혈관계와 호흡조절에 영향을 주는 전정신경핵으로 전달되는 여러 구심성 신호

vagus), 문측 복외측연수(rostroventrolateral medulla)로 전달되어 전정-교감반사(vestibulosympathetic reflex)에 관여한다(Kerman3 2000). 이때 문측복외측연수로 전달되어지는 신호는 세반고리관보다는 이석수용체(otolith receptors)에서 감지된 신호가 작용한다(Yates2 1994). 내측 및 하전정신경핵에서 고립로핵으로 신호가 전달되면 고립로핵은 문측 복외측연수로 연결되어 여기에서 척수의 중간외측핵으로 교감신경의 흥분성 신호를 보내게 된다(Steinbacher, 1996). 그 외에 미미하지만 고립로핵에서 외측피개야(lateral tegmental field)와 뇌교의 외측 부완핵(lateral parabrachial nucleus)으로도 신호를 보내어 척수의 중간외측핵에 교감신경흥분성 신호를 전달한다(그림 6).

3) 호흡기계에 대한 전정신경계의 영향

호흡은 호흡과 관련된 근육들의 시간적-공간적 협동운동에 의해 이루어지는 신체의 산소교환 작용이다. 호흡근은 폐의 팽창과 수축, 흡기와 호기를 일으키는 펌프근육(횡경막, 복근, 늑간근)과 상기도를 열고 닫는 근육(구강인두, 후두근 등)으로 구성된다. 각 호흡근은 서로 조화를 이루며 신호를 보내는 신경원들에 의해 작동되는데, 연수에 모여있는 호흡신경원들이 그 주된 역할을 하며, 이 곳을 호흡중추(respiratory center)라고 한다. 호흡중추는 각 부위에서 오는 기계적, 화학적, 신호를 통합하여 자동호흡의 리듬을 만든다.

호흡중추의 해부학적 위치는 연수의 배내측(dorsomedial)과 복외측(ventrolateral)에 상하로 길게 형성되어 있는 망상체(reticular formation) 부위이며, 이중 고립핵의 복외측과

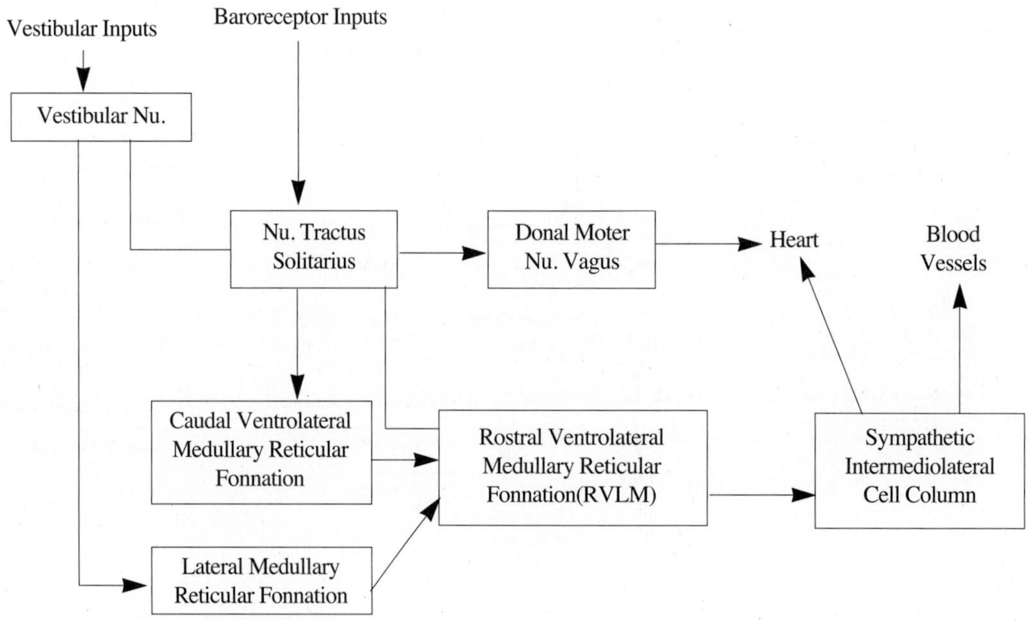

그림 6. 전정신호와 압력반사에 의한 심혈관 조절에 관여하는 뇌간신경계

붙어 있는 부분을 배측호흡군(dorsal respiratory group, DRG)이라 하고, 연수의 복외측에 있는 부분을 복측호흡군(ventral respiratory group, VRG)이라고 한다. 복측 호흡군은 다시 세 부위로 나뉘는데, 맨 위쪽은 후안면핵(retrofacial nucleus)과 연관된 Bötzinger complex, 중간은 모호핵과 연관된 문측외측호흡군(rostral ventral respiratory group, rVRG), 맨 아래쪽은 후모호핵(retroambiguus nucleus)과 연관된 미측외측호흡군(caudal ventral respiratory group, cVRG)으로 구성되어 있다. 각각의 호흡중추는 각 부위마다 흡기 및 호기의 기능이 구분되어 있고, 고유척수로(propriospinal pathway)에 의해 서로 연결되어 호흡의 리듬을 만들어 구척수로(bulbospinal pathway)를 통하여 척수의 호흡운동 신경원으로 신호를 보낸다(de Castro D, 1994).

운동은 신체의 산소 요구량을 증가시키고, 호흡의 변화에 의해 심장 순환계가 반응한다는 것은 운동 및 체위 변동의 초기에 자율신경계에 의한 호흡근의 조절이 필요하다는 것을 의미한다. 신체의 움직임은 폐포호흡(alveolar ventilation)에는 별로 영향을 미치지 않으나, 호흡근육의 기계적 견인, 즉, 횡경막, 복부근육의 움직임, 긴장도 등에 변화를 초래하여 호흡을 저해할 수 있다. 전정신경 신호가 호흡에 미치는 영향은 앙와위에서 기립시 호흡근 및 호흡운동신경원에 대한 연구에서 잘 보여지는데, 사지 동물에서 두위거상(nose-up tilt)을 시키거나 사람이 누워있던 자세에서 일어나게 되면 횡격막이 복강 쪽으로 하강하게 되고 복부근육이 이완되어 정맥환류(venous return)를 떨어뜨려서 기립성 저혈압을 더욱 심화시킬 수 있다. 이때 중력의 작용에 대하여 원활한 호흡이 유지되기 위해서는 횡격막 근육과 복근의 활동성이 증가하여야 된다 (Hodges, 1997). 양측 미로를 파괴하면 횡격막과 복근의 자발적 활동 전위는 증가하게 되지만 두위거상시의 복근 전위의 반응은 감소하게 된다(Cotter, 2001). 이 때, 복근의 자발적 활동전위 증가와 체위변동에 대한 반응의 감소는 수일 내에 정상화 되는 것이 관찰되었는데 이는 중추신경계의 이소성에 의한 것으로 생각된다. 이러한 결과로 볼 때 호흡근의 조절에도 미로의 구심성 신호가 관여하지만 미로에서의 신호가 소실되면 다른 감각 신호가 이를 대치할 수 있을 것이라는 것을 의미한다 (Yates, 2000).

신체의 움직임에 대하여 미로에서 오는 신호가 없는 경우에 다른 신호에 의해 전정핵의 활동성이 변화한다는 것이 보고되었다(Jian, 2002). 수직적 체위변동에 의해 활동전위가 변화하는 전정핵의 신경세포군을 기록한 후에 양측 전정신경을 제거한 고양이에서 사지근육, 피부와 내장 신경 등을 전기적으로 자극하였을 때, 체위변동에 반응하던 전정핵 세포군 중 다수(75%)에서 활동전위가 관찰되었고, 전체적으로는 더 많은 수의 신경세포의 활동성이 기록되었다(Jian, 2002). 이러한 결과는 양측 전정신경으로부터 오는 신호가 없을 때 체위변동에 대하여 많은 미로 이외의 신호(non-labyrinthine inputs)가 중추전정계에 작용함으로써 전정기능의 회복에 기여함을 의미한다.

전정신호가 호흡중추에 전달되는 경로는 내측전정핵과 하전정핵을 통해 이루어지며, 주로 고립로핵과 가까이 있는 배측호흡군에 전달되어 구척수로를 통해 호흡근을 조절한다(Gorini, 1991; Takata, 1992).

자율신경계는 교감신경계와 부교감신경계 모두 호흡계와 밀접한 관계가 있으며, 특히, 심혈관계와 호흡기계는 외부환경과 신체조직 간의 산소 이용이라는 측면에서 상호작용을 통하여 협조를 하여야 한다. 심장박동과 심박출량의 변화는 호흡의 변화를 일으키는데, 이러한 작용은 모호핵에 있는 심장억제성 전신경원(preganglionic cardioinhibitory neuron)과 문측배외측연수에 있는 교감신경흥분성 신경원(sympathoexcitatory neuron)의 활동에 의해 이루어진다. 문측복외측연수는 주된 호흡신경원인 Bötzinger complex 와 복측호흡군과 밀접하게 위치하여 심혈관계-호흡기계의 통합에 있어 주된 장소로 생각된다(그림 7)(Häbler 1994).

3 오심, 구토 (Nausea and Vomiting)

오심 및 구토를 초래할 수 있는 상황은 다양하지만 아직 그 기전이 모두 밝혀져 있지는 않다. 복부 내장으로부터 유해한 구심성 신호가 전달되거나, 혈중의 항암제나 독성 물질이 화학적 유발 지역(chemoreceptor trigger zone)인 뇌간의 맨아래 구역(area postrema)을 자극하면 구토를 유발한다. 또한, 몸의 과도한 움직임에 의한 비정상적 전정자극이나 시야자극

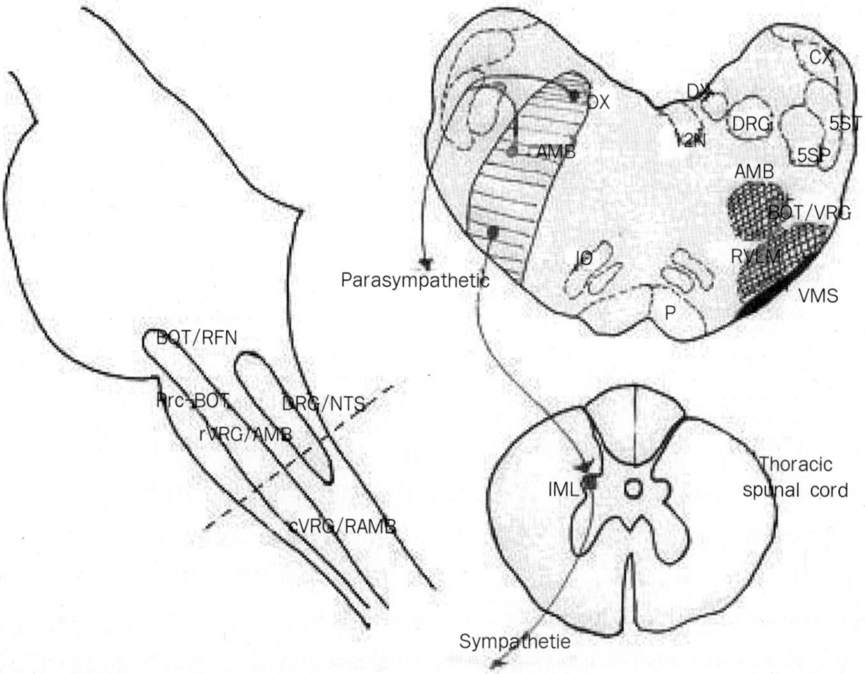

그림 7. 뇌간에서 호흡중추의 위치와 호흡-심혈관계 통합.

AMB: ambiguus nucleus, BOT: Bötzinger complex, RFN: retrofacial nucleus, CX: external cuneate nucleus, DRG: dorsal respiratory group, NTS: nucleus tractus solitarius, DX: dorsal motor nucleus of vagus, IML: intermediolatera column, IO: inferior olivary nucleus, Pre-BOT: pre-Bötzinger complex, cVRG: caudal ventral respiratory group, RAMB: retroambiguus nucleus , rVRG: rostral ventral respiratory group, RVLM: cardiovascular area of rostral ventrolateral medulla.

에 대해서도 멀미를 일으킬 수 있다. 그 외에 뇌의 고위 중추는 심인성 구토를 유발할 수 있으며, 아직 그 기전이 정확히 알려지지는 않았으나 수술 후 발생하는 오심, 구토, 임신오조 등도 각기 다른 여러 가지 구심성 신호에 대하여 각각 다른 뇌의 부분에서 반응하여 오심, 구토를 유발할 것으로 생각된다(Miller AD, 1996).

1) 오심(Nausea)

오심은 신체가 불편함을 느껴서 토하게 될 것 같은 불쾌한 느낌을 갖게 되는 것이며, 구토를 일으키기도 한다. Nausea 라는 말은 그리스어로 배를 가리키는 "naus"라는 말에서 기원하였다고 하며, 멀미의 한 증상으로 처음 기술되었다.

오심은 보통 구토를 일으키는 전단계에 발생하지만 오심만을 느끼고 구토는 하지 않는 경우도 있고, 오심 없이 바로 구토가 유발되는 경우도 있다. 잠들어 있는 동안 계속적인 움직임 자극이 가해진 경우 깨어나서 오심을 느끼지 않고 바로 구토가 발생하기도 하고, 우주에서 돌아온 비행사가 멀미의 전구증상 없이 바로 구토를 하기도 한다(Lackner and Graybiel, 1986).

오심을 느끼게 하는 부위는 아직 정확히 알려져 있지 않으며, 동물실험으로는 한계가 있어 사람에서 뇌자기 공명영상을 시행하여 하전두엽이랑(inferior frontal gyrus) 부위가 그 역할을 한다는 것이 알려지게 되었다(Roberts, 1994).

2) 구토(Vomiting)

구토는 위장관으로 들어온 독성 물질이 혈중으로 유리되어 신체에 심각한 손상을 초래하지 않도록 하기 위하여 강제로 내용물을 배출하도록 하는 일종의 신체방어 기전으로서 독성반응(poison response)이라고 여겨져 왔다.

구토는 a) 소화장기의 이상운동(G-I event), b) 구역(retching), c) 배출(expulsion)의 세 가지 단계를 거친다. 구역과 배출의 단계로 가기 전에 위장의 이완과 함께 근위부 소장의 거대한 역방향수축(retrograde giant contraction in the proximal small intestine)이 선행하는데, 이러한 소화장기 이상운동의 의미는 독성 물질이 소장에서 더 이상 흡수되는 것을 막고, 위의 내용물이 식도와 구강을 통과할 때 강한 산성에 의해 점막이 손상되는 것을 막아주기 위하여 소장의 내용물이 위로 역류하여 위산이 중화되도록 하기 위한 의미가 있다(Eggleston, 1912). 한편, 구역 및 배출은 상부 소화관의 신경지배를 제거하여도 발생할 수 있으나, 호흡기 근육의 작용을 못하게 하는 경우는 생기지 않는데, 이는 구역 및 구토가 소화장기 자체의 갑작적인 수축에 의한 것이 아니고, 복강내압과 흉강내압의 변화에 의해 발생한다는 것을 의미하며, 주된 호흡펌프 근육(thoraco-abdominal muscle)과 상부 기도 밸브 근육의 상호작용에 의해 발생한다는 것을 의미한다(Lang, 1989).

구역과 배출이 일어나는 동안에는 지속적으로 복부근육이 수축되고, 식도 주위를 둘러싸고있는 횡경막이 이완되며, 경부의 식도근육이 역방향으로 수축되며, 턱끝목뿔근(geniohyoid)의 수축으로 상부식도 괄약근이 열리게 된다. 이보다 더 상부에서는 구강인두와 인후부의 통로를 유지하기 위해서 후두근육의 수축에 의해 성문(glottis)이 막히게 되고, 동시에 인후확장근인 경돌인두근(stylopharyngeus)과 혀의 돌출근인 턱끝목뿔근이 수축하여 배출의 통로를 크게 하며, 두힘살근(digastric)의 긴장성 수축이 턱을 하강시켜 배출시 입이 열리게 한다. 평상 호흡시 복부근육과 횡경막은 교대로 수축하여 흡기와 호기작용을 하고 있으나 구토시에는 이들이 동시에 수축하게 되고 이에 의해 압력이 발생하게 된다.

구토의 과정 중 이러한 소화기와 호흡기의 일련의 작용에 더하여 음부신경(pudendal nerve)의 활성화도 관찰되는데 이는 외부 항문괄약근 및 요도 괄약근을 수축시켜 복부내압의 증가에 따른 실금을 예방하게 된다(Miller, 1995).

한편, 멀미에 의한 구토는 전정신경계에 대한 과도한 자극에 대하여 신체를 방어하려는 일종의 독성반응의 한 종류로 볼 수 있다.

1950년대까지 구토의 발생은 뇌간의 배외측 망상체에 위치한 "구토중추"(vomiting center)에 의해 발생할 것으로 여겨져 왔으나 최근의 연구들은 구토가 뇌간의 어느 특정한 지역에서 조절되는 것이 아니라 좀 더 산재된 여러 구조물들의 작용에 의한 것으로 생각되고 있으며, 여기에서 고립로핵이 최종 공통경로로서 작용한다(Miller, 1994). 고립로핵은 연수의 배외측 피개 부위에 위치하며, 구심성분으로 구토발생의 화학적 수용기인, 맨 아래 구역에서 오는 섬유와, 소화기 내장으로부터 오는 미주신경 구심성 섬유의 연접을 받고 있으며 또한, 전정핵으로부터의 투사도 받고 있다. 원심성 성분으로는 호흡에 대한 전운동신경 회로와 관련되어 복외측 연수에 위치한 후안면핵(retrofacial nucleus), 그리고 미주신경의 배측 운동핵(dorsal motor nucleus of vagus)과 모호핵(ambiguus nucleus)으로 가는 경로를 갖고 있어 구토시 발생하는 소화장기 및 호흡근의 운동을 조절하게 된다(Boscan, 2002).

3) 멀미(motion sickness)

멀미는 감각 불일치(sensory conflict)에 의해 발생하는 것으로 생각되고 있는데, 이는 전정계, 시각계, 그리고 다른 감각신경계로부터 들어오는 신호가 기존의 경험에 의해 저장되어진 정보와 서로 일치되는 정도에 차이가 있을 때 발생한다는 설이다(Reason, 1975).

전정신경을 제거한 동물, 반고리관, 또는 이석기관이 수술에 의해서 선택적으로 손상받은 경우 등에서는 멀미가 유발되지 않으며, 아직 걸어 다니지 못하여 전정신경계가 적절히 반응하지 못하는 아기에서도 멀미가 유발되지 않는다는 점 등은 전정신경계가 멀미를 유발하는 데 있어 필수적이라는 것을 말해준다(Money, 1970; Brandt, 1991; Hasegawa, 1992).

또한 시야의 과도한 움직임에 대해서 전정계가 정상인 사람에서는 멀미가 유발되지만 전정미로가 손상된 사람에서는 멀미가 유발되지 않고, 맹인에서도 시력이 정상인 사람과 멀미의 반응이 비슷하다는 점을 통해서도 전정계가 멀미에 필수적이라는 것을 알 수 있다(Cheung, 1991; Greybiel, 1970).

감각의 불일치가 신경해부학적, 생리학적으로 어느 부위에서 진행되는 지 알려지지는 않았으나 시각, 체성감각, 전정신경으로부터 오는 신호가 전정신경핵으로 모여져 연수의 고립로핵에 전달되어 오심, 구토가 유발되는 것으로 생각된다(Yates, 1996). 예전에는 전정신경계의 신호가 소뇌의 벌레목젖(uvula) 및 소결절(nodulus)로 전달되어 맨아래 구역을 자극하여 오심, 구토가 유발된다고 생각되었으나, 후소뇌의 충부가 제거된 고양이와, 맨아래 구역을 제거한 고양이 및 원숭이에서도 전정신경핵의 전기 자극에 의해 구토가 유발된다는 것이 증명되었고, 다른 뇌 부위가 제거된 동물에서도 전정신경의 자극에 대해 구토가 유발된다는 점 등은 전정신경핵 및 고립로핵이 구토의 유발에 대해 필수적인 것으로 생각된다(Wang, 1951; Miller, 1994). c-fos를 이용한 연구에서 구토를 유발하는 최종 공통경로는 연수의 복외측 망상체 부위에 존재하는 고립로핵인 것으로 밝혀졌다(Miller와 Ruggerio, 1994). 고립로핵은 화학적 유발지역인 맨아래구역으로부터 오는 신경회로가 있고, 또한 복부 내장과 전정신경핵으로부터의 구심성 섬유를 받으며, 고립로핵에서 모호핵과 미주신경의 배측 운동핵으로 연결되어 미주신경을 통해 구토를 일으키는 장의 운동을 유발하며, 복외측 연수로 연결되어 구토하는 동안의 호흡근의 운동을 조절한다.

4 전정자율신경계 조절의 임상적 의의(Clinical Implications of Vestibulo-Autonomic Regulation)

급성 전정계 병변을 가지는 환자에서 심혈관계 및 호흡계에 미치는 영향은 여러 가지 요인에 의해 감소되어 비록 미세한 변화만을 보이지만 급성전정 이상을 보이는 환자의 진료에 있어 이를 인식하는 것은 급격한 자세의 변동에 의한 혈압의 변화나 고혈압 약물 투여에 주의를 요할 수도 있다는 점에서 임상적으로 중요하다. 또한, 전정-자율신경계의 상호작용에 대한 이해는 임상에서 자주 접하게 되는 만성 어지럼 환자의 진료에 있어 전정계 이상에 의한 어지럼뿐만 아니라 자율신경계 이상에 의한 어지럼을 감별하는 데에도 도움을 준다. 전정계가 과도하게 자극되거나 양측 전정계의 긴장도에 불균형이 초래되면 멀미에서 보일 수 있는 증상들인 오심, 구토, 침의 분비, 전신적 불쾌감, 무기력, 하품, 창백, 식은땀 등 소화기, 호흡, 심혈관계의 반응을 유발하게 된다. 급성 전정 병변에 의한 이러한 증상들에 대한 최근의 연구들은 전정질환, 불안증(anxiety)과 자율신경증상의 관계, 전정-자율신경계 조절이 발생하는 신경해부학적 구조 등에 대해 초점이 맞춰지고 있다. 특히, 부완핵(parabrachial nucleus)과 변연계(limbic system) 사이의 연결이 불안증의 정도에 영향을 주고, 전정계, 자율신경계, 그리고 신경행동학적 반응에 기여할 것이라고 추정되고 있다(Balaban, 2001). 또한, 만성 전정병변이 있는 환자에서 기립불내성(orthostatic intolerance)을 초래하는 것과, 만성적 비특이적 어지럼 등이 전정-자율신경 조절의 이상에 기인하는 것으로 생각되고 있다(Furman, 1998). 전정병에 의한 공황장애(panic disorder)의 발생과 공황발작(panic attack)에 의한 어지럼의 발생, 멀미 또한 중추 자율신경계의 이상적응에 의한 것일 수 있다(Balaban, 1999, 2004). 이처럼 전정계 질환의 진단에 있어 인체에서 발생하는 전정-자율신경 조절에 대한 이해는 임상적으로 중요한 의미를 가지지만 사람에서의 연구는 아직 몇몇 문제점들이 있어 쉽게 이해되지 못하고 있다. 공황발작 시 환자는 보통 과호흡(hyperventilation)의 양상을 보이게 되고 이로 인해 어지럼을 느끼게 되는데 어지럼이 있는 환자에서 공황발작과 같이 과호흡을 보이는 경우도 있다. 과호흡이 평형의 이상을 발생시키는지에 대한 연구로 정상인과 미로의 이상이 있는 환자에게 일정한 양상의 과호흡을 시켰더니 정상인과 미로환자 모두에서 같은 양상의 자세 불안과 신체 동요가 관찰되었다(Sakellari, 1997). 이는 과호흡에 의한 자세 불안은 전정계에 의한 것이 아니라는 것을 의미한다. 과호흡을 시킨 후 전정근 유발전위(vestibulo-myogenic potential)를 측정하였을 때 변화가 없었다는 점 또한 이를 뒷받침해준다. 이는 과호흡 후 어지럼을 느끼는 것은 전정신호에 의한 것이 아니라 체성감각계에 영향을 미쳐서 발생하는 것이므로 전정손상 후 어지럼에 의해 과호흡을 하게 되면 중추신경에 의한 보상과정에 영향을 끼칠 수 있음을 시사한다. 따라서 과호흡에 의해 어지럼을 느끼는 환자의 진찰에 있어 전정신경초종과 같이 안진을 동반하는 어지럼인지 과호흡에 의한 체성감각의 변화로 인한 어지럼인지를 감별하는 것이 중요하다.

정상인에서는 전정자극에 의해 호흡수가 변화하는 것이 관찰되는데 미로가 망가진 환자에서는 이러한 현상이 관찰되지 않는다(Thurrell, 2003). 이는 전정신호가 신체의 움직임을 감지하여 호흡과 심장의 적절한 반응을 유도한다는 증거인데, 전정병변을 가진 환자에서 과호흡을 동반한 공황발작을 일으킬 수 있다는 생리적 증거가 될 수 있고, 이러한 환자에서는 두부의 움직임에 의해 심박수와 호흡수가 현저히 증가하는 양상을 보인다(Yardley, 1998).

사람에서 전정자극에 의한 심혈관계의 변화를 관찰하는 것은 동물실험에 비하여 몇 가지 어려운 점이 있는데, 호흡에 의해 심박동 및 혈압이 변동된다는 것이다. Caloric자극에 대한 심박동수의 변화를 측정한 연구에서 메트로놈을 이용하여 호흡수를 일정하게 유지한 경우 유의한 심박동수의 변화가 감지되지 않았다(Jauregui-Renaud, 2000). 따라서 호흡의 변화에 따른 심혈관계의 반응을 배제한 전정-심혈관 반응 만을 측정하기 위하여 특별한 장치를 고안하여 심박동의 변화를 측정하였더니 심박동수의 증가가 관찰되었다(Radtke, 2003). 이는 심박동수의 변화는 전정신호를 이용하여 빠른 반응을 보이고 혈압과 말초혈류의 변화에는 전정신호가 아닌 다른 신호를 이용한다는 것을 의미한다. 이 밖에 전정-심혈관 반응에 대한 연구가 microneurography를 이용하여 근육교감신경활동전위(muscle sympathetic nerve activity, MSNA)를 측정함으로써 진행되었는데 전정자극에 의해 MSNA가 증가하는 양상을 보임으로써 체위의 변동이 말초혈관을 수축시켜 혈압을 올리는 데 기여한다는 것을 증명하였으나, 미로 이상을 보인 환자에서는 시행하지 않았었고 전정기관에 대한 자극이 적절하였는지에 대해서 논란이 있다(Voustianouk, 2006).

사람에서 전정-자율신경계 조절에 대한 연구의 또 다른 제한점은 급성 전정병변의 경우 중추신경계에 의한 보상이 매우 빨리 일어나고 급성기 환자는 검사에 대해 협조가 적절히 되지 않는다는 점이다. 최근 Jauregui-Renaud 등이 전정신경염 환자에서 자율신경 기능을 검사하여 유의한 결과를 얻었다. 전정신경염의 증상을 보인지 48시간 안에 검사를 시행하였고 모두 반고리관의 기능 이상이 증명된 7명의 환자와 정상 대조군을 대상으로 찬물에 손을 담그는 자극과 기립자극에 의한 말초혈관의 교감신경반응을 조사하였는데, 환자군에서 유의한 혈압의 변화를 관찰하였다. 이러한 변화는 2주일 후에 사라졌는데, 이는 전정신경염 후 안진의 감소와 균형이상의 감소가 사라지는 시기와 일치하므로 동일한 기전으로 중추신경계에 의해 보상된다는 것을 의미한다(Jauregui-Renaud, 2003).

급성 말초성 전정병변에 의한 전정안반사와

전정자세반사의 회복과 전정자율신경계 이상의 회복이 같은 시간 안에 이루어진다는 점은 중추신경에 의한 보상기전이 빨리 일어난다는 것을 의미하며, 비록 자세한 기전은 알려지지 않았지만 동물실험에서 밝혀진 바와 같이 소뇌의 목젖이 전정-자율신경 조절이상의 회복에 있어 중요한 역할을 할 것으로 생각된다. 내전정핵의 하부가 체위변동에 대한 전정성, 시각성, 체성감각성 구심성 신호에 대하여 중요한 통합기능을 한다는 것과 전정성 신호의 소실에 대하여 다른 구심성 감각신호가 전정손상 후의 회복에 중요한 역할을 담당할 수 있다는 점에 대해 향후 인간을 대상으로 한 연구가 더욱 필요할 것으로 생각된다.

참고문헌

Balaban CD and Beryozkin G(1994). Vestibular nucleus projections to nucleus tractus solitarius and the dorsal motor nucleus of the vagus nerve: potential substrates for vestibulo-autonomic interactions. *Exp Brain Res* 98(2):200-12.

Balaban CD(1996). Vestibular nucleus projections to the parabrachial nucleus in rabbits: Implications for vestibulo-autonomic interactions *Exp Brain Res.* 108(3):367-81.

Balaban CD and Porter JD(1998). Neuroanatomic substrates for vetibulo-autonomic interactions. *J Vestib Res* 8:7-16.

Balaban CD, Thayer JF(2001). Neurological bases for balance-anxiety links. *Journal of anxiety disorders* 15(1-2):53-79.

Balaban CD(1999). Vestibular autonomic regulation (including motion sickness and the mechanism of vomiting). *Current opinion in neurology* 12(1):29-33.

Balaban CD(2004). Projections from the parabrachial nucleus to the vestibular nuclei: potential substrates for autonomic and limbic influences on vestibular responses. *Brain res* 996(1):126-37.

Boscan P, Pickering AE, Paton JF(2002). The nucleus of the solitary tract: and integrating station for nociceptive and cardiorespiratory afferent. *Exp Physiol* 2002 Mar;87(2):259-66.

Brandt T(1991). *Vertigo: its Multisensory syndrome.* Springer-Verlag, London.

Brodal P(2004). *The Central Nervous System. Structure and Function*, 3rd. Eds. Oxford.

Cheung BS, Kohl RL, Money KE et al (1991). Visually induced sickness in normal and labyrinthine-defective subjects. *Aviat Space Environ Med* 62(6):527-31.

Cotter LA, Arendt HE, Jasko JG, Sprando C, Cass SP, Yates BJ(2001). Effects of postural changes and vestibular lesions on diaphragm and rectus abdominis activity in awake cats. *J Appl Physiol* 91(1):137-44.

de Castro D, Lipski J, Pack AI(1994). Electrophysiological study of dorsal repiratory neurons in the medulla oblongata of the rat. *Brain Res* 639:49-56.

Duane E and Haines(2002). *Fundamental Neuroscience.* 2nd. Ed. Churchill Livingstone.

Eggleston C and Hatcher RA(1912). The site of emetic action of various drugs. *J. Pharmacol. Exp.* Ther 7:225-232.

Ewart WR(1985). Sensation in the gastrointestinal tract. *Comp Biochem Physiol A.* 82(3):489-93.

Furman JM, Jacob RG, Redfern MS(1998). Clinical evidence that the vestibular system participates in autonomic control. *J Vestib Res* 8(1):27-34.

Furman JM, Balaban CD, Jacob RG(2001). Interface between vestibular dysfunction and anxiety: more than just psychogenicity. *Otol Neurotol* 22(3):426-7.

Gorini M and Estenne M(1991). Effect of head-up tilt on neural inspiratory drive in the anesthetized dog. *Resp Physiol* 85:83-9.

Greybiel A (1970). Susceptibility to acute motion sickness in blind persons. *Aviat Space Environ*

Med 41:650-7.

Gonzalez C, Vicario I, Almaraz L et al(1995). Oxygen sensing in the carotid body. *Biol Signals* 4:245-56.

Häbler H-J., Jänig W, Michaelis M(1994). Respiratory modulation in the activity of sympathetic neurons. *Prog. Neurobiol* 43:567-74

Hasegawa S, Takeda N, Morita M, et al(1992). Vestibular, central, and gastric triggering of emesis. *Acta Otolaryngol(Stockholm)* 112(6):927-31.

Hobson JA, Stickgold R, Pace-Schott EF, Leslie KR(1998). Sleep and vestibular adaptation: implications for function in microgravity. *J Vestib Res* 8(1):81-94.

Hodges PW, Butler JE, McKenzie DK, Gandevia SC(1997). Contraction of the human diaphragm during rapid postural adjustments. *The Journal of physiology* 505 (Pt 2):539-48.

Holmes MJ, Cotter LA, Arendt HE, Cass SP, Yates BJ(2002). Effects of lesions of the caudal cerebellar vermis on cardiovascular regulation in awake cats. *Brain res* 938(1-2):62-72.

Jacob RG, Furman JM, Durrant JD, Turner SM(1996). Panic, agoraphobia, and vestibular dysfunction. *The American journal of psychiatry* 153(4):503-12.

Jauregui-Renaud K, Yarrow K, Oliver R, Gresty MA, Bronstein AM(2000). Effects of caloric stimulation on respiratory frequency and heart rate and blood pressure variability. *Brain res bull* 53(1):17-23.

Jauregui-Renaud K, Hermosillo AG, Gomez A, Marquez MF, Cardenas M, Bronstein AM(2003). Vestibular function interferes in cardiovascular reflexes [corrected]. *Archives of medical research* 34(3):200-4.

Jian BJ, Cotter LA, Emanuel BA, Cass SP, Yates BJ(1999). Effects of bilateral vestibular lesions on orthostatic tolerance in awake cats. *J Appl Physiol* 86(5):1552-60.

Jian BJ, Shintani T, Emanuel BA, Yates BJ(2002). Convergence of limb, visceral, and vertical semicircular canal or otolith inputs onto vestibular nucleus neurons. *Experimental brain research Experimentelle Hirnforschung* 144(2):247-57.

Jian BJ, Acernese AW, Lorenzo J, Card JP, Yates BJ(2005). Afferent pathways to the region of the vestibular nuclei that participates in cardiovascular and respiratory control. *Brain res* 1044(2):241-50.

Kerman IA, McAllen RM, Yates BJ(2000)1. Patterning of sympathetic nerve activity in response to vestibular stimulation. *Brain res bull* 53(1):11-6.

Kerman IA, Emanuel BA, Yates BJ(2000)2. Vestibular stimulation leads to distinct hemodynamic patterning. *Am J physiol* 279(1):R118-25.

Kerman IA, Yates BJ, McAllen RM(2000)3. Anatomic patterning in the expression of vestibulosympathetic reflexes. *Am J physiol* 279(1):R109-17.

Lackner JR, Graybiel A(1986). Sudden emesis following parabolic flight maneuvers: implications for space motion sickness. *Aviat Space Enviorn Med* 57:343-347.

Lang IM and Sarna SK(1989). Motor and myoelectric activity associated with vomiting, regurgitation, and nausea. In *Handbook of Physiology, the gastrointestinal system.* Vol. I:Motility and circulation. American physiological society, Bethesda MD.

Langley JN(1921). *The Autonomic Nervous System.* Vol 1, Cambridge, W. Heffer and Sons.

Lowey AD, Spyer KM(1920). *Central Regulation of Autonomic Functions.* New York, Oxford Univ. Press.

Miller AD, Yates BJ(1993). Evaluation of role of the upper cervical inspiratory neurons in respiration, emesis and cough. *Brain Res.* 19;606(1):143-7.

Miller AD, Nonaka S, and Jakus J(1994). Brain areas essential or non-essential for emesis, *Brain Res.* 6;647(2):255-64.

Miller AD and Ruggerio DA(1994). Emetic reflex arc revealed by expression of the immediate-early gene c-fos in the cat. *J Neuroscience* 14:871-88.

Miller AD, Nonaka S, Siniaia MS et al (1995). Multifunctional ventral respiratory group: Bulbospinal expiratory neurons play a role in pudendal discharge during vomiting. *J Auton. Nerv. Syst* 5;54(3):253-60.

Miller AD and Grelot L (1996). The neural basis of nausea and vomiting. *In Vestibular Autonomic Regulation*. Yates Eds. New York, CRC Press. pp.85-94.

Money. K.E(1970). Motion Sickness, *Physiol Rev* 50(1):1-39.

Mori RL, Cotter LA, Arendt HE, Olsheski CJ, Yates BJ(2005). Effects of bilateral vestibular nucleus lesions on cardiovascular regulation in conscious cats. *J Appl Physiol* 98(2):526-33.

Nauta WJH. The central visceromotor system: a general survey. In Hockman CH Eds. *Limbic System Mechanism and Autonomic Function*. Springfield, Charles C Thomas. pp.21-33.

Radtke A, Popov K, Bronstein AM, Gresty MA. Vestibulo-autonomic control in man: Short- and long-latency vestibular effects on cardiovascular function(2003). *J Vestib Res* 13(1):25-37.

Reason JT and Brand JJ(1975). *Motion Sickness*. Academic Press, New York.

Roberts T, Miller A, Rowley H. et al(1994). Functional neural imaging of nausea in humans. *Soc. Neurosci. Abstr.* 20: 1417-24.

Ruggiero D, Feinstein D(1995). An introduction. in *Neurophysiological Basis of cerebral Blood Flow Control*. Mraovitch S.and Serocombe R Eds. John Libbey and Company, London.

Sakellari V, Bronstein AM, Corna S, Hammon CA, Jones S, Wolsley CJ(1997). The effects of hyperventilation on postural control mechanisms. *Brain* 120 (Pt 9):1659-73.

Saper CB(2002) The central autonomic nervous system:conscious visceral perception and autonomic pattern generation. *Annu Rev Neurosci* 25:433-69.

Steinbacher BC Jr and Yates BJ(1996). Brainstem interneurons necessary for vestibular influences on sympathetic outflow. *Brain Res.* 13;720(1-2):204-10.

Takata M and Robotham JL(1992). Effects of diaphragmatic descent on inferior vena caval venous return. *J Appl Physiol* 72:597-603.

Thurrell A, Jauregui-Renaud K, Gresty MA, Bronstein AM(2003). Vestibular influence on the cardiorespiratory responses to whole-body oscillation after standing. *Experimental brain research Experimentelle Hirnforschung* 150(3):325-31.

Voustianiouk A, Kaufmann H, Diedrich A, Raphan T, Biaggioni I, Macdougall H et al(2006). Electrical activation of the human vestibulo-sympathetic reflex. *Experimental brain research Experimentelle Hirnforschung* 171(2):251-61.

Yardley L, Gresty M, Bronstein A, Beyts J(1998). Changes in heart rate and respiration rate in patients with vestibular dysfunction following head movements which provoke dizziness. *Biological psychology* 49(1-2):95-108.

Yates BJ(1992). Vestibular influences on the sympathetic nervous system. *Brain Res Rev.* 17(1):51-9.

Yates BJ, Grelot L, Kerman IA et al(1994)[1]. Organization of vestibular inputs to nucleus solitarius and adjacent structures in cat brainstem. *Am J Physiol.* 267(4 Pt 2):R974-83.

Yates BJ, Miller AD(1994)[2]. Properties of sympathetic reflexes elicited by natural vestibular stimulation: implications for cardiovascular control. *J neurophysiol* 1994;71(6):2087-92.

Yates BJ, Miller AD(1996). Overview of vestibular autonomic regulation. In *Vestibular Autonomic Regulation*. Yates Eds. New York, CRC Press. pp.1-7.

Yates BJ, Miller AD, Lucot JB(1998). Physiological basis and pharmacology of motion sickness: an update. *Brain res bull* 47(5):395-406.

Yates BJ, Holmes MJ, Jian BJ(2000). Adaptive

plasticity in vestibular influences on cardiovascular control. *Brain res bull* 53(1):3-9.
Yates BJ, Bronstein AM(2005). The effects of vestibular system lesions on autonomic regulation: observations, mechanisms, and clinical implications. *J Vestib Res* 15(3):119-29.

7

균형과 자세

김 재 일 Jae-Il Kim

단국대학교 의과대학 신경과학교실

자세의 조절은, 자세를 바르게 유지하고 이를 위하여 수직선상에서 중력과 관련되는 신체 각 부위의 상호관계를 최대한 이용하는 것이다. 이때 수직으로 똑바로 선 상태를 유지시키는 데는 자세와 관련되는 근육의 긴장이 중요한데, 일단 이러한 자세유지가 이루어진 후 지지면 위에서 균형의 한계 내에서의 무게중심의 유지가 이루어진다. 이러한 무게중심의 유지는 시각계, 전정계, 그리고 체성감각계 등 세 가지 감각계와 운동조절의 기능에 의하여 가능하다.

주위 환경 변화에 따른 자세의 조절에는 예측(anticipatory 또는 feedforward)기전과 보상(compensatory 또는 feedback)기전의 두 가지 중요한 기전이 관여한다. 예측기전은 자세를 조절할 때 자세 변화에 대한 되먹이기(feedback) 반응이 일어나기 전에 자세를 교정하는 것으로, 전정신경계와 소뇌가 중추인 이 기능은 경험과 훈련으로 변화시킬 수 있다. 보상기전은 균형 소실 직후에 몸의 움직임에 의하여 즉시 발생되는데, 일반적인 반사기능과 달리 예측기전에서와 같이 연습과 경험에 의하여 변화될 수 있다.

1 직립 시의 자세 유지

각 동물마다 유전적으로 정해진 기본 자세를 갖는다. 즉 주위 환경에 대한 자세유지와 적응은 이에 필요한 근육의 긴장과 반사에 좌우되고, 이러한 긴장이나 반사는 신체의 여러 부위에서 오는 구심성 기능인 시각계, 전정계, 체성감각계 등에 의하여 조절된다. 중추신경계는 중력과 관계된 자세 유지에서 두 가지 기능을 하는데, 첫째는 자세 유지에 필요한 긴장을 만들기 위해서 중력 벡터에 대항하는 신근 근육을 활성화하고, 둘째는 지지면 위에서 몸의 무게중심을 안정화시킨다.

1) 자세 유지와 근 긴장

자세 유지에 필요한 근육의 긴장은 근신장성 반사 고리(myotatic reflex loop), 긴장성 미로반사(tonic labyrinthine reflexes), 긴장성 목반사(tonic neck reflexes), 요부반사(lumbar reflexes) 양성지지반응(positive supporting reactions) 등 다섯 가지 요인에 의하여 조절된다.

근신장성 반사고리는 자극 후 25msec 이내에 발생하는데, 최근 연구에 의하면 균형 유지에는 직접 관여하지 않고 상방의 고위 수준의 조절기전을 통하는 것으로 알려져 있다(Nashner, 1977; Shumway-Cook, 1995; Dietz, 1992). 이석에서 기인하는 긴장성 미로반사는 중력 벡터에 민감하며 주위 공간에 대한 머리의 위치에 따라 양쪽으로 혹은 비대칭적으로 자세유지에 필요한 긴장을 증감시킨다(Roberts, 1979). 긴장성 목반사는 몸통에 대하여 머리의 위치가 전후좌우로 움직이는 자세유지에 필요한 사지의 긴장을 조절하는데, 이 반사에는 경부-목(cervicocollic) 반사와 경부-전정(cervicovestibular) 반사가 관여한다. 요부반사도 비슷한 기전인 것으로 알려져 있다. 양성지지반사는 고유수용체에서 기인하는 것으로, 지지면이 전후 또는 아래위로 변할 때 사지를 중력에 대항하여 수직 자세로 유지시키는 기능으로, 여기에는 자동 자세(automatic postural)반사 혹은 긴고리(long loop)반사가 관여한다.

발두기반응(placing reaction)은 전술한 자세조절과 같이 촉각성(tactile) 발두기반응, 시각성(visual) 발두기반응, 미로성(labyrinthine) 발두기반응 등 세 가지가 있다. 촉각성 발두기반응은 발바닥의 피부 수용체가 자극받아서 하지의 신근을 활성화시키는 반응이다. 동물을 높은 곳에서 떨어뜨리는 경우 땅에 닿기 전에 앞발이 신전하는 데 이때 시각성과 미로성 발두기반응이 작동되는 것이다. 이들 발두기반응들은 자세 변화시의 사지근육의 작용을 적응(adaptation)시키는 데도 기여하는데, 중력에 대항하는 자세 유지에 필요한 긴장의 적응은 척수의 고유척수 회로(propriospinal circuits)와 뇌간회로(brainstem circuits)가 관여하고 촉각성 발두기 반응에는 대뇌피질이 관여한다.

2) 균 형

가) 무게중심의 조절에 의한 것인가?

직립된 자세 유지의 기전이 무게중심(center of gravity)의 직접적인 변화에 의한 것인지, 혹은 몸의 모양(body geometry)에 대한 조절치(regulated value)의 변화에 의해 이차적으로 무게중심이 유지됨으로써 자세 유지가 되는지는 아직 명확히 밝혀져 있지 않다.

지지면이 좁으면 인간은 환경변화에 따라 몸의 모양을 지속적으로 변화시켜 무게중심을 유지함으로써 균형을 잡는데 이때 몇 가지 조건이 관여된다. 첫째 정적인 조건(static condition)인데, 예를 들면 굽힌 자세를 유지하는 것으로서 전정-목(vestibulocollic)반사, 전정-척수(vestibulospinal)반사, 경부-목(cervicocollic)반사, 그리고 경부-척수(cervicospinal)반사가 관여한다. 둘째 조건은 상지 움직임과 같은 자발적 운동이고(Crenna, 1987; Oddsson, 1987), 셋째 조건은 빠른 자세교정을 위하여 대퇴관절을 이용하는 것이다(Horak, 1986). 이에 반하여 고양이는 먼저 다리의 수직 축을 조절하고 2차적으로 무게중심을 잡는다(Lacquaniti, 1990). 특히 전정목반사와 전정척수반사는 중력에 대하여 머리를 수직으로 유지시키는 기능을 한다.

나) 무게중심은 어떻게 조절되는가?

무게중심의 조절에는 여러 가지 요인이 관여한다. 첫째 요인은 조절치(regulated value)의 가설로서, 각 개인은 자세 신체 모식(postural body schema)을 이용하여 지지면에 대한 가상의 점인 무게중심을 조절한다는 것이다. 이 때의 자세 신체 모식은 수직상(verti-cal), 신체 운동학(kinematics) 그리고 신체 동력학(kinetics)의 내적 표현이다(Clemente 1984, Gurfinkel 1988). 둘째 요인이 되는 가설은 틀린 것을 감지하는 감지기(error-detecting sensors)가 중추신경계에서 만들어 보낸 자세와 실제 행하여진 자세 사이의 차이를 알아낸다는 것이다. 셋째 요인은 이러한 잘못된 차이를 이미 중추신경계에서 만들었던 자세대로 교정하는 것이다(Maisson, 1996).

3) 자세 신체 모식 (Postural body schema)

신체 모식(body schema)의 개념은 1920년 Head가 처음 도입하였고, 이런 개념을 자세에 적용한 것은 Clement와 Gurfinkel이다. 자세에 대한 내적 묘사는 부분적으로는 타고 났고 부분적으로는 배우는 것으로, 전술한 바와 같이 신체의 기하학적 표현, 신체동력학적 표현, 그리고 수직에 대한 정위 등 세 가지 개념을 포함하고 있다.

가) 신체의 기하학적 표현

눈, 목, 그리고 족관절의 근육 등 몸의 모든 부분의 고유수용체로부터의 정보(proprioceptive Ia afferent input)는 가만히 발을 벌리고 있는 상태에서의 자세유지에 중요한 역할을 한다(Roll, 1988; Lackner, 1988). 또한 전정수용체에 자극을 가하면 신체의 기하학적 모양과 자세 신체 모식의 변하는 실험에서도 알 수 있듯이 전정신경계도 신체의 기하학적 표현에 중요한 역할을 한다.

나) 신체의 동력학적 표현

신체 동력학적인 면에서 두 가지가 고려되어야 하는데, 첫째는 지지면의 조건에 대한 신경계의 평가, 둘째는 각 신체 부위의 관성에 대한 계산이다. 지지면의 상태에 대한 평가에는 고유수용체로부터 오는 정보가 중요하며, 신체 각 부위의 관성에 대한 계산은 신체 내부에서 자동적으로 계산하여 무게중심의 변화에 반영한다. 즉, 어깨에 10kg의 무게를 더 올려놓으면 상체가 굽혀짐으로 인해 무게가 더 해지지 않은 때의 상태와 같이 효율적으로 무게중심이 조절된다(Maisson, 1995).

다) 수직에 대한 정위

전두평면(frontal plane)과 시상면(sagittal plane)에서 수직에 대한 신체 정위(orientation)에 관여하는 요인은 미로감지기와 시각감지기, 그리고 – 명확히 존재 여부에 대해서는 밝혀지지 않았지만 – 중력감지기(graviceptor) 등의 감지기가 있다. 중력 벡터와 관계하는 것은 이석기관으로 몸이 수직에서 기울어지는 것이나 선가속도를 감지한다. 각가속도(pitch, roll, yaw)와 관계하는 것은 세 쌍의 반고리관이다.

시야 내에 들어오는 정적인 상태에서의 시각정보를 이용하여 몸은 중심을 잡는데, 주위 환경의 움직임에 따라서 머리와 몸의 변위 정도에 대한 정보가 생기며 이를 vection이라 한다. 시야 내에 들어온 시각틀(visual frame)이 선상 변위를 일으키면 변위된 방향으로 몸의 움직임이 일어나고 이 움직임의 정도는 속도와 시각틀의 공간적 빈도(spatial frequency)에 영향을 받는다(Lestienne, 1977).

4) 감각기능의 통합과 균형조절

수직에 대한 신체 정위와 외부 환경 변화시

의 균형 유지에는 시각계, 전정신경계, 체성감각계가 중요한 요인이다. 각기 다른 균형 장애에 따라 이러한 세 가지의 감각계가 모두 자극되는 것이 아니며 또한 각각의 상황마다 감각계의 민감도가 다르다. 예를 들면 시각 정보는 신체의 느린 속도의 변위와 관계된 상황에서 민감하고, 반면에 미로정보는 빠른 가속도에 민감하다.

각각의 정보는 다른 정보에 대하여 상가(synergistic)효과를 갖는다. 상가효과는 어느 한 정보가 억제되었을 때 나타나는 보상기전을 부분적으로 설명할 수 있다. Horak은 미로병변 환자의 자세유지는 오직 시각과 체성감각 정보만이 가능한데도 비교적 잘 이루어진다고 보고하였다.

감각계의 정보가 서로 다른 경우 충돌이 발생하는데 이때는 우세한 감각계를 선택하게 된다. 예를 들어 눈을 감긴 상태에서 Achilles 건을 자극하면 비복근/가자미근(gastrocnemius/soleus) 근육을 긴장시켜 몸이 뒤로 움직이게 되고 이차적으로 자세 유지를 위하여 앞쪽으로의 쏠림이 발생한다. 그러나 눈을 뜬 상태에서는 이런 경우 자세에 대한 영향이 없다. 이 실험으로 망막정보가 체성감각 정보보다 우세하고 잘못된 정보는 무시되는 것을 알 수 있다(Roll, 1988). 이에 대한 또 다른 해석은, 눈을 뜬 상태에서는 시각과 전정계의 정보는 몸의 움직임을 일으키지 않고 체성감각 정보만이 몸의 움직임을 일으킨다고 말할 수 있다. 우세한 감각계가 각 개인마다 다를 수 있기 때문에 개개인의 변수는 항상 고려되어야 한다.

2 균형 장애 시의 자세 조절

1) 운용(Strategy)과 협력작용(Synergy)

자세와 운동에 대한 연구는 Nicholi Bernstein의 업적이 크다. 그는 자세나 운동에 대한 조절은 대뇌 단독으로 수행하는 것이 아니라 말초신경계와 근육, 척수, 뇌간, 소뇌, 대뇌 등이 어떤 체계를 이루어 행해진다고 주장하였다. 즉 고위중추신경이 그 이하 부위와 협력작용을 하여 근육 집단이 하나의 단위로 활동한다고 하였고, 고위 중추신경은 적응에 관여한다는 추론을 가능하게 하였다.

이러한 가설에 대한 첫 번째 대규모 실험은 Gurfinkel에 의해 이루어졌다. 그는 단일시냅스 신전반사(monosynaptic stretch reflex)가 누워있거나, 앉았거나, 선 상태에서 어떤 일을 시행할 때 흥분정도가 감소되는 것을 발견하였다. 어떻게 이런 일이 가능할까? 이것은 척수 상방의 고위 신경기능이 관여하는, 70-125 msec의 잠복기를 가지는 더 긴 반응이 자세조절에 관여한다는 것을 의미한다(Elner, 1976; Gurfinkel, 1979).

Nashner(1977)와 Woolacott(1979) 등은 Bernstein의 가설을 더욱 명확히 밝히는 실험을 하였다. 이들은 병진운동(perturbation)시 다리와 몸통의 근육이 어떤 체계 하에서 각각 한 단위로서 반응하는지(pre-programmed neural response or synergy) 혹은 각기 따로 반응하는지를 관찰하였다. 발판의 후방 병진운동(backward platform translation)시 인체는 앞쪽으로의 움직임이 발생하고, 지지면이 움직이고

90msec 후 비복근(gastrocnemius)이 수축하게 되며 20msec의 간격으로 슬와부근육근(hamstring)과 척추 주위 근육이 수축하는 것을 발견하였다(그림 1). 이 결과에서 주목할 점은 비복근(gastrocnemius)의 반응이 단일시넵스 신전반사보다 50msec 후에 나타났다는 것으로, 이로써 좀더 복잡한 신경경로가 관여한다는 것을 알 수 있다. 그 후의 발판회전(platform rotation)을 이용한 실험에서 근육들은 협력성 결합에 의해 반응한다는 것을 발견하였고, 초기 반응은 족관절 정보가 관여하고 후기 반응은 전정계와 시각계 정보가 관여한다는 것을 알아냈다.

Horak 등(1986)은 지지면이 짧을 때는 족관절보다는 대퇴관절을 이용하여 균형을 잡는다는 것을 발견하였다. 이것을 고관절운용(hip strategy)라 칭하고 앞서 설명한 족관절을 이용한 균형잡기를 족관절운용(ankle strategy)이라 한다.

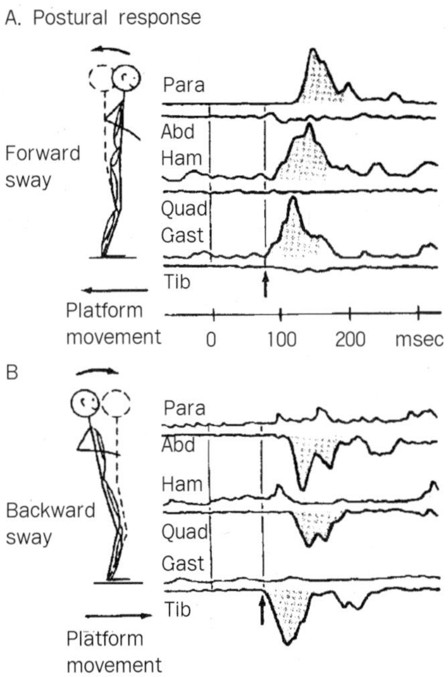

그림 1. 발판 움직임에 따른 근활성도 유형

2) 자세의 협력반응 시의 적응

자극이 반복되는 경우 근육의 반응 정도는 감소되는데 이로써 신경근육반응의 협력반응이 잘 조화를 이룬다는 것을 알 수 있는데 (Nashner 1985, Woollacott 1988) 이때의 진폭의 감소를 적응(adaptation)이라 한다.

3) 균형장애 조절 시의 감각정보의 기여

지지면의 움직임(perturbation)에 따라 균형유지에 각각의 감각계가 기여하는 정도는 다양하다. Dietz 등(1991)은 수평이동 시 체성감각계가 전정신경계보다 더 기여를 한다고 보고하였다. 그러나 toes-up 등의 회전상태에서는 전정신경계가 중요한 역할을 하고, 이때 전경골근(tibialis anterior) 근육이 보상반응을 하는데, 눈을 뜬 상태에서는 시각계와 전정신경계에 의하여 근육이 활성화되고 눈을 감은 상태에서는 전정신경계의 반고리관에 의하여 활성화된다.

3 움직임과 자세 조절

1) 자세의 단위 구성

자세 유지에 필요한 운동조절은 '단위(module)' 라는 개념으로 설명할 수 있다. 바로잡기 반사(righting reflex)의 예를 들면, 고양이 얼굴을 하늘로 한 상태에서 떨어뜨리면 머리, 몸통, 다리의 순서로 균형을 잡고 지면에 착지한다. 즉 연속된 순서가 하나의 단위로 작용하여 자세 유지가 된다.

2) 예측 자세 교정 (Anticipatory postural adjustments)

Belenkii 등은 사람에게 빠르게 팔을 들어올리는 운동을 시킬 때 팔운동의 잠복기인 150-200msec보다 약 50msec 짧은 80-100msec의 잠복기를 가지는 반응이 하지근육에서 일어난다는 것을 발견하였다. 이런 현상은 움직임에 의한 자세나 균형변화를 사전에 보상하기 위한 자세조절기능으로 이런 예측 자세 교정(anticipatory postural adjustments)은 Cordo 등(1982), Bouisset 등(1990)에 의해 증명되었다. 그리고 자세반응에서 관찰된 근육의 협력작용이 예측 자세 교정에서도 발생한다. 이 예측 자세 교정의 목적은 주위 환경 변화에 의하여 균형의 이상이 발생할 때 무게중심을 적절히 유지하여 자세나 균형을 조절하는 것이다.

3) 자세 조절과 뇌간과 척수

1946년 Magoun과 Rhines는 자세 조절에 관여하는 뇌교와 연수에 위치한 망상체를 발견하였는데, 뇌교에 위치한 신경핵을 자극하면 척수반사가 증강되고 연수의 신경핵을 자극하면 척수반사가 억제되었다. 내측망상척수로(medial reticulospinal tract)는 연수의 망상체로부터 나오고 체간 근육과 사지의 신근의 수축을 증강시키는 데 관여하고, 외측망상척수로(lateral reticulospinal tract)는 연수의 망상체에서 나오고 내측전정척수로(medial vestibulospinal tract)와 같이 등과 목의 운동신경을 억제한다. 또한 외측망상척수로는 신근의 수축을 억제하고 굴근의 수축은 증강시킨다.

망상척수계는 전정신경계와 대뇌피질로부터 오는 여러 감각을 통합하여 자세의 유지에 기여한다. 전정신경과 망상신경의 활동은 소뇌에 의하여 조절되어 신체 근육의 긴장에 영향을 미친다. Sherrington은 소뇌의 전엽을 자극하면 제뇌강직(decerebrated rigidity)의 정도가 감소하고, 이 부위를 파괴시키면 정도가 심해지는 것을 발견하였다. 적핵척수계(rubrospinal system)는 전정척수계나 망상척수계와는 반대로 굴근을 증강시키고 신근을 억제시킨다. 적핵 상방에 병변이 있을 때 상지는 굴곡하고 하지는 신전하는 제피질강직(decorticated rigidity)이 발생하는 이유는 사람에서는 적핵척수로가 경수까지만 뻗어있기 때문이다.

반고리관과 이석에서 유래되어 목으로 가는 원심계에는 내측과 하전정핵이 관여하는데, 이 신경핵에서 내측전정척수로가 되어 양쪽으로 경수와 흉수까지 내려가서 목과 등의 근육을 조절하는데 이때 동측의 목근육은 수축시키고 반대 쪽 목근육은 이완시킨다. 이석에서 유래되어 사지로 가는 원심계에는 외측전정척수핵이 관여하고 외측전정척수로로 동측으로 척수를 따라 내려가서 신근은 증강시키고 굴근은 억제시킨다.

4) 전정척수반사

전정척수반사는 정적이거나 동적인 상태에서 중력에 대하여 머리를 안정화시키거나 서 있는 상태를 조절하는 역할을 한다. 전정척수반사의 목표가 되는 기관은 항중력근(antigravity muscle)으로서 목, 몸통 그리고 사지의 신근이다. 반고리관이나 이석을 자극하면 여러 형태의 목과 몸의 근육의 활성화가 일어나는데 이런 반응들은 가속력의 방향과 상관없이 넘어지는 것을 방지하고 자세를 유지시키는데 알맞게 일어난다.

급성 일측성 말초성 전정장애 환자가 넘어지려 하고, 병측으로 편위가 생기며 또한 걸음검사(step test)시 병측으로 도는 양상 등은 양측으로 내려가는 전정척수로의 불균형에 기인한다. 반고리관을 자극하면 특정 반고리관에 평행되게 눈동자, 머리와 신체의 움직임이 발생된다. 이것은 반고리관들이 각 근육들과 연관되어 있는 것과 비슷하게 각각의 반규관과 목과 몸통 근육 사이에도 고도의 조직화된 형태가 있다는 것을 시사한다. 그러나 안구운동에 관계된 조직과 척수반사 사이의 가장 큰 차이점은 후자의 경우 운동 양상이 훨씬 복잡하다는 것이다. 양쪽에 있는 많은 주동근(agonist)과 길항근들이 부드럽고 잘 조화된 운동을 위하여 적절한 신호를 받아야 한다.

양쪽의 미로가 파괴되면 긴장이 저하되는 것으로 미루어 전정신경계는 신근의 긴장을 증가시키는 쪽으로 작용한다는 것을 짐작할 수 있다. 일측의 미로나 외측 전정신경핵을 파괴하면 동측의 긴장이 저하되는 것은 전각세포로 가는 중요한 흥분성 정보가 동측의 외측 전정척수로에서 온다는 증거이다.

미로기능이 살아 있는 제뇌동물에서 신근의 긴장 정도는 머리의 위치에 따라 변화된다. 이런 긴장성 미로반사는 이석기관이 매개하는데, 동물이나 인간에서는 특별한 경우가 아니면 나타나지 않으며 그 이유는 고위대뇌 피질 혹은 피질하의 중추신경이 억제작용을 하기 때문이다. 즉 미숙아나 고위대뇌기능이 상실된 환자에서 긴장성 미로반사가 나타난다(Baloh, 1990). 그러나 이런 관찰에도 불구하고 사람의 자세유지에 대한 전정신경계의 역할은 아직 분명하지 않다.

예기치 않았던 균형 소실시 이석기관의 평형반으로부터 기인하는 전정척수반사가 작동된다는 것은 사람과 동물실험에서 증명되었다. 동적 전정자극 실험에서 근전도상 하지근의 반응은 자극 후 60-80msec에 나타난다. 소리로 유발되는 전정기능 장애증상(Tullio 현상: 외림프관루 때문에 현훈, 안진, 진동시, 자세불균형이 생기는 것)에서는 짧은 잠복기를 가지는 전정척수반응의 기능적 중요성을 확인할 수 있다(Brandt, 1988). 이석기관으로부터 오는 정보는 자세 조절에 중요한 역할을 하는데 여기에는 체성감각(Dietz, 1987)과 긴고리반사기능(Diener, 1984) 등이 관여한다.

Hammond는 1956년에 이미 지지면의 움직임에 대항하여 균형을 잡을 때 긴 잠복기(신전반사보다 긴 50msec 이상의 잠복기)를 가지는 근육의 반응을 근전도로 기록한 바 있다. 1980년대 들어 본격적으로 서 있는 자세에서 지지면을 움직여서 전정척수반사의 기능을 측정하는 법이 연구되었다(Nashner, 1985; Dietz, 1987; Diener, 1986). 이때 하지에서 세 가지의 잠복기를 가진 파형이 근전도상 기록되는데 이는 짧은 잠복기, 중간 잠복기, 그리고 긴 잠복기이다. 짧은 잠복기와 중간 잠복기는 하지의 고유수용체로부터 오는 정보에 의존하며 지지면이 기울어질 때 머리가 안정된 상태에서 발생된다. 임상적으로 이 세 가지 파는 쉽게 기록된다. Toes-up으로 기울이면 짧은 잠복기와 중간 잠복기는 신전된 삼두비복근(triceps surae) 근육에서 기록할 수 있다. 그리고 발판이 뒤로 빠지거나 발가락이 올라간 기운 상태에서는 균형을 잡기 위해 전경골근(tibialis anterior) 근육이 수축하며 이때 긴 잠복기의 파형이 기록된다. 이 때 작용하는 것이 척수상방의 고위 중추가 관여되는 긴고리반사일 것이다.

시야에 움직이는 물체가 있으면 시각은 부

정확한 정보가 되며, 지지면이 움직이면 체성감각은 부정확한 정보가 된다. 이런 상황에서는 전정계가 시각이나 체성감각보다 우위에 있다. 그러나 모든 상황에서 전정계가 시각이나 체성감각보다 우위에 있는 것은 아니며, 지지면과 시야가 안정상태일 때는 오히려 시각과 체성감각이 전정계보다 균형유지와 주위 환경에 대한 변화에 훨씬 민감하다(Paulus, 1984). 체성감각은 신체의 빠른 변화에(Nashner, 1985; Diener, 1986), 시각은 느린 변화에 각각 더 예민하다(Mauritz, 1977). 지속적으로 서서히 자세가 변화하면 이 세 가지 변수의 되먹이기 기전에 의존한다(Diener, 1986).

참고문헌

Baloh RW, Honrubia V(1990). Clinical neurophysiology of the vestibular system. FA Davis Company Publication.

Bouisset S, Zattara M(1990). Segmental movement as a pertubation to balance? Facts and concepts. In Winters JM, Woo SLY eds Multiple muscle systems. biomechnics and movement organization. Springer New York 498-506.

Brandt, Dieterich M, Fries W(1988). Otolithic Tullio phenomenon typically presents as paroxysmal ocular tilt reaction. Adv Otorhinolaryngol 42, 153-156.

Cl ment G, Gurfinkel VS, Lestienne F et al.(1984). Adaption of postural control to weightlessness. Experimental Brain Research 57, 61-72.

Cordo PJ, Nashner LM(1982). Properties of postural adjustments associated with rapid arm movement. J Neurophysiol 47, 287-302.

Crenna P, Frigo C, Massion J et al(1987). Forward and backward axial synergies in man Exp Brain Res 65, 538-548.

Diener HC, Dichgans J, Bacher M et al(1984). Characteristic alterations of long loop 'reflexes' in patients with Friedreich's ataxia. J neurol neurosurg Psychiatry 47, 679-685.

Diener HC, Dichigans J(1986). Long loop reflexs and posture. Bles W, Brandt T eds. Disorders of posture and gait. New York, Elsevier 41-51.

Dietz V, Quintern J, Sillem M(1987). Stumbling reactions in man: significance of proprioceptive and pre-programmed mechanism. J physiol (London) 38, 140-163.

Dietz M, Trippel M. Horstmann GA(1991). Significance of proprioceptive and vestibulospinal reflexes in the control of stance and gait. In: Patla AE ed Adaptability of human gait. Elsevier. Amsterdam 37-52.

Dietz V(1992). Human neuronal control of automatic functional movements: interaction between central programs and afferent input. Physiological Rev 72, 33-69.

Gurfinkel VS, Levik YuS, Popov KE et al(1988). Body scheme in the control of postural activity. In: Gurfinkel VS, Ioff ME, Massion J, Roll J-P eds. Stance and motion: facts and concepts. New York : Plenum Press 85-93.

Horak F, Nashner L(1986). Central programming of postural movements: Adaptation to altered support surface configuration. J Neurophysiol 55, 1369-1381.

Horak FB, Shupert CL, Mirka A(1989). Components of postural dyscontrol in the elderly: a review. Neurobiology of Aging 10, 727-738.

Lackner JR(1988). Some proprioceptive influences on the perceptual representation of body shape and orientation. Brain 111, 281-297.

Lacquaniti F, Le Taillanter M, Lopiano L et al(1990). The control of limb geometry in cat posture J Physiol(London) 426, 177-192.

Lestienne F, Soechting J, Berthoz A(1977). Postural readjustment induced by linear motion of visual scenes. Exp Brain Res 28, 363-384.

Maisson J, Mouchnino L, Vernazz S(1995). Do equilibrium constraints determine the center of mass position during movement. In: Mergner T, Hlavacka F eds. Multisensory control of posture. New York: Plennum Press 103-107.

Maisson J, Woollacott MH(1996). Posture and equilibrium. In: Bronstein AM, Brandt T, Woollacott M eds. Clinical disorders of balance, posture and gait. London: Arnold Press 3.

Mauritz Kh, Dichgans J, Hufsschmidt A(1977). The angle of roll motion determines the displacement of subjective visual vertical. Percept Psychophy 22, 557-562.

Nashner LM(1977). Fixed patterns or rapid postural responses among leg muscles during stance. Exp Brain Res 30, 13-24.

Nashner LM, McCollum G(1985). The organization of human postural movements: a formal basis and experimental synthesis. Behavioral Brain Science 8, 135-72.

Oddsson L, Thorstensson A(1987). Fast voluntary trunk flexion movements in standing motor patterns. Acta Physiologica Scandinaviaca 129, 93-106.

Paulus W, Straube A, Brandt T(1984). Visual stabilization of posture. Physiological stimulus characteristics and clinical aspects. Brain 107, 1143-1163.

Roberts TDM(1979). Neurophysiology of postural mechanisms. London: Butterworths.

Shumway-Cook A, Woollacott M(1995). Motor control: theory and practical applications. Baltimore, MD: Williams & Wilkins.

Roll JP, Roll R(1988). From eye to foot: a proprioceptive chain involved in postural control. In: Amblard B, Berthoz A, Clarac F eds Posture and gait: development adaptation and modulation. Amsterdam: Elsevier 155-164.

8

임상전정검사
(Bedside Vestibuar Examination)

정 원 호 Won-Ho Chung
성균관대 의과대학 이비인후과학교실

어지럼을 호소하는 환자가 내원하면 가장 먼저 철저한 병력문진 및 특별한 장비 없이 시행할 수 있는 단순 전정기능검사를 시행하게 된다. 이를 통해서 환자의 어지럼이 말초성 원인인지 아니면 중추성 원인인지, 혹은 전정계의 이상인지를 감별하게 된다. 따라서 본 장에서는 어지럼을 호소하는 환자에 대한 적절한 병력문진 및 외래에서 손쉽게 시행할 수 있는 단순한 전정기능검사를 중심으로 언급하기로 한다.

1 병력문진

어지럼(dizziness)은 균형감각의 이상을 느낄 때 사용되는 넓은 의미의 용어이다. 어지럼의 증상을 크게 나누어 보면, 주변이나 자신이 회전하는 느낌을 가지는 회전성 어지럼(vertigo)과 머리가 핑 돌거나 쓰러질 것 같은 느낌을 가지는 현기증(lightheadedness, presyncope), 보행 시 중심을 잡기가 어려운 자세동요(disequilibrium)로 분류할 수 있다. 이 중 회전성 어지럼(현훈, vertigo)은 흔히 전정계의 이상으로 발생하게 되며, 대부분 세 개의 반고리관이나 이석기관 등의 말초성 전정질환으로 인해 발생한다. 말초 전정기에서는 정지시 구심신경을 통해 중추 뇌간의 전정신경핵으로 좌우 대칭의 긴장성 신호를 전달하고 있다. 머리가 회전시에는 회전 방향에 따라 전정기 세포의 흥분이나 억제 신호가 전달되어 전정안반사나 전정척수반사 등을 통해서 회전운동을 감지하고 이에 따른 균형을 유지하기 위한 명령을 전달하게 된다. 그러나 전정질환으로 인하여 정지시 대칭성의 긴장성 신호가 변화하여 비대칭성의 상태로 되면 회전성 어지럼이 발생된다.

회전성 어지럼은 급성기에는 오심, 구토 등의 자율신경증상이 함께 나타나는 경우가 흔하고, 어지럼의 지속 시간과 재발 여부, 유발 요인에 따라 다음과 같이 분류할 수 있다.

1. 자발적으로 발생하는 회전성 어지럼
2. 재발성 회전성 어지럼
3. 유발성 회전성 어지럼

위와 같은 분류는 어지럼을 호소하는 환자를 처음 진찰할 때 비교적 진단에 접근하기 쉽게 해준다. 다음은 위의 분류에 따른 감별진단 및 질환의 특징에 대하여 간단히 설명하기로 한다.

1) 자발적으로 발생하는 회전성 어지럼

머리가 정지된 상태에서는 양측 내이의 말초전정기로부터 전정신경핵으로 전달되는 긴장성 신호가 대칭적으로 발생하므로 전정안반사가 작동을 하지 않는다. 그러나 머리를 회전하게 되면 한쪽 전정기는 흥분성 자극이 가해지고, 반대쪽 전정기는 억제성 자극이 가해지면서, 전정신경핵에 비대칭성 신호가 전달이 되면 전정안반사의 역할로 안구의 움직임이 발생하여 일정한 주시를 유지하게 해준다. 그러나 병적으로 일측 말초 전정기의 손상이 급성으로 발생하면, 정지시에도 환측의 전정신경핵으로 가던 긴장성 신호가 줄어들면서 정지시에 존재하는 양측의 대칭성 긴장성 신호가 깨어진다. 따라서 환자의 양측 전정신경핵에 주어지는 비대칭의 긴장성 신호로 인하여 마치 자신이 회전하는 착각을 동반하는 회전성 어지럼을 경험하게 된다(static imbalance)(그림 1). 이러한 어지럼은 대개 12시간 이상 지속하게 되고, 시간이 지남에 따라 중추의 보상작용으로 전정신경핵에서의 대칭성 신호가 회복될 때 회전성 어지럼의 강도는 줄어든다. 그러나 중추성 보상작용으로 정지시의 대칭성이 회복되더라도, 머리를 회전시키게 되면 Ewald 제 2 법칙에 의해서 비대칭성의 자극신호가 전달되므로 두위 변환에 따른 어지럼이 발생하게 된다(dynamic imbalance)(그림 2).

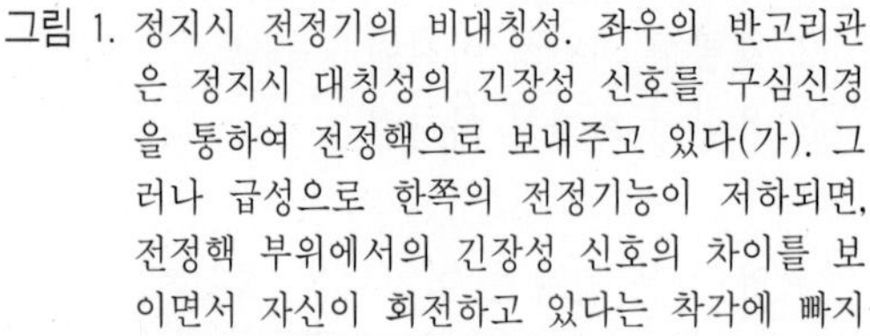

그림 1. 정지시 전정기의 비대칭성. 좌우의 반고리관은 정지시 대칭성의 긴장성 신호를 구심신경을 통하여 전정핵으로 보내주고 있다(가). 그러나 급성으로 한쪽의 전정기능이 저하되면, 전정핵 부위에서의 긴장성 신호의 차이를 보이면서 자신이 회전하고 있다는 착각에 빠지게 된다(나).

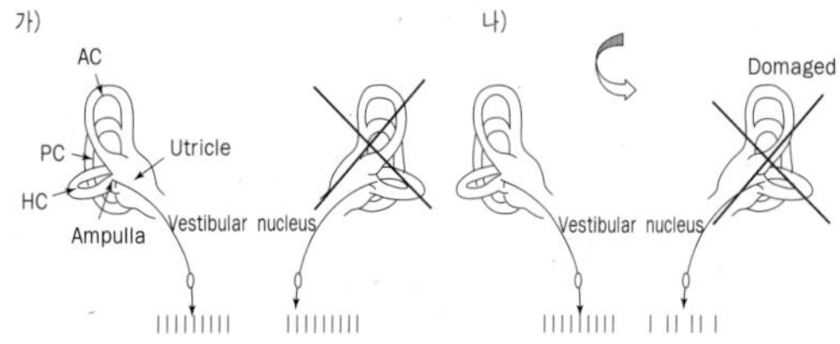

그림 2. 머리 회전 시의 전정기의 비대칭성. 좌측의 말초성 전정소실이 일어난 후 시간이 흐르면 중추의 보상작용에 의해서 전정핵 부위에서의 정지시 긴장성신호는 대칭성을 회복하게 된다(가). 그러나 머리를 회전하게 되면 흥분성 신호의 전달이 비대칭적으로 되어 Ewald 제 2 법칙에 의해서 비대칭성의 정도가 커지게 된다(나). 따라서 환자는 머리 회전시 어지럼을 느끼게 된다.

일측성 전정기능 장애의 원인은 말초성과 중추성으로 나눌 수 있고, 표 1에서는 흔한 질환을 보여주고 있다.

표 1. 자발성 회전성 어지럼을 보이는 대표적 원인질환

말초성	중추성
전정신경염	소뇌경색 및 출혈
중이염에 의한 미로염	
미로진탕	

동반증상으로 말초성 전정질환은 청력소실이나 이명, 이충만감, 이루 등이 동반되고, 중추성 전정질환에서는 다른 신경학적 증상이 동반되는 경우가 많다. 중추의 원인 중에서 소

뇌하부경색이 발생한 경우 말초성 전정장애의 증상과 유사한 증상을 보이는 경우도 있다. 따라서 급성의 회전성 어지럼을 호소하는 환자 중에서 고령으로 중풍의 위험인자를 가지고 있고, 두통이나 주시 안진을 보이거나 다른 신경학적인 증상이 있는 경우에는 뇌자기공명영상(MRI)을 검사하여 중추 병변의 여부를 확인하는 것이 좋다(Baloh, 1998).

2) 재발성 회전성 어지럼

전정기능의 가역적인 변화가 반복적으로 나타나면, 재발성, 회전성의 어지럼이 발생하게 된다. 일측의 전정신경핵의 긴장성 신호가 일시적으로 저하되거나 흥분되면서 어지럼이 생기며, 시간이 흐르면서 다시 대칭성이 회복되면 어지럼이 사라지게 된다. 따라서 증상의 회복은 중추성 보상에 의해서 일어나는 것이 아니라 전정기능의 가역적인 회복에 의해서 일어난다.

이러한 증상을 나타내는 흔한 질환은 표 2에 나열되어 있고, 이들 질환 간의 감별에 가장 중요한 병력은 증상의 지속시간이다. 순간적인 혈액순환의 장애로 나타나는 혈관질환(추골뇌저동맥부전증, VBI)은 대개 수 분간 지속되고, 내이 질환에 의해서 나타나는 경우(메니에르병)는 수 시간 지속된다. 추골뇌저동맥부전증의 경우에는 신경학적 증상이 동반되기도 한다. 선별적인 청력검사나 전정기능검사는 말초성 질환을 감별하는 데 중요하고, 혈액검사를 통해 면역질환이나 감염질환을 확인할 수 있다.

흔히 편두통 환자에서 회전성 어지럼을 경험하는 경우가 있다. 대개 어지럼은 수 분에서 수 시간 지속되고, 두통과는 연관이 없을 수도 있다. 특히 소아에 흔히 발생하는 양성 발작성 어지럼이나 성인의 양성 재발성 어지럼으로 진단내려진 경우에 편두통이 관련되어 있는 경우가 많다 [1].

표 2. 재발성 회전성 어지럼을 보이는 대표적 원인질환

말초성	중추성
메니에르병	편두통
자가면역성 내이질환	추골뇌저동맥부전증

3) 유발성 회전성 어지럼

회전성 어지럼움이 특정한 자세변환이나 압력, 소리 등의 유발 요인에 의해서 유발되는 경우도 있다. 양성돌발성체위성어지럼(BPPV)은 특정 두위 변환에 의한 전정계의 일시적인 자극으로 인해 나타난다. 반고리관의 감각상피세포를 덮고 있는 팽대부릉정(cupula)은 밀도는 내이를 채우고 있는 내림프액과 같기 때문에 정상적인 환경에서는 중력의 영향을 받지 않고 회전자극에 의해서 자극을 받게 된다. 그러나 이석기관에서 이석의 일부가 떨어져나와 반고리관 내로 들어가게 되면 머리회전시 강한 자극이 주어지거나 중력에 의한 영향을 받게 되어 두위 변환 시에 어지럼이 유발된다. 두위변환성 어지럼은 대부분 말초성의 양성질환이지만 간혹 중추성의 원인질환을 가지고 있는 경우도 있다.

이밖에 유발되는 어지럼은 이주를 누르거나, 큰 소리 자극, 과호흡 등으로 인해 유발될 수 있다.

2 단순 전정기능검사

어지럼을 호소하는 환자에게 병력청취를 시행한 후에는 간단하게 단순 전정기능검사를 시행하여 환자의 감별진단에 도움을 줄 수 있다. 단순 전정기능검사란 비데오안진검사, 회전의자검사, 동적자세검사, VEMP 등과 같은 전정기능검사기계를 사용하지 않고, 나안이나 Frenzel 안경 등을 이용하여 외래나 병실에서 손쉽게 시행할 수 있는 진찰 방법을 말한다. 단순 전정기능검사에는 전정안반사나 전정척수반사를 이용한 검사나 안구운동검사 등이 있다. 단순 전정기능검사를 통해서 전정 기능의 정적인 불균형(static vestibular imbalance)이나 동적인 불균형(dynamic vestibular imbalance)을 확인하거나 유발되는 어지럼을 확인할 수 있다. 이를 통해 어지럼의 원인이 전정질환인지를 확인하고, 전정질환의 경우 말초성과 중추성 전정질환을 감별하는 데 도움을 준다.

1) 정적인 전정기능의 차이를 보는 검사

가) 자발안진

전정계는 정지시에도 양측 말초전정기로부터 대칭성의 긴장성 신호를 받고 있다. 그러나 이러한 대칭성의 긴장성 신호가 전정기의 손상으로 대칭성이 깨지게 되면, 전정안반사가 작용하여 안진이 발생하고, 환자는 정지시에도 몸이 돌고 있는 느낌을 받게 된다. 자발안진이란 외부에서 가해지는 자극 없이도 관찰이 되는 안진을 말한다. 자발안진을 관찰하기 위해서는 시고정을 피하기 위해서 Frenzel 안경을 씌우거나 ophthalmoscope을 이용하여 관찰한다. 최근에는 Video goggle을 이용해서 시고정을 피하게 하고, 안진의 존재를 녹화하여 보관하기도 한다.

자발안진을 관찰할 때는 안진의 특성과 방향, 강도, 주시에 의한 영향을 확인한다. 말초성 전정질환인 경우 자발안진은 수평-회전성의 안진을 보이며 전정기능이 저하된 병변의 반대측으로 안진이 발생한다. 자발안진은 환자로 하여금 정면을 주시하도록 하여 관찰하며, 주시하는 방향에 따라 안진의 강도가 변화할 수 있다. 말초성 병변의 경우 빠른 성분의 안진 방향으로 주시를 하게 되면 안진의 강도가 커지고, 반대 방향으로 주시할 경우 안진의 강도가 작아지게 되는데, 이를 Alexander의 법칙이라고 한다. 또한 주시에 의하여 안진의 강도가 억제되는 영향을 받게 된다. 이에 반해 중추성 병변에 의한 자발 안진은 안진의 특성이 다양하다. 안진의 형태가 수평회전성안진외에도 수직성, 혹은 순수 회전성 안진을 보이며, 안진의 방향이 변화할 수 있다. 또한 주시고정에 의한 영향을 덜 받고, 주시하는 방향에 따라 안진의 방향이나 강도가 변화할 수 있다.

나) 사편위(Skew deviation, 이석기관의 비대칭성)

사편위(Skew deviation)란 양측 안구의 수직방향의 배열이 어긋난 것을 말하며, 이석기관-안반사의 긴장성 신호의 차이로 인해서 발생한다. 환자들은 수직성의 복시(diplopia)나 물체가 기울어져 보이는 회전성의 복시를 호소하기도 한다. 이러한 회전성의 복시 현상으로 인해서 안구가 회전되거나(ocular counterrolling), 머리가 기울어지는(head tilt) 모습을 가지게 되어 안경사반응(ocular tilt reaction)를 보인다. 사편위를 검사하는 방법은 차안검사법(cover test)를 시행한다. 한쪽 눈을 가리고 주시를 시키고 있다가 다른 쪽 눈을 가리게 되면 목표물을 주시하기 위해서는 안구의 교정성 움직임이 수직방향으로 발생하게 되어 사편위을 확인할 수 있다. 머리가 기울어지는 방향은 일반적으로 눈이 아래쪽으로 놓여 있는 방향으로 기울어지며, 안구의 회전도 안구의 위쪽이 아래쪽으로 높여 있는 방향으로 회전하게 된다.

이러한 안경사반응은 말초성 이석기관의 이상으로 발생하기 하지만, 중추성 병변에서도 발생된다.

다) 자세균형검사 (Postural Balance test)

a) 지시검사 (Past-pointing)

지시검사법은 전정기의 비대칭성으로 인해 몸이 한쪽으로 편이되는 것을 확인하는 검사이다. 환자로 하여금 시지를 펴고 양쪽 팔을 수직으로 올린 후 어깨를 축으로 정면 수평의 높이까지 내리게 하여 그 위치에 있는 일정한 목표물을 가리키게 한다. 앉은 자세에서 눈을 가리고 시행하고 편이의 정도가 10cm을 초과할 때에는 이상으로 판정한다. 급성 말초성 전정장애의 경우에는 환측으로 향하는 편이를 보이게 된다.

b) Romberg 검사

환자로 하여금 눈을 감거나 뜬 상태로, 양팔을 가슴 앞에서 팔장을 낀 채로 양발 끝을 모으고 서있게 하여 신체의 동요, 전도의 유무 및 방향을 확인한다. 눈을 뜬 상태에서는 중심을 잘 잡고 있다가 눈을 감을 때 신체의 동요가 심하게 일어나는 경우는 말초성 전정장애를 생각할 수 있다. 소뇌기능의 이상이 있는 경우에는 눈을 뜬 경우와 눈을 감고 있을 때 모두 중심을 잡기가 어려울 수 있다. 급성 말초성 전정장애가 있는 환자에서는 환측으로의 동요가 나타나게 된다.

c) Tandem walking

환자로 하여금 눈을 감거나 뜬 상태로 한쪽 발의 발끝을 다른 쪽 발의 뒤꿈치에 대면서 걷게 한다. 급성 전정장애가 있는 경우에는 tandem walking이 불가능하다.

이 외에도 자세의 불안정을 보는 검사로는 사면대검사, 제자리걸음검사, 보행검사 등이 있다. 이러한 검사들은 모두 급성 전정장애가 있는 경우에는 양성반응을 보이게 되지만 시간이 지나면서 보상작용이 일어나면 검사의 진단적인 가치는 떨어지게 된다.

2) 동적인 전정기능의 차이를 보는 검사

가) 임상회전검사(Bedside rotation testing)

환자의 머리를 yaw, pitch, roll 평면으로 회전시키면서 유발되는 느린 성분의 안구운동을 관찰한다. 전정안반사는 주시하고 있는 사물의 상을 일정하게 유지하기 위하여 머리의 회전에 따라 머리의 회전과 반대 방향으로 같은 속도로 안구의 운동을 일으키게 된다. 환자로 하여금 검사자의 코를 주시하게 하고 검사자가 환자의 머리를 잡고 약 0.5Hz의 속도로 머리를 움직임으로써 전정안반사의 이득의 저하 유무를 평가할 수 있다. 전정안반사의 이상 여부는 교정성 단속운동(corrective saccade)의 유무를 확인하여 알 수 있다. 머리를 좌우로

(yaw) 움직이면 수평 안구운동이 나타나고, 상하(pitch)로 움직일 때는 수직안구운동이 나타나며, roll 평면으로 움직일 때는 회전성의 안구운동이 나타난다. 정상 전정안반사인 경우에는 머리의 움직임에 따라 반대 방향으로의 느린 성분의 안구의 움직임이 일어나면서 계속해서 목표물(검사자의 코)을 주시할 수 있으나, 전정안반사의 이득이 저하된 경우에는 머리의 움직임의 속도를 안구의 움직임이 따라가지 못하므로 느린 성분의 안구 움직임 뒤에 부족한 거리는 교정성 단속운동을 통해서 목표물을 주시하게 되므로 검사자는 느린 성분의 움직임과 빠른 성분의 교정성 단속운동이 함께 나타나는 것을 관찰할 수 있다. 회전성(torsional) 움직임이 시자극만으로는 유발할 수 없으므로 roll 평면으로의 머리의 느린 회전에 의해서 유발되는 회전성 안구 움직임은 전정계에 의한 것임을 알 수 있다.

나) 두부충동검사(Head thrust test, head impulse test)

두부충동검사는 Halmagyi와 Curthoys 등이 소개한 검사법으로 전정기능의 소실로 전정안반사의 이득저하가 발생하였을 때 머리의 빠른 가속운동을 일으키게 되면 머리의 회전에 눈의 움직임이 따라가지 못해서 교정성 단속운동이 일어나게 된다. 특히 말초성 전정장애가 발생하였을 때 두부충동검사는 양성 반응을 보이게 된다.

검사 방법은 검사자가 피검자의 머리를 잡고 피검자로 하여금 한 목표물을 주시하게 한 후 빠른 가속도로 15도 정도 수평 방향으로 고개를 회전시킨다. 고개의 회전은 피검자가 예측할 수 없게 하고, 고개 회전시 나타나는 교정성 단속운동의 유무를 확인한다. 정상 전정안반사를 가지고 있는 경우에는 고개회전시 회전방향과 반대 방향으로 같은 속도의 안구의 움직임이 나타나면서 피검자는 목표물을 계속 주시할 수 있다. 그러나 전정안반사의 이득이 저하된 경우에는 환측 방향으로의 두부충동검사를 시행하였을 때 고개 회전시 안구의 움직임의 속도가 고개의 회전 속도를 따라가지 못하므로 고개 회전 후에 목표물을 주시하기 위해서는 교정성 단속운동이 나타나게 된다. 따라서 피검자는 환측으로 고개를 빨리 돌렸을 때 회전하는 방향으로 눈이 돌아갔다가 다시 교정성 단속운동을 통해 목표물을 재주시하게 되는 것을 관찰할 수 있다(그림 3).

수평회전에 의한 두부충동검사는 수평반규관의 기능을 보는 검사이고, 수직반규관(후반규관, 전반규관)의 기능을 보기 위해서도 수직회전에 의한 두부충동검사를 시행할 수 있다. 머리를 우측으로 45도 돌린 상태 두부충동검사를 시행하면 우측 후반규관과 좌측 전반규관을 기능을 확인할 수 있다(LARP plane). 또한 좌측으로 45도 돌린 상태는 좌측 후반규관과 우측 전반규관의 기능을 확인할 수 있다(RALP).

두부충동검사의 일측성 전정장애의 민감도(sensitivity)와 특이도(specificity)는 보고자 마다 많은 차이를 가지고 있다. 온도안진검사에 따른 전정기능의 소실 정도와 비교했을 때 경도나 중등도의 전정기능의 소실에서는 민감도가 30-40%이지만 완전한 전정기능의 소실이 있는 경우에는 민감도가 87%까지 보고되었다. 또한 특이도는 100%까지 보고되어 있고, 온도안진검사는 낮은 가속도의 자극에 대한 반응을 보는 검사이므로 급속회전검사가 일측성 전정소실을 확인하는데 온도안진검사를 대체할 수는 없지만 함께 보조적으로 사용이 가능하다 [2] [3].

최근에는 두부충동검사가 말초성 전정질환

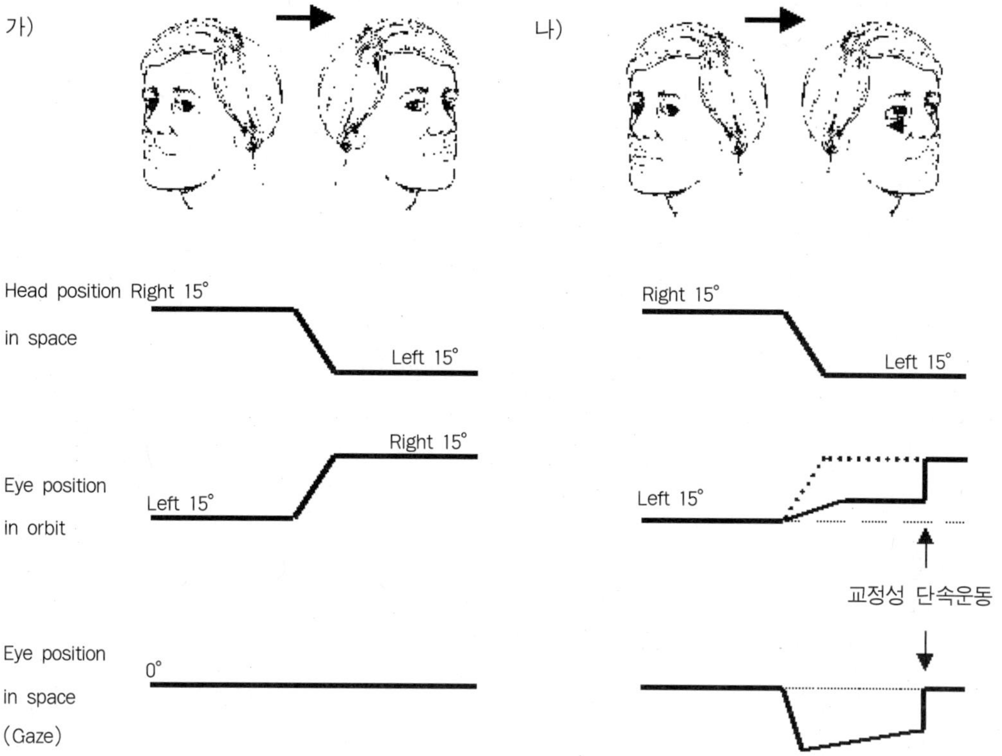

그림 3. 급속회전검사(head thrust test). 가) 환자의 고개를 잡고 좌측으로 회전시켰을 때 정상인에서는 전정안반사에 의하여 고개 회전과 반대방향으로의 안구의 움직임이 일어나면서 목표지점을 일정하게 주시할 수 있다(음성반응). 나) 좌측의 전정기능소실을 가진 환자에서는 고개를 좌측으로 회전시키면 전정안반사의 이득의 감소로 인하여 눈의 보상성 움직임이 고개가 회전된 만큼은 일어나지 못하고, 교정성 단속운동이 일어난 후에 다시 목표물을 주시할 수 있게 된다(양성반응).

과 중추성 전정질환을 감별해주는 검사법으로 많은 관심을 끌고 있다. 일명 HINTS 검사(Head Impulse-Nystagmus-Test of Skew)를 급성어지럼 증상을 가지는 환자에게 시행하였을 때 초기 중추성 병변에 의한 급성 어지럼을 감별해낼 수 있다고 하였다. HINTS 검사란 두부충동검사와 주시안진검사, 사편위검사 등 3가지 검사를 말하며, 초기 뇌혈관질환에 의한 급성 어지럼환자에서 두부충동검사가 정상 소견이고, 주시안진에서 방향변환성 안진을 보이고 사편위검사에서 양성 소견을 보인다고 하였다 [4].

다) 두진후안진(Head-shake nystagmus)

두진후안진(Head-shake nystagmus, HSN)은 Kamei 등이 처음 소개한 이후 전정질환의 선별검사로 많이 사용되고 있다. 피검자로 하여금 Frenzel 안경을 착용하게 하여 시고정의 효과를 없애고, 10-15초 동안 최소한 2Hz의 빈도로 20-30회의 머리회전을 시킨 후에 나타나는 안진을 관찰한다. 머리를 30도 정도 앞으로 숙여서 수평반고리관의 평면상으로 회전을 시키면, 수평반고리관의 역할이 커져서 안진이 더 잘 나오기도 한다.

일측성 전정기능 소실 시 나타나는 전형적인 안진의 형태는 머리회전 후에 발생하는 빠른성분의 안진이 정상쪽으로 향하는 짧은 안진이 발생하다가 이어서 병변 쪽으로 향하는 역상기(reversal phase) 안진이 발생하게 된다. Hain 등은 두진후안진을 표시하는 방법으로 정성적인 법과 정량적인 법을 함께 사용하였다. 정성적인 방법으로 안진 방향이 변화하는 여부에 따라 monophasic과 biphasic으로 분류하였다. Biphasic 안진은 다시 primary phase와 secondary(reversal) phase로 나눌 수 있다. 안진의 방향에 따라서는 정상쪽으로 안진이 발생하는 마비성 안진(paretic, deficiency)과 병변쪽으로 안진이 발생하는 역방향성(reversed) 안진으로 구분할 수 있다. 또한 수평으로 머리회전을 시켰을 때 수직성 안진이 유발된다면 이를 cross-coupling이라고 하며, 중추성 병변을 의심할 수 있다. 두진후안진을 정량적으로 분석하는 방법으로는 제1기의 안진의 크기 및 역방향성 안진의 크기, 역방향성 안진이 나타나는 시간을 측정하는 방법이 있다.

두진후안진은 말초성이나 중추성의 전정질환을 가진 환자에서 양성반응을 보이는 경우가 많다. Hain 등에 따르면 말초성 전정질환에서 두진후안진의 특징은 초기에 건측으로 향하는 20deg/sec 이상되는 안진이 약 20초에 걸쳐서 나타나다가 약한 강도의 역방향성의 안진이 100초에 걸쳐서 나타나게 된다. 말초성의 전정질환에서 민감도의 차이는 보고자마다 다르지만 Hain과 Tseng 등은 일측성 반고리관 마비질환에서 90-100%의 민감도로 나타난다고 보고하였다. 말초성 전정질환 중에서 전정신경염, 청신경종과 같은 질환에서의 민감도가 더 높고, 메니에르병이나 양성돌발성체위성어지럼, 진주종성 중이염에서는 민감도가 저하되는 것으로 알려져 있다. 특히 이들 질환에서는 안진의 방향이 병변의 측별 구분에는 큰 도움이 되지 못한다 [5].

두진후안진이 나타나는 기전으로는 1) 전정기능의 비대칭에 따른 Ewald의 제 2법칙과 중추성 속도저장 기전이 복합적으로 작용, 2) 말초전정 수용기의 비대칭성의 역학기전, 3) 잠복기의 안진의 출현을 들 수 있다. 특히 역방향성 안진이 나타나는 기전은 단기간의 중추성 적응에 의해서 나타난다고 할 수 있다 [6].

두진후안진은 전정계를 자극하여 전정신경핵과 뇌간의 속도저장 중추까지 정보를 전달하게 된다. 온도안진검사가 낮은 주파수의 전정자극에 의한 반응이라면 HSN는 높은 주파수의 전정자극에 의한 반응이라고 할 수 있다.

3) 두위, 두위변환검사

두위검사나 두위변환검사는 특정한 두부의 위치나 두위변환에 의하여 안진이 유발되는지를 보는 검사이다. 이러한 검사는 어지럼의 발생이 두위변화에 의해서 발생되거나 악화되는 환자에게 시행하게 되는 매우 유용한 검사이다. 두위 검사는 피검자의 머리의 위치에 따른 안진의 유무를 관찰하는 검사로서 환자를 180도 눕힌 상태나 누운 상태에서 고개를 45도 더 뒤로 젖힌 상태에서 정중앙, 우측, 좌측으로 머리를 위치하게 한 후에 안진의 유무를 확인한다. 두위변환검사는 머리의 위치를 변화시키는 동작 후에 발생하는 안진의 유무를 관찰하는 검사이다. 피검자를 고개를 좌우로 45도 돌리고 앉은 상태에서 환자의 머리가 135도 현수위로 눕이게 한 후 안진의 유무를 확인한다. 이후 다시 원위치로 일으켜 세운 뒤에 안진을 확인한다. (Dix-Hallpike test). 또는 누운 상태에서 고개를 우측이나 좌측으로 돌린 상태에서 안진의 유무를 확인한다 (Roll test).

안진이 발생하면 안진의 성질이나 방향, 지속 시간을 확인한다. 안진과 함께 주관적인 어지럼이 함께 동반하는 지를 확인하고, 반복 검사를 통해서 안진이 계속해서 나타나는지를 확인한다.

후반고리관의 양성돌발성체위성 어지럼의 경우에는 Dix-Hallpike라는 두위변환검사를 통하여 안진을 유발시킬 수 있다. 안진은 대개 수직성과 회전성 안진이 함께 나타난다. 안진의 지속시간은 대개 수초에서 수십초 정도이고, 잠복기를 가지고 있다. 반복적으로 시행했을 때는 안진의 강도가 약해지고, 두위 현수위 자세에서 앉은 자세로 복귀시켰을 때는 안진의 방향이 바뀐다.

수평반고리관에 의한 양성돌발성체위성 어지럼의 경우에는 Roll test를 통해서 수평성 안진을 확인할 수 있으며, 고개를 돌리는 방향에 따라 안진의 방향이 변하는 경우가 흔하다. 안진의 방향은 고개를 돌렸을 때 바닥쪽으로 향하는(geotropic) 안진과 천장쪽으로 향하는(ageotropic) 수평성 안진이 나타날 수 있다.

3 안구운동계의 검사

안구운동계의 이상 여부를 확인하는 것도 중추성과 말초성 전정장애를 감별하는 데 중요하다. 이러한 안구운동의 이상 여부는 최근 비데오안진기의 도입으로 쉽게 시행할 수 있으나 비데오안진기가 없이도 외래에서 간단히 이상 여부를 선별(screening)할 수 있다 [7].

1) 안구의 배열(alignment)

안구의 수직성 혹은 수평성 배열 이상을 확인한다. 차안 검사를 시행하거나 Maddox rod를 이용하여 안구의 배열을 점검할 수 있다. 수직성 안구배열의 이상(skew deviation)은 이석기관의 이상이 있거나, 중추성 질환이 있을 때 발생할 수 있다. 또한 활차신경마비, 사시 등 안과적인 문제가 있을 때에도 안구배열의 이상을 관찰할 수 있다.

2) 단속운동(saccade)

단속운동이란 두 개의 목표지점을 번갈아 주시하는 빠른 안구의 움직임이다. 피검자로 하여금 두 개의 목표 지점(예. 검사자의 손가락과 펜)을 번갈아 주시하도록 하는데, 두 목표 지점을 피검자의 정중위에서 각각 15도 떨어지게 둔 후 피검자로 하여금 두개의 목표지점을 번갈아 보도록 한다. 안구가 목표지점으로 움직이는 데 소요되는 단속운동의 속도와 정확도, 잠복기를 관찰한다.

3) 시추적운동(smooth pursuit)

시추적운동이란 천천히 움직이는 물체의 상이 망막에 흔들림 없이 맺힐 수 있도록 일어나는 안구의 움직임이다. 피검자로 하여금 수평이나 수직방향으로 서서히 움직이는 불빛이나 펜을 주시하도록 한다. 시추적운동의 장애가 있으면 안구가 움직이는 목표물을 제대로 주시하지 못하기 때문에 안구의 움직임이 부드럽지 못하고, 교정성 단속운동이 일어난다. 이러한 시추적운동의 장애는 피검자의 연령, 복용하는 약물, 각성 상태에 따라 나타날 수 있으나, 중추성 병변이나 급성 말초성 병변인 경우에도 장애를 보일 수 있다.

4) 주시검사(gaze holding ability)

주시안진이란 피검자가 안구의 위치가 정중앙에서 벗어난 상태에서 발생하는 안진을 말한다. 피검자로 하여금 상하좌우로 30도 떨어져 있는 물체를 주시하도록 하여 안진의 유무 및 방향을 확인한다.

주시안진이 확인되면 중추성 병변을 생각해야 한다. 정중앙을 벗어난 목표지점을 주시하기 위하여는 눈의 움직임의 속도와 위치를 지정하는 신호가 동안신경을 통해 전달되어야 한다. 특히 눈의 위치를 정중위에서 벗어난 위치에 고정시키고자 할 때는 신경적분체(neural integrator)라는 신경망을 통해서 위치에 대한 정보를 가지게 된다. 수평성 안구운동에서는 전설하핵(nucleus prepositus hypoglossi)과 내측 전정핵(medial vestibular nucleus)이 신경적분체로서 중요한 역할을 하고 있고, 수직성 안구운동에서는 카할핵(nucleus of Cajal)이 주 역할을 한다. 소뇌도 또한 중요한 신경적분체의 역할을 하고 있다. 만약 이러한 신경적분체가 제 역할을 못하게 되면 주시하고 있는 눈의 위치를 유지하지 못하고 본인의 의지와는 관계없이 안구가 정중위로 서서히 되돌아오게 된다. 안구가 정중위로 흐르면 본인이 다시 목표물을 주시하기 위해 교정성 단속운동(corrective saccade)을 이용하여 되돌아가게 된다. 이를 주시성 안진이라고 한다.

주시성안진은 중추성 전정계와 소뇌의 이상이 있는 경우(예: 소뇌교각종양의 Bruns 안진)와 중추계에 작용하는 약물(예: phenobarbital, phenytoin, alcohol, diazepam)을 복용한 경우에 흔히 나타난다. 이외에도 소뇌의 병변 시 나타나는 반동안진(rebound nystagmus)과 내측종속(medial longitudinal fasciculus)의 병변 시 나타나는 해리성안진(dissociated nystamus)이 관찰될 수 있다.

주시안진검사시 목표물을 정중위에서 40도 이상 벗어나게 하면 정상인에서도 낮은 진폭의 안진이 나타날 수 있는데 이를 극위안진(end-point nystagmus)이라고 한다. 이러한 극위안진은 오래 지속되지 않는다.

참고문헌

1. Cha, Y.H. and R.W. Baloh, *Migraine associated vertigo*. J Clin Neurol, 2007. 3(3): pp.121-6.
2. Weber, K.P., et al., *Head impulse test in unilateral vestibular loss: vestibulo-ocular reflex and catch-up saccades*. Neurology, 2008. 70(6): pp.454-63.
3. Macdougall, H.G., et al., *The video Head Impulse Test (vHIT) detects vertical semicircular canal dysfunction*. PLoS One, 2013. 8(4): pp.e61488.
4. Kattah, J.C., et al., *HINTS to diagnose stroke in the acute vestibular syndrome: three-step bedside oculomotor examination more sensitive than early MRI diffusion-weighted imaging*. Stroke, 2009. 40(11): pp.3504-10.
5. Asawavichianginda, S., et al., *Prevalence of head-shaking nystagmus in patients according to their diagnostic classification in a dizziness unit*. J Otolaryngol, 1997. 26(1): pp.20-5.
6. Hain, T.C., *Head-shaking nystagmus and new technology*. Neurology, 2007. 68(17): pp.1333-4.
7. Kheradmand, A. and D.S. Zee, *The bedside examination of the vestibulo-ocular reflex (VOR): an update*. Rev Neurol (Paris), 2012. 168(10): pp.710-9.

9

비디오 및 전기안진검사

구자원 Ja-Won Koo · 박현민 Hyun-Min Park

서울대학교 이비인후과학교실 · 미래이비인후과

1 안진의 기록

안진(nystagmus)은 반복적인 안구의 불수의적인 왕복운동(involuntary to-and fro movement)으로 정의하고 느린 성분으로 시작되는 특징을 가진다. 불수의적인 안구운동으로 목표물이 중심와에서 벗어나면(defoveating), 교정성 안구운동으로 목표물은 다시 망막의 중심와에 맺히게(foveating) 되는 것이다. 안진 중에서 중심와에서 상이 벗어나고 돌아오는 두 상(phase)의 안구운동이 모두 느린 경우를 진자형 안진(pendular nystagmus)이라고 하고 중심와에 다시 상을 맺을 때의 안구운동이 빠른 단속운동일 경우를 격동 안진(jerky nystagmus)이라고 한다. 어지럼을 호소하는 환자의 이학적 검사시 흔히 접하는 격동 안진의 빠른 성분이 상대적으로 눈에 잘 띄므로

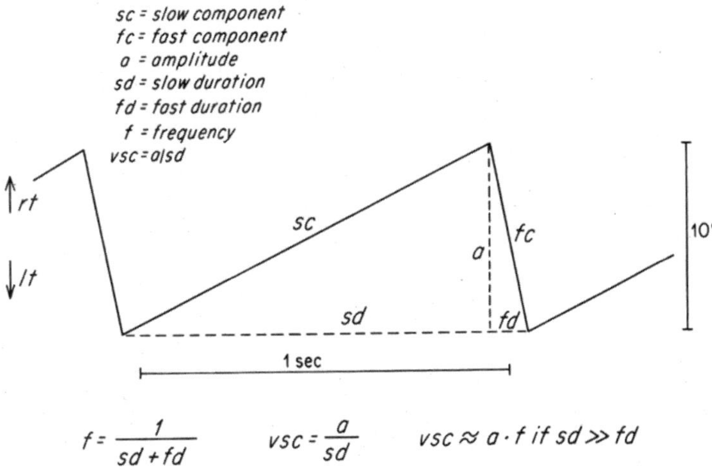

그림 1. A theoretic beat of nystagmus, indicating major components and their approximated value (Adapted from Baloh RW, Honrubia V: Clinical Neurophysiology of the vestibular system, 3rd ed. FA Davis, Philadelphia, 2001, p154)

이를 안진의 방향으로 정의하지만 일반적으로 중심와에서 상을 벗어나게 하는 느린 성분의 안구운동이 기저질환을 반영한다고 볼 수 있다. 그림 1에서는 안진의 느린 성분(sc)과 빠른 성분(fc)을 도식화하였고, 안진의 주파수(f), 진폭(a), 완서상 안구속도(vsc) 등의 변수가 어떻게 얻어지는지를 나타내었다.

1) 전기안진검사의 원리

요즘에는 대부분 비디오를 통한 안진의 평가가 주류를 이루고 있지만 오랫동안 사용하던 전기안진검사(electronystagmography, ENG)는 이러한 안구운동의 이상을 객관적으로 평가하기 위해 안전위도법(electro-oculography)을 이용하고 있다. 이는 안구 각막이 양전하, 망막이 음전하를 지니고 있는 점을 이용하여 안와내에서 안구가 움직일 때 발생하는 전위차의 변화를 눈 주위에 부착한 전극을 통해 측정하는 방법이다. 전기 안진검사 장비는 비교적 저가이며, 쉽게 사용할 수 있고, 비침습적이며, 시야에 의해 방해 받지 않고, 머리 고정이 필요없는 장점이 있다.

안전위도법을 이용한 검사로 안진뿐 아니라 어지럼 환자의 평가에 필요한 단속운동의 이상과 같은 안진양(nystagmoid) 안구운동이상도 기록하게 되므로, 안진의 평가에 필요한 안구운동 전반의 이상을 찾기 위한 일련의 검사를 총칭하여 통상 전기안진검사 혹은 ENG로 부르게 되었다(Committee on hearing, bioacoustics, and biomechanics. Commission on behavioral and social sciences and education. National research council., 1992).

2) 안구운동 기록법의 발전

초기 안전위도법을 이용한 안진은 기록지위에 펜으로 그려진 안진도를 수작업으로 분석하였다. 이후 아날로그 데이터를 디지털 신호로 변환 후 프로그램화된 알고리듬을 이용한 컴퓨터 분석법을 통해 완서상 안구운동의 기간과 진폭으로 각 안진의 속도를 손쉽게 얻어 효과적으로 안진의 크기를 분석할 수 있게 되었다. 그 후 전극을 부착하는 대신 적외선 카메라를 통해 감지되는 홍체와 공막의 반사도의 차이를 이용해 안구움직임을 분석하는 방법과 비디오 영상을 디지털 처리하여 분석하는 방법이 등장하며 검사시간도 단축되었으며 많은 검사실에서 점차 기존의 전기안진검사를 대체하고 있다. 한편 roll plane에서의 안구움직임을 일정 부위 홍체 무늬의 움직임으로 감지하는 방법으로 회선성분의 안구운동도 측정하여 3차원 안구운동을 기록하는 방법이 상용화되는 단계에 이르렀다. 그러나 이 방법도 미세한 조명의 변화에 동공의 크기가 변하는 경우 홍체의 모양이 변하게 되고 안경에 고정된 카메라에서 이미지를 얻기 때문에 같은 크기의 회선운동도 Listing 평면상의 안구위치에 따라 조금씩 다르게 계산될 수 있는 문제를 갖고 있다.

1963년 Robinson은 자기추적코일시스템을 통해 안구운동을 측정하는 방법을 개발하였는데, 이는 미세 코일을 감아 넣은 silastic과 같은 재료를 컨택트 렌즈처럼 안구에 착용하고 자기장 안에서 안구의 움직임에 따라 발생하는 전압차를 측정하는 방법이다. 공막추적코일시스템은 이물을 안구에 착용해야 하는 불편때문에 한 번에 충분한 시간동안 검사하기가 어렵고 소모품인 생체 적합한 추적코일이 고가라는 단점이 있다. 표 1에서는 현재까지 고

표 1. 안구운동기록법의 비교

특징	안전위도	적외선 반사법	비디오 기록	공막추적코일
안구운동 감지기전	각막-망막의 전위차	홍채와 공막의 반사도차이	디지털영상의 분석	자기장내 코일의 움직임
신호 감지방법	표면전극	광전지 다이오드	비디오카메라	금속코일
수평안구운동 범위(°)	±40	±10 - 15	무한	무한
수직안구운동 범위(°)	±30	±5 - 10	무한	무한
회선안구운동 범위(°)	-	-	무한	무한
해상도 (°)	1-2	0.5	1	0.01
폐안시 기록	가능	불가능	불가능	가능
머리움지임시 기록	가능	불가능	가능	가능
눈깜빠임의 영향	있다	있다	있다	있다
침습성	비침습	비침습	비침습	침습적

안된 안구운동기록법을 비교하였다.

3) 비디오 및 전기안진검사 시의 유의사항

전기안진검사뿐만 아니라 전정기능검사를 효과적으로 수행하기 위해서는 검사 전 환자에게 적절한 주의사항을 일러 주는 것이 중요하다. 술이나 전정안정제 등 각성상태를 떨어뜨릴 수 있는 약물은 하루나 이틀 전부터 금하게 하고, 검사 3-4시간 전에는 금식을 하게 한다. 수액을 투여 중이라면 확보된 정맥을 heparin cap으로 교체하는 것이 좋고, 콘택트렌즈는 착용하지 않도록 한다. 화장품이나 향수 등은 표면전극의 저항을 높일 뿐 아니라 냄새가 검사 기기의 부분품이나 검사실에 배어 다음 검사자에 불쾌감을 줄 수 있으므로 삼가도록 한다.

보정(calibration) 과정은 매우 중요하여 환자가 검사 받을 준비가 되면 중앙과 상하좌우의 10에서 15도의 한 점씩을 주시토록 함으로써 진행된다. 이는 필요에 따라 수시로 하는 것이 좋은데 각막-망막 전위의 크기는 주변조명과 피부저항의 변화에 따라서 바뀔 수 있기 때문이다.

눈을 너무 많이 깜빡이는 경우 다른 안면근이나 안구자체의 근육 움직임에서 발생하는 잡음이 심하여 정확한 안구움직임을 감지하는 것이 어려울 수 있다. 그리고 적절한 조건에서도 초당 1-2도 이하의 움직임은 측정하기 어렵고 회선 안진(torsional nystagmus)은 측정할 수 없는 단점이 있어 여전히 Frenzel 안경이나 모니터 등을 이용한 안진의 직접 관찰을 통한 평가를 병행해야 한다.

2 비디오안진검사/전기안진검사

1) 안진검사의 구성

보통 전정기능 검사는 전정안구반사와 전정척수반사의 평가를 포함하는데 이들은 전정수용기를 통한 입력에 대한 출력, 즉 안구운동이나 자세의 동요를 측정함으로써 간접적으로 전정기의 기능을 평가한다. 따라서 안진검사에서 전정안구반사가 적절한지를 평가하기 위해서는 먼저 출력부에 이상은 없는지 판단하는 것이 중요하다. 왜냐하면 안구운동장애를 초래하는 병변 때문에 안구운동의 이상이 있는데 이를 모르는 상태에서 평가한 전정안구반사는 전정계의 장애에 의한 이상소견으로 잘못 판독될 수도 있기 때문이다. 이는 안진을 평가하기 전 전정계와는 별개인 안구운동계의 평가가 먼저 이루어져야 한다는 의미로, 시자극에 의한 안구운동의 추적검사, 단속검사, 시운동성 안진검사가 포함되는 안구운동의 신경조절을 평가하는 과정을 안구운동 선별검사라고도 한다. 그리고 자발안진의 여부와 주시방향의 변화에 따른 안진의 방향 및 크기의 변화를 관찰하고 두위와 두위변화에 따른 안진의 변화를 찾는다. 비디오안진검사/전기안진검사 배터리(VNG/ENG test battery)에 포함되는 내용은 표 2와 같다.

표 2. 안진검사의 일반적 구성

A. 자발안진 및 주시안진의 관찰
B. 단속운동 (saccade) 검사
C. 시추적 (pursuit) 검사
D. 시운동성 (optokinetic) 안진검사
E. 두위 안진검사
F. 두위변환 안진검사
G. 유발안진(두진후안진, 진동유발안진, 누공검사)
F. 온도안진검사

2) 자발안진의 검사

자발안진은 안구운동신경핵(ocular motor nucleus)에 도달하는 신호의 불균형 때문에 생긴다. 시추적계에서도 목표물이 중심와를 벗어나는 망막이탈(retinal slip)이 생기는 경우 안구위치 유지에 필요한 긴장성 신호를 보내기는 하지만 안구운동신경핵에 전달되는 긴장성 및 위상성 신호는 대부분 전정계에서 기원하므로 대부분 자발안진은 전정계의 불균형 때문으로 이해할 수 있다. 전정계 불균형이 있는 경우 안구는 천천히 상대적으로 기능이 약한 쪽 방향으로 흐르고 이어 반대방향으로 빠른 성분의 안구운동이 뒤따른다. 말초성 자발안진은 밝은 곳에서 망막에 맺히는 상이 이탈하면서 활성화되는 중추 시추적계에 의해 그 크기가 감소하지만 중추성 전정계의 병변일 경우는 전정신경핵 내에서의 신경경로가 혼합되어 자발안진을 억제하지 못한다. 이는 말초성 자발안진을 감별하는 중요한 소견이다. 그러나 환자가 고도 근시나, 당뇨병성 망막병증 등에서와 같이 시력이 매우 나빠 적절한 시고정이 안되는 경우는 시고정 검사 자체가 의미가 없을 수도 있다.

그 외 말초성 안진의 특징으로는 일정한 방향으로 수평-회선의 혼합 성분으로 나타나며, Alexander 법칙에 따라 안진의 방향을 주시할 때 안진이 커지고, 시간의 경과에 따라 안진의 크기가 감소하는 점 등이 있다. 그러나 증상이 심한 초기에는 환자의 협조가 잘 되지 않고, 완서 성분의 크기가 20-40°/sec 이상으로 클 때는 말초성 안진이라 하더라도 이러한 구분 자체가 어려운 경우도 있다.

중추성 안진은 일반적으로 시고정과 관계없이 나타나며, 주시 방향에 따라 안진의 방향이 바뀔 수 있다. 또 순수한 수직성, 수평성, 회선성 안진만 있는 경우는 일부 예외(양성 돌발성 체위성 어지럼)를 제외하고는 말초병변에서는 나타날 가능성이 매우 낮다. 자발성 하방 안진은 소뇌위축, 척골기저동맥 순환부전, 다발성 경화증, Arnold-Chiari 기형 등에서 나타날 수 있고(Baloh, 1989; Halmagyyi, 1983)

자발성 상방 안진은 연수의 중앙 배부를 침범한 종양이나 경색, 다발성 경화증에서 나타날 수 있다(Baloh, 1989; Fisher, 1983).

3) 주시안진 검사

밝은 시야에서 30도 정도 우측, 좌측, 상방, 하방에 시선을 고정하게 한 상태에서 환자의 안구운동을 관찰한다. 이때 머리가 같이 움직이지 않도록 하는 것이 중요하다. 주시유지를 위해서는 해당 외안근의 긴장도가 유지되어야 하고 이는 신경적분체(neural integrator)가 담당하는데, 수평 안구운동은 전설하핵(nucleus prepositus hypoglossi)과 내측 전정핵(medial vestibular nucleus)이, 수직 안구운동은 카할의 간질핵(interstitial nucleus of Cajal)이 담당하고 있고 소뇌도 중요한 신경적분체로 알려져 있다. 신경적분체의 신호가 부적절한 경우 안구는 제 1 안위로 흐르려 하고 이에 교정성 단속운동이 발생하여 처음의 주시위치로 가려 하는데 이러한 노력이 주시안진이다. 그러므로 주시안진의 방향은 항상 주시측을 향한다.

좌방시와 우방시 주시안진의 크기가 대칭인 경우는 대개 전신마취 후, phenobarbital, phenytoin, diazepam, alcohol 등과 같은 약물의 영향이며, 중증 근무력증, 다발성 경화증이나 소뇌위축에서도 나타날 수 있다. 수평 주시가 비대칭성의안진을 보이는 경우는 중추신경계의 구조적 병변을 의미한다. 뇌간이나 소뇌에 국소 병변이 있는 경우의 주시안진은 병변측으로 볼 때 안진이 커진다.

반동성안진(rebound nystagmus)은 안구가 제 1 안위로 돌아올 때 다시 주시방향을 보는 단속운동이 나타나는 경우를 말하는 데 소뇌위축이나 소뇌의 국소병변 등의 소뇌병변에 특이한 안진으로 알려져 있다(Hood 1981).

중심에서 30도 이상 극한으로 치우친 주시를 유지하는 경우 정상적으로도 주시안진이 나타날 수 있는데 이를 극점안진 혹은 종말점 안진(end-point nystagmus)라고 하며, 치우친 주시를 오래 동안 유지하면 처음에는 없던 안진이 나타나는 경우가 있는데 이를 피로(fatigue) 안진이라고 한다.

4) 단속운동(saccade) 검사

단속 운동은 시축과 원하는 목표물이 일치하지 않아 발생하는 영상오차를 감지함으로써 발생하며 빠른 안구운동으로 시축을 이동시켜 망막의 중심와에 목표물을 맺히게 한다.

스크린상의 레이저빔이나 광막대(light bar) 상의 광원을 규칙적으로 일정한 진폭으로 이동시키거나 불규칙적으로 다양한 진폭으로 이동시키면서 환자가 이를 따라 시선을 고정하게 하고 안구운동을 관측한다. 단속안구운동에서는 광원의 이동에 따른 단속안구운동의 진폭, 속도, 정확도, 잠복기를 측정하여 그래프 양식으로 보여준다.

단속운동은 진폭에 따른 최고 속도의 증가가 비선형적인 로그함수 형태로 표현되므로 진폭의 크기만큼 최고 속도가 커지지는 않는다. 가령 15도 단속운동의 평균 최고 속도가 400도/초인 반면, 30도 단속운동 시에는 550도/초이다. 단속운동의 정확도는 단속운동의 진폭을 목표물이 움직인 진폭으로 나눈 값에 100을 곱하여 계산한다. 정상인 무작위 단속운동 검사에서 평균 정확도는 88%이다(Baloh, 1976B). 정상인에서 일정한 범위 이내의 목표물은 정확한 단속운동이 가능하지만 20도 이상의 단속운동의 경우에는 단번에 목표위치에 미치지 못하고 교정성(corrective) 단속운동을 동반하는 undershoot 형태를 보인다. 그러나 목표점을 지나치는 overshoot 형태는 정상인에서 거의 나타나지 않는다. 목표물이 움직이는 시점으로부터 단속운동이 시작될 때까지의 지연 시간을 잠복기라 하고 180에서 220 msec 정도이다(Baloh, 1976A and B). 핵간 마비와 같은 중추성 병변시 양쪽 안구운동이 다르게 나타나 검사실에 따라서는 각각의 안구에 대하여 안구 운동을 따로 관찰하기도 한다.

안구의 단속운동에 관여하는 대뇌 피질부는 전두엽시야(frontal eye field), 보조 시야(supplementary eye field)와 두정엽 시야(parietal eye field)이고 급속운동에 대한 대뇌 피질의 명령은 직접 뇌간 안구운동의 전운동영역(premotor area)으로 전달되기도 하나 많은 부분은 꼬리핵(caudate nucleus)과 흑질의 망상부(reticular area of substantia nigra)를 거쳐 상구(superior colliculus)로 간다. 상구는 단속운동의 긴장성 명령을 유지하고 이는 흑질 망상체의 긴장성 억제를 통해 조절된다. 상구로부터의 신호는 뇌간 안구운동의 전운동영역의 폭발신경원(burst neuron)으로 전달되어 안구운동신경원(ocular motor neuron)을 흥분시킨다. 수평 단속운동과 수직 단속운동에 관여하는 폭발신경원은 각각 부정중위 뇌교 망상체와 중뇌의 내측종속로의 문측간질핵(rostral interstial nucleus of medial longitudinal fasciculus, riMLF)에 있다. 그 외 소뇌의 편엽(floculus)과 소절(nodulus), 충부(vermis)도 관여한다고 알려져 있다. 따라서 이러한 구조에 병변이 있는 경우 단속운동 이상을 보일 수 있다.

단속운동 속도가 현저히 감소하는 경우 뇌교(수평운동)나 중뇌(수직운동)의 안구운동 전운동영역, 안구운동신경원, 외안근의 병변 등이 원인이다. 이 경로를 침범하는 병변은 수의적 불수의적 단속운동 모두를 방해한다. 일측의 부정중위 뇌교(paramedian pons)의 병변은 동측의 수평 단속운동을 감속시킨다. 상방과 하방 단속운동의 중추는 중뇌의 전개(pretectum) 내에서 떨어져 있기는 하나 서로 매우 가까워서 대개의 병변은 둘 다 장애를 보인다. 그러나 통상적인 안진검사는 수직 안구운동의 평가 가능 범위가 그리 넓지 않고 특히 하방운동의 제약 등으로 해석이 쉽지 않아 이상을 발견하는데 그리 효과적이지 않다. 중뇌와 뇌교에서의 단속운동 중추가 파괴되면 전정 자극이나 시운동 자극시 급속 성분을 만들어 낼 수 없기 때문에 안구의 느린 긴장성 편위만 발생하게 된다(Baloh, 1985). 한편 수평 안구운동의 공액근의 연결로가 지나가는 내측종속로(medial longitudinal fasciculus)의 병변은 병변쪽 안구 내직근에 의한 안구 내전 단속운동의 속도를 감소시키는데 이는 임상적으로 사시가 발견되기 전에 나타날 수 있어 내측종속로의 초기 병변 진단에 유용한 사항이다(Crane, 1983).

피로나 알코올, 진정제 투여 등으로도 단속운동의 감속과 잠복기의 증가가 나타날 수 있는데 이는 단속운동에 필요한 신경망 사이의 시냅스 전도 장애 때문이라고 생각되고 가역적이다(Baloh, 1979; Gentles, 1971; Wilkinson, 1974).

단속운동 정확도의 이상은 단속운동의 거리조절 이상(saccadic dysmetria)으로 표현할 수 있으며 overshoot나 undershoot의 형태로 나타난다. Overshoot는 정상인에서 잘 나타나지 않기 때문에 있는 경우는 쉽게 구분되며 소뇌 질환에서 나타난다(Zee, 1976; Buttner, 1998)(그림 2). 소뇌 위축이 있는 경우, 특히 Freidreich 실조에서 뚜렷하게 나타난다(Furman, 1983). 그러나 단속운동의 속도는 뇌간이 같이 침범된 경우가 아니면 정상이다. 전

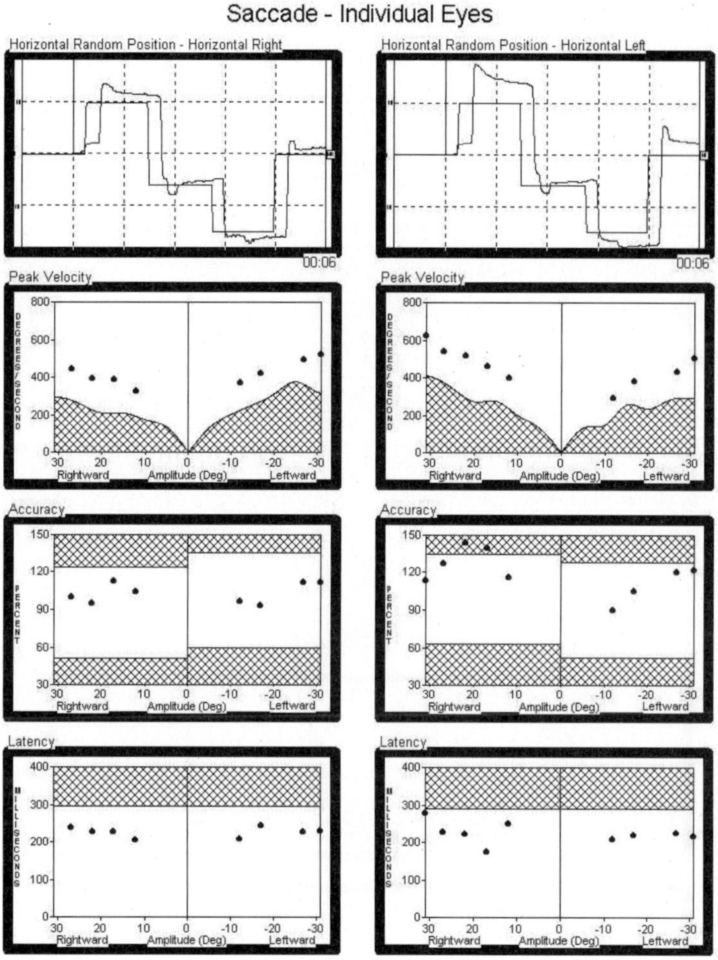

그림 2. Saccade test result of a patient with right cerebellar infarct of PICA territory. Left eye recording shows hypermetria during rightward saccadic movement. Peak velocities and latencies are normal

두엽이나 두정엽, 상구 상부의 피질하 단속운동 중추의 병변에서는 undershoot를 보인다. 파킨슨병 환자는 수의적 단속 운동에서 반응시간의 지연과 저추적(hypometria)을 보인다(DeJong, 1971; Bronstein, 1985).

단속운동의 잠복기는 나이, 각성상태, 시각기능 이상 등에 의해 영향을 받으며 그 외에 헌팅톤병, 파킨슨병, 알쯔하이머병 등에서 나타날 수 있다.

5) 시추적(pursuit) 검사

시추적 검사는 스크린이나 광막대 상에서 컴퓨터로 조정되는 저속도의 목표물을 따라서 보는 동안 환자의 수평안구운동을 관찰하는 것이다. 검사실마다 다양한 방법의 프로토콜을 사용하는데 보통 0.2-0.7Hz, 최고속도 30-40도/초로 좌우로 부드럽게 움직이는 목표물을 따라보게 하고 검사한다. 목표물의 이동에 따른 안구운동 속도를 비교한 도표가 나오고 정확도는 불필요한 단속운동의 파형이 제거된 후 컴퓨터 연산으로 목표물의 주파수에 따른 좌, 우측 시추적검사의 이득 (목표물의 속도에 대한 안구 운동 속도)이 산출된다. 시추적운동의 이득은 목표물의 주파수와 속도가 증가함에 따라 감소한다.

시추적 운동은 대부분의 중추신경계의 병변에서 이상 소견을 보일 수 있기 때문에 단속운동과 같은 병변의 국소적 진단가치는 적다.

시추적운동에 장애가 있는 환자에서는 목표물을 부드럽게 따라보지 못하고, 연속적인 단속운동으로 보상하여 계단형 혹은 톱니바퀴형 (cogwheel) 시추적을 보이는데 이를 단속성 시추적(saccadic pursuit)이라 한다(그림 3). 이런 환자들은 이득이 현저히 감소한다. 그러나 정상인에서도 부주의하거나 피로할 경우 시추적운동의 이상 소견을 보일 수 있으며 (Kaufman, 1986), 특히 70세 이상의 정상 노년층에서는 시추적 능력에 차이가 심하여 목표물의 속도가 너무 빨라 피검자의 시추적 운동계의 한도를 넘는 경우는 시추적 운동 사이에 단속운동이 나타날 수도 있다(Zackon, 1987). 또 말초미로나 전정신경의 급성 병변으로 자발안진이 있는 경우에도 안진방향으로 시추적을 할 때 단속성 시추적운동이 나타난다.

시추적운동의 경로는 감각경로와 운동경로로 구분되는데, 망막에서 목표물의 움직임에

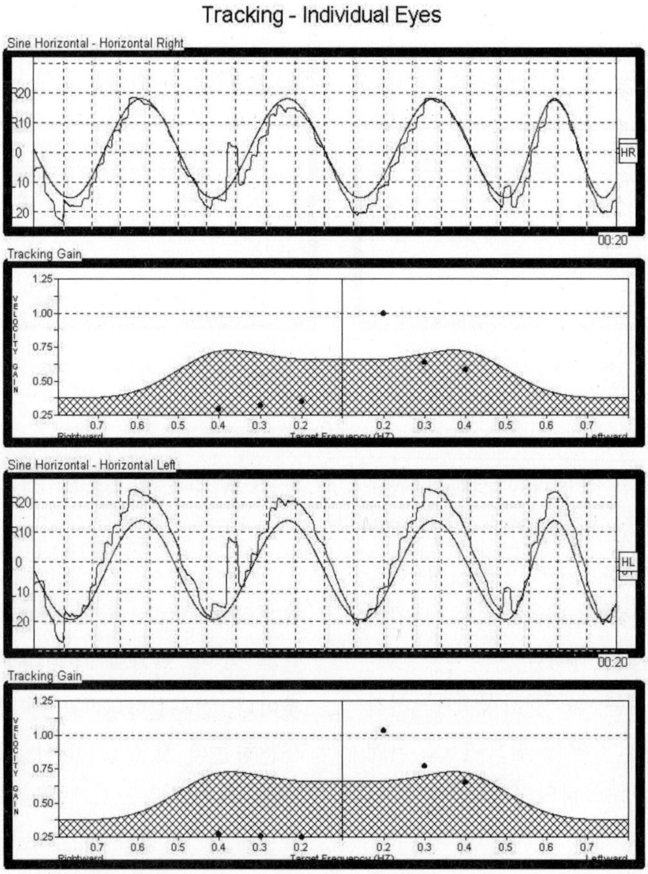

그림 3. Saccadic pursuit during rightward eye movement in right cerebellar infarct of PICA territory. Pursuit eye movement is recorded from individual eye.

대한 정보는 시신경, 시교차(optic chiasm), 외측슬상체(lateral geniculate body)를 거쳐 후두엽 (occipital cortex)의 시피질로 전달되고, 대뇌로부터의 명령은 배외측 뇌교핵(dorsal lateral pontine nucleus)으로 전달되고 이끼섬유(mossy fiber)를 통해 소뇌의 편엽(flocculus), 배측 충부(dorsal vermis, lobule VI-VII)로 연결된다. 소뇌를 거친 시추적운동의 명령은 전정신경핵을 통해 안구운동신경핵으로 전달된다. 따라서 시추적운동은 이러한 경로를 포함한 병변, 항경련제, 마약, 신경안정제, 각성 상태의 저하 등에서 이상 소견을 보일 수 있다(Zee, 1993).

6) 시운동성(Optokinetic) 검사

시운동계(optokinetic system)는 추적계와 중복된다고 알려져 있는데 시추적계가 중심와에서의 망막이탈에 의해 작동한다고 할 때 시운동계는 망막 전체의 이탈에 의해 작동한다고 할 수 있다. 따라서 시운동성 검사는 환자의 시야를 충분히 둘러싼 상태에서 검사하지 않으면 시추적검사와 다를 바가 없다.

검사 방법은 보통 세로 줄무늬가 있는 드럼이나 광원이 좌측이나 우측으로 일정한 속도로 움직일 때 유발되는 시운동성 안진(optokinetic nystagmus, OKN)과 시운동 자극을 끈 상태에서 나타나는 시운동성 후안진(optokinetic after nystagmus, OKAN) 을 평가하는 것으로 말초전정자극이 없음에도 불구하고 피검자는 자신이 돌고 있는 듯한 느낌을 받게 된다.

시운동성 자극은 시각 정보가 안구운동을 일으키는 두 가지 경로를 흥분시킨다. 하나는 대뇌 시피질을 경유하는 빠른 운동전달의 성격을 지닌 직접경로(direct pathway)이고 다른 하나는 전정안구반사와 공유하고 있는 간접경로(indirect pathway)로서 속도저장기전에 중요한 역할을 하는 곳이다. 시추적검사는 직접경로만을 활성화 하지만 시운동성검사는 직접경로와 간접경로를 모두 활성화한다. 따라서 시운동 자극 중에는 자극된 일측 간접경로의 속도저장계에 에너지를 저장하다가 자극 후에는 저장된 에너지를 내보내어 후안진을 만들어 낸다. 즉 시운동성 자극이 끝나면 양쪽 속도저장계에 저장된 에너지가 방출되고 양쪽의 차이만큼 안진이 유발된다. 속도저장계에 저장되는 에너지의 용량은 말초전정기의 상태에 따라 비례하여 결정되므로 일측성 전정기능 소실 환자의 경우 그 쪽의 속도저장계에 에너지가 저장되지 않으므로 반대측으로 회전하는 드럼에 의한 시운동성 후안진의 이상을 보이고(Lafortune, 1986) 양측성 병변에서는 양쪽 방향 모두 시운동성 후안진의 감소나 소실을 보이게 되는 것이다.

시운동성 자극시 처음에는 시추적계를 동원하여 1-2초안에 드럼의 회전속도에 근접하게 되고 최고속도에서는 시운동계가 작용하는 것으로 알려져 있다. 시추적 운동의 이득과 마찬가지로, 정상인에서 시운동성 안진의 이득(완서상 속도/원통 속도)도 원통의 속도가 증가함에 따라 감소한다. 60 도/초 이하의 자극에서는 이득이 약 0.8 정도로 알려져 있다(Fletcher, 1990; Tijssen, 1989). 그림 4에서는 좌측 후측부 연수경색환자에서의 시운동성 안진검사 이상 소견을 볼 수 있다.

7) 두위검사

두위검사의 목적은 공간에서의 머리의 위치에 따라 나타나는 안진을 보기 위함이다. 정적인 자세유지는 중력 방향의 변화에 민감한 이

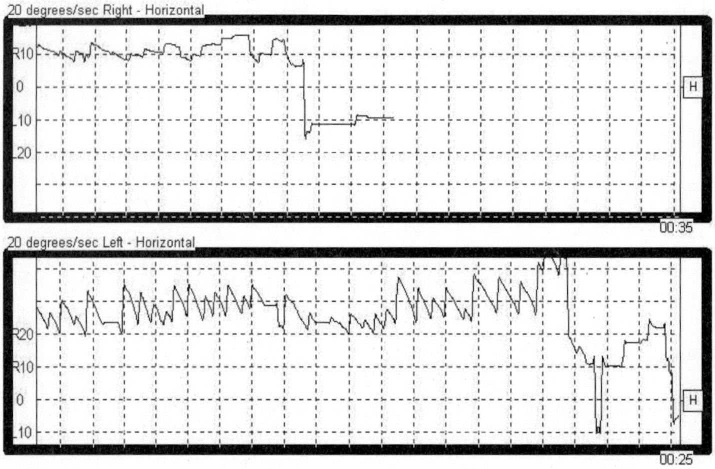

그림 4. Optokinetic test result in left lateral medullary infarct. OKN is reversed and absent during rightward drum rotation in this patient.

석기관을 자극하게 되므로 두위검사의 안진은 이석기관과 이들의 중추경로의 병변 여부를 확인할 수 있는 검사 방법으로 고안되었으나 최근에는 양성돌발성체위성 어지럼의 기전이 잘 알려지며 이들 병소의 진단에 유용한 검사로 이용된다. 일차적으로 환자를 네 종류의 두위, 즉 좌위, 앙와위, 우이하방위, 좌이하방위로 하였을 때의 안진을 관찰한다. 만일 안진이 우이하방위나 좌이하방위에서 나타나거나 변환된다면 이것이 목의 회전에 기인한 것인지 확인하기 위하여 좌측이나 우측으로 누운 상태에서 재검을 하기도 한다. 암실에서 검사를 하므로 환자의 각성상태를 유지하기 위하여 검사자는 환자에게 100에서 7씩 빼는 암산이나 사물의 이름을 대답케 하는 등 정신적인 작업을 수행하도록 하여 안진 억제를 방지한다.

두위검사에서 가장 흔히 나타나는 이상 소견은 잠재된 자발안진의 출현이다. 자발성 안진은 때로 좌위에서 앙와위로 바꿀때 변화하기도 하며, 우이하방위에서 앙와위, 좌이하방위로 바꾸는 경우에 변화하기도 한다. 일부에서는 이러한 변화가 심하여 안진의 방향이 바뀌기도 한다. 가령, 우이하방위에서 강한 우향성 안진이 앙와위에서는 약한 우향성 안진으로 바뀌고, 좌이하방위에서는 좌향 안진으로 바뀌기도 한다.

안진이 우이하방위 혹은 좌이하방위에서만 나타날 수도 있고 환자가 어떤 자세를 취했을 때 강한 안진이 발생하다가 자세를 바꾸면 안진이 약해지기도 하고 이러한 안진은 곧 사라지기도 하고 지속되기도 한다.

두위검사에서 안진의 방향이 변하는 안진이든 방향이 바뀌지 않는 안진이든 두 가지 경우 모두 가장 흔한 원인은 말초 전정계의 이상이지만 중추성 병변에서도 나타날 수 있으므로 두위안진 단독으로 병변을 국소화하기는 성급하다 할 수 있다. 다만 자발 안진과 마찬가지로 두위안진의 출현은 전정계에 불균형이 있음을 시사하므로 시고정에 의한 안진의 감소나 뇌간 증상의 여부와 같은 임상 증상을 고려해야 적절한 진단에 이를 수 있다.

8) 두위변환검사

두위검사가 정적인 자세 유지에 의한 안진의 여부를 알기 위한 검사라면 두위변환검사는 동적인 머리 운동 후에 안진이 유발되는지를 보기 위한 검사이다. 앉은 자세의 머리 위치에 따라 세가지 방법으로 검사하는데, Stenger 검사는 앉은 자세에서 중앙 현수두위로 상체를 눕힐 때 발생하는 안진과 현수두위에서 다시 좌우로 일어나며 발생하는 안진을 관찰한다. Dix-Hallpike test는 앉은 자세에서 머리를 좌측이나 우측으로 45도 돌린 상태에서 뒤로 눕히고 머리가 돌려진 채로 현수두위를 유지하며 안진을 관찰한다. 그리고 다시 앉은 자세로 돌아올 때의 안진을 관찰한다. 두위변환 후 적어도 20초 이상 두위를 유지하여 안진의 잠복기와 지속시간, 시간경과에 따른 크기 변화를 기록한다.

두위변환검사는 양성돌발성체위성 어지럼의 국소진단에 유용한 방법인데 중요한 것은 어떤 두위변환에서 안진이 나오는가 보다는 어떤 성분의 안진이 나오는가 이다. 예를 들면 양성돌발성체위성 어지럼이 의심되는 환자에서 우측Dix-Hallpike 검사에서 향지성 안진이라 하더라도 수평성분의 향지성 안진이 나오는 경우는 후반고리관의 결석이기 보다는 측반고리관의 반고리관결석(canalolithiasis)일 가능성이 높다. 안진검사에서 안진의 회선성분이 측정되지 않는 경우 주시방향에 따른 수직성분의 변화를 유의하지 않고 향지성 수평 안진만 보고 판단할 경우 오독의 소지가 있다. 따라서 양성돌발성체위성 어지럼의 진단에서는 안진검사결과에만 의존하지 말고 안진을 직접 관찰해야 한다.

중앙 현수두위검사는 중추성 체위성 어지럼과 동반된 수직성 안진을 관찰할 의도로 수행되어 왔으나 최근에는 측반고리관과 전반고리관 진단의 국소화와 측별화에 유용한 정보를 주는 경우가 많아 그 관심이 증가되고 있다.

9) 유발안진검사

급성전정병증이 있는 환자에서 일정한 시간이 지나 자발안진이 없어지더라도 안진은 여러가지 자극으로 유발 시킬 수 있다. 여기에는 두위변화 이외에 경부나 유양동부위의 진동, 머리흔들기 등이 있다. 이런 자극들로 유발 되는 안진은 대개 건측을 향하며 전정신경염에 이환된 이후 상당한 시간이 지난 후에도 나타나는 것을 볼 수 있다. 이는 아직 전정신경핵의 감수성의 불균형이 여러 가지 자극들에 의해 유발된다고 생각된다(Halmagyi, 1990; Hain, 1987). 또한 과거 전정신경염에 이환된 적이 있는 환자가 온도안진검사에서 반응이 없어 빙수로 자극하게 되는 경우 빠른 성분이 건측을 향하는 안진을 보이는 경우가 있다. 이때 발생하는 안진은 내림프액의 대류기전에 의한 반응일 수도 있지만 외이도 표피에의 강한 온도자극이 중추에 전달되어 전정계 균형을 깨뜨려 나타난 잠재안진일 수도 있다. 대류기전에 의한 안진이라면 복와위로 두위를 바꾸었을 경우 안진의 방향이 변하게 되지만 잠재되어 있던 마비성 안진의 출현이라면 두위변화에도 방향은 바뀌지 않는다(Choi, 2005). 또한 이러한 잠재안진은 대류에 의한 효과가 나타나기 전인 외이도에 관주 직 후 나타날 수도 있으므로 온도안진검사에서의 DC shift를 관찰함으로써 유용한 정보를 얻을 수도 있다.

진동유발안진(vibration induced nystagmus)은 60Hz나 100Hz의 진동기를 경부나 유양동에 대고 안진을 관찰하는 방법인데 자발안진이 관찰되지 않는 보상이 어느 정도 일어난 일측성 말초전정병증에서 시행하였을 때 상당수가 건측을 향하고 진동기로 자극하는 기간 동안은 안진의 크기가 감소되지 않고 진동기를 떼는 순간 안진은 사라진다(Hamann, 1999; Koo, 2011). 진동 유발 안진이 어떠한 기전으로 유발되는 지는 아직 잘 모르지만 골전도를 통한 진동이 양쪽 전정기를 동시에 자극하였을 때 전정신경핵의 감수성의 차이로 나타나는 것으로 이해되고, 어떤 이는 온도안진 검사와 같은 저주파의 자극이 말초전정감수기의 긴장성세포를 선별적으로 자극한다고 할 때 진동과 같은 고주파의 자극은 위상성세포를 자극함으로써 나타난다고 추측하고 있다(Ulmer, 2004). 급성전정병증에서는 마비성 안진의 양상으로 나타나서 병변의 반대측으로 향하지만 상반고리관피열증후군에서도 수평성분이 환측으로 향하며 회선, 수직성분을 동반한 안진이 나타난다(Park, 2014).

두진후 안진(post-head shaking nystagmus)은 검사자는 환자의 머리를 잡고 수평면 상에서 좌우로 10-15초간 2Hz 정도의 속도로 머리를 흔든 후에 유발되는 안진을 관찰한다. 전정신경염에서 어느 정도 회복되어 자발안진이 없는 환자에서 좌우로 균등하게 머리회전을 하였을 때 대개 건측을 향하는 안진을 관찰하게 된다. 이는 병변측 말초 감각기의 이득이 낮아 좌우측의 속도저장계(velocity storage system)에 축적되는 에너지의 양에 차이가 생겨 발생하고 시간이 지나면서 중추의 보상이 진행되면서 이러한 두진 후 안진의 방향도 변하게 되어, 두진 안진 검사를 통하여 편측성 급성 말초성 전정장애의 보상 과정을 짐작해 볼 수 있다(Matsuzaki and Kamei, 1995).

3 온도안진검사

1) 온도안진검사 반응의 기전

온도안진검사는 간단한 자극으로 말초전정기를 따로 자극할 수 있는 장점 때문에 전정계 측별 진단에 유용한 검사법이다. 그러나 대류에 의한 내림프의 흐름이 0.003Hz로 매우 낮은 주파수의 자극이고 전정기가 따로 자극되는 비생리적인 자극이기에 피검자에 따라서 힘들게 느낀다는 단점이 있다.

외이도에 체온보다 찬 물이나 더운 물을 주입하면 외이와 내이 사이에 온도차가 생긴다. 수평 반고리관은 외이에 가까이 위치하여 외이의 온도 변화에 민감하게 반응하는데 비해, 수직 반고리관은 외이에서 멀어 덜 민감하게 반응한다. 같은 온도자극으로 대류효과를 최대로 받을 수 있게 각 반고리관을 위치하였을 때 상반고리관과 후반고리관은 측반고리관에 비해 각각 1/3과 1/10 정도 크기의 안진을 유발시키는 것으로 알려졌다(Aw, 1998). 그리고 보통 검사는 측반고리관을 중력 방향과 일치시켜 최대한의 자극을 유발시키기 위해 앙와위에서 머리를 30도 정도 구부려 검사하므로 수직 반고리관은 칼로리 반응에 큰 영향을 주지 않는다. 온도자극은 측반고리관 내 내림프액의 밀도차를 만들어 내림프액이 순환하게 되는데 온수 자극으로는 내림프의 밀도가 감소하여 상승하고 팽대부릉정을 난형낭쪽으로 기울어지게 한다(향팽대부성 흐름). 이는 자극 반대쪽으로 느린 안구운동을 일으키고 자극쪽으로향하는 급속 성분의 수평 안진을 발생시킨다. 냉수 자극은 내림프에 반대의 효과를 만들어, 반팽대부성 내림프 흐름을 유발하며 안진은 자극된 반대쪽 귀를 향한다. Robert Barany는 상기한 온도 자극의 기전을 기술(1906년)하여 1914년 노벨상을 수상하였고 그의 대류설은 오랫동안 온도안진반응의 주요 기전으로 이해되었다.

그러나 대류현상이 존재하지 않는 무중력 공간에서나 측반고리관을 파라핀으로 막은 원숭이에서도 칼로리반응이 나타나는 현상은 대류와는 상관없는 인자가 있음을 시사한다(von Baumgarten, 1984; Paige, 1985). 이의 기전에는 측반고리관의 유모세포나 전정신경의 구심신경이 직접 온도 자극에 반응하여 온자극을 주면 자발성 구심성 신경의 활성도가 증가하고 냉자극을 주면 감소하는 특성(Coat, 1967; Hood, 1989)과 열 자극에 의해 미로액이 팽창하며 팽대정을 난형낭 쪽으로 기울이는 효과(Schrer, 1985; Wit, 1988) 등을 들 수 있는데 이들은 중력에 대한 측반고리관의 방향을 바꾸어도 영향을 받지 않을 것이다. 그러나 열성 팽창에 의해 유발되는 압력 변화는 곧바로 팽대정의 양쪽으로 파급되어 팽대정 양측의 압력차를 소실시켜 칼로리반응을 유지할 만한 자극이 되지 못한다는 반박도 있다(Dickman, 1989; Minor, 1990). 또 중력 변화 시의 두위변화에 따른 칼로리 반응의 변형이 발생한다는 현상은 이석기관과 반고리관의 구심섬유가 중추에서 조절된다는 중추 동기기전(central gating mechanism)으로 설명하고 있다(Clarke, 1988). 요약하면, Barany 대류기전이 칼로리반응에 약 75-80% 정도 기여하고 직접 열자극으로 대표되는 비대류기전에 의한 효과가 나머지를 차지한다고 이해할 수 있다(Minor, 1990; 변, 1999).

2) 검사방법

가) 양온교대 온도안진검사(alternate binaural bithermal caloric test)

가장 보편적인 방법으로 30초간 체온보다 7도 낮은 온도(30℃)와 7도 높은 물(44℃) 250 ml를 좌우에 교대로 관류시키고 나타나는 안진을 3분 정도 관찰한다. 각 4가지 조건을 적어도 5분 정도 간격을 두고 시행하는 것이 오차을 방지할 수 있다. 직접 외이도에 물을 넣어 자극하므로 검사의 변동이 작아 안정적이지만 고막에 천공이 있는 경우는 사용할 수 없다(open loop system). 이런 경우는 외이도에 라텍스 풍선으로 폐쇄회로를 만들어 물이 환자의 외이도나 고막에 닿지 않도록 하는 방법(closed loop system)을 사용하거나공기를 이용한다(air irrigation system)(그림 5). 공기를

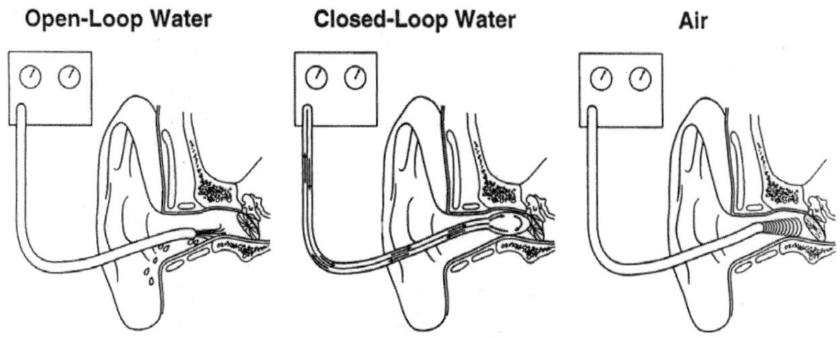

그림 5. Three techniques for caloric irrigations

사용하는 경우는 open loop system과 비슷한 강도의 자극을 주기 위해 26℃와 50℃의 공기 8리터를 60초가 관류시킨다.

눈을 감으면 안구가 상방 전위되어 자발 및 유발 안진 모두가 억제될 수 있고 또한 안진의 파형을 변화시켜 분석을 어렵게 만든다. 중추신경계의 질환 환자에서는 눈을 감으면 때로 안구의 수평 전위가 일어날 수 있는데, 이것 또한 유발 안진의 파형을 변화시킬 수 있다. 이러한 조절 불가능한 변수들을 피하기 위하여, 온도 안진 검사는 암실에서 눈을 뜬 상태에서 시행해야 한다. 검사 중 잠깐 동안 시추적계의 기능적 상태를 평가하고 시고정에 의한 안진의 억제 정도를 계산하기 위해 시고정을 유발한다.

나) 단일온도안진검사 (monothermal caloric test)

양온교대검사를 제대로 시행하려면 상당한 시간이 소요되며, 자극으로 사용하는 물의 온도를 일정하게 유지하기 위한 노력이나 장비가 필요하다. 이러한 단점을 극복하고자, 온수나 냉수 중 한 가지 온도 자극 만을 사용하는 단일 온도안진 검사가 시도되었다. Hart(1965)와 Bernstein(1965)은 44℃의 온수를 이용한 선별검사를 이용하여 유발되는 안진의 시간을 측정하였으며 좌우안진의 지속시간이 차이가 있을 경우에만 양온교대 온도안진검사를 실시하였다. Barber(1971)는 검사의 비대칭도만으로 평가하면 위음성률이 높다고 보고하고 있으나 좌우검사에서 안진의 절대 크기를 고려하고 비디오안진검사에 포함된 다른 검사를 참고하면 위음성률을 줄일 수 있다. 여러 보고에 의하면 냉자극 보다는 온자극 검사가 반응이 크고, 위음성률이 적은데 양측의 반응정도의 차이가 25-30% 이상일 때 일측의 반응저하로 판단한다. 위음성률이 어느 정도 있음을 고려하고 검사를 시행한다면 단일온도안진검사는 환자에게 불편함을 줄이고 시간을 절약하는 장점이 있다.

다) Kobrak의 빙수검사(ice water test)

얼음물 5ml를 귀에 넣은 뒤에 발현된 안진의 지속시간을 측정하는 방법이다. 온도를 일정하게 유지시키는 장치가 필요 없어 간편하고 평가하기가 쉽지만 방향 우위성이 있는 경우를 구분할 수 없고 5ml의 얼음물은 매우 큰 온도자극이므로 정상 전정기능을 가진 환자에게는 심한 어지럼을 주는 단점이 있다.

라) 단일온도감별 온도안진검사 (monothermal differential caloric test) (Torok, 1972)

청력검사에서 누가현상을 이용하여 말초기관의 병변을 감별하듯이 크고 작은 두 가지 자극에 대하여 반응이 비례하여 나타나지 않는 현상을 측정하는 냉자극 단일온도안진검사의 일종이다. 약자극으로 10ml의 냉수(20℃)와 강자극으로 100ml의 냉수(20℃)를 사용하여, 안진을 측정하여 비교한다. 강자극에 대한 반응이 유난히 크면 내이의 병변을, 유난히 작으면 전정신경 및 중추의 병변을 의미한다. 실제로는 검사의 민감도와 특이도 문제로 임상적으로는 잘 사용되지 않는다.

마) 동시자극 온도안진검사 (simultaneous binaural bithermal caloric test) (Brookler, 1976)

이는 양측 외이도에 온수나 냉수를 동시에 주입한 뒤에 나타나는 안진을 측정하는 방법으로 양쪽 귀를 동시에 자극하기 때문에 다른 온도안진검사에서 일측 온도자극으로 발생하는 불쾌감을 피할 수 있는 장점이 있으나 특이도가 낮다는 비판과 함께 임상적인 유용성은 낮아 온도안진검사가 지닌 문제점을 보완하는 검사로 일부에서 사용할 수 있는 정도이다.

바) 빙수검사(ice water test)

빙수검사는 냉온 교대 자극 온도안진검사에서 뚜렷한 반응이 없을 때 말초 전정 기관의 잔여 기능 여부를 평가하기 위해 시행한다. 빙수 검사는 4℃, 40ml의 빙수를 앙와위와 복와위에서 각각 20초간 관류한 후 3분 동안 안진의 여부와 방향 변화를 관찰한다. 검사측에 기능소실이 있지만 보상기전으로 자발안친이 없던 환자들도 외이도 표피에 빙수와 같은 냉자극이 외이도 감각신경을 강하게 자극하여 자율신경계 불균형을 만들고 이것이 잠재되어 있던 자발 안진을 나타나게 할 수 있다. 또한 칼로리 반응은 내림프액의 대류 이외에 전정신경의 직접 자극에 의해서도 나타날 수 있으므로 앙와위의 빙수검사에서 안진이 보이는 것만으로 미로의 기능이 남아 있다고 판단해서는 안되며 앙와위에서 복와위로 두위변화에 따른 안진의 방향 변화 여부를 확인하는 것이 중요하다(그림 6) (Jacobson, 1997). 냉온교대 온도안진검사시 반응이 없는 귀에서 빙수검사를 시행한 연구에서 대상자의 24%에서는 복와위에서의 검사시 안진의 방향이 바뀌었다. 이는 미로의 기능이 남아있음을 의미하고 나머지는 빙수검사에서 안진이 나타나지 않거나 방향이 바뀌지 않기 때문에 빙수검사를 시행할 때는 두위에 따른 방향 변화 여부를 확인하는 것이 필요하다(Choi, 2005).

3) 온도안진검사의 결과지표

검사의 결과는 양온 교대검사를 중심으로 기술하도록 한다. 온도 자극에 대한 반응은 몇 가지 방법으로 측정할 수 있다. 가장 간단한 방법은 각각의 자극원 주입 후 안진의 기간을 측정하는 방법이다. 안진은 자극이 끝나기 직전에 시작되어, 약 60초가 지난 후 최고에 도달하고, 그 후 점차 감소하여 2분에서 3분 사이에 없어진다. Fitzerald와 Hallpike(1942)에 의해 온도 자극 검사가 시작될 당시에는 이것이 온도 자극 검사에서 유일한 정량적 측정 방법이었다. 그러나 이제는 많은 반응 측정치를 정확하게 기록하는 것이 가능하고 그 중 완서상 안구속도가 온도 자극을 반영하는 가장 안정적인 변수로 알려져 있다.

완서상 안구속도의 절대적인 크기는 실제의 반고리관 기능과는 무관하고 개개인의 특성에 의존한다. 즉, 온도 자극 후의 최고 완서상 속도(MSCV)는 5도/초에서 75도/초까지가 정상인의 유의수준 95%에 포함된다(Sills, 1977). 이러한 피검자간의 차이 때문에, 개인내의 측정치가 임상적으로 더 유용하다. 왼쪽귀의 온자극와 냉자극 시의 최대 완서상 안구속도를 각각 LW, LC, 우측귀의 온자극과 냉자극 시는 각각 RW, RC로 하였을 때 다음과 같은 Jongkees의 공식에 따라 반고리관 마비 (canal paresis, CP)와 방향 우위성(directional preponderance, DP) 값을 계산할 수 있다.

$$CP\ (\%) = (LW+LC)-(RW+RC)\ /\ (LW+LC+RW+RC) \times 100$$

$$DP\ (\%) = (LW+RC)-(RW+LC)\ /\ (LW+LC+RW+RC) \times 100$$

시고정에 의한 안진의 억제 정도를 평가하

⟨A⟩ ⟨B⟩

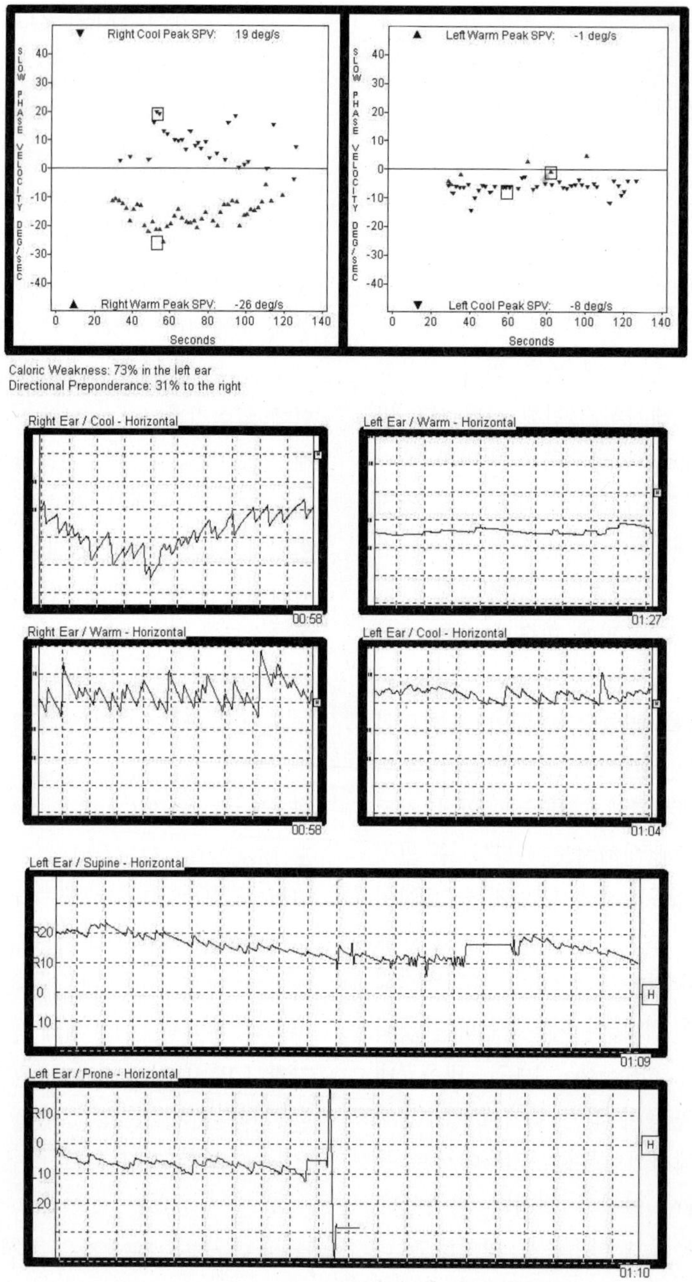

그림 6. Alternating bithermal caloric test (A) and ice water test (B) in a patient with left vestibular schwannoma.

는 것은 검사 중간에 목표물을 주시하게 함으로써 얻어진다. 온도 유발 안진에서 완서 성분의 속도가 지속적으로 변하기 때문에, 시고정 억제의 정확한 평가를 하기 위해서는 최고 반응 근처에 시고정 기간이 있어야 한다는 것이 중요하다. 온도 자극 시고정 지수(fixation index, FI)는 시고정이 없을 때의 최대 완서상 안구속도에 대한 시고정 상태에서의 최대 완서상 안구속도를 백분율로 표시한 값이다.

반고리관 마비의 정상 범위는 20에서 25%이며 그 이상일 때 일측의 말초전정계의 병변이 있음을 의미한다. 방향 우위성은 좌향 안진과 우향 안진 간의 비대칭이 30% 이상일 때 좌우 전정계의 불균형이 있음을 시사하며, 대개 자발 안진에 의해 나타난다. 정상이나 말초성 병변에서는 시고정지수가 50-60% 이하이지만 70% 이상이면 시고정 억제 실패로 중추성 병변을 시사한다. 이 값들은 일반적으로 보고된 수치이지만 검사실 마다 검사방법이 조금씩 다를 수 있기 때문에 각각의 검사실이 고유의 정상 범위를 확보하는 것이 좋다.

4) 온도안진검사의 결과 분석

반고리관 마비는 말초 전정감수기부터 전정신경의 뇌간 진입 부위(root entry zone)에 이르는 말초전정계의 병변에서 나타나고 뇌간 병변의 징후가 없다면 거의 확실한 일측성 말초전정질환의 소견이라 할 수 있다. 전정신경핵의 국소 병변은 보통 전정 마비를 일으키지 않는다. 방향 우위성은 말초전정감수기나 전정신경의 병변, 중추신경계 질환 등에서 일어날 수 있다. 이것은 전정계의 불균형을 시사하며, 대개 자발성 안진과 관련되어 있다. 때로, 방향 우위성이 자발성 안진이 없는 환자에서 나타날 수 있는데, 이 경우 중추 병변의 가능성이 더 높다.

온도안진검사의 반고리관 마비와 방향 우위성은 일측성 말초 전정 병변에서는 유용하지만 양측성 병변에 대해서는 큰 의미가 없다. 전술한 바와 같이 온도 자극 안진의 정상 범위는 매우 넓기 때문에 양측성 기능 저하로 판정하기 위해서는 네 조건 모두에서 최대완서상 안구속도가 정상 범위의 하한 이하로 떨어져야 한다. 따라서 네 가지 조건에서의 최대 완서상 안구속도의 합이 12도/초 이하일 때 양측성 기능 저하로 판정할 수 있고 빙수자극과 회전의자검사로 양쪽 전정기능의 소실 여부를 확인해 보아야 한다.

다음에서는 온도안진검사에서 중추병변을 시사하는 소견들을 요약하였다.

칼로리 반응이 비정상적으로 증가하는 경우 소뇌의 병변을 의심할 수 있다. 소뇌는 뇌간에 억제성 섬유를 보내는데 소뇌의 병변시 전정신경핵에 미치는 이러한 소뇌의 정상적인 억제성 영향이 감소되는 경우 칼로리 반응은 커진다(그림 7). 그러나 정상 칼로리 자극에 의한 반응이 광범위하기 때문에 최대 완서상 안구운동의 크기가 정상 범위의 상한선을 넘는 일은 드물다. 소뇌 위축 증후군을 비롯한 대개의 소뇌병변이 증가된 칼로리 반응을 보이는데 비해 Friedreich 운동실조증 환자에서는 관련된 전정 신경 및 신경절의 동반 위축으로 인해 때로 양측성으로 감소를 보일 수 있고, 우성적으로 유전되는 척추소뇌 운동실조증(Spinocerebellar ataxia) 환자에서는 연수와 뇌교의 침범 여부에 따라 감소되거나 정상 혹은 증가된 반응을 보인다(Baloh, 1975).

시고정 억제 실패를 보이는 경우는 일반적으로 시추적 운동계를 침범하는 병변을 의심할 수 있는데 특히 소뇌 중심부의 질환은 심각한 시고정 억제를 보인다. 시고정 억제가 비대칭적으로 나타나는 경우는 반대쪽 시추적 운동의 이상과 관련되어 나타난다.

완서상 안진속도의 차이는 없지만 연속된 안진 간의 진폭이 크게 차이가 나는 것을 이상리듬(dysrhythmia)이라 하는데 이는 소뇌병변에서 볼 수 있다(그림 7). 피검사자가 피곤한 상태이거나 검사에 집중하고 있지 않으면 정상인에서도 나타난다.

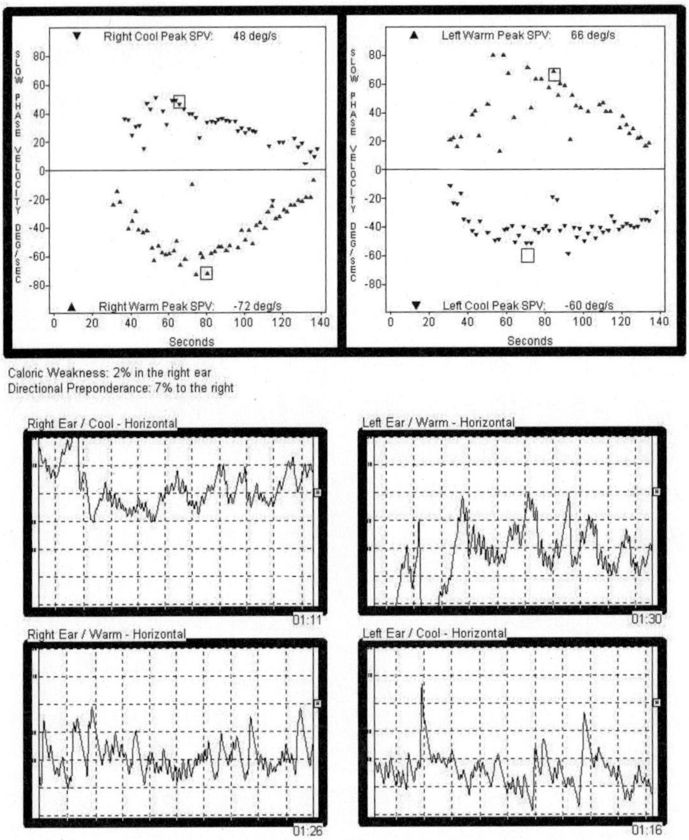

그림 7. Bithermal caloric test showing increased responsiveness and dysrhythmia in spinocerebellar ataxia patient

온도안진검사에 의해 수직 혹은 사선 안진이 나타날 수 있는데 이를 왜곡안진(perverted nystagmus)이라고 한다. 수직 반고리관도 온도자극에 흥분할 수 있으므로 정상인에서도 아주 작은 수직 성분의 안진이 관찰되기도 하지만, 수평 성분보다 더 큰 수직 성분의 안진은 분명히 비정상이다(Elidan, 1985). 이러한 왜곡안진은 제 4 뇌실에 접한 뇌간의 병변시 관찰되어 양쪽 전정신경핵 사이 연결 섬유의 장애로 발생하는 것으로 추측된다(Fredrickson, 1964).

참고문헌

변성완, 조윤희, 박상일, 홍순관, 김춘동(1999). 두위의 각도와 온도안진의 최대완서상 안구운동속도와의 관계를 통한 비대류요인연구. 한이인지 42, 1125-1129.

정운교(1999). 전기안진검사. In 이정구. 어지럼, 단국대학교출판부.

구자원, 박민현(2004). 전기안진검사. In 이정구. 어지럼, 단국대학교출판부.

Aw ST, Haslwanter T, Fetter M, Heimberger J, Todd MJ(1998). Contribution of the vertical semicircular canals to the caloric nystagmus. Acta Otolaryngol 118, 618-627.

Baloh RW, Konrad HR, Honrubia V(1975). Vestibulo-ocular function in patients with cerebellar atrophy. Neurology 25, 160-168.

Baloh RW, Kumley WE, Honrubia V(1976A). Algorithm for analyses of saccadic eye movements using a digital computer. Aviat Space Environ Med 47, 523-527.

Baloh RW, Honrubia V(1976B). Reaction time and accuracy of the saccadic eye movements of normal subjects in a moving-target task. Aviat Space Environ Med 47, 1165-1169.

Baloh RW, Sharma S, Moskowitz H, Griffith R(1979). Effect of alcohol and marijuana on eye movements. Aviat Space Environ Med 50, 18-23.

Baloh RW, Furman J, Yee RD(1985). Eye movements in patients with absent voluntary horizontal gaze. Ann Neurol 17.

Baloh RW, Yee RD(1989). Spontaneous vertical nystagmus. Rev Neurol 145, 527-532.

Barber HO, Wright G, Demanuele F(1971). The hot caloric test as a clinical screening device. Arch Otolaryngol 94, 335-337.

Bernstein L(1965). Simplification of clinical caloric test. Arch Otolaryngol 81, 347-349.

Bronstein AM, Kennard C(1985). Predictive ocular motor control in Parkinson's disease. Brain 108, 925-940.

Buttner N, Geschwind D, Jen JC, Perlman S, Pulst SM, Baloh RW(1998). Oculomotor phenotypes in autosomal dominant ataxias. Arch Neurol 55, 1353-1357.

Choi BY, Koo JW, Oh SH, Chang SO, Kim CS(2005). Head position dependency of induced nystagmus to ice water irrigation in peripheral vestibulopathy. Otolaryngol Head Neck Surg 2005;133:334-8.

Clarke AH, Scherer H, Gundlach P(1988). Caloric stimulation during short episodes of microgravity. Arch Otorhinolaryngol 254, 175-179.

Committee on Hearing, Bioacoustics, and Biomechanics. Commission on Behavioral and Social Sciences and Education. National Research Council. Evaluation of tests for vestibular function. Aviat Space Environ Med(1992) 63, A1-A34.

Crane TB, Yee RD, Baloh RW, Hepler RS(1983). Analysis of characteristic eye movement abnormalities in internuclear ophthalmoplegia. Arch Ophthalmol 101, 206-210.

DeJong JD, Jones GM(1971). Akinesia, hypokinesia, and bradykinesia in the oculomotor system of patients with Parkinson's disease. Exp Neurol 32, 58-68.

Dickman JD, Correia MJ(1989). Responses of pigeon horizontal semicircular canal afferent fibers. I. Step, trapezoid, and low-frequency sinusoid mechanical and rotational stimulation. J Neurophysiol 62, 1090-1101.

Elidan J, Gay I, Lev S(1985). On the vertical caloric nystagmus. J Otolaryngol 14, 287-292.

Fitzgerald G, Hallpike CS(1942). Studies in human vestibular function: 1. Observation of the directional preponderance of caloric nystagmus resulting from cerebral lesions. Brain 65, 115-137.

Fletcher WA, Hain TC, Zee DS(1990). Optokinetic nystagmus and afternystagmus in human beings: relationship to nonlinear processing of information about retinal slip. Exp Brain Res 81, 46-52.

Fredrickson JM, Fernandez C(1964). Vestibular disorders in fourth ventricle lesions. experimental studies in the cat. Arch Otolaryngol 80, 521-540.

Furman JM, Perlman S, Baloh RW(1983). Eye movements in Friedreich's ataxia. Arch Neurol 40, 343-346.

Gentles W, Thomas EL(1971). Commentary. Effect of benzodiazepines upon saccadic eye movements in man. Clin Pharmacol Ther 12, 563-574.

Hain TC, Fetter M, Zee DS(1987). Head-shaking nystagmus in patients with unilateral peripheral vestibular lesions. Am J Otolaryngol 8, 36-47.

Halmagyi GM, Curthoys IS, Cremer PD, Henderson CJ, Todd MJ, Staples MJ, D'Cruz DM(1983). The human horizontal vestibulo-ocular reflex in response to high acceleration stimulation before and after unilateral vestibular neurectomy. Exp Brain Res 81, 479-490.

Halmagyi GM, Rudge P, Gresty MA, Sanders MD(1983). Downbeating nystagmus. A review of 62 cases. Arch Neurol 40, 777-784.

Hart CW(1965). The value of the hot caloric test. Laryngoscope 75, 302-315.

Holzman PS, Levy DL, Uhlenhuth EH, Proctor LR, Freedman DX(1975). Smooth-pursuit eye movements, and diazepam, CPZ, and secobarbital. Psychopharmacologia 44, 112-115.

Hood JD(1989). Evidence of direct thermal action upon the vestibular receptors in the caloric test. A re-interpretation of the data of Coats and Smith. Acta Otolaryngol 107, 161-165.

Jacobson GP, Newman CW(1997). Background and technique of caloric testing. Handbook of balance function testing. Ed: Jacobson JP, Newman CW, Kartush JM, editors, Delmar, Singular publishing group 156-192.

Kaufman SR, Abel LA(1986). The effects of distraction on smooth pursuit in normal subjects. Acta Otolaryngol 102, 57-64.

Koo JW, Kim JS, Hong SK(2011). Vibration induced nystagmus after acute peripheral vestibular loss: comparative study with other vestibule-ocular reflex tests in the yaw plane. Otol Neurotol 32, 466-71.

Lafortune S, Ireland DJ, Jell RM, Duval L(1986). Human optokinetic afternystagmus. Charging characteristics and stimulus exposure time dependence in the two-component model. Acta Otolaryngol 101, 353-360.

Leigh RJ, Newman SA, Folstein SE, Lasker AG, Jensen BA(1983). Abnormal ocular motor control in Huntington's disease. Neurology 33, 1268-1275.

Matsuzaki M, Kamei T(1995). Stage-Assessment of the Progress of Continuous Vertigo of Peripheral Origin by Means of Spontaneous and Head-shakin Nystagmus Findings. Acta Otolaryngol 519, 188-190.

Minor LB, Zee DS(1998). Evaluation of the patients with dizziness. In: Cummings CW, Fredrikson JM, Harker, LA, Krause CJ, Richardson MA, Schuller DE, editors. Otolaryngology-Head and Neck Surgery, 3rd ed. St Louis: Mosby Year Book 2623-2671.

Paige GD(1985). Caloric responses after horizontal canal inactivation. Acta Otolaryngol 100, 321-327.

Park JH, Kim JS, Kim HJ, Koo JW(2014). Co-stimulation of horizontal semicircular canal during skull vibrations in Superior Canal Dehiscence Syndrome. Audiol Neurootol 19, 175-83.

Robinson DA(1963). A method of measuring eye movement using a scleral search coil in a magnetic field. IEEE Trans Biomed Eng 10, 137-145.

Scherer H, Clarke AH(1985). The caloric vestibular reaction in space. Physiological considerations. Acta Otolaryngol 100, 328-336.

Sills AW, Baloh RW, Honrubia V(1977). Caloric testing 2. results in normal subjects. Ann Otol Rhinol Laryngol Suppl 86, 7-23.

Tijssen MA, Staathof CS, Hain TC, Zee DS(1989). Optokinetic afternystagmus in humans: normal values of amplitude, time constant, and asymmetry. Ann Otol Rhinol Laryngol 98, 741-746.

Ulmer E, Chays A, Bremond G(2004). Vibration-induced nystagmus: mechanism and clinical interest. Ann Otolaryngol Chir Cervicofac 121, 95-103.

von Baumgarten R, Benson A, Berthoz A, Brandt T, Brand U, Bruzek W(1984). Effects of rectilineal acceleration and optokinetic and caloric stimulation in space. . Science 225, 208-212.

White OB, Saint-Cyr JA, Tomlinson RD, Sharpe JA(1983). Ocular motor deficits in Parkinson's disease. II. Control of the saccadic and smooth pursuit systems. Brain 106, 571-587.

Wilkinson IM, Kime R, Purnell M(1974). Alcohol and human eye movement. Brain 97, 785-792.

Wit HP, Segenhout JM(1988). Caloric stimulation of the vestibular system of the pigeon under minimal influence of gravity. Acta Otolaryngol 105, 338-342.

Zackon DH, Sharpe JA(1987). Smooth pursuit in senescence. Effects of target acceleration and velocity. Acta Otolaryngol 104, 290-297.

Zee DS, Yee RD, Cogan DG, Robinson DA, Engel WK(1976). Ocular motor abnormalities in hereditary cerebellar ataxia. Brain 99, 207-234.

Zee DS(1986). Brainstem and cerebellar deficits in eye movement control. Trans Ophthalmol Soc U K 105, 599-605.

Fitzgerald G, Hallpike CS(1942). Studies in human vestibular function: 1. Observation of the directional preponderance of caloric nystagmus resulting from cerebral lesions. Brain 65, 115-137.

Fletcher WA, Hain TC, Zee DS(1990). Optokinetic nystagmus and afternystagmus in human beings: relationship to nonlinear processing of information about retinal slip. Exp Brain Res 81, 46-52.

Fredrickson JM, Fernandez C(1964). Vestibular disorders in fourth ventricle lesions. experimental studies in the cat. Arch Otolaryngol 80, 521-540.

Furman JM, Perlman S, Baloh RW(1983). Eye movements in Friedreich's ataxia. Arch Neurol 40, 343-346.

Gentles W, Thomas EL(1971). Commentary. Effect of benzodiazepines upon saccadic eye movements in man. Clin Pharmacol Ther 12, 563-574.

Halmagyi GM, Rudge P, Gresty MA, Sanders MD(1983). Downbeating nystagmus. A review of 62 cases. Arch Neurol 40, 777-784.

Hart CW(1965). The value of the hot caloric test. Laryngoscope 75, 302-315.

Holzman PS, Levy DL, Uhlenhuth EH, Proctor LR, Freedman DX(1975). Smooth-pursuit eye movements, and diazepam, CPZ, and secobarbital. Psychopharmacologia 44, 112-115.

Hood JD(1989). Evidence of direct thermal action upon the vestibular receptors in the caloric test. A re-interpretation of the data of Coats and Smith. Acta Otolaryngol 107, 161-165.

Jacobson GP, Newman CW(1997). Background and technique of caloric testing. Handbook of balance function testing. Ed: Jacobson JP, Newman CW, Kartush JM, editors, Delmar, Singular publishing group 156-192.

Kaufman SR, Abel LA(1986). The effects of distraction on smooth pursuit in normal subjects. Acta Otolaryngol 102, 57-64.

Lafortune S, Ireland DJ, Jell RM, Duval L(1986). Human optokinetic afternystagmus. Charging characteristics and stimulus exposure time dependence in the two-component model. Acta Otolaryngol 101, 353-360.

Leigh RJ, Newman SA, Folstein SE, Lasker AG, Jensen BA(1983). Abnormal ocular motor control in Huntington's disease. Neurology 33, 1268-1275.

Minor LB, Zee DS(1998). Evaluation of the patients with dizziness. In: Cummings CW, Fredrikson JM, Harker, LA, Krause CJ, Richardson MA, Schuller DE, editors. Otolaryngology-Head and Neck Surgery, 3rd ed. St Louis: Mosby Year Book 2623-2671.

Paige GD(1985). Caloric responses after horizontal canal inactivation. Acta Otolaryngol 100, 321-327.

Robinson DA(1963). A method of measuring eye movement using a scleral search coil in a magnetic field. IEEE Trans Biomed Eng 10, 137-145.

Scherer H, Clarke AH(1985). The caloric vestibular reaction in space. Physiological considerations. Acta Otolaryngol 100, 328-336.

Sills AW, Baloh RW, Honrubia V(1977). Caloric testing 2. results in normal subjects. Ann Otol Rhinol Laryngol Suppl 86, 7-23.

Tijssen MA, Staathof CS, Hain TC, Zee DS(1989). Optokinetic afternystagmus in humans: normal values of amplitude, time constant, and asymmetry. Ann Otol Rhinol Laryngol 98, 741-746.

von Baumgarten R, Benson A, Berthoz A, Brandt T, Brand U, Bruzek W(1984). Effects of rectilineal acceleration and optokinetic and caloric stimulation in space. . Science 225, 208-212.

White OB, Saint-Cyr JA, Tomlinson RD, Sharpe JA(1983). Ocular motor deficits in Parkinson's disease. II. Control of the saccadic and smooth pursuit systems. Brain 106, 571-587.

Wilkinson IM, Kime R, Purnell M(1974). Alcohol and human eye movement. Brain 97, 785-792.

Wit HP, Segenhout JM(1988). Caloric stimulation of the vestibular system of the pigeon under minimal influence of gravity. Acta Otolaryngol 105, 338-342.

Zackon DH, Sharpe JA(1987). Smooth pursuit in senescence. Effects of target acceleration and velocity. Acta Otolaryngol 104, 290-297.

Zee DS, Yee RD, Cogan DG, Robinson DA, Engel WK(1976). Ocular motor abnormalities in hereditary cerebellar ataxia. Brain 99, 207-234.

Zee DS(1986). Brainstem and cerebellar deficits in eye movement control. Trans Ophthalmol Soc U K 105, 599-605.

10

회전의자검사 (Rotation Chair Test)

이광선 Kwang-Sun Lee · 이정구 Chung-Ku Rhee

울산대학교 의과대학 이비인후과학교실 · 단국대학교 의과대학 이비인후과학교실

1 회전검사 발전의 역사적인 배경

회전검사는 외측반고리관의 자극에 의한 안구운동을 측정하는 것으로 자극의 종류는 1) 순간적인 충동적(impulsive) 각가속에 의한 자극, 2) 지속적인 회전자극에 의한 자극, 3) 정현파(sinusoidal) 자극으로 대별할 수 있다. 이러한 회전검사의 발전은 각각의 자극 방법이 시기적으로, 혹은 기술적으로 서로 다른 환경과 원인들에 의하여 발전되어 왔다.

회전자극의 이론적인 배경은 1907년 Barany가 환자를 회전의자에 앉히고 수동으로 충동적인 가속자극을 가하여 외측반고리관의 안구반응을 검사하는 것으로 시작되었다. Barany의 자극 방법은 환자를 회전의자에 앉히고 시계 방향과 반시계 방향으로 각각 20초에 걸쳐서 10회 회전시키고 난 후 의자를 급정지시켜 환자가 검사자를 주시한 상태에서 안진의 지속시간을 관찰하였다. 그러나 수동으로 회전시키는 Barany의 회전자극은 정량화되지 못한 강도의 차이로 검사의 신뢰도가 떨어지는 단점이 있었다. Van Egmond 등(1948)은 회전자극의 신뢰성을 높이기 위하여 의자에 정지페달을 장치하고 각기 다른 회전속도의 자극을 주고 의자를 급정지시켜 안진 지속시간을 기록하였다. 회전의 최고 속도는 60도/초로 하였고, 회전후안진(post-rotary nystagmus) 지속시간은 회전자극의 강도에 비례한다고 하였으며 각기 다른 자극에서 안진 지속 시간을 주파수별로 청력검사와 같이 기록하여 이를 cupulometry라 하였다.

의용공학의 발전으로 안구운동을 기록하는 전기안진기(electronystagmography)가 발달하면서 단순한 안진 지속시간뿐 아니라 안진의 크기 및 속도를 정량적으로 측정하게 되었고 또한 회전중안진(per-rotary nystagmus) 및 회전후안진의 기록을 측정, 비교할 수 있게 되었다. 또한 지속적인 회전자극뿐 아니라 정현파 자극(sinusoidal stimulation)에 의한 안구운동의 분석이 가능하게 되었다. Mondandon(1954)은 지속적인 저속회전으로부터 시작하여 일정한 각가속도(90도/초)까지 자극을 증가시킨 후 서서히 속도를 0 속도까지 감소시켜 안진의 발생 역치를 관찰하였다. 그 결과 정상적인 전정기능을 갖고 있는 경우 1도/초의 회전속도인 경우 안진 발생이 시작되었고 병적인 전정기능을 갖고 있는 경우 6-7도/초의 회전자극에 안진이 발생하는 것을 관찰하였다. 그러므로 안진이 발생하는 역치 이상의 회전자극이 가해지는 경우 회전자극의 진단적 가치가 있다는 것을 알게 되었다. 그러나 전정생리의 발전으로 회전자극에 있어서 안진의 발생은 단순한 안구반사가 아닌 뇌교망상체(potine reticular formation)와 전정상호작용에 의한 것임을 알게 되었다. 이후 단순한 지속적인 회전자극보다는 정현파자극에 의한 전정기능의 평가가 보다 전정기관의 생리적 기능을 평가하는데 유용하다는 것이 밝혀지면서 프랑스를 중심으로 torsion swing 검사가 도입되었다(Van de Calseyde 1974). 정현파 자극은 회전의 지속시간과 회전의 강도에 따라 반응이 달리 나타난다. Torsion swing 검사는 환자를 조정된 스프링이 장치된 의자에 앉히고 의자를 돌리기 시작하면 의자는 시계방향과 반시계방향으로 정현파운동을 하며 도는데 빠른 각속도를 시작으로 점차 속도가 감소하며 정지하게 된다. 이와 같은 자극은 서로 다른 정현파자극을 주어 안진을 유발시키나 환자의 체중과 중심의 위치에 따라 다른 자극 강도를 나타내어 환자 간의 차이가 심한 단점으로 검사가 대중화 되지 못하였다.

전기안진검사의 발달과 회전의자를 움직이는 모터의 발전으로 정량화된 회전자극이 가능해지고 컴퓨터에 의한 의자 속도의 조절 및 기록이 용이해지면서 회전검사의 신뢰도가 높아졌고 이에 따라 환자간 검사결과의 비교가 가능하게 되어 회전검사가 전정기능검사의 중요한 위치를 차지하게 되었다.

어지럼병 센터에서는 더 이상 어지럼의 진단에 ENG에만 의존하지 않고 회전의자검사에 더 많이 의존한다. 회전의자검사는 환자의 평형 기능에 대한 정보를 빠르고 확실하게 제공해 준다. 검사기관에 따라 다르지만 회전의자검사를 하는 경우 양온 칼로리 검사대신 단온 검사만 시행하는 경우 또는 칼로리 검사를 생략하기도 한다. 이러한 경우 칼로리 검사로 겪는 환자의 큰 고통을 덜어 줄 수 있고 또 많은 시간을 절약할 수 있다는 장점이 있다. 최근에 개발된 적외선을 사용하는 비데오가 장착된 고글장치와 발달된 소프트웨어 프로그램은 ENG와 회전의자검사를 전보다 더 쉽고 빠르고 정확한 검사로 만들었다.

2 회전검사의 기본 원리

우리 몸의 평형을 유지하기 위한 주요 신체기전으로는 전정안반사(vestibulo-ocular reflex, VOR)와 전정척수반사(vestibulo-spinal reflex)가 있다. 그중 전정계의 감각기관인 팽대부릉(crista ampullaris)과 평형반(macula)은 머리의 회전운동과 직선운동을 감지하는 말초전정기관으로서 일차적인 역할은 머리운동에 의하여 발생되는 시각 혼란을 전정안반사를 통하여 보상적인 안구운동으로 유발시킴으로써 시각을 안정화시키는 것이다. 전정안반사는 높은 강도와 넓은 주파수 범위의 머리운동에 보상적인 안구운동을 유발시킬 수 있는 능력이 있으며 이에 따라 일상적인 머리운동에서 발생할 수 있는 시각의 흐림을 피할 수 있다. 전정기관의 기능을 양적으로 평가하는 검사는 주로 외측반고리관의 자극에 의한 안구운동을 검사하는데 이는 수직반고리관 혹은 평형반들

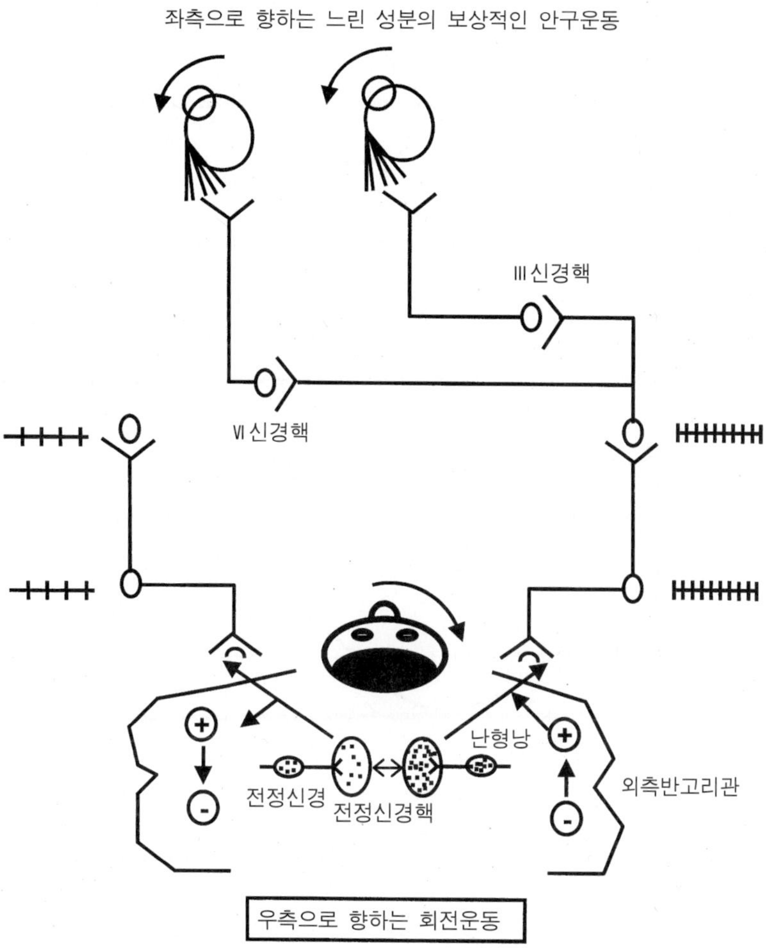

그림 1. 머리의 회전운동에 따른 보상적인 안구운동

에 비하여 외측반고리관의 자극과 이의 반응을 기록하는 것이 용이하기 때문이다.

수평팽대부릉의 운동모(kinocilia)는 난형낭 방향으로 배열되어 난형낭 방향(ampullopetal)으로 내림프의 이동이 있는 경우 자극되고 반대측(ampullofugal)으로 이동하는 경우 억제되므로, 수직 축에서 시계 방향인 우측으로 머리를 회전시키는 경우 우측 외측반고리관 내의 내림프는 관성으로 좌측으로 이동하고 우측 수평팽대부릉 내의 팽대정(cupula)은 난형낭(utricle) 쪽으로 이동하여 팽대부릉의 감각세포가 자극받는다. 이에 따라 우측 외측반고리관의 자극과 관계된 우측 동안신경(III번)의 내측직근(medial rectus)과 좌측 외향신경(VI번)의 외직근(lateral rectus)의 수축이 동시에 일어나 안구는 좌측으로 움직이게 된다(그림 1, 그림 2).

한편 같은 자극에 의해 좌측 외측반고리관의 팽대부릉정은 난형낭에서 멀어지는 반난형낭방향(utriculofugal) 혹은 반팽대부방향(ampullofugal)의 내림프 이동이 있어 좌측 팽대부릉의 감각세포는 억제된다. 결과적으로,

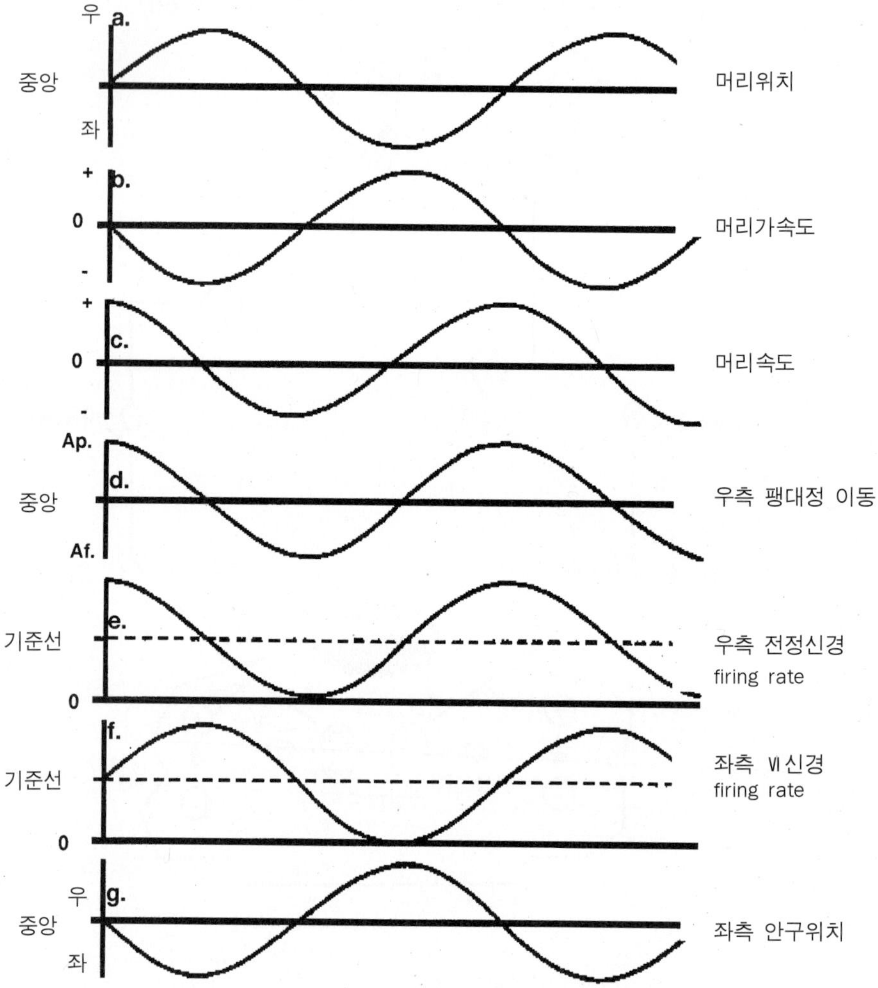

그림 2. 머리의 정현파 자극으로 인한 반대측으로 향하는 보상적인 안구운동의 기전. Ap: ampullopetal, Af: ampullofugal

Ewald 제1법칙 즉, "안진은 자극받은 반고리관의 내림프의 이동 방향과 같은 평면으로 발생한다" 에서와 같이 좌측으로 향하는 보상적인 느린 성분(slow component)의 안구운동이 수평면에서 일어나게 된다. 좌측으로 향하는 느린 성분의 안구운동이 일어난 후 좌측으로의 한계에 이르면 안구는 빠른 단속운동(saccadic movement)으로 우측으로 이동하게 된다. 안진의 방향은 빠른 성분(quick component)의 방향으로 표현하므로 이 경우 안진의 방향은 우측을 향하게 된다. 그러므로 우측으로 회전하는 경우 우측이 자극되고 우측으로 향하는 안진이 발생하게 된다. 그림 3은 정현파 회전운동에서 우측 및 좌측으로 회전하는 경우 회전 방향에 따라 보상적인 안구운동의 방향이 변하는 것과 의자속도가 증가함에 따라 느린 성분의 안구운동 속도가 증가하는 것을 보여주고 있다.

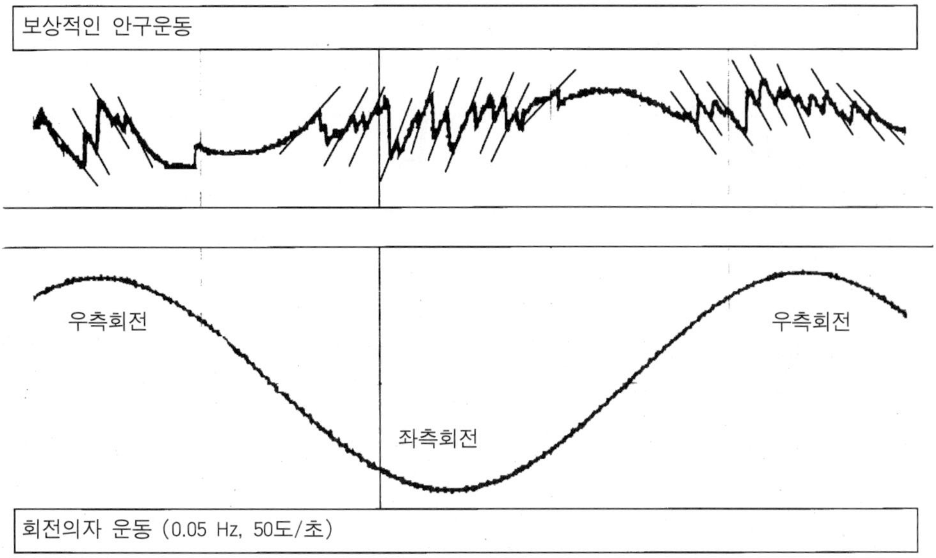

그림 3. 정현파 회전운동에서 안구운동의 변화. 회전의자를 좌 우측으로 회전하는 경우 의자의 방향과 속도에 따라 보상적인 안구운동의 방향과 속도의 변화를 보여주고 있다.

3 회전자극시 외측반고리관 반응의 생리기전

연속적인 회전자극에 의한 보상적인 안구반응은 일련의 과정들에 의하여 생성된다. 회전시 머리의 각가속도에 의한 내림프의 기계적인 이동이 발생하고 이는 팽대부릉정의 굴절을 유발하게 된다. 지속적인 가속에 의한 회전운동은 팽대부릉정의 이동을 유발시키고 회전자극이 중단되면 지수곡선을 그리며 원위치로 돌아가게 된다. Steinhausen(1927)은 외측반고리관에 india ink를 주입하여 팽대부릉정의 이동을 실험적으로 관찰하고 진자모델(pendulum model)이라고 하였다. 즉 지속적인 가속에 의한 팽대부릉정의 이동에서 총팽대부릉정 이동의 초기 63%의 이동(37%가 남을 때까지)에 소요하는 시간을 시간상수(time constant, Tc)라 하고 그 이후 37%의 이동은 시간상수의 3배의 시간이 소요된다고 하였다. 또한 가속도가 멈춘 후 팽대부릉정은 반대측으로 이동하여 동일한 시간 내에 원래의 위치로 돌아간다. 급격한 순간적인 각가속에 의한 자극인 경우 팽대부릉정은 빠른 시간에 이동을 일으키고 자극이 종료된 후 원위치로 돌아가는데 이때 팽대부릉정의 이동은 지속적인 가속자극인 경우와 같은 시간상수를 갖는 지수곡선을 그리며 원래의 위치로 돌아가게 된다. 정현파자극(sinusoidal stimulation)은 일측 방향으로 회전자극을 주다가 다시 반대 방향으로 돌아 회전자극을 주는 것으로서 여러 다른 주파수와 강도로 자극하는 경우 우리가 일상적으로 겪는 머리운동과 유사한 자극이 된다. 정현파자극에 의한 팽대부릉정의 운동은 그림 3과 같다.

팽대부릉정의 움직임은 팽대부릉의 유모세포에 탈분극(depolarization)을 일으켜 구심성신경섬유(afferent neuron)의 흥분(firing)을 일으

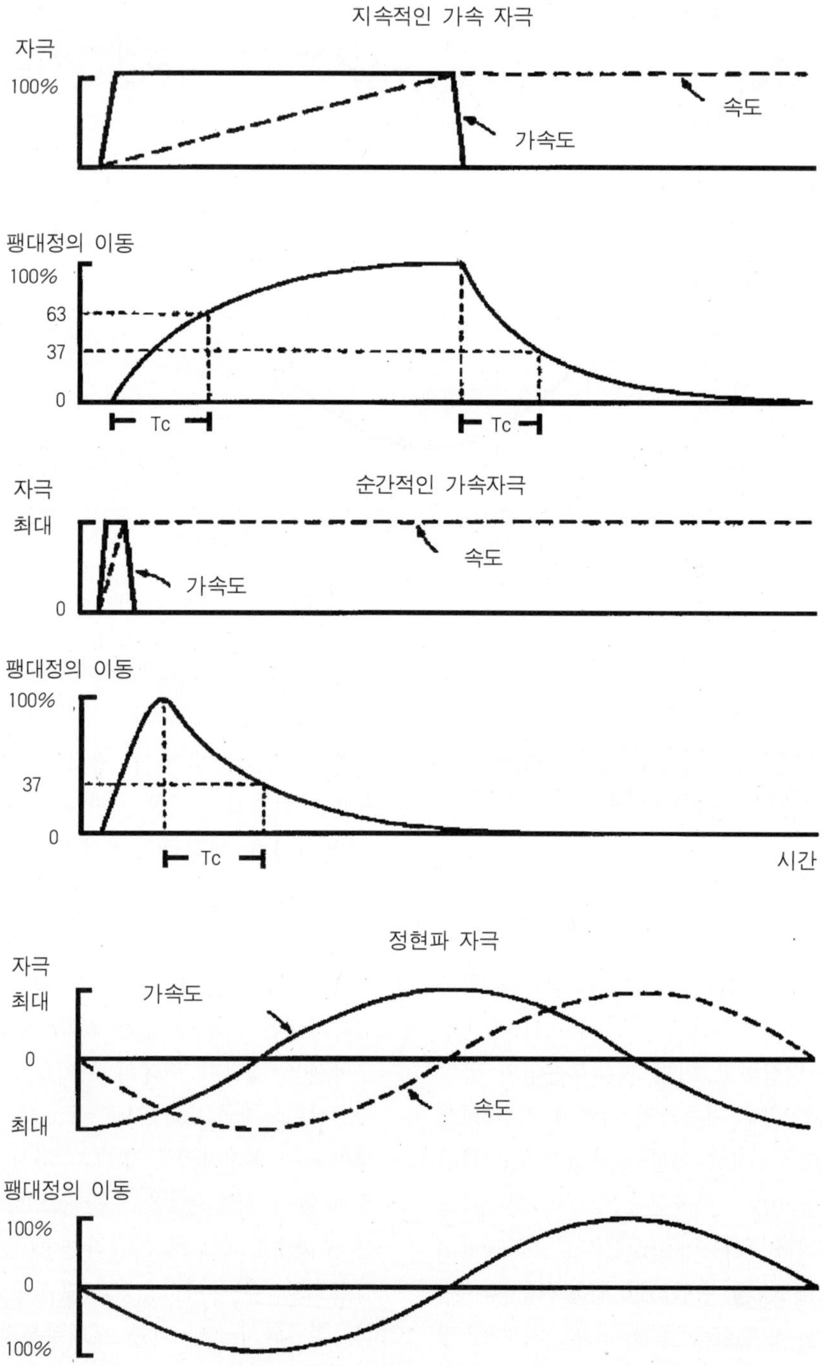

그림 4. 진자모델(pendulum model)을 근거로 한 3개의 서로 다른 회전자극, 즉 지속적인 가속자극, 순간적인 가속자극, 정현파(sinusoidal) 자극에서 팽대부릉정 이동의 상관관계. Tc: 시간상수

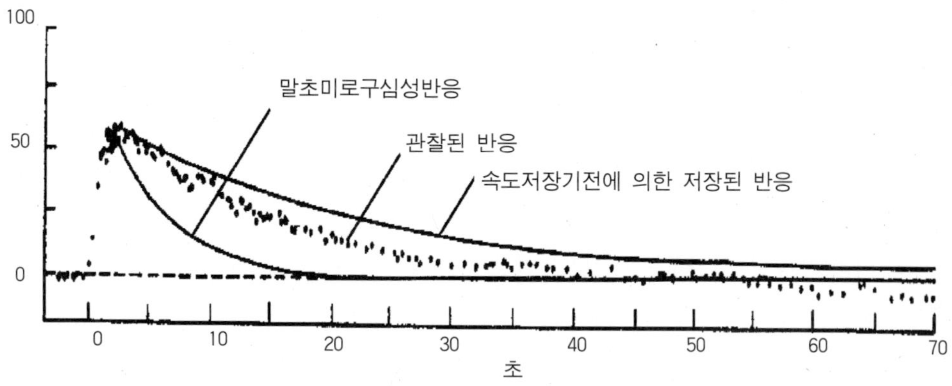

그림 5. 회전검사에서 회전자극에 대한 말초전정기관의 구심성 전정신경의 반응과 속도저장기전에 의한 실제 관찰된 안진의 상관관계

키게 된다. 가속이 멈추고 일정한 속도로 회전되는 경우 팽대부릉정은 이동한 위치에서 지수곡선을 따라 원위치로 돌아가고, 휴지기의 활성을 보내던 전정 구심성신경섬유가 회전 초기 급격한 회전운동에 의하여 최대 활성을 내보내다 팽대부릉정이 원위치함에 따라 점차 감소된다. 활성도가 37%까지 감소하는 데 소요되는 시간, 즉 시간상수는 원숭이에서 약 6초 정도로 알려져 있다(Fernadez, 1971; Goldberg, 1971). 그러나 실제 정속 회전운동 시 안구운동은 중추전정신경계에 위치한 양성 되먹임 기전인 "속도저장계(velocity storage system)"(Tan, 1993)의 작동을 통해 회전자극에 의한 말초전정계 흥분에 의한 정보와 다른 경로를 통한 머리운동의 정보들이 소뇌 등 중추신경계에서 집합되어 종합됨으로써 구심성전정신경의 시간상수보다 긴 15-18초의 시간상수를 갖는 안구운동 반응을 나타낸다(Weissman, 1989). 그림 5는 회전자극 후 나타나는 안구운동의 속도를 시간별로 표기한 것으로 회전자극 후 보상적인 안구운동에 기여하는 각 요소들을 보여주고 있다.

4 머리운동 속도와 보상적인 안구운동 기전

일상생활에서 일어나는 머리운동은 회전운동과 직선운동이 복합된 것으로 머리운동의 주파수 범위는 0.1-10Hz 정도이며 뛰며 달리는 경우 머리 속도는 90도/초, 주파수는 2.7Hz 정도가 된다. 정상인의 팽대부릉은 머리운동 1-5Hz 범위 내에서는 안구운동의 이득이 1에 가깝게 효과적으로 반응한다(Baloh, 1996). 그러나 1Hz 미만, 즉 낮은 주파수에서는 특히 어둠 속에서 안구운동을 측정하는 경우 이득이 0.3-0.6으로 감소한다. 낮은 주파수의 머리운동에서 안구운동은 시운동(optokinetic movement)으로 보상되며, 0.5Hz 이하에서 시추적(pursuit)의 이득은 1에 가깝다(Shepard, 1996). 빠른 안구운동이 필요한 경우 단속운동(saccades)이 작용되어 시각을 안정화시킨다.

회전검사에서 일반적으로 실시하는 회전주파수는 0.01-1Hz까지로, 온도안진검사에서 평가할 수 없는 보다 넓은 범위의 주파수를 평가하게 된다. 온도안진검사의 냉온자극을 회전 주파수로 환산하면 0.002-0.004Hz, 10도/초로서 낮은 가속도의 자극에 불과하다. 그러므로 외측반고리관의 자극 방법으로 사용해 온 온도안진검사는 상대적으로 낮은 주파수로서 전정안반사의 극히 일부를 평가하는 것으로, 일상생활에서 겪는 보상적인 전정안반사의 범위를 측정하지 못한다. 그러므로 온도안진검사에 반응이 없다고 해서 우리가 일상적으로 겪는 0.5-4Hz 사이의 머리운동에 대한 전정반응이 없다고 할 수 없다.

회전검사는 온도안진검사보다 넓은 주파수의 자극을 통하여, 청력검사에서 주파수 별로 청력을 평가하는 것과 같이, 단계별로 자극 주파수를 달리 하여 전정안반사를 보다 넓게 평가함으로써 현훈질환의 병변 여부를 보다 넓은 주파수에서 감별하게 된다.

5 피동회전검사

회전검사는 검사 방법에 따라 머리와 몸체 사이의 움직임이 없이 몸 전체가 수동적으로 회전되는 피동회전검사(passive rotational test)와, 검사자의 전정기관을 몸체는 움직이지 않고 두부만 능동적으로 회전시켜 자극하는 능동회전검사(active rotational test)로 나눌 수 있다. 피동회전검사는 slow harmonic acceleration(SHA) 검사와 velocity step 검사가 있다. 피동회전검사의 장점은 1) 회전자극이 일상생활에서 겪는 것과 같이 자연적이고 생리적인 자극이고, 2) 냉온검사에 비하여 현훈증과 오심증이 일반적으로 적다. 3) 회전자극은 냉온자극에 비하여 회전 주파수를 여러 단계에 걸쳐 정확하게 조절할 수 있으며, 4) 단시간 내에 다수의 자극이 가능하다. 5) 또한 전정안반사의 보상상태를 측정하여 일측성 전정질환 환자에서의 회복상태를 파악할 수 있고 6) 회전시 시자극을 가하여 시각-전정 상호반응을 파악할 수 있다.

피동회전검사의 단점은 환자를 1) 회전의자에서 조정된 속도로 회전시키기 위한 고가의 장비가 필요하며 2) 피동적인 회전이 1 Hz 이하로 일상생활에서 실제로 체험하는 4-5 Hz의 강한 머리운동을 측정하지 못하는 한계가 있다. 3) 또한 회전검사는 양측 외측반고리관을 동시에 자극 및 억제하기 때문에 냉온검사와 같은 일측 정보를 제공하지 못하고 4) 중추신경계에서 전정계 정보를 시각계와 더불어 통합 처리한 결과로 나타나게 된다. 외측반고리관 이외의 수직반고리관들의 회전검사는 몸을 전체적으로 자유 각도로 회전시키는 기기가 필요하고, 평형반(macula), 즉 구형반(macula sacculi)과 난형반(macula utriculi)의 자극은 탈수직축회전(off-vertical axis rotation) 자극 방법으로 실험적으로 시행되고 있으나 몸전체를 수평 이외의 다른 각도로 회전하는 고가의 장비와 기계설치의 공간 문제로 널리 상용화되지 못하고 있다.

6 Slow Harmonic Acceleration 검사

Slow Harmonic Acceleration(SHA) 검사는 컴퓨터로 제어된 모터로 움직이는 의자에 머리를 고정하고 앉아 좌, 우측으로 향하는 여러

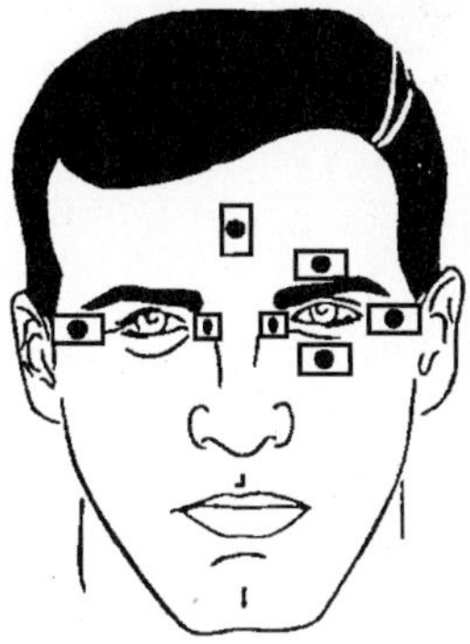

그림 6-1. 회전의자검사에서의 안구운동의 측정을 위한 전극의 위치

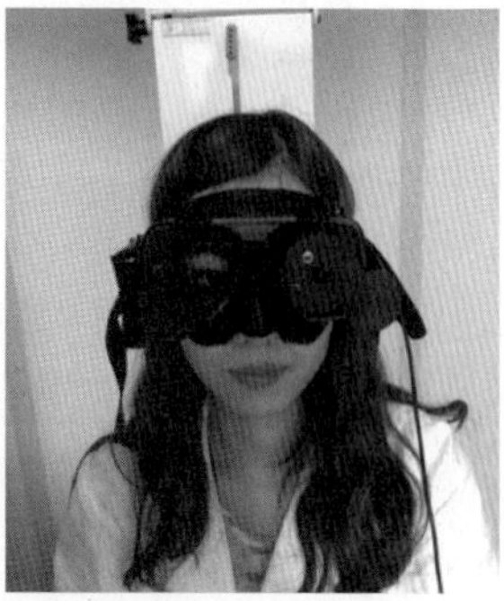

그림 6-2. 비데오 고글
전극 부착 대신에 비데오 고글을 착용하고 회전의자 검사를 받는다

주파수에 걸친 회전자극을 가하여 안구운동 반응을 검사함으로써 전반적인 전정기능의 특성을 파악하는 것이다.

1) 검사 방법

가) 검사 환경

빛과 소리가 차단된 원통의 중앙에 설치된 회전의자에서 환자는 눈을 뜨고 검사하게 되며 원통 내에 빛이 차단되지 않는 경우 눈을 감고 검사한다. 검사는 끝까지 환자의 각성상태를 유지하기 위하여 숫자를 빼거나 더하게 하든지 또는 이야기를 시켜 각성상태를 확인하며 검사한다. 안구운동을 측정하기 위한 전극은 그림 6-1과 같이 7 군데에 붙인다.

수평안구운동의 측정을 위하여 양측의 외안각 및 내안각 가까이 4개의 전극을 각각 부착하나 환자가 불편하지 않고 안구운동이 방해를 받지 않게 적당한 거리를 두어야 한다. 수직안구운동의 측정을 위하여 좌측, 혹은 우측 안구의 상하에 전극을 2개 부착하며 이마 중앙에는 접지전극을 부착한다. 그러나 7군데의 전극 부착은 검사의 신호/잡음 비율이 큰 경우가 많고, 내안각 사이가 좁아 2개의 전극을 부착하기 위한 공간이 부족하기 때문에 실제로는 내안각의 2개의 전극을 빼고 총 5개의 전극을 부착하는 경우가 많다. 측정하고자 하는 전극 쌍의 저항은 각각 5KΩ 이하가 되어야 한다. 환자가 안경을 쓰는 경우 안경을 쓰고 검사하게 된다.

전극의 부착을 사용하는 대신에 그림 6-2와 같이 비데오 고글을 착용하고 검사를 시행하면 더 전극사용에서 오는 방해도 적고 편리하고 또 빠르게 검사를 진행할 수 있어 최근에 더 많이 사용되고 있다.

환자의 머리는 외측반고리관이 수평에 위치하게 하기 위하여 똑바로 앉은 자세에서 머리를 30도 숙이고 몸을 의자에 단단히 고정시킨다. 몸을 움직이지 않게 함으로써 의자의 회전이 몸의 회전과 일치하게 되고 머리를 고정함으로써 몸의 회전과 머리의 회전을 일치시킨다. 환자의 안전을 위하여 안전띠를 매고 언어소통을 위하여 양측간 통화가 가능한 인터폰을 사용한다. 또한 적외선카메라가 장착되어 안진의 형태와 환자의 상태를 살피게 된다. 외측반고리관의 축이 회전축이 되어 정현파운동

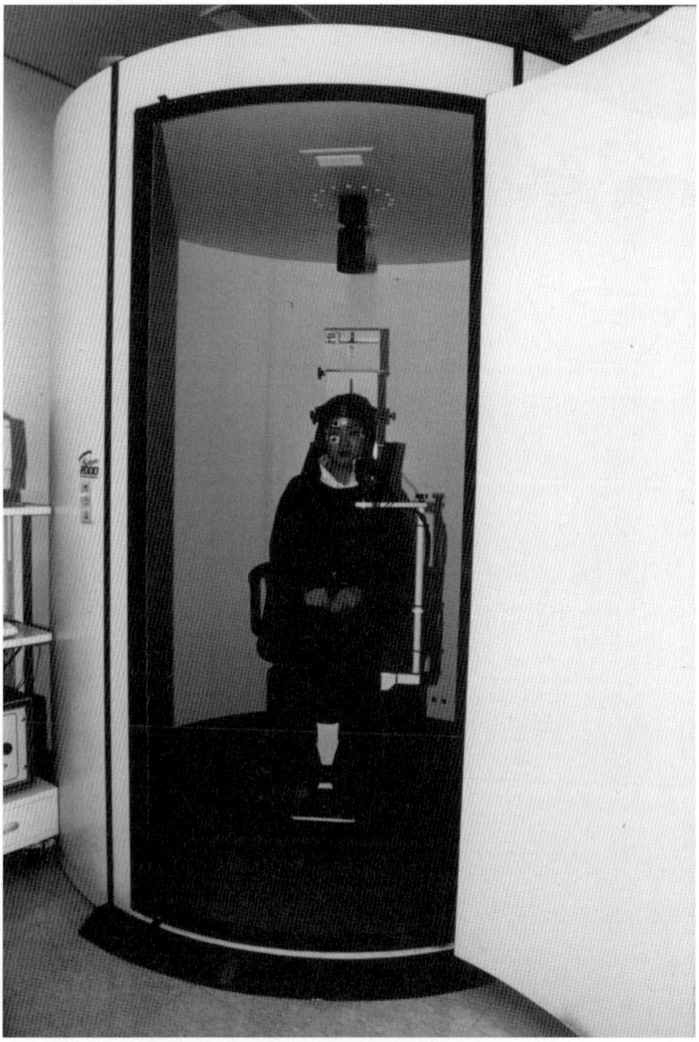

그림 7. 원통형 booth 내의 회전의자검사 기기

에 의한 수평안구운동을 관찰하고 분석한다 (그림 7).

나) 회전자극

일반적으로 사용되는 회전의자의 주파수의 범위는 0.01-1Hz로, 각 검사의 주파수는 청력검사와 같이 각 주파수의 배수로 0.01, 0.02, 0.04, 0.08, 0.16, 0.32, 0.64Hz에서 검사한다. 회전자극은 최고 각속도가 50-60도/초의 자극 강도를 갖는다. 각 주파수에서 회전자극의 지속시간은 중요하며 최소한 일정한 반응을 나타내는 상태까지의 특성을 갖는 정도의 시간이 되어야 하며, 회전자극 후 최소 45초 이상이 되어야 자극에 의한 반응이 소실된다. 그러므로 낮은 회전주파수인 0.01 혹은 0.02Hz에서 2-4 회전의 완전한 회전자극에 소요되는 시간은 0.01Hz에서 최소 245초이다(Wall, 1990). 그러나 환자의 각성 상태가 유지되지 않는 경우는 검사 중간에 휴식을 취하거나 검사를 반복해야 하는 경우가 있어 검사 시간의 증가가 문제가 될 수 있다.

2) 검사 판독 지표

전정안반사의 목적은 머리의 움직임을 보상하기 위한 것으로 완벽한 전정안반사는 안구의 느린 성분의 속도가 거울상(mirror image)이다. 회전자극 반응의 입력과 출력은 이득과 위상차(phase)로 나타낸다. 그림 8은 회전검사에서 나타나는 의자회전 속도와 안구운동의 느린 성분의 관계를 나타낸 것으로 y축의 상방은 우측으로 향하는 회전속도(도/초)를, 하방은 좌측으로 회전하는 속도를 나타낸다. X축은 시간에 따른 회전각도를 나타내며 실선은 회전의자를, 점선은 보상적인 안구운동을 표시하고 있다.

의자를 우측으로 회전하는 경우 전정안반사에 의하여 발생하는 보상적인 안구운동의 느린 성분이 좌측으로 향한 것을 보여준다. 그러나 정상인에서 암시야 상태에서의 전정안반사는 머리운동에 대한 안구운동의 보상이 완벽하지 못하다. 특히 낮은 주파수에서는 회전의자 속도에 비하여 보상적인 안구운동 속도가 낮아 이득이 낮고, 회전주파수가 감소함에 따라 위상차선행(phase leads)이 점차 증가하며, 대칭 값은 정상인인 경우 전 주파수에 걸쳐 거의 0에 가깝다.

그림 9는 정상인에서 0.01Hz, 0.04Hz, 0.16Hz, 0.32Hz에서의 기록으로 점선은 회전의자 속도를 나타내고 다수의 점들의 집합의 곡선은 안구운동의 느린 성분의 속도를 나타낸다. 의자 속도가 증가함에 따라 안구운동의 느린 성분의 속도는 커지고 주파수가 증가함에 따라 의자 최고 속도의 정점과 안구운동의 최고 속도의 정점이 점차 일치하는 것을 보여준다. 그림의 우측은 대칭을 나타내는 것으로 안구운동의 속도가 좌우가 대칭인 것을 나타내고 있다.

가) 이득(Gain)

회전자극 후 일련의 보상적인 안진이 발생

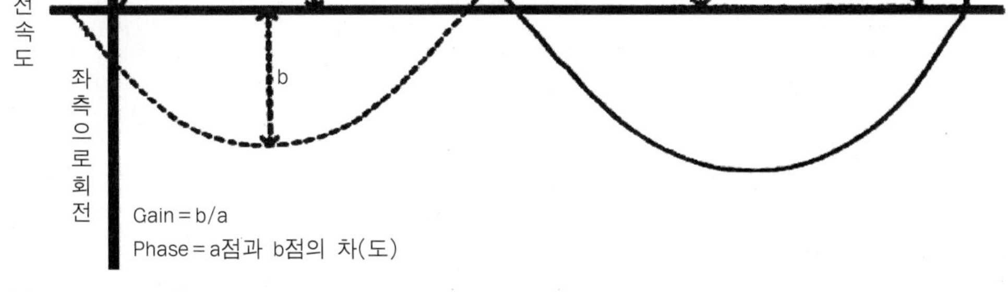

그림 8. 회전의자와 보상적인 느린 성분 안구운동에서 이득과 위상차의 관계

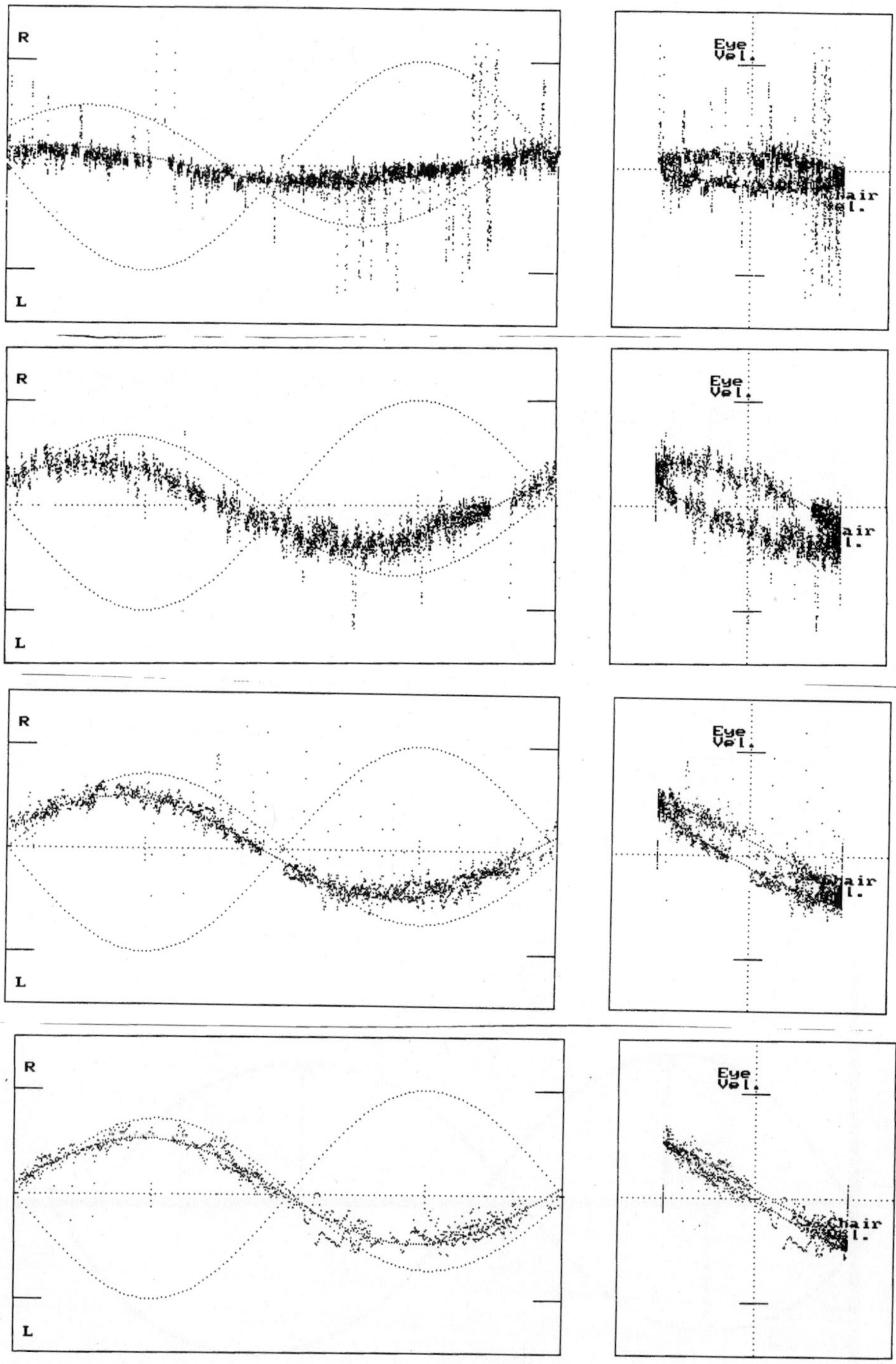

그림 9. 정상인에서 0.01Hz부터 0.32Hz까지 4개의 주파수에서 SHA 검사의 기록. 점선은 회전의자 속도를 나타내고 다수의 점들의 집합의 곡선은 안구운동의 느린 성분의 속도를 나타내고 있다. 우측 그림은 안구반응을 각도로 표시한 것으로서 대칭을 나타낸다.

하며 이득은 안구운동의 느린 성분의 최고속도와 회전의자의 최고 속도의 비로, 전정안반사가 완벽한 경우 안구운동의 느린 성분은 머리운동 속도가 거울에 비친 것 같이, 머리운동과 반대방향의 동일한 운동이 일어난다. 즉 머리가 우측으로 회전함에 따라 안구운동은 머리운동속도와 반대되는 좌측 방향으로 일치하게 일어나며, 완전한 거울상인 경우 이득이 1이 된다.

이득은 위상차 등 다른 지표에 비하여 유동적인 것으로 환자의 각성 상태에 의해 영향을 받는다. 그러므로 검사 결과의 신뢰도를 높이기 위하여는 검사자는 검사중 환자의 각성 상태를 확인하여야 한다. 또한 눈의 움직임을 제한하는 장치 혹은 질환이 있는 경우 반응이 영향을 받는다. 이득은 0.01Hz에서 1Hz까지 회전 주파수가 증가함에 따라 이득이 증가한다. 이득이 0.2 이하인 경우 신호/잡음비가 낮아 위상차와 비대칭을 판정하는 데 문제가 있어 위상차와 대칭은 0점 처리를 하게 된다.

비정상적인 이득의 감소는 양측 전정기관의 기능 감소 혹은 일측의 급성전정기능 감소를 의미하며, 시간이 경과함에 따라 일측 급성전정기능 감소에 의한 이득의 감소는 회복된다. 그림 10은 SHA 검사 결과 요약 보고서 형태로 중앙의 흰 부분은 기계적으로 정해진 정상범위를 의미하며 회전자극이 높아질수록 이득도 증가함을 보여준다.

나) 위상차(Phase)

위상차는 안구운동 반응의 최고 속도의 시점과 회전의자(머리)의 최고속도 시점 사이의 시간 관계로 각도로 표현한 것이다(그림 8). 위상차는 회전검사의 지표 중 반복해서 나타

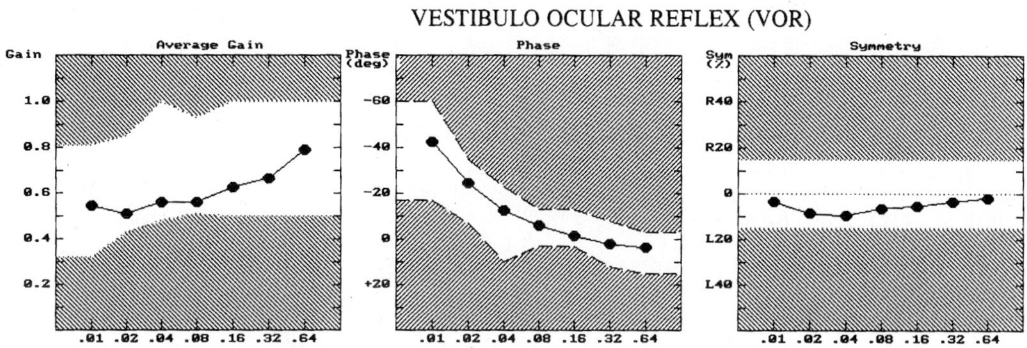

Freq-Hz	Vel-d/s	Gain	Phase deg	Symmet%
· 0.010	60	0.55	-42	L 3.3
· 0.020	60	0.51	-24	L 8.7
· 0.040	60	0.56	-12	L 9.3
· 0.080	60	0.56	-6	L 6.7
· 0.160	60	0.62	-2	L 5.4
· 0.320	60	0.67	2	L 3.3
· 0.640	60	0.79	4	L 2.2

그림 10. 정상인의 60도/초로 검사한 각 주파수별 SHA 검사의 이득, 위상차, 대칭. 중앙의 흰 부분은 정상 범위를 나타낸다. 하단은 각 주파수에 따른 3가지 판독지표의 각각의 자료이다.

날 수 있는 가장 일관적인 지표이다. 회전자극의 주파수가 높은 경우 안구운동의 최고 속도 시점과 머리회전의 최고 속도의 시점이 거울상으로 일치한다. 이 경우 위상차의 차가 없어 안구와 의자 최고 속도의 시간차인 위상차 각도(phase angle)는 0도가 된다. 회전속도가 1Hz 이하인 경우 안구운동의 최고 속도 시점이 의자 최고 속도 시점에 비하여 먼저 나타나 위상차각도가 나타나기 시작하고, 의자 회전속도가 감소할수록 위상차 각도가 더욱 커진다(그림 10). 즉 위상차 각도는 1Hz에서 0도에 근접하나 0.05Hz에서는 45도에 가깝게 된다. 이러한 현상을 위상차선행(phase lead)이라 하며 일측 혹은 양측 전정기능의 감소 혹은 소실이 있는 경우 위상차선행이 더욱 커진다. 그림 10은 회전속도를 0.64Hz부터 0.01Hz까지 낮추었을 때 보이는 안구운동의 이득과 위상차의 변화이다. 즉 0.64Hz인 경우 회전의자와 안구운동의 속도가 크게 차이가 없어 이득은 0.79를 나타내나 주파수가 감소함에 따라 의자속도는 감소하지 않으나 안구운동의 속도가 감소하여 이득이 현저하게 감소하게 되어 0.01 Hz인 경우 이득이 0.55까지 감소한 것을 관찰할 수 있다. 또한 0.64Hz의 위상차각도는 4도이나 0.08Hz에서 -6도, 0.01Hz에서 -42도로 회전 주파수가 감소함에 따라 안구운동과 의자속도의 정점은 간격이 벌어진다. 즉 회전 주파수가 감소함에 따라 위상차 각도가 증가하고 있다. 저주파수, 0.04Hz 이하의 비정상적인 위상차선행은 시간상수가 감소된 말초전정기관(전정기관 및 전정신경)의 이상을 의미하는 경우가 많지만 전정신경핵 손상의 가능성도 고려하여야 한다(Blair, 1989).

의자 최고 속도보다 안구 최고 속도가 늦게 나타나는 경우 위상차 각도는 플러스 각도로 나타나며 이런 경우 위상차 지연(phase lag)이라 한다. 비정상적인 위상차의 증가는 임상적인 적용은 확실히 밝혀지지 않았으나 검사의 신빙성이 있는 경우 중추신경계의 병변, 즉 뇌간 혹은 소뇌 후반부의 손상을 고려하여야 한다.

다) 대칭(Symmetry)

대칭은 느린 성분 안구운동 최고 속도의 좌, 우측의 비율로 백분율로 표시된다. 검사결과는 우측으로 향하는 느린 성분의 안구운동은 상방(양수)으로, 좌측으로 향하는 느린 성분의 안구운동은 하방(음수)로 표기하며 좌, 우 15%까지를 정상범위로 한다(그림 10).

우측으로 회전자극이 있는 경우 우측의 외측반고리관이 자극되어 좌측으로 향하는 보상적인 느린 성분의 안구운동이 일어나고, 반대로 좌측으로 회전하는 경우 우측으로 향하는 느린 성분의 안구운동이 발생한다. 그러므로 우측의 병변이 있는 경우, 좌측방향의 느린 성분의 안구운동이 약해 우측으로 비대칭(asymmetry)이 나타나게 된다.

자발안진이 있는 경우 회전자극에 의한 안구운동에 자발안진의 반대측으로 느린 성분의 안구운동이 더하여지므로 반대측으로 비대칭이 나타난다. 자발안진은 반대측의 전정기능마비 혹은 동측의 전정자극을 의미하므로 비대칭이 곧 비대칭 쪽의 병변을 의미하지는 않는다. 일측성 말초전정병변이 자극기(irritative stage)인 경우 동측으로 자발안진이 나타나며 반대측으로 비대칭이 나타난다. 그러나 일측성 말초전정병변이 마비기(paralytic stage)인 경우에는 자발안진은 반대측으로 나타나며 동측으로 비대칭이 나타나게 된다. 말초전정기능마비는 소뇌 등 중추신경계통에 의하여 보상이 되며 비대칭이 점차 소실하여 대칭으로 변화하며, 비정상적인 비대칭이 있는 경우 생리적인 보상이 이루어지지 않았음을 의미한다. 저회전주파수에 있어서는 자발안진의 느린 성분 속도의 비대칭과 일치한다. 중추계에서 보상이 일어난 경우 비대칭의 정도가 감소하며 이는 자발안진의 강도가 감소함을 반영하는 것이다.

라) 검사 결과의 판독

회전검사의 유용성은 전정기관의 변화, 특히 양측의 전정병변을 초기에 진단하는데 유용하다. 또한 유아나 소아에서 냉온안진검사를 하지 못하는 경우에 유용하고 냉온안진검사에 비하여 쉽고 시간을 절약하며 검사할 수 있다. 그러나 안진검사와 회전검사는 전정안반사의 일부만 측정하는 것으로 전정기관의 다른 요소들 즉, 외측반고리관 이외의 다른 반고리관들과 이석기관에 대한 요소, 뇌간에서의 반응 등을 고려하여야 한다. 또한 검사결과는 환자의 병력, 증상 및 다른 소견들을 종합하여 판단하여야 한다.

마) 급성 일측성 말초전정병변

말초전정병변의 손상에서 먼저 나타나는 현상으로 이득이 감소하기 전에 속도저장의 손실로 저주파들에서 위상차 선행이 나타난다. 위상차의 이상은 영구적이어서 일측성 전정계 병변 후 중추신경계의 보상이 일어난 후에도 위상차 선행은 남는다. 이득의 감소는 저회전

a)

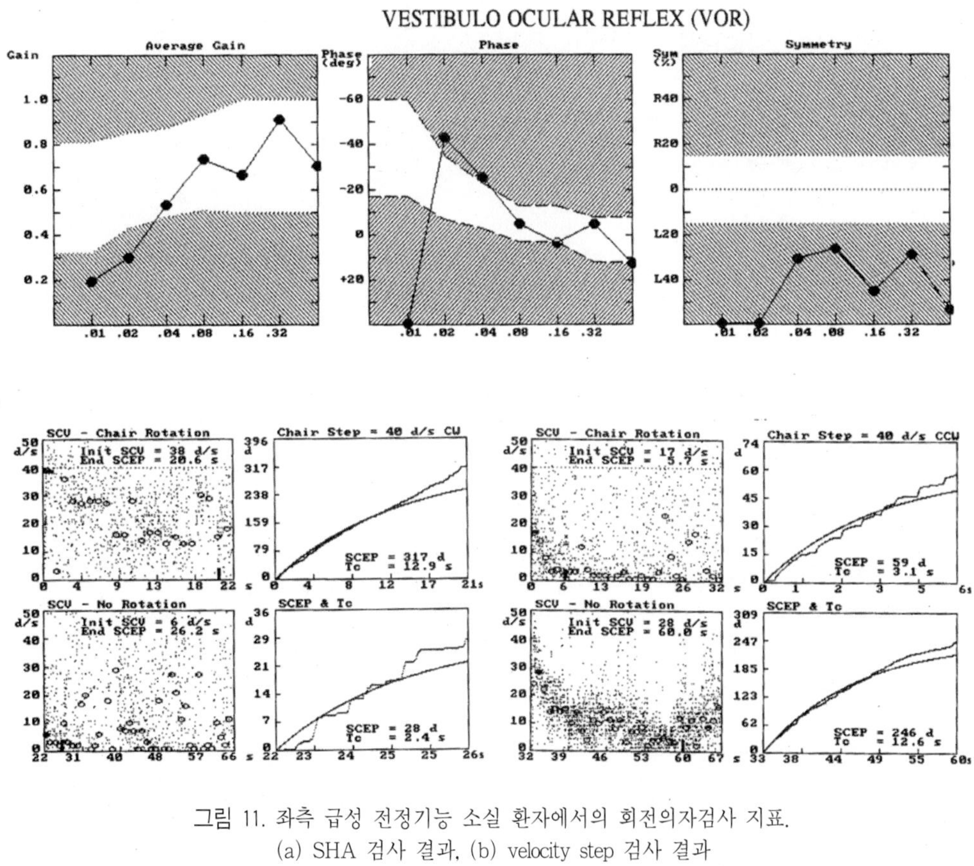

b)

그림 11. 좌측 급성 전정기능 소실 환자에서의 회전의자검사 지표.
(a) SHA 검사 결과, (b) velocity step 검사 결과

주파수(0.1Hz 이하)에서 일어나며, 회전검사에서 이득의 측정은 양측 전정계의 반응을 나타내는 것이므로 모든 회전주파수에서 이득이 감소된 경우 양측의 말초전정기능의 기능 감소를 의미한다. 그림 11a는 보상이 되지 않은 좌측 전정신경염 환자에서 0.02Hz 이하에서 이득이 정상보다 감소하고 위상차선행이 증가된 소견을 보이는 것이다. 대칭은 모든 주파수에서 좌측으로 비대칭이 나타나 좌측 병변을 암시하고 있다.

일측성 말초전정병변에서는 중추계에서 보상이 일어남에 따라 이득이 일부 회복된다.

바) 보상 후의 변화

일측의 전정기능 마비 후 시간이 경과함에 따라 중추신경계에 의한 보상(compensation)이 일어나고 이에 따라 환자는 어지럼증의 증상이 점차적으로 소실된다. 그림 12a는 좌측 전정신경염 후 시간이 경과한 후 보상된 상태에서 검사한 결과로 이득은 0.01Hz를 제외하고 대부분의 주파수에서 정상 범위로 회복되었다.

그러나 위상차는 0.04Hz 이하에서 위상차선행의 증가를 나타내고 있다. 대칭은 대부분의 주파수에 걸쳐서 좌측으로 10% 미만으로 15%의 정상 범위 내에 있어 보상되었음을 알 수 있다. 이와 같이 환자의 증상의 소실 후, 즉 보상 후에도 회전검사에서는 지속적으로

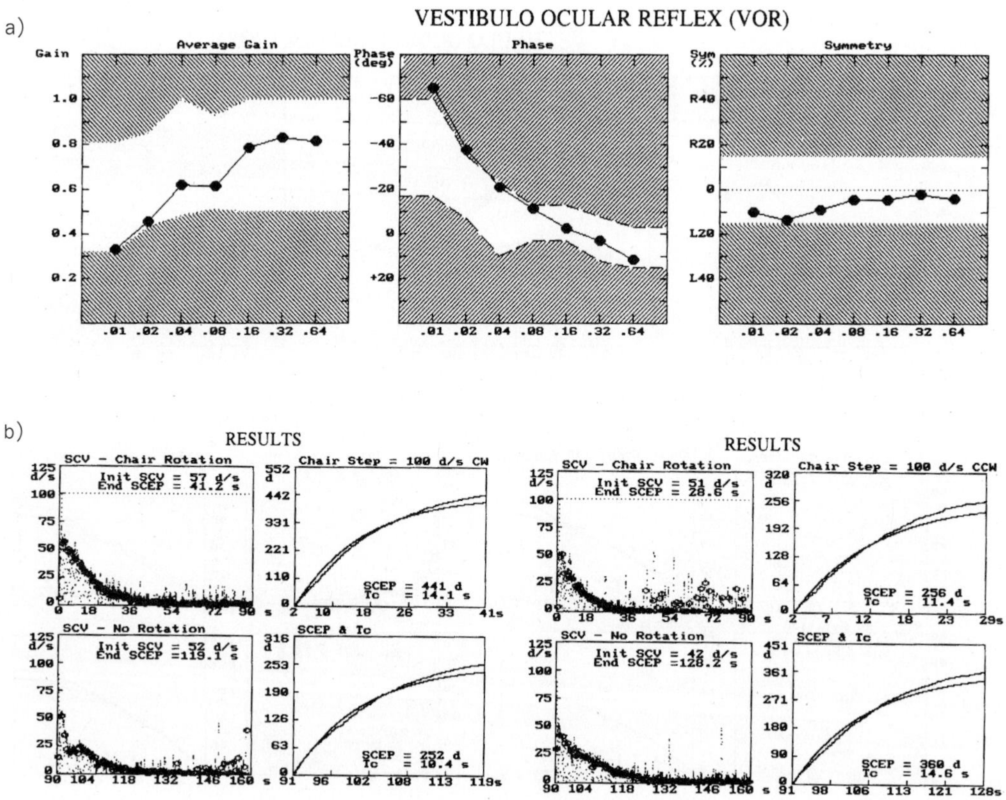

(a) SHA 검사 결과, (b) velocity step 검사 결과

그림 12. 보상된 일측성 전정기능 손상 환자에서의 회전의자검사 지표

저회전 주파수에서 위상차 선행이 나타나고 중추신경계에서 보상의 정도에 따라 이득이 회복된다. 대칭은 보상 정도에 따라 비대칭의 정도가 감소하며 그림 12에서와 같이 시간이 경과함에 따라 비대칭이 소실된다.

사) 양측성 말초 전정기능 장애

이독성약제 등에 의한 양측성 전정기능 감소 혹은 마비는 많은 주파수에 걸친 이득의 감소와 위상차 선행의 증가를 나타낸다. 그림 13a는 양측 전정기능 마비 환자에서의 SHA 검사 소견으로 모든 주파수에서 이득의 감소를 보여주고 있다. 온도 안진검사에서 양측의 반응이 없다고 하더라도 SHA에서는 정상에 가까운 이득을 보이거나 또는 저주파에서만 이득이 낮고 0.04Hz 이상의 주파에서는 이득이 정상이거나 정상에 가까운 값을 보일 수도 있다. 이득이 0.2 이하일 경우 위상차나 대칭은 정상적으로 기록되지도 않고 의미도 없다. 양측성 전정장애가 있더라도 저주파에만 이득이 낮고 0.08 혹은 그 이상의 주파에서 이득이 정상이거나 정상에 가까울 경우 재활운동에 대한 반응이 특히 좋으므로 양측성 전전장애 환자에서 회전의자 검사를 시행함이 특히 중요하다.

이득이 감소한 경우 먼저 검사자가 각성 상태를 유지했는지, 전정기능 억제제의 투약이 48시간 이내에 있었는지를 확인하여야 한다.

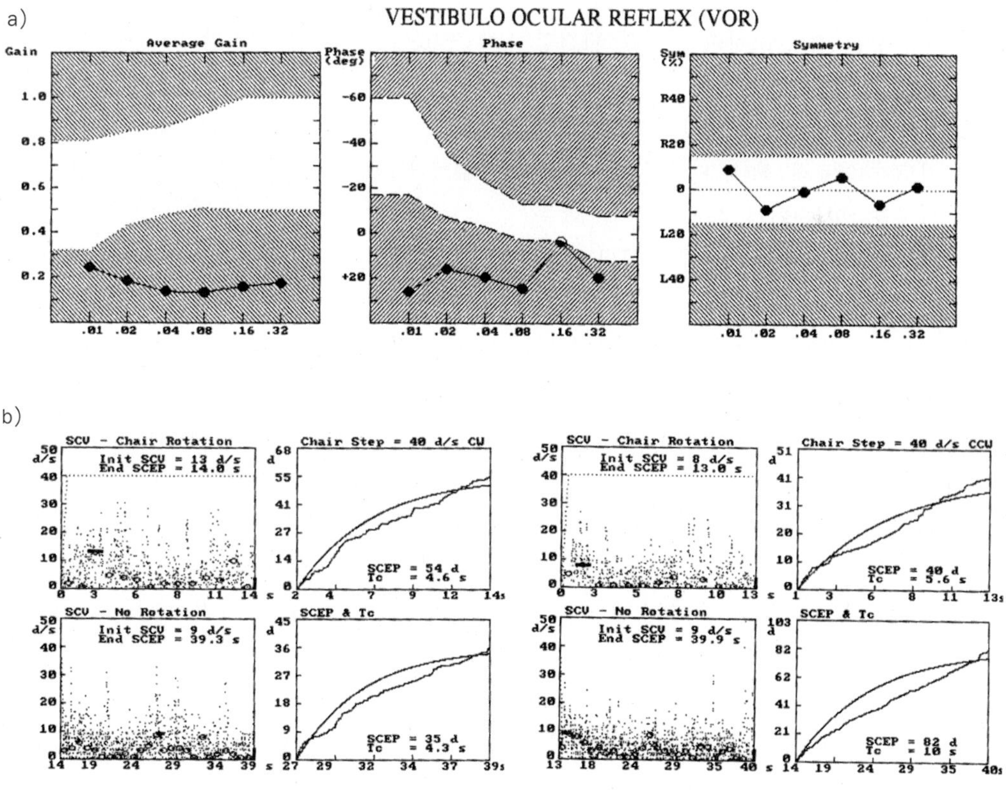

(a) SHA 검사 결과, (b) velocity step 검사 결과

그림 13. 양측성 전정기능 손상 환자에서의 회전의자검사 지표

이득은 정상이나 양측의 온도안진반응이 약간 감소한 경우(10도/초 이하) 실제적으로 저주파에서 전정기능이 감소했을 가능성이 있다. 이는 온도안진검사가 회전자극으로 환산하면 0.002-0.004Hz의 낮은 주파수의 자극에 해당되기 때문이다.

아) 뇌중추 장애

소뇌의 위축이 있는 경우 아주 높은 이득이 있을 수 있으며 이는 소뇌억제가 감소되기 때문이다. 소뇌의 편엽소절엽(flocculonodular lobe)이 시각에 의한 안진 억제 작용을 한다. 이런 경우 온도자극에 의한 느린 성분 안진속도는 정상 혹은 감소되기도 한다. 뇌중추 장애의 경우 일반적으로 저 주파에서 위상차선행이 나타나고 0.16Hz에서 위상차가 지연이 보인다. 이득은 약하게 감소하여 정상과 비정상의 경계선에 보이는 경우가 많고 대칭에서는 비대칭이 있으나 보상이 진행되는 관계로 비대칭의 정도가 비교적 적다. 따라서 소뇌교각각(CPA) 종양같이 천천히 진행되는 경우에는 뇌중추의 보상 때문에 비대칭이 나타나지 않거나 약한 비대칭이 나타난다. 뇌중추 장애시 VVOR검사에서 이득이 낮아진다. 소뇌 병변이 있을 때 VOR에 대한 억제 작용이 없어질 경우에는 VFX검사에서 이득의 증가가 있다.

3) SHA 검사에서 다른 판독 지표

가) 시-전정 상호작용 (Visual-Vestibular Interaction)

회전검사 중 시각을 고정하거나 시운동자극(optokinetic stimulus)을 가하여 안구운동의 변화를 관찰하는 검사로 Visual fixation(VFX)과 Visual enhanced vestibular ocular reflex (VVOR)가 있는데 VFX는 시각고정에 의한 이득의 감소 여부를 측정하고 VVOR은 안구운동의 상승을 초래하는 시운동자극를 가함으로써 이득의 증가 여부를 판정하게 된다.

나) Visual Fixation(VFX) 검사

온도안진검사에서 시각 고정을 시키는 경우 안구운동이 감소하는 것과 같이 VFX 검사는 회전검사 중 회전의자와 같이 움직이는 Laser 점을 주시시켜 안구운동의 감소를 관찰한다. Laser 점은 회전의자의 방향과 속도와 일치하게 움직이며 환자는 검사가 종료될 때까지 주시하여야 한다. 회전의자는 0.04-0.32Hz로 회전하면서 전정안반사의 이득의 감소 여부를 측정한다. 그림 14a는 0.04Hz에서 검사한 정상인의 VFX 및 VVOR의 이득, 위상차, 대칭을 보여주고 있다. SHA의 VOR 검사에서의 이득은 0.5-1의 범주에 있지만 VFX에서의 이득은 이 보다 아주 낮아 0.2 이하를 정상 범위로 정하고 있다. 그림 14a에서의 흰 공간은 정상범위로 이를 벗어나는 경우 주시 고정 실패로 판독한다.

VFX 검사는 중추전정시각계를 평가하는 것으로 지속적인 시각자극의 입력이 있는 경우 전정안반사가 억제되는 것이 보통이나 시각입력에 전정안반사의 억제가 없는 경우 뇌간 혹은 소뇌의 손상을 의심하여야 한다. 즉 정상 혹은 말초전정병변이 있는 경우 이득이 감소하나 중추신경계의 이상이 있는 경우 이득의 감소가 뚜렷하지 않을 수 있으며, 비정상적인 높은 VFX는 소뇌의 손상을 의심하여야 한다.

다) Visual Enhanced Vestibular Ocular Reflex(VVOR) 검사

회전의자를 0.04-0.16Hz 속도로 의자를 회전하며 동시에 천장에 부착된 시운동자극기의

a) VESTIBULAR FIXATION (VFX)

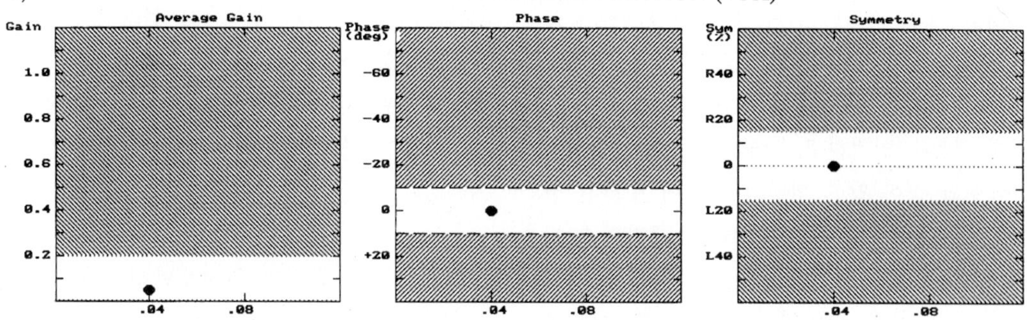

Freq-Hz	Vel-d/s	Gain	Phasedeg	Symmet%
· 0.040	60	0.05	0	0.0

b)

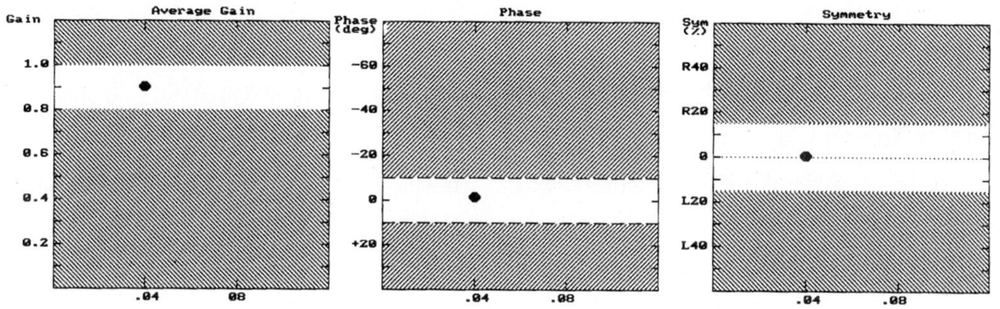

Freq-Hz	Vel-d/s	Gain	Phasedeg	Symmet%
· 0.040	60	0.91	-2	R 0.3

그림 14. SHA 검사 중 0.04Hz에서 정상인의 VFX(a)와 VVOR(b) 반응

명암 줄무늬(stripe)를 booth 벽에 고정 투사하며 환자에게는 줄무늬(stripe)의 숫자를 세도록 지시한다. 회전중 지속적인 시운동자극을 가하며 전정안반사의 이득을 측정한다. 정상인의 경우 시운동자극으로 시자극을 동시에 주는 경우 전정안반사가 시운동성 안진과 상승효과를 일으켜 안진 반응을 증진시킨다. 그림 14b는 정상인의 VVOR로 정상 이득의 범위가 0.8-1.0으로 VOR 검사의 정상 범위인 0.5-1 보다 높고 좁게 설정된 것을 알 수 있다. 비정상적인 높은 VVOR는 소뇌의 손상을 의심하고 비정상적으로 낮은 VVOR은 뇌간의 병변을 의심하여야 한다.

6 Velocity Step 검사

1) 검사 방법

SHA 검사에서와 같이 중심에 회전의자가 있는 빛이 차단된 원통형의 방에 눈을 뜨고 머리를 앞으로 30도 숙인 상태에서 환자의 안전을 위하여 안전띠를 매고 시계방향 혹은 반시계방향으로 회전시킨다. 의자의 회전속도는 컴퓨터로 제어되며 의자의 속도는 몸을 의자에 고정시켰기 때문에 머리운동의 속도와 동일한 것으로 인정하고, 안구운동은 전기안진검사에서와 같이 양측 외안각 외측에 부착된 전극으로부터 수평운동을 측정하여 환자의 머리 회전속도와 안구운동의 관계를 컴퓨터로 계산하게 된다. 시계 방향(우측)과 반시계 방향(좌측)의 회전중안진(per-rotary nystagmus)과 회전후안진(post-rotary nystagmus)을 서로 비교하게 된다(Baloh, 1990).

가) 검사 속도와 환자의 반응

여러 속도를 검사할 수 있으나 일반적으로 검사 시간의 단축을 위하여 단일 회전속도로 검사한다.

검사의 한 예로 그림 15a와 같이 우측으로 1초간 100도/초2로 급격하게 가속회전을 시작하고 이후 100도/초로 등속 회전시킨다.

가속회전과 동시에 양측 외측반고리관의 내림프는 회전과 반대 방향인 좌측으로 이동하고, 이에 따라 우측의 팽대부릉정은 난형낭으로 향하는 이동이 있어 자극되고 좌측은 억제되어 좌측으로 향하는 느린 성분의 안구운동이 일어난다. 이로 인하여 우측으로 회전하는 경우 우측으로 향하는 회전중안진이 폭발적으로 발생한다. 초기의 가속기가 끝나고 등속회전이 지속되면 난형낭으로 향하던 팽대부릉정은 서서히 중립 위치로 돌아가면서 안진이 점차 소실된다. 안진이 소실된 후 우측으로 등속 회전 중인 회전의자를 -100도/초2의 감속으로 급정거시키면 그림 15a 하단에서와 같이 외측반고리관과 함께 우측으로 회전하던 내림프는 정지된 외측반고리관 안에서 관성에 의해 우측으로 이동하고, 양측 팽대부릉정이 우측으로 움직이면 좌측은 자극, 우측은 억제되어 느린 성분의 안구운동이 우측으로 발생한다. 즉, 우측으로 향하던 회전의자를 멈추면 빠른 성분의 회전후안진은 좌측으로 폭발적으로 발생하며 시간이 경과함에 따라 안진이 서서히 감소한다.

나) 회전중안진과 회전후안진

시계방향(우측) 회전의 회전 중 나타나는 안구운동은 우측 외측반고리관이 자극되고 좌측의 외측반고리관이 억제되어 나타나므로 우측의 기능을 대표한다고 할 수 있고, 회전정지 후 안구운동(post-rotary nystagmus)은 좌측 외측반고리관이 자극되며 우측이 억제되어 나타나는 안구운동이므로 좌측 기능을 대표한다고 할 수 있다. 반대로 반시계 방향(좌측)으로 회전하는 경우(그림 15c) 회전 중 안구운동은 좌측을, 회전 후 안구운동은 우측 기능을 각각 대표한다.

2) 검사 판독 지표

Velocity step 검사의 판독 지표는 이득, 비대칭 등이 있으나 SHA 검사와 병행해서 하는 경우 근본적인 검사의 목적은 세반고리관의 시간상수를 알기 위함이다(그림 15b). 그러나 velocity step 검사는 다른 회전검사와 마찬가지로 검사 중 잡신호(noise) 및 환자의 각성상태에 의하여 많은 영향을 받기 때문에 이득이 0.15 이하인 경우 결과의 해석에 주의를 기울여야 한다.

3) 시간상수(Time constant, Tc)

시계 방향 혹은 반시계 방향으로 가속회전을 시작하여 일정한 속도로 등속 회전하는 경

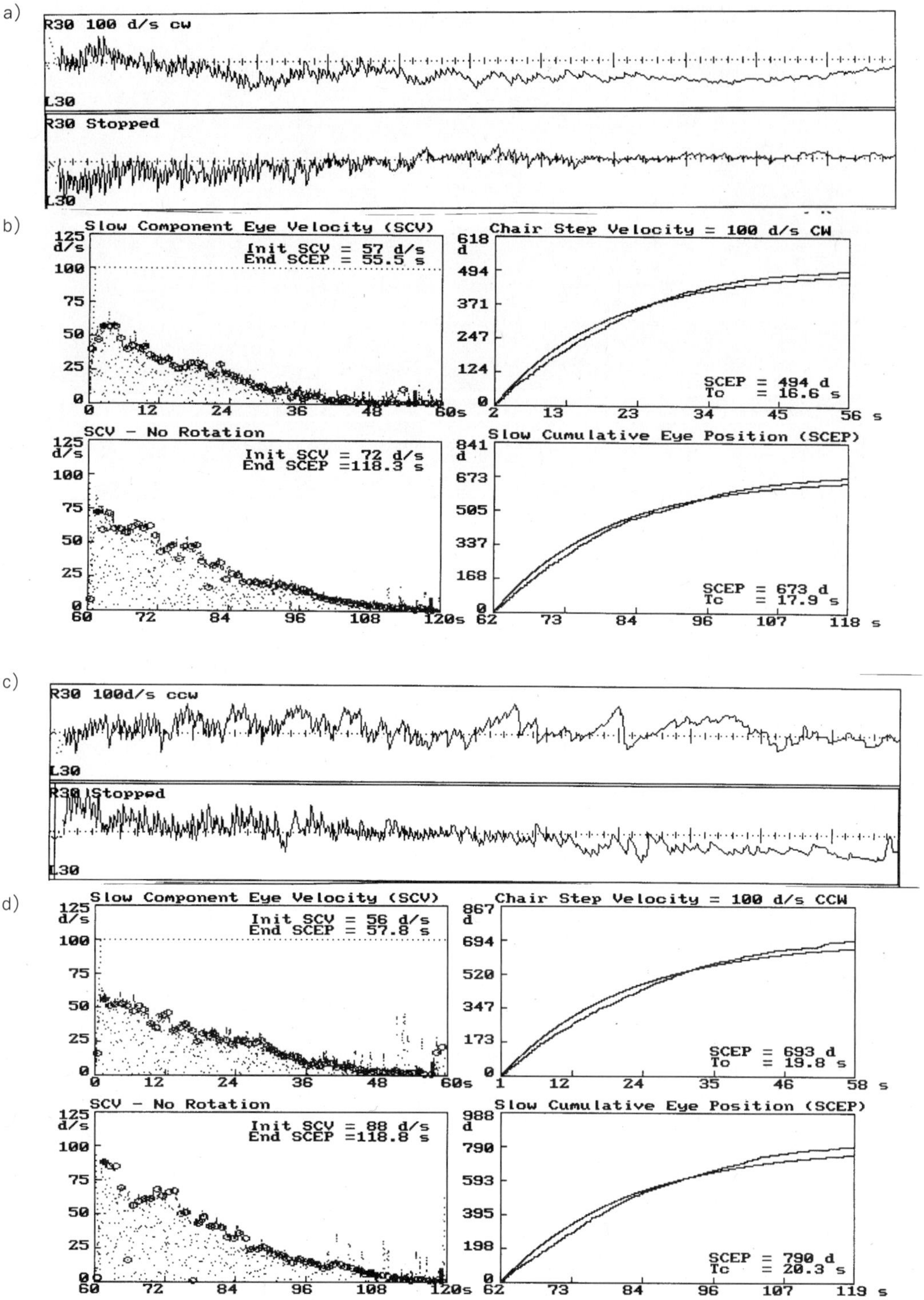

그림 15. Velocity step 검사

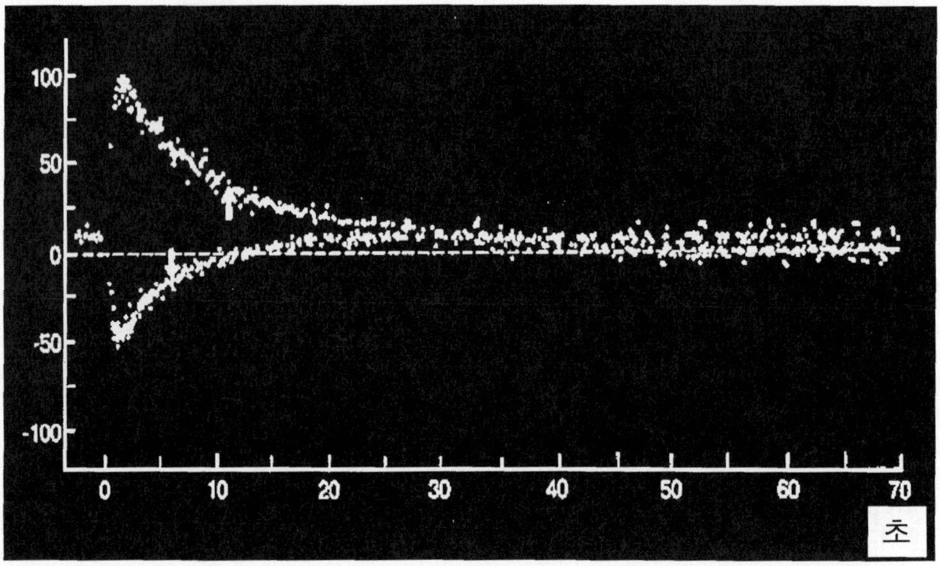

그림 16. 우측 전정기관이 손상된 환자에서 100도/초로 좌측 및 우측으로 회전운동 시 발생하는 안구운동

우 초기 최대의 안구속도를 갖는 보상적인 안구운동, 즉 초기 느린 성분 속도(initial slow compo-nent velocity, init SCV)가 발생하고 점차 안구운동 속도는 감소하여 약 30초-60초 전후에 안구운동이 소실된다(Hain, 1992). 충분한 시간 동안 일정한 속도로 회전자극을 가한 후 감소되는 안진의 느린 성분을 분석하면 최초 급속한 안진의 발생이 있고 이후 지수커브와 유사하게 감소하여 속도가 0에 근접하게 된다(그림 15b, d).

이때 최고 안구속도의 37%까지 감소되는데 소요되는 시간을 시간상수라 하며 시계 방향의 회전중안진의 시간상수와 반시계 방향의 회전후안진의 시간상수는 우측 외측반고리관의 기능을 대표하고 시계 방향의 회전후안진의 시간상수와 반시계 방향의 회전중안진의 시간상수는 좌측 외측반고리관의 기능을 대표한다(그림 15b, d).

말초전정기능의 이상이 있는 경우 중추신경계의 속도저장계(velocity storage mechanism)가 작동되지 않으므로 시간상수가 감소한다. 그림 16은 우측 말초전정기관의 손상이 있는 환자의 검사로, 좌, 우로 회전시켜 발생한 보상적인 느린 성분의 안구속도가 점으로 표시되어 있으며 우측으로 회전(느린 성분의 안진이 좌측으로 향하는, 즉 x 축 하방에 표기)이 좌측 회전에 비하여 시간상수가 단축된 것을 보여주고 있다. 일반적으로 시간상수가 10초 이하인 경우 비정상으로 간주하며 SHA 검사의 위상차와 같이 시간상수는 비특이적인 반응이다.

임상적으로는 좌, 우측의 회전중안진 및 회전후안진의 시간상수를 비교하여 전정기능의 이상을 찾을 수 있다. 좌우 측의 Tc를 비교하여 백분율을 구하는 경우 방향우위성(directional preponderance)을 알 수 있으며(Huygen, 1985), 공식은 아래와 같다.

$$방향우위성(\%) = \frac{(a+d) - (b+c)}{a+b+c+d} \times 100$$

a = 시계 방향 회전중안진 Tc,

b = 시계 방향 회전후안진 Tc

c = 반시계 방향 회전중안진 Tc

d = 반시계 방향 회전후안진 Tc

그림 15b는 정상인의 velocity step 검사의 SCEP 및 Tc로 위의 공식에 의한 방향우위성은 다음과 같다. 시계 방향의 회전중안진의 Tc 16.6초와 반시계 방향의 회전후안진의 Tc 20.3초는 우향안진의 반응을 대표하고 시계 방향의 회전후안진의 Tc 17.9초와 반시계 방향의 회전중안진의 Tc 19.8은 좌향안진의 반응을 대표한다. 그러므로 방향우위성은

$$방향우위성 = \frac{(16.6+20.3)-(17.9+19.8)}{(16.6+20.3+17.9+19.8)} \times 100 = 1\%$$

방향우위성은 우측 1% 우위로 나타났다. 그림 11b는 좌측의 급성 일측성 말초전정질환 환자로 방향우위성은 우측 합이 25.5초, 좌측 합이 5.5초로 우측 64%의 우위를 나타내고 있다. 이는 우측 우위로 좌측의 마비성 병변(paralytic lesion)을 의미한다.

4) Slow Cumulative Eye Position(SCEP)

SCEP는 초기 느린 성분 속도(init SCV)에서 안진이 소실될 때까지의 안구운동의 느린 성분의 속도의 총합으로 단위는 속도(도/초)×시간(초)에 의해(도)가 된다. 시계 방향의 회전중안진(per-rotary nystagmus)과 반시계 방향의 회전후안진(post-rotary nystagmus)의 값은 우측 외측반고리관의 기능을 대표하고 시계 방향의 회전후안진과 반시계 방향의 회전중안진의 값은 좌측 외측반고리관의 기능을 대표한다.

SCEP는 주어진 자극에 의해 나타나는 안진의 속도를 누가시킨 반응의 총량을 의미하는 것으로서, 시간상수가 주로 속도저장계의 기능을 측정하는 것인 반면에 SCEP는 말초전정기관의 회전자극에 대한 민감도와 속도저장계의 기능을 종합적으로 평가하는 변수라고 할 수 있다.

박 등(1998a)은 velocity step 회전검사의 측정값보다는 상기한 방법과 비슷하게 구한 방향우위성이 병변의 측별 구분에 더 유용하며 여러 가지 변수값들 중 SCEP가 일측성 전정질환의 감별에 가장 정확하다고 하였다. 이에 의하면 100도/초의 회전자극을 가하는 경우 정상인의 평균 SCEP 값은 평균 537.7도(표준편차 157.5도)로 일측성 전정질환군의 257.6도에 비해 뚜렷한 차이를 보였으며, 환자군 내에서도 비보상군은 170.9도, 방향우위성 54.2%, 보상군은 343.1도, 방향우위성 11.4%로 보상의 유무에 따라 차이가 있어 이 검사를 통하여 환자의 보상 정도를 유추할 수 있다고 하였다.

SCEP의 방향우위성의 정상 범위는 아직 정립되어 있지는 않지만, 상기한 논문에 따르면 정상의 값이 평균 2.6%, 표준편차 7.4%로서, 대체적으로 정상인에서 좌, 우 어느 쪽으로든 15% 정도의 방향우위성이 생길 수 있음을 알 수 있다.

8 능동적 회전검사 (Active Head Rotation Test)

1) 검사의 의의

일상생활에서 머리의 움직임을 주파수로 표시하면 대개 1Hz에서 4Hz까지 분포한다. 이러한 머리의 움직임에 따른 시야의 흔들림을 방지하기 위하여 각 개체는 적절한 기전을 통해 안구의 움직임을 유발하는데, 0Hz에서 1Hz까지는 주로 시추적 안구운동이 작용하고 1Hz 이상에서는 전정안반사가 작용되어 시야를 고정하게 된다(Tomlinson, 1980). 이러한 안구운동 기전에 문제가 생기는 경우 개체는 고개를 움직임에 따라 어지럼증이나 동요시(oscillopsia)를 경험한다.

전정안반사를 측정하는 검사 중 온도안진검사나 회전의자검사는 주로 1Hz 미만의 주파수에서의 반응을 측정하므로 실제 일상생활에서 움직임에 따른 환자들의 기능적인 변화를 직접 반영하지 못한다. 이에 반해 능동적 머리회전검사(active head rotation test)는 1Hz에서 6Hz 또는 8Hz까지의 머리 움직임에 따른 안구의 움직임을 측정하여 일상생활에서 전정안반사가 효과적으로 작동하는 주파수 범위의 전정기능을 이득, 위상, 대칭의 측면에서 나타내 준다.

지금까지 많이 보급된 능동적 머리회전검사는 Western Systems Research사의 vestibular autorotation test(VAT)와 Micromedical Technologies사의 VORTEQ이 있으며, 각각 자료의 연산법은 서로 다르고 예민도가 다를 수 있으므로 자료를 비교할 때는 주의를 요한다. 어느 종류든 구성하는 부품은 머리에 꽉 맞게 조일 수 있는 머리띠와 머리의 움직임을 측정하는 머리속도 측정기, 이외에 반응분석 프로그램을 포함하는 전기안진검사의 장비 등이다.

능동적 머리회전검사의 장점으로는 전술한 바와 같이 일상생활에서 일어나는 범위의 전정안구반사를 측정한다는 것 이외에도 검사장비가 비교적 싸서 쉽게 구입할 수 있고, 장비가 가벼워 거동이 불편한 환자의 경우 직접 병상 옆에서 검사를 시행할 수 있다는 것 등이다. 단점으로는 피검자가 능동적으로 고개를 돌리게 되어 예측에 의한 "preprogramming"이 가능하며(Hoshowsky, 1994), 몸은 움직이지 않고 머리만 움직이는 데 따른 목의 비틀림에서 오는 영향이 있을 수 있다는 것이다. 그러나 경부안반사(cervico-ocular reflex)는 최고속도 25도/초 이하의 움직임에서만 의미있게 작동하므로 실제 검사에서는 무시할 수 있다(Doerr 1981). 이 외에 머리회전시 시각의 조건을 어떻게 하느냐에 따라 결과가 다양하여 결과의 판독에 주의를 요한다는 것도 문제점의 하나라고 할 수 있다.

2) 검사 방법

Micromedical system사의 VORTEQ®를 예를 들어 검사하는 방법을 설명하면 다음과 같다.

피검자의 양측 외안각의 외측 그리고 우측 눈의 아래, 위에 전극을 부착시키고, 머리에 머리속도 측정기가 달린 머리띠를 씌우고 적당히 조여서 머리가 움직임에 따라 기계가 미끄러지는 것을 방지한다. 검사가 시작되기 전에 보정(calibration)을 시행하는데, 보정대(calibration bar)에서 1m 떨어진 곳에 피검자를 앉히고 보정대에 나타나는 불빛을 주시하게 한다.

컴퓨터에서 발생되는 소리에 따라 15초 사이에 1Hz에서 8Hz까지 머리를 좌우로 또는 수직으로 흔들어 나타나는 수평 또는 수직 안구운동을 기록한다.

능동적 머리회전검사는 자극의 시각 조건에 따라 크게 세 가지로 구분할 수 있다. 첫째는 전정안반사(VOR) 검사법으로 회전의자검사와 마찬가지로 아무것도 보이지 않는 캄캄한 상태에서 일정한 소리에 따라 머리를 좌우로 흔드는 방법인데 이때 눈은 뜨거나 감고 시행할 수 있다. 이는 회전의자검사와 비슷한 조건에서 전정안구반사를 측정한다는 장점이 있으나 검사중 검사자가 피검자의 상태를 관찰할 수 없다는 것과 또한 캄캄한 방이 없는 경우나 환자의 병실에서 시행할 수 없으며, 단속운동이 증가하는 것 등이 단점이다. 검사시 시선은 정면을 보도록 하는데 검사 전에 미리 한 점을 보여주고 이를 기억하며 검사하는 방법이 있고 캄캄한 상태에서 한 점이 있다고 상상하며 검사를 시행할 수도 있다.

둘째는 시각전정안반사(VVOR) 검사법으로 밝은 곳에서 눈을 뜨거나 캄캄한 곳에서 밝은 한 점을 켜 놓고 이것을 주시하며 머리를 회전하는 방법이다. 이 방법은 검사자가 피검자의 검사 상태를 관찰할 수 있고 상대적으로 단속운동이 적다는 장점이 있지만 시각적 자극이 동반되어 시추적안운동에 의해 순수한 전정안반사만을 측정할 수 없다는 단점이 있다. 그러나 시추적 안운동은 주로 저주파수의 머리 움직임에서 효과적으로 작동하며 2Hz 이상에서는 시각 자극의 유무가 안구운동에 거의 영향이 없어 능동적 머리회전검사의 주된 측정 범위에서는 별 문제가 없다고 알려져 있다(Hyden, 1982).

셋째 방법은 시고정전정안반사 검사법으로 눈 앞에 머리의 회전에 따라 움직이는 레이저 광원을 달고 시선을 고정하며 머리를 회전하는 방법이다. 이 방법은 많이 사용되는 방법은 아니지만 검사-재검사 신뢰도가 높은 방법으로 알려져 있다(Henry, 1990).

3) 검사 판독 지표

머리의 회전에 따른 안구의 보상적인 움직임을 이득, 위상차, 대칭을 측정한다. 머리회전속도 및 안구운동속도는 컴퓨터에 의하여 자동으로 분류되는데 0.5Hz에서 1.5Hz까지는 1Hz의 값으로 표시되고 1.5Hz에서 2.5Hz까지는 2Hz로 표시되어 각 정수값은 각각 상하 0.5Hz의 범위를 대표하게 된다. 머리회전속도 및 안구운동속도의 일치(fitting) 곡선이 부적절한 경우는 일치(fitting) 곡선을 조절하고, 전정안구반사 이외의 안구운동, 예를 들면 단속운동등이 포함되는 경우는 수동으로 제거한다.

능동적 회전검사에서 보이는 안구운동은 SHA 회전검사에서 보이는 유형의 전형적인 안진이 아니고 진자양 안구운동이다. 이는 머리의 회전이 제한된 각도 내에서 이루어지므로 안구의 운동이 종말점(end point)까지 도달하지 않으므로 일반적인 전정안반사에서 보이는 단속운동에 의한 빠른 성분이 나타나지 않기 때문이다.

1Hz에서 8Hz까지의 값을 구할 수 있는 검사법이지만 대부분의 피검자에서 5Hz 이상은 머리를 좌우로 회전하기가 불가능하기 때문에 보통 1Hz에서 4Hz까지의 값을 얻을 수 있다.

4) 정상 검사 결과

각 조건에서의 정상치는 검사실 또는 발표자에 따라 매우 다양한 결과를 제시하고 있다.

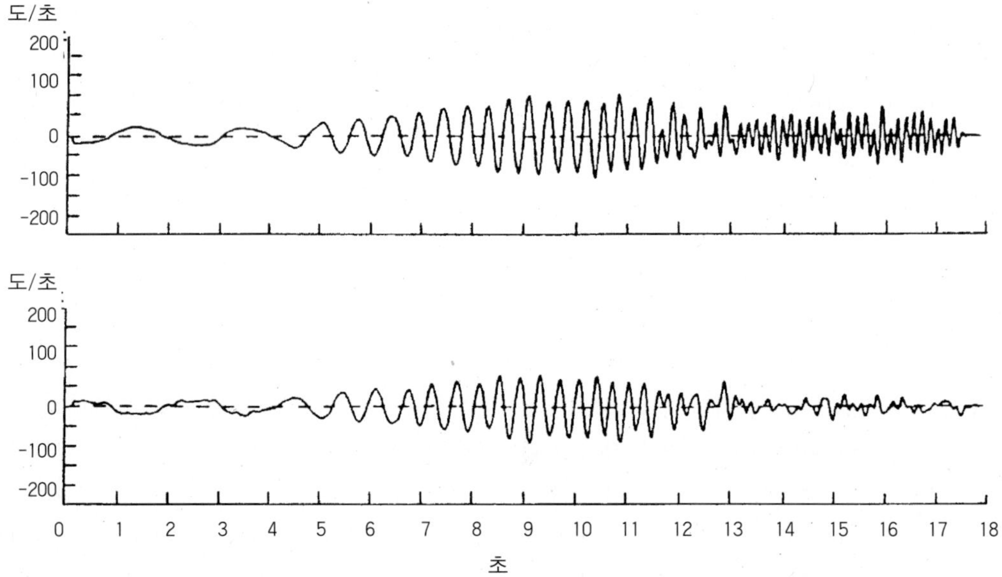

그림 17. 능동적 회전검사에서 머리 회전속도와 안구운동속도와의 관계

이득의 경우 개안 전정안반사와 시각전정안반사 검사법은 0.7부터 1.0 사이에서 대개 비슷한 값을 제시하고 있다(Furman, 1995; Nagay-ama, 1995; Fingberg, 1987). 그러나 Cheung 등(1996)은 시각전정안반사 검사법에서 이득이 1.0에서 1.1 사이로 높고 개안 전정안반사 검사법에서는 1.15에서 1.35 사이로서 더욱 높아짐을 보고하였고, 그 이유로서 시각자극으로 인한 시추적안운동이 전정안반사에 의한 안구운동을 감소시키는 쪽으로 영향을 주는 것으로 해석하였다.

폐안 전정안반사 검사는 대체적으로 낮은 이득을 보이며(Henry, 1993) 이는 눈꺼풀과의 마찰로 인한 기계적인 저항이 안구의 움직임에 영향을 미치기 때문으로 이해된다. 시고정 전정안반사 검사법 또한 다른 방법에 비해 낮은 이득을 보이지만 0.7에서 0.8 내외로 SHA 회전의자검사등의 결과에 비하면 매우 높은 값을 보이는데 그 이유로는 대개 2Hz 이상 높은 주파수의 회전에서는 시각 자극에 의한 시추적 안운동이 전체적인 안구운동에 미치는 영향이 작아지기 때문이다.

위상차는 대부분의 연구에서 검사 조건에 상관없이 0 내외의 비슷한 결과를 보이는데, 이러한 결과는 합목적적으로 일상 생활의 움직임에서 머리의 움직임에 따라 안구의 움직임이 이득은 1, 위상차는 0도(엄밀하게는 180도)를 유지함으로써 시야를 일정하게 유지하는데 필요한 조건이다(그림 17).

5) 임상적 유용성

일측성 말초전정질환에서 나타나는 능동적 머리회전검사의 소견은 아직 일관된 결과가 제시되지 않고 있다. O'Leary 등은 메니에르병 환자들의 이득과 위상차가 정상 범위에 속한다고 하였으나, 청신경종양 환자들에서는 환측과 능동적 머리회전검사의 비대칭이 잘 일치하고 종양의 크기와 비대칭의 정도가 일치한다고 하며 전정질환의 평가에 있어 유용성을 강조하였다(O'Leary, 1990). 이에 반하여 Henry 등(1993)과 박 등(1998a)은 전정질환 환자들과 정상인군간에 결과에 특별한 차이가 없다고 하였다.

양측성 전정질환군의 뚜렷한 특징은 이득의 감소에 있다. Kitsigianis 등(1988)은 cisplatin에 의한 전정이독성에서 이득의 감소와 위상차지연(phase lag)이 나타난다고 하였다. 박 등(1998b)의 보고에서도 이득의 경우 정상군은 물론 일측성 전정질환군에 비하여도 의미있게 작았지만 위상차는 다른 군에 비해 뚜렷한 차이를 보이지 못했다.

능동적 머리회전검사는 정상치의 범위가 검사실마다, 검사 조건마다 매우 다양하고, 전정기능의 매우 큰 변화가 있지 않으면 대부분 정상적인 소견을 보인다는 문제점이 있어 환자의 전정기능을 평가하는 데 있어 임상적 유용성은 상당히 제한되어 있다. 그러나 이 검사의 자극 조건이 실제 일상생활에서 일어나는 전정자극과 매우 유사하다는, 즉 주파수 범위가 일치하고 경부로부터의 자극 유입 및 예측 또는 기대가 동반된다는 사실에 비추어 볼 때 능동적 머리회전검사는 전정질환 환자가 실제 생활에서 경험하는 전정안반사의 문제점을 보여주는 좋은 검사법으로 인정된다.

9 Head Shaking 검사

1) 검사 방법

눈의 고정을 방지하기 위하여 빛이 차단된 방에서 +20 혹은 +30 diopter의 Frenzel 안경을 씌우고 20초간 머리를 수평면으로 회전시킨 후 급격히 머리를 정지시키고 수평안진을 30초간 관찰한다.

2) 검사 결과의 판정

일측전정기관의 손상이 있는 환자인 경우 머리의 움직임에 의하여 수평안진이 유발된다. 안진은 개체의 반응의 차가 커서 수초로부터 수십 초간 지속시간이 다르며 느린 성분의 안진이 손상된 귀의 방향으로 나타난다. 안진의 발생기전은 일측의 전정기능이 마비된 경우 급격한 머리운동에 의하여 건측 전정기관의 흥분(firing)이 나타나며 머리가 건측으로 회전하는 경우 흥분이 증가하고 반대측으로 회전하는 경우 감소하게 된다. 이로 인하여 일측손상이 있는 경우 비대칭의 반응이 나타나게 된다(Hain, 1987; Takahashi, 1990).

표 1. 정상인의 velocity step 검사의 SCEP 및 시간상수의 정상치(N=26)(울산의대 중앙병원)

	평균(geometric)	최고	최저
CW Tc1	17.5	25.2	12.1
CW Tc2	17.1	23.8	12.3
CCW Tc1	16.7	26.1	10.7
CCW Tc2	15.4	22.4	10.5
CW SCEP1	489	963	248
CW SCEP2	414	824	208
CCW SCEP1	396	892	176
CCW SCEP2	330	842	129
Total Tc	16.8	24.5	11.3
Total SCEP	403	919	177
Per-RN-Tc	17.1	25.6	11.4
Post-RN-Tc	16.2	23.4	11.2
Per-RN-SCEP	440	951	204
Post-RN-SCEP	369	860	159

CW: clockwise rotation, CCW: counter-clockwise rotation, Tc: Time constant, SCEP: Slow cummulative eye position, RN: rotary nystagmus

10 동적시력검사 (Dynamic Visual Acuity Test, DVA-test)

1) 원리

인간은 정적인 시력(static visual acuity)과 동적인 시력(dynamic visual acuity)를 가지고 있다. 우리가 눈을 움직일 때 안-전정반사가 시야에 보이는 것들을 망막의 중심오목(fovea)에 고정시키지 못하므로 물체가 흔들려 보이며, 이를 진동시(oscillopsia)라 한다. 이 과정에 전정안반사에 병변이 발생하면 망막의 상은 흐려지고 환자는 어지럼을 느끼게 된다. 망막에 맺힌 물체의 상이 2-3°/sec 이상으로 움직이면 시력이 흐려지는 현상이 발생한다. 망막에 맺힌 상의 움직임이 2-3°/sec 이하의 속도에서는 시력과는 무관한 것으로 알려져 있다. 그러나 그 속도 이상으로 망막의 상의 움직임이 나타나게 되면 시력의 저하가 나타나게 된다. 따라서 전정안반사의 기능이 저하되어 머리의 회전 시에 보상성 안구의 움직임이 나타나지 않게 되면 망막에 맺힌 상의 움직임이 빠르게 되고 시력이 떨어지게 된다.

이러한 원리로 머리를 움직이면서 시력 측정을 해보면 전정기능 이상을 가진 환자에 있어서는 정지 시의 시력보다 시력이 떨어지게 되며, 이것은 양측 전정기능의 이상을 보이는 환자에 있어서는 더욱 그 정도가 심해지게 된다. 이러한 임상적인 문제를 정량적으로 측정할 수 있도록 하기 위하여 동적시력검사가 개발되었다.

2) 검사 방법

머리를 움직이면서 시력을 측정하는 검사로 이 검사를 하기 위해서는 먼저 머리를 움직이지 않은 정지 상태에서 시력을 측정하여 이를 기준으로 삼게 된다. 시력 측정은 Snellen chart를 이용하여 표준거리에서 실시하게 되며 먼저 정지 상태에서 시력을 측정한 뒤에 동적시력검사를 받기 위하여 피검자는 능동적 회전 검사 시 사용하는 회전센서가 부착된 머리띠(VORTEQ)를 머리에 쓰고 컴퓨터 앞에 앉는다. Snellen chart의 여러 크기의 시력측정용 문자와 기호들을 컴퓨터 모니터에 보여주어 정적시력을 측정하여 기본 값을 정한다. 이때 피검자는 필요하면 안경을 착용할 수 있다. 피검자는 머리띠에서 나오는 회전 속도 신호에 따라 머리를 120°/sec 이상의 속도로 2-3Hz의 빠른 주기로 20도 정도씩 양쪽으로 흔들면서 회전하며 모니터 화면에 비치는 시력 측정용 문자와 기호를 읽게 한다. 머리 회전의 빈도가 중요한데 전정안반사는 주로 1Hz 이상의 회전 시에 작용하기 때문이다.

3) 판독

정상인에서 안-전정반사가 정상인 경우 머리를 위와 같이 회전하면서 시력 측정을 하게 되면 정지 시에 측정한 경우보다 Snellen chart에서 1단계 정도의 시력의 저하를 보이게 된다. 일측 전정 소실의 환자에 있어서는 정지 시에 측정한 경우보다 Snellen chart에서 2단계에서 4단계의 시력 저하를 보이게 되며, 양측 전정 소실의 환자에 있어서는 5단계에서 6단계의 시력 저하를 보이게 된다. 양측성 전정장애를 가진 환자에서 동적시각검사를 을 정량적으로 측정하여 본 검사의 임상적 유용성을 확인하였다. 양측성 전정장애를 보이는 환자에서 1Hz의 속도로 pitch 면으로의 움직임을 시행하였을 때 40deg/sec의 속도로 고개를 움직이면 2배 이상의 시력의 저하를 보였다. 그러나 정상인에서는 시력의 변화를 거의 느끼지 못하였다.(Demer) 이러한 검사는 수직 평면을 기준으로 하여 머리를 움직일 경우에도 마찬가지 결과를 볼 수 있다. 만일 주어진 문자와 기호를 읽을 수 없다면, 검사자는 모니터의 문자와 기호의 크기를 계속 크게 보여 주면서 피검자가 잘 읽을 수 있을 때까지 검사를 계속한다. 머리 회전 시 동적 시력의 감소는 안-전정상호작용의 장애를 의미한다. 본 검사는 전정기관의 질환을 진단하기에 도움이 된다. 이 검사는 방향에 민감하며 우측과 좌측 병변을 구분 할 수 있고, 속도를 빠르게 하여 더 빠른 속도에서 문자나 기호를 읽게 하여 더 많은 정보를 얻을 수 있다.

이러한 시력검사는 aminoglycoside 계통의 항생제와 같은 이독성 약물을 투약 받고 있는 환자들에 있어서 전정기능 이상을 조기에 발견할 수 있는 좋은 검사로 알려져 있다. 이독성 약물을 투약 받고 있는 환자 중 원인 질환에 의하여 그들의 활동이 제한되어 침상에서만 생활을 하는 경우가 많은데 이러한 경우에는 조기에 환자나 의료진에 의하여 전정기능 이상이 발견되기가 어렵다. 따라서 환자가 활동이 가능해질 때나 되어(주로 퇴원 시), 동요시나 보행장애 등에 의해 환자에 의해 이상이 발견되는 경우가 많다. 동요시의 발생은 위의 검사에 의해서 조기에 간단한 검사법으로 발견되어 질 수 있어 더 이상의 이독성을 피할 수 있다(정원호).

DVA-Test는 직업 운동선수, 비행기 조종사, 경한 두부외상을 받은 환자, 전정장애환자를 평가하는 데 사용되고 있다(Herdman, 1998).

참고문헌

박현민, 김영훈, 이정구(1998a). 일측성 및 양측성 말초전정질환에서 능동적 머리회전검사의 의의. 한이인지 41, 856-861.

박현민, 김영훈, 이정구(1998b). 일측성 말초성 전정질환에서 velocity step rotational test의 병변의 측별 및 보상정도의 평가에서의 의의. 한이인지 41, 21-27.

Baloh RW, Honrubia V(1990). Clinical Neurophysiology of the Vestibular system. Philadelphia, FA Davis.

Baloh RW, Halmagyl GM(1996). Disorders of the Vestibular system. London, Oxford University Press.

Barnes GR, Forbat LN(1979). Cervical and vestibular afferent control of oculomotor response in man. Acta Otolaryngol(Stockh) 88, 79-87.

Blair SM, Gavin M(1989). Brainstem commissures and control of time constant of vestibular nystagmus. Acta Otolaryngol(Stockh) 98, 884-895.

Chung WH, Park KH, Clinical evaluation of vestibulo-ocular reflex. Res Vestib Sci. 1:184-190, 2002.

Collins WE(1962). Effects of mental set upon vestibular nystagmus. J Exp Psychol 63, 191-197.

Demer JL, Honrubia V, Baloh RW. Dynamic visual acuity: a test for oscillopsia and vestibulo-ocular reflex function. Am J Otol 1994;15:340-47.

Doerr M, Loepold HC, Thoden U(1981). Vestibulo-ocular reflex(VOR): Cervico-ocular reflex(COR) and its interaction in active head movements. Arch Psyciatr Nervenkr 230, 117-27.

Fernadez C, Goldberg JM(1971). Physiology of peripheral neurons innervating semicircular canals of the squirrel monkey. II: Response to sinusoidal stimulation and dynamics of peripheral vestibular system. J Neurophysiol 34, 661-675.

Fernandez C, Baird RA, Goldberg JM(1988). The vestibular nerve of chinchilla. I: peripheral innervation patterns in the horizontal and superior semicircular canals. J Neurophysiol 60, 167-181.

Fingberg R, O'Leary DP, Davis LL(1987). Use of active head movements for computerized vestibular testing. Arch Otolaryngol Head Neck Surg 113, 1063-1065.

Furman JM, Durrant JD(1995). Head-only rotational testing: influence of volition and vision. J Vestib Res 5, 323-329.

Goldberg JM, Fernandez C(1971). Physiology of peripheral neurons innervating semicircular canals of the squirrel monkey. I. resting discharge and response to constant angular acclerations. J Neurophysiol 34, 635-660.

Hain TC, Patel G(1992). Slow-cumulative eye position to quantify optokinetic afternystagmus. Ann Otol Rhinol Laryngol 101, 255-260.

Hain TC, Fetter M, Zee DS(1987). Head-shaking nystagmus in patients with unilateral peripheral vestibular lesions. Am J Otolaryngol 8, 36-47.

Herdman SJ, Tusa RJ, Blatt P, Suzuki A, Venuto PJ, Roberts D. 1998. Computerized dynamic visual acuity test in the assessment of vestibular deficits. Am J Otol. 19:790-6.

Henry DF, Dibartolomeo JD(1993). Closed-loop caloric, harmonic acceleration and active head rotation tests: Norms and reliability. Otolaryngol Head Neck Surg 109, 975-987.

Huygen PLM, Nicolasen MGM(1985). Diagnostic value of velocity-step test responses. ORL 47, 249-261.

Huygen PLM, Nicolasen MGM(1992). Fitting adaptation models to velocitystep response: simulation of normal and abnormal responses. J Vestibular Res 2, 41-57.

Hyden D, Istl YE, Schwarz DWF(1982). Human visuo-vestibular interaction as a basis for quantitative clinical diagnostics. Acta Otolaryngol 94, 53-60.

Kitsigianis G, O'Leary DP, Davis LL(1988). Active head-movement analysis of cisplatin-induced vestibulotoxicity. Otolaryngol Head Neck Surg 98, 82-87.

Montandon A(1954). A new technique for vestibular investigation. Acta Otolaryngolo 39, 594

Nagayama I, Kato H, Okabe Y, Furukawa M(1995). Development of high frequency vestibulo-ocular responses to active head shaking. Acta Otolaryngol(Stockh) Suppl. 519, 265-267.

O'Leary DP, Davis LL(1990). Vestibular auto-rotation testing of Meniere's disease. Otolaryngol Head Neck Surg 103, 66-71.

Shepard NT, Telian SA(1996). Practical management of the balance disorder patient. San Diego: Singular Publishing Group, Inc.

Steinhausen, W(1927). Uber Sichtbarmachung and Funktionsprufung der Cupula terminalis in den Bogengangs-ampullen der Labyrinths. Arch Ges Physiol 217, 747.

Takahashi S, Fetter M, Koenig E et al(1990). The clinical significance of head-shaking nystagmus in the dizzy patient. Acta Otolaryngol(Stockh) 109, 8-14.

Tan HS, Collewjin H, Van der Steen J(1993). Shortening of vestibular nystagmus in response to velocitynsteps by micro injection of carbacol in the rabbit's cerebellar flocculus. Exp Brain Res 92, 385-390.

Tomlinson RD, Saunders GE, Schwartz DWF (1980). Analysis of human vestibulo-ocular reflex during active head movement. Acta Otolaryngol (Stockh) 90, 184-190.

Van de Calseyde P, Ampe W, Depondt M(1974). The damped torsion swing test. Qunatitative aspects of the ENG pattern in normal subjects. Arch Otolaryngol 100, 449.

Van Egmond AAJ, Groen JJ, Jonkees LBW(1948). The turning test with small regulable stimuli; deviations in cupulogram. preliminary note on pathology of cupulometer. J Laryngol Otol 2, 63.

Wall C(1990). The sinusoidal harmonic acceleration

rotary chair test. Theoretical and clinical basis. Neurol Clin 8(2), 269-285.

Wall C III, Furman JMR(1989). Eyes open versus eyes closed : effects on human rotational responses. Ann Otol Rhinol Laryngol 98, 625-629.

Weissman B, Discenna AO, Ekelman B et al(1989). Effect of eye closure and vocalization upon the vestibulo-ocular reflex during rotational testing. Ann Otol Rhinol Laryngol 98, 548-550.

11

편심회전과 탈 수직축회전 (Eccentric rotation Off-vertical axis rotation)

서 명 환 Myung-Whan Suh

서울대학교병원 이비인후과

1 Eccentric rotation (편심 회전)

일반적인 회전의자검사는 회전의 축이 양측 귀의 중간 지점에 위치하게 된다. 반면 회전의자의 위치를 수평 이동시켜 의도적으로 일측 귀에만 가속도가 더 많이 작용하도록 만드는 검사가 eccentric rotation 검사이다. Eccentric rotation과 개념을 구분하기 위하여 일반적인 회전의자검사를 concentric rotation 또는 on-center rotation이라고 부르기도 한다(Clarke, 2001). 양측 내이는 서로 거리가 약 7cm 떨어

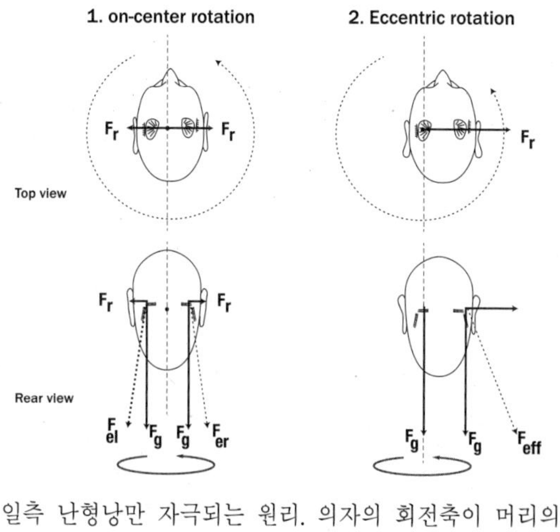

그림 1. Eccentric rotation 시 일측 난형낭만 자극되는 원리. 의자의 회전축이 머리의 중앙에 존재하는 경우 좌우 난형낭에 인가되는 원심력은 서로 상쇄되어 난형낭-안구 반응이 나타나지 않는다. 회전의자를 우측으로 3.5cm 이동시킨 상태에서 의자를 회전시키는 경우, 좌측귀는 회전축 위에 존재하므로 원심력이 작용하지 않는다. 반면 우측귀는 원심력이 작용하여 난형낭 위 이석들이 바깥쪽으로 편위되며 이로 인하여 난형낭-안구 반응이 나타나게 된다. 즉 우측귀 난형낭만 선택적으로 자극하는 것이 가능하다. (Adopted from Clarke et al, 2001)

져 있고, 정중앙 시상면으로부터 양측 내이는 각각 3.5cm씩 바깥쪽에 존재한다. On-center rotation과 같이 회전축이 의자의 중앙에 존재한다면, 양측 난형낭에 인가되는 원심력은 그 크기가 동일하며 방향은 서로 반대 방향이다. 이 경우 양측 난형낭을 통해 중추신경계로 입력되는 이석 기관의 정보는 좌우가 서로 상쇄되어 사라진다. 즉 on-center rotation시 관찰되는 반응은 대부분 반고리관에서 기원하며 난형낭의 작용은 거의 무시할 수 있다. 그러나 eccentric rotation의 경우 의자를 좌측 혹은 우측으로 약 3.5cm 밀게 된다. 예를 들어 의자를 환자의 우측으로 3.5cm 밀면, 좌측 귀는 회전축 위에 존재하게 되고, 우측귀는 회전축으로부터 바깥쪽으로 약 7cm 정도 거리에 놓이게 된다(그림1). 이상과 같은 상태에서 의자를 회전시키게 되면, 좌측 귀는 회전축 위에 존재하므로 원심력이 작용하지 않는 반면, 우측귀 난형낭은 원심력에 의해 회전 바깥 방향으로 향하는 원심력이 작용한다. 즉 eccentric rotation을 이용하면 일측귀의 난형낭만 선택적으로 자극하는 것이 가능하다. 그러나 의자의 회전의 의해 난형낭 뿐만 아니라 가쪽 반고리관도 함께 작동하므로, 이석 기관의 기능을 평가하기 위해서는 반고리관 반응을 제외시켜야 한다. 의자의 회전이 시작하는 초기에는 반고리관과 이석 기관이 함께 작용하여 전정안반사(VOR, vestibulo-ocular reflex)가 나타나고, 이후 의자의 회전 속도가 일정하게 유지되면 반고리관의 영향은 사라지고 비교적 순수하게 이석 기관에 의한 난형낭-안구반응(OOR, otolith-ocular response)만 남는다. 따라서 난형낭의 기능을 평가하기 위해서는 의자가 일정한 속도로 회전한지 약 2분(Schonfeld and Clarke, 2011) 이후에 반응을 측정을 해야 한다(Paige, 2002).

Eccentric rotation에 의해 일측 낭형낭에 인가되는 힘의 크기는 중력과 원심력의 벡터합이며, 원심력은 의자의 회전속도가 빨라짐에 따라 더 커지게 된다. 의자를 정속 300°/sec로

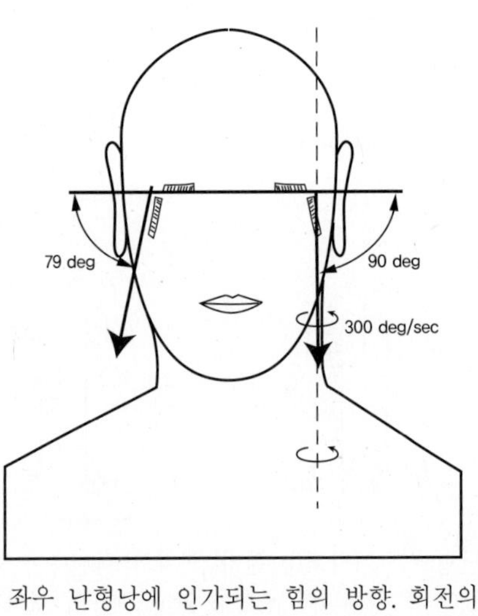

그림 2. 우측귀 eccentric rotation시 좌우 난형낭에 인가되는 힘의 방향. 회전의자를 우측으로 약 3.5cm 밀어서 좌측귀가 회전축 위로 오도록 피험자를 위치시키고 의자를 300°/sec 정속으로 회전시키게 되면, 좌측귀에는 원심력이 작용하지 않는다. 그러나 우측귀는 중력과 더불어 약 0.196g의 원심력이 작용하게 되며, 중력(1 g)과 원심력(0.196g)의 벡터합은 약 11° 바깥쪽을 향하는 방향과 동일하다. 즉 피험자의 우측 난형낭에서는 머리가 11° 기울어졌다는 신경 신호가 발생한다.

회전시키면, 대략 1.92 m/sec^2 (0.196g)의 원심력이 난형낭에 전달된다(Clarke, 2001; Clarke et al, 2001). 즉 지구 중력의 약 20% 정도의 가속도가 난형낭 이석들을 우측 당기는 것과 같은 효과가 발생한다. 이를 벡터로 표현하면, 우측 난형낭에서 느끼는 힘의 방향(gravito-inertial vector 방향)은 중력에 방향에 비하여 약 11° 바깥쪽으로 향하는 방향이다(그림2). 그리고 이때 실제 피험자가 느끼는 기울어짐은 양측 난형낭에서 입력되는 정보(좌측귀 0°, 우측귀 11°)의 합이므로, 피험자는 머리가 약 5.5° 우측으로 기울어 졌다고 느끼게 된다(Clarke, 2001).

Eccentric rotation 검사시 분석할 수 있는 결과 지표는 크게 3가지가 있다. 1) 안구회전, 2) 주관적 시수직, 3) 주관적 체성감각. 안구회전은 의자가 정속으로 회전할 때 회전 전에 비하여 안구가 어느 방향으로 어느 각도만큼 회전(torsion)하는 지를 평가하는 방법이다. 안구회전 정도를 정량적으로 평가하기 위해서는 의자가 멈추어있는 상태에서 비디오 안진계를 이용하여 홍채의 무늬 위치를 측정하고 의자가 회전하는 상태에서 다시 홍채 무늬의 위치를 측정하여 안구의 회전 정도를 평가하게 된다(Clement and Deguine, 2010). 이는 난형낭-안구반사(utriculo-ocular response)에 의해 유발되며, 뇌간보다 상위 중추신경계의 신경경로를 포함하지 않는다는 측면에서 상대적으로 말초기관의 기능을 평가하는 방법으로 알려져 있다. 반면 주관적 시수직 평가 방법은 의자가 정속으로 회전하는 상태에서 피험자가 눈에 보이는 수직선을 최대한 수직에 가깝게 세우는 과제를 수행하고 실제 수직에 비하여 얼마나 정확하게 과제를 완수하였는지 평가하는 방법이다. 주관적 시수직 방법은 난형낭을 통해 수평 또는 수직 감각을 인지하고 이를 기준으로 눈에 보이는 수직선을 맞추어야 한다는 측면에서 시상과 대뇌피질 등 상위 중추신경계의 기능이 함께 반영되는 검사이다. 또한 안구회전은 불수의적인 반응이라는 점에서 환자의 협조가 필요치 않은 객관적인 검사인 반면, 주관적 시수직 검사는 환자가 협조가 전제되어야 하는 주관적인 검사라는 점에서도 차이가 있다. 셋째, 주관적 체성감각을 평가하는 방법은 양손에 쟁반과 같은 수평판(somatosensory plate)을 들고 피험자가 느끼는 수평으로 최대한 수평판을 맞추도록 지시하고 실제 수평면과 비교하는 방법이다(Clement *et al*, 2002). 수평판에는 roll과 pitch 회전을 측정할 수 있는 센서가 설치되어 있어 실제 수평면에 비해 몇 도 오차가 발생하였는지를 정량적으로 측정할 수 있다. 주관적 시수직은 피험자의 난형낭에서 발생하는 감각 정보를 반영하지만, 동시에 눈에 보이는 수직 감각을 필요로 하기 때문에 안구회전이 발생하는 상황에서는 시야의 회전이 교란변수로 작용할 수 있다. 반면 주관적 체성감각은 안구회전에 의한 교란이 발생하지 않는 장점이 있다. 또한 주관적 시수직은 roll 회전만 측정할 수 있는 반면, 주관적 체성감각은 roll과 pitch 회전을 모두 측정할 수 있다는 장점이 있다. 그러나 주관적 체성감간은 측정 장비가 복잡하고 의자와 팔꿈치에서 느껴지는 감각의 영향을 받을 수 있다는 단점이 있다. 현재로서는 안구회전과 주관적 시수직을 평가하는 방법이 더 보편적이며 주관적 체성감각을 평가하는 방법은 주로 연구 목적으로 사용되고 있다.

정상 피험자를 대상으로 eccentric rotation 검사를 시행하면, 좌측 귀 검사 시 안구가 약 1.5° 우측으로 회전하고, 우측귀 검사 시 안구가 약 1.5° 좌측으로 회전한다(Clarke, 2001). 그러나 청신경종양으로 인하여 일측 전정신경을 완전하게 절제한 환자는 건측에서는 정상인과 동일한 약 1.5°의 안구회전이 관찰되는 반면, 병측은 안구회전이 거의 0°로 반응이 없어지게 된다(Clarke, 2001). 주관적 시수직 검사를 시행하는 경우, 정상인은 좌우 검사시 모두 약 5.5° 편위(최소 2.7°, 최대 13.0°)를 나타내게 된다(Clarke *et al*, 2001). 즉 우측귀를 자극하는 조건에서 정상 피험자들은 주관적 시수직을 좌측으로 약 5.43±1.45° 편위시킨다. 반면 좌측귀를 자극하는 조건에서 정상 피험자들은 주관적 시수직을 우측으로 약 5.74±3.02° 우측으로 편위시킨다(Byun *et al*, 2010). 이는 eccentric rotation에 의해 피험자가 스스로 5.5° 기울어져 있다고 느끼기 때문이다. 예를 들어 원심력에 의해 좌측귀 이석들이 바깥쪽(좌측)으로 편위되면 뇌에서는 머리가 좌측으로 기울어져 있다고 느끼게 된다. 이 상태에서 주관적 시수직 과제를 수행하면 실제 수직보다 시수직을 우측으로 기울어지게 맞추어야 시수직이 정확히 맞는다라고 느끼게 된다. 반면 청신경종양으로 인하여 일측 전전신경을 완전하게 절제한 환자는 건측을 자극하는 경우 약 10° 편위(최소 5.9°, 최대 13.2°)를 보이고 병측에서는 약 0°(중앙값 -2.6°, 최소 -8.1°, 최대 2.2°)로서 반응이 없거나 반대쪽으로 편위하게 된다(Clarke *et al*, 2001). 이상과 같은 소견은 eccentric rotation이 일측 내이의 기능만을 선택적으로 평가할 수 있음을 보여주는 좋은 결과이다. 또한 일측 전전신경 절제 이후 수 년이 지난 이후에도 eccentric rotation 검사를 통해 난형낭의 무반응성을 확인할 수 있다는 것은 eccentric rotation 검사가 중추신경계 보상의 영향을 크게 받지 않는다는 것을 의미한다. 전정신경염 환자의 경우 급성기가 지나고 보상이 이루어진 이후에는 일반적인 주관적 시수직 검사(회전의자 없이 정적인 상태에서 시행한 주관적 시수직 검사)를 통해 별다른 이상 소견을 발견할 수 없다. 그러나 보상이 이루어진 전정신경염 환자도 eccentric rotation 주관적 시수직 검사를 시행하면 시수직의 편향을 다시 확인할 수 있다(Hong *et al*, 2010; Byun *et al*, 2010). 실제로 일측 전정기능저하가 발생한 환자들을 1-2일, 8-10일, 90일 세 가지 시점에 평가한 결과 일반적인 주관적 시수직 검사에서 이상 소견이 발견될 가능성은 각각 35%, 20%, 8%(검사 민감도 85.7%, 73.3%, 59.5%)로 시간이 지날수록 급격히 낮아지지는 반면, eccentric rotation 주관적 시수직 검사를 시행하는 경우는 38%, 28%, 18%(검사 민감도 91.3%, 86.8%, 78.1%)로 검사가 양성으로 나타날 가능성이 유의하게 높았다(Faralli *et al*, 2007). 또한 최근에는 반고리관 기능에는 전혀 문제가 없으나, 이석기관에만 이상이 있는 병리 상태가 존재하고 이를 eccentric rotation 검사를 통해 증명할 수 있다는 주장도 있다(Schonfeld and Clarke, 2011; Schonfeld *et al*, 2010).

이상과 같이 회전의자를 회전축으로부터 좌측 또는 우측으로 3.5cm 이동시킨 상태에서 회전시키는 방법은 의자 이동거리가 짧다는 점에서 near-centric rotation이라고 부르기도 한다. 그러나 near-centric rotation 외에도 회전의자를 3.5cm 보다 멀리 밀어서 마치 원심분리기와 같이 회전축에 고정된 긴 팔로 피험자를 회전시키는 방법(Clement and Deguine, 2010; Merfeld *et al*, 2001), 회전의자를 좌우가 아닌 피험자의 코 방향 또는 뒤통수 방향으로 밀고 회전시키는 방법(Gianna-Poulin and Peterka, 2008; Tian *et al*, 2001), 피험자를 눕힌 상태에서 회전시키는 방법(Wood *et al*, 2009) 등도 eccentric rotation에 해당된다. 후자들을 통틀어 centrifugation 방법이라고 칭하기도 한다(Clarke, 2001). 앞서 설명한 near-centric rotation과 나머지 다른 eccentric rotation의 차이를 단순화시켜 구분하자면, near-centric rotation은 일측 내이(난형낭)만 선택적으로 자극하는 반면, 다른 eccentric rotation들은 양측 내이가 함께 자극된다는 차이가 있다. 즉 near-centric rotation은 일측 내이를 회전축 위에 고정시킴으로써 반대측 내이만 자극하게 된다. 반면 다른 eccentric rotation 방법들은 양측 내이가 모두 회전축에서 벗어나 eccentric한 양상의 회전을 하기 때문에, 나타나는 반응 또한 양측 내이가 함께 자극된 결과라는 점이 중요한 차이점이다. 임상적인 관점에서 보았을 때 near-centric rotation은 검사 결과에 대한 해석이 비교적 명료하고 각 귀를 따로 따로 검사할 수 있다는 점에서 의미가 크다. 반면 다른 eccentric rotation 방법들은 결과에 대한 해석이 복잡하며 아직까지는 연구 단계의 검사 방법인 경우가 더 많다. 그러나 near-centric rotation 검사도 일측 내이가 회전축 위에 정확하게 놓이는지에 대한 의문점이 있다. 즉 검사시 양측 내이의 거리가 7cm라는 가정하에 의자를 좌우로 각 3.5cm씩 움직이는데, 실제로는 피험자마다 양측 내이 사이 거리에 차이가 존재할 수 있다. 머리 크기로 인해 오차가 발생하는 경우 일측 귀를 회전축 위에 정확하게 위치시키지 못하게 되면 양측귀에서 나타난 반응이 섞여서 측정될 가능성이 있다.

2 Off-vertical axis rotation (OVAR, 탈 수직축 회전)

일반적인 회전의사검사는 의자의 회전 축이 지구 중력과 평행하다는 점에서 earth vertical axis rotation (EVAR)이라고 칭하기도 한다. EVAR는 주로 가쪽 반고리관을 자극하며, 수직 반고리관들은 머리 회전축과 반고리관의 작동축이 서로 수직이기 때문에 별다른 영향을 받지 않는다. 이석 기관의 경우 EVAR시 원심력에 의해 좌우 난형낭/구형낭 이석들이 회전 바깥 방향으로 편위되기는 하나, 좌우 난형낭/구형낭에서 발생하는 신경 신호가 서로를 상쇄하기 때문에 안구 반응을 유발하지 않는다. 즉 EVAR를 통해 유발된 안진은 순수하게 가쪽 반고리관의 작동에 의해 유발된 안진으로 해석하여도 큰 무리가 없다.

EVAR와 달리, 중력을 기준으로 의자의 회전축을 일정한 각도 기울인 상태로 회전의자검사를 시행하는 것을 off-vertical axis rotation (OVAR)이라 한다(그림3). OVAR는 회전의 중심축 자체가 기울어지는 것으로, 회전축은 그대로 둔 채 단순히 의자만 기울어지는 것과 혼동해서는 안 된다. EVAR는 임상 진료에 활발하게 사용되는 검사로 발전하였지만, OVAR는 아직까지 환자 진료를 위한 검사라기보다는 연구 단계의 검사 방법이다. OVAR가 임상 진료에 적극적으로 활용되지 못하는 이유로는 첫째, 장비가 크고 복잡한 기계적 장치를 요구하며 장비 가격이 비싸다. 둘째, OVAR는 환자에게 심한 오심과 구토를 유발한다. 셋째, OVAR를 통해 획득한 검사 결과를 어떻게 해석할 것인지가 아직까지 명확하

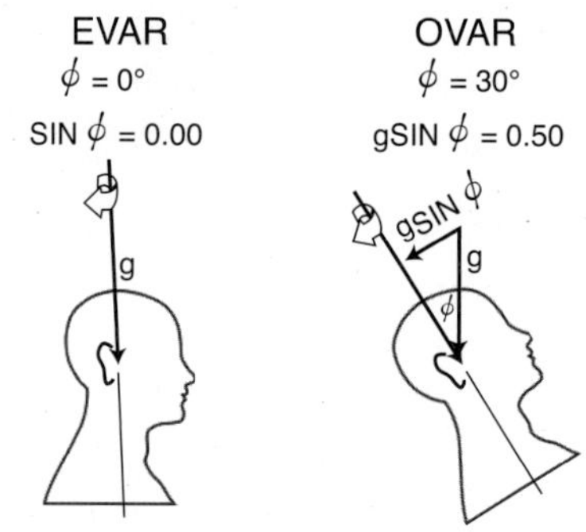

그림 3. Earth vertical axis rotation(EVAR)과 off-vertical axis rotation(OVAR)의 개념도. EAVR는 의자의 회전 축이 지구 중력과 동일한 반면, OVAR는 중력을 기준으로 의자의 회전축 일정한 각도로 기울어진 상태로 회전의자 검사를 시행하는 방법이다. (Adapted from Furman et al, 1993).

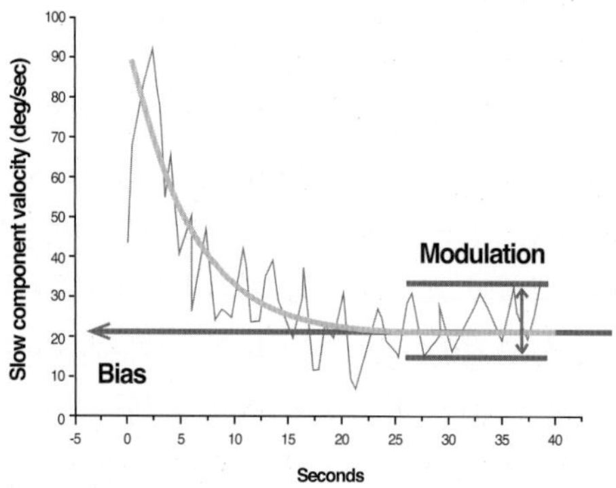

그림 4. Off-vertical axis rotation(OVAR)의 전형적인 반응. 처음 의자가 회전하기 시작하면 반고리관과 이석 기관의 기능이 모두 반영된 반응이 나타나며, 일정한 속도에 이른 이후에는 사인파 모양으로 동요하는 안진만 남는다. 이 동요의 중앙값이 bias이고 동요의 진폭이 modulation이다(Adapted from Koo et al. 2008).

지 않다. 검사 결과 해석이 어려운 이유는 OVAR가 반고리관과 이석 기관들을 한꺼번에 작동시키는 검사이기 때문이다. OVAR는 의자가 피험자의 yaw plane에서 회전하기 때문에 피험자의 가쪽 반고리관을 자극하게 된다(Sugita-Kitajima and Koizuka, 2008). 이석 기관의 경우 내이가 중력 방향으로 내려갔다가 반중력 방향으로 올라가는 움직임을 반복하며, 원심력과 중력의 벡터합(gravito-inertial vector)이 계속 변동한다. 즉 좌우 이석 기관에서 발생한 신경 신호가 서로를 상쇄하지 않기 때문에 난형난/구형낭을 통해 유발된 안구 반응도 함께 측정된다. 즉 OVAR 검사 결과는 가쪽 반고리관과 이석 기관들이 복잡하게 상호 작용하여 나타난 안진이다(Furman and Schor, 2001).

OVAR 검사시 의자를 회전 시키는 방법은 step velocity로 회전시키는 방법과(Furman et al, 1993), sinusoidal harmonic acceleration으로 회전시키는 방법(Sugita-Kitajima and Koizuka, 2014)이 모두 가능하다. Step velocity로 의자를 회전시키는 경우 전형적인 반응은 그림4와 같

다. 처음에는 의자가 회전을 시작하는 가속도로 인하여 가쪽 반고리관 cupula가 편위되고, 이석 기관의 이석들도 편위되면서 안진이 발생한다. 그러나 이후 동일한 속도로 의자가 정속 회전하게 되면 가쪽 반고리관 자극으로 인한 안진은 점차 사라지고 사인파 모양으로 계속 동요하는 안진만 남는다. 이 동요의 중앙값이 bias이며, 동요하는 진폭을 modulation 이라 한다. 일반적으로 초기 가속 과정에서 발생한 안진은 반고리관과 이석 기관이 모두 함께 작동하여 유발된 안진으로 생각하고, 의자의 회전이 정속에 이른 이후 나타나는 안진은 이석 기관 작동에 의해 발생하는 안진으로 생각한다. 그러나 OVAR는 검사의 원리상 후반기 반응도 순수하게 이석 기관의 기능을 반영한다고 해석하기 어려우며, 이석 기관의 기능과 더불어 이석 기관-반고리관 사이의 상호 작용과 반고리관의 기능이 모두 한꺼번에 반영된 결과이기 때문에 해석에 주의가 필요하다(Furman *et al*, 1992).

중력을 기준으로 의자를 기울이는 각도와 의자가 회전하는 속도에 따라 bias와 modulation 값은 영향을 받게 된다. 0°에서 30°로 점차 회전축을 기울이면, 0°에서는 bias값이 거의 0°/sec (실제로는 adaptation으로 인하여 -0.7에서 -4.0 사이 미세한 음의 값)에 가깝다(Furman and Schor, 2001). 그러나 회전축이 기울어진 각도가 커지면 bias 값도 점점 커지게 되며 회전축이 30° 기울어졌을 때 약 7°/sec의 bias값이 나타나는 것으로 알려져 있다. 의자의 회전속도는 60°/sec 인 경우 bias 값이 약 7°/sec로 가장 크고, 의자 회전속도가 이보다 느려지거나 빨라지는 경우 bias 값이 점차 작아지는 것으로 알려져 있다(Dai *et al*, 2010). Modulation 값도 의자를 기울이는 각도가 커질수록 커지는데, 회전축이 30°로 기울어지는 경우 약 12°/sec로 커지게 된다. Modulation은 의자의 회전 속도와도 양의 상관 관계를 보이며, 회전 속도가 120°/sec 인 경우 값이 약 17°/sec로 커진다(Dai *et al*, 2010). 청신경 종양으로 인하여 일측 전정신경을 완전히 절제한 환자의 경우는 병측으로 회전의자를 회전시키는 경우 비정상적인 bias값을 얻을 수 있다. 반면 modulation 값은 반대쪽 귀 이석 기관의 기능만으로도 적절한 반응이 나타나기 때문에 정상과 크게 다르지 않은 것으로 알려져 있다(Furman *et al*, 1993). 또 전정신경염 환자 중 반고리관 이상보다는 이석 기관 이상이 의심되는 환자들만을 대상으로 OVAR 검사를 시행하면, horizontal bias와 vertical modulation 값이 병측에서 비정상적으로 작아지고 horizontal modulation 값은 큰 차이가 없다는 보고도 있다(Darlot *et al*, 1997).

두 번째 회전 방법인 sinusoidal harmonic acceleration로 OVAR 검사를 시행하는 경우는 의자가 좌우로 반복 회전하는 주기와 비슷한 사인파 모양의 완서상 안진 속도 그래프를 얻게 된다. 이후 좌로 회전 시 발생하는 안진과 우로 회전 시 발생하는 안진을 서로 분리하여 서로 다른 두 개의 사인 곡선을 얻는다. 두 사인 곡선을 fast Fourier transformation (FFT) 하여 관심 주파수 영역의 이득값을 구한다. 의자를 회전시키는 주파수에 따라 정상값은 차이가 있으며, 0.4Hz로 회전하는 경우 이득은 약 0.5, 0.8Hz로 회전하는 경우 이득은 약 0.3로 알려져 있다(Sugita-Kitajima and Koizuka, 2014). Sinusoidal harmonic acceleration 회전의 경우 앞서 설명한 step velocity 회전과 비교하여 고려해야 점이 몇 가지 있다. 첫째 step velocity 회전은 초기 가속 기간이 지나고 나면, 이후 이석 기관만 주로 작용하는 시기로 이행하게 된다. 반면 sinusoidal harmonic acceleration 회전은 모든 시점에서 이석기관과 반고리관이 함께 작용하여 합산된 반응이 안진으로 나타나게 된다. 즉 반고리관의 영향을 더욱 많이 받을 것으로 추정된다. 둘째, 의자가 step velocity로 회전하는 경우, 얼굴이 하늘을 향하는 nose up 상태와 얼굴이 바닥을 향하는 nose down 상태가 계속 돌아가면 반복되므로 두 가지 상태를 구분할 필요가 없다. 그러나 sinusoidal harmonic acceleration 방법으로 회전시키는 경우는 nose up 상태에서 의자가 좌우로 반복 회전하는 조건과 nose down 상태에서 의자가 좌우로 반복 회전하는 조건이 서로 달라지게 된다. Nose up 조건은 마치 안락의자와 비슷하게 뒤로 기울어진 의자 위에 피험자가 누운 상태에서 의자가 좌우로 회전한다. 반면 nose down 조건은 앞으로 기울어진 의자에 환자를 안전 벨트로 고정한 상태에서 의자가 좌우로 회전한다. Nose down 조건에서 피험자는 중력에 의해 머리가 아래로 숙여지는 것을 방지하기 위해 목에 힘을 주어 자세를 유지해야 한다. 자세의 특성상 환자가 불편할 뿐만 아니라, 경부 체성감각이 검사 결과에 영향을 주게 된다. 일반적으로 이석 기관의 이상 소견은 nose up 조건에서 잘 발견되며, nose down 조건에서 잘 발견되지 않는 것으로 알려져 있다. 또한 nose up 조건은 의자가 우측으로 회전하는 경우 반고리관에 의해 유발된 안구의 완서상 이동 방향도 좌향이고 이석기관에 의해 유발된 안구의 완서상 이동 방향도 좌향으로 동일한 반면, nose down 조건에서는 이석 기관에 의해 유발되는 안구의 완서상 이동 방향이 우향으로 반대이다. 따라서 sinusoidal harmonic acceleration 회전으로 OVAR 검사를 시행하는 경우는 이상과 같은 변수들을 고려하여 결과를 해석하여야 한다.

OVAR는 이석 기관의 기능을 평가할 수 있다는 점이 일반적인 회전의자 검사와 다르다. 실제로 보상이 이미 이루어진 일측 전정기능 저하 환자에서도 OVAR를 통해 이석 기관의 이상을 발견할 수 있다는 보고가 있다(Sugita-Kitajima and Koizuka, 2014). 또 이석증 환자에서 OVAR를 통해 이석증 발생 초기에 난형낭 이상을 함께 발견할 수 있고, 이석증이 호전된 이후에는 난형낭 기능이 정상으로 돌아오는 것을 확인할 수 있다고 한다(Sugita-Kitajima and Koizuka, 2008). 그러나 아직까지 OVAR의 임상적 유용성에 대해서는 연구자마다 의견이 다르며, 임상적으로 활발하게 사용되는 검사라고 할 수는 없겠다. 근래에는 OVAR를 전정기능 평가 용도로 사용하는 것에 그치지 않고 멀미 유발 방법으로 활용하는 연구들도 활발하다. 예를 들어 편두통 환자에서 멀미를 줄일 수 있는 약물을 평가하는 경우, 멀미를 유발시키는 정략적인 자극으로서 OVAR가 사용된다(Furman et al, 2011). 또 우주 비행이나 심해 잠수 작업 등 특수 임무의 경우 오심과 구토로 인해 임무를 완수하기 어려운 경우가 있는데, 어느 후보자가 이상과 같은 특수한 환경을 잘 이겨낼 수 있는지 확인하는 정량적인 검사로 OVAR가 이용하기도 한다(Cian et al, 2011; Golding et al, 2009). 그러나 Pubmed에 등재되는 논문수로 평가해 보았을 때는 1990년대부터 2000년대 초반까지 OVAR에 대한 활발한 연구가 이루어지다가 최근에는 연구 발표 빈도가 다소 줄어들고 있다(그림5). 한편, 앞서 기술한 eccentric rotation은 최근에도 논문 수가 지속적으로 증가하고 있다.

아직까지 OVAR와 eccentric rotation 검사 모두 임상에서 활발하게 사용되는 검사는 아니다. 그러나 향후 더 많은 연구 결과가 정리되고 새로운 기술들이 부가 된다면 미래에는

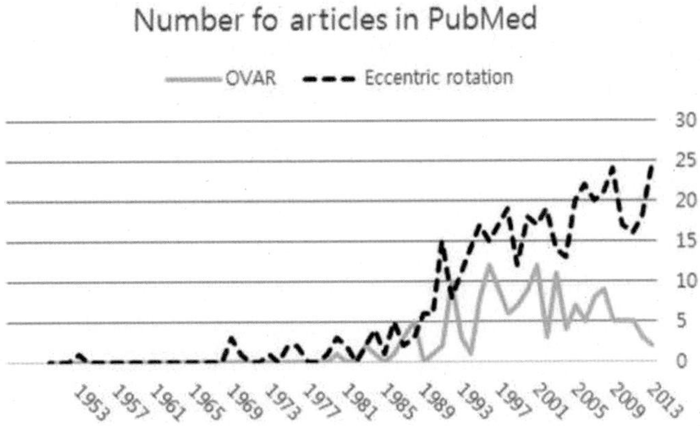

그림 5. 1950년대부터 2013년까지 매년 발표된 OVAR와 eccentric rotation 관련 논문의 수. OVAR의 경우 1980년대에 처음 논문들의 등장하기 시작하여 2000년대 초반까지 활발한 연구가 이루어 졌지만, 최근에는 오히려 발표 논문 수가 줄어들고 있는 추세이다. 반면 eccentric rotation은 관련 논문의 수가 매년 증가하고 있다.

임상적으로 유용한 검사로 발전할 수 있을 것으로 기대한다.

참고문헌

Byun JY, Hong SM, Yeo SG, Kim SH, Kim SW, Park MS. *Role of subjective visual vertical test during eccentric rotation in the recovery phase of vestibular neuritis. Auris, nasus, larynx 2010;37:565-9.*

Cian C, Ohlmann T, Ceyte H, Gresty MA, Golding JF. *Off vertical axis rotation motion sickness and field dependence. Aviation, space, and environmental medicine 2011;82:959-63.*

Clarke AH. *Perspectives for the comprehensive examination of semicircular canal and otolith function. Uchu Seibutsu Kagaku 2001;15:393-400.*

Clarke AH, Schonfeld U, Hamann C, Scherer H. *Measuring unilateral otolith function via the otolith-ocular response and the subjective visual vertical. Acta oto-laryngologica. Supplementum 2001;545:84-7.*

Clement G, Maciel F, Deguine O. *Perception of tilt and ocular torsion of normal human subjects during eccentric rotation. Otology & neurotology : official publication of the American Otological Society, American Neurotology Society [and] European Academy of Otology and Neurotology 2002;23:958-66.*

Clement G, Deguine O. *Perception of tilt and ocular torsion of vestibular patients during eccentric rotation. Neuroscience letters 2010;468:161-5.*

Dai M, Sofroniou S, Kunin M, Raphan T, Cohen B. *Motion sickness induced by off-vertical axis rotation (OVAR). Experimental brain research 2010;204:207-22.*

Darlot C, Toupet M, Denise P. *Unilateral vestibular neuritis with otolithic signs and off-vertical axis rotation. Acta oto-laryngologica 1997;117:7-12.*

Faralli M, Ricci G, Molini E, Longari F, Altissimi G, Frenguelli A. *Determining subjective visual vertical: dynamic versus static testing. Otology & neurotology : official publication of the American Otological Society, American Neurotology Society [and] European Academy of Otology and Neurotology 2007;28:1069-71.*

Furman JM, Schor RH, Schumann TL. *Off-vertical axis rotation: a test of the otolith-ocular reflex. The Annals of otology, rhinology, and laryngology*

1992;101:643-50.

Furman JM, Schor RH, Kamerer DB. *Off-vertical axis rotational responses in patients with unilateral peripheral vestibular lesions. The Annals of otology, rhinology, and laryngology 1993;102:137-43.*

Furman JM, Schor RH. *Semicircular canal-otolith organ interaction during off-vertical axis rotation in humans. Journal of the Association for Research in Otolaryngology : JARO 2001;2:22-30.*

Furman JM, Marcus DA, Balaban CD. *Rizatriptan reduces vestibular-induced motion sickness in migraineurs. The journal of headache and pain 2011;12:81-8.*

Gianna-Poulin CC, Peterka RJ. *Interaction between otolith organ and semicircular canal vestibulo-ocular reflexes during eccentric rotation in humans. Experimental brain research 2008;185:485-95.*

Golding JF, Arun S, Wortley E, Wotton-Hamrioui K, Cousins S, Gresty MA. *Off-vertical axis rotation of the visual field and nauseogenicity. Aviation, space, and environmental medicine 2009;80:516-21.*

Hong SM, Yeo SG, Byun JY, Park MS, Park CH, Lee JH. *Subjective visual vertical during eccentric rotation in patients with vestibular neuritis. European archives of oto-rhino-laryngology : official journal of the European Federation of Oto-Rhino-Laryngological Societies 2010;267:357-61.*

Merfeld DM, Zupan LH, Gifford CA. *Neural processing of gravito-inertial cues in humans. II. Influence of the semicircular canals during eccentric rotation. Journal of neurophysiology 2001;85:1648-60.*

Paige GD. *Otolith function: basis for modern testing. Annals of the New York Academy of Sciences 2002;956:314-23.*

Schonfeld U, Helling K, Clarke AH. *Evidence of unilateral isolated utricular hypofunction. Acta oto-laryngologica 2010;130:702-7.*

Schonfeld U, Clarke AH. *A clinical study of the subjective visual vertical during unilateral centrifugation and static tilt. Acta oto-laryngologica 2011;131:1040-50.*

Sugita-Kitajima A, Koizuka I. *Recovery of otolith function in patients with benign paroxysmal positional vertigo evaluated by sinusoidal off-vertical axis rotation. Neuroscience letters 2008;436:124-7.*

Sugita-Kitajima A, Koizuka I. *Evaluation of the vestibulo-ocular reflex using sinusoidal off-vertical axis rotation in patients with canal paresis. Auris, nasus, larynx 2014;41:22-6.*

Tian JR, Shubayev I, Baloh RW, Demer JL. *Impairments in the initial horizontal vestibulo-ocular reflex of older humans. Experimental brain research 2001;137:309-22.*

Wood SJ, Black FO, Reschke MF, Kaufman GD, Paloski WH. *Effects of eccentric rotation on the human pitch vestibulo-ocular reflex. Acta oto-laryngologica 2009;129:521-6.*

12

동적자세검사 (Dynamic Posturography)

고 의 경 Eui-Kyung Goh
부산대학교 의과대학 이비인후과학교실

인간의 평형은 전정계, 시각계, 체성감각으로부터의 구심성 정보가 뇌중추에서 통합, 조절되어 안구와 사지의 운동 등에 관여하는 근육의 긴장을 반사적으로 조절함으로써 유지된다.

그러나 현재 평형장애나 어지럼 환자의 진단에 널리 이용하고 있는 전통적인 전정기능검사는 주로 안진을 이용하여 전정안운동계(vestibulo-ocular system)를 평가하며 체성감각(somatosensation)이나 운동계(motor system)를 같이 평가할 수 있는 적당한 검사는 아직 부족하다. 온도안진검사(caloric test) 및 회전검사에서는 외측반고리관의 기능만을 검사하며, 두위안진검사(positional test)에서는 중력의 영향과 관계된 내이의 반응을 검사하며, 중추성 현훈의 진단은 안운동의 이상이나 주시억제 현상의 소실(failure of fixation suppression) 등에 의존할 수밖에 없는 실정이다. Romberg 검사는 지각 및 운동계를 동시에 검사할 수 있는 간단한 검사이지만 예민하지 못하며 장애 부위를 추정할 수 없다(Nashner, 1990).

1986년 Nashner 등에 의하여 개발된 동적자세검사(dynamic posturography)는 전통적인 전정기능검사와 달리 신체의 평형 유지에 필요한 시성, 체성, 미로성 자극을 조합하여, 개별적 및 종합적으로 지각계와 운동계의 기능을 평가하여 어지럼 환자의 진료에 도움을 줄 수 있는 전산화된 설비이다(Black, 1984; Black, 1988; 고, 1991, 1992; Nashner, 1993). 자세검사에는 주로 유럽권에서 사용되는 정적자세검사가 있으나(Norre, 1994) 가장 광범위하게 쓰이는 자세검사는 Nashner의 동적자세검사로 보통 자세검사라 하면 후자를 칭한다.

1 개념적 기초

인체평형의 가장 기본적인 요소는 몸의 무게중심(center of gravity)의 위치가 지지면(support surface) 위에 있게 하는 것이다. 이 무게중심이 발의 중심에서 지표면과 수직선상에 있을 때 가장 안정되어 균형을 잡기 위해 무게중심을 수정하는 움직임이 필요없지만, 무게중심이 균형의 한계(limits of stability) 근처에 있을 때는 넘어질 가능성(falling risk)이 증가하여 재빠른 자세의 수정이 필요하다(그림 1).

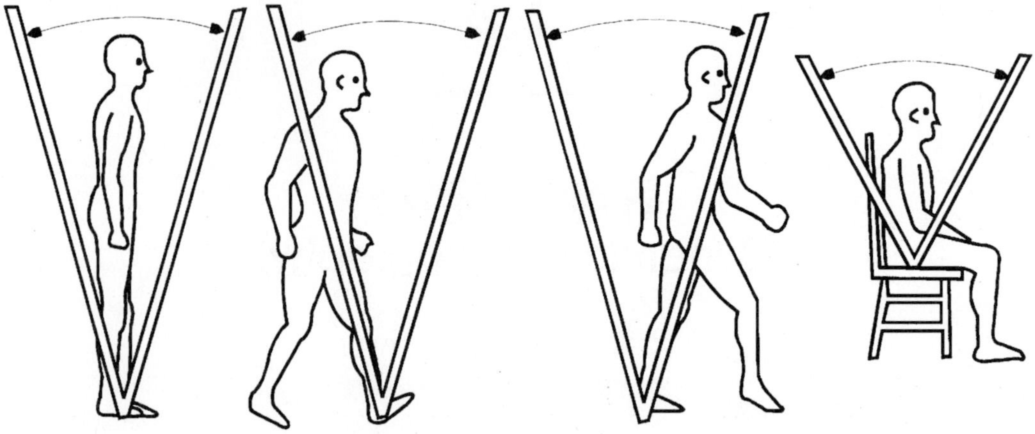

그림 1. 인간 균형의 안정 범위. 균형의 한계는 서 있을 때나, 앉은 자세, 또는 보행 중에도 비슷하여 약 12.5도 정도이다.

이 균형의 한계는 서 있을 때나, 앉은 자세, 또는 보행 중에도 비슷하여 전, 후방으로 각각 6.25도씩, 약 12.5도 정도이다.

무게중심을 균형의 한계 내에 위치시키기 위해서는 지각 조절과 운동 조절이라는 두 과정이 필요하다. 지각 조절이라 함은 지지면과 중력의 영향을 받는 무게중심의 위치를 지각을 통하여 인지하는 것이다. 이 과정은 시각계, 전정계, 체성감각의 세 가지 평형감각을 통합하여 조정되며, 중추는 정확한 감각은 수용하고 부정확한 감각 정보는 무시하여 감각의 혼동을 해결한다. 예를 들면 지지면이 움직일 때는 체성감각이 부정확하므로 무시할 수 있어야 하며, 시야가 움직이면 시각은 정확하지 않은 정보가 되어 평형의 유지에 도움이 되지 못하고 혼동을 주므로 무시해야 한다. 이렇게 평형의 지각 정보에 도움을 주지 못하고 혼동을 주는 감각을 혼동 감각(sway referenced sensation)이라고 한다. 동적체위검사에서 혼동 시각(sway referenced vision)은 주변시야장치(visual surround)를 움직이게 함으로써 연출할 수 있고, 혼동체성감각(sway referenced somatosensation)은 지지하고 있는 발판이 고정되지 않게 함에 따라 연출이 가능하다. 시각과 체성감각은 인위적으로 혼동감각으로 자극할 수 있으나 전정 감각은 동적체위검사에서는 혼동감각으로 자극할 수 없다.

평형의 유지에 필요한 세 가지 감각은 상황에 따라 그 우위성이 정해지는데, 시각 정보는 체성감각 정보보다 우위에 있다. 각 감각기관의 예민도에 관하여는, 지지면과 시야가 안정될 때는 전정계보다는 시각과 체성감각이 평형과 주위환경의 방향설정(orientation)에 훨씬 예민하며, 체성감각은 무게중심의 빠른 변화에 예민하고 시각은 느린 변화에 더 예민하다(Roll, 1988).

직립한 자세에서 무게중심이 움직이는 경우 인체는 무의식적으로 다리와 몸통을 움직여 무게중심을 수정함으로써 자세를 유지한다. 이러한 자동자세반사(automatic postural reflex)는 자극이 가해진 후 120-150msec 내에 일어나며, 근육의 고유수용체(proprioception)의 지각에 의해 시작되고, 말초 지각 및 운동신경, 상행지각 및 하행운동 척수로(spinal pathways), 뇌간 및 대뇌의 운동중추를 포함하는 긴고리반사(long loop pathway)에 의해 수행된다. 움직임이 전후 방향일 경우 양쪽 하지의 잠복기와 운동의 크기는 비슷하다.

자동자세반사에 의해 무게중심을 수정하는 동작은 발목을 축으로 하여 몸이 움직이는 족관절운용(ankle strategy)와 고관절을 축으로 하는 고관절운용(hip strategy)로 구분된다(그림 2).

무게중심이 가속운동을 하며 움직일 때 발판에 대항하는 전단응력(horizontal shear force)이 생긴다. 족관절에 의한 흔들운동(ankle strategy)은 0.5Hz 이하의 저주파로 발생하므로 무게중심의 가속력과 전단응력은 작다. 효과적인 무게중심의 이동을 위해서는 1Hz 이상의 빠른 대퇴관절운동(hip strategy)이 요구되며 이때 큰 전단응력이 생긴다(Horak, 1986). 신체적 특성상 한쪽 방향으로만 전단력이 지속되면 넘어지게 되므로 고주파 진동의 양상으로 처음 상태로 '중심화(centering)' 한다. 넘어지기 직전에 발생하는 전단응력은 전단진동의 진폭이 최고치로서 그 값은 11.4kg 정도가 되며 운용(strategy) 값은 가장 불안정한 상태로서 0점을 부여하고 이는 최대 대퇴관절운동을 반영한다. 그 값이 0kg이면 가장 안정된 상태로 100점이고 최대 족관절운동을 반영한다. 족관절운용은 몸의 무게중심이 천천히 움직이며, 균형의 한계 내에 있고, 지지면이 발바닥의 길이보다 길 때 효과적으로 사용되며, 고관절과 몸통의 움직임을 포함하는 고관절 운용은 지지면이 짧고, 신체의 무게중심이 빨리 움직이거나 균형의 한계 근처에 있을 때 효과적이다.

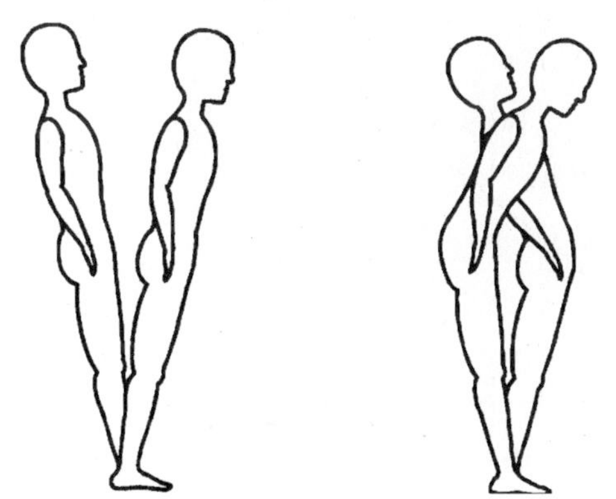

그림 2. 신체의 균형을 유지하기 위해 주로 사용되는 발목과 고관절 운동

2 장치 및 검사 방법

동적자세검사의 외부 장치는 그림 3과 같이 움직일 수 있는 주변시야장치(visual surround), 움직이는 발판(platform) 및 컴퓨터 장

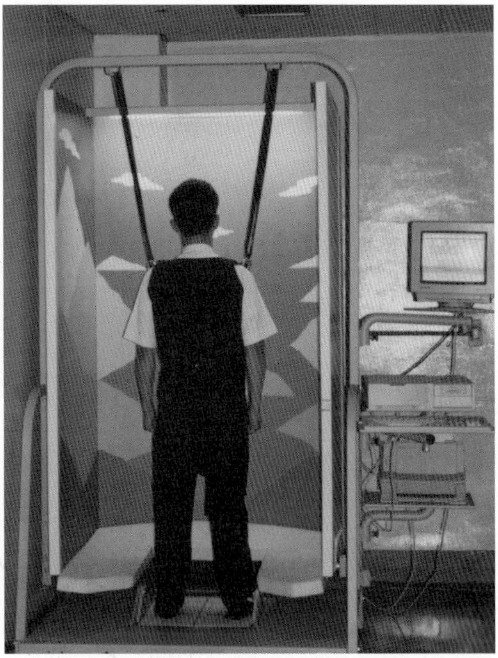

그림 3. 전산화된 검사의 설비. 움직일 수 있는 주변시야장치(visual surround), 움직이는 발판(platform) 및 컴퓨터 장치로 구성되어 있다.

치로 구성되어 있다.

주변 시야 장치는 움직임에 따라 마치 포장되지 않은 시골길을 버스가 달릴 때 주변 시야가 움직이는 것 같은 상황을 연출할 수 있어 혼동시각(sway-referenced vision)으로 자극이 가능하다(Nashner, 1986; Keim, 1990). 발판은 수평으로 전후 방향, 또는 발판의 앞 부분이 위로 움직이는 toes-up, 발판의 앞 부분이 아래로 움직이는 toes-down 방향으로 움직임이 가능하여 혼동체성감각(sway referenced somato-sensation)으로 자극할 수 있다(그림 4).

이 검사는 지각계를 평가하는 지각조절검사(sensory organization test) 및 운동계를 평가하는 운동조절검사(motor control test)로 구성되어 있다.

1) 지각조절검사 (Sensory Organization Test, SOT)

지각조절검사는 체성감각을 선택적으로 자극하기 위해 발판의 고정 여부와, 시각계의 선택적 자극을 위해 개안, 폐안, 혼동시각(즉 개안에서 주변 시야가 움직이는 상황)을 조합하여 여섯 조건의 검사로 구성된다(그림 5).

조건 1, 2, 3은 고정된 지지면에서 정상시각, 폐안, 혼동시각으로 검사하여 평형의 유지에 정상 시각이 필요한가와 부적절한 시각의 영향을 억제할 수 있는가를 검사한다. 먼저 조건 1은 눈을 뜨고 지지 발판이 고정된 상태에서 신체의 동요를 검사하는 것으로 전정, 시각, 체성감각을 모두 이용하여 균형을 잡은 상태이다. 조건 2는 눈을 감고 발판은 고정된 상태에서 검사하는 것으로 Romberg 검사와 같이 체성감각과 전정기능을 이용하여 균형을 잡은 상태이다. 조건 3에서는 피검자의 무게중심의 이동에 따라 움직이는 주변시야를 눈을 뜬 상태에서 보고 서 있는다. 정상인은 잘못된 시각적 자극을 무시하고 체성감각과 전정감각을 이용하여 똑바로 서 있는다.

조건 4, 5, 6은 고정되지 않은 지지면, 즉 체

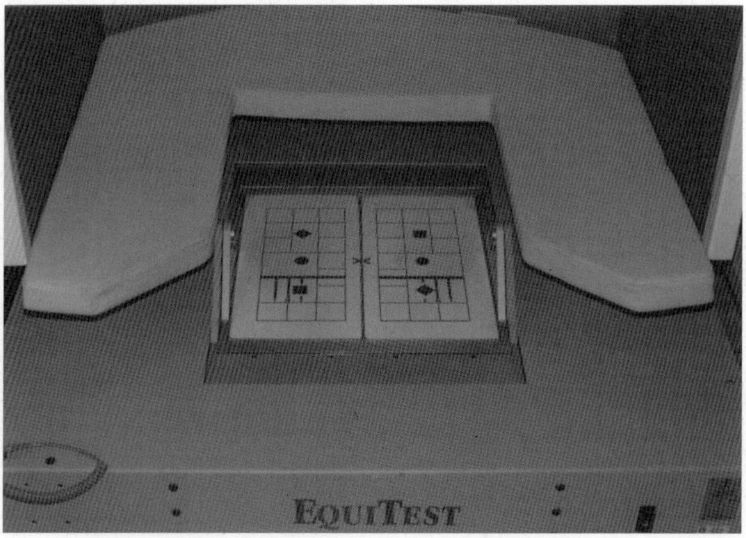

그림 4. 설비의 발판. 발판은 전후 방향의 수평운동과 발판의 앞 부분이 비스듬히 위로 움직이는 toes-up, 발판의 앞 부분이 아래로 움직이는 toes-down 방향으로 움직일 수 있도록 되어 있어 혼동체성감각(sway referenced somatosensation)으로 자극이 가능하다.

성감각의 혼동 상황에서 서로 다른 시각조건으로 검사한다. 조건 4는 발판이 고정되지 않고 주변 시야는 고정된 상태에서 눈을 뜨고 검사하며, 정상인은 체성감각의 소실로 흔들림(sway)이 증가하지만 시각과 전정감각을 효과적으로 사용하여 서 있는다. 조건 5는 발판이 고정되지 않은 상태에서 눈을 감고 시행하며 정상인은 전정감각만을 이용하여 서 있으나 흔들림은 증가하며 전정기능이 감소되거나 부적절한 경우는 넘어지기도 한다. 조건 6은 주변시야와 발판이 무게중심의 흔들림에 따라 움직이는 상황에서 눈을 뜨고 검사한다. 이 경우 시각과 전정감각이 일치하지 않는 상황이 생기며 정상인은 잘못된 시각을 무시하여 평형을 유지하지만 전정기능이 저하된 경우는 시각을 의존하게 되어 흔들림이 증가되거나 넘어지게 된다. 이와 같이 조건 5, 6은 전정계의 역할만을 선택적으로 측정하는 상태라고 할 수 있다.

지각조절검사는 각 조건에서 1회에 20초씩 3회 반복 실시되며, 평형점수(equilibrium score), strategy 점수 및 몸의 무게중심 정렬(COG alignment)이 구해진다(표 1).

평형점수란 전후 방향에서 족관절을 중심으로 평형을 유지할 수 있는 최대한계인 12.5도 이상의 동요를 0점으로 설정하고, 완전한 평형이 유지되어 동요가 없을 때를 100점으로 하여 환산한 점수이다(그림 6).

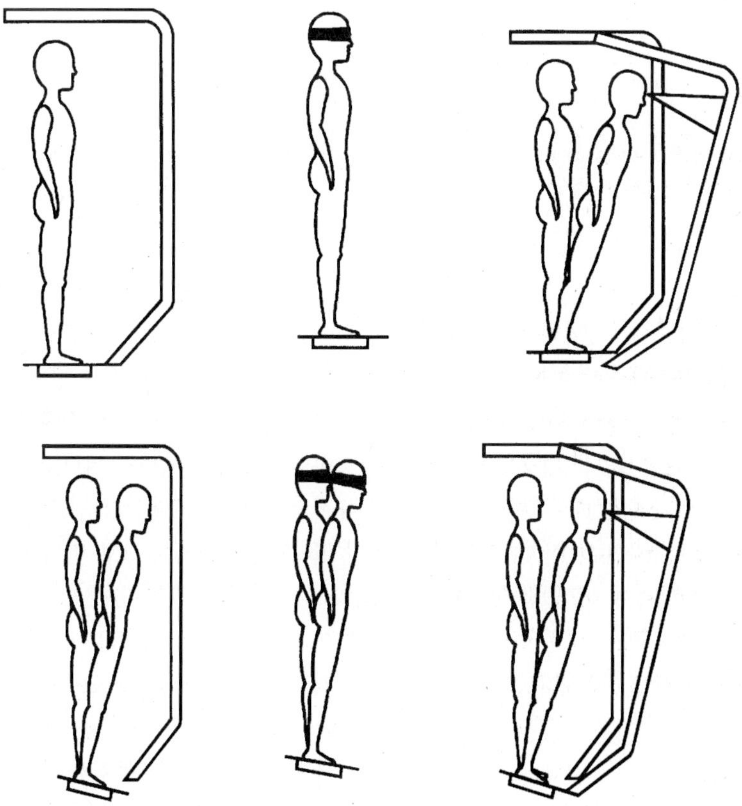

그림 5. 지각조절검사의 6 조건. 시각조건의 세 조건, 즉 개안, 폐안, 혼동시각과 발판이 움직이지 않는 정상적인 체성감각과 발판이 움직이는 혼동체성감각을 조합하여 여섯 조건으로 검사한다.

표 1. 검사의 측정 변수

1. 지각조절검사
   1) 평형점수(equilibrium score)
   2) strategy 점수
   3) 무게중심정렬(COG alignment)
2. 운동조절검사
   1) 무게대칭weight symmetry)
   2) 잠복기(latency)
   3) 반응강도 (response strength, amplitude)
   4) 적응도(adaptation)

표 2. 운동조절검사에서 발판 움직임의 조건

1. 방향
   전방(forward)
   후방(backward)
2. 크기(amplitude)
   작은(small) 크기: 5cm/sec, 250msec
   중간(medium) 크기: 10cm/sec, 300msec
   큰(large) 크기: 15cm/sec, 400msec

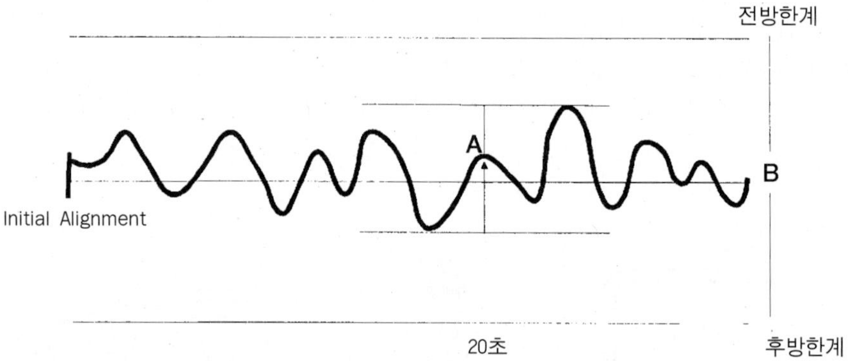

그림 6. 평형점수의 계산. 완전한 평형이 유지되어 신체의 동요가 없을 때를 100점, 신체의 동요로 몸의 무게중심이 균형의 한계인 12.5도(B)를 넘을 때를 0점으로 환산한다.

계산법 $\frac{1-A}{B} \times 100$

운용(Strategy) 점수는 기립한 자세에서 평형을 유지하기 위한 운동에 이용되는 족관절과 고관절의 비율로서, 완벽하게 족관절만을 사용할 때를 100점, 고관절만을 사용할 때를 0점으로 정해 백분율로 나타낸 점수이다(그림 2).

검사의 기록은 각 조건별로 신체의 흔들림을 기록하고 점수로 환산하여 미리 입력된 연령별 정상치와 함께 보여 주므로 정상치와 얼마나 차이가 있는가를 쉽게 알 수 있다(그림 7).

2) 운동조절검사 (Motor Control Test, MCT)

운동조절검사는 발판이 갑자기 움직일(translation) 때 자동자세 반사에 의해 나타나는 운동을 분석한다. 운동조절검사는 발판의 움직이는 속도 및 시간에 따라 결정되는 발판의 움직임의 크기와 발판의 전, 후 방향을 조합하여 역시 여섯 가지 검사로 되어 있다(표 2).

전방 작은 크기 움직임의 검사는 몸의 균형이 유지되어 정지하고 있는 상태에서 발판이 갑자기 5cm/sec의 속도로, 250msec 동안 전방으로 움직일 때 이에 반응하여 신체의 균형을 유지하는 동작을 분석한다. 발판의 움직이는 거리(amplitude) 정도는 피검자의 키에 비례하여 움직이게 되며 결과적으로 모든 경우에서

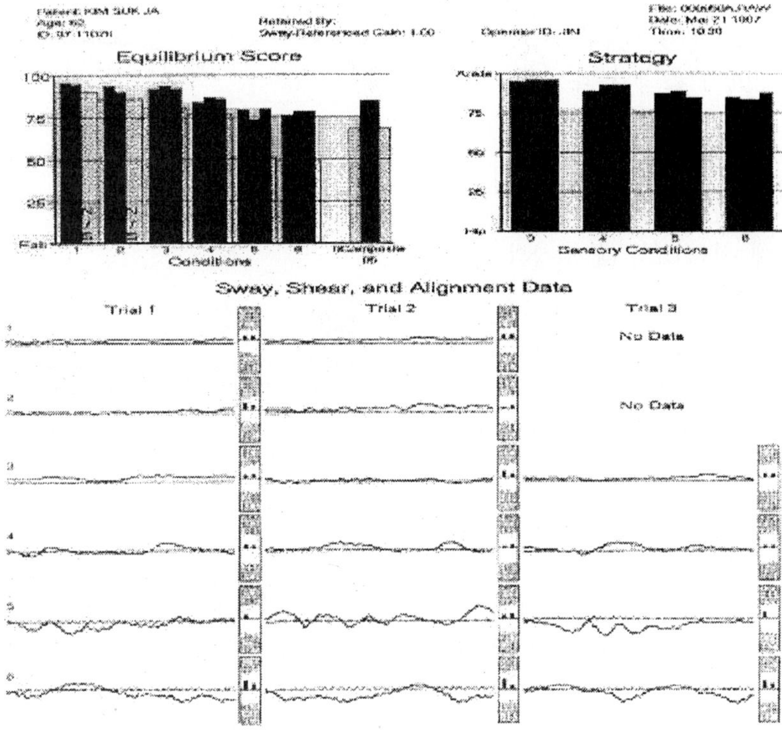

그림 7. 지각조절검사의 결과. 모든 조건에서 정상적인 소견과 족관절운용을 주로 사용하고 있다.

같은 정도의 몸의 흔들림(sway)을 유발한다. 같은 방법으로 전방이동으로 중간 크기, 큰 크기로 운동조절검사를 시행하며, 발판의 후방이동으로 역시 작은 크기, 중간 크기, 큰 크기의 검사를 시행한다.

이 검사는 자세를 유지하기 위한 정지 동작에서 양쪽 다리에 가해지는 힘의 균형을 나타내는 정지 강도, 그림 8과 같이 발판이 움직이고 난 후 자세를 유지하기 위한 동작이 시작되기까지의 시간인 잠복기(latency), 무게중심을 수정할 때 양쪽 다리에 가해지는 반응강도(response symmetry) 등을 측정한다.

적응도(adaptation) 검사에서는 발판의 앞부분이 갑자기 위로 움직이는 toes-up 5회, 앞부분이 아래로 움직이는 toes-down 5회의 움직임(perturbation)이 3에서 5초 내의 무작위적인 간격으로 반복된다. 발판의 움직임은 400msec 동안 발목을 기준으로 8도의 회전을 유발하며 이렇게 발목의 꺾임으로 유발된 몸의 흔들리는 궤적은 발판에서 감지되어 sway energy라는 값으로 표시된다. Sway energy가 큰 값은 그 만큼 몸의 흔들림이 심했음을 의미한다. 자극의 반복에 따라 sway energy는 점차 감소하는 것이 정상적인 소견이다.

3 임상적 적용

동적체위검사의 진단적 가치로서는 말초성 병변의 확정적인 자료를 제공하며, 중추성 병변과 전정계 이외의 병변(extravestibular disorders)에서 유일한 양성 검사가 될 수 있으며, 평형장애에서 기질적 이외의 요소, 예를 들면 심리적 요인이나 증상의 과장 등을 알 수 있고, 기능 장애(functional disability)의 객관적인 평가와 기록, 노인들에서 넘어질 위험성 등을 알 수 있다는 점이다. 치료에는 객관화된 자료를 통해 치료 효과 및 보상의 정도를 판정할 수 있고, 평형질환에 있어서 기능적인 이상을 정확히 평가하여 위험한 상황을 예측하고 치료의 목표를 설정할 수 있으며, 기계적인 반복 훈련을 통해 노인 환자에서 넘어질 위험성을 감소시킬 수 있다(Nashner, 1990; Keim, 1990).

Keim 등(1990)은 본 검사가 적용되는 경우를 만성 재발성 현훈, 급성기를 넘겼으나 치유되지 않고 있는 전정신경염, 수술전 평가, 산재환자 및 법적인 문제, 노인성 어지럼증, 신경학적 증상, 약물치료에 반응이 없는 경우 등이며, 본 검사가 부적절한 경우를 급성 어지럼증, 발작 사이에 무증상기의 현훈, 심한 정형외과적인 문제, 30초 이상 서 있을 수 없어 검사가 불가능할 정도로 심하게 쇠약되어 있을 때 등으로 규정하였다. 그러나 실제로 임상적 적용이 되는 예는 특별히 검사가 불가능한 경우를 제외한 모든 어지럼증에서 시행될 수 있으며, 이를 통해 환자가 어지럼증으로 받는 평형장애의 정도를 객관적으로 평가하여 치료의 계획을 세우고 치료의 효과를 평가하는 데 중요한 자료를 얻는 데 사용된다.

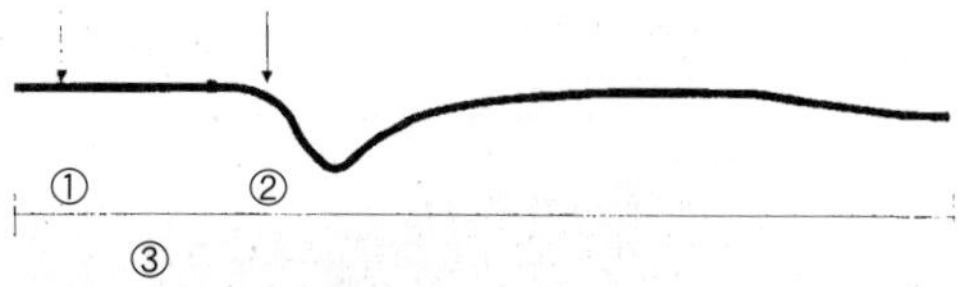

그림 8. 운동조절검사 잠복기의 계산. 1. 발판의 움직임 2. 신체의 동요 3. 잠복기

4 지각조절검사 결과의 해석

지각조절검사의 평형점수는 신체의 균형을 유지하는 데 지각계의 조절(sensory control)기능이 정상적으로 작동하는지 여부를 판정하는 데 이용되며(표 3, Neurocom Inc, 1994), 서양인과 한국인의 인종적 차이는 없다(김, 1997).

조건 1과 조건 2의 비율에서 시각의 영향을 배제할 때 신체 동요가 얼마나 증가하는가를 알 수 있는데, 점수가 낮으면, 즉 조건 2의 점수가 조건 1에 비해 낮으면 체성감각을 효과적으로 이용하지 못하고 있음을 의미한다. 같은 방법으로 조건 4와 조건 1의 비율은 체성감각을 배제하여 시각을 얼마나 효과적으로 이용하는가를 알 수 있으며, 조건 5와 1의 비율은 시각과 체성감각 양자를 배제하여 전정기능이 정상적인가 혹은 얼마나 남아 있나를 알 수 있다. 조건 3과 6의 합과 조건 2와 5의 합을 비교하면 부정확한 시각 정보를 무시하

표 3. 지각조절검사의 지각분석

비율명	비율의 계산	낮은 비율의 의미
체성감각(somatosensation)	조건 2/1	체성감각의 잘못 이용
시각(vision)	조건 4/1	시각의 잘못 이용
전정감각(vestibular function)	조건 5/1	전정기능의 잘못 이용
시각의존(visual preference)	조건 3+6/2+5	부적절한 시각의 이용

여 신체의 균형을 유지할 수 있는가를 알 수 있다. 이러한 지각분석의 형태는 자동적으로 그래프로 출력된다(그림 9).

일반적인 지각조절검사의 소견은 다음과 같다.

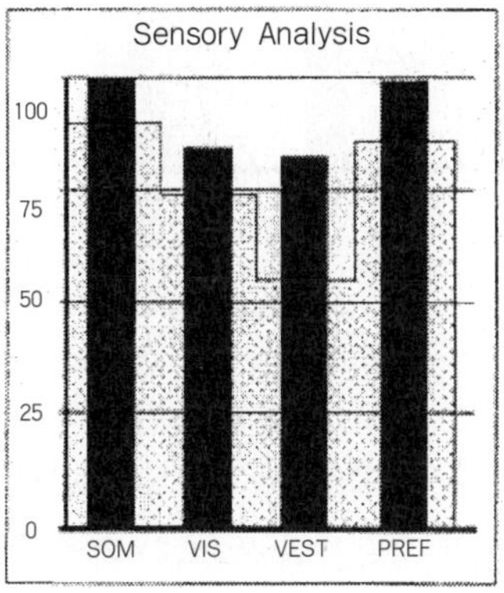

그림 9. 정상적인 지각분석의 예. 검사 결과 계산된 검은 막대그래프로 표시된 지각 분석의 결과가 점으로 표시된 같은 연령군의 정상치보다 모든 조건에서 점수가 높아 정상 지각분석의 예이다.

1) 전정장애(Vestibular Dysfunction)

조건 1에 비해 조건 5가 낮은 점수를 나타내는 경우이다(그림 10). 이런 경우는 일측의 보상되지 않은 심한 말초성 병변, 심한 양측의 전정기능 약화, 심한 중추성 병변 등에서 나타난다.

2) 전정 및 체성감각 장애(Vestibular and Somatosensory Dysfunction)

조건 1에 비해 조건 2와 조건 5의 양자가 낮은 경우로 조건 1과 4의 비율과 조건 3+6과 조건 2+5의 비율은 정상을 나타낸다(그림 11).

전정기능이 저하된 상태에서 체성감각을 효과적으로 사용하지 못하므로 환자는 시각에 주로 의존하여 평형을 유지한다. 이 경우는 독립된 전정장애는 거의 없고 추가적인 중추 혹

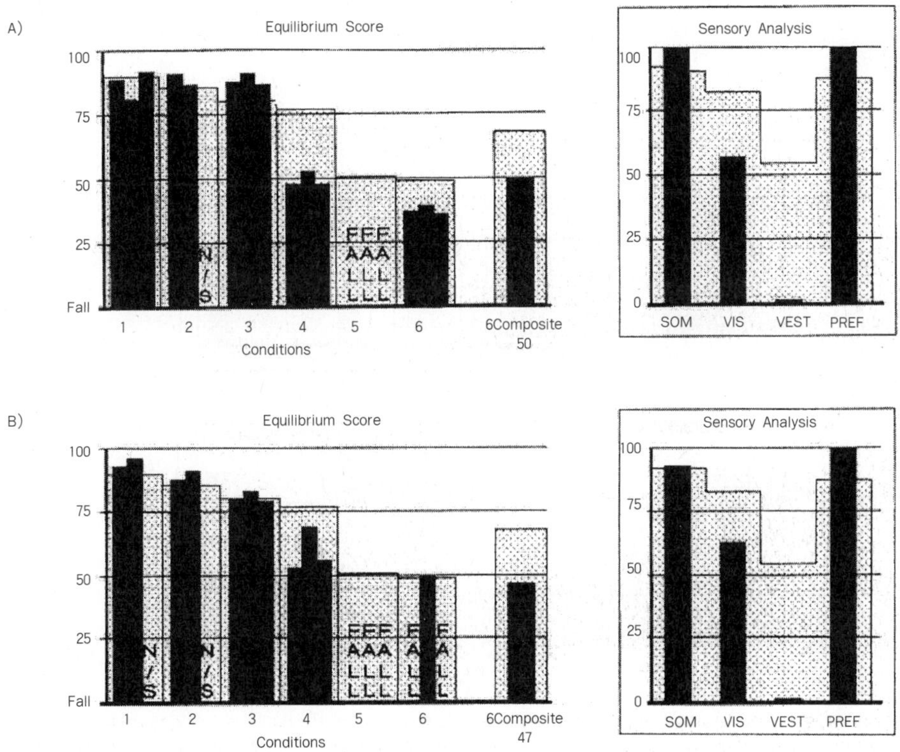

그림 10. 전형적인 전정장애의 예. A) 조건 5의 검사에서 넘어졌으며, 조건 6의 점수도 정상보다 낮다. B) 조건 5와 조건 6의 거의 모두에서 넘어져 지각분석의 결과 전정장애의 소견을 보인다.

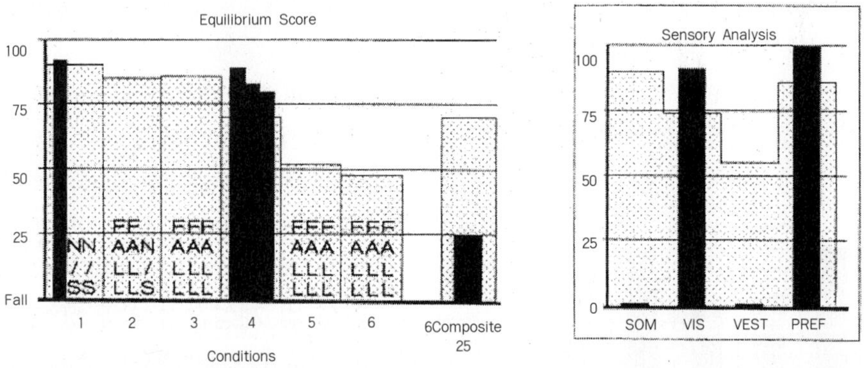

그림 11. 전형적인 전정과 체성감각장애의 예. 조건 2와 3, 조건 5, 6의 모든 검사에서 신체의 전도를 보인다.

은 말초신경계의 장애를 동반하는 경우이지만 임상적으로 흔히 보는 유형은 아니다.

3) 전정 및 시각 장애 (Vestibular and Vision Dysfunction)

조건 1에 대한 조건 5와 조건 1에 대한 조건 4의 비율 모두가 비정상적으로 낮으며, 조건 1에 대한 2의 비율과, 조건 2+5에 대한 조건 3+6의 비율은 정상인 경우이다(그림 12).

전정기능이 저하된 상태에서 시각을 효과적으로 사용하여 평형을 유지해야 하는데 이 과정에 문제가 있는 상태로서, 전정장애 및 다른 중추 신경계의 이상이 같이 있는 경우이다.

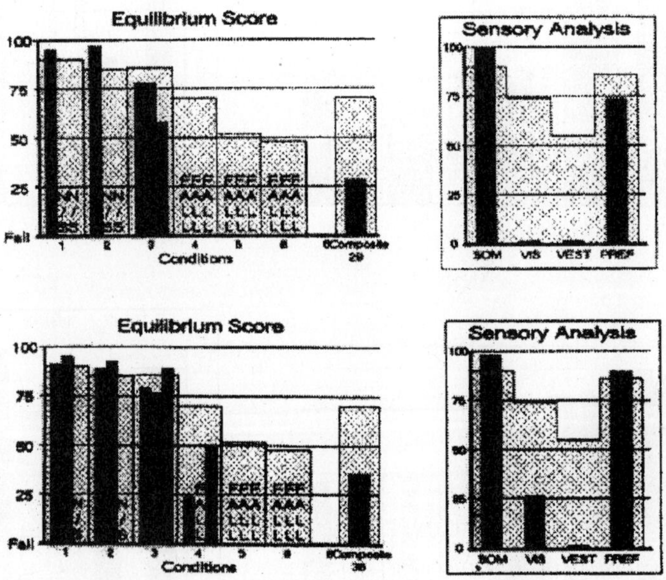

그림 12. 전형적인 전정과 시각장애의 예. A) 조건 4, 5, 6에서 넘어져 지각분석의 결과 전형적인 전정과 시각장애의 소견을 보이고 있다. B) 조건 4의 낮은 점수와 조건 5와 6에서는 넘어져 전형적인 전정과 시각장애의 소견을 보이고 있다.

4) 시각의존(Vision Preference)

조건 3+6과 조건 2+5의 비율이 이상이 있는 경우(그림 13)로 다른 감각에 비해 시각에 비정상적으로 많이 의존하여 부정확한 시각 정보가 있는 경우 이를 의지하다 넘어질 수 있다. 두부외상이 원인이 되어 발생한 어지럼증에서 관찰될 수 있으나 특이적인 소견은 아니다.

5) 시각의존을 동반한 전정장애

조건 1에 대한 조건 5의 비율과 조건 2+5에 대한 조건 3+6의 비율의 양자가 이상이 있는 경우이다(그림 14).

전정기능이 저하된 경우 시각과 체성감각을 적절히 사용해야 함에도 불구하고 시각을 과도하게 의존하여 부적절한 시각 정보에 의해 넘어질 수 있다. 두부외상이 원인이 되어 발생한 어지럼증에서 관찰할 수 있으나 특이적인

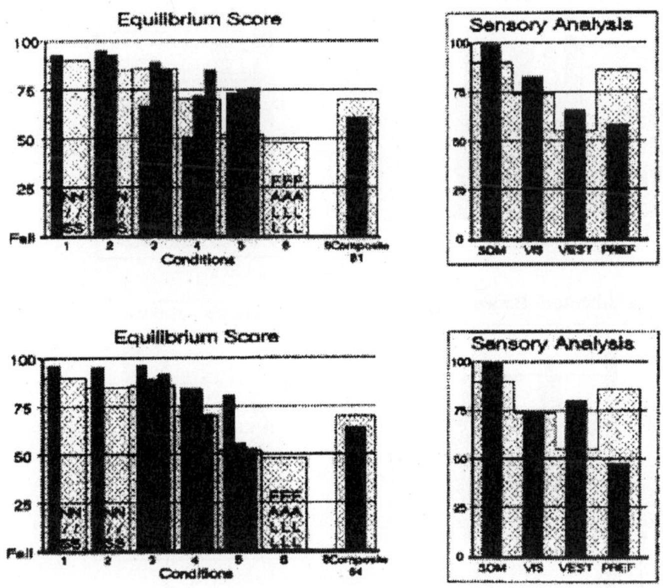

그림 13. 전형적인 시각의존의 예. A 증례와 B 증례 모두 조건 6의 낮은 점수를 보여 부정확한 시각을 이용하고 있는 시각혼돈의 소견을 보이고 있다.

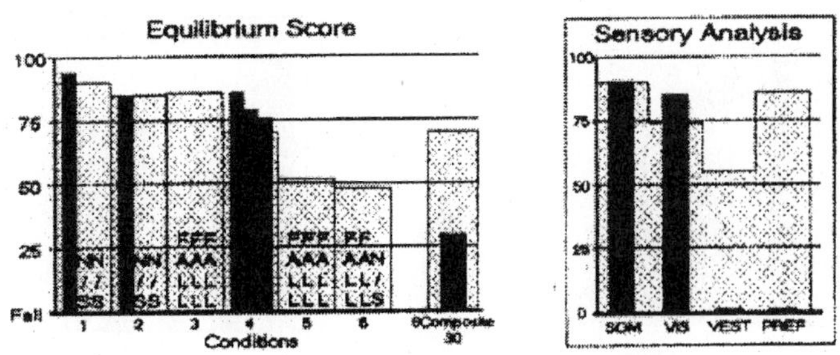

그림 14. 전형적인 시각의존을 동반한 전정장애의 예. 조건 3, 5, 6에서 넘어져 전정장애와 시각 혼돈의 소견을 보이고 있다.

소견은 아니다.

6) 지각조절검사에서 꾀병의 감별

도움 없이 혼자서 진료실을 방문한 환자에서 종합평형지수와 지각 분석의 양상이 심한 이상을 보이는 경우로 대개는 조건 1의 이상을 포함하고 있는 경우와 조건 4, 5, 6에 비해 조건 1, 2, 3이 낮은 점수를 나타낼 때 꾀병 등의 이차적인 이득을 바라는 경우로 생각할 수 있다(그림 15).

이외에도 조건 2, 5에 비해 더 어려운 조건인 조건 3, 6이 점수가 양호할 때 이러한 점을 생각해야 한다.

7) 상승형, 하강형(Abnormal with Improvement or Decline)

같은 조건에서 첫번째보다 두, 세번째가 성적이 좋은 경우는 환자가 불안한 경우 혹은

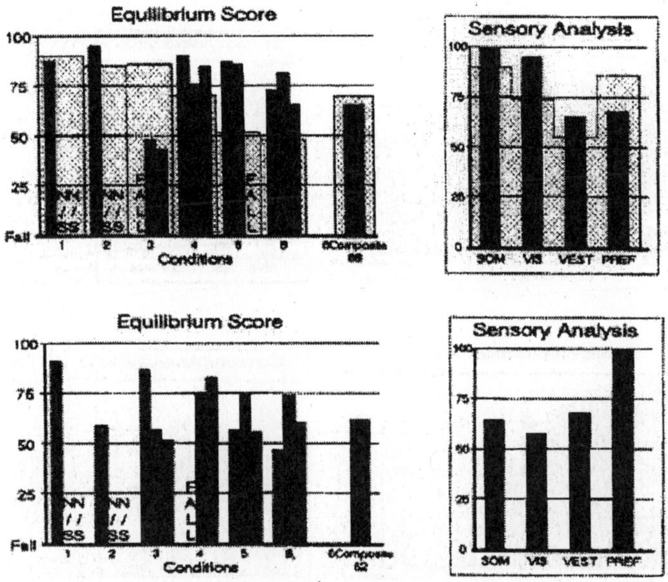

그림 15. 지각조절검사의 기능적 이상(꾀병). A) 조건 6보다 쉬운 조건인 조건 3의 점수가 낮으며, 조건 5의 3회 검사는 넘어져 기능적 이상 소견을 보이고 있다. B) 조건 2의 점수가 낮으며 조건 3, 4, 5, 6은 검사간의 점수차가 커 기능적 이상 소견이다.

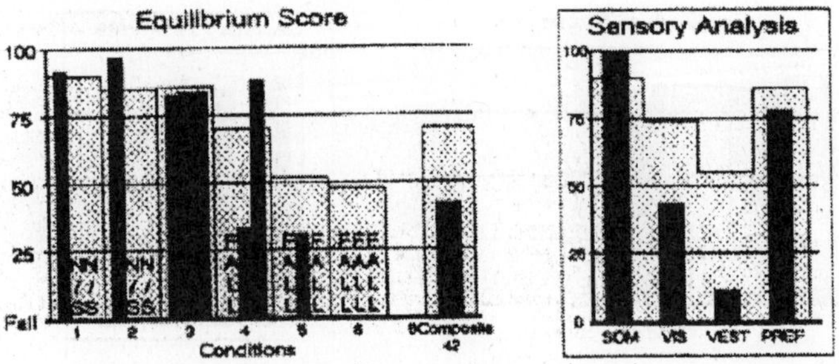

그림 16. 지각조절검사의 상승형의 예. 조건 4의 검사에서 1회 검사보다 2회, 3회 검사의 점수가 점점 상승하고 있다.

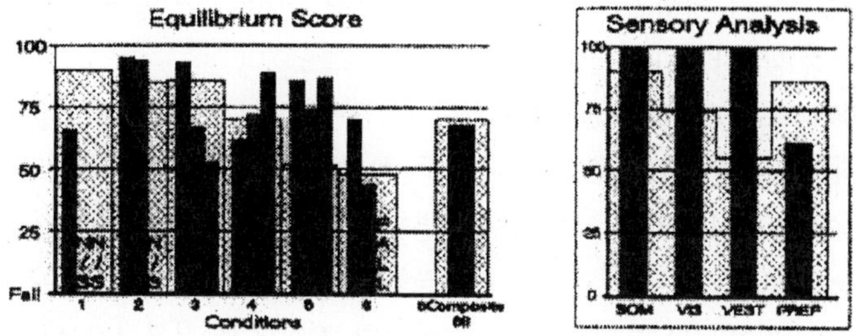

그림 17. 지각조절검사의 감소형의 예. 조건 6의 검사에서 1회 검사에 비해 2회, 3회 검사의 점수가 점점 감소하고 있다.

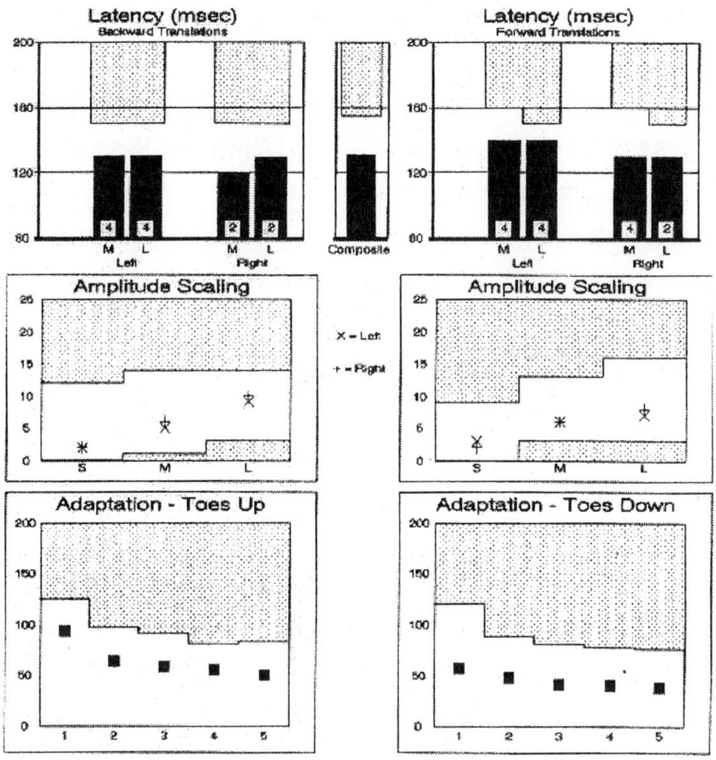

그림 18. 정상적인 운동조절검사의 예. 잠복기의 모든 조건, 정지강도, 반응강도가 전부 정상범위 내에 있으며 적응도 검사도 toes-up과 toes-down검사에서 정상범위 내에 있으면서 적응하고 있다.

검사에 대한 충분한 설명이 되지 않은 경우이다(그림 16).

이와 반대인 하강형(declining pattern)은 환자의 피로나 증상의 악화, 또는 불안 상태 등을 생각할 수 있다(그림 17).

5 운동조절검사 결과의 해석

기립하고 있는 상태에서 발판을 움직여 하지 및 체간의 자세유지, 조절과 협조운동의 상태를 관찰하는 운동조절검사의 이상은 정형외과적인 문제 또는 자동자세반사계의 긴고리반사의 이상으로 비전정계(extravestibular) 중추신경계의 이상을 강하게 시사한다(그림 18)(Keim, 1990; Asai, 1989; Diener, 1984; Nashner, 1984; Voorhees, 1989).

대표적인 것으로 잠복기가 연장되는 경우와 자세를 유지하는 하지의 반응 강도가 양쪽이 다른 경우(strength asymmetries) 등이 있다.

1) 잠복기의 연장

다른 방법으로 말초신경의 병변(peripheral neuropathy)이나 근골격계 질환이 배제될 수 있다면 잠복기의 연장은 자동자세반사의 긴고리반사경로(long loop pathway)내의 병변을 의미한다.

여러 연구에서 말초성 혹은 중추성 전정계의 병변에서 잠복기의 연장이 거의 없다는 것이 증명되어 있으므로 잠복기의 연장은 뇌간 및 뇌피질을 포함하는 비전정 중추신경계(extravestibular central nervous system)의 병변을 의미한다. 전방과 후방 양쪽 모두에서 잠복기가 연장된 경우 특별한 병변의 부위를 추정할 수 없으나(그림 19) 한 방향에서만 잠복기가 연장된 경우에는 긴고리반사의 원심성경로(efferent pathway)에 병변이 있을 가능성이 있다.

최근 박 등(1998)은 당뇨병에 의한 신경병증 환자에 대한 연구를 통해 근전도에서 신경병증의 범주에 들지 않는 경우에도 상당수가 잠복기의 연장된 소견을 보이는 것으로 보아 이들이 정상에서 신경병증으로 이환되어 가는 연속선상에 있을 것으로 추정하고 운동조절검사가 이러한 말초 신경병증의 진단에서 이용될 가능성을 제시한 바 있다.

2) 비정상적인 반응강도 (Abnormal Response Strength)

근골격계나 정형외과적인 문제, 긴고리반사의 이상일 때 나타난다.

3) 적응도의 이상

적응도의 이상은 전정계나 중추신경계 질환에서 다양하게 나타난다. Sway energy가 큰 경우는 환자가 편평하지 않은 지지면에서 걷거나 균형을 유지할 수 있는 능력이 떨어져 있음을 의미하며 이러한 정보는 환자의 치료에 중요한 단서가 될 수 있다(그림 20).

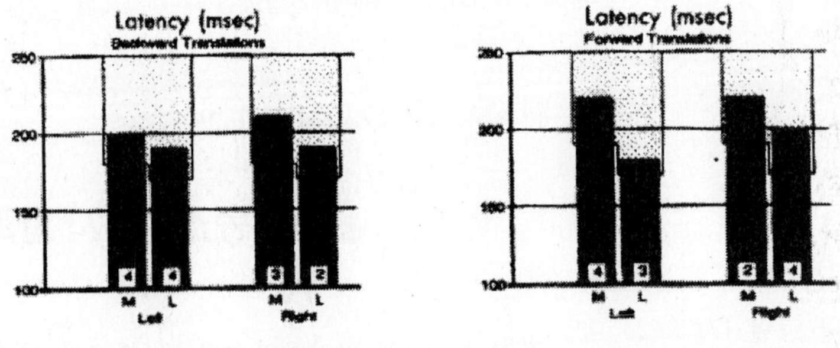

그림 19. 운동조절검사의 비정상적인 잠복기. 양쪽 하지의 중간 크기, 큰 크기에서 모두 잠복기가 정상보다 증가되어 있다.

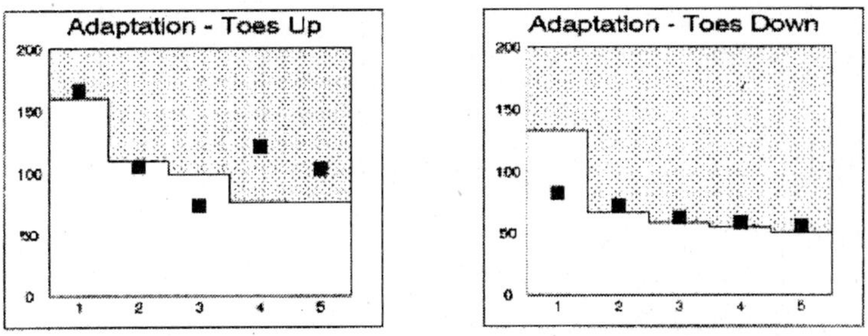

그림 20. 적응도의 장애. Toes-up검사에서 비정상적인 적응도를 보인다.

6 검사의 유용성

동적자세검사의 유용성에 대해 의문을 갖는 경우가 있다. 그러나 모든 평형기능 검사가 완벽한 것이 없다는 점을 주지해야 한다. 예를 들어 최근에 가장 많이 행해지고 있는 냉온온도안진검사(bithermal caloric test)를 포함한 안진 검사나 저주파수 회전검사(low frequency rotational test)도 국소진단의 민감도가 동적자세측정검사에 비해 높지 않다.

동적자세검사의 효용성은 기존의 전정기능 검사와의 비교로 여러 논문에서 발표된 바 있는데 냉온검사와 함께 자세검사를 이용하면 전정기능장애를 알아내는 데 냉온검사 단독 시행시보다 민감도가 더 높다고 보고된 바 있고(Gobel, 1989), 말초성 전정기능 장애의 94%에서 냉온검사상 이상 소견을 보였고 자세검사로는 59%의 이상소견을 보였다는 연구도 있으며(Keim, 1993), 49%라는 보고도 있다(Vorhees, 1989). 중추성 전정기능 장애시는 자세검사의 민감도가 말초성인 경우보다 더 높다고 알려져 있다. 2348명의 어지럼증 환자를 후향적으로 분석한 결과 95%의 민감도와 그보다 낮은 특이도를 보였다는 연구도 있었고(Hamid, 1991), 보상된 전정기능 장애(compensated vestibular deficit)시 회전의자검사상 정상소견이 나왔어도 감각체제검사는 이상소견을 보였다는 보고도 있다(Asai, 1993). 그러나 자세검사의 민감도와 특이도를 메타분석한 비교적 최근의 논문은 민감도 50%, 특이도 50%라고도 하여(Fabio, 1996) 민감도와 특이도에 대하여 아직 명확히 정립되지 않았다고 볼 수 있다. 결국 이러한 전정기능검사의 민감도를 높이기 위해서는 여러 가지 검사 후 종합적인 해석이 중요하다.

그러나 동적자세검사는 다른 검사에 비해 모든 성적이 수치화되어 있어 평형질환의 정도를 파악하기 쉽고, 냉온반응검사나 회전자극검사에 비해 자극의 강도가 약해 환자가 편안하며, 검사 시간이 짧게 걸린다는 장점이 있다. 따라서 병변부 국소 추정에는 단점을 가지고 있으나 여러 형태의 치료후 추적검사(follow-up)에 더없이 좋은 장점을 갖고 있다. 심리적, 혹은 기능적인 어지럼, 산업재해나 교통사고로 인한 어지럼증으로 인한 법적인 문제의 해결에도 결과의 점수 표현을 통해 상당한 도움을 줄 수 있다(고, 1991, 1992).

참고문헌

고의경(1991). Equitest의 진단적 의의. 부산의대 학술지 31, 343-350.

고의경(1992). Dynamic Posurography의 임상적 응용. 임상이비 3, 14-22.

김재일(1997). 동적자세검사를 이용한 정상 한국인 112명의 자세측정 결과. 대한신경과학회지 15, 576-585.

박현민, 김한균, 김상진(1998). 당뇨병 환자에서 신경병증 유무에 따른 평형기능 측정 방법으로서 운동조절검사의 유용성. 한이인지 8, 988-993.

Asai M, Watanabe Y, Ohashi N et al(1989). Clinical evaluation in differential diagnosis by the analysis of sensory and motor function. Practica Otologica Kyoto Suppl 36, 38-44.

Asai M, Watanabe Y, Ohashi N et al(1993). Evaluation of vestibular function by dynamic posturograghy and other equilibrium examination. Acta Otolaryngol Suppl(Stockb) 503, 120-124.

Black FO, Nashner LM(1984). Vestibulospinal control differences in patients with reduced versus distorted vestibular function. Acta Otoayngologica 406, 110-114.

Black FO, Shupert CL, Horak FB et al(1988). Abnormal posture control associted with peripheral vestibular disorders. Brain Res 76, 263-275.

Diener HC, Dichgans J, Bacher M et al(1984). Characteristic alterations of long-loop "reflexes" in patients with Friedreiche's disease and late atrophy of the cerebellar anterior lobe. J of Neurology, Neurosurgery, and Psychiatry 47, 679-685.

Goebel JA, Paige GD(1989). Dynamic posturography and caloris results in patients with and without vertigo. Otolaryngol Head Neck Surg 100, 553-558.

Goh EK, Asai M, Mizukoshi K et al(1990). Clinical significance of latencey in the movement coordination test by dynamic posturography. Abstrcts of the Korea-Japan joint meeting of otorhinolarungology-head and neck surgery, Korea 61.

Hamid MA, Hughes GB, Kinney SE(1991). Specificity and sensitivity of dynamic posturography. a retrospective analysis. Acta Otolaryngol Suppl(Stockb) 481, 596-600.

Keim RJ, Dickens JRE, Nashner LM(1990). Dynamic posturography. Fundamentals and clinical applications. AAO/HNS instruction course. California, 1-22.

Keim RJ(1993) Clinical comparison of posturography and electronystagmography. Laryngoscope 103, 713-716.

Nashner LM(1983). Analysis of movement control in man using the movable platform. In motor control mechanism in health and disease. (ed. Desmemdt JE) New York, Raven Press, 607-633.

Nashner LM, Peters JF(1990). Dynamic posturography in diagnosis and management of dizziness and balance disorders. Neurologic clinics 8, 331-349.

Nashner LM, Cordo PJ(1981). Relation of automatic postural responses and reaction time voluntary movement of human leg muscles. Exp Brain Res 43, 395-405.

Neurocom International inc.(1994). Data interpretation manual.

Parker SW(1993). Vestibular evaluation nystagmography. rotational testing posturography. Clin Electroencephalography 24, 151-159.

Roll JP, Roll R(1988). From eye to foot: a propriocetptive chain involved in postural control. In Posture and gait, development, adaptation and modulation(ed. Amblard B, Berthoz A, Clarac F) Amsterdam, Elesevier. 155-64.

Stockwell CW(1990). Vestibular function testing: 4-year update In: Cummings C.ed. Otolaryngology Head and Neck Surgery Update II. Chicago. III: Mosby-Yearbook, 39-53.

Voorhees RL(1989). The role of dynamic posturography in neurootologic diagnosis. Laryng 99, 995-1001.

Voorhees RL(1990). Dynamic posturography finding in central nervous system disorders. Otolaryngol Head Neck Surgery 103, 96-101.

13

이석기관 기능검사

구자원 Ja-Won Koo · 정재윤 Jae-Yun Jung · 김봉직 Bong-Jik Kim

서울대학교 의과대학 이비인후과학교실 · 분당서울대학교병원 이비인후과학교실 · 단국대학교 의과대학 이비인후과학교실

1 서론

말초전정계의 이상 여부를 평가하는 보편적인 전정기능검사법으로는 온도안진검사와 회전의자검사가 있다. 즉 수평반고리관의 기능으로 대표되는 이들 검사 결과를 바탕으로 환자의 평형 상태를 평가하게 된다. 환자의 병력과 현재의 이학적 소견을 바탕으로 이러한 검사 결과를 추적하면 환자의 현재 상태와 보상 정도를 대략 평가할 수 있다. 이러한 검사실 검사는 임상적으로 많은 정보를 주지만 일상생활에서의 시야 안정을 위한 전정안구반사는 검사조건보다 더 높은 주파수(~8Hz)에서 일어나고 있고, 회전검사는 단독 검사만으로 측별 진단을 내리기에는 다소 무리가 있는 경우도 있다. 게다가 다섯 쌍(세 쌍의 반고리관, 한 쌍씩의 난형낭과 구형낭)의 전정기관 중에서 수평반고리관의 기능만을 평가하게 되므로 수직반고리관이나 이석기관에 병변이 있는 경우 혹은 하전정신경에 국한된 병변이 있는 경우에는 환자의 현재 양상을 반영할 수 없는 경우도 있게 된다.

이석기관에 대한 평가는 반고리관에 비해 생리에 대한 이해 부족과 반고리관 마비에 대한 증상에 가려져 있어 제한적으로 이루어져 왔다. 이석기관은 중력감수기로 선형운동이나 기울어짐을 감지하므로 이 부위의 단독 병변에 의한 어지럼이 생긴다면 그 양상은 회전성보다는 기울어짐이나 drop attack의 양상으로 나타날 것이고, 이러한 양상의 균형감 이상은 흔히 중추성으로 간주되어 왔다. 그 외 이석기관의 기능 소실로 인한 증상으로 안기울임반응(ocular tilt reaction, OTR)이 있는데 이는 말초에서부터 중뇌에 이르는 중력 감지 경로의 이상이 있을 때 나타나는 머리의 기울어짐, 사편위와 안구의 상부가 병변 쪽으로 기울어지는 안구회선의 3주증으로 이루어진다. 이로 인해 병의 급성기에 수직 복시(vertical diplopia)가 나타나게 되며, 이는 안저촬영(fundus photomicrograph)과 3차원 비데오안진기록기 그리고 암실에서의 주관적 시수직(subjective visual vertical) 등의 검사로 정량화할 수 있다. 최근에 이들은 이석기관뿐 아니라 수직반고리관에 의한 갸웃평면(roll plane)에서의 병변에 의해서 나타날 수 있음이 알려졌고 전정보상이 진행되며 안기울임 반응은 점차 회복된다(Safran AB, 1994; Vibert D, 1996; Choi, Kang et al. 2014). 그 외 수직축이탈회전(off-axis vertical axis rotation, OVAR)검사와 선형전정안구반사를 유발하는 방법이 이석기의 자극을 통한 반응으로 소개되어 이석-안구 경로의 기능에 대한 정보를 얻을 수 있다. 그러나 이들 검사들은 고가의 장비가 필요한데다 난형낭과 구형낭 중에 병변이 어디 있는지 알 수 없고 측별화하기도 어려우며, 검사 결과의 해석이 어렵고 표준화되어 있지 않아 널리 사용되기에는 아직 문제가 많다. 또한 이석기에 대한 이러한 자극은 자율신경계 증상이 쉽게 동반되어 피검자가 힘들어하여 검사를 유지하기도 어려워 환자에 적용하기에는 현실적으로 아직 제약이 많다. 전정자극에 대한 뇌간의 유발전위를 기록하는 방법은 다른 감각 즉, 소리자극이나 시 자극에 대한 뇌간의 반응과 달리 기록과 해석에 어려움이 많아 이도 보편화하기에는 문제가 많다(Elidan J, 1987; Elidan J, 1991).

이상과 같은 여러 가지 이유로 어지럼 환자의 진단에 실용적이고 재현성 있는 이석기능 평가와 측별 진단이 가능한 평형기능검사법이 요구되어 왔고, 실제 구형낭과 난형낭이 소리자극에 반응하여 각각 경부근과 외안근으로 연결되는 반사궁에 대한 많은 연구가 축적되며 전정유발 근전위(Vestibular evoked myogenic potetntial, 이하 VEMP)의 임상적 가치에 대해 점차 관심이 증가되고 있다. 본 장에서는 어지러운 환자에서 이석 기능을 객관적으로 정량화할 수 있는 방법인 전정유발 근전위와 주관적 시수직/시수평검사에 대해 정리해 보았다(Koo JW, 2004).

2 경부전정유발근전위 Cervical vestibular evoked myogenic potentials

강한 소리 자극은 긴장 상태의 흉쇄유돌근을 이완시킨다. 소리 자극에 의해 흉쇄유돌근에서 나타나는 근전위의 변화는 구형낭의 흥분에 의한 경부근육의 반사로 이루어지기 때문에 정전유발근전위라 하고 구형낭과 그 경로를 평가하는 검사도구로 점차 보편화되고 있다.

소리 자극에 의한 경부반사가 문헌상 최초로 기술된 것은 1958년 Geisler 등에 의해서였는데 그들은 한쪽 귀에 클릭음을 주었을 때 뒤통수점(inion)에서 짧은 잠복기의 반응이 나타나는 것을 기록하였고 이를 처음에는 뇌간 반응으로 생각하였다(Geisler CD, 1958). 1964년 Bickford는 비슷한 실험을 하며 귀와 뒤통수 사이에 전극을 위치시켰고 목을 앞으로 구부릴 때와 뒤로 젖힐 때 반응이 크게 차이가 나는 것을 관찰하고 이는 두개내 소뇌의 위치가 표피전극에 가까워지거나 멀어지며 반응에 차이가 생기는 것으로 생각하였으나(Bickford CK, 1964) 실험의 반복을 통해 경부근육의 긴장도가 그 기원으로 밝혀지게 되었다(Cody DT, 1969). 이는 환자가 자신의 흉쇄유돌근의 수축 정도를 EMG를 통해 모니터하면서 VEMP검사를 시행하였을 때 수축 정도와 VEMP 진폭은 더욱 뚜렷한 상관관계를 보였다(Colebatch JG, 1994). Bickford 등은 이러한 반응이 청력과 상관이 없어 미로의 기능이 정상인 전농 환자에서는 유발되는 반면 미로 기능이 없는 난청 환자에서는 반응이 나타나지 않음을 보고 이러한 반사가 와우보다는 전정계를 통해 유발된다고 생각하였다(Bickford CK, 1964). 또한 streptomycin 이독성에 의한 양측성 전정소실 환자의 경우(Cody DT, 1969)나 전정신경을 절단하기 전후의 환자에서 VEMP의 초기 파형(P13-N23)이 소실되었다는 관찰(Colebatch JG, 1992) 등도 이러한 근반사가 전정계가 기원임을 시사하는 소견이라 할 수 있다. 그리고 소리 자극에 대한 기니픽의 구형낭신경 분지에서의 반응과 고양이의 하전정신경 분지에서의 반응을 기록한 실험을 통해 하전정신경의 분지인 구형낭 신경이 이러한 청성반응에 관여하고 있음을 알 수 있다(Didier A, 1989; McCue MP, 1995).

1) 검사 방법 및 정상인에서의 결과

전정유발 근전위검사는 청성뇌간반응검사나 안면신경전도검사를 수행할 수 있는 유발전위 검사 장비를 이용하여 측정할 수 있다. 검사는 누운 자세나 앉은 자세에서 시행할 수 있으며 환자의 이마에 접지 전극을 쇄골과 흉쇄유돌근 위쪽 3분의 1지점에 각각 활성 전극과 참고 전극을 붙인다. 소리 자극은 검사하고자 하는 귀에 90dB nHL 이상의 click음이나 tone burst을 주게 되고 흉쇄유돌근을 수축시킨 상태에서 검사가 이루어져야 하므로 고개를 좌측이나 우측으로 최대한 돌리도록 하여 흉쇄유돌근의 긴장을 유지시키고 각각 우측과 좌측의 유발전위를 측정하게 된다.

VEMP검사를 통해 얻어진 파형은 초기 파형과 후기 파형으로 구분된다. 초기 파형은 13ms 내외의 잠복기를 가지는 양전위와 23ms 내외에서 관찰되는 음전위로 구성되며 각각을 P13과 N23으로 명명하고, 각 파형의 잠복기와 두 파간 잠복기(interpeak latency, IPL), 진폭(amplitude) 등을 검사지표로 활용한다(그림 1). 뒤이어 후기 파형으로 N34와 P44의 두 파형이 나타나는데 초기 파형은 구형낭이 기원으로 정상적으로 모든 경우에서 관찰되나, 후기 파형은 와우에서 기원한 파형으로 생각되며 모든 경우에서 관찰되지는 않는다(Colebatch JG, 1994; Ferber-Viart C, 1997).

VEMP에 대한 많은 연구들이 클릭음 자극으로 이루어져 있는데 de Waele이 정상 대조군 33명을 대상으로한 결과는 다음과 같다. 89%에서 동측의 흉쇄유돌근에서 초기파형(P13/N23)을 관찰하였고 N34와 P44 반응은 50%에서 나타났다. P13과 N23의 peak to peak amplitude는 67.9±52.6μV 였으며, 통계적으로 유의하지는 않으나 검사 횟수가 늘어날수록 증가하는 양상을 보였다(de Waele C, 2001).

안정된 결과를 얻고 검사의 유의성을 높이기 위해 여러 가지 변형과 다양한 자극 방법이 시도되어 왔는데(Wu CH, 1999; Cheng PW, 2001; Cheng PW, 2003) 소리에 반응하는 전정신경의 주파수 특성 곡선에서 최적 주

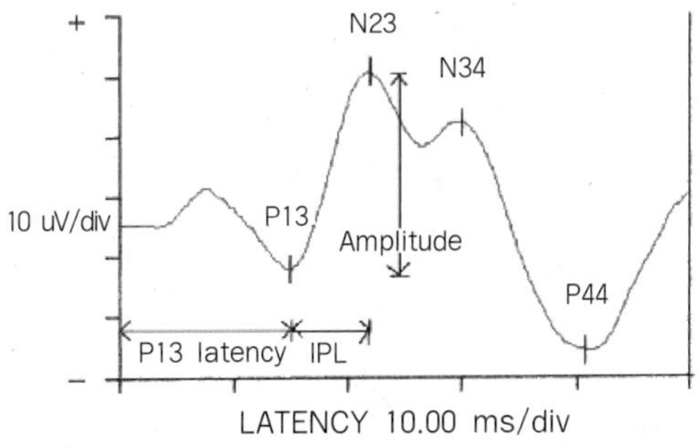

그림 1. Typical VEMP response and parameters evoked by a 500Hz tone burst stimulus at 90dB nHL. P13 and N23 latency, interpeak latency (IPL) and amplitude of early waveform are defined.

파수는 1kHz 이하 500Hz 내외의 저음역이라는 점은 효과적인 경부반사경로를 확인하기 위해 click 자극보다 이 음역대의 tone 자극이 더욱 효과적임을 시사한다(Young ED, 1977; Koo JW, 2004). Rauch 등은 정상인에서 클릭음과 250, 500, 1000, 2000, 4000Hz의 tone burst를 90dB HL로 자극하였을 때 P13이 나타나는 역치와 잠복기, 진폭이 자극음의 종류에 따른 차이를 보고하였다(그림 2). 그림에서 보듯이 주파수 반응 곡선에서는 500Hz에서 동조되는 양상이며 진폭도 커서 500Hz의 tone burst 자극이 가장 뚜렷한 반응을 보이는 것을 알 수 있다(Rauch SD, 2004). 저자도 90dB nHL에서 500Hz의 tone burst (rise/ fall time, 2 msec each; plateau time, 3 msec; stimulation rate, 2.1/sec; stimulus, 128)의 자극으로 정상인에서 같은 조건의 클릭음 자극보다 안정된 결과를 얻을 수 있었으며 20세에서 50세 사이의 정상 고막 소견과 청력을 보이는 대조군에서의 결과는 다음과 같았다. P13와 N23의 평균 잠복기(±표준편차)는 각각 14.5(±1.2), 23.3(±2.1) msec이었으며, p13-n23 파간 잠복기(±표준편차)는 8.8±1.5 msec였다. 진폭은 평균(±표준편차) 76.9(±29.3) uV였으나 이는 피검자간, 같은 피검자라도 검사 횟수에 따라 차이가 컸다(Koo JW, 2004).

진폭은 피검자의 흉쇄유돌근의 수축 강도에 따라 변화가 크기 때문에 좌우를 비교하기 위해서는 일관된 수축강도를 유지하는 것이 필요하다. 이에 Vanspauwen 등은 팽창시킨 혈압계의 cuff를 환자가 머리를 돌려 턱으로 누르게 하고 압력을 피검자와 검사자가 모니터하는 방법으로 일정한 수축 강도를 유지하여 검사한 경우 훨씬 안정되고 일관된 결과를 얻을 수 있고 또한 압력을 높게 유지한 경우가 더욱 큰 진폭을 얻을 수 있다고 보고 하고 있

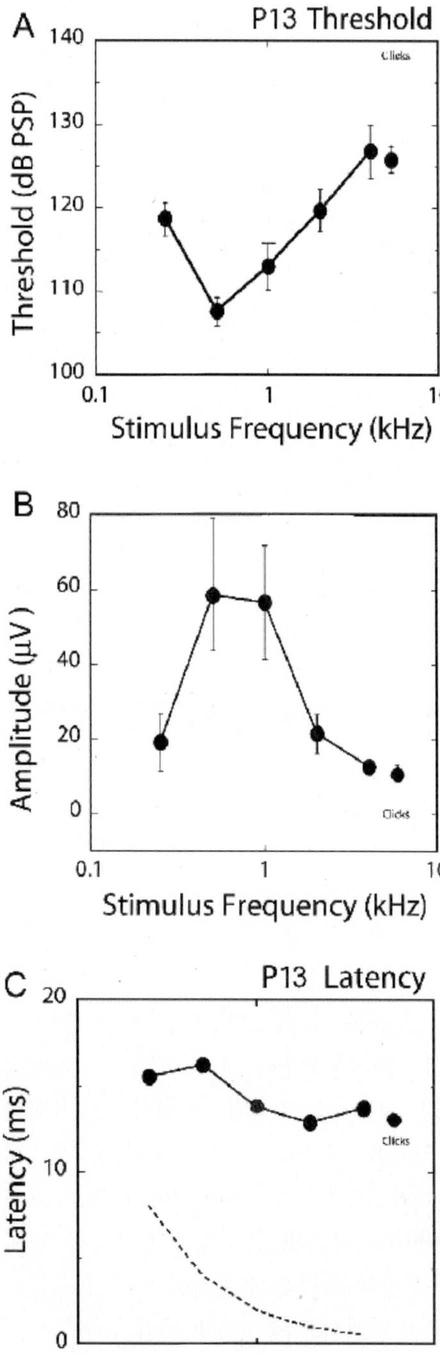

그림 2. Comparison of the parameters for tone burst and click stimuli in control subject's (n=14) A. Threshold, B. Amplitude, C. Latency (Adapted from Rauch et al 2004)

어 수축 강도를 모니터하는 것이 의미 있는 지표를 얻기 위해서 중요하다고 생각된다(Vanspauwen R, 2006a and 2006b).

Ochi와 Ohashi는 연령, 성별과 관련하여 클릭음에 대한 VEMP을 연구하였는데, 나이가 들수록 P13이 출현하는 역치가 높아지며, 진폭은 감소한다고 보고하였다(Ochi K, 2003). 반면 이들 지표가 성별이나 좌우간에는 차이를 보이지 않으므로 일측성 병변을 평가할 경우에는 연령대가 다른 대조군과 비교하기보다는 건측과 비교하는 것이 안전하다고 부연하고 있다. 온도안진검사나 회전의자검사와 같이 어지럼을 유발하는 검사가 아니기 때문에 소아에서도 협조만 잘 이끌어낼 수 있다면 숙련된 검사자에 의해 시행되는 경우 충분히 적절한 결과를 얻을 수도 있다.

정상인에서도 VEMP 파형이 이상 소견을 보일 수 있는데 de Waele 등이 조사한 바에 의하면 19세에서 24세의 정상인 34명에서는 VEMP검사에서 파형이 나오지 않는 경우는 없었으며, 31세에서 80세 사이의 37명에서는 4명(10.8%)에서 파형이 보이지 않았다고 하고 Welgampola와 Colebatch는 60세 이하에서는 모든 사람에게서 파형이 관찰되고 60세 이후에는 클릭음에 의한 VEMP의 반응이 떨어진다고 하여 퇴행성 변화에 의하여 정상인에서도 VEMP 파형이 나타나지 않음을 보여주고 있다(de Waele C, 2001).

VEMP는 검사 장비와 피검자의 사전 교육, 자극 조건에 따라 다양한 결과를 얻을 수 있어 검사실마다 안정된 결과를 얻기 위해서는 많은 노력이 필요하다.

2) 메니에르병에서의 VEMP

일측성 메니에르(Meniere)병은 변동성 전정 기능이 특징이므로 어떤 시기에 검사했느냐에 따라 안진은 병변쪽(흥분기, 회복기)을 향할 수도 건측(마비기)을 향할 수도 있다. 또한 내림프수종과 Reissner 막의 파열이 반복되어 전정감각상피가 점차 파괴됨에 따라 다양한 양상의 반고리관 마비가 나타날 수 있다. 즉 비가역적인 전정 손상이 있을 수 있고, 거기에다 가역적인 변동성 말초장애가 생겼다가 회복되고, 그사이 중추성 보상이 진행이 되는 경우가 많아 내림프수종 환자에서 자발안진과 여러 유발안진 만으로 측별을 단적으로 진단하기 어렵다고 할 수 있다. 게다가 처음에는 일측성이라 하더라도 양측성으로 발전하는 경우도 많아 평형기능검사의 판독이 더욱 어려워질 수 있다. 마찬가지로 VEMP 또한 고정 손상이 얼마나 되는지 그리고 어떠한 병기에 평가를 하였는지에 따라 다양한 양상으로 표현될 수 있을 것이다. VEMP를 이용하여 환자의 현상태를 평가하기 위한 여러가지의 검사 지표들이 제안되었고 특히, 양방향성을 지닌 메니에르병에서 이들은 나름대로 의미를 가진다고 생각된다. 또한 탈수검사 전후의 VEMP를 반응을 추적 관찰하며 파형의 변형을 보는 시도도 있었다(Murofushi T, 2001).

한편 Okuno와 Sando는 22명의 메니에르병 환자의 사후 측두골 관찰에서 흥미로운 소견을 보고하였는데, 내림프수종이 와우부에서는 전례(22례)에서 관찰되었고, 그 뒤를 이어 구형낭(19례), 난형낭(11례) 순서로 관찰이 되고, 수평반고리관에서는 5례에서만 확인이 되었다고 하며, 매우 심한 수종은 구형낭에서 가장 흔히 관찰되었다고 한다(Okuno T, 1987). 이는 메니에르병에서 VEMP가 유의한 결과를 제공할 수 있음을 의미한다.

먼저 VEMP의 반응이 없는 경우는 검사자에 따라 차이는 있어 12%에서 54%까지 다양하게 보고되고 있다(de Waele C, 1999; Murofushi T, 2001; Young YH, 2002; Young YH, 2003; Rauch SD, 2004). Rauch 등은 자극 주파수별로 VEMP의 역치를 측정하였는데 정상에서 볼 수 있는 500Hz에서의 주파수 동조 현상이 메니에르병이 있는 경우에는 나타나지 않았으며, tone burst 자극과 클릭음에서의 역치는 정상인에 비해 유의하게 증가하였다고 보고하였다. 그러나 그 이외의 평가지표인 진폭은 건측이나 대조군과 비교하여 줄어든 양상이나 유의한 차이는 없었고, P13의 잠복기 또한 유의한 결과는 얻을 수 없었다고 분석하였다. 특이한 점은 검사지표 중 역치와 진폭에서 메니에르병의 건측의 반응이 정상대조군과 병변측 반응의 중간 정도에 분포한다는 점은 일측성 병변이라 하더라도 잠재성 소인으로 인한 subclinical involvement가 있음을 시사해 주는 결과일 수 있다.

De waele 등은 VEMP가 나타나지 않는 환자 32명에 있어서는 저주파수의 청력역치가 51.1±20 dB였던 반면 정상적인 VEMP 반응을 보인 27명의 환자들의 평균 역치는 39.4±16.5 dB라고 보고하였다(de Waele C, 1999). 저주파수 영역의 청력 감소를 보이는 환자 49명의 청력은 0~60dB의 분포를 보였고, 정상 VEMP를 보인 환자가 26명(53%), VEMP가 나타나지 않는 환자가 23명(47%)이었다. 또한 60dB 이상의 저주파수 청력 감소를 보이는 환자에서 VEMP가 관찰되는 환자는 한 명도 없었다. 반면에 4-8 kHz의 고주파수 영역에서 60dB 이상의 청력 감소를 보이는 환자는 정상적인 P13/N23 결과를 나타내었다. 즉 저주파수 영역 (250-1000 Hz)의 청력 감소가 VEMP 소실과 관련이 있다고 보고하였다.

Young 등은 양쪽 귀의 소리 자극에 의해 나타나는 초기파형의 진폭의 차이를 양쪽의 합으로 나눈 값을 양이간 진폭차(interaural difference, IAD)로 정의하고 이 값이 메니에르병 환자의 일부에서 증가되어 있고 이러한 지표는 1995년 미국 이비인후과 학회에서 제시한 메니에르 병의 병기(stage)와 상관관계가 있다고 보고하고 있다(Young YH, 2002; Young YH, 2003). 그러나 다른 연구에서는 VEMP에 반응이 있는 메니에르 환자에서 클릭음 자극에 의해 나타나는 초기파형의 진폭은 정상대조군과 비교하여 유의한 차이를 보이지는 않았다고 보고하고 있다(Murofushi T, 2001; Rauch SD, 2004). 그 외 P13의 잠복기나 파간 잠복기(IPL)는 지연이나 단축이 되는 경우가 간혹 나오기는 하지만 전반적인 경향은 정상대조군과 비교하여 차이가 없다고 보고되고 있고(Murofushi T, 2001; Young YH, 2002; Rauch SD, 2004) 메니에르병이나 지연성 내림프수종환자의 caloric test의 canal paresis와 saccular dysfunction 사이에는 어떤 상관관계도 없다고 보고되고 있다(de Waele C, 1999; Young YH, 2003).

3) 전정신경염과 같은 일측성 전정기능저하 환자에서의 VEMP

Murofushi 등은 일측성 전정병증 환자의 34%에서 VEMP의 P13-N23파형이 관찰되지 않았고 P13-N23파형의 여부는 온도안진검사, 청력검사, 뇌간청성 유발전위검사의 결과와 상관이 없다고 보고하고 있다(Murofushi T, 1996). 구 등도 급성 일측성 전정기능 저하 환자 중 55%에서 VEMP의 P13-N23파형이 관찰되지 않았고 P13-N23파형의 여부가 온도안진검사상의 반고리관 마비 정도나 난형낭의 기능을 평가하는 주관적 시수직의 이상 정도와 상관이 없음을 보고하였다(Koo JW, 2004).

전정신경염과 같은 일측성 급성 전정병증에서 VEMP의 음성율, 다시 말해 하전정신경의 이환율은 다른 연구에서도 크게 다르지 않아 30-50% 정도의 분포를 보인다(de Waele C, 2001; Murofushi T, 2001; Koo JW, 2004). 그런데 이상하게도 VEMP의 반응이 나오는 경우에는 그 잠복기나 진폭이 정상대조군과 차이가 없었다. 이는 전정신경염에 이환될 경우 하전정신경은 보존되는 경우가 많다는 Fetter와 Dichigans의 보고와 부합하는 소견이지만(Fetter M, 1996) 실제 청신경종양에서 VEMP가 나오지만 잠복기가 지연되는 경우는 수조부(cisternal part)의 종양 크기가 뇌간을 압박할 정도로 클 때라는 보고는 전정신경염에서 하전정신경의 일부가 이환되었다 하더라도 잠복기 지연을 초래할 만큼 범위가 넓지 않아서 일 수도 있다(Murofushi T, 2001).

또한 VEMP파형이 정상적으로 관찰된 환자군 중 30% 정도에서는 지연성 후반고리관형 양성 돌발성체위성 현훈이 발생하는 것으로 보고되고 있어 이러한 환자군에서는 향후 지연성 두위현훈이 발생할 가능성이 있다는 정보를 환자에게 줄 수 있어 VEMP 검사는 일종의 예후에 대한 정보도 제공한다고 볼 수 있다(Murofushi T, 1996; de Waele C, 2001).

4) 상반고리관피열증후군에서의 VEMP

상반고리관은 중이강의 함기화 정도에 따라 중두개와로 돌출되어 궁상융기(arcuate eminence)라고 하는 골 융기부로 두개저와 접해있는데 이 부위의 골결손으로 막성미로가 중두개와로 노출되는 경우 소리에 의해 어지럼이 유발되거나(tullio phenomenon) 중이강이나 두개 내압을 증가시키는 수기 등에 의해 어지럼이 유발된다. 이를 상반고리관 피열 증후군(superior canal dehiscence syndrome, SCDS)이라고 하며 외이를 통해 소리나 압력 자극을 줄 때 이환측의 상반고리관이 흥분되어 느린 성분이 상전 및 내회전되는 안구운동을 보인다(Minor LB, 2000). 원래 등골과 난원창의 움직임에 의한 내이의 압력 변화는 정원창막의 움직임으로 압력이 평정되나 상반고리관의 골 결손은 골성미로에 제 3의 창(window)이 있는 셈이므로, 난원창을 통한 압력 변화에 의해 더욱 쉽게 내림프액이 움직여 더 큰 팽대정의 굴절을 초래하게 된다. 이러한 이유로 상반고리관 피열 증후군에서의 VEMP 역치는 낮아지게 된다(그림 3). Minor 등은 중이강의 병변이나 이소골연쇄의 이상이 없어도 이러한 상반고리관 피열이 전도성 혹은 복합성 난청을 초래할 수 있음을 네 명의 환자의 결과와 함께 보고하였고, 이들에서 VEMP가 나타나며 그들의 역치가 낮아져 있음을 관찰하였다(Minor LB, 2003). Watson 등도 네 명의 환자의 환측귀에서 클릭음자극에 대한 역치가 55에서 65dB nHL이었고 건측은 70dB nHL이상으로 측정되었으나 갈바닉 자극에 의한 VEMP의 역치는 정상과 차이가 없음을 보고한 바 있다(Watson SR, 2000).

비단 상반고리관 피열증후군뿐 아니라 전정도수관확장증 환자에서도 VEMP의 역치는 감소되어 있다고 보고한 연구가 있는데 이 또한 확장된 전정도수관의 미로측 입구가 제 3의 창의 역할을 하기 때문으로 생각하고 있다(Sheykholeslami K, 2004).

5) 기타 전정 병변에서의 VEMP

청신경초종 환자에서 VEMP 검사는 정상이거나 비정상일 수 있으며, 주로 종양의 크기와 전정신경의 하부와 상부 분지로의 범위에

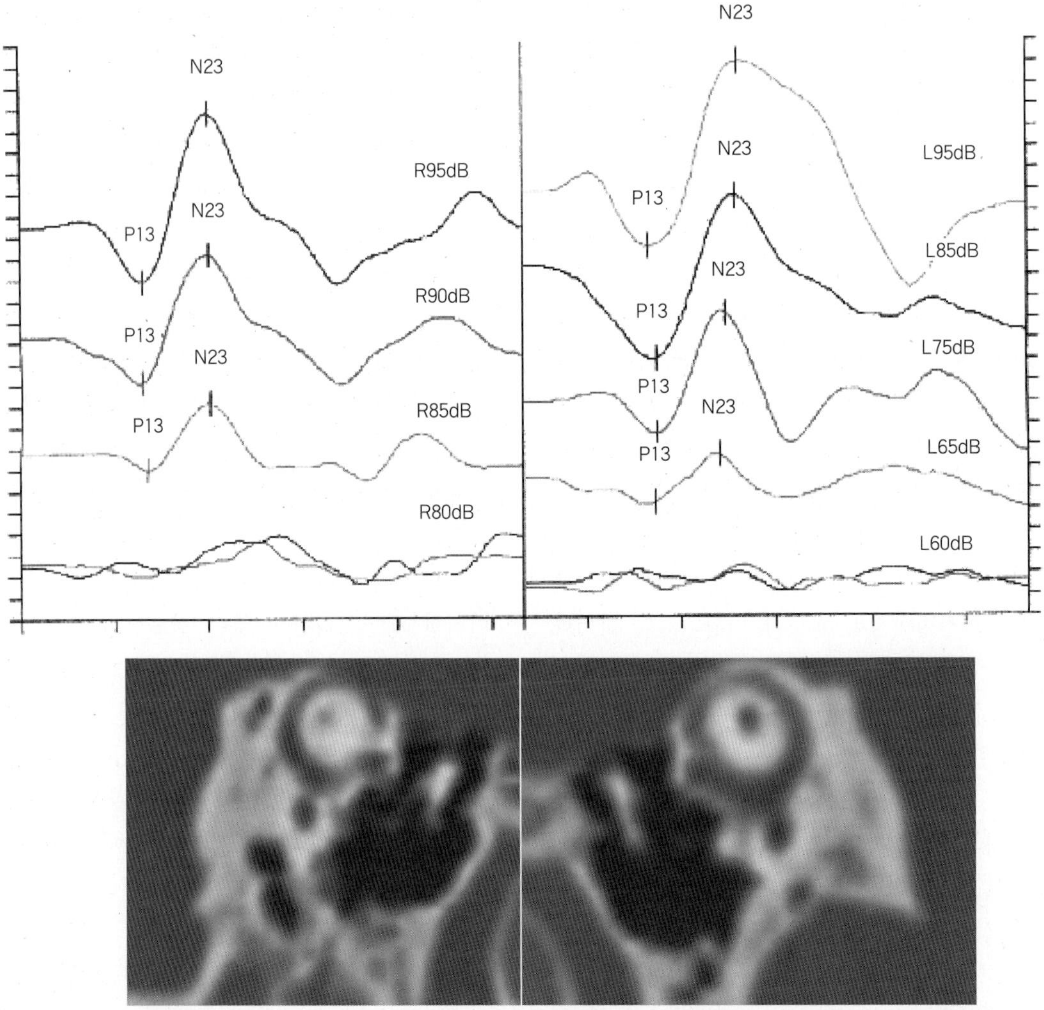

그림 3. VEMP thresholds in superior semicircular canal dehiscence. A. VEMP threshold is lowered in the left side (65dB HL) compared to the right side (85dB). B. Reconstructed (in the plane of the superior semicircular canal) oblique image of temporal bone CT shows a focal bony dehiscence of the left middle cranial fossa overlying the left superior semicircular canal. Note normal right superior semicircular canal without bony dehiscence.

따라 다르나 대다수의 청신경종양이 하전정신경에서 기원한다는 사실을 고려한다면 의미있는 술전 정보를 얻을 수 있다.

VEMP 검사는 두부 외상 후의 지연성 현훈 환자에게도 중요한 정보를 준다. 이 환자들은 병변이 수평반고리관 팽대부를 침범하지 않으면, 정상 caloric 검사와 회전 검사를 보일 수 있다. 또한, 급성 전정병증이 있던 환자에서 전정 보상 과정이 이루어지면 수주 혹은 수개월 이후에는 정상적인 주관적 시수직 검사나 안저 소견을 보일 수 있으므로 VEMP 검사만이 이석 병변 여부를 평가할 수 있게 된다. 다시 말해 온도안진검사나 회전검사의 위상차 선행이 급성병변 이후 상당히 오래 지속되는 것처럼 구형낭에 병변이 있는 경우 오랜 시간이 지나도 P13/N23 전위는 다시 나타나지 않는다(de Waele C, 2001).

중추성 질환에서는 뇌간에 국소화된 병변이 있을 경우 VEMP를 뇌간청성유발전위검사(ABR)와 병용하면 해부학적 신경 경로에 대한 기능적인 평가가 가능하다. 즉 이론적으로 병변이 국소화된 경우 중뇌를 침범하는 상부뇌간의 병변에서는 VEMP는 정상이나 ABR은 파형이 일부가 소실되거나 비정상적인 반응을 보이고, 연수를 침범한 하부뇌간의 병변에서는 ABR은 정상이나 VEMP파형의 이상이나 소실을 보이며, 그 사이의 교뇌병변에서는 두 검사에서 모두 이상반응을 보일 것이다(Itoh A, 2001).

3 안구전정유발근전위 Ocular vestibular evoked myogenic potentials (oVEMP)

oVEMP는 경부 근육의 억제성 반응을 측정하는 경부 전정유발근전위 (cVEMP)와 달리 외안근에서 발생하는 흥분성 반응을 측정하는 검사이다(Rosengren and Kingma, 2013). 과거에는 경부 전정유발근전위(cVEMP)만 사용되었으나, 근래에 들어서는 oVEMP도 어지럼의 진단에 유용하게 사용되고 있고 따라서 기존에 VEMP라고 일컬어지던 cVEMP에 대응해 oVEMP라 불리고 VEMP 시행 시나 결과 해석 시에 cVEMP인지 oVEMP인지를 명시하여야 임상에서 사용될 때 혼란을 줄일 수 있다.

1) oVEMP의 기본원리 및 검사방법

oVEMP는 외안근에서 유래하는 전위로 전정안반사(Vestibulo-ocular reflex)의 일종으로 생각되고 있다(Rosengren and Kingma, 2013). 이는 vestibule-colic reflex 기원이라 생각되는 cVEMP와의 차이점이다. 이 반응은 하직근보다는 하사근에서 유래했으리라고 추정되고, 자극의 반대쪽 외안근에서 반응이 측정되는 흥분성 반응이다. VEMP에서 사용하는 자극으로 세반고리관이 자극될 수 있다는 보고도 있으나(Xu, Simpson et al, 2009; Zhu, Tang et al, 2011), 대체로 이석기관 그 중에서도 cVEMP의 경우 소리 자극을 사용할 때 자극이 구형낭에 전달되고 하전정신경을 통해 신호가 전달된다는 것은 비교적 정설로 알려져 있다. 그러나 oVEMP의 어떠한 수용기와 어떠한 신경 전달 경로를 따라 전달되는지는 아직도 규명되지 못한 부분이 있다.

즉, 진동 자극을 통해 유발되는 oVEMP는 상전정신경을 통해 전달되고(Iwasaki, Chihara et al, 2009; Manzari, Tedesco et al, 2010), 또한 소리 자극을 통한 oVEMP도 상전정신경을 통해 정보가 전달되는 것으로 보인다(Govender, Rosengren et al, 2011; Shin, Oh et al, 2012). 이상에서 유발 자극이 진동이든 소리이든 oVEMP는 모두 상전정신경을 통해 정보가 전달된다는 사실은 많은 연구자들이 동의하는 사항이다(Rosengren and Kingma 2013). 그러나 이러한 oVEMP를 일으키는 소리 또는 진동 자극이 어느 수용기에 입력되어 상전정신경으로 전달되는지는 명확치 않다. 상전정신경을 통해 전달되는 정보는 대부분 난형낭에서 유래한다는 점에서 oVEMP는 난형낭에서 유래했을 것이라는 주장을 한다. 그러나 구형낭에서 유래하는 정보도 일부는 앞쪽

갈고리 부분을 통해 상전정신경을 통해 전달될 수 있고(Isu, Graf et al, 2000), 특히 소리 자극의 경우 구형낭이 난형낭에 비해 민감하게 자극을 수용하므로, 소리 자극에 의해 유도된 oVEMP 반응의 경우 구형낭을 통해 상전정신경으로 전달되는 것도 배제할 수 없다(Govender and Colebatch, 2012). 위의 내용을 바탕으로 정리하면 진동 자극은 난형낭을 통해 수용되고, 상전정신경을 통해 oVEMP를 일으킨다는 것으로 의견이 모아지고 있고(Curthoys, Vulovic et al. 2012), 소리 자극의 경우 수용기는 아직 명확치 않지만 대개 상전정신경을 통해 정보가 전달되고 oVEMP를 일으킨다고 볼 수 있다(Curthoys, Vulovic et al, 2012). 이는 추가 연구를 통하여 규명되어야 할 부분이다.

2) 검사 방법

oVEMP는 주로 하사근 또는 하직근에서 유래했을 것이라고 생각하나 oVEMP에서 주로 보는 반응은 하사근에 의한 것으로 보고되었고(Weber, Rosengren et al, 2012), 측정시에도 하사근의 반응을 측정하기 때문에 전극을 눈 아래에 붙이게 된다. 표면 전극의 경우 cVEMP에서와 같이 3개를 흔히 이용하는데 활성전극(+)을 자극을 주는 반대쪽 눈 바로 아래 정중선에 붙이고, 비활성전극(-)을 그보다 1-2cm 아래 붙인다. 접지 전극은 이마 중앙에 붙인다(그림 4)(Il-Kwon Cho, 2011). oVEMP는 눈의 주시 방향에 따라 반응의 크기가 달라질 수 있고, 연구에 의하면 눈을 20-30도 정도 위쪽으로 바라보고 검사를 시행할 때 가장 큰 oVEMP 반응을 얻을 수 있어 일반적으로 환자에게 상방 주시를 하게 한 상태에서 검사를 시행한다(Govender, Rosengren et al, 2009). 이는 안구의 상방 주시 시에 반응이 기원하는 하사근이 전극에 가장 가깝게 위치하기 때문인 것으로 추정되고 있다(Curthoys, Vulovic et al, 2012). 소리 자극과 진동 자극을 검사에 사용하는데 소리 자극은 cVEMP에서 사용하는 자극과 크게 다르지 않다. 즉 대개 500Hz tone burst를 사용하며 소리의 크기는 90-110dB nHL로 설정한다(Park, Lee et al, 2010; Il-Kwon Cho, 2011). Epoch는 50-100 msec, sweep 수는 100-250번으로 하여 그 평균을 구한다. 진동 자극도 대개 500Hz 자극을 사용하고 골전도 자극 장치 또는 Mini-Shaker 4810(Bruel and Kjaer, Naerum, Denmark)와 같은 골 진동기를 이용하여 이마의 정중선 부위나 유양동 부위를 자극한다. oVEMP의 반응 전위는 cVEMP의 P13, N23에 해당하는 10ms 정도의 잠복기를 가지는 N1(n10) 반응과, 뒤이어 나타나는 P1(p15) 반응을 보이고, 이 전위의 진폭은 cVEMP에 비하여 약 1/10 이상 정도로 작다(그림 5). N1-P1의 잠복기와 진폭, 양 귀의 진폭 차이인 interaural amplitude difference(IAD) 등을 검사지표로 사용한다.

oVEMP는 소리 및 진동 자극으로 반응을 유발하여 이석 기관의 기능을 평가하는 검사로서 자극 방법이나 수용기, 기전, 반응 전위 등에서 cVEMP와 여러 가지 차이점을 보인다(표 1)(Il-Kwon Cho, 2011). 따라서 cVEMP가 사용되는 임상 적응증에 모두 적용될 수는 없지만 보완적으로 사용될 수 있다. 예를 들어, 상반고리관 결손증후군에서 소리 자극 유도 cVEMP의 경우 역치는 낮아지나 진폭은 정상 범위 안에 있는 경우가 많은데 비해 소리 자극에 의한 oVEMP의 경우는 역치는 낮아지고 진폭은 증가함으로써 상반고리관 결손증후군에서 좀 더 유용하게 사용될 수 있다(Rosengren and Kingma, 2013).

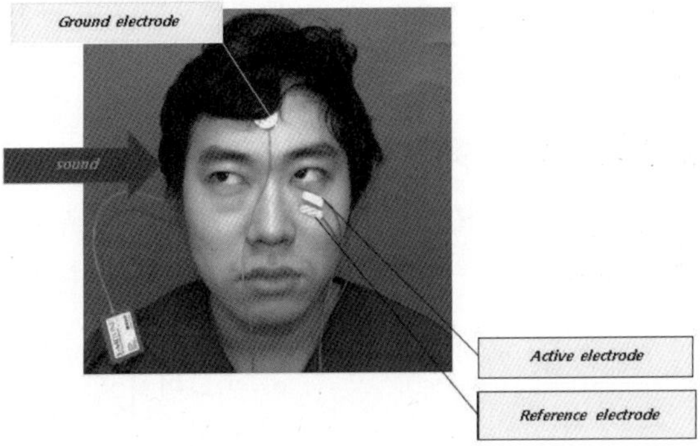

그림 4. Recording method: oVEMP
The amplitude of oVEMP becomes more prominent with upward gazing, in which the belly of the inferior oblique muscle is brought close to the recording electrode. Active electrode is placed below the center of the lower eyelid contralateral to sound source.

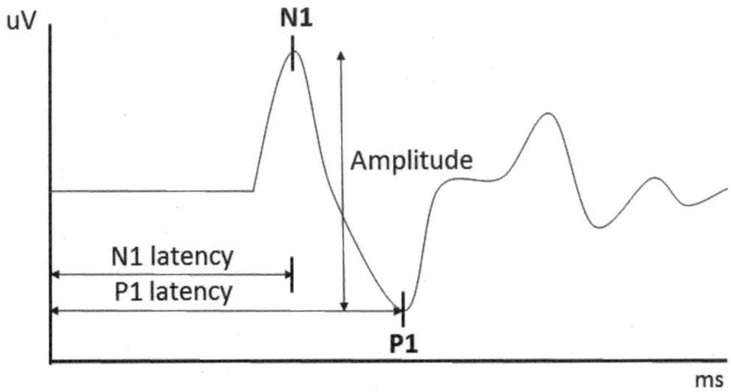

그림 5. Typical oVEMP response and parameters evoked by a 500Hz tone burst stimulus at 90dB nHL. N1(n10) and P1(p15) latency, amplitude of N1-P1 and interaural amplitude difference (IAD) are defined.

표 1.

	cVEMP	oVEMP
Frequency tuning	500 Hz	500 Hz
Origin	Saccule	AC stimuli- utricle + saccule (?)
		BC stimuli- utricle
Pathway	Vestibule-colic reflex	Vestibulo-ocular reflex
Effect	Inhibitory	Excitatory
Response	Ipsilateral SCM muscle	Contralateral EOM (IO muscle)
Wave	P13, N23	N1, P1
Amplitude	Large (-100 uV)	Small (2-5 uV)

SCM: sternocleidomastoid, EOM: extraocular muscle, IO: inferior oblique

4 주관적 시수직 및 시수평 Subjective visual vertical & Subjective visual horizontal

정위(orientation)란 주어진 '좌표계(reference of frame)' 안에서 대상의 적절한 정렬을 의미하는데 인간에 있어서는 가장 중요한 좌표계가 수직과 수평이 된다. 인간과 같이 두발로 서서 생활하는 동물에 있어서는 올바른 수직감은 안정적으로 서있거나 보행을 하는데 있어서 중요하다.

이러한 수직감, 수평감에 대한 조절은 시각적 정보, 고유수용체감각과 전정기능에 의해 좌우된다. 따라서 다양한 형태의 전정장애에서 수직감, 수평감의 변화를 예상할 수 있으며 이는 병변의 위치와 병변의 정도, 회복의 유무에 따라 다양한 정도의 편위를 보일 수 있다. 특히 이석기관이 수직과 수평의 감지에 있어 큰 역할을 담당하고 있다는 것은 많은 연구에 의해 일찍부터 알려져 있다(Schoene, 1964; Miller and Graybiel, 1966).

수직-수평감지(vertical-horizontal perception)의 정확성을 측정하기 위해 다양한 방법들을 이용되어 왔다. 피검자에게 수직, 수평에 맞추어 서있게 하거나(postural vertical or horizontal)(Mast and Jarchow, 1996), 막대를 수직 또는 수평에 맞추게 하는 방법인 주관적 시수직, 수평(subjective visual vertical or horizontal), 안구를 수직축에 따라서 단속운동을 하도록 하여 안구의 움직임을 관찰하는 방법(Subjective vertical saccades) 등 많은 방법들이 여러 연구에서 이용되어 왔다(Van Beuzekom and Van Gisbergen, 1999).

이중 주관적 시수직-수평에 대한 연구는 오래 전부터 심리학자들에 의해 많이 이루어졌었지만 임상 연구에서는 1970년대에 내이수술을 시행 받은 환자들을 대상으로 시수직감의 변화를 보는 연구를 발단으로 하여 이후 시간이 지나면서 주관적 시수직-수평의 진단적 가치에 관심이 증가하여 많은 임상적인 연구가 이어졌다(Friedmann, 1971).

중력감지와 관련된 중추신경로(graviceptive pathway)의 일측성 병변의 경우에 수직감지에 문제를 일으켜 주관적 시수직-수평의 편위를 유발하게 된다. 병변의 위치에 따라 병변측으로 또는 반대측으로의 편위를 다양하게 나타낼 수 있다. 전정신경절제술 혹은 미로절제술 후와 같은 말초성 전정기능 장애의 경우에도 주관적 시수직-수평의 편위를 보이게 되는데 흔히 ocular tilt reaction이라고 하는 skew deviation, head tilt, conjugated cyclotorsion 세 가지의 증상을 보이게 되며 말초병변의 경우에 주관적 시수직-수평의 편위는 대부분 병변측을 향하게 된다. 이러한 수직-수평감의 이상은 이석기관과 구심성 중력감지와 관련된 중추신경로(graviceptive pathway)의 변화에 기인하는 것으로 보고 있다(Vibert, Hausler et al, 1999).

1) 측정 방법

주관적 시수직-수평을 측정하기 위해서는 암실과 roll plane을 따라 회전할 수 있는 발광막대를 갖추고 있으면 손쉽게 측정할 수 있다. 암실에서 환자를 머리의 고정 없이 의자에 앉힌 상태에서 자세를 바르게 유지하도록 하고 양안을 이용하여 수직, 수평에서 벗어난(10-45

도) 위치에 고정되어 있는 발광막대를 수직, 수평으로 맞추도록 안내한다(그림 6). 발광 막대를 움직이기 위해서는 전기 장치를 이용하여 원격 조작을 시행하는 방법을 많이 쓰는데 환자 본인이 직접 발광 막대를 돌리는 방법도 가능하다. 발광 막대 대신 모니터의 막대 이미지를 키보드나 원격 장치를 이용하거나, modified Maddox rod를 이용하여 주관적 시수직-수평을 측정하는 방법도 있다. 환자가 충분한 시간적 여유를 가지고 정렬을 할 수 있도록 검사 시간의 제한을 주지 않는 것이 좋으며, 3회 이상을 측정하여 평균값을 구하는 방법이 좀 더 신뢰성 있는 측정값을 얻을 수 있다.

2) 정상 범위

정상인의 경우 암실에서 똑바로 앉은 상태에서 발광 막대를 이용하여 수직과 수평을 맞추도록 하면 2-3도 범위 내에서 정수직과 정수평에 가깝게 정렬을 시킬 수 있다(Curthoys, Dai et al, 1990; Bohmer and Rickenmann 1995).

Tribukait 등은 주관적인 시수평을 평균 0.21±1.20도의 범위를 보이며 반복 검사하여도 1.2도 이내의 차이를 보인다고 하였다(Tribukait, Bergenius et al, 1996). Bohmer 등은 주관적 시수직감을 4회 반복 측정 하여 평균 0.0±0.7도를 보이며 반복 검사 때 2도 이내의 차이를 보인다고 하였다(Bohmer, Mast et al, 1996).

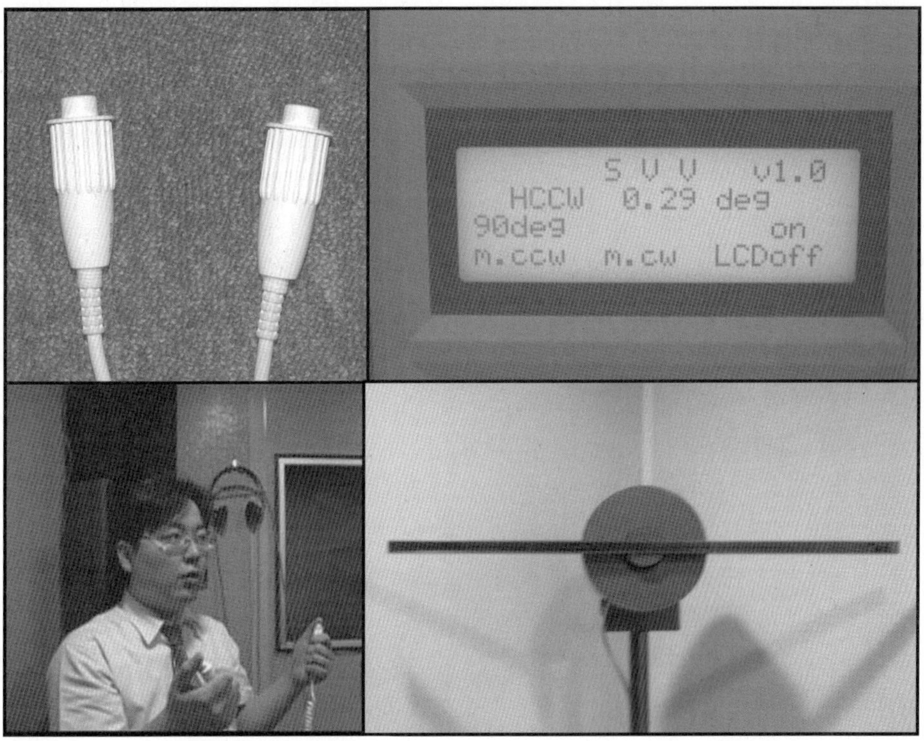

그림 6. 주관적 시수직-수평의 검사방법. 원격장치를 이용하여 시계 방향 또는 반시계 방향으로 발광막대를 움직일 수 있으며 측정을 마치고 나면 액정판에 시수직의 편위 정도가 표시된다.

국내의 시수직-수평의 정상 범위에 대한 연구에서 Chae(2000) 등은 주관적 시수직 평균은 1.06 ±0.45도, 주관적 시수평은 1.00±0.52도로 보고하였으며,(S, H et al, 2000) 단국대 병원에서 53명을 대상으로 한 조사에서는 주관적 시수직은 1.22 ± 0.84도, 주관적 시수평은 1.31 ± 1.01도의 정상치를 보였다.

3) 검사 시 고려 사항 및 영향 요인

주관적 시수직-수평 검사 시에 머리를 고정하고 검사를 시행하는 경우도 있지만 정상인이거나 전정장애가 있는 사람에서나 자연적인 머리의 기울어짐은 시수직-수평의 측정에 중요한 영향을 끼치지는 못하는 것으로 알려져 있다. 따라서 검사시의 머리의 고정은 반드시 필요한 조건은 아니다(Radivojevic, 1998).

발광 막대를 정렬을 시킬 때 회전 방향이 검사의 결과에 미치는 영향은 정상인의 경우에는 무시할 수 있다. 하지만 일측성 전정장애가 있는 환자의 경우 병변측에서 시작하여 수직을 정렬하기 위해 발광 막대를 회전하는 경우 보다 더 큰 편위를 보인다는 연구 결과가 있다(Taguchi, Sasaki et al, 1995) 또한 말초전정 신경 질환 군과 메니에르씨 병 질환 군에서 설정각에 따른 주관적 시수직값은 정상인 그룹과 비교 하여 설정각값을 양의 값으로 시작할 때 더욱 양의 값으로 편위되고, 음의 값으로 시작할 때 더욱 음의 값으로 편위된다(Pagarkar, Bamiou et al, 2008).

검사를 시작하기 전에 어느 정도의 기울기에서 발광 막대를 위치시키는 것이 좋은가는 아직 검사실마다 조금씩의 차이를 보인다. 검사 기기의 특성을 고려하여 정하되 2회 이상 서로 다른 방향에서의 45도의 설정각으로 시작하여 평균값을 사용한다면 큰 문제는 없을 것으로 생각된다.

주관적인 수직-수평감은 시각정보와 이석기관으로부터의 정보, 체성감각에서의 정보에 의해 좌우된다. 연령이 높아질수록 전정감각기의 퇴행성 변화가 두드러지게 나타나게 되면서(Rasmussen, 1940) 자세 유지에 필요한 수직감에서 시각의 영향을 보다 많이 받게 된다. 일반적으로 시수직-수평을 검사하는 경우에 연령에 따른 차이를 보이지 않지만 주변환경이 회전하는 상황에서의 주관적 시수직-수평을 측정할 때는 연령에 따른 차이를 보이게 된다. 주변환경이 회전하는 상황에서의 주관적 시수직은 회전 방향으로 편위를 보이게 되는데 이러한 편위의 정도가 연령이 높아질수록 증가하게 된다(Kobayashi, Hayashi et al, 2002).

Roll 평면에서 머리를 기울인 상태에서의 주관적 시수직을 측정하게 되면 수직을 유지했을 때와는 다른 결과를 보이게 된다. 60도 이상의 기울기에서는 주관적 시수직이 머리의 기울어진 정도를 과소평가하게 되어 정상보다 머리가 기울어진 방향으로 편위를 보이게 된다. 이러한 현상을 Aubert effect 또는 A-effect라고 한다(Aubert, 1861).

A-effect는 50도에서부터 130도까지의 기울임에서 뚜렷이 나타나게 된다. 이보다 작은 기울임에서는 오히려 과대평가에 의한 반대방향으로의 편위를 보이게 되는데 이를 Muller effect 또는 E-effect라고 한다.(Muller 1916) 여기서의 E는 독일어로 반대방향을 뜻하는 'entgegengesetzt'에서 붙여진 이름이다.

4) 급성 말초성 전정 상태에서의 시수직-수평

다양한 형태의 일측성 급성전정장애에서 시

수직감의 환측으로의 편위를 보고하고 있다. 미로절제술을 시행받은 환자에서 9.8±4.7도의 환측으로의 편위, 전정신경절제술을 시행받은 환자에서 10.7±5.5도의 환측 편위, 고실내 겐타마이신 주입술 후 10.6±6.5도, 전정신경염을 포함한 급성 전정병증환자에서 6.8±7.1도의 편위를 보고하였다(Bohmer and Mast, 1999).

다른 연구에서는 전정신경염 환자에서 vertical frame을 이용한 시수직감이 정상 범위를 벗어난 경우가 전체의 37%, modified Maddox rod를 이용한 경우 전체 환자 중 42%가 비정상적인 환측으로의 편위를 보였으며, 미로염 환자의 경우 각각 47%, 41%에서 비정상적인 환측으로의 편위를 보였다고 보고하였다(Vibert, Hausler et al, 1999). 이 연구에서 전정신경염과 미로염환자의 일부에서만 비정상 편위를 보이는 것은 이러한 질병들이 다양한 침범 정도와 범위를 보이기 때문으로 추측하였으며 실제로 전정신경염의 경우 상전정신경에만 염증이 유발되었다면 구형낭(saccule)의 기능은 정상적으로 작용할 것이며 시수직감은 정상 범위를 보일 것이라고 생각할 수 있다.

5) 기타 다른 질환에서의 시수직-수평

미로절제술(labyrinthectomy)과 전정신경절제술(vestibular neurectomy)의 경우와는 달리 등골절개술(stapedotomy)을 시행받은 환자의 경우 시수직이 건측으로 편위되어 나타날 수 있다.(Tribukait and Bergenius 1998, Bohmer and Mast 1999) Bohmer 등은 52명의 등골절개술을 시행받은 환자의 17%에서 술후에 건측으로의 비정상적인 편위를 보였다고 하였으며 이는 건측의 기능 저하가 아니라 술후에 유발된 미로염에 의한 환측의 이석기관의 흥분 (irritation)에 의한 편위라고 보고하였다(Bohmer and Mast, 1999).

양성 돌발성 체위성 어지럼(benign paroxysmal positional vertigo)과 주관적 시수직에 대한 연구는 많이 이루어져있지 않다. 양성 돌발성 체위성 어지럼 환자 중 일부에서만 비정상적인 편위를 보인다는 연구와 이석치환술 이후 주관적 시수직의 변화를 보인다는 보고가 있으나 많은 환자를 대상으로 그 관련성에 대해 보고한 연구는 부족하다(Gall, Ireland et al, 1999; Boleas-Aguirre, Sanchez-Ferrandiz et al, 2005)

6) 전정보상과 시수직-수평

Bergenius 등은 11명의 일측 전정기능 소실 환자에서 환측으로 편위가 급성기에는 8.94±3.71도, 3주 후에는 4.01도, 6주 후에는 2.20±6.4도로 변화함을 관찰하였다(Bergenius, Tribukait et al, 1996)

미로절제술을 시행받은 환자들의 경우 1년 안에 모두 정상 범위로 돌아왔으며, 전정신경초종으로 전정신경절제술을 시행받은 환자 30명 중에 10명 정도에서는 약한 정도의 편위가 남아있는 것으로 보고하였다. 수술에 의한 전정장애에 의한 다양한 징후들 중 자발안진이 수일간 지속되다가 서서히 소멸되며 암시야에서의 자발안진이 수주가 지나고 나서 소멸되는 반면 시수직감의 편위는 수개월에서 1년 이상 지속되는 경우가 많은 것으로 보아 세반고리관 기능의 보상이 이루어지고 나서 이석기관의 기능의 보상이 뒤늦게 이루어진다고 여겨진다. 수술 후 1년이 지난 후에도 환자들이 평형장애(disequilibrium)를 호소하는 것도 이러한 이유일 것으로 생각할 수 있다(Vibert and Hausler, 2000).

주관적 시수직-수평의 비정상적 편위와 이석기관의 관계는 자발안진과 측반고리관의 관계와 유사성을 보인다.(Bohmer and Mast 1999) 두 가지 모두 정적인 검사이며, 보상과정을 통해 정상화되거나 감소하게 된다. 측반고리관과 마찬가지로 이석기관에서도 push-pull mechanism을 확인할 수 있다. 자발안진이 소실되고 난 후에도 양온안진검사와 회전검사를 통하여 비대칭성을 확인할 수 있듯이 주관적 시수직-수평의 편위 또한 eccentric rotation을 가하면 더욱 확연히 나타나게 된다.

자발안진이나 시수직의 편위는 모두 전정핵의 resting activity의 회복에 의해 정상화가 일어나게 된다. 자발안진의 존재는 망막 미끄러짐 (retinal slip)을 유발하게 되며 이는 보다 빠른 보상기전의 작동을 촉진하게 되는 반면, ocular torsion에 의한 시야의 움직임은 없기 때문에 안-전정 오차 (visual-vestibular error)가 자발안진의 경우에 비하여 거의 없으며, 체성감각에 의존하게 됨으로 보상이 지연되며 완전하게 이루어지지 않는다고 보고 있다(Hafstrom, Fransson et al, 2004).

또 다른 연구에 의하면 일측성 전정질환 환자에서 수년간의 관찰에도 약한 정도이지만 의미 있는 비정상적 편위가 영구적으로 남는다는 보고를 하였다(Tabak, Collewijn et al, 1997).

만성전정기능장애에서의 주관적 시수직-수평의 진단적 가치는 아직까지는 논란의 여지를 가지고 있다.

7) 다른 검사들과의 연관성

안저 촬영을 통한 안구회선(ocular torsion)을 이용하여서 이석기관의 기능을 평가하기 위해서는 양안을 산동제로 산동시킨 후 머리를 턱받침과 따로 고정시킨 후 정면을 주시시켜 양안의 눈동자가 수평에 위치한 것을 확인한 상태에서 Scanning laser ophthalmoscope을 이용하여 검사를 시행한다. 시신경유두(optic nerve head)의 중심과 황반(fovea)을 연결한 선 그리고 수평과의 각도를 측정하여 얻어지는 OFD(optic nerve head-fovea angle difference)는 정상인에서는 2-7도의 편위를 보이며 황반이 시신경유두보다 아래에 위치하게 된다. 하지만 일측 전정병변이 있는 경우에는 환측으로의 편위를 보이게 된다.

일측성 말초성 전정장애 환자들에서 안저촬영을 통한 안구회선의 편위 정도와 주관적 시수평의 기울기 정도의 상관관계를 알아본 연구에서 두 검사간의 유의한 상관 관계(r=0.84)를 보고하였다(Rhee and Park, 1999). 2005년에 단국대학교병원에서 27명의 일측성 말초성 전정장애 환자를 대상으로 조사하였을 경우에도 두 검사 사이에 높은 상관관계(r=0.71)를 보였다(그림 7).

cortico-oculomotor pathway가 관여하는 Subjective vertical saccades검사는 암시야에서 가상의 수직을 따라 단속운동을 시행하고 이

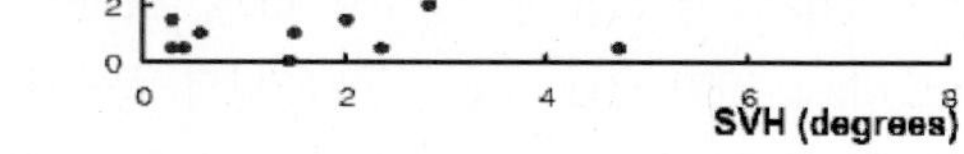

그림 7. Correlation between ocular torsion and subjective visual horizontal in the patients (n=27) with unilateral peripheral vestibulopathy.

를 적외선 비디오 시스템을 이용하여 편위 정도를 측정한다. 주관적 시수직과의 상관관계 역시 0.62로 서로 높은 관련도를 보임을 보고하였다(Bohmer and Mast, 1999).

시수직과 시수평 사이의 관련도는 정상인의 경우와 환자의 경우가 서로 다른 결과를 보인다. 단국대학교병원에서 53명의 정상인을 대상으로 두 검사를 시행하여 비교하였을 때 평균 정상치는 시수직이 1.22도, 시수평이 1.31도로 유사한 값을 보이나 상관계수는 0.20으로 낮은 상관관계를 보였다. 반면에 전정신경초종 환자 60명을 대상으로 술전, 술후 6개월째 시수직감과 시수평을 측정한 연구에서는 술전과 술후 모두에서 두 검사간에 높은 상관관계를 보고하여 질환군에서의 두 검사간에 일치도가 높은 것을 알 수 있다(Hafstrom, Fransson et al, 2004).

5 결 론

이상에서의 내용을 요약하면 편측성 (메니에르병, 전정 신경염, 청신경종양 등) 및 양측성 전정 병변에서 구형낭-척수경로의 병변을 검사하여 국소 진단과 측별 진단에 도움을 받을 수 있다. 또한 전정 신경염에서 초기 회전성 현훈 뒤에 올 수 있는 후기 체위성 현훈의 가능성에 대한 정보를 제공하고, 안구회선이나 주관적 시수직이 급성기를 지나며 정상으로 돌아오는데 비해 시간이 지나도 중추성 전정 보상에 의한 영향을 받지 않으므로 과거 병변의 이환 여부를 알 수 있다.

앞서 소개한 tone burst나 클릭음에 의한 VEMP는 고막에서부터 와우에 이르는 청각 경로가 정상이라는 전제하에서 유의하므로 중이염과 같은 전도성 난청이 있는 경우에는 나타나지 않는다. 따라서 이런 경우에는 구형낭을 직접 자극할 수 있는 골진동기나 galvanic 전류 같은 자극을 이용한 방법으로 VEMP를 시도하여 미로성 및 후미로성 병변들을 감별해 볼 수도 있는데 이러한 시도는 많은 기관에서 진행되고 있으나 소리 자극에 의한 반응과 같이 일관된 결과를 얻기에는 제한이 있다.

VEMP는 오심을 일으키지 않고 비침습적이고 재현성이 높은 검사로서 전정기능의 진단과 경과 및 예후에 이르기까지 다양한 정보를 제공할 수 있고 생각된다. 그러나 이를 위해서는 검사실에서 일관성 있는 결과를 얻어 적절한 지표를 개발하여야 하고 다른 기존의 평형기능검사들과 병용해서 시행하여야 환자의 진단과 치료에 보다 정확한 정보를 얻을 수 있다.

기존의 cVEMP뿐만 아니라 최근에는 oVEMP도 임상적으로 흔히 이용되고 있고, 이 두 가지 검사를 이용하여 이석 기관의 기능을 종합적으로 평가할 수 있다. 주관적 시수직-수평은 좌우 이석기관의 기능의 비대칭과 구심성 신호의 균형에 대한 정보를 얻을 수 있으며 간편하고 소요 시간이 짧으며 피검자가 낮은 비용으로 쉽게 할 수 있는 유용한 검사이다. 급성기에 병변의 정도를 민감하게 보여줄 수 있으나 만성적인 전정장애의 경우 보상의 작용으로 인하여 그 진단적 가치는 떨어진다. 하지만 급성기의 전정장애의 심한 정도를 알 수 있고 보상기에 회복의 정도를 추적 관찰하기에 쉽고 유용하다.

참고문헌

Aubert, H(1861). "Eine scheinbare bedeutende Drehung von Objecten bei Neigung des Kopfes nach rechts oder links." Archiv für pathologische Anatomie und Physiologie und für klinische Medicin 20(3-4): 381-393.

Bergenius, J., A. Tribukait and K. Brantberg(1996). "The subjective horizontal at different angles of roll-tilt in patients with unilateral vestibular impairment." Brain Res Bull 40(5-6): 385-390; discussion 390-381.

Bickford CK, Jacobson JL, Cody DT(1964). "Nature of average evoked potentials to sound and other stimuli in man." Ann N Y Acad Sci. 112: 204-223.

Bohmer, A. and F. Mast(1999). "Assessing otolith function by the subjective visual vertical." Ann N Y Acad Sci 871: 221-231.

Bohmer, A., F. Mast and T. Jarchow(1996). "Can a unilateral loss of otolithic function be clinically detected by assessment of the subjective visual vertical?" Brain Res Bull 40(5-6): 423-427; discussion 427-429.

Bohmer, A. and J. Rickenmann(1995). "The subjective visual vertical as a clinical parameter of vestibular function in peripheral vestibular diseases." J Vestib Res 5(1): 35-45.

Boleas-Aguirre, F. M., N. Sanchez-Ferrandiz and N. Perez(2005). "The subjective visual vertical in benign paroxysmal positional vertigo. A preliminary study." Rev Laryngol Otol Rhinol (Bord) 126(4): 253-255.

Cheng PW, Huang TW, Young YH(2003). "The influence of clicks versus short tone bursts on the vestibular evoked myogenic potentials." Ear Hear. 24(3): 195-197.

Cheng PW, M. T(2001). "The effect of rise/fall time on vestibular-evoked myogenic potential triggered by short tone bursts." Acta Otolaryngol. 121(6): 696-699.

Choi, J. W., S. I. Kang, J. H. Rhee, B. Y. Choi, J. S. Kim and J. W. Koo(2014). "Clinical implication of ocular torsion in peripheral vestibulopathy." Eur Arch Otorhinolaryngol.

Cody DT, B. R(1969). "Averaged evoked myogenic responses in normal man." Laryngoscope 79(3): 400-416.

Colebatch JG, H. G(1992). "Vestibular evoked potentials in human neck muscles before and after unilateral vestibular deafferentation." Neurology. 42(8): 1635-1636.

Colebatch JG, H. G., Skuse NF(1994). "Myogenic potentials generated by a click-evoked vestibulocollic reflex." J Neurol Neurosurg Psychiatry 57(2): 190-197.

Curthoys, I. S., M. J. Dai and G. M. Halmagyi(1990). "Human otolithic function before and after unilateral vestibular neurectomy." J Vestib Res 1(2): 199-209.

Curthoys, I. S., V. Vulovic and L. Manzari(2012). "Ocular vestibular-evoked myogenic potential (oVEMP) to test utricular function: neural and oculomotor evidence." Acta Otorhinolaryngol Ital 32(1): 41-45.

de Waele C(2001). "VEMP induced by high level clicks." Adv Otorhinolaryngol 58: 98-109.

de Waele C, T. B. H. P., Diard JP, Freyss G, Vidal PP(1999). "Saccular dysfunction in Meniere's disease." Am J Otol 20(2): 223-232.

Elidan J, L. L., Honrubia V(1987). "Recording of short-latency vestibular evoked potentials induced by acceleration impulses in experimental animals: current status of the method and its applications." Electroencephalogr Clin Neurophysiol. 68(1): 58-69.

Elidan J, S. M., Liebner E, Sohmer H(1991). "Short latency vestibular evoked response to angular acceleration impulse in human beings." Otolaryngol Head Neck Surg. 105(3): 353-359.

Ferber-Viart C, D. R., Colleaux B, Dubreuil C(1997). "Myogenic vestibular-evoked potentials in normal subjects: a comparison between responses obtained from sternomastoid and trapezius muscles." Acta Otolaryngol. 117(4): 472-481.

Fetter M, D. J(1996). "Vestibular neuritis spares the inferior division of the vestibular nerve." Brain 119: 755-763.

Friedmann, G(1971). "The influence of unilateral labyrinthectomy on orientation in space." Acta Otolaryngol 71(4): 289-298.

Gall, R. M., D. J. Ireland and D. D. Robertson(1999). "Subjective visual vertical in patients with benign paroxysmal positional vertigo." J Otolaryngol 28(3): 162-165.

Geisler CD, F. L., Rosenblith WA(1958). "Extracranial responses to acoustic clicks in man." Science 128(1210-1).

Govender, S. and J. G. Colebatch(2012). "Ocular vestibular evoked myogenic potential (oVEMP) responses in acute vestibular neuritis." Clin Neurophysiol 123(5): 1054-1055; author reply 1055-1056; discussion 1056-1057.

Govender, S., S. M. Rosengren and J. G. Colebatch(2009). "The effect of gaze direction on the ocular vestibular evoked myogenic potential produced by air-conducted sound." Clin Neurophysiol 120(7): 1386-1391.

Govender, S., S. M. Rosengren and J. G. Colebatch(2011). "Vestibular neuritis has selective effects on air- and bone-conducted cervical and ocular vestibular evoked myogenic potentials." Clin Neurophysiol 122(6): 1246-1255.

Hafstrom, A., P. A. Fransson, M. Karlberg and M. Magnusson(2004). "Idiosyncratic compensation of the subjective visual horizontal and vertical in 60 patients after unilateral vestibular deafferentation." Acta Otolaryngol 124(2): 165-171.

Il-Kwon Cho, M., Myung-Whan Suh, MD, Tae-Hyun Moon, MD, Chung-Ku Rhee, MD, Jae Yun Jung, MD(2011). "Clinical Comparison Between Ocularand Cervical Vestibular Evoked Myogenic Potentials." Research in Vestibular Science 10(2): 68-73.

Isu, N., W. Graf, H. Sato, K. Kushiro, M. Zakir, M. Imagawa and Y. Uchino(2000). "Sacculo-ocular reflex connectivity in cats." Exp Brain Res 131(3): 262-268.

Itoh A, K. Y., Yoshioka K, Kanaya M, Enomoto H, Hiraiwa F, Mizuno M(2001). "Clinical study of vestibular-evoked myogenic potentials and auditory brainstem responses in patients with brainstem lesions." Acta Otolaryngol Suppl. 545: 116-119.

Iwasaki, S., Y. Chihara, Y. E. Smulders, A. M. Burgess, G. M. Halmagyi, I. S. Curthoys and T. Murofushi(2009). "The role of the superior vestibular nerve in generating ocular vestibular-evoked myogenic potentials to bone conducted vibration at Fz." Clin Neurophysiol 120(3): 588-593.

Kobayashi, H., Y. Hayashi, K. Higashino, A. Saito, T. Kunihiro, J. Kanzaki and F. Goto (2002). "Dynamic and static subjective visual vertical with aging." Auris Nasus Larynx 29(4): 325-328.

Koo JW(2004). "Understanding of vestibular evoked myogenic potential and its clinical applications." Korean J Otolaryngol 47: 1203-1210.

Koo JW, R. D., Kim CH, Kim JY, Yu JY, Choi KD, Kim JS(2004). "Vestibular evoked myogenic potential generated by 500 Hz tone burst in unilateral peripheral vestibulopathy." J Korean Balance Soc 3: 356-361.

Manzari, L., A. Tedesco, A. M. Burgess and I. S. Curthoys(2010). "Ocular vestibular-evoked myogenic potentials to bone-conducted vibration in superior vestibular neuritis show utricular function." Otolaryngol Head Neck Surg 143(2): 274-280.

Mast, F. and T. Jarchow(1996). "Perceived body position and the visual horizontal." Brain Res Bull 40(5-6): 393-397; discussion 397-398.

Miller, E. F. and A. Graybiel(1966). "Role of the Otolith Organs in the Perception of Horizontality." The American Journal of Psychology 79(1): 24-37.

Minor LB(2000). "Superior canal dehiscence syndrome." Am J Otol 21: 9-19.

Minor LB, C. J., Cremer PD, Lustig LR, Streubel SO, Ruckenstein MJ(2003). "Dehiscence of bone overlying the superior canal as a cause of apparent conductive hearing loss." Otol Neurotol. 24(2): 270-278.

Muller, G(1916). "Uber das Aubertsche phänomen." Z Sinnesphysiol 49: 109-246.

Murofushi T, H. G., Yavor RA, Colebatch JG.(1996). "Absent vestibular evoked myogenic potentials in vestibular neurolabyrinthitis. An indicator of inferior vestibular nerve involvement?" Arch Otolaryngol Head Neck Surg. 122(8): 845-848.

Murofushi T, M. M., Takegoshi H(2001). "Glycerol affects vestibular evoked myogenic potentials in Meniere's disease." Auris Nasus Larynx 28: 205-208.

Ochi K, O. T(2003). "Age-related changes in the vestibular-evoked myogenic potentials." Otolaryngol Head Neck Surg. 129(6): 655-659.

Okuno T, S. I(1987). "Localization, frequency, and severity of endolymphatic hydrops and the pathology of the labyrinthine membrane in Meni ere's disease." Ann Otol Rhinol Laryngol 96(4): 438-445.

Pagarkar, W., D. E. Bamiou, D. Ridout and L. M. Luxon(2008). "Subjective visual vertical and horizontal: effect of the preset angle." Arch Otolaryngol Head Neck Surg 134(4): 394-401.

Park, H. J., I. S. Lee, J. E. Shin, Y. J. Lee and M. S. Park(2010). "Frequency-tuning characteristics of cervical and ocular vestibular evoked myogenic potentials induced by air-conducted tone bursts." Clin Neurophysiol 121(1): 85-89.

Radivojevic, V(1998). Ist die subjektive visuelle Vertikale von der Kopfposition und von der Augenrollung abhängig?

Rasmussen, A. T(1940). "Studies of the viiith cranial nerve of man." The Laryngoscope 50(1): 67-83.

Rauch SD, Z. G., Kujawa SG, Guinan JJ, Herrmann BS(2004). "Vestibular evoked myogenic potentials show altered tuning in patients with Meniere's disease." Otol Neurotol. 25(3): 333-338.

Rhee, C. K. and H. Park(1999). "Evaluation of the Otolithic Function in Unilateral Peripheral Vestibulopathy Using Ocular Counterrolling (OCR) and Subjective Visual Horizontal (SVH)." Korean J Otolaryngol 42: 306-310.

Rosengren, S. M. and H. Kingma(2013). "New perspectives on vestibular evoked myogenic potentials." Curr Opin Neurol 26(1): 74-80.

S, C., N. H and S. BD(2000). "Normal Variation of Subjective Visual Vertical and Horizontal in Human." Korean J Otolaryngol 43: 260-264.

Safran AB, V. D., Issoua D, Hausler R(1994). "Skew deviation after vestibular neuritis." Am J Ophthalmol. 118(2): 238-245.

Schoene, H(1964). "On the Role of Gravity in Human Spatial Orientation." Aerosp Med 35: 764-772.

Sheykholeslami K, S. S., Habiby Kermany M, Kaga K(2004). "Vestibular-evoked myogenic potentials in three patients with large vestibular aqueduct." Hear Res. 190: 161-168.

Shin, B. S., S. Y. Oh, J. S. Kim, T. W. Kim, M. W. Seo, H. Lee and Y. A. Park(2012). "Cervical and ocular vestibular-evoked myogenic potentials in acute vestibular neuritis." Clin Neurophysiol 123(2): 369-375.

Tabak, S., H. Collewijn and L. J. Boumans(1997). "Deviation of the subjective vertical in long-standing unilateral vestibular loss." Acta Otolaryngol 117(1): 1-6.

Taguchi, K., O. Sasaki, K. Sato, K. Nezu and M. Sakaguchi(1995). "Subjective vertical and vestibular lesion." Acta Otolaryngol Suppl 519: 201-203.

Tribukait, A. and J. Bergenius(1998). "The subjective visual horizontal after stapedotomy: evidence for an increased resting activity in otolithic afferents." Acta Otolaryngol 118(3): 299-306.

Tribukait, A., J. Bergenius and K. Brantberg(1996). "The subjective visual horizontal for different body tilts in the roll plane: characterization of normal subjects." Brain Res Bull 40(5-6): 375-381; discussion 381-373.

Van Beuzekom, A. D. and J. A. Van Gisbergen(1999). "Comparison of tilt estimates based on line settings, saccadic pointing, and verbal reports." Ann N Y Acad Sci 871: 451-454.

Vibert, D. and R. Hausler(2000). "Long-term evolution of subjective visual vertical after vestibular neurectomy and labyrinthectomy." Acta Otolaryngol 120(5): 620-622.

Vibert, D., R. Hausler and A. B. Safran(1999). "Subjective visual vertical in peripheral unilateral vestibular diseases." J Vestib Res 9(2): 145-152.

Vibert D, H. R., Safran AB, Koerner F(1996). "Diplopia from skew deviation in unilateral peripheral vestibular lesions." Acta Otolaryngol. 116(2): 170-176.

Watson SR, H. G., Colebatch JG(2000). "Vestibular hypersensitivity to sound (Tullio phenomenon): structural and functional assessment." Neurology 54(3): 722-728.

Weber, K. P., S. M. Rosengren, R. Michels, V. Sturm, D. Straumann and K. Landau(2012). "Single motor unit activity in human extraocular muscles during the vestibulo-ocular reflex." J Physiol 590(Pt 13): 3091-3101.

Wu CH, M. T(1999). "The effect of click repetition rate on vestibular evoked myogenic potential." Acta Otolaryngol. 119(1): 29-32.

Xu, Y., I. Simpson, X. Tang and W. Zhou(2009). "Acoustic clicks activate both the canal and otolith vestibulo-ocular reflex pathways in behaving monkeys." J Assoc Res Otolaryngol 10(4): 569-577.

Young ED, F. C., Goldberg JM(1977). "Responses of squirrel monkey vestibular neurons to audio-frequency sound and head vibration." Acta Otolaryngol 84: 352-360.

Young YH, H. T., Cheng PW. (2003). "Assessing the stage of Meniere's disease using vestibular evoked myogenic potentials." Arch Otolaryngol Head Neck Surg. 129(8): 815-818.

Young YH, W. C., Wu CH(2002). "Augmentation of vestibular evoked myogenic potentials: an indication for distended saccular hydrops." Laryngoscope. 112(3): 509-512.

Zhu, H., X. Tang, W. Wei, W. Mustain, Y. Xu and W. Zhou(2011). "Click-evoked responses in vestibular afferents in rats." J Neurophysiol 106(2): 754-763.

14

두부충동검사 Head Impulse Test(HIT)

이정구 Chung-Ku Rhee · 이민영 Min-Young Lee · 현재환 Jai-Hwna Hyun

단국대학교 의과대학 이비인후과학 교실 · 단국대학교 의과대학 이비인후과학 교실 · 단국대학병원 전정검사실

머리운동 시에 출현하는 반사적인 안구운동은 개체의 머리운동 방향과 반대 방향으로 움직이는 보상성 안구운동으로, 머리회전운동 중에 전방의 물체를 망막의 중심와에 고정시킴으로써 자세를 조절하는데 그 목적이 있으며, 이러한 반사는 항상 조화된 안구와 머리의 운동을 유지시켜 준다. 즉, 안정 상태에서 머리를 우측으로 30° 회전하면 안구는 전정안반사에 의하여 안와 내에서 좌측으로 30° 회전하여 머리가 우측 방향으로 회전되어 있다 할지라도 안구는 공간상에서 볼 때 원래의 위치인 0°를 유지함으로써 개체의 회전방향과 관계없이 항상 물체를 응시할 수 있다. 이러한 두부와 안구의 운동은 전정안반사(vestibulo-ocular reflex, VOR)에 의해 이루어진다. 전정안반사는 머리회전 시 머리 회전 속도와 동일하게 반대 방향으로 안구를 움직임으로써 선명한 시각(vision)을 얻게 하는 반응으로, 전정신경의 머리 회전 속도 정보가 전정신경핵(vestibular nucleus)을 거쳐 안구 운동 신경원(oculomotor neuron)으로 전달되어 발생한다(Leigh). 전정안반사는 머리의 움직임과 반대 방향으로 같은 크기만큼 안구가 움직임으로써 일어나게 되고 이러한 빠른 움직임은 주로 시추적운동계(optokinetic pursuit system)나 경부안구반사(cervico-ocular reflex)보다는 전정계의 전정안반사에 의해서 나타나는 것이다. 머리의 움직임에 대한 안구의 움직임의 비율을 이득이라고 하는데, 우리가 물체를 주시하고 있을 때는 이득이 거의 1에 가깝다.

말초전정기관의 기능 감소 여부를 알기 위해서는 칼로리 검사를 먼저 생각하고 시행하며, 또 회전의자검사를 시행한 후 자발 또는 체위 변화로 나타나는 안진 등의 정보를 비교하여 판단하게 된다. 그러나 칼로리 검사와 회전의자 검사가 다 고가의 장비를 구비하여야 하고 30-60분의 장시간 동안 복잡한 절차의 검사를 시행하여야 한다. 그럼에도 불구하고 1988년에 소개된 두부충동검사는 말초전정장애를 진단하기에 아주 유용한 검사이다. 1988년에 수평 반고리관의 말초기능장애를 간단하게 검사하는 방법이 보고되었다(Halmagyi). 반고리관의 기능과 전정안반사가 정상이면, 환자가 정면의 한 표적을 주시하고 있을 때, 피검자가 예측 못하게 피동적으로 머리를 짧고 빠르게 수평면의 한 방향으로 돌릴 때 환자의 안구는 주시하던 목표를 계속 주시한다. 그러나 머리를 빨리 돌린 직후에 머리의 회전에 눈의 움직임이 따라가지 못해서 뒤 늦게 나타나는 안구가 정면으로 향하는 교정성 단속운동이 나타나면, 그 편의 반고리관의 기능이 저하되어 있음을 의미한다. 반고리관의 장애로 인한 기능의 결핍이 있다면, 머리를 돌릴 때 완서운동의 속도가 부적절하게 느려서 안구는 머리와 같이 움직여(주시하는 목표와 멀어져), 머리가 회전을 마친 후에는 환자의 안구는 빠른 단속운동을 통하여 다시 주시하던 목표로 돌아와 다시 목표를 주시하게 된다. 이 때 환자의 단속안진운동이 머리 회전이 멈춘 후 나타나면 쉽게 발견할 수 있다. 이 단속운동을 "overt saccades"라고 한다.

1 두부충동검사 방법

검사자는 환자 앞에 서서 머리를 두 손으로 잡고 환자에게 검사자의 코를 주시하게 한다. 검사자가 피검자의 머리를 예측 못하게 빠르게 좌측 혹은 우측으로 돌린다. (10-20도-큰 각도가 아닌) 이 머리의 빠른 회전을 부두충동(Head Impulse)이라고 한다. 환자의 전정안반사 기능이 정상이면 환자는 정면에 있는 검사자의 코를 계속 주시한다. 이때 정상 안반사가 안구를 정확하게 머리의 회전각도 만큼 안구를 보상 회전하게 하여 안구를 정면으로 고정시킨다. 그러나 환자의 전정안반사가 비정상이라면, 안구의 회전이 머리의 회전 정도만큼 정확하게 보상되지 않아 두부 회전 중 안구가 정면 코 주시에서 벗어나게 된다. 따라서 안전정기능의 장애가 있을 시에는 안구는 예측 못한 피동적 두부회전 시에 두부를 따라가게 되어 검사자의 코 주시에서 벗어나게 되고, 두부회전 후에는 교정 단속(corrective saccade) 운동으로 안구는 중앙으로 따라와 정면의 코를 주시하게 된다(현성 단속운동, overt saccade). 이것은 머리를 돌리는 방향의 반고리관의 기능장애가 있다는 증거이다. 즉 좌측 두부회전 후 현성 단속운동이 보이면 좌측 반고리관의 기능장애를 의미한다(그림 3, 4). 한 번의 검사로 단속운동이 있었는지 확신이 가지 않으면 검사자는 두부충동검사를 만족할만한 결과를 얻을 때까지 반복하면 된다.

그러나 두부충동검사에서 현성단속운동이 보이지 않는다고 하여 반고리관의 기능이 항상 정상이라는 것은 아니다. 반고리관의 장애가 있는 환자에서 자기 추적 코일 장치(scleral search coil)를 사용한 단속운동 검사를 시행할 경우 두부회전 시 작은 교정성 단속운동이 발생해, 장애가 있는 측으로 두부를 회전할 때 안구가 짧은 단속운동으로 중앙선으로 돌아오기는 하지만 육안으로는 거의 보이지 않는다. 이러한 현상을 은폐성 단속운동(covert saccade)이라고 한다. 이 작은 교정성 단속운동이 두부회전 시 나타나야 할 현성 단속운동을 숨겨서 결핍된 안전정반사를 육안으로 보이지 않게 숨겨놓은 상태이다. 이러한 은폐성 단속운동은 두부회전 시 나타나야 할 단속안진을 불명하게 하거나 전혀 보이지 않게 숨겨 육안으로는 발견하기가 거의 불가능하다. 이러한 은폐성 단속운동은 안구운동 측정의 표준 기준(gold standard)인 자기 추적 코일 장치를 사용할 때에만 발견할 수 있다(Weber, 2008). 그러나 공막코일은 가격이 고가이고, 결과의 분석이 복잡하고, 공막렌즈 착용이 불편하여 환자가 선호하지 않는 불편이 있다. 따라서 이러한 공막코일을 사용하지 않고 두부충동검사를 시행하여 전정결핍을 정확하게 진단하는 방법이 요구되는데 비디오 두부충동검사가 그 역할을 할 수 있는 검사이다(그림 3).

2 비디오 두부충동검사 (video Head Impulse Test, vHIT)

두부충동검사 시 안구의 단속운동을 발견하는 것은 주관적이므로 신뢰할 수 없다. 비디오 두부충동검사는 비디오카메라를 사용하여 안구의 움직임을 측정하므로 환자의 안구 움직임을 기록하여 그 기록을 볼 수 있다. 비디오를 사용하지 않는 두부충동검사는 검사자의 주관적인 시각에 의지하기 때문에 일부 전정결핍환자는 두부충동검사만으로는 인지하지 못하고 오진할 수 있다. 이는 은폐성 단속안진을 육안으로 볼 수 없기 때문이다. 그러나 비디오 두부충동검사는 안구의 속도를 측정하고 은폐성 단속안진을 볼 수 있다. 비디오 두부충동검사는 자기추적공막코일(scleral magnetic

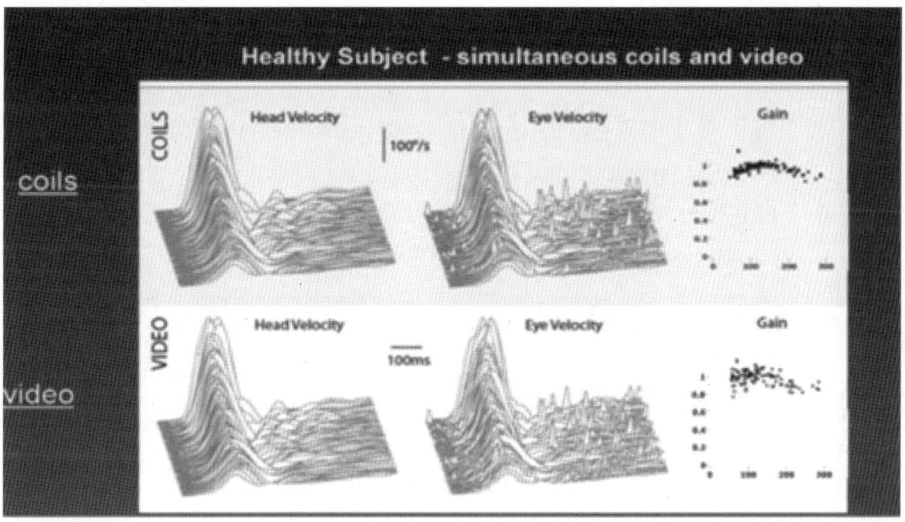

그림 1. 공막코일과 비디오 두부충동검사의 비교. 정상인에서 공막코일과 비디오를 사용한 두부충동검사의 비교. 두 군간의 두부속도와 안구속도의 차이가 없다. 두부 회전을 점차 빠르게 하면 두부 속도에 따라 안구의 속도도 비례적으로 증가한다. 각각의 선이 두부와 안구의 음직임을 나타낸다.

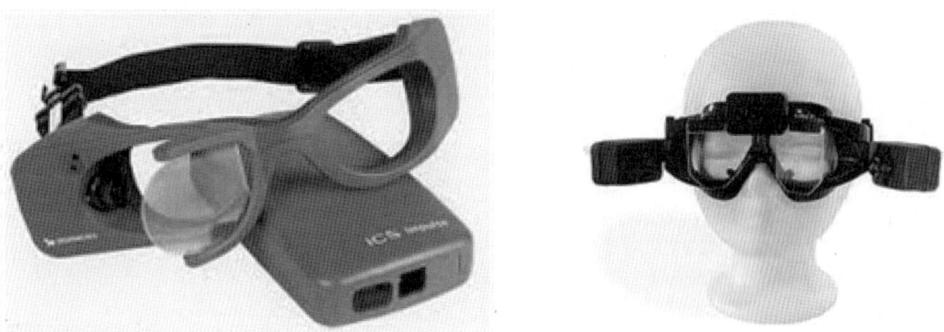

그림 2. ICS 사의 video goggle

search coil) 검사와 비교하여 차이가 없는 것이 증명된 바 있다(MacDougall, 2009).

3 비디오 두부충동검사 방법

환자는 꼭 맞는 가벼운 고글(그림 2)을 쓰고, 앉은 자세에서 고글에서 비쳐지는 두 개의 레이저 빛 두 점을 보게 하여 캘리브레션을 한 후, 벽의 한 고정된 점을 주시해 보게 하고, 검사자는 환자의 얼굴을 잡은 채로 고개를 빨리 급작히 예측 못하게, 10-20도 좌 또는 우측으로 돌린다. 이어서 환자의 얼굴을 잡은 채로 짧고 빠르게 (1Hz 이상, 100/s2 이상) 반대측으로 고개를 돌리고 이때 환자로 하여금 중앙의 고정된 점을 계속 주시하도록 한다(그림 3). 환자가 경부 근육에 힘을 주지 않고 따라하게 하면서 회전 시 나타나는 교정성 단속운동(corrective saccade)의 유무를 확인한다. 두부의 속도는 gyroscopes로 측정하고 안구의 영

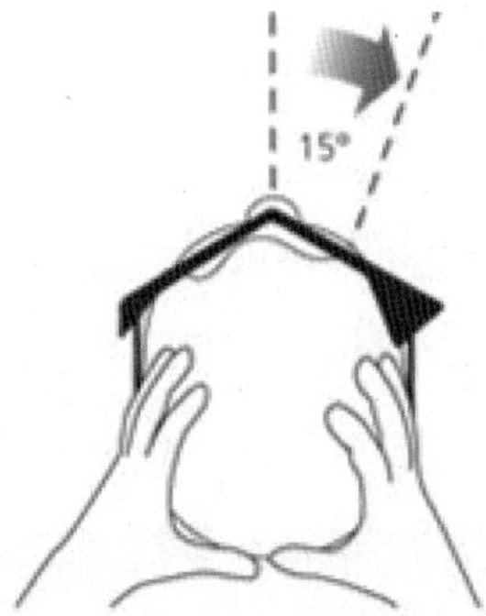

그림 3. 두부충동검사 방법. 예측 못하게 피동적으로 머리를 짧고 빠르게 수평면의 우측 또는 좌측 방향으로 돌린다.
자극: 10-20 도 회전, 최고 두부속도: 100-250°/s, 최고 두부 가속도: 1000°/s² to 2500°/s²

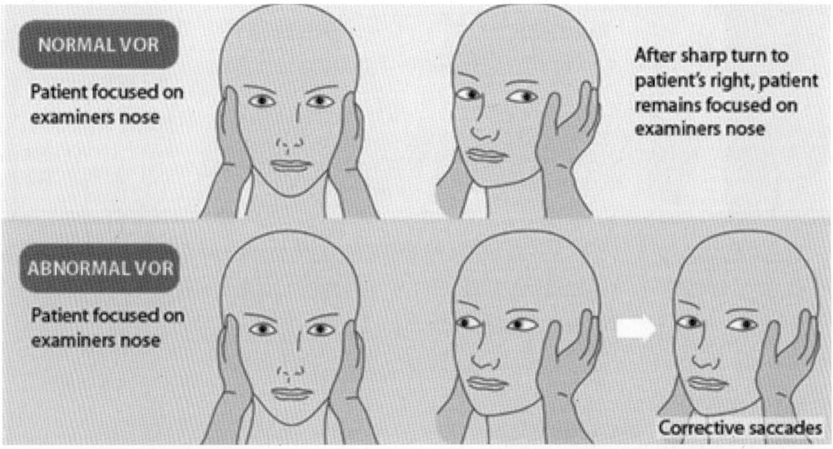

그림 4. 정상 전정안반사 인 경우 안구는 우측으로 돌린 머리를 따라 우측으로 움직이지 않고 그대로 정면으로 향하고 있다(좌측 그림).
전정안반사 결핍상태인 경우 머리를 빨리 우측으로 돌릴 때 우측으로 따라 갔다 안구의 단속운동으로 빨리 정면으로 돌아온다(우측 그림).

코를 주시한다 -> 정상 전정안반사
환자는 검사자의 코를 주시한다

Abnormal VOR ->비정상 전정안반사
환자는 검사자의 코를 주시한다

After sharp turn to -> 머리를 빨 리 환자의 우측으로 돌린후 환자는 계속 검사자의 코를 주시하고 있다.

Corrective saccades -> 교정단속운동

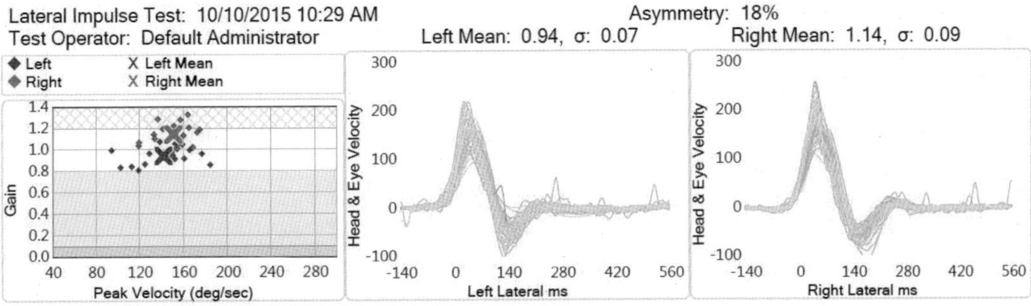

그림 5. 정상 두부충동 검사 결과.
좌우측 검사에서 두부 회전만 보이고 안구의 단속운동은 나타나지 않았다.

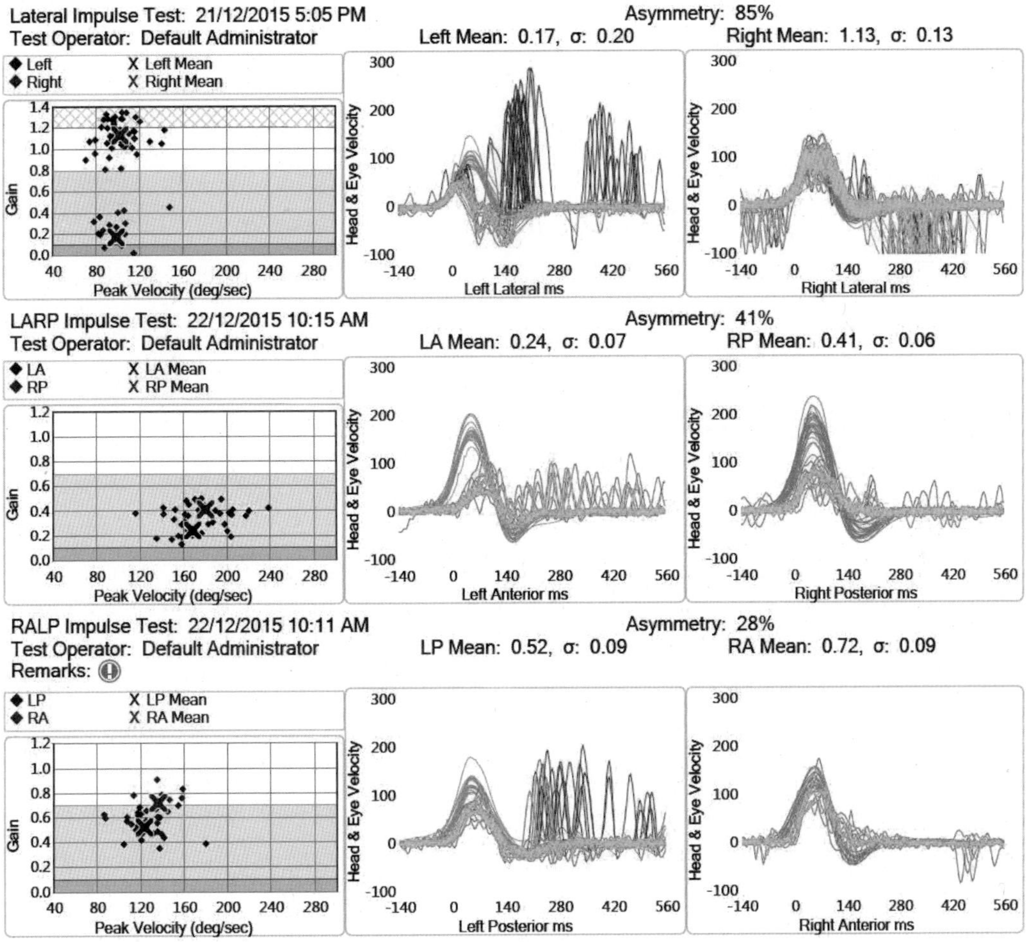

그림 6A. 좌측 일측 전정장애의 비디오 두부충동검사 결과. 측반고리관(Left Lateral & Right Lateral) 검사에서, 우회전에서는 두부속도와 안구속도가 일치한다. 높고 진한 색은 두부회전, 흐린 회색의 가는 선은 안구회전을 각각 나타낸다. 좌회전에서는 안구의 속도가 충분히 빠르지 못하고, 두부회전 중에 많은 단속운동(은폐성 단속운동)이 보이고, 두부충동이 끝난 후에도 많은 안구단속 운동이 보인다(현성단속운동). 본 검사에서 이득은 우회전 1.13으로 정상이고, 좌회전 0.17로 현저하게 낮다. 동시에 좌상전반고리관(Left Anteriro)과 좌후반고리관(Left posterior)의 현저한 기능 감소와 활발한 안구의 단속운동이 보인다.

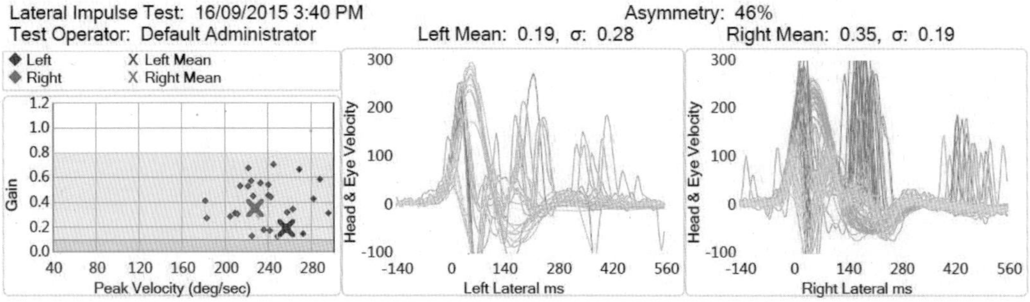

그림 6B. 양측전정장애의 비디오 두부충동검사 결과. 가는 선(안구속도)이 굵은 선(두부속도)를 따라가지 못한다. 양측두부회전 후에 많은 현성단속운동과 몇 개의 은폐성 단속운동이 보인다. 이득은 좌측 0.19과 우측 0.35이다.

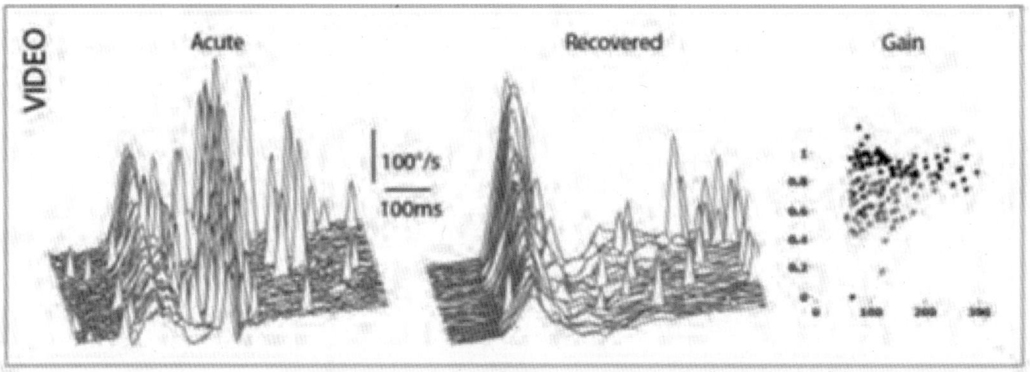

그림 7. 전정신경염에서 급성기와 회복기의 비디오 두부충동검사결과. 일측 전정신경염 환자에서 급성기(좌측 그림)에서 폐쇄성과 현성 단속안구운동을 볼 수 있다. 회복기(우측 그림)에서는 확연하게 안전정반사의 이득이 증가되어 있고 몇 개의 작은 단속안구운동이 보인다.

상은 고속의 카메라로 찍고 아주 빠른 software를 사용하여 안구의 속도를 진행한다. 각각의 두부 회전 후 두부의 자극 속도와 안구 속도의 반응 기록들은 검사자가 볼 수 있게 화면에 전시된다. 통상 정규 검사에서 20번의 충동이 그림 3에서와 같이 시행된다. 전정안검사의 이득(안구속도/두부속도)은 1.0(약 0.8-0.9)이다. 비디오 두부충동검사에서는 전정안반사의 일측 또는 양측 감소를 객관적인 측정방법으로 쉽게 볼 수 있다. 250Hz 비디오는 속도가 충분히 빨라 은폐성 단속안진운동을 측정할 수 있도록 빠르고 기록에서 쉽게 볼 수 있다. 좌측 일측전정장애, 양측전정장애, 전정신경염에서 급성기와 회복기의 비디오 두부충동검사의 안진 기록들을 그림 5, 6, 7에서 볼 수 있다.

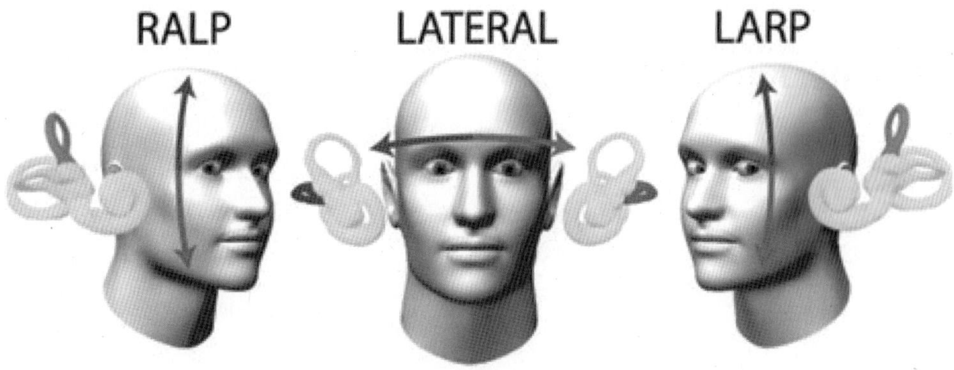

그림 8. 수직 반고리관 두부충동검사 방법(MacDougall, 2013)

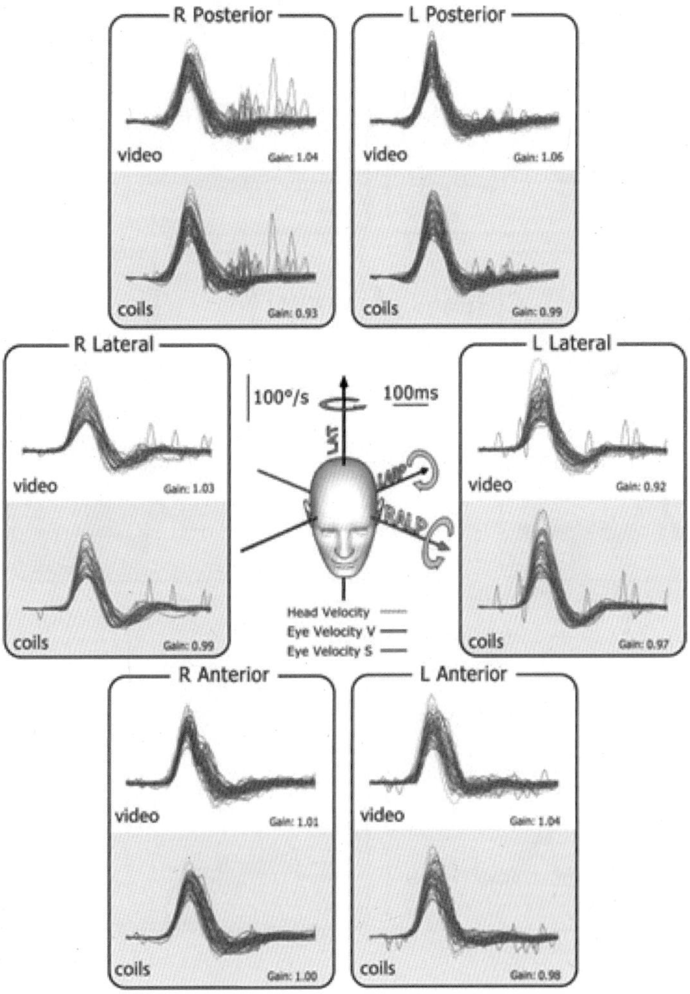

그림 9. 비디오와 자기추적코일장치 두부충동검사로 나타난 정상기능의 전후 반고리관 검사 (MacDougall, 2013)

4 수직반고리관 검사

전반고리관(anterior semicircular canal)은 수직 평면에서 41° 전외 방향으로, 후반고리관(posterior semicircular canal)은 56° 후외방으로 위치하며, 전반고리관과 후반고리관은 서로 90°의 각도를 유지하고 있다. 측반고리관과 마찬가지로 수직반고리관도 서로 쌍을 이루고 있는데 우측의 전반고리관과 좌측의 뒤반고리관, 우측의 뒤반고리관과 좌측의 앞반고리관이 쌍을 이루고 있어, 한편이 자극되면 쌍을 이루는 반대편의 반고리관은 억제가 이루어지는 기능적인 짝(functional pair)을 형성하고 있다.

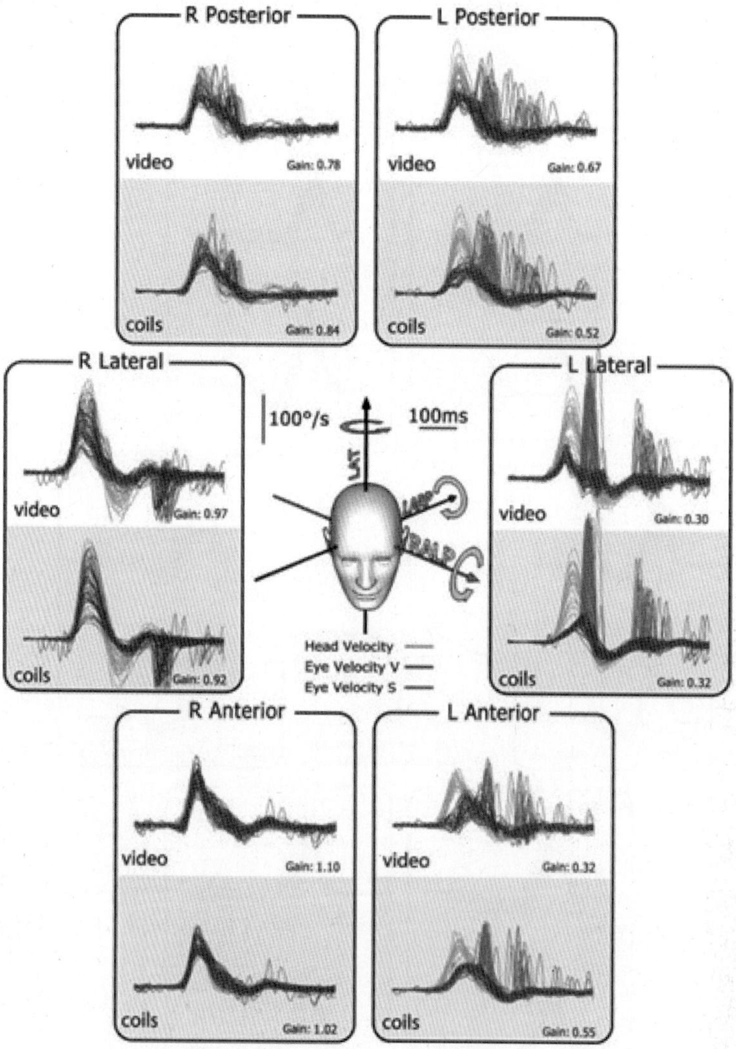

그림 10. 좌측 전정기능 결핍 환자에서 비디오와 자기추적코일장치 두부충동검사로 나타난 전후 반고리관검사 결과(MacDougall, 2013)

고개를 좌측으로 약 45° 회전 시키면 우측 전반고리관과 좌측 후반고리관이 정면을 향하게 되고, 이 자세에서 아래편으로 빠르게 고개를 회전시키면 우측 전반고리관이 흥분하게 되어 안구는 상방으로 움직인다. 반대로 상후방으로의 빠른 머리 회전 시에는 좌측 뒤반고리관의 흥분으로 안구가 하방으로 움직인다.

마찬가지 로 고개를 우측으로 약 45° 회전 시킨 상태에서는 좌측 전반고리관과 우측 후반고리관의 기능을 평가할 수 있다. 이러한 검사 시에 비디오 두부충동검사를 시행하여 기록으로 남기면 측반고리관 검사 시 얻은 기록과 같은 안진기록을 얻을 수 있다(MacDougall, 2013) (그림 8, 9, 10, 11, 12).

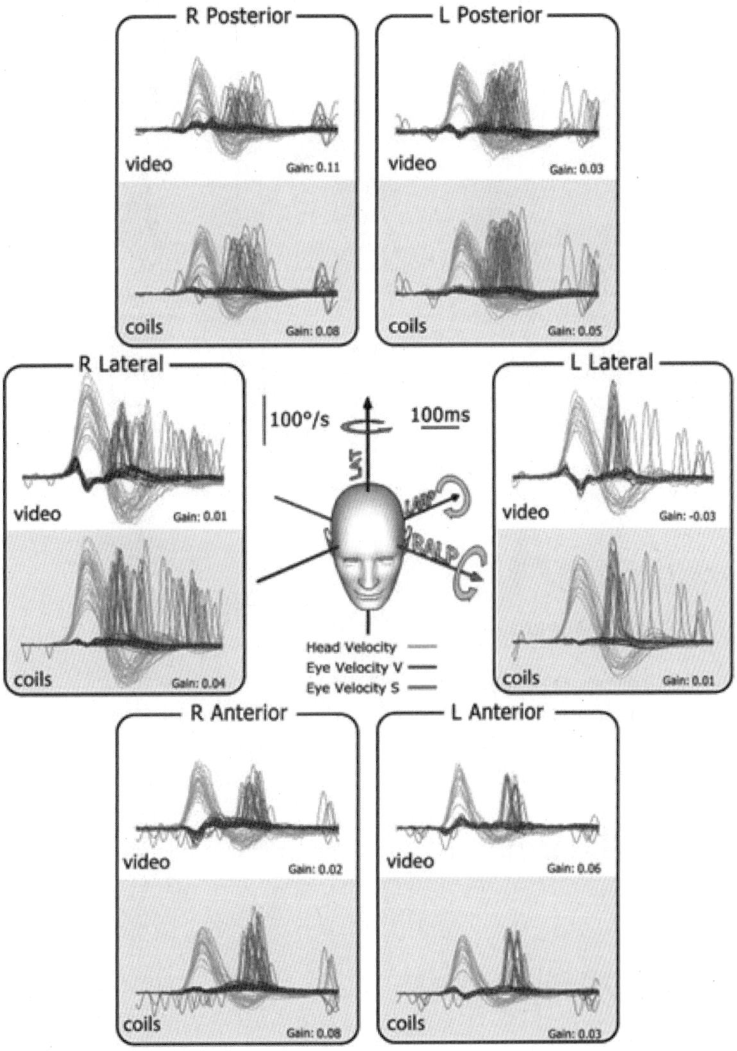

그림 11. 양측 전정기능 결핍 환자에서 비디오와 자기추적코일장치 두부충동검사로 나타난 전후 반고리관검사 결과(MacDougall, 2013)

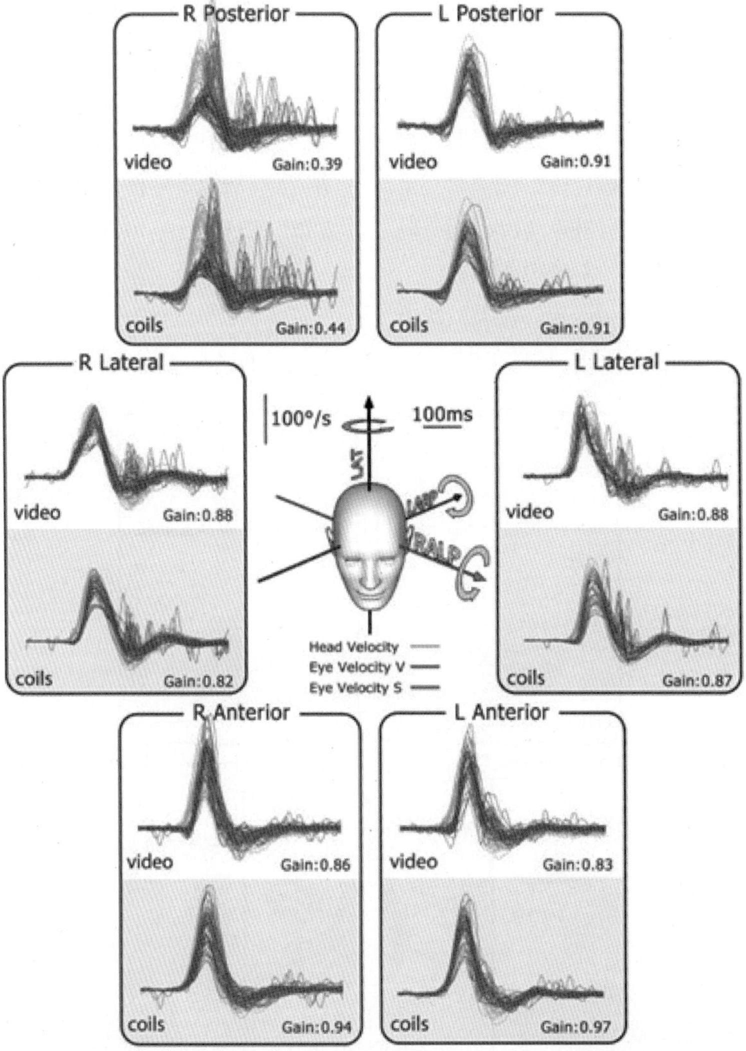

그림 12. 우측 후반고리관만의 기능 결핍 환자에서 비디오와 자기추적코일장치 두부충동검사로 나타난 전후 반고리관검사 결과(MacDougall, 2013)

5 칼로리 검사와의 관계

어지럼 환자에서 온도안진검사, 두부충동검사, 두진후안진검사검사(Head Shake Test)를 비교한 연구에서 두부충동검사와 두진후안진검사검사의 민감도(Sensitivity)는 35%로 낮았으나 특이도(specificity)는 95%와 92%로 높았다. 두부충동검사와 두진후안진검사의 양성예측치는 각각 64%와 50%로 낮았으나 두 검사를 동시에 시행하였을 시에는 80%로 더 높았다. 온도안진검사에서 고도의 반규관 마비를 보일수록 두부충동검사와 두진후안진검사검사의 양성률이 높아져 온도안진검사상 100% 반규관 마비 환자의 87%의 경우에서 두 검사의 양성률을 보였다. 결론적으로 칼로릭 검사상 일측성 마비를 보이는 환자에서, 두부충동검사와 두진후안진검사검사가 말초마비를 선별하는 검사로는 적절하지 않으나, 두 검사가 다 양성으로 나타날 때는 칼로리 검사에서 고도의 마비를 보일 가능성이 높다(Harvey, Perez). 칼로리 검사는 전정안반사중 저주파(0.003Hz)의 검사인 반면 두부충동검사와 두진후안진검사검사는 훨씬 더 넓고 빠른 1Hz 이상의 주파의 자극에 대한 평가라는 점에서 그 차이를 생각해볼 수 있다. 즉, 온도 안진검사상 100% 반규관 마비라고 하더라도 고주파에서는 적절한 전정기능이 유지가 될 수 있다(Perez). 이러한 연구를 비디오 두부충동검사로 시행하면 은폐성 단속운동을 볼 수 있어 두부충동검사의 민감도가 더 높아질 것으로 기대된다.

6 중추성 어지럼에서의 두부충동검사 검사

충추성 어지럼에서 두부충동검사가 정상인 경우가 많지만 일부 충추성 병변에서 이상소견을 보일 수도 있다(Lee). 전정신경의 죄간 출입부와 전정신경다발(vestibular fascicle)의 근위부 및 전정신경핵의 병변에도 두부충동검사와 온도안진검사에서 일측 반고리관 마비가 관찰되어 역시 말초성 전정신경병증과 감별이 어려울 수 있다(Kim). 전정신경핵의 경우 건측을 향하는 전정안진과 더불어 병변 측에서 두부충동검사가 양성으로 나와 전정신경염과 유사한 소견을 보이지만, 수평안구운동의 신경적문체인 내측전정신경핵의 이상으로 주시유발안진 등이 함께 동반될 수도 있어 이러한 점이 감별에 도움을 줄 수 있다(Kim). 소뇌경색에서도 광범위한 병변을 가진 경우 종괴 압박으로 인해 전정신경핵이나 신경다발을 압박하여 두부충동검사가 양성소견을 보일 수 있다(Newman-Toker).

급성 다발성 경화증 환자에서 두부충동검사상 도착안진(perverted nystagmus)인 하향안진이 관찰되었다. 환자의 뇌 자기공명영상에서 미측연수(caudal medulla)에서 강한 신호(hyperintense signal)가 보였고, 이 곳의 신경핵들은 수평 전정안반사와 수직 전정안반사를 관리하는 속도 저장계에 투사되고, 전정소뇌와도 연계되어 있다(Minagar). 측 연수경색(lateral medullary infarct) 환자에서 두부충동안진이 자발안진의 반대방향으로 향하는 도착안진이 보였다(Choi). 이 환자의 뇌 자기공명영상에서 측연수의 경색이 보였다. 이때 나타나는 도착안진은 소결절(nodulus)과 복측목젖(ventral uvula)에 있는 속도 저장계를 조절하는 풀킨제 세포가 전정신경핵으로 투사하는 해부 구조 때문이다(Choi).

최근에는 두부충동검사가 말초성 전정질환과 중추성 전정질환을 감별해주는 검사법으로 많은 관심을 끌고 있다. 일명 HINTS 검사(Head Impulse-Nystagmus-Test of Skew)를 급성어지럼 증상을 가지는 환자에게 시행하였을 때 초기 중추성 병변에 의한 급성 어지럼을 감별해낼 수 있다. HINTS 검사란 두부충동검사와 주시안진검사, 사편위검사등 3가지 검사를 말하며, 초기 뇌혈관질환에 의한 급성어지럼환자에서 두부충동검사가 정상 소견이고, 주시안진에서 방향변환성 안진을 보이고 사편위검사에서 양성 소견을 보인다(Lee).

참고 문헌

Beynon GJ, Jani P, Baguley DM(1998). A clinical evaluation of head impulse testing. Clin Otolaryngol. 23:117-122.

Choi KD, Oh SY, Park SH, Kim JH, Koo JW, Kim JS(2007). Head-shaking nystagmus in lateral medullary infarction: patterns and possible mechanisms. Neurology. 68:1337-1344.

Halmagyi GM, Curthoys IS(1988). A clinical signs of canal paresis. Arch Neurol. 45:737-739.

Harvey SA, Wood DJ, Feroah TR(1997). Relationship of the head impulse test and head-shake nystagmus in reference to caloric testing. Am J Otol. 18:207-13.

Harvey SA, Wood DJ(1996). The oculocephalic response in the evaluation of the dizzy patient. Laryngoscope. 106:6-9.

Harvey SA, Wood DJ, Feroah TR(1997). Relationship of the head impulse test and head-shake nystagmus in reference to caloric testing. Am J Otol. 18:207-213.

Kim JH, Lee SH, Park JH, Choi JY, Kim JS(2014). Isolated vestibular nuclear infarction: report of two cases and review of the literlature. J Neurol. 261:121-129.

Lee SH(2015). Clinical application of the head impulse test in vestibular disorders. Res Vestb Sci. 14:1-6.

Leigh RJ, Zee DS(1999). The neurology of eye movements. New York: Oxford University Press.

MacDougall HG, McGarvie LA, Halmagyi GM, Curthoys IS, Weber KP(2013). The Video Head Impulse Test (vHIT) Detects Vertical Semicircular Canal Dysfunction. PLoS One.8:e61488.

MacDougall HG, Weber KP, McGarvie LA, Halmagyi GM, Curthoys IS(2009). The video head impulse test: diagnoistic accuracy in peripheral vestibulopathy. Neurol 73:1134-1141.

Minagar A, Sheremata WA, Tusa RJ(2001). Perverted head-shaking nystagmus: a possible mechanism. Neurology. 57:887-889.

Newman-Toker DE, Kattah JC, Alvemia JE, Wang DZ(2008). Normal head impulse test differentiates acute cerebellar strokes from vestibular neuritis. Neurology. 70:2378-2385.

Perez N, Rama-Lope J(2003). Head-Impulse and Caloric Tests in Patients With Dizziness. Otol Neurotology: 24:913-917.

15

양성 돌발성 두위 어지럼

이정구 Chung-Ku Rhee · 안성기 Seong-Ki Ahn

단국대학교 의과대학 이비인후과학교실 · 경상대학교 의과대학 이비인후과학 교실

양성 돌발성 두위 어지럼(Benign paroxysmal positional vertigo, 이하 BPPV)은 어지럼증 중에서 가장 흔한 질환으로서 환자가 급작스러운 증상으로 인하여 즉시 병원을 찾게 된다. 이 질환은 정확한 진단과 치료를 통하여 비교적 쉽게 치료할 수 있는 질환이므로 상급종합병원의 전문의뿐만 아니라 일반 병의원의 이비인후과 의사도 이 질환에 대한 진단과 치료법에 익숙해져 있어야 한다.

BPPV를 좀 더 깊이 이해하기 위해서는 기본적인 해부를 잘 이해할 필요가 있으므로 제1장의 말초전정기관의 해부에서 필요한 사항을 참고할 수 있다.

1 전정의 구조

전정(vestibular ceacum)은 직경이 4 mm로, 전방의 와우와 후방의 반고리관 사이의 막미로 중앙부에 위치하며 평형반(macula)을 갖고 있는 난형낭(utricle)과 구형낭(saccule)으로 구성되어 있다. 이는 3개의 반고리관과 5개의 개구부로 연결되어 있고, 또한 내림프관(endolymphatic duct)과 난형낭관(utricular duct)으로 연결되어 있다. 전정내벽의 후상방에는 난형낭반(utricular macula)이 위치하고 전내측에 구형낭반(saccular macula)이 위치한다. 전방으로는 와우를 위한 개구가 있고 후방에는 반고리관을 위한 개구가 있다. 난원창은 외측벽의 개구부이고 중이강으로 향한다. 난형낭반은 수평반고리관과 같은 평면에 위치하고 구형낭반은 난형낭반과 직각을 이루는 수직면에 위치한다. 난형낭반의 이석면은 후내측으로 향하여 반고리관의 개구와 가깝게 있고 구형낭반의 이석면은 전내측으로 향한다(그림 1).

1) 난형낭(Utricle)

난형낭은 불규칙한 타원형의 관으로 구형낭의 상부에 위치하고 전정 내벽의 후상방에 난형낭함요를 점유하고 있다. 난형낭은 전정 내에서 난형낭신경과 섬유조직의 미세섬유(filament)들에 의해 고정되고 있다. 난형낭 내의 평형반인 난형낭반은 난형 혹은 U자 모양으로 이루어져 있다. 난형낭반은 난형낭함요에서 전방에 있고 사람의 경우는 직립자세에서

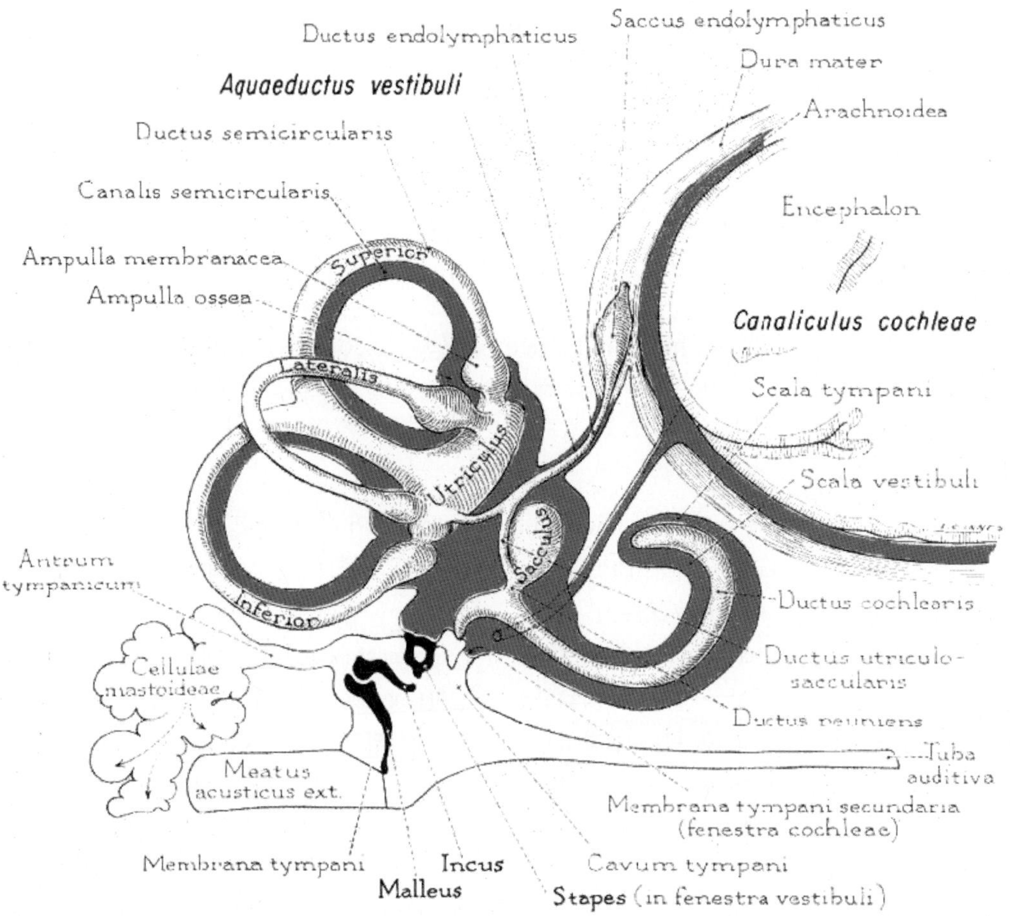

그림 1 Semicircular canals and Utricle(From Anson & Donaldson. Part III The ear: Adult anatomy. Anson & Donaldson (ed) Surgical anatomy of the temporal bone and ear. WB Saunders Co. Philadelphia . 1973, Fig III-98)

수평면에 위치한다.

난형낭반의 중심을 양분하는 곡선을 striola 라 한다. 난형낭반은 반고리관의 팽대부릉과 같이 감각세포와 이를 보조하는 지지세포를 갖고 있으며 감각세포 상부에는 이석막 및 이석이 있다. 이석막은 젤라틴층으로 이루어져 있으며 난형낭반의 감각세포의 감각모(sensory cilia)가 부착되어 있다.

난형낭의 하부로는 난형낭관이 내림프관으로 연결되는 개구부가 있다. 반고리관은 난형낭의 후벽에 개구하고 있어 반고리관의 이석이 자유로이 반고리관에서 난형낭을 드나들 수 있다. 난형낭의 전방으로는 난형낭관과 구형낭관이 구형낭의 교통로를 만들어 준다. 난형낭반의 크기는 기니피그에서 평균 0.541㎟이며 약 9,000개의 세포가 있다.

2) 평형반(Macula)의 기본 구조 (그림 2)

평형반의 기본적인 구조는 팽대부릉(crista ampullaris)과 유사하나 팽대부릉의 팽대부릉

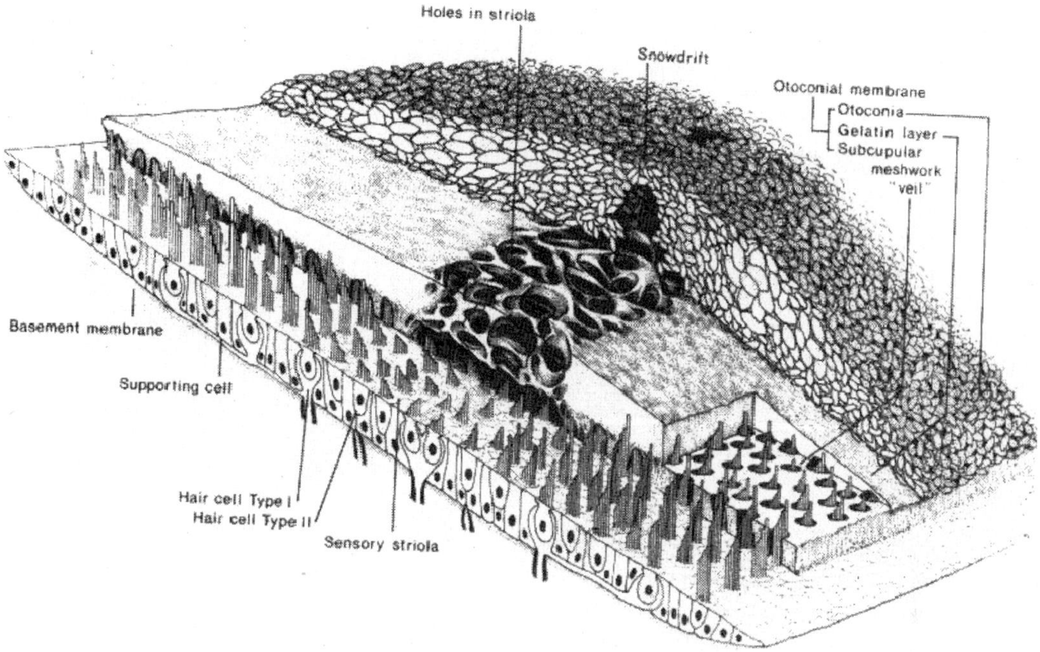

그림 2. The relationship between the otoconia and gelatin layer of the otoconial membrane (From Lim, DJ: Arch. Otolaryngol. 94:69-76, 1971)

정(cupula) 대신 평형반에는 이석막이 있다. 이석막은 2개 층으로 구성되어 있어 상층은 이석(otoconia) 혹은 평형석 (statoconia)이고 하층은 젤라틴으로 된 이석막층이다. 이석막층은 감각세포의 감각모가 부착하게 된다.

2 반고리관의 구조

반고리관들은 전정의 후상방에 위치하고 수평반고리관과 두 개의 수직반고리관으로 구성되어 있고, 각각의 반고리관은 다른 관들과 직각을 이룬다. 반고리관은 각각 약 2/3의 원(240도)을 그리며 각 원의 반경은 약 6.5㎜이고 관의 직경은 평균 0.25㎜이다. 세 개의 막반고리관(membranous semicircular canal)은 골반고리관(bony semicircular canal) 내를 지나 막 반고리관은 골 반고리관과 마찬가지로 서로 수직으로 교차한다. 상 후 수직 반고리관의 팽대부 반대 방향의 반고리관은 하나로 합쳐져 공통각(common crus)을 형성하고 수평반고리관은 단독으로 전정으로 연결되어 총 5개의 관이 전정과 연결되어 있다. 수평반고리관은 인체에서 수평면에 30도 상방으로 향하고 상반고리관과 후반고리관은 수직으로 위치하며 서로 90도의 각도로 위치하고 각각 반대측의 다른 수직반고리관과 같은 평면에 위치한다(그림 1). 이석은 난형낭으로부터 공통각을 통하여 수직반고리관으로 또 단독으로 수평반고리관으로 이동한다. 반고리관 전체에서 팽대부 쪽의 짧은 부분을 단완(short arm), 팽대부 반대측을 장완(long arm)으로 구별한다. 이석병변은 단완과 장완 어느 쪽에도 있을 수 있으며 일반적으로 관내 이석은 장완에 많이 위치하고 치료에는 장완이석이 더 잘 반응한다(한, 2003).

1) 팽대부릉(Crista ampullaris)

가. 팽대부릉의 구조

세 개의 각 반고리관의 일측 끝이 전정과 만나는 부위에서 반고리관이 약 2배로 확대되며 이를 팽대부라 한다. 팽대부는 약 2mm 정도의 크기로 안에 감각세포, 지지세포가 모여 안장 모양의 융기인 팽대부릉을 만들고 팽대부릉의 중심부에는 감각세포가 위치한다. 팽대부릉의 중심부는 중앙을 지나는 구릉 같은 융기로 구성되며 상부는 젤라틴 같은 팽대부릉정이 있다. 팽대부릉정은 감각세포로부터 반대측 팽대부벽까지 걸쳐 팽대부를 완전히 막고 있다. 팽대부릉은 팽대부릉정이 부착된 중심부와, 중심부에 연해서 감각세포가 분포되어 있는 주변부로 나뉜다. 주변부에 하부로의 이행부(transitional area)가 있고 이행부 외측으로 분비 기능이 있는 것으로 알려진 dark cell area가 있다. 감각세포 하방에는 많은 유수신경섬유(myelinated nerve fiber)들과 모세혈관들이 결체조직에 싸여 산재해 있다. 직경이 굵은 유수신경들은 팽대부의 중심부에 연결되고 비교적 직경이 가는 유수신경들은 주변부에 연결된다.

나. 팽대부릉정(Cupula)

팽대부릉의 상부에 위치하며 젤라틴 같은 구조로 구성 성분은 당단백(glycoprotein)을 포함한 뮤코다당류(mucopolysaccharide)와 각질(keratin) 그물로 구성되어 있고 비중은 약 1.0gm/ml로 내림프와 같다. 팽대부릉정과 팽대부릉의 감각세포가 접한 면에는 미세한 터널이 있어 부동모와 운동모들을 수용하고 있다.

팽대부릉정은 팽대부릉면으로부터 팽대부막의 상피세포층까지 팽대부 공간을 완전히 막고 있어 내림프의 이동을 감지하는 횡경막 역할을 한다. 따라서 이석가루와 같은 미세한 입자도 팽대부릉을 통과할 수 없다(Buckingham 1999).

2) 반고리관과 외안근의 관계

제5장 안구운동의 기초지식에 잘 기술되어 있다.

3 개 요

BPPV는 임상적으로 가장 자주 볼 수 있는 어지럼병이다. 본 질환의 기본적인 양상은 1921년에 Robert Barany에 의하여 소개되었으며 "머리를 움직인 후에 나타나는 돌발적인 어지럼이고 중력에 반해 머리를 움직일 때 발생하므로 이는 이석의 병으로 인한다" 라고 기술한 바 있다(Barany, 1921). 그 후 1952년에 Dix와 Hallpike가 100례의 BPPV을 검토하고 Benign Paroxysmal Positional vertigo(양성 돌발성 두위 어지럼)라고 명명하였고 그 임상 양상을 자세하게 기술하였다. 이들도 환자의 부검에서 난형낭반의 퇴행성 변화를 관찰한 후 이석의 변화로 인한다고 결론 내렸다. Schuknecht는 1969년에 2명의 BPPV 환자 부검 후에 반고리관 팽대부릉정에서 basophilic deposit을 관찰한 후 BPPV는 후반고리관의 병태생리적 변화로 발생한다고 하여 팽대부릉정 결석(cupulolithiasis)학설을 주장하였다(Schuknecht, 1969). 그는 난형낭반의 퇴행 시

이탈되는 이석이, 가장 쉽게 위치할 수 있는 후반고리관의 팽대부릉정에 침착하게 될 때 팽대부릉정이 내림프액보다 무겁게 되고, 따라서 Dix-Hallpike 검사시에 병변이 있는 후반고리관이 밑으로 위치할 때에 팽대부릉정이 난형낭에서 멀어져가는 모양(utriculofugal)을 하고, 따라서 동측의 후반고리관이 흥분하게 된다. 그러나 이 팽대부릉정 이석설은 BPPV의 안진의 발작성, 짧은 일시성, 또 Dix-Hallpike 검사 자세에서 앉은 자세로 전환할 때 안진의 방향이 바뀌는 현상을 설명하기에는 부족하여 당시에 많은 논쟁을 받은 바 있었다.

Hall은 1979년 BPPV에는 피로성이 있는 종류와 피로성이 없는 두 종류로 분류할 수 있고 Schuknecht의 팽대부릉정 결석은 후자에 속하고 전자는 난형낭반의 이석 부스러기가 반고리관의 막성 관내에서 자유로이 떠다니며 회전성 어지럼을 일으킬 수 있다고 하였다. 또한 후반고리관 내에서 이석조각(calcium carbonate crystals)의 흐름과 이동에 의하여(plunger effect) 팽대부릉정이 난형낭에서 멀어지거나(utriculofugal) 또는 난형낭 쪽으로 휘어지고(utriculopetal) 그에 상응하는 방향의 안진이 나타나게 된다고 하였다(Hall, 1979). 이러한 BPPV의 반고리관 결석(canalithiasis)설은 안진의 잠복기, 다양한 지속 시간, 안진의 상향수직성과 땅으로 향하는 회전성(geotropic), 피로성, 또 Dix-Hallpike 검사에서 앉은 자세로 전환할 때 안진의 방향이 바뀜을 잘 설명할 수 있다. 잠복기는 내림프액내의 이석 조각이 이동하기 시작할 때 공통각의 방향으로 흐르며 팽대부릉정을 같은 방향으로 굴곡 시키기에 필요한 시간이다. 안진의 지속 시간이 다름은 이석 조각의 밀도에 따라 관내림프내에서의 이동하는 시간이 다르기 때문이다. 안진의 지속 시간이 짧은 것은 이석 조각 또는 덩어리가 일단 반고리관의 낮은 부분에 이르면 팽대부릉정이 그 탄력성 때문에 원위치로 회복하기 때문이다. 안진의 상향 수직성과 땅으로 향하는 회전성 방향(geotropic)은 후반고리관이 자극을 받았을 때 나타나는 안진과 일치한다. 안진의 피로성은 이석 조각이 분산하여 그 밀도가 낮아짐으로 설명할 수 있다. 오랜 휴식 후에 어지럼과 안진이 다시 심해지는 현상은 분산되었던 이석 조각이 다시 큰 덩어리를 이루기 때문이다. Dix-Hallpike 검사시 머리를 떨어뜨린 자세에서 앉은 자세로 바꿀 때 안진의 방향이 바뀜은 관내의 내림프내의 이석이 앉은 자세로 바꿀 때, 팽대부릉정을 난형낭 방향으로 굴곡시키기 때문이다. 반고리관 결석을 증명하는 또 하나의 증거는 후반고리관 내에 가루 모양의 물질이 수술 중에 관찰되었다는 것이다(Kveton, 1994).

BPPV는 신경-이과학에서 가장 많이 볼 수 있는 어지럼병으로 알려져 있다. 일본에서는 인구 10만 명당 10.7명 내지 17.3명으로 보고되고(Mizukoshi, 1988), 미국에서 1년에 160,000명이 발생하며, 미국의 미네소타주에서는 인구 10만 명당 64명으로 보고되었으며(Froehling, 1991), 한국에서도 가장 많은 어지럼병으로 잘 알려져 있다. 여자에서 1.6:1 내지 2:1로 남자보다 많고, 나이에 비례하여 더 발생 빈도가 높아진다. 원인 불명인 경우는 50대에 가장 많고, 바이러스 감염 후에 오는 경우는 30대에 가장 발병률이 높고, 외상후에 발병하는 경우는 10대와 50대에 고루 펴져서 발병한다(Baloh, 1996).

양측 6개의 반고리관에 팽대부릉정 결석, 반고리관 결석, 반고리관 막힘(canalith jam)의 3가지의 병변이 발생할 수 있다고 보면 18가지의 조합된 병변을 생각할 수 있다(Epley, 2001). 그러나 막 반고리관의 관내벽에 이석이 붙어 관이 좁아진 경우도 포함하여 생각할 경우에는 24가지의 조합도 생각할 수 있다. 팽대부릉정 결석은 이석 입자가 팽대부릉정에 붙어 팽대부릉정을 무겁게 한 것을 의미한다. 반고리관 결석은 이석 조각이 반고리관 내에 자유로이 떠다니는 상태를 의미하고 반고리관 막힘은 팽대부릉정에 붙어 팽대부릉정의 굽힘을 막거나 반고리관 내의 한 부분을 막아 내림프액의 흐름을 막아 팽대부릉정이 굽힘이 없도록 하는 경우를 의미한다. 실제 임상에서 체위변환성 어지럼 환자를 진단 치료할 때에 이러한 24가지 조합을 염두에 두고 진료하여야 한다.

표 1. 양성 돌발성 두위 현훈의 연령별 분포(%)

age(yrs)	Katsarkas(n=171)	Nunez(n=168)	한국(n=1455)	단국대(n=400)
〈 19	0	1.1	0.7	2.7
20-29	5.3	4.7	3.7	4.0
30-39	13.5	8.3	9.4	10.2
40-49	31.0	9.5	21.6	17.0
50-59	33.3	15.4	28.1	26.2
60-69	11.7	27.9	27.3	30
70-79	5.3	22.1	8.1	8.5
〉 80	0	10.0	1.1	1.2

Katsarkas: 1978, Nunez: 1993-1996, 한국: 2002-2003, 단국대학교:1998-2003

표 2. 반고리관별 발생 빈도(%)

	한국(n=1455)	단국대(n=400)	Marciano(n=810)	Korres(n=122)
성별 여:남		1.6:1	2.6:1	1.4:1
후반고리관	70.3	59.4		
canalo	69.4	59.5		
cupulo	0.9	1		
수평반고리관	24.6	28.0		
canalo	15.5	23.5	11	8
cupul	9.1	4.5		
상반고리관	2.1	4.5		
canalo	1.9	4.25	0.5	1.6
cupulo	0.2	0.25		
두개이상	3.5	4.00	5.00	
Pcanal+Lcanal	2.8	2.5		
Pcanal+Pcupul	0.1	0.1		
Pcanal+Scanal	0.1	0.1		
Lcanal+Scanal	0.5	0.1		
Lcupu+Scupul	0	0.4		
양 측			0.5	
기 타		0.8		

한국: 2002-2003, 단국대: 1998-2003, Marciano: 1998-1999, Korres: 2000-2002

Canal or canalo: canalolithiasis, cupulo: cupulolithiasis, Pl: posterior semicircular canal, L: lateral semicircular canal, S: superior semicircular canal

외국문헌과 단국대학교, 한국의 통계에 나타난 BPPV의 연령별 분포와 반고리관별 발생 빈도는 표 1, 2와 같다.

측두골의 조직검사에 의하면 BPPV가 없는 사람에서 후반고리관의 28%, 수평반고리관의 21%, 상반고리관의 13%의 팽대부릉정에서 호염기성침착물(basophilic deposit)을 발견하였다(Moriarty, 1992). 또 측두골의 34.9%에서 호염기침착물이 발견된 연구도 있다(Naganuma, 1996). 경미로 수술 중 10개의 귀 중 9개에서 미로막내에 떠다니는 이석을 발견하였고 이들이 퇴화한 평형사임을 전자현미경으로 확인하였다(Kveton, 1994). 이 9예의 환자 중 단 한 명만 BPPV를 호소하였다. 따라서 팽대부릉정의 호염기침착물이나 미로막내의 이석 조각은 흔한 현상이지만 그들이 증상을 일으키는 것은 비교적 적다는 것을 알 수 있다. Pulec(1997)은 BPPV 환자의 절제된 전정신경의 전자현미경 검사에서 신경조직이 정상임을 보고하였다.

취침 중에 우리는 자주 45도 이상 옆으로 돌아눕는다. 또 측두골 해부에서 보면 수평반고리관과 상반고리관의 팽대부가 난형낭반과 같은 높이에 위치하고, 후반고리관의 팽대부보다도 더 가까이 위치하고 있어, 떠다니는 이석이 수평반고리관과 상반고리관으로 더 잘 들어갈 수 있어 이론적으로는 수평반고리관과 상반고리관의 BPPV를 더 자주 볼 수 있어야 한다. 그러나 임상에서는 후반고리관의 BPPV를 더 자주 보게 된다. 후반고리관은 우리가 서 있거나 누워 있을 때에 아래쪽에 있어 이석이 쉽게 들어 갈 수 있다. 장기간의 취침시 후반고리관 내에서 이석이 정체되어 응고 덩어리를 만들 수 있다. 따라서 이석의 가루가 작고 가벼울 때에는 증세를 일으키지 않고 무거운 덩어리를 만들 때에 팽대부릉정을 굽힐 수 있어 어지럼 증세를 일으킬 수 있다고 추정할 수 있다. 반면에 수평반고리관과 상반고리관은 비교적 지면과 평형으로 놓여 있어서 중력이 많이 미치지 못한다. 또 수평반고리관의 이석은 서 있을 때나 앙와위에서 건강한 측으로 돌아누울 때에 쉽게 난형낭으로 빠질 수 있다. 또 상반고리관의 경우 서 있을 때에 쉽게 공통각을 통해 난형낭으로 빠질 수 있어 BPPV가 비교적 적게 발생한다고 추정할 수 있다(Koress, 2002).

이석이 난형낭의 평형반으로부터 떨어지는 기전은 불명확하다. 많은 연구에서 여러 가지 내이의 질환이 동반되며 또는 내이 질환이 BPPV 원인이 되었다고 밝혀졌다. Dix(1952)는 100예의 BPPV 환자 중 28예에서 동측의 내이와 중이 질환이 동반하였음을 보고하였고 그 후로 여러 연구에서 원인 또는 동반되는 질환으로서 내이 질환을 보고한 바 있다. 이러한 전정-청각기관 또는 뇌중추의 질환이 동반되는 BPPV를 이차성 양성 돌발성 두위 현훈(BPPV) 혹은 BPPV+(Pollak, 2002)로 부르기도 한다. 이러한 이차성 BPPV는 일차성 BPPV에 비하여 재발이 더 많고 치료 후에도 평형장애를 더 자주 호소한다. 이는 BPPV 외에도 보상 안된 평형불균형(uncompensated imbalance), 전정기능의 변동(fluctuation), 뇌중추의 기능장애가 평형불균형 느낌을 더하기 때문이다(O'Reilly 2000). Shepard(1996)는 이석치환술 후 BPPV만 있는 환자의 28%, 이차적 BPPV 환자의 70%에서 평형장애의 증세가 남아 있다고 보고하였다. 일차적 BPPV의 22%와 이차적 BPPV의 69%에서 이석치환술 후 어지럼을 호소하고 이러한 이차적 BPPV의 이석치환술 후 불균형 느낌이 남아있는 경우에는 일반적 전정재활운동치료가 효과적이다(Pollak, 2002). BPPV의 여러 조사에서 다음과 같은 원인이

표 3. 양성 돌발성 두위 현훈의 원인 또는 동반되는 질병(환자수)

원인	Baloh (1987)	Blessing (1986)	Hughes (1997)	Karlberg (2000)	O' Reilly (2000)	단국대 (2003)	한국 (2003)
원인불명	118	92	52	2766	41	337	1142
외상후	43				4	17	85
바이러스성 신경미로염	37	17	4	36	19	4	21
경척추-뇌저 맥부전	11				3	4	6
메니에르 병	5		45	16	2	3	45
일반 수술후	5					8	19
귀 수술후	5					2	37
이독성413							
매독성 미로염	2						
만성중이-유양돌기염						9	35
양측전정마비				21			
감각신경성청각감소		31	8				
돌발성 난청						15	32
기타	2		11		4		20
합계	240	140	112	2847	73	400	1455

될 수 있는 또는 동반되는 질환을 발견하였다(표 3). 이러한 이차적 BPPV의 원인 질환은 심각한 질환은 아니지만 그 원인을 찾고 또 동반되는 내이의 질환도 찾아 치료하여 평형장애를 완전히 치료하는 것이 중요하다.

BPPV에서 자가면역이 변화되고 항 갑상선항체가 증가하는 등의 보고가 있다. 또한 내이의 면역복합체가 난형낭반에 영향을 미쳐 평형사가 쉽게 떨어져 나오게 할 수 있다고 제의된 바 있다(Modugno, 2000). BPPV에서 편두통의 빈도가 3배 이상 높아 혈액순환장애가 내이 장애를 일으켜 BPPV가 자주 발생한다는 의견도 있다(Ishiyama, 2000). 의료 혜택을 받기 어려운 노인들의 9%에서 노출되지 않은 BPPV 환자가 발견된 바 있으며 이들은 활동이 저하되고 넘어지기 쉽고 따라서 우울증도 걸릴 수 있다(Oghalai, 2000). 이 사실로 보아 발견되지 않고 올바른 진단을 받지 못한 BPPV 환자가 생각보다 많을 것으로 추정된다.

BPPV는 후반고리관의 반고리관이석을 임상적으로 가장 자주 볼 수 있고 역사적으로도 가장 오래 연구되어 왔으므로 BPPV은 최근까지 통상 후반고리관의 관내이석 및 부릉정이석을 지칭하여 왔다. 따라서 우선 후반고리관의 BPPV를 언급하고 후반에 수평반고리관 및 상반고리관의 BPPV를 다루기로 한다.

4 후반고리관 양성 돌발성 두위 어지럼

1) 임상 양상

어지럼 증상은 후반고리관과 같은 면(plane)에서 후반고리관을 회전시킬 때 회전성 어지럼으로 나타난다. 가장 흔한 경우는 잠자리에서 돌아누울 때, 누웠다 일어날 때 혹은 앉은 상태에서 누울 때에 처음 느끼는 경우가 많다. 환자는 또 구부렸다 일어설 때 또는 선반에서 물건을 꺼내려고 올려볼 때, 머리 감을 때, 또는 급히 머리나 몸을 돌릴 때 비슷한 증상을 느낀다. 어지럼증은 통상 아침에 더 심하고 한동안 활동한 후인 오후에는 경해지는 것이 보통이다. 어지럼증과 동반되는 안진은 보통 30초 이내에 일과성으로 끝난다. 그 후로 환자는 빙빙 도는 증상이 아닌 분명하지 않은 어지러운 느낌을 몇 시간 내지 하루종일 느낄 수도 있다. 이러한 느낌 때문에 환자는 어지럼이 몇 시간의 장기간 동안 지속함을 호소하는 수도 있고, 만성적인 평형장애가 있으며 밤잠이나 낮잠에서 깬 후에 더 심해지는 어지럼을 호소할 수도 있다. 빙빙 도는 어지럼을 느낄 때 구역과 구토를 할 수도 있다. BPPV의 증상과 각종 검사로 나타나는 안진이 다양하고 변형될 수 있으므로 정형화된 기준보다는 개별 환자의 문진과 추정 질환의 특성을 잘 파악하는 것이 좋은 방법이다(한, 2003). BPPV의 양성이라는 말이 뜻하는 바와 같이 대부분의 경우 시기에 차이는 있지만 저절로 치유된다. 그러나 최소한 본 질환의 절반정도에서 회복 후 재발하며(Baloh, 1987) 회복과 재발이 몇 년에 걸쳐서 반복되는 경우도 있다.

2) 진단

간헐적 어지럼, 특히 머리 혹은 목을 움직일 때 어지러운 환자에서는 체위별검사가 필수적이다. 전형적인 증세는 올려볼 때, 엎드릴 때, 허리를 굽혀 주울 때, 침상에서 옆으로 눕거나 고개를 돌릴 때 또는 돌아누울 때 1분 이내의 빙빙도는 어지럼을 호소할 때 BPPV일 가능성이 많다. 체위 변환 시 빙빙 도는 어지럼을 호소하는 환자에서 Dix-Hallpike 검사 시 환자를 앉은 위치에서 머리를 45도 환측으로 돌리고 환자를 눕히며 머리를 뒤로 젖혀 검사대 끝보다 낮은 위치로 떨어뜨려 머리가 몸보다 낮은 위치에 놓였을 때 전형적인 회전 안진과 빙빙 도는 어지럼을 환자가 느낄 때에 후반고리관 혹은 상반고리관 병변의 BPPV을 진단할 수 있다. 이 때 환자에게 체위 변환 안진을 유발하기 위한 검사임을 미리 설명하고 환자의 눈을 계속 뜨고 있게 하며 될 수 있는 한 눈을 깜박이지 않도록 주의를 주는 것이 중요하다. 환자의 머리를 검사자의 손으로 받치며 환자의 눈에 Frenzel 안경을 사용하면 안진을 더 쉽게 관찰할 수 있다. 환자는 이 위치에 최소한 30초 이상 머물게 하여 잠복기를 확인하여야 한다. 환자를 다시 원래 위치로 앉게 한 다음 머리를 반대측으로 45도 돌리게 하고 같은 동작을 반복한다. 이 동작동안 환자가 느끼는 모든 증세를 유의하여 기록한다(그림 3).

후반고리관 환자에서 Dix-Hallpike 검사 시 나타나는 안진은 잠복기가 2-20초이며, 안진은 상향 회전이며 안구의 상부(12시 부분)를 기준으로 환측 귀가 아래 있을 때 하방으로 회전한다(geotropic). 안진의 지속 기간은 대부분

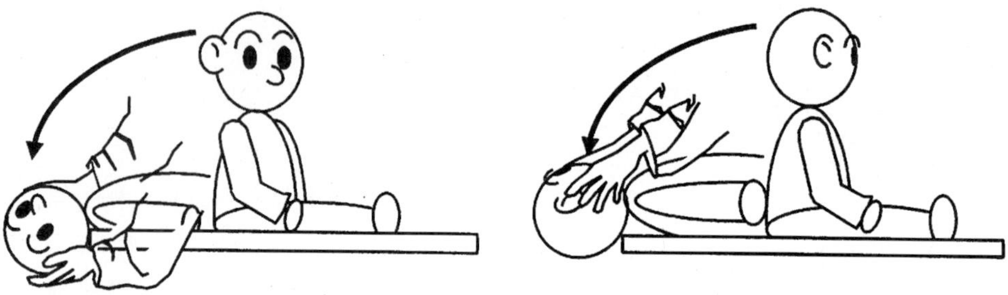

그림 3. 양성발작성체위변환성어지럼의 진단을 위한 Dix-Hallpike 검사법. 환자를 앉은 자세에서 빠른 속도로 머리를 검사대보다 낮게 눕힌다.

30초 이내이며(transient) 여러 강도의 빙빙 도는 어지럼을 동반한다. 일어나 앉을 때 반대방향의 안진과 어지럼이 흔히 나타난다. 이러한 안진은 체위변환검사를 반복함에 따라 피로현상(fatigability)을 보여 반복할수록 안진의 강도가 약해지며 결국은 더 이상 관찰되지 않는다. 이 피로 현상은 양성발작성체위변환성 어지럼의 90%에서 나타나며 체위 변환을 반복함에 따라 피로가 나타나지 않을 수도 있다(Baloh, 1996).

이러한 안진은 눈으로 관찰할 수 있고, 비디오 안진계로 녹화 및 기록할 수도 있으며 또 전기안진계로 기록할 수도 있다. 전기안진계는 회전안진을 기록할 수는 없고 수평과 수직안진이 동시에 기록된다.

안진의 유무는 임상적 증세와 일치하며 급성 어지럼의 증세가 가라앉으면 안진이 잘 관찰되지 않는다. 따라서 임상적으로 Dix-Hallpike 검사시 전형적인 회전안진을 관찰하였음에도 안진계에 기록이 안되는 경우가 자주 있다. 이 경우 안진계에 기록이 안되어도 임상적으로 Dix-Hallpike검사 시에 전형적인 안진을 관찰하였으면 그 임상적인 관찰을 근거로 BPPV를 진단할 수 있다.

전형적인 증세를 보이는 환자에서 체위변환안진검사에서 빙빙 도는 어지럼을 호소하고 또 이 어지럼이 잠복기, 일시성, 피로성을 보인다면 안진이 관찰되지 않더라도 BPPV의 진단을 할 수 있고 이 환자에서 이석치환술로 치유가 될 때에 진단은 더욱 확실해진다(Haynes, 2002). BPPV 시 체위 변환에서 보이는 안진 이외에도 일측 혹은 양측의 측위안진검사(head lateral or body lateral)에서도 안진이 관찰될 수 있다. 반고리관내의 이석 조각을 빼내는 운동은 치료로 쓰일 뿐만 아니라 그 운동으로 환자의 증세가 없어지고 안진이 소멸될 때에는, 즉 치유될 때에는 BPPV의 진단을 내릴 수도 있다.

Dix-Hallpike검사 시 안진의 방향, 지속시간 등의 일반적인 사항 이외에 안구의 위치가 안진에 미치는 영향을 살펴보아야 한다. 즉, 우측, 좌측 주시를 각각 시켜보아 안진의 양상이 변하는 것을 관찰할 수 있다. 즉 후반고리관 양돌체 어지럼에서 Dix-Hallpike 검사 시 병변쪽을 주시하면 안진은 우상회전 성분만 나타나고, 반대측 즉 정상인 좌측을 주시할 때는 상향 안진만 나타난다.

후반고리관의 팽대부릉정 결석의 경우에는 Dix-Hallpike 검사 시 잠복기가 짧고 안진이 비교적 오래 지속되며 피로성도 비교적 약하게 보이는 경향이 있어 진단에 도움이 된다. 또 이 팽대부릉정 결석의 경우에 Dix-Hallpike

검사시 머리를 완전히 검사대 밑으로 내리기보다는 반 정도의 위치 또는 검사대 높이 정도 까지만 내리면 팽대부릉정이 평면과 나란히 되고 따라서 팽대부릉정이 중력에 따라 더 잘 굽을 수 있어 증세와 안진이 더 잘 나타날 수 있다(Bronstein, 2003).

Side-Lying test는 상-후반고리관 BPPV의 검사법으로, 노인이나 경부를 비롯한 척추 부위의 문제로 인하여 목을 뒤로 젖힐 수 없는 환자에서 대신 사용할 수 있는 진단 수기이다. 환자는 검사 테이블 끝에 앉아 고개를 추정병변 반대측으로 45도 돌리고, 추정 병변측으로 옆으로 빠르게 눕게 한다.

3) 수평-상반고리관의 변형적 양성 돌발성 두위 어지럼

해부학적 위치 때문에 이석 조각은 후반고리관내로 들어가기가 가장 쉽다. 그러나 이석 조각은 수평반고리관 및 상반고리관내에 자연적으로 들어가거나 혹은 후반고리관으로부터 이석 조각을 빼내는 치료 중에 수평반고리관 혹은 상반고리관으로 우발적으로 들어갈 수 있다. 그림 1을 참조하면 쉽게 이해할 수 있다.

5 수평반고리관 양성 돌발성 두위 어지럼

1) 임상 양상

수평반고리관 BPPV는 1985년 McClure(1985)가 처음으로 7명의 환자를 기술하였고 Baloh(1993)는 1993년에 13예를 기술하였고 Nuti(Nuti, 1996)는 5예를 기술하여 BPPV의 하나의 종류로 확립되었다.

수평반고리관 BPPV는 BPPV의 17, 24, 28%에서 나타난다(Baloh, 1987; 전, 2001; 이 2003). 이전에는 이러한 안진을 나타내는 경우에 흔히 충추성 질환으로 분류했었기 때문에 수평반고리관 BPPV를 구분하는 것은 특히 중요하다. 후반고리관이나 수평반고리관 BPPV 모두 누운 위치에서 고개를 옆으로 돌릴 때 어지럽게 느끼는 면에서는 같으나, 후반고리관형에서는 누운 상태에서 일어날 때, 구부렸다 일어날 때와 올려다 볼 때에 어지러운 반면, 수평반고리관형에서는 누운 상태에서 옆으로 돌아 누울 때나 비스듬히 눕거나 또는 고개를 세운 상태에서 옆으로 돌릴 때 어지럽게 느낀다. 이때에 안진은 일시적이나 후반고리관의 경우보다는 오래 지속되며 대부분의 예에서 피로성이 없다.

2) 진단

검사 방법은 환자를 검사대에 반듯하게 눕게 한 후 병변이 의심되는 귀를 밑으로 향하게 머리를 빠르게 돌린다(Supine head roll test). 이때 머리를 30도 올리고 또 Frenzel 안경을 사용하면 안진을 더 쉽게 관찰할 수 있다. 안진을 약 30초간 관찰한 다음 다시 반듯하게 눕게 하여 안진을 관찰한다. 이후 다시 빨리 반대측 귀를 밑으로 향하게 머리를 옆으로 돌린 후 안진을 관찰한다. Dix-Hallpike 검사법을 사용할 때에는 수평반고리관 BPPV의 20%를 발견하지 못할 수도 있다(Bronstein, 2003). 수평반고리관 BPPV에서는 누운 위치에서 고개를 옆으로 돌릴 때 안진이 밑으로 향하는 향지성(geotropic) 또는 반대로 위로 향하는 원지성(ageotropic)의 수평안진이 빙빙도는 어지럼증과 함께 나타난다. 안진은 보통 후반고리관의 경우보다 길어 30초 이상 1분 정도 지속된다. 이석이 반고리관 관내에 있는 관내 결석(canalolithiasis)인 경우 병변이 있는 수평반고리관이 밑으로 향할 때 더 강한 안진이 나타나며 건강한 수평고리관이 밑으로 향할 때에는 비교적 약한 안진이 나타난다. 이것은 Ewald 제 2 법칙에 의한 현상이다. 안진은 짧은 잠복기 후에 시작되고 검사 위치를 유지하면 그 안진의 강도가 증가하다가 감소한다. 검사를 반복할 때에 볼 수 있는 피로현상은 후반고리관 BPPV의 경우보다 드물게 발생한다. 수평안진이 크고 길게 나타나는 현상은 중추신경계의 속도저장기(velocity storage system)가 수평반고리관의 자극에 더 민감한 때문인 것으로 보인다. 잠복기가 짧고 피로가 적은 현상에 대해서는 수평반고리관에는 후반고리관에 비하여 더 무거운 점액성(viscous) 혹은 젤(gel) 같은 덩어리가 있어 잠복기도 짧고 피로현상도 잘 안 오거나 혹은 전혀 안 온다는 설이 있다(McClure, 1985). 수평반고리관 BPPV이 피로현상이 적고 쉽게 자연적으로 낫지 않는다는 사실은, 일상 생활에서와 잠자리에서의 잦은 머리운동에도 불구하고, 이석 덩어리가 잘 응고되어 있어서 수평반고리관 내에서 잘 부서지지 않고 또 응고 덩어리가 커서 반고리관을 잘 빠져나오지도 않은 것을 의미한다(Steddin, 1996). 팽대부릉정 결석(cupulolithiasis)은 단독으로 생길 수도 있고 반고리관내의 관내 결석(canalolithiasis)과 동시에 발생할 수도 있으며 다른 반고리관에 비해 수평반고리관에 더 잘

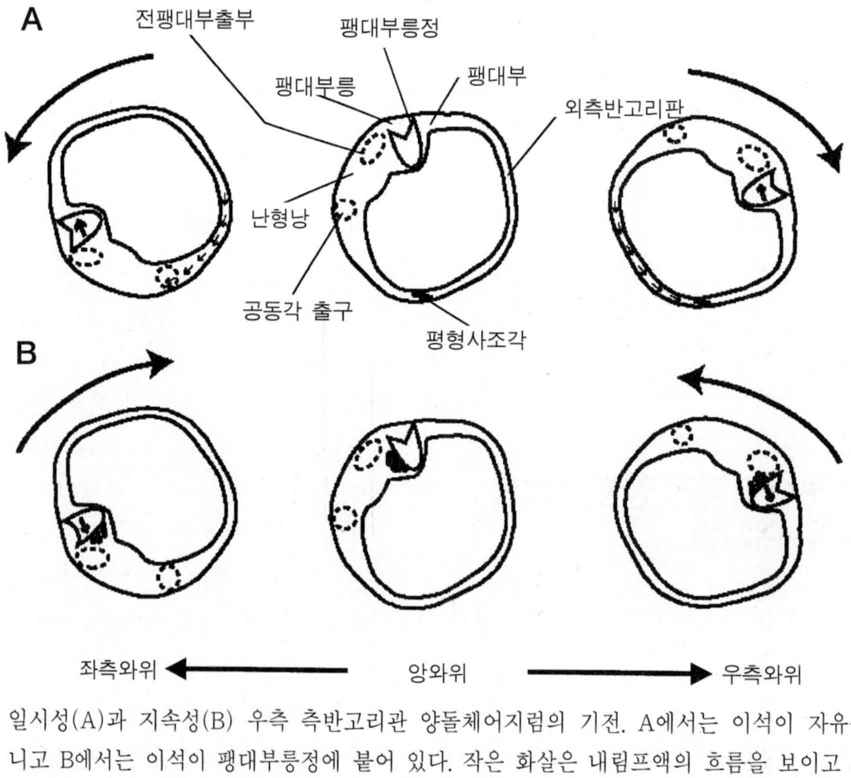

그림 4. 일시성(A)과 지속성(B) 우측 측반고리관 양돌체어지럼의 기전. A에서는 이석이 자유롭게 떠다니고 B에서는 이석이 팽대부릉정에 붙어 있다. 작은 화살은 내림프액의 흐름을 보이고 큰 화살표는 팽대부릉정의 굽히는 방향을 의미한다.

발생한다. 안진이 향지성일 경우는 이석이 수평반고리관의 반고리관 내에 있을 것이고 안진이 원지성일 경우는 이석이 원지성 안진과 동측 반고리관의 팽대부릉정에 붙어 있거나 혹은 하방에 있는 반고리관의 반대측 팽대부에 있음을 의미한다. 그림 5는 수평반고리관에서 향지성과 원지성의 안진을 잘 설명한다.

수평반고리관의 팽대부릉정 결석의 안진은 원지성이고 잠복기와 피로성이 없고 일시성이 아니고 지속적이기 때문에 특히 중추성 특히 후두와(posterior fossa) 기원의 어지럼과 잘 감별하여야 한다.

수평반고리관의 팽대부릉정 결석의 경우 병변이 좌 우 어느 편에 있는가를 감별하기가 어려울 수가 있다. 팽대부릉정 결석의 경우 앙와위에서 좌우로 10-20도를 서서히 돌릴 때 안진이 약하거나 없는 편이(제로점 null point) 팽대부릉정 결석이 있는 편이고 반대로 돌리면 안진의 방향이 바뀌며 더 강하게 보이는 편이 병변이 없는 편이다. 제로점(null point)에서 무거운 이석 팽대부릉정이 수직으로 위치하여 안진이 소멸되고 반대편에서는 무거운 팽대부릉정이 수평 가까이 위치하게 되어 강한 안진이 보이게 된다(Bisdorff, 2001). 또 한 가지 방법은 환자가 앉은 자세에서 앙와위로 누울 때 건측으로 향하는 짧은 안진이 관찰될 때 안진의 반대측을 병변측으로 진단할 수 있다(Casani, 2002).

양측 안진의 강도 차이가 크지 않을 경우 전정 신경염이나 메니에르병에 관련된 BPPV, 반고리관 마비 소견이 있는 측이 병변이 있는 측으로 진단할 수 있다(조, 2000).

수평반고리관 BPPV의 향지성 안진이 있는 경우 초기의 강한 수평성 안진후 원지성으로 안진의 방향을 바꾸며 비교적 약한 안진으로 지속되는 경우가 있다. 이는 반고리관 내의 이석이 양측에 동시에 있는 경우, 일측에 반고리관 내의 이석과 팽대부릉정의 이석이 동시에 있는 경우와 또는 반고리관 내의 이석에서 이석이 팽대부릉정을 향하여 흐르다가(ampulopetal) 팽대부릉에 부딪친 후에 반동으로 내림프액의 흐르는 방향을 바꿀 경우(ampulofugal) 등의 현상으로 설명할 수 있다.

Fife는 수평반고리관 BPPV의 발생 빈도는 총 BPPV 환자 중 6%이고 24예의 수평반고리관 BPPV 환자 중 4예가 후반고리관 양 BPPV에서 전환된 것이고 후 및 수평반고리관이 동시에 발생한 예도 있음을 보고하였다.(Fife, 1998)

수평반고리관 BPPV의 증세는 후반고리관과 비슷하나 수직적인 머리 움직임 즉 올려보기 또는 구부렸다 일어나는 동작에서 어지럼을 느끼지 않는다. 어지럼의 정도는 수평반고리관의 경우 일반적으로 더욱 강하나 그 강도로서 어느 반고리관에 병변이 있는가는 판별할 수는 없다. 수평반고리관형과 후반고리관형을 판별하기에는 안진의 방향, 안진과 어지럼을 유발시키는 체위, 이석치환술 치료에 의한 반응을 고려하여 할 수 있다. 수평반고리관 BPPV는 머리를 90도 병변이 있는 편으로 돌릴 때에 제일 잘 나타나며 머리를 30도 올리면 더 잘 나타난다. Dix-Hallpike검사에서도 머리를 40도 이상 돌릴 때 안진이 발견될 수 있으며 이때 안진이 회전성인지 혹은 수평성인지를 판별하는 것이 후반고리관형과 수평반고리관과의 구별에 중요하다. 또 안진계검사의 기록에서 수평반고리관의 BPPV의 경우 Dix-Hallpike 검사에서 안진이 유발되지도 않고 기록도 되지 않으나 체위안진검사시에 방향변환성 안진으로 나타나는 경우도 자주 볼 수 있다. Dix-Hallpike 검사와 앙와위에서 시행하는 두위좌우변환검사에서 모두 어지럼 증세와 회전성과 수평안진이 관찰되는 경우는 후와 수평반고리관에 동시에 병변이 있는 것으로 진단할 수 있다. 수평반고리관형에서 향지성 안진은 수평반고리관 BPPV의 70-90%에서 발견되고, 원지성 안진은 16-20%에서 나타난다(Fife, 1998). 또 관내이석과 부릉정 이석의 빈도가 거의 같았다는 보고도 있었다(이, 2003).

일반적으로 방향 변환성 체위 변환 안진은 과거 충추성 혹은 말초성 병변으로 알려져 있었으나 수평반고리관 BPPV는 이러한 것들이 대부분 말초성의 안진임을 알 수 있다. 이러한 방향 변환성 체위 변환 어지럼의 경우 일반적으로 Ewald 제 2 법칙에 따른다. 즉 반고리관 내에 이석 가루가 있는 경우 병변귀가 아래에 위치할 때에 강한 향지성 안진이 나타나며, 부릉정 이석인 경우에는 병변귀가 위에 위치할 때에 강한 원지성 안진이 나타난다.

수평반고리관형의 경우 환측 수평반고리관의 기능 저하가 30-57%에서 나타나는데, 이는 수평반고리관형의 경우 이석 응고(plug)가 수평반고리관의 내관을 막을 수 있어서 후반고리관형보다는 수평반고리관의 기능 저하가 더 많이 측정된다. 또 내관을 완전히 막지 않아도 내림프액의 흐름에 장애를 일으켜 부릉정의 반응을 저하시킴으로써 동측 기능의 장애를 일으킬 수 있다. 따라서 후와 상반고리관의 BPPV에서도 일수평반고리관의 기능 저하를 자주 볼 수 있다(Korres, 2002).

Rahko는 Walk-Rotate-Walk(WRW)이라는 새로운 수평반고리관 BPPV의 진단법을 소개하였다(Rahko, 2001). WRW 법은 환자를 앞으로 걸어가다 빨리 뒤 돌아오게 하는 방법인데, 도는 순간에 이석에 의해 수평반고리관의 내림프와 부릉정의 속도가 빨라져 수평반고리관의 이석이 있는 환자는 평형을 유지하지 못하고 걷기가 어렵다는 현상을 이용한 것이다.

Choung 등은 Bow-lean 검사를 소개하였는데 수평반고리관의 병변측을 구분하는데 유용하게 사용될 수 있다. 수평반고리관 관내 결석의 경우, 앉은 자세에서 머리를 숙일 때(bowing) 환측으로 향하는 수평안진, 머리를 젖힐 때(leaning) 건측으로 향하는 수평안진이 관찰된다. 팽대부릉정 결석의 경우는 병변측 반대방향으로의 수평안진이 관찰된다(Choung, 2006).

6 상반고리관 양성 돌발성 두위 어지럼

1) 임상 양상

간혹 수평반고리관에 이석이 들어 갈 수 있듯이 드물게는 상반고리관에도 이석이 발생할 수 있다. 우측 상반고리관 BPPV는 전형적인 BPPV의 병력을 가지고, 좌측 Dix-Hallpike 검사시 상향수직안진을 보이는 회전안진 대신에 하향수직안진을 보이는 회전안진을 보이며, 안진은 BPPV의 모든 전형적인 양상을 다 갖추고 있다(Baloh, 1987).

2) 진단

상반고리관 BPPV의 Dix-Hallpike 검사시 전형적인 안진은 병변이 있는 상반고리관이 상부에 위치할 때에 보인다. 이는 상반고리관이 후반고리관과는 대칭적인 위치에 놓여 있기 때문이다. 상반고리관의 경우 Dix-Hallpike 검사시 머리를 얼마나 기울이는 가에 따라 병변측의 상반고리관이 하부에 위치할 경우에도 전형적인 안진을 보일 수도 있다(Brantberg,

2002). 이는 앙와위에서 상반고리관의 팽대부의 위치가 약간 위로 향하고 있어 부릉정의 공통각 방향으로 굽어 흥분하는 것을 방해하는 반면, Dix-Hallpike 검사 시 하부의 상반고리관의 팽대부는 아래로 향하게 되어 흥분할 수 있기 때문이다. 따라서 상반고리관의 진단을 위하여 Dix-Hallpike 검사시 앉은 자세에서 바로 머리를 침상 밑으로 내리며 이때 머리를 낮게 내릴 수 있는 만큼 내리는 것이 필요하다(Bertholon, 2002).

Baloh는 BPPV 환자에서 후반고리관으로부터 이석조각을 난형낭으로 빼내는 체위 변환 치료 후 상향성 안진이 하향성 안진으로 바뀌는 몇 예를 경험하였다. 이때 이석 조각이 후반고리관으부터 공통각을 통하여 난형낭으로 빠지는 대신에 상반고리관으로 들어간 것으로 추정된다. Rahko(2002)는 최근에 새로운 진단법을 소개하였고, 이 진단법으로 305명의 BPPV 환자 중 57명(18.6%)에서 상반고리관 BPPV를 찾아내어 높은 진단율을 보고하였다. 후 및 수평반고리관이 의심되는 경우 그에 해당하는 이석치환법으로 후 및 수평반고리관의 이석을 제거한 후에 이 진단법을 시행한다. 환자를 60도 앞으로 굽히고 눈을 감은 채로 머리를 빠르게 바로 한다. 이때 환자가 옆으로 움직이게 되면 이미 후 및 수평반고리관의 이석을 제거한 상태이기 때문에 상반고리관 이석을 진단할 수 있고 몸이 움직이는 측이 병변이 있는 쪽이다.

원칙적으로 체위변환검사 시 상향 혹은 하향수직안진은 중추성 병변도 의심하여야 한다. 최근의 50예의 하향 수직 안진 환자에서 75%에서 소뇌를 포함한 중추병변이 진단되었고 나머지 25%에서 상반고리관 BPPV으로 진단된 바 있다(Bertholon, 2002). 그러므로 상반고리관 BPPV의 경우에 하향 안진과 동시에 회전성 안진도 확인하여야 한다.

각각의 반고리관의 BPPV시 나타나는 안진이 표 4와 그림 5에서 잘 요약되어 있다.

7 전정기능검사

양성 돌발성 두위 BPPV의 전정기능검사에

표 4. Fife의 424예에 근거한 세반고리관의 양성 돌발성 두위 어지럼의 안진의 요약(From Fife 1998)

	후반규관	측반규관	상반규관
빈도 (%)	91	6	3
유발 체위	Dix-Hallpike	앙와위 두부 측위	Dix-Hallpike
안진	지향성 상향 회전	수평성 방향변환성	원지성 하향 회전
잠복기 (초)	3-30	1-5	3-15
안진의 지속기간	〈45 초	〈 2 분	〈 45 초
피로성	있음	없음	있음
자연회복의 속도	서서히	갑자기	서서히 혹은 갑자기
회복의 기간	몇일-몇 달 간혹 몇년	몇일-몇 달	몇일-몇주
치료	반고리관 이석치환술	반고리관 이석치환술	반고리관 이석치환술

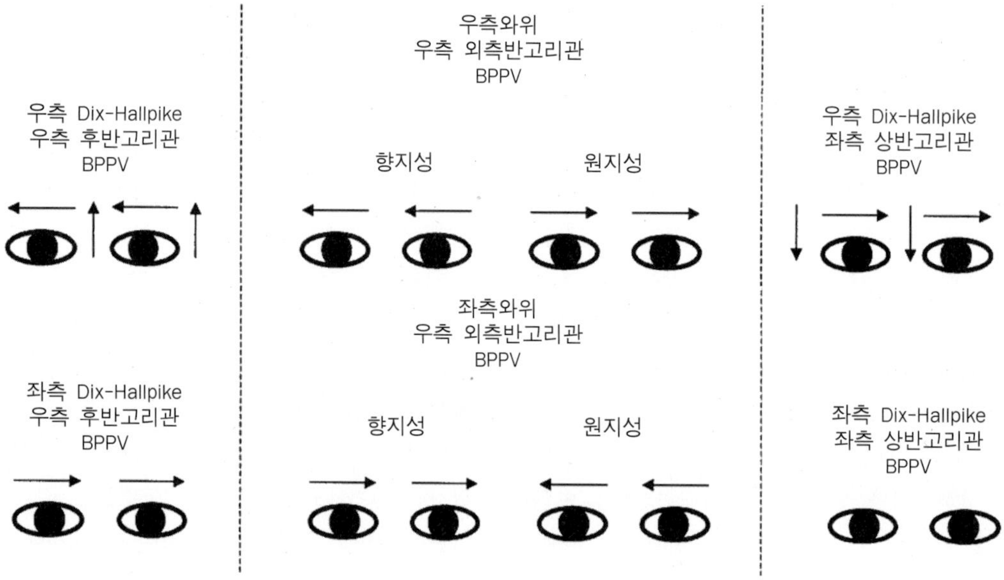

그림 5. 세 반고리관의 BPPV에서의 안진의 방향. 화살표의 방향은 안진의 방향을 가리킨다.(관찰자의 위치에서 본 방향)

대한 보고는 많지 않다. 자발안진이 19%에서 나타났고 39%에서 칼로리 검사에서 일측성 마비를 보였고 이는 후와 수평반고리관에서 동률로 나타났다. 그러나 일측성 마비는 두개 손상이나 전정 신경염 같은 이차적 BPPV에서 일차적 BPPV보다 많았다(Baloh, 1987). Katsarkas(1991)는 BPPV가 전정기관의 기능에는 영향을 미치지 않는다고 하였다. Korres(2002)는 27%에서 일측성 마비, 17%에서 방향성 우위, 8%에서 양측 마비를 발견하였다. 이러한 일측성 마비는 수평반고리관의 BPPV에서 더 잘 보였다. 일측성 마비는 반고리관 내에 이석이 떠다니면서 또는 내관을 좁게 막으면서 내림프액의 움직임을 느리게 하여 부릉정의 움직임을 저하시켜 온도안진검사에서의 반응을 느리게하여 유발된다(baloh, 1993).

이는 전정안반사(vestibulo-ocular reflex)의 이득(gain)이 2 정도 감소한다는 보고와 일치한다(Mcclure, 1977). 이는 전정기관의 조직검사에서 세 개 모두의 반고리관 내와 부릉정에서 이석이 발견되었다는 사실로 볼 때 이들 이석이 작아서 어지럼 증세는 일으키지 않지만 일부에서는 칼로리 기능을 저하시킬 수 있을 것으로 추정된다(koress, 2002).

Pollak(2002)은 26%에서 일측성 마비를 보았고 12%에서 중추기능장애의 징후(saccade, OKN, smooth pursuit 장애와 fixation suppression 실패)를 보고하였다.

단국대 병원에서는 26%(103/400)에서 일측성 마비를 보였다. 그 중 후반고리관에서 기원한 238예에서 47예(20%)였으며 수평반고리관에서 기원한 112예에서 33예(36%)였고 상반고리관에서 기원한 18예에서 3예(16%)로 수평반고리관에서 기원한 BPPV에서 일측성 전정기능 장애가 가장 흔하였다. Iida(2001)는 회전의자에서 머리를 45도 옆으로 회전시키고 60도 뒤로 젖힌 상태에서 360도 0.1 Hz로 회전하여 상반고리관과 후반고리관의 기능검사를 완서안진의 속도를 비교하여 측정한 바 있으며 후반고리관의 BPPV 환자에서 후반고리관의 기능이 상반고리관의 기능보다 저하된 것을 발견하였다.

국내기관과 단국대 병원에서 사용되고 있는 각 유형의 BPPV의 진단 수기는 다음과 같다.

1. 후반고관 관내 결석: Dix-Hallpike
2. 후반고리관 팽대부릉정 결석: Dix-Hallpike
3. 수평반고리관 관내 결석: Lateral head positioning bow and lean test
4. 수평반고리관 팽대부릉정 결석: Lateral head positioning bow and lean test
5. 상반고리관 관내 결석: Dix-Hallpike, side lying maneuver
6. 상반고리관 팽대부릉정 결석: Dix-Hallpike
7. 2개 이상의 반고리관에 병변이 있는 경우에는 Dix-Hallpike검사법과 좌우두위변환법(lateral head positioning)을 다 사용하여 회전 수직 안진과 수평 안진을 관찰한다.

팽대부릉정 결석을 진단하는 기준(관내 결석과 팽대부릉정 결석의 진단 시 감별점)

1. 안진 지속 시간: 안진이 길면 부릉정 결석 의심.
2. 어지럼증이 자주 반복. 안진 시간이 길다. 잠복기가 짧거나 없다. 치료에 반응이 적다(refractory BPPV).
3. 진동기 사용시 관내 결석으로 전환 시 의심.
4. 수평반고리관 부릉정: 원지성 안진 방향. 잠복기 짧거나 없다. 지속 시간 길다. 증상의 치료 순응도 낮다.

상반고리관 BPPV의 진단

1. Dix-Hallpike 검사시 하향안진이 주된 경우에 반대측의 상반고리관 이석 의심
2. Dix-Hallpike 검사시 안진의 방향이 반대로 나타나는 것을 확인하고 안진이 강하게 나오는 반대측 귀의 병변으로 진단.

8 치 료

BPPV의 치료는 그 질환의 병리에 대한 지식이 변화 발전함에 따라 많은 발전을 하여 왔다. 모든 BPPV는 거의 대부분의 예에서 수일 수주 내지 수개월이 지나면서 자연적으로 회복된다. 그 이유는 내이 림프액이 떨어져 나온 평형사(otoconia)를 용해시킬수 있다는 사실이 실험적으로 증명됨으로써 설명할 수 있게 되었다(Zucca, 1998).

후반고리관 BPPV의 치료로 Gacek에 의하여 소개된 단신경 절제술(singular neurectomy)은 효과적이지만 수술이 기술적으로 어려워 많이 시행되지 못하였다(Gecek, 1974). Dix와 Hallpike가 1952년 BPPV를 소개하고 Schuknecht가 1969년에 부릉정 이석을 소개한 이후 여러 해 동안 후반고리관 BPPV만이 알려져 왔었고 따라서 1980년 이후 후반고리관 BPPV에 대한 이석치료법이 활발히 소개되어 왔고, 1985년에 수평반고리관 BPPV가 소개된 이후 1990대 이후로 수평반고리관 BPPV에 대한 이석치료법이 소개되어 왔다. 1994년에 상반고리관 BPPV가 Herdman(1994)에 의해 소개된 이후 상반고리관 BPPV의 이석치료도 소개되었다.

많은 의사들 특히 BPPV에 대해 익숙하지

않은 의사들이 BPPV의 증세를 작은 불편 정도로 과소 평가하는 경우가 있으나 BPPV를 을 앓는 환자는 머리와 몸을 움직일 때마다 발생하는 어지럼으로 인하여 행동이 자유롭지 못하여 삶의 질이 상당히 저하되어 있다. 환자가 받는 불편한 정도는 환자의 성격, 생활 활동의 종류, 증세의 심한 정도와 기간에 따라 다르게 느껴질 수 있다. 이석치환술은 치료가 저렴하고, 비침습성이고, 빠르게 아무 곳에서나 시행할 수 있어서 환자에게는 아주 편리한 치료 방법이다.

1) 후반고리관 양성 돌발성 두위 어지럼

일단 BPPV으로 진단이 내려지는 경우 먼저 해야 할 일은 환자에게 병의 성격을 자세히 설명하고 대개 예후가 양호함을 주지시키는 것이다. 환자들은 초기의 심한 증세의 출현에 의해 불안하고 걱정스러워 하므로 이를 먼저 해결해 주어야 한다. 빙빙 도는 어지럼에 아주 예민한 환자에서는 Dix-Hallpike 검사법을 끝까지 시행할 수 없기도 하고 드물게 이석치환술을 시행할 수 없는 환자도 볼 수 있다.

후반고리관 BPPV에 대한 재활치료는 여러 가지 측면에서 접근이 이루어졌다. Brandt와 Daroff는 1980년에 BPPV가 후반고리관 팽대부릉정 결석이라는 가정 하에 이석을 작은 조각으로 부스러뜨리는 운동법을 소개하였다(Brandt, 1980). 팽대부릉정 결석이 인정되었을 때에는 한번의 치료운동으로 팽대부릉정으로부터 이석을 떼어내는 재활치료가 Semont에 의해 소개되었다(Semont, 1988). 그러나 가장 효과적인 치료법이 1992년에 Epley에 의해 소개되었다(Epley, 1992). 이는 관내 결석이라는 가정 하에 반고리관 내의 이석을 병변이 있는 반고리관으로부터 빼내어 난형낭으로 이동시키는 치료법으로 현재까지 가장 많이 사용되고 있다. 그러나 그 후로 Baloh, Lempert, Vannucchi에 의해 비슷한 이석치환술이 소개된 바 있다.

이와 같이 여러 가지 치료 방법이 시도되는 이유는 후반고리관 BPPV의 병태생리가 아직 불분명하기 때문이다. 그러므로 이 중의 어느 방법을 택하여 치료를 시도할 수 있으며, 선택의 기준은 관내 결석과 부릉정 결석에 대한 진단, 환자의 상태 및 호응도, 의사의 후반고리관 BPPV의 병태생리에 대한 지식 및 신념 등이 참고가 될 것이다.

가. Brandt-Daroff 습성화 운동

앉은 자세에서 어지럼이 유발되는 쪽으로 갑작스럽게 쓰러지고 어지럼이 없어진 후 30초 정도 더 누워 있다가 앉는다. 약 30초 후 반대쪽으로의 운동을 반복하며 이와 같은 운동을 하루 수 차례씩 반복 시행한다. 대개 침대의 가장자리나 소파에 앉아서 시행하도록 권하며 반복된 운동으로 점차 유발되는 증세가 약화되어 연속되는 이틀간 증세가 유발되지 않을 때까지 시행한다. 환자의 증세가 호전되는 기전에 대한 설명은 명확하지는 않지만 후반고리관의 이석 조각이 떨어져 나오고 작은 조

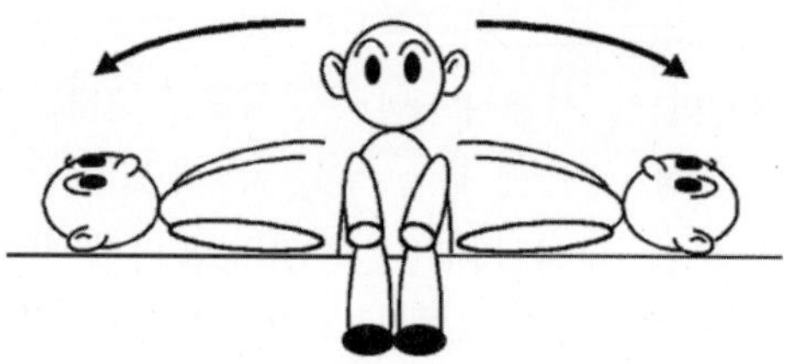

그림 6. Brandt-Daroff 습성화운동(Brandt-Daroff Habituation Exercise)

각으로 부스러져 증세를 유발시키지 않게 된다는 것과 반복되는 자극에 의해 중추에서 적응이 일어나기 때문인 것으로 설명된다.(그림 6).

나. Semont 이석유리술

후반고리관 BPPV의 이환된 쪽이 결정되면 앉은 자세에서 반대편을 향해 고개를 45도 돌린 상태에서 환측으로 재빨리 눕힌다. 이 상태에서 2분 내지 3분 후 반대쪽으로 코가 바닥에 닿도록 빠르게 눕는다. 이 상태에서 5분 정도 유지한다. 이후 천천히 앉은 자세로 돌아온다. 대개 일회의 운동으로 끝나게 되지만 문제는 운동 직후부터 48시간 동안 누울 수가 없다는 것이 큰 고통이며 실행하기가 어려운 점이다. 증세가 호전되는 기전은 팽대부릉정에 붙은 이석 조각을 떼어내는 것은 물론 이를 공통각을 통하여 후반고리관 밖으로 배출시키는 것으로 설명된다(그림 7).

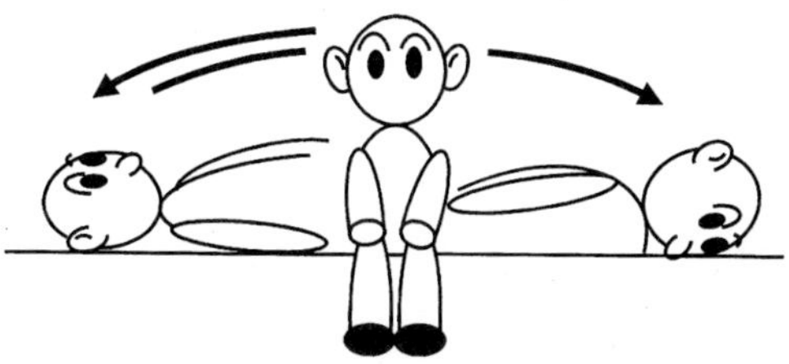

그림 7. Semont 이석유리술(Liberatory maneuver, Semont maneuve) (Semont 1988)

다. Epley 이석치환술(Canalith Repositioning Prcedure)(Epley 1992)

Epley는 후반고리관 BPPV의 병인이 후반고리관내에 떠다니는 이석조각으로 생각하고 이를 일련의 자세 변화를 통하여 이석조각을 후반고리관으로부터 공통각을 통하여 꺼내어 난형낭 내로 집어 넣으려는 운동을 개발하여 이를 수백 명의 환자에 적용시켜 100%의 치료 효과를 보고하였다. 이 운동은 증세가 없어질 때까지 3-6회 반복하는 것이 특징이며 가라앉아 있는 이석을 부양시키기 위해 운동직전 환측의 유양돌기부에 진동기(vibrator)를 작동시키게 된다.

Herdmann(1993)은 Epley의 후반고리관 BPPV에 대한 병인 및 치료원칙에 대한 이해를 같이 하며 이를 약간 변형시킨 운동요법을 제시하였다(그림 8). 여기서는 유양돌기 부위의 진동으로 인해 오히려 이석이 증가될 가능성 때문에 이를 시행하지 않고 대신 초기에 Dix-Hallpike 수기를 시키는 것이 특징이며 단 일회의 운동으로 끝내는 것도 다른 점이다. 방법은 그림과 같이 앉은 자세에서 환측으로 Dix-Hallpike 자세를 취한 후 3분 정도 유지한다. 이후 천천히 머리를 반대쪽으로 돌려 반대쪽 귀가 바닥으로 향하게 한 뒤 4분 정도 유지하고 다시 코가 바닥에 닿게 머리와 몸을 돌려 그 자세로 4분 정도 유지한 후 천천히 앉은 자세로 돌아온다.

이 요법 또한 Semont의 요법과 마찬가지로 치료후 48시간 동안 똑바로 앉아 있어야 하는 것이 실제 시행의 어려운 점으로 지적되었으나 최근의 연구에서 머리를 기울이지 않고 앉아있는 체위를 일정 시간 유지하는 것과 유지하지 않는 것 사이에 치유율에는 차이가 없다고 보고되었다(Nuti, 2000; Marciano, 2002). 따라서 많은 병원에서 똑바로 앉아 있는 시간을 48시간이 아닌 몇 분에서 수 시간 정도로 줄여서 활용하고 있다.

많은 보고에서 Semont와 Epley 치료법이 80-99%의 좋은 치료 결과를 나타낸 바 있고 이 치료법은 비용이 저렴하다는 장점이 있다(Nunez, 2000). Epley가 사용한 진동기는 효과가 있는 것으로 보고된 바 있으며(Li, 1995) 이론적으로는 효과가 있을 것으로 보이나 실제로 사용하지 않아도 동일하게 좋은 결과를 얻은 바도 있었다(Hain, 2000). 치료 후 일정 기간 머리 움직임을 제한하는 것도 필요하지 않다고 보고되었다(Nuti, 2000; Marciano, 2002).

국내에서도 변형된 Epley 방법을 사용하여 96.8-100%의 치유율을 보고하였다(전, 2001; 이, 2003). 그 동안 Epley 이석치환술이 효과가 있는 치료법이라는 것을 입증하는 많은 연구가 있었다. Epley 치료법은 치료를 하지 않은 대조군과 비교하여 치유율이 89.9 % 대 27.3%로 효과가 있음이 보고된 바 있고(Lynn, 1995), Wolf(1999)의 연구에서도 이석치환술은 치환술을 받지 않은 환자군에 비교해 1주 후에 74%:10%로 1달 후에는 90%:50% 로 더 효과적이고 더 빨리 치유된다고 보고하였다. 이 치유는 나이, 성, 증세의 기간에 차이가 없다(Wolf, 1999). Froehling(2000)은 진동기를 사용하지 않는 Epley 이석치환술을 시행한 군과 병변쪽으로 누웠다 일어나는 Sham 치료법을 비교하여 이석치환술을 받은 군이 Sham 치료군에 비하여 유의성 있게 어지럼 증세와 안진이 소멸됨을 보고하여 Epley 이석치환술이 확실히 효과가 있는 치료법임을 입증하였다. 또항 어지럼 약물(antivertiginous drug)투여군과 이석치환술만 시행한 군과 약물 투여와 이석치환술을 동시에 시행한 군을 비교한 연구에서 이석치환술군과 약물과 치환술을 동시에 시행한 군이 약물만 투여한 군보다 유의성 있게 치유율이 더 좋았으며 치환술만 시행한 군과 약물과 치환술을 동시에 시행한 군 사이에는 치유율의 차이에 유의성이 없었다(Fujino, 1994). 그러나 간단한 치료법이라도 고도의 경동맥 협착증, 불안정한 심장병, 고도의 경부질환을 가진 환자에서는 금기된다(Furman, 1999). 치료를 끝내는 시점은 Dix-Hallpike 검사에서 안진과 환자의 주관적인 어지럼 증세가 완전히 사라졌을 때이다(Furman, 1999).

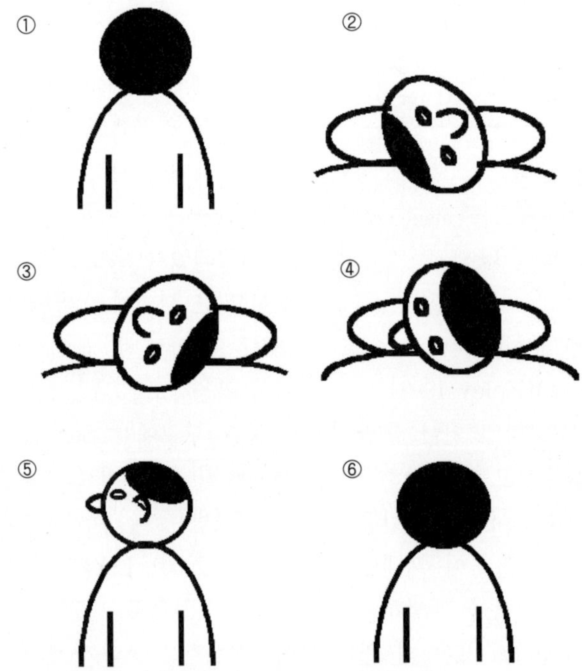

그림 8. 우측의 후반고리관 양돌체어지럼에 대한 modified Epley maneuver.

① 앉은 자세에서 시작하여, ② 우측으로의 Dix-Hallpike 자세를 취하고, ③ 머리를 떨어뜨린 자세에서 좌측으로 45도까지 고개를 돌리고, ④ 몸통까지 회전하며 135도를 돌아 코가 땅에 닿도록 하며, ⑤ 고개를 좌측으로 돌린 상태에서 일어나 앉고, ⑥ 고개를 바로 한다(그림 8).

최근에 Tirelli(2000)와 Yimtae(2003)가 Epley 치환술을 하며 수정된 복와위를 거치는 치환술을 소개하였다. Tirelli 방법에서는 position II - VII 사이가 변형되어 있고 체위 II, III, IV, V에서는 머리를 흔들고 각 체위에

I

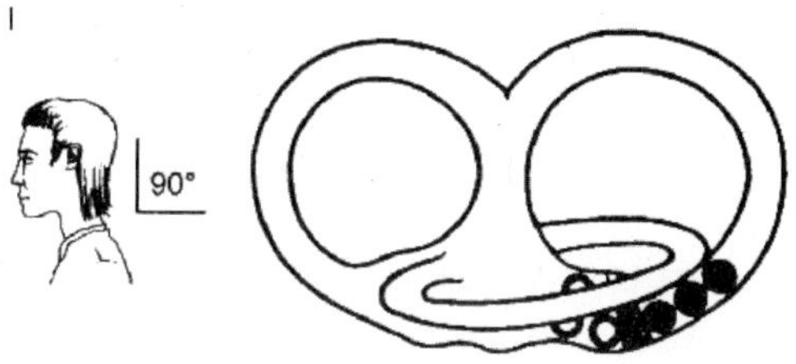

그림 9-1. Patient seated. The particles are shown as full circles when adherent to the canal side of the cupula or free floating in the posterior semicircular canal and as empty cirlcles when adeherent to the utricular side of the cupula.

II

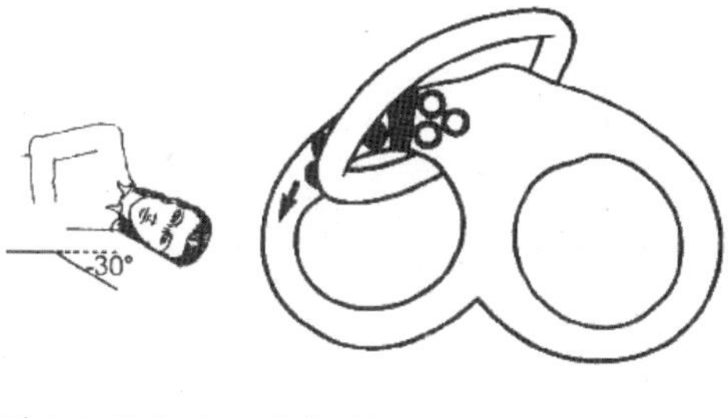

그림 9-2. Patient on left side.

III

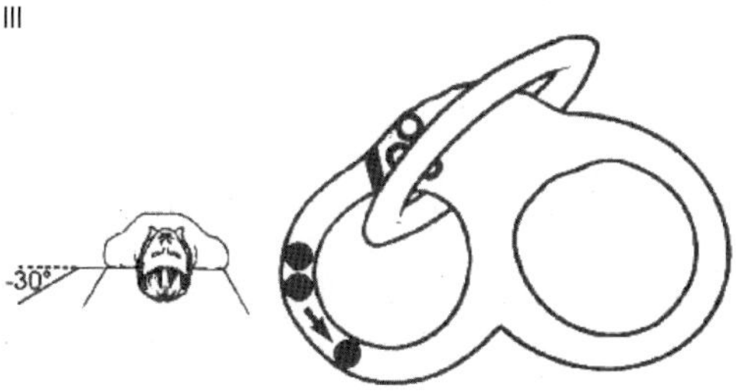

그림 9-3. Patient clinostatic with head at -30°.

IV

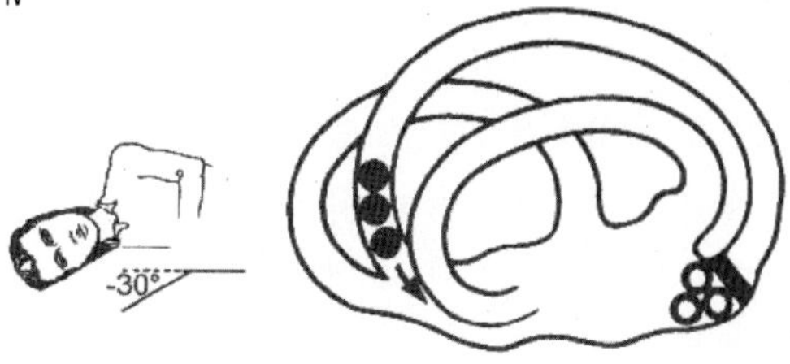

그림 9-4. Patient on right side.

V

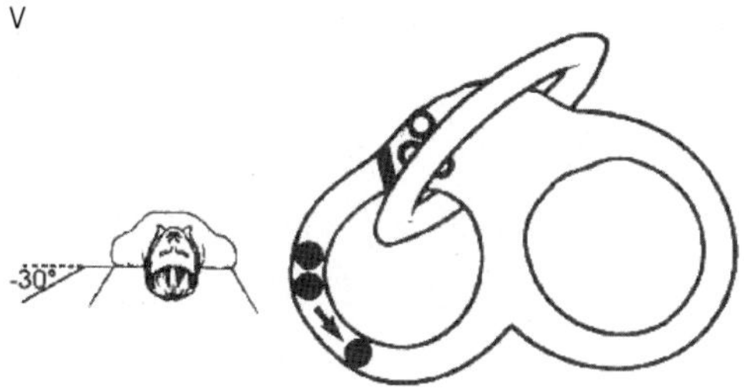

그림 9-5. Patient prone with head at -30°.

VI

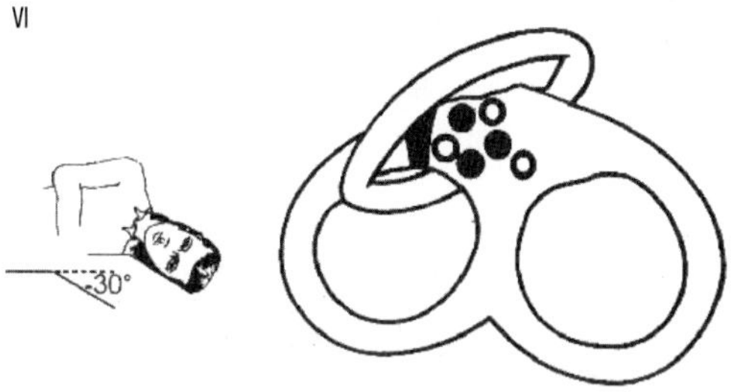

그림 9-6. Patinet on left side.

VII

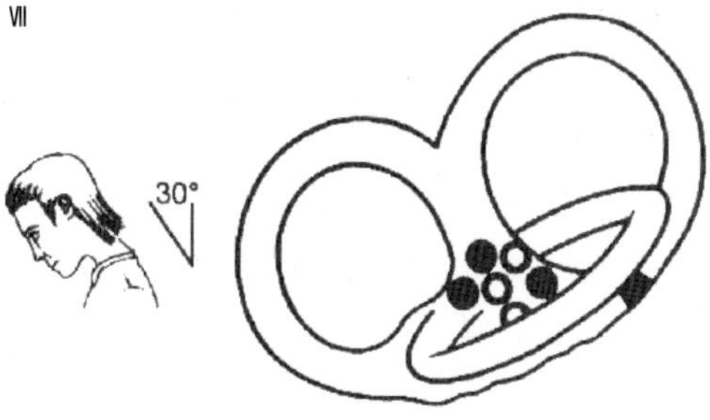

그림 9-7. Patient seated with head inclined forward by 30°.
(From Tirelli 2000)

서 3-4분 정도를 머물며 체위 VI에서는 1분정도 머문다(그림 9). 특히 position V에서 이석이 공통각을 통하여 난형낭으로 떨어지고 부릉정이 지상과 수평으로 놓여 부릉에 부착된 이석이 떨어져 나와 난형낭으로 들어간다. Tirelli는 이 수정된 Epley 치환술을 사용하여 90%의 치유율을 경험하였고 증세가 좋아진 예를 포함하면 95.6%의 치유율을 보고하였고 치환술의 중간단계에서 머리를 흔들어 주는 단계를 추가하여 흔들지 않는 치료법의 84%(완전 54% 호전 30%) 보다 더 좋은 효과를 볼 수 있음을 강조하였다.

Yimtae방법(그림 10)은 제 3 단계에서 환자가 완전한 복와위로 취하게 함으로 환자가 더 편하게 느끼게 되고 이 자세에서 한번 완전히 한바퀴 돈 후에 앉게 함으로써 이석을 후반고리관 밖으로 더 쉽게 빼낼 수 있다는 장점이 있다. 이 때에 진동기도 사용하지 않았고 치환술 후 아무런 머리 움직임의 제한도 가하지 않으면서 치유율 75.9%의 좋은 효과를 얻었다. 본 치료 중 6.9%에서 기절(fainting), 발한, 창백(pallor), 혈압강하의 부작용이 있었고 이는 치환술이 변연계(limbic system)를 자극하여 발생하는 것으로 추정된다.

후반고리관내 이석이 원인으로 알려진 후로는 이석치환술에 반응하지 않는 환자에서 후반고리관을 폐쇄하는 수술법이 개발되어 효과적으로 사용되었으나 합병증으로 일부에서 수술 후 일시적 혹은 영구적인 감각신경성난청이 발생하였다(Parnes 1990).

2) 수평반고리관 양성 돌발성 두위 현훈

수평반고리관 BPPV 환자가 치료를 받지 않은 경우 21예에서 5예는 3일에 치유되었고 5예는 10일 후에 치유되었으며 나머지 11예는

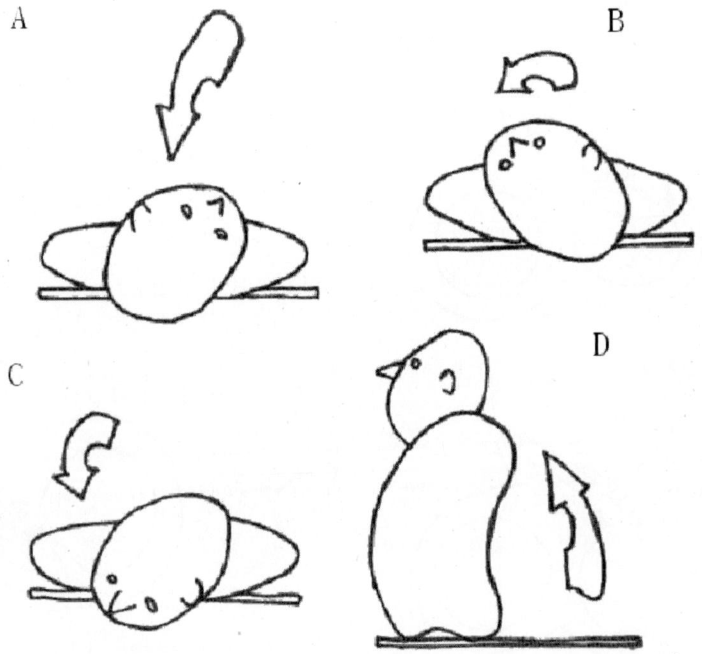

그림 10. 그림 10. Yimtae canalith repositioning procedure for the affected right ear. (From Yimtae 2003)

1-6달 까지 증세가 계속되었다(Nuti, 1998).

수평반고리관형의 BPPV는 3가지 형이 있다. 첫째는 가장 많이 보는 양측 향지성 안진을 보이는 관내 결석이고, 둘째는 덜 자주 보는 형으로 양측 원지성 안진을 보이다 Dix-Hallpike 진단법 시행후 혹은 이석 치환술로 양측 향지성으로 바뀌는 즉 이석이 부릉정 전부에 있다 자연적으로 혹은 치환술로 관내 이석으로 바뀌는 형이고, 셋째는 제일 드물게 보는 양측 원지성 안진을 보이고 이석 치환술로 그 안진의 방향이 안 바뀌는 팽대부릉정 결석이 있다(Casani, 2002). 일반적으로 수평반고리관형의 경우 체위변환 재활치료가 후반고리관형 보다 치유 효과가 떨어진다. 첫째형의 경우 환자가 누운 자세에서 건측 방향으로 머리를 돌려 환측 귀가 위로 향하는 자세를 약 12시간 유지하게 하는 방법(forced prolonged position, FPP)으로 3일 이내에 90% 이상의 효과를 본 보고가 있다(Vannucchi, 1997). 이때 74%는 바로 회복하였고 17%는 치료 후 후반고리관형으로 전환된 후 Epley체위법으로 치료한 후 회복되었다. Nuti(1998)는 동일한 방법으로 73%의 치유율을 보고하였다. 또 다른 체위변환 재활치료 방법은 머리를 환측 방향으로 돌린 후에 건측 방향으로 90도씩 건강한 귀측으로 체위변환을 시작하여 360도 바비큐식으로 돌리는 방법(Barbecue rotation)으로, 이러한 방법을 반복하거나 안진이 소멸될 때까지 계속하여 75%의 치유를 1주 이내에 얻은 보고가 있고(Fife, 1998), Nuti(1998)는 후반고리관 이석으로 전환된 후 치유된 예 10%를 포함하여 71%의 치유를 보고하였다. 이때 아무런 이석치환술을 시행하지 않은 군의 52%는 1-6개월까지 증세가 계속되었고 36%는 10일 이내에 자연 치유가 되었다. 바비큐식 치료 후 건측 측와위로 유지하여 이석을 더 확실히 난형낭으로 주입시킬 수 있어 100%의 치유의 좋은 효과를 볼 수 있다는 보고가 있다(배, 2003). 또한 앉은 자세에서 건측 방향으로 빠르게 옆으로 눕힌 후 다시 머리를 바닥으로 향하게 빠르게 회전시키고 2분 동안 자세를 유지한 후에 일어나 앉게 하는 Gufoni 수기 등이 소개되어 있다(Gufoni, 1998).

둘째형의 경우 Dix-Hallpike 검사 후 또는 바비큐 치료법 후에 원지성에서 향지성 안진으로 바뀐후에는 첫번째형의 안진 치료에 준한다. Nuti(1998)는 바비큐 치료법으로 21예 중 13예에서 Casani(2002)는 25예 중 9예에서 원지성이 향지성 안진으로 변환시켰다.

셋째형 수평반고리관의 팽대부릉정 이석의 경우 바비큐식을 변형한 방법이 소개되어 많이 활용되고 있다(그림 11). 앙와위 두위정면 자세를 시작 자세로 하여 먼저 병변측 측와위로 전환시키고 머리를 병변측으로 45도 더 회전시켜서 머리가 시작자세에서 병변측으로 135도 정도 회전한 자세가 되게 한다. 이러한 첫 번째 자세에서 안진을 관찰하면서 병변측 유양돌기 부위를 진동기로 30초 정도 진동시킨다. 진동 후 이 자세를 3분간 유지한 후 두 번째 자세로 전환한다. 이후는 바비큐식과 동일하게 하여 91-100%의 치유를 경험한 보고가 있다.(조, 2000; 문, 2002; 배, 2003; 그림 11). Epley 체위변환 재활방법을 포함한 다른 체위변환 재활방법은 수평반고리관형의 경우 별로 효과적이지 않았다. 수평반고리관 BPPV에서의 체위변환 재활방법은 후반고리관형에서 보다 효과가 적다. 그 이유는 수평반고리관 BPPV를 일으키는 이석의 밀도가 높고 이석응고가 덜 유동적이거나 팽대부릉정에 잘 붙고, 병변이 있는 측이 정확하게 진단되지 않고, 체위변환 시 머리를 30도 올리지 않는 한 수평반고리관을 완전히 수직으로 유지하지 못

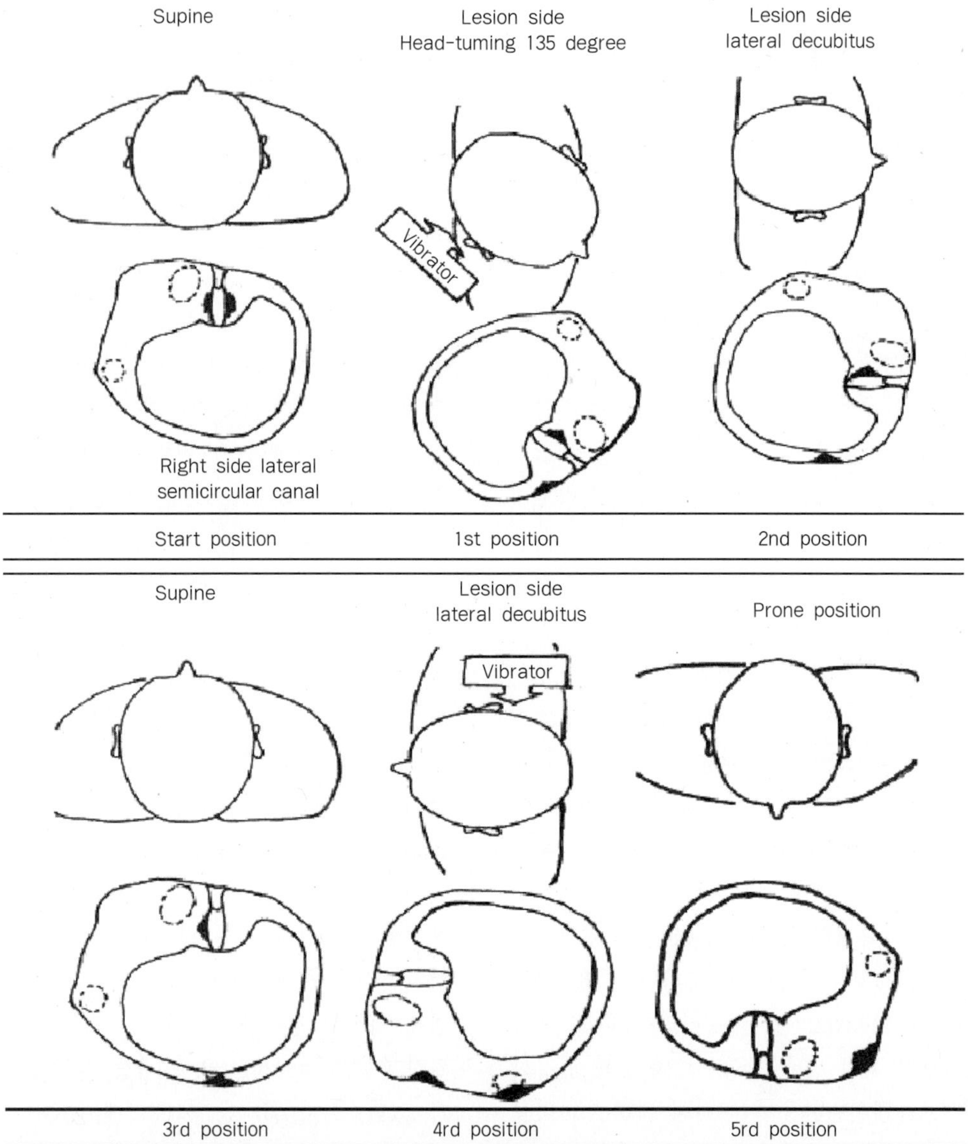

그림 11. Cupulolith reposition maneuver in case of the right side LSCC cupulolithiasis. (From 이 2003)

하고, 체위변환 운동 시 충분한 시간을 유지하지 않는다는 것들로 생각할 수 있다. 국내 보고에서 수평반고리관의 치유율은 63%, 94%, 100%의 치유율을 보고하였다(전, 2001; 이, 2003; 문, 2002). 바비큐법과 Vannucchi 법을 연속하여 활용하기를 권하는 보고도 있다 (Strupp, 2001).

여러 가지의 수평반고리관 이석치환술은 효과적이나 노인이나 어지럼에 예민한 환자에서 빠른 회전과 그로 인한 극심한 어지럼, 구토, 발한, 창백, 허탈의 증세로 이러한 치환술을 다 적용하기에 어려움이 있다.

3) 상반고리관 양성 돌발성 두위 어지럼

치료는 후반고리관형에서 사용하는 체위변환법을 사용하지만 후반고리관에 사용하는 방법과는 반대로 정상 쪽의 반고리관쪽이 먼저 밑으로 위치하게 한 후(이 경우 병변이 있는 반고리관은 위에 위치함) 반대편으로 머리를 돌려 머리를 낮추는 체위를 취하게 한 후 앉게 한다. Honrubia(1999)는 본 치료법을 사용하여 50%의 치유율을 얻었다.

최근에 새로운 치료 방법이 Rahko(2002)에 의하여 소개되었다. 환자는 BPPV 증세 외에 차멀미와 고소공포증을 호소하였고 이석치환술은 건강한 측을 하방으로 옆으로 누워 머리를 45도 밑으로 기울이고, 30초 후 머리를 수평으로 하고, 다음 45도를 상방으로 올린 후 일어나 앉는다. 각 단계에서 30초 동안 머문다. 이 체위치료법으로 이석이 중력에 의해 상반고리관에서 빠져나오고 최종적으로 난형낭으로 들어 간다. 이 이석치환술 치료 후에 상기한 머리를 앞으로 숙였다 바로 펴는 Rahko 진단법으로 치유 여부를 확인하고 치유 되지 않은 경우에는 동일한 Rahko 치료법을 집에서 1일 2회 치유될 때가지 시행하게 한다. Rahko는 53명의 상반고리관 BPPV를 모두 완치시켰고 후반고리관과 수평반고리관으로 의심되는 환자에서 해당되는 이석치환술로 치료한 후 어지럼 또는 평형장애 증세가 계속 지속될 때 상반고리관 이석을 의심하고 자신의 고유한 상반고리관 BPPV 진단법(진단장 참조)을 시행하고 양성이면 본 이석치료법을 시행할 것을 권하였다. 단국대학병원에서는 최근에 변형된 Rahko 치료방법을 사용하여 좋은 효과를 보았다(그림 12).

이러한 이석치환술의 시행에도 불구하고 증세가 4-6주 이상 장기간 지속되고 특히 하향안진이 관찰되는 경우에는 뇌중추의 병변을 제외하기 위하여 뇌의 MRI 혹은 CT 등의 영상 검사를 하여야 한다. 체위 변환 시 하향 안진이 있는 경우 아놀드-키아리기형(Arnold Chiari malformation), 소뇌결절(nodular) 또는 타래(floccular) 병변과 같은 후두개와 병변 또는 multiple system atrophy도 흔히 관찰되었다(Bertholon, 2002).

9 BPPV 치료와 관련된 일반 지식

전형적인 BPPV의 증세를 보이는 환자에서 안진이 관찰되지 않더라도 BPPV의 진단을 할 수 있고 이러한 환자에서도 이석치환술이 치유에 효과적이라고 보고되었다. 안진이 없이 약한 어지럼만 나타나는 경우 큰 이석 덩어리가 있기보다는 미세한 이석 가루가 원인이 된다고 보인다. 이러한 경우 Semont 치료법이 Epley 치료법보다 더 효과적이라는 것이 이론적으로도 맞다(Magnusson, 2002). 이러한 환자에서 Haynes(2002)도 Semont 이석치환술을 사용하여 동일한 효과를 얻었고 단국대병원에서도 Dix-Hallpike 검사법과 좌우두위변환법(head lateral positioning)으로 안진이 안 보이고 어지럼만 있는 환자의 16예(후반고리관 13예, 수평반고리관 3예)에서 Epley 또는 Barbecue 이석치환법으로 100% 치유를 보았다.

인간의 측두골을 사용한 유리치료법(Liberatory maneuver) 후 평형사가 난형낭 내로 떨어져 들어가는 것이 확인되었지만 환자

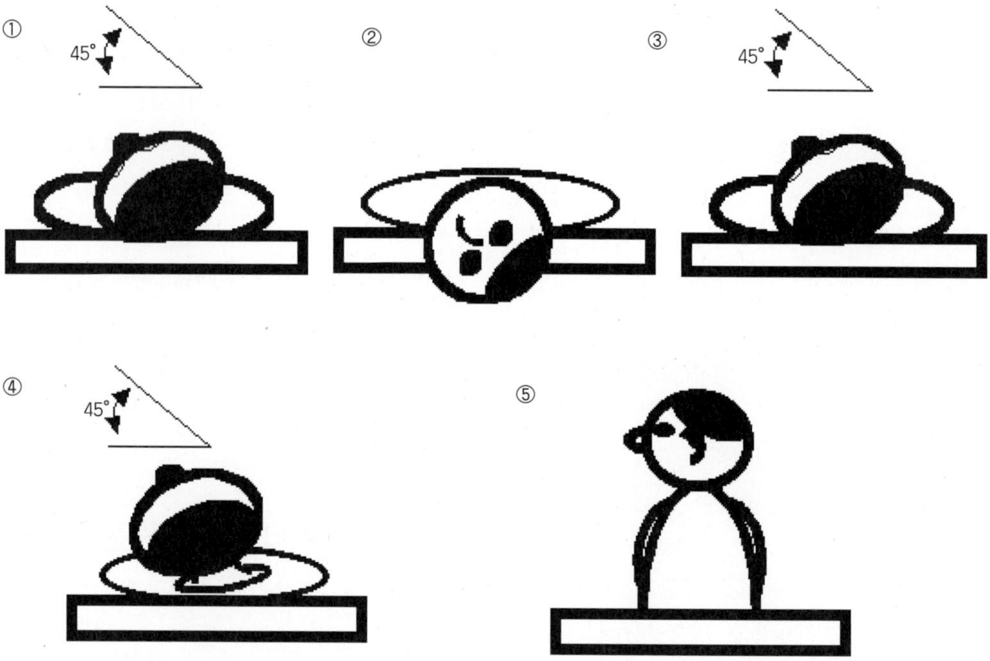

그림 12. Modified Rahko 방법. (From Rahko 2002)

가 일어섰을 때 평형사가 다시 낭반에 붙어 있지 않는 것으로 보아 이석유리법은 가능하고 그러나 치환술은 가능하지 않을 것으로 추정된다(Buckingham, 1999).

BPPV가 잘 낫지 않는 경우는 이석치환술이 적절히 시행되지 않은 경우, 팽대부릉정 결석, 반고리관막 내의 폐쇄의 세 가지 경우를 생각할 수 있다(Parnes, 1993). 그 외에도 이석이 고리관을 통과하기에 너무 큰 경우(Nuti, 1998), 병변측의 감별이 어려운 경우, 두개 이상의 반고리관 병변의 경우, 이석이 지속적으로 많이 생성되는 경우(한, 2003), 다른 전정질환을 동반한 경우(Pollak, 2002), 중추성 또는 경부성 어지럼을 동반한 경우, 치료 후 두부운동 제한을 못한 경우 등을 들 수 있다.

따라서 치료 효율을 높이기 위해서는 충분하고 정확한 방법으로 병력 청취와 이학적 검진과 신경 전정검사를 하여 병변의 정확한 진단을 하고 치료 시에는 충분한 시간을 주고 정확한 이석치환술을 시행하며 이때 안진의 변화도 참조하여야 한다. 또 시술 후 체위의 유지도 치료 방침에 따라 환자에게 확실하게 지시함이 필요하다.

1) 이석치환술의 부작용

기절(fainting), 발한, 창백(pallor), 혈압강하의 부작용이 있었고 이는 치환술이 변연계(limbic system)를 자극하여 발생하는 것으로 추정된다.

치료 후에 머리가 무겁고 기억력이 없어지고 집중력이 떨어진다는 환자가 종종 있다. 치료 후에도 어지럼에 대한 심리적 불안함이 심하여 정신과에서 치료를 받는 경우가 있다. 수면장애와 불안증도 있다(이, 2001). 또 목의 통증을 보고한 연구도 있었다(한, 2003).

2) 치료 후 주의사항

a. 치료 후에 고개를 숙이거나 젖히지 않도록 한다. 밤에 잘 때까지 자세를 유지하도록 한다. 밤에 잘 때 똑바로 누워서 베개를 높게 하고 고개를 들어 머리를 올린 자세로 자도록 한다. 되도록 옆으로 눕지 않도록 주의시킨다. 후반고리관뿐만 아니라 수평반고리관 병변인 경우에도 옆으로 눕지 않도록 한다. 오랜 시간 동안 옆으로 누워있게 하는 치료법도 있으나 그런 경우에는 치료 도중 다른 반고리관으로 옮겨가는 경우가 잘 발생된다.

또한 평소에 생활습관도 되도록 옆으로 눕지 않도록 한다. 평소에 옆으로 누워서 자는 사람들은 재발 가능성이 높다.

b. 과격하게 머리를 숙이거나 물구나무서기, 골프 등의 운동은 피하도록 한다.

c. 과식하지 않는다.

d. 가벼운 목욕은 괜찮지만 사우나 등은 삼가도록 한다.(이, 2001)

3) 국내 기관의 치료법

1. 후반고리관

관내 결석	Epley maneuver, Semont maneuver Epley로 치유 안되면 자가 Brandt-Daroff 시행
팽대부릉정 결석	Vibrator 사용 후 Epley maneuver Epley 후 치유 안되면 자가 Brandt-Daroff 시행

2. 수평반고리관

관내 결석	Barbecue Rotation Forced Prolonged Position (FPP) Barbecue 후 FPP
팽대부릉정 결석	Head shaking, vibrator, finger tapping 후 Barbecue 혹은 FPP 상기로 치유 안되면 자가 Brandt-Daroff maneuver 시행 Head shaking, vibrator사용 후 이석이 난원낭쪽에 있으면 계속적인 Head shaking, vibrator 계속, 관내 결석이면 Barbecue 또는 이후 FPP 시행

연세대 방법(조, 2000)
FPP 후 vibrator +
Barbecue 후 Head shaking
Brandt-Daroff 후
Dix-Hallpike 하여
canalolithiasis 면
Barbecue 시행

3. 상반고리관 (관내 및 팽대부릉정 결석)

Reversed Epley maneuver
Rahko maneuver, modified Rahko maneuver
Cupulolithiasis시 vibrator사용
지속되면 Brandt-Daroff maneuver 시행
Modified Dix-Hallpike maneuver: 변형된 Rahko 방법과 유사

두 개의 반고리관에 동시에 이석이 발생한 예는 51/1191(4.3%)였으며 후-측(31예)이 가장 많았으며, 후-상(12예), 측-상(6예)와 그 외에 측-측, 후-후가 각각 1예씩 있었다. 두관이 동시에 발생한 경우의 치료는 증세와 안진이 더 심한 측을 먼저 치료하거나, 측 → 후, 후 → 측, 관내 결석 → 팽대부릉정 결석의 순으로 치료 한다고 보고하였다.

치료중 한 반고리관에서 다른 반고리관으로 옮긴 경우는 51/1160(4.4%) 였으며 후→측(23예), 측→후(18예), 후→상(7예), 상→측(2예), 수평→상(1예)의 순으로 보고되었다.

4) 단국대 병원 치료법

① 후반고리관
- 관내 결석: Epley 치료법
- 팽대부릉정 결석: Semont → Epley

② 수평반고리관
- 관내 결석: Barbecue rotation
- 팽대부릉정 결석: Head Tapping(머리의 옆 부분을 태핑)하여 팽대부릉정 결석을 관내로 유지시키고 → Barbecue rotation

③ 상반고리관: Reverse Epley 치료법
Modified Rahko 치료법

5) 단국대병원의 치료 결과

단국대병원의 BPPV 환자 전례에서 이석치환술로 완치되었으며 전체 400명 중 368명(95%)에서 2회 이내의 치환술로 1주 이내에 완치되었고 나머지 32명은 최대 5회까지의 치환술로 치유되었고 부릉정 이석의 경우 24예 중 87%가 1주의 치료로 치유되었다.

치료 중의 유형변화: 이석치환술 치료 중에 유형이 변한 경우는 모두 30예(7.5%) 였다.

15예는 후반고리관 기원, 15예는 수평반고리관 기원이었다. 이중 17예는 1회 유형 변화를 하였고, 2회의 유형 변화를 한 경우는 9예였고, 3회이상 유형이 변한 경우도 4예 있었으며, 이렇게 치료 중에 유형이 변한 경우는 유형에 준하여 이석치환술을 시행하였다. 이들의 치료 성적은 18예에서 1주 이내에 완치하였으며 2주까지 나머지 12예 모두 완치되었다.

2개 이상의 반고리관에 병변이 있었던 경우 수평반고리관과 후반고리관에 동시에 병변이 있었던 경우는 모두 25예였으며 유형은 수평반고리관은 관내 이석이 22예, 부릉정 이석이 3예였고 후반고리관은 전 25예가 관내 이석이였다. 치료는 모두 수평반고리관을 먼저 정복한 후에 후반고리관을 치료하는 순서로 행해졌다.

10 재 발

이석치환술 26개월 후에 15%의 재발, 40 개월 후에는 50%의 재발률이 보고된 바 있어 이석치환술 후 재발률이 높고 특히 추적 기간이 길수록 재발률이 더 높은 것으로 알려져 있다(Nunez, 2000; Li, 2000). 따라서 치료 후 환자에게 재발이 자주 있을 수 있음을 알려주어야 한다. 이석치환술 후 재발률은 1년에 15%씩 증가하여 4-5년 사이에 50%에 이른다(Hain, 2000; Nunez, 2000). 재발률이 높은 관계로 환자에게 이석치환술을 교육하여 집에서 자가로 시행하는 것이 제의된 바 있고, Brandt-Daroff 치료법보다는 Epley 치료법이 더 효과적이었다(Radke, 1999). 단국대병원에서도 최근에 재발이 잦은 환자에서 자가 이석치환술을 시행하고 있다.

BPPV가 다른 질환과 동시에 또는 후에 오는 경우(이차성 BPPV 혹은 BPPV+)에는 단독 질환인 경우보다 이석치환술 후 치유율이 낮고 또 재발도 많다. 또 BPPV가 다른 이과적 질환과 동시에 오는 경우에는 일반적 전정재활치료를 추가로 시행할 것을 고려하여야 한다(Monobe, 2001). 이러한 결과는 이차적 BPPV의 병리나 기전이 일차적 BPPV와 다르거나 또는 이석의 양이 더 많거나 혹은 이석의 질이 다르기 때문이라고 추정할 수 있다. 그러나 이 두 군 간에 이석치환술을 이용한 치료율에 차이가 없다는 보고도 있다(Pollak, 2002). 한국에서의 원인 미상의 일차성 BPPV의 경우의 재발률은 102/1152(8.9%)였고 이차성의 BPPV의 경우의 재발률은 36/303 (11.9%)로 두 군간의 재발률의 차이는 없었다. 단국대병원에서의 일차성 BPPV의 재발률은 9/337(2.7%)였고 이차성 BPPV의 재발률은 8/63(12.7%)로서 이차성 BPPV의 재발률이 높았다.

단국대병원의 재발의 예를 보면 이석정복술을 시행받고 완치된 후 다시 재발된 경우는 모두 17예(4.3%)였다. 치료 종료 후 재발된 기간은 2주 이내가 4예, 2-4주가 2예, 4-8주가 6예, 8주 이상이 5예였다. 재발되었을 때의 병변측과 유형을 비교해보면, 12예(70%)에서는 같은 쪽에서 같은 유형으로 재발되었으며 5예(30%)에서는 같은 측에 다른 유형으로 재발하였다. 기원 반고리관에 따른 재발률을 분석해 보면 후반고리관 기원이 11예(64%), 수평반고리관 기원이 6예(36%)였다. 유형에 따른 재발률을 분석해 보면 관내 결석이 16예, 팽대부릉정 결석이 1예로 관내 결석의 재발이 월등히 많았다. 재발한 군에서의 관련 질환으로는 사고 경력 4예, 난청이 2예 등 모두 8예(2%)에서 동반질환이 있었다.

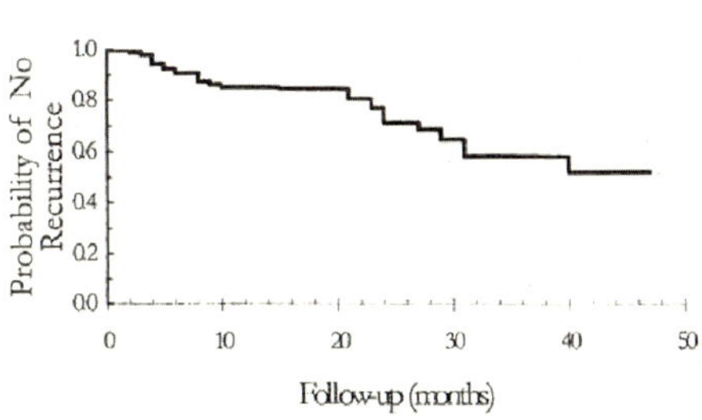

그림 13. Kaplan-Meier estimation of recurrence rate: 재발률은 시간이 갈수록 높아져서 48개월 후에는 재발률이 50%에 까지 이른다. (From Nunez 2002)

한국에서의 재발은 138/1455(9.5%)였고 재발한 기간은 2-9개월이다. 단국대병원에서는 4.25%(17/400)의 재발을 보였고 3회 이상 반복 재발된 예도 1%(4/400)에서 있었고 재발의 기간은 56주 후까지였다.

11 양성 돌발성 두위 어지럼과 동반되는 질환

1) 노인성 BPPV

노인 인구의 61%에서 어지럼을 가지고 있다고 하고 이중 80%는 매일 매주 또는 매달 발생하는 간헐적인 어지럼이었다. 노인에서의 BPPV도 젊은 군의 BPPV와 증세는 같다. 그러나 노인군에서는 일상 생활의 활동의 저하가 있고 더 자주 넘어지고 우울증이 더 많이 발생한다. 그러나 노인 인구에서 9%의 BPPV가 발견되지 않고 있었다. 이는 노인 인구에서 BPPV를 진단에 포함하지 않기 때문이다.

Thilo KV(2002). Positional down beating nystagmus in 50 patients: cerebellar disorder and possible anterior semicircular canalithiasis. J neurol Neurosurg Psychiatry 72:366-372.

Bisdorff AR, Debatisse D(2001). Localizing signs in positional vertigo due to lateral canal cupulolithiasis. Neurology 57:1085-1088.

Blessing R, Strutz J, Beck C(1986). Epidemiology of benign paroxysmal positional vertigo (in German). Laryngol Rhinol Otol (Stuttg) 65:455-458.

Brantberg K, Bergenius J(2002). Treatment of anterior benign paroxysmal positional vertigo by canal plugging: A case report. Acta Otolaryngol 122:28-30.

Brandt T, Daroff RB(1980). Physical therapy for benign paroxysmal positional vertigo. Arch Otol Rhinol Laryngol. 106: 484-485.

Brandt T, Steddin S, Daroff RB(1994). Therapy for benign paroxysmal positioning vertigo, revisited. Neurology 44:796-799.

Brantberg K, Bergenius J(2002). Treatment of anterior benign paroxysmal positional vertigo by canal plugging: A case report. Acta Otolaryngol 122:28-30.

Bronstein AM(2003). Editorial reveiw: Benign Paroxysmal positional vertigo: some recent advances. Current opinion in Neurology 16:1-3.

Bronstein AM(2003). Vestibular reflexes and positional manoeurvres. J Neurol Neurosurg Psychiatry 74:289-293.

Buckingham RA(1999). Anatomical and theoretical observations on otolith repositioning for benign paroxysmal positional vertigo. Laryngscope 109:717-722.

Choung YH, Shin YR, Kahng H, Park K, Choi SJ(2006). 'Bow and lean test' to determine the affected ear of horizontal canal benign paroxysmal positional vertigo. Laryngoscope 116(10):1776-81.

Dix R, Hallpike CS(1952). The pathology, symptomology and diagnosis of certain common disorders of the vestibular system. Ann Otol Rhinol Laryngol 6:987-1016.

Epley JM(1992). The canalith repositioning procedure for treatment of benign paroxysmal positional vertigo. Otolaryngol Head Neck Surg 107: 399-404.

Epley JM(2001). Human experience with canalith repositioning maneuvers. Ann NY Acad Sci 942:179-191.

Fife Td(1998). recognition and management of horizontal canal benign positional vertigo. Am J Otol 19:345-51.

Froehling DA, Bowen JM, Mohr DN, Brey RH, Beatty CW, Wollan PC, Silverstein MD(2000). Benign positional vertigo: A randomized controlled trial. Mayo Clin Proc 75:695-700.

Froehling DA, Silverstein MD, Mohr DN, Beatty CW, Offord KP, Ballard DJ(1991). Benign positional vertigo: incidence and prognosis in a population-based study in Olmstead County Minnesota. Mayo Clin Proc 66:596-601.

Fujino A, Tohumasu K, Yosio S, Naganuma H, Yoneda S, Nakamara K(1994). Vestibular training for benign paroxysmal positional vertigo. Arch Otolaryngol Head Neck Surg 120:497-504.

Furman JM, Cass SP(1999). Benign positional vertigo. N Eng J Med 341:1590-1596.

Gacek(1974). Transection of the posterior ampullary nerve for the relief of benign paroxysmal positional vertigo, Ann Otol Rhinol Laryngol 83:596-599.

Gross EM, Ress BD, Viirre ES, Nelson JR, Harris JP(2000). Intractable benign paroxysmal positional vertigo in patients with Meniere's disease. Laryngoscope 110:655-659.

Gufonii M. Mastrosimone L, Di Nasso F(1998). Repositioning maneuver in benign paroxysmal vertigo of horizontal semicircular canal. Acta Otorhinolaryngol Ital, 18(6):363-7.

Hain TC, Helminski JO, Reis IL, Uddin MK(2000). Vibration does not improve results of the canalith repositioning procedure. Arch Otolaryngol Head

Neck Surg 126:617-622.

Hall SF, Rubby RRF, McClure JA(1979). The mechanics of benign paroxysmal vertigo, J Otolaryngol 8:151.

Haynes DS, Resser JR, Labadie RF, Girasole CR, Kovach BT, Scheker LE, Walker DC(2002). Treatment of benign positional vertigo using the Semont maneuvre: efficacy in patients presenting without nystagmus. Laryngoscope. 122:796-801.

Herdman SJ, Tusa RJ, Clendaniel RA. Eye movement signs in vertical canal benign paroxysmal positional vertigo. In Contemporary Ocular Motor and Vestibular Research

Robinson DA, Fuchs AF, Brandt T, Buttner U, Zee D(1994). (eds) Thieme, Stuttgart. PP.385-387.

Herdman SJ, Tusa RJ, Zee DS, Proctor LR, Mattox DE (1993). Single treatment approaches to benign paroxysmal positional vertigo. Arch Otolaryngol 119: 450-454.

Hughes CA, Proctor L(1997). Benign paroxysmal positional vertigo. Laryngoscope 107:607-613.

Leigh RJ, Zee DS(1991). The vestibular optokinetic system. In: Leigh RJ, Zee DS. editors. The neurology of eye movement 2nd ed. Philadelphia. FA Davis 15-78.

Iida M, Hitouji K, Takahashi M(2001). Vertical semicircular canal function : a study in patients with benign paroxysmal positional vertigo. Acta otolaryngol Suppl 545:35-37.

Ishiyama A, Jacobson KM, Baloh RW(2000). Migraine and benign positional vertigo. Ann Otol Rhinol Laryngol 109:377-380.

Kalberg M, Hall K, Quickert N, Hinson J, Halmagyi GM(2000). What inner ear diseases cause benign paroxysmal positional vertigo? Acta Otolaryngol 120:380-385.

Katsarkas A, Kirkham TH(1978). Parosysmal positional vertigo-a study of 255 cases. J Otolaryngol 7:320-330.

Kores S, Balatsouras DG, Kaberos A, Economou C, Kandiloros D, Ferekidis E(2002). Occurrence of semicircular canal involvement in benign paroxysmal positional vertigo. Otol Neurolotol 23:926-932.

Kveton JF, Kashgarian M(1994). Particulate matter within the membranous labyrinth: pathologic or normal? Am J Otol 15:173.

Leigh RJ, Zee DS(1991). The vestibular optokinetic system. In: Leigh RJ, Zee DS. editors. The neurology of eye movement 2nd ed. Philadelphia. FA Davis 15-78.

Li JC(1995). Mastoid oscillation: a critical factor for success in the canalith repositioning procedure. Otolaryngol Head Neck Surg 112:670-675.

Lynn S, Pool A, Rose D Brey R(1995). Randomized trial of the canalith repositioning procedure. Otolaryngol Head Neck Surg. 113:712-720.

Mcclure J, Lycett P, Rounthwaite J(1977). Vestibular dysfunction associated with benign paroxysmal vertigo. Laryngoscope 87:1434-42.

Magnusson M, Karlberg M(2002). Peripheral vestibular disorders with acute onset of vertigo. Current opinion in Neurology 15:5-10.

Marciano E, Marcelli V(2002). Postural restrictions in labyrintholithiasis. Eur Arch Otorhinolaryngol 259:262-268.

McClure JA(1985). Horizontal canal BPV. J Otolaryngol 14:30-35.

Mizukoshi K, Watanabe Y, Shojaku H, Okubo J, Watanabe I(1988). Epidermiological studies on benign paroxysmal positional vertigo in Japan. Acta Otolaryngol (Stockh)Suppl 447:67-72.

Modugno GC, Pirodda A, Ferri GG, et al(2000). A relationship between autoimmune thyroiditis and benign paroxysmal positional vertigo? Medical hypotheses 54:614-615.

MonobeH, Sugasawa K, Murofushi T(2001). The outcome of the canalith repositioning procedure for benign paroxysmal positional vertigo: are there any characteristic features of treatment failure cases? Acta Otolaryngol 545:38-40.

Moriaty B, Hawke M(1992). The incicence and

distribution of cuplae deposits in the labyrinth. Laryngoscope 102:56-59.

Marciano E, Marcelli(2002). Postural restrictions in labyrintholithiasis. Eur Arch Otorhinolaryngol 259:262-265.

Monobe H, Sugasawa, Murofushi T(2001). The outcome of the canalith repositioning procedure for benign paroxysmal positional vertigo: are there any characteristic features of treatment failure cases? Suppl 545:38-40.

Naganuma H, Kohut RI, Ryu JH(1996). basophilic deposits on the cupula: preliminary findings describing the problems involved in studies regarding the incidence of basophilic deposits on the cupula. Acta Otolaryngol (Stockh) (suppl 524):9-15.

Nunez RA, Cass SP, Furman JM(2000). Short- and long-term outcomes of canalith repositioning for benign paroxysmal positional vertigo Otolaryngol Head Neck Surg 122:647-652.

Nuti D, Giuseppe A, Barbieri M-T, Passali D(1998). The management of benign paroxysmal positional vertigo. Acta Otolaryngol (Sstockh) 118:455-460.

Nuti D, Nati C, Passali D(2000). Treatment of benign paroxysmal positional vertigo: no need for postmaneuver restrictions. Otolaryngol Head Neck Surg 122:440-444.

Nuti D, Vannuchi P, Pagnini P(1996). Benign paroxysmal positional vertigo of the horizontal canal: a form of canalolithiasis with variable clinical features. J Vestib Res 6:173-184.

Oghalai JS, Manolidis S, Barth JL, Stewart MG, Jenkins HA(2000). Unrecognized benign paroxysmal positional vertigo in elderly patients. Otolaryngol Head Neck Surg 122:630-634.

O'Reilly RC, Elford B, Slater R(2000). Effectiveness of the Particle Repositioning Maneuver in Subtypes of Benign Paroxysmal Positional Vertigo. Laryngoscope 110:1385-1388.

Parnes LS, McClure J(1990). Posterior semicircular canal occlusion for intractable benign paroxysmal positional vertigo, Ann Otol Rhinlo Laryngol. 99:330-335.

Parnes LS, Price-Jones RG(1993). Particle repositioning maneuver for benign paroxysmal positional vertigo. Ann Otol Rhinol. Laryngol 102:325-330.

Pollak L, Davies RA, Luxon LL(2002). Effectiveness of the particle repositioning maneuver in benign paroxysmal positional vertigo with and without additional vestibular pathology. Otol Neurotol 13:79-83.

Pulec JL, Patterson MJ(1997). Vestibular nerve pathology in cases of intractable vertigo:an electronmicroscopic study. Am J Otol 18:475-483.

Radtke A, Neuhauser H, von Brevern M, Lempert T(1999). A modified Epley's procedure for self-treatment of benign paroxysmal positional vertigo. Neurology 53:1358-1360.

Rahko T(2002). The test and treatment methods of benign paroxysmal positional vertigo and an addition to the management of veertigo due to the superior vestibular canal(BPPV-SC) Clinical Otolaryngol 27:392-395.

Rahko T, Kotti V(2001). Walk-rotate-Walk test identifies patients responding to Lempert's maneuver with benign positional vertigo of the horizontal canal. Eur arch Otorhinolaryngol 258:112-115.

Schuknecht HF(1969). Cupulolithiasis, Arch Otolaryngol 90:765.

Semont A, Freyss G, Vitte E(1998). Curing the BPPV with a liberatory maneuver. Adv otorhinolaryngol 42:290-293.

Shepard NT, Telian SA(1996). Practical management of the balance disorder patient. San Diego Singular publishing Group PP180-182.

Steddin S, Ing D, Brandt T(1996).Horizontal canal benign paroxysmal positioning vertigo: transition of canalolithiasis to cupulolithiasis. Ann Neurol 40:918-922.

Vannucchi P, Giannoni B, Pagnini P(1997). Treatment of horizontal semicircular canal behign paroxysmal positional vertigo. J Vestib Res 7:1-6.

Wolf M, Hertanu T, Novikov I, Kronenberg J. Epley's maneuvre for benign paroxysmal positional vertigo:a prospective study. Clin Otolaryngol. 24.43-46

Yimtae K, Srirompotong S, Srirompotong S, Sae-seaw P(2003). A rondomized trial of the canalith repositioning procedure. Laryngoscope 113:828-832.

Zucca G, Valli S, Valli P, Perin P, Mira E(1998). Why do benign paroxysmal positional vertigo episodes recover spontaneously. J Vestib Res 8:325-329.

16

전정신경염

한규철 Gyu-Cheol Han · 김미주 Mi-Joo Kim

가천대학교 의과대학 길병원 이비인후과학교실 · 가톨릭 관동대학교 의과대학 국제성모병원 이비인후과학교실

1 서론

전정신경염은 갑작스럽게 전정계의 구심성 신호가 단절되는 대표적인 질환이며 전체적으로는 어지럼 질환들 중에 양성 돌발성 체위성 어지럼에 이어 두번째로 흔한 질환이다. 특징적으로 심한 어지럼과 구토, 신체동요, 식은땀이 유발되어 응급실을 찾게 되어 일반의는 증상만으로 뇌경색이나 심근마비와 감별하기는 어려운 질환이기도 하다. 하지만 동반되는 안진이 건측으로 향하거나 병측으로 신체가 전도되는 현상을 주의 깊게 관찰함으로써 그나마 감별이 된다.

1908년 Ruttin은 청력의 변화없이 강한 회전 안진이 나타나고 병측에 칼로릭 검사를 시행하여도 반응이 없는 어지럼 질환을 보고 하였다. 당시만 하여도 정확한 병리기전을 알지 못하였으므로 일반적인 진단명인 "신경염(neuronitis)"이라는 애매모호한 용어를 사용하였다. 그 후 반세기가 지난 1952년도가 되어서야 메니에르씨 질환과 구별되는 증후군으로 분류되었다(Dix, 1952).

유사 증상군에 대한 용어는 매우 많다. epidemic vertigo, vestibular neuritis, vestibular neuronitis, vestibular neurolabyrinthitis, episodic vertigo, viral neurolabyrinthitis, vestibular paralysis of sudden onset, neuropathia vestibularis 등이 대표적이며 저마다 질환의 속성을 잘 표현하고 있다. 이를 통칭하여 급성 일측성 말초성 전정장애(Acute unilateral peripheral vestibulopathy; APV)라는 용어가 사용되었지만 이는 매우 광범위한 질환군 이어서 자발안진이 없는 경우도 포함 되거니와 흔히 보는 전정신경염의 증상이나 증후와는 차이가 있을 수 있다(Table 1). 따라서 전정신경염을 독립된 질환명으로 구별하기 위해 진단 기준이 필요하게 되었고 저마다의 기준을 제시하기도 하였다. 예를 들어 심한 어지럼과 욕지기가 자연적으로 발생하며, 수시간에서 하루 이상 지속되는 경우, 운동 실조성 보행, 수평성 방향고정성 안진이 건측을 향해 하루 이상 지속되는 경우, 칼로릭 검사에서 일측 마비가 현저한 경우, 정상 고막과 정상 청력, 다른 신경학적 증후가 없는 경우 등과 같은 기준들이다.

원인으로로는 정확히 증명된 바는 없지만, 측

표 1. Differential Diagnosis of Acute Unilateral Peripheral Vestibulopathy (APV)

	History	EExamination	Laboratory
Viral neurolabyrinthitis	Developing over hours, resolving over days, prior flu-like illness	Normal except for signs of acute unilateral vestibular loss	ENG: caloric hypoexcitability Audio: may show ultrahigh-frequency loss
Bacterial labyrinthitis	Abrupt onset, associated hearing loss, prior ear infections	Signs of otitis media or meningitis	ENG: absent caloric response Audio: profound sensorineural hearing loss CSF: pleocytosis
Syphilitic labyrinthitis	Recurrent episodes, associated tinnitus and hearing loss, prior congenital or acquired syphilis	Maybe stigmata of congenital syphilis, rarely associated signs of neurosyphilis	ENG: caloric hypoexcitability Audio: low-frequency loss Serology: positive FTA-ABS CSF: usually normal
Labyrinthine ischemia	Abrupt onset, usually associated neurologic symptoms, prior vascular disease	Maybe signs of brainstem or cerebellar infarction	ENG: absent caloric response Audio: profound sensorineural hearing loss Neuroimaging: may show brain infarction
Perilymph fistula	Abrupt onset associated with head trauma,, barotraumas, or sudden strain during heavy lifting, coughing, or sneezing; chronic otomastoiditis with cholesteatoma	Positive fistula test, maybe cchronic otitis with tympanic membrane perforation	ENG: caloric hypoexcitability Audio: usually sensorineural loss CT of temporal bone may show erosion from cholesteatoma

CSF, cerebrospinal fluid; CT, computed tomography; ENG, electronystagmography; FTA-ABS, fluorescent treponemal antibody absorption (test).

두골 골절과 같은 외상이나 화농성 미로염, 특정 바이러스에 의한 신경염과 같이 말단 수용기에 병변과 전정신경을 위시한 말초신경계의 허혈이 원인으로 추정된다.

2 역 학

전정신경염은 다른 어지럼 질환에 비해 비교적 젊은 연령대인 31-40세에 호발된다(Coats, 1969). 남녀의 차이는 없으며 봄과 초여름과 같이 기온변화가 심한 계절에 빈발하는 것으로 알려져 있다. 아마도 발병 수일에서 수주 전에 상기도 감염의 병력이 흔하다든가 일정 지역에 국한된 형태로 나타나는 것과 매우 밀접한 연관이 있어 보인다.

3 어지럼의 특징

어지럼은 회전성이며 환자는 자신이 안진의 속진 방향으로 돌고 있는 것처럼 느끼고, 발생 첫 하루까지는 심해지는 양상을 보인다. 일부 환자들은 몸이 병측으로 쓰러지려고 하고 술취한 느낌이라고 표현 하기도 한다. 또 일부 환자는 자신이 도는 것이 아니라 세상이 자기를 중심으로 빙빙 돈다고 표현하기도 한다. 이와 같이 회전감은 다양하게 표현되지만 눈을 감고 누워 있으면 편해진다는 소견은 비교적 공통적인 것 같다. 특히 환자들은 건측 귀를 바닥으로 하여 모로 눕는 경향이 있어 메니에르씨 질환과는 반대의 양상을 보인다. 또 한가지 공통된 점은 머리를 움직일 때 상기의 증상이 다시 심해지는 것을 느낀다는 것이다.

4 진 단

진단은 전형적인 문진소견과 간단한 이학적 검사로 충분하며 다른 급성 일측성 말초성 전정장애의 원인들을 제외함으로써 이루어진다. 따라서 진단 기준은 연구자마다 약간의 차이는 있으나 본 저자가 생각하는 진단기준과 크게 다르지 않다(Table 2).

최근에 개발된 두부충동검사나 전정유발근전위검사로 인해 세 개의 세반고리관과 난형

표 2. Clinical feature of vestibular neuritis

- Subacute or acute onset of spontaneous vertigo with nausea/vomiting
- Oscillopsia: Spinning of surroundings in the direction of nystagmus quick phase
- Horizontal-torsional spontaneous nystagmus beating toward the unaffected side
- Impaired function of the semicircular canals as revealed by head impulse tests or caloric testing
- Ipsiversive ocular tilt reaction (head tilt, skew deviation, and ocular torsion) and ipsiversive tilt of the subjective visual
vertical/horizontal
- Decreased or absent responses of vestibular-evoked myogenic potentials during stimulation of the affected ear
- Falling tendency toward the lesion side

표 3. Comparison of the findings among the subtypes of vestibular neuritis

	Superior	Inferior	Total
Spontaneous nystagmus	Horizontal, torsional, upbeat	Torsional, downbeat	Horizontal, torsional
HIT-AC	Impaired	Normal	Impaired
HIT-HC	Impaired	Normal	Impaired
HIT-PC	Normal	Impaired	Impaired
Caloric test	Abnormal	Normal	Abnormal
Ocular - tilt reaction	Ipsilateral	Normal	Ipsilateral
Subjective visual vertical	Ipsilateral	Normal	Ipsilateral
oVEMP	Abnormal	Normal	Abnormal
cVEMP	Normal	Abnormal	Abnormal

HIT : Head impulse test, AC : anterior semicircular canal, HC : horizontal semicircular canal, PC : posterior semicircular canal, oVEMP : ocular vestibular-evoked myogenic potential, cVEMP : cervical vestibular-evoked myogenic potential

낭, 구형낭을 각각 검사 할 수 있게 되어 전정신경염을 여러 아형으로 나눌 수 있게 되었다.(Table 3)

1) 상전정신경염(Superior vestibular neuritis)

상전정신경염은 가장 흔한 아형으로 자발안진이 수평 혹은 회선성(torsional) 상향안진을 보인다. 환자들은 두부충동검사에서 상세반고리관과 수평세반고리관 검사에서 양성 반응을 나타내고 주관적 시각 수직 검사에서 치우침을 보이거나 안구회선(ocular torsion)을 보일 수도 있으며 냉온교대온도안진검사에서 세반고리관 마비를 보이고 외안근 전정유발근전위에서 비정상반응을 보일 수 있다. 하지만 보통 청력은 정상이고 경부 전정유발근전위는 정상 반응을 보인다.

2) 하전정신경염(Inferior vestibular neuritis)

전정신경염이 하전정신경만 침범하는 경우는 아주 드물다. 하전정신경염은 일반적인 전정신경과 양상이 매우 다르고 전형적인 증상을 보이지 않아 진단이 어렵거나 놓치기 쉽다. 하전정신경염에서 자발안진은 회선성으로 보이거나 하향안진을 나타내고 후세반고리관을 자극하는 두부충동검사에서 양성반응을 보이며 경부 전정유발근전위에서 비정상 반응을 보이지만 냉온교대온도안진검사나 상세반고리관과 수평세반고리관의 두부충동검사가 정상으로 나타난다. 그리고 주관적 시각 수직 검사나 외안근 전정유발근전위는 대부분 정상 소견이고 일부 환자에서는 이명이나 청력감소를 호소하는 경우도 있다.

3) 전전정신경염(Total vestibular neuritis)

전전정신경염은 대부분 건측으로 향하는 회선성 수평안진을 보인다. 전정신경염은 상전정신경염과 하전정신경염의 양상을 모두 합쳐놓은 소견을 나타낸다.

자발안진

방향고정성 수평성 자발안진이 관찰되면 속진은 건측을 향한다. 안진의 강도는 건측으로 주시할 때 강해지며, 병측으로 주시할 때 약해지는 Alexander의 법칙에 잘 부합되는 소견을 보인다. 안진의 크기는 측정시기에 따라 다르겠지만 일반적으로 서진의 경우 10°/sec으로, 전정신경 절제술을 시행했을 때의 안진의 서진과 비슷한 크기이다(Silvoniemi, 1988).

냉온교대온도안진검사

체온에서 ±7℃의 양온교대반응을 시행하는 냉온교대온도안진검사는 전정신경염의 좋은 진단 기준이 되기도 하면서 병측을 명확히 보여준다.

하지만 자극 자체가 일측씩 자극하게 되므로 환자는 매우 크게 어지럼을 느끼게 되며 따라서 추적관찰의 도구로 사용하기에는 제한이 따른다.

직류자극 검사(Galvanic stimulation)

유양돌기를 통한 전기자극은 말단 전정계와 신경체의 병변을 감별하는 방법으로 사용될 수도 있으며 병측을 감별할 수 있는 쉬운 방법이기도 하다. 양극성 신경돌기를 갖는 전정신경체의 전정수용기 쪽 돌기인 상하 전정신경은 수초화가 되어 있지 않기 때문에 직류전류에 의해 전정 신경체를 직접적으로 자극할 수 있다. 이때 안진도 유발되는데 속진은 음극을 향하는 수평성 안진이다.

회전의자검사(Rotational chair test)

회전 자극을 이용하는 방법으로 다양한 회전주파수와 진폭의 자극을 연속적으로 또는 단속적으로 줄 수 있고 그 자극이 매우 크면서도 환자에게는 비교적 참을 만한 검사라는 점에서 "생리적 자극검사"로 알려져 있다. 하지만 이미 자발안진이 있는 환자에게서 회전검사를 통해 얻는 정보는 DC-bias가 내재된 데이터이므로 그리 신빙성 있는 정보가 되지는 못한다. 따라서 자발안진이 줄어들거나 없어진 회복기의 추적관찰에 이용하기 어렵다.

안구운동검사(Oculomoter test)

전정신경염 환자에서 전기 안진 검사상에 단속운동속도 변화, 시추적검사와 시운동성검사의 비대칭, 시야고시억제의 저하, 수직안진 등이 보고되기도 하였다(Corvera, 1985; Imate, 1995). 따라서 이러한 검사소견이 나타나는 환자에서는 자기공명 영상이나 신경학적 검진으로 동안신경 중추를 침범할 가능성을 감별 진단한 후에야 고연령군 환자에서 비특이적 소견으로 간주될 수 있을 것이다.

전정유발근전위(VEMPs, vestibular evoked myogenic potentials)

전정유발근전위의 기원은 아직 논란이 많지만 전정신경염에서 이석기관을 검사할 수 있는 유용한 검사이다. 특히 상전정신경염에서는 외안근 전정유발근전위가 비정상으로 나타나고 하전정신경염에서는 경부 전정유발근전위가 비정상으로 나타나 이는 전정신경염의 아형을 구분하는데 중요한 검사로 사용될 수 있다.

전정 척수 반사(Vestibulospinal reflex)

전정신경염의 특징적 증상 중에 하나가 전정척수반사의 실조로 인한 신체동요이다. 이는 롬버그 검사를 통해 쉽게 관찰할 수 있고 최근에는 컴퓨터 동적자세검사(dynamic posturography)를 통해 수치화 할 수도 있지만 이러한 검사를 통해 바로 전정 신경염을 진단할 수 없다는 단점이 있다(Hytonen, 1989).

주관적 시각 수직 검사(Subjective visual vertical test)

전정신경염은 지구중력에 대한 수직감의 변화를 가져온다. 인체는 시각신호가 없는 상태에서는 수직감을 이석기관의 긴장성 구심성 신호에 의존하게 된다. 전정신경염은 이석기관이나 이석기관으로부터의 전기적 신호를 부적절하게 전정핵으로 전달하고 이로 인해 수직감의 변화를 초래하게 되는 것으로 추정된다. 이와 같은 현상은 안저촬영을 통해 관찰한 시신경유두와 오목와 사이의 각도변화와 동일한 결과를 보인다. 하지만 전정신경염 환자에서 수 주 이내에 수직감이 빠르게 회복되는 것을 보면 이석기관이 일차 병소가 아님을 짐작케 한다(Dai, 1989; Bohmer, 1995).

청력검사

일반적으로 전정신경염은 청력의 변화를 초래하지 않는 것으로 알려져 있다. 그럼에도 불구하고 청각유발반사의 변화가 보고 되기도 하였다(Anttinen, 1983). 보고에 의하면 유발전위 파형의 변화, 잠복기의 변화, IV-V파형의 연장 등이 병측과 건측 모두에서 보이며 전기뇌파검사에서 환자의 40%가 비정상적 결과를 보인다고 하였다. 또한 일반적 음역에서는 정상일지라도 10-15KHz의 고주파 영역에서는 84%에서 손상이 증명된다는 보고도 있다(Rahko, 1986). 따라서 급성 일측성 말초성 전정장애를 정확히 진단하기 위해서는 중추성 원인들을 간과해서는 안된다.

5 병리와 감별 진단

전정핵은 양측의 말단 전정 수용기에서 유발된 전기적 신호를 중간 신경 뉴우런을 통해 다양한 중추계 조절자와 연결할 뿐만 아니라 효과기인 안구운동이나 신체 균형 상태로 반영되도록 하는 중간자 역할을 담당한다. 따라서 전정신경염과 같이 일측의 전기적 신호가 단절된 질환에서는 건측 자발전위가 상대적으로 강화되고 이러한 일련의 말단 수용기의 전위적 차이가 병리현상을 일으키는 것으로 이해되고 있다. 대표적인 병인가설로는 상전정신경분지의 바이러스 감염설과 전 전정동맥의 경색이다.

바이러스의 감염은 mumps, measles, infectious mononucleosis와 같은 전신 감염의 국소증상으로 나타날 수도 있지만 전정 미로계나 제8 뇌신경에 국한된 염증 소견으로도 나타날 수 있다(Table 3). 이를 뒷받침하는 증거들은 다음과 같다. 첫째, 전정신경염 환자에서 전정신경의 각 분지와 Scarpa 신경절이 위축된 조직학적 소견이 공통적으로 발견된다. 아울러 염증 세포의 침착과 부종이 관찰된다. 그리고 신경변성과 섬유조직으로 대치된 소견을 관찰할 수 있다. 이러한 변성된 소견은 부분적으로 또는 전반적으로 발생될 수도 있고 국소적으로 또는 광범위하게 관찰되기도 한다. 그러나 혈관 경색의 소견은 없었다는 조직학적 연구의 결과가 있다(Schuknecht, 1981). 둘째는 전정신경염이 V, IX, X, II 등의 뇌신경을 동시에 침범하는 다발성 신경염의 형태로 관찰되기도 한다는 것이다(Adour, 1981).

이런 바이러스 감염설에 반하는 증거도 제

시되어 있다. 첫째로는 아직까지 바이러스가 검출된 적이 없으며 단지 혈청학적 검사에서 Herpes simplex, CMV, EB virus, Rubella, adenovirus, influenza 등에 대한 항체가 증가된 것이 보고 된 것뿐이라는 의견이다(Hirata, 1989). 둘째로는 조직학적으로 관찰된 전정신경과 팽대부릉정과 낭반의 위축은 돌발성 난청에서도 비슷한 조직학적 결과(Schuknecht, 1993)를 보이기 때문에 단순히 전정기능의 손상만을 보이는 전정신경염만의 조직학적 특징이라고 설명하는 데는 설득력이 떨어져 보인다. 셋째로는 복강 내로, 또는 미로 내로, 대뇌로 mump, rubeola, infuenza A & B, herpes simplex 등의 바이러스를 주입한 경우에도 미로나 전정신경에서 염증을 발견할 수 있지만 이로써 모든 전정신경염의 특징적인 현상들을 모두 설명할 동물 모델이라고 할 수는 없다는 것이다.

다른 병인론은 허혈설이다. 전정기관이 취약한 혈행 공급을 받는다는 것은 주지의 사실이다. 우연히도 전-후 전정 동맥은 상하 전정신경 주행과 같아 동일한 질환을 설명하는 이론적 배경이 된다(Baloh, 1996). 즉 일시적이고 단발적인 어지럼증은 전 전정동맥의 일시적 허혈에 의한 것이며(Grad, 1989) 이러한 증상은 전하소뇌동맥경색의 전구증상으로 나타날 수도 있다(Oas, 1992)는 이론적 근거가 된다. 즉 급성 일측성 말초성 전정장애는 전 전정동맥이 지배하는 미로나 전정신경분지의 영구적인 허혈을 뜻하며 이는 심한 경우 구음장애, 복시, Hornor 증후군 같은 뇌간에 관여된 증상을 동반하는 Wallenberg 증후군으로 나타날 수도 있음을 의미한다. 후하소뇌동맥 경색은 유일 증상으로 어지럼증을 보일 수 있어 급성 일측성 말초성 전정장애질환과 매우 흡사한 것처럼 보이지만, 주시유발안진이 발생된다든가, 시야고시억제가 안된다는 점에서 감별이 가능하다.

병소의 위치에 대해서는, 삼차원 안구운동 측정장치를 통한 분석에서 바깥세반고리관과 상세반고리관의 기능만 저하된다는 결과(Ohyama, 1997)와 구형낭의 기능이 2/3환자에서 전정 유발 근전위로 측정이 된다는 결과, 그리고 이들 중 1/3에서 추후에 후세반고리관형 양성돌발성체위변환성(BPPV)이 발병한다는(Murofushi, 1996) 의견을 종합하면 병변의 위치는 중추성이라고 보기는 어려울 것 같으며 앞서 지적한 안구운동검사의 이상소견이나 전기뇌파검사 결과는 급성 전정기능 소실에 따른 중추계의 보상작용과 관계있는 소견으로 생각된다.

6 경과

심한 어지럼은 1주 이내에 70%에서 경감되며 4%만이 2주 이상 지속된다(Silvoniemi, 1988). 그리고 신체동요는 안진의 소실에 선행하여 호전되는 것으로 알려져 있다. 하지만 주관적인 회복기간이 검사상에 반드시 일치하는 것은 아니다. 즉, 주관적인 불편함은 환자의 60%에서는 약 3개월, 50%에서는 약 1년, 약 25%는 5년 이상 느끼기도 한다(Okinaka, 1993). 반면, 자발안진은 발병 후 1개월이면 현격히 감소되지만 전기안진검사상으로는 1년이 지나도 환자의 10-50%에서 잔유할 수 있다(Silvoniemi, 1988). 칼로릭 검사는 발병 후 약 1년이 경과하면 환자의 약 56%가 완전 정상화, 약 29-30%는 부분적인 회복, 9-22%는 반사소실상태로 관찰이 된다(Aantaa, 1979;

Silvoniemi, 1988). 그리고 칼로릭 검사에서의 회복율은 시간이 경과 하면서 증가되는 경향을 보여 3내지 5년이 경과하면 거의 모든 환자에서 회복을 보이는 것으로 알려져 있다. 또한 이러한 주관적 감각과 검사 결과와의 차이는 드물게 재발성 어지럼의 형태에 기인하기도 한다(Bagger-Sjoback, 1993). 대개 이차 병변의 경우 증상이 비교적 약하고 회복기간이 짧은 것이 특징이며 양측에 연속적으로 나타나기도 한다. 결론적으로는 양측성 질환이 될 수도 있지만 (Baloh, 1989) 이러한 경우는 매우 드물 것으로 예상되며, 재발성 전정장애는 척추뇌저동맥허혈, 편두통, 메니에르씨 질환, 청신경종양과 반드시 감별을 해야 할 것이다.

7 치료

전정신경염은 양성이며 자가치료가 되는 질환이다. 병리현상이 바이러스 감염이나 허혈로 국한되어 설명되지만 실제로 진단명에 대한 치료보다는 중추계의 보상작용을 이끌어 내는 재활치료가 일차적인 치료로 선호된다.

초기 급성기 동안 오심, 구토, 어지럼 등으로 인한 고통을 경감시키기 위해 보존적인 치료를 시행하는 것이 좋다.

대표적인 항바이러스 제재인 acyclovir는 경험상 투여될 수 있지만 치료효과에 대한 폭넓은 연구 결과는 없다. 마찬가지로 스테로이드도 경험적으로 투여되는데(Adour, 1981; Ariyasu, 1990), 추정되는 효과로는 어지럼의 조기 완화와 칼로릭 검사상의 빠른 회복(Ohbayshi, 1993)을 들 수 있다. 일반적으로 많이 사용하는 뇌혈류 개선제 내지는 뇌혈관 확장제는 대조군 연구에서 별다른 효과가 없는 것으로 보고되고 있으나(Probst, 1992) 뚜렷한 치료제가 없는 현실에 비추어 볼 때 calcium-entry blocker(β-histine)나 anticholinergic (scopolamine)과 함께 일반약제로의 가치는 충분하다고 생각된다. 반면 일반적으로 급성 일측성 말초성 전정장애에서 대증적 요법으로 사용되는 Prochlorperazine, droperidol, thiethylperazine과 같은 신경이완제들이나 Dimenhydrainate, promethazine, cinnarizine과 같은 항히스타민제재는 발병초기에 잠시 사용할 수도 있지만 명심하여야 할 것은 전정기능 억제제는 중추계의 보상을 저해할 수 있으므로 조기에 중단하여야 한다는 것이다(Konrad, 1992).

여러 전향적 연구에서 전정재활치료가 전정신경염 환자의 전정척수 보상을 일으켜 도움이 된다고 알려져 있으며(Stupp M. 1998) 급성기에 전정재활치료를 시행할 경우 전정보상을 도움이 된다는 연구 결과가 보고된 바 있다. 자발 시운동(voluntary eye movements)과 시고정운동(visual fixations) 그리고 걷기 및 목표 지향적 운동(goal-directed movements)가 주로 전정재활치료에 권유되며 환자들은 최소 하루에 30분 이상 하루 3번 이상 운동을 하도록 하는 것이 좋다.

참고문헌

Aantaa E, Viroainen E. Vestibular neuronitis; a follow-up study. Acta Otorhinolaryngol Belg. 1979;33(3):401-4.

Adour KK, Sparaque MA, Hilsinger RL Jr. Vestibular vertigo. A form of polyneuritis? JAMA. 1981 Oct 2;246(14):1564-7.

Anttinen A, Lang AH, Aantaa E, Marttila R.

Vestibular neuronitis: a neurological and neurophysiological evaluation. Acta Neurol Scand. 1983 Feb;67(2):90-6.

Ariyasu L, Byl FM, Spargue MS, Adour KK. The beneficial effect of methylprednisolone in acute vestibular vertigo. Arch Otolaryngol Head Neck Surg. 1990 Jun;116(6):700-3.

Bagger-Sjoback D, Perols O, Bergenius J. Audiovestibular findings in patients with vestibular neuritis: a long-term follow-up study. Acta Otolaryngol Suppl. 1993;503:16-7.

Baloh RW, Jacobson K, Honrubia V. Idiopathic bilateral vestibulopathy.Neurology. 1989 Feb;39(2 Pt 1):272-5.

Baloh RW, Ishyama A, Wackym PA, Honrubia V. Vestibular neuritis: clinical-pathologic correlation. Otolaryngol Head Neck Surg. 1996 Apr;114(4):586-92.

Bohmer A, Rickenmann J. The subjective visual vertical as a clinical parameter of vestibular function in peripheral vestibular diseases. J Vestib Res. 1995 Jan-Feb;5(1):35-45.

Corvera J, Davalos RL. Neurotologic evidence of central and peripheral involvement in patients with vestibular neuronitis. Otolaryngol Head Neck Surg. 1985 Aug;93(4):524-8.

Dai MJ, Curthoys IS, Halmagyi GM. Linear acceleration perception in the roll plane before and after unilateral vestibular neurectomy. Exp Brain Res. 1989;77(2):315-28.

Grad A, Baloh RW. Vertigo of vascular origin. Clinical and electronystagmographic features in 84 cases. Arch Neurol. 1989 Mar;46(3):281-4.

Hirata T, Sekitani T, Okinaka Y, Matsuda Y. Serovirological study of vestibular neuronitis. Acta Otolaryngol Suppl. 1989;468:371-3.

Hytonen M, Pyykko I, Aalto H, Juhola M, Ramsay H. Vestibulo-ocular and vestibulo-spinal reflexes in evaluation of vestibular lesions.Acta Otolaryngol Suppl. 1989;468:231-4.

Imate Y, Sekitani T, Okami M, Miura M. Central disorders in vestibular neuronitis. Acta Otolaryngol Suppl. 1995;519:204-5.

Konrad HR, Tomlinson D, Stockwell CW, Norre M, Horak FB, Shepard NT, Herdman SJ. Rehabilitation therapy for patients with disequilibrium and balance disorders. Otolaryngol Head Neck Surg. 1992 Jul;107(1):105-8.

Murofushi T, Halmagyi GM, Yavor RA, Colebatch JG. Absent vestibular evoked myogenic potentials in vestibular neurolabyrinthitis. An indicator of inferior vestibular nerve involvement? Arch Otolaryngol Head Neck Surg. 1996 Aug;122(8):845-8.

Oas JG, Baloh RW. Vertigo and the anterior inferior cerebellar artery syndrome. Neurology. 1992 Dec;42(12):2274-9.

Ohbayashi S, Oda M, Yamamoto M, Urano M, Harada K, Horikoshi H, Kitsuda C. Recovery of the vestibular function after vestibular neuronitis. Acta Otolaryngol Suppl. 1993;503:31-4.

Ohyama Y, Yagi T, Ushio K, Suzuki K. 3D analysis of nystagmus during peripheral vertiginous attacks. Acta Otolaryngol Suppl. 1997;528:77-9.

Okinaka Y, Sekitani T, Okazaki H, Miura M, Tahara T. Progress of caloric response of vestibular neuronitis. Acta Otolaryngol Suppl. 1993;503:18-22.

Probst R, Tshopp K, Ludin E, Kellerhals B, Podvined M, Pfaltz CR. A randomized, double-blind, placebo-controlled study of dextran/pentoxifylline medication in acute acoustic trauma and sudden hearing loss. Acta Otolaryngol. 1992;112(3):435-43.

Rahko T, Karma P. New clinical finding in vestibular neuritis: high-frequency audiometry hearing loss in the affected ear. Laryngoscope. 1986 Feb;96(2):198-9.

Schuknecht HF, Kitamura K. Second Louis H. Clerf Lecture. Vestibular neuritis. Ann Otol Rhinol Laryngol Suppl. 1981 Jan-Feb;90(1 Pt 2):1-19.

Schuknecht HF, Gacek MR. Cochlear pathology in

presbycusis. Ann Otol Rhinol Laryngol. 1993 Jan;102(1 Pt 2):1-16.

Silvoniemi P. Vestibular neuronitis. An otoneurological evaluation. Acta Otolaryngol Suppl. 1988;453:1-72.

Strupp M, Arbusow V, Maag KP, Gall C, Brandt T. Vestibular exercises improve central vestibulospinal compensation after vestibular neuritis. Neurology 1998;51(3):838-844.

Jacobson GP, Pearlstein R, Henderson J, Calder JH, Rock J. Recovery nystagmus revisited. J Am Acad Audiol 1998;9(4):263-271.

Herdmn SJ. Vestibular rehabilitation. Curr Opin Neurol 2013;26(1):96-101.

FetterM, Dichgans J. Vestibular neuritis spares the inferior division of the vestibular nerve. Brain 1996;119(Pt 3):755-763.

Aw ST, Fetter M, Cremer PD, Karlberg M, Halmagyi GM. Individual semicircular canal function in superior and inferior vestibular neuritis. Neurology 2001;57(5):768-774.

Kim JS, Kim HJ. Inferior vestibular neuritis. J Neurol 2012;259(8):1553-1560.

Choi KD, Oh SY, Kim HJ, Koo JW, Cho BM, Kim JS. Recovery of vestibular imbalances after vestibular neuritis. Laryngoscope 2007;117(7):1307-1312.

17

메니에르병

정 원 호 Won-Ho Chung
성균관의과대학 삼성서울병원 이비인후과학교실

1 서 론

메니에르병은 발작적인 어지럼, 변동하는 난청, 이명, 이충만감의 특징적인 4가지 증상이 반복적으로 발생하는 임상질환이다. 역사적으로는 1861년 Prosper Meniere가 이러한 증상들을 가진 환자를 보고하면서, 병의 원인은 내이에 있다고 제안하였다[1]. 이후 1938년에는 Hallpike와 Cairns 등이 메니에르병의 증상을 가진 환자의 측두골 조직소견에서 내림프강이 늘어난 소견을 확인하였고, 따라서 내림프수종이 본 병과 관련이 있다고 보고하였다[2]. 그러나 이러한 내림프수종이라는 해부학적인 변형이 어떻게 메니에르병의 증상을 일으키는 지에 대한 설명은 아직 없다. 최근에는 내림프수종이 메니에르병의 증상을 보이지 않는 환자에서도 확인되어 단순한 해부학적인 변형이 메니에르병의 원인이라는 생각보다는 복합적인 원인이 작용하여 내림프의 수분과 이온조성을 변화시킨다는 생리학적인 병인론이 더 설득력을 얻고 있다.

위와 같이 메니에르병의 병인론이 아직 불확실하고, 여러 가설이 나타남에 따라 이 병의 진단방법이나 치료 방법에 있어서도 다양한 시도가 이루어 지고 있다. 그러나 아직까지 메니에르병의 진단은 AAO-HNS(1995)에서 제안한 임상증상을 기준으로 만들어진 진단기준을 사용하고 있다[3].

2 역 학

메니에르병의 유병률에 대한 보고는 매우 다양하다. 병의 특성상 진단이 확실하지 않고, 유병 기간이 길기 때문에 그 정확성도 떨어질 수 있다. 나라별로 보고된 유병률을 비교해보면, 미국은 10만 명 당 218.2명, 스웨덴은 46명, 일본은 16-17명에 이른다고 하였다[4-6]. 연령별로는 40-50대에 많이 발생하고, 소아에서는 드문 것으로 알려져 있다[5,7]. 여성이 남성에 비해 발생률이 높으며, 여성에서는 임신 중에 악화되고, 분만 후에는 증상의 호전을 보인다고 한다[7,8].

일측성인 경우 좌, 우의 발생 빈도는 차이를 보이지 않으며, 양측성 메니에르병의 비율은 2-78%(평균 47%)까지 매우 다양하게 보고되고 있다[9]. 가족성 유전 성향을 보이기도 한다[10]. 개인적인 성격이나 성향도 어지럼의 발생과 관련이 있다고 보고되고 있다. 주로 섬세하고 완벽한 성격을 가진 사람에서 높은 발생률을 보였다[7].

3 병태 생리 및 병리 소견

역사적으로 볼 때 1861년 Prosper Meniere가 메니에르병은 내이의 이상으로 발생한다고 발표한 이후에 1938년에 Hallpike와 Cairns, Yamakawa 들이 메니에르병의 증상을 가진 환자의 측두골의 조직에서 내림프수종을 본 질환의 조직병리학적인 소견으로 발표하였다[2]. 그러나 이들은 내림프수종이 메니에르병의 증상을 일으키는 기전에 대한 설명을 하지 못했다. 이러한 기전에 대한 가설은 1950년 Lawrence와 McCabe에 의해서 발표되었다. 이들은 1927년 Guild가 제안한 내림프의 longitudinal flow에 입각하여 내림프의 흡수를 담당하는 내림프낭의 장애로 내림프수종이 발생하고, 내림프의 압력이 높아지면 내림프막의 파열이 발생하고, 내림프의 높은 K 이온이 외림프와 섞이면서 어지럼과 난청이 발생한다는 가설을 발표하였다. 파열된 막은 시간이 지나면서 다시 치유되기 때문에 이러한 파열과 치유가 반복되는 사이클을 통해서 메니에르병의 재발성 증상을 설명할 수 있다고 하였다. 또한 Schuknecht 는 메니에르병 환자에서 다음과 같은 8가지의 병리 소견을 보인다고 보고하고, 이러한 병리 소견을 통해서 환자의 임상 증상을 설명하고자 하였다(표 1). 예를 들어 앞의 가설과 마찬가지로 막성미로의 파열을 통한 K 이온 독성현상에 의해서 발작적 증상 및 증상의 재발성을 설명하였고, 영구적인 누공을 통해 증상이 호전됨을 설명하였다. 또한 등골과 구형낭 사이의 섬유증을 통해 압력에 의해서 어지럼과 안진이 발생하는 Hennebert's 증후를 설명하였다.

따라서 최근까지는 메니에르병의 병태생리는 다양한 원인에 의해서 내림프수종이 발생되고, 내림프수종에 의해서 메니에르병이 발생한다는 가설이 지배적이었다. 따라서 메니에르병과 내림프수종은 같은 동의어로 사용할 수 있었다. 내림프수종을 발생시키는 다양한 원인으로는 내림프생성의 증가, 내림프낭의 기능이상으로 인한 내림프흡수의 저하, 이온조성의 변화, 유전성경향, 바이러스 감염, 자율신경계 이상, 식생활 습관, 자가면역질환, 혈관계 이상, 알레르기 등이 거론되었다. 이러한 메니에르병의 병인에 대한 가설이나 해부학적인 소견들은 충분한 설득력을 가지고 있었지만 이러한 병태생리를 입증할 수 있는 어떠한 모델

표 1. 메니에르병 환자의 주요 병리 소견

내림프 수종(Endolymphatic hydrops)
막성 미로의 파열 (Rupture of the membranous labyrinth)
막성 미로의 누공 (Fistula of the membranous labyrinth)
막성 미로의 붕괴 (Collapse of the membranous labyrinth)
내림프관의 폐쇄 (Obstruction of the endolymphatic duct)
전정 섬유증(Vestibular fibrosis)
감각세포의 병변(Sensory lesions)
신경세포의 병변(Neural lesion)

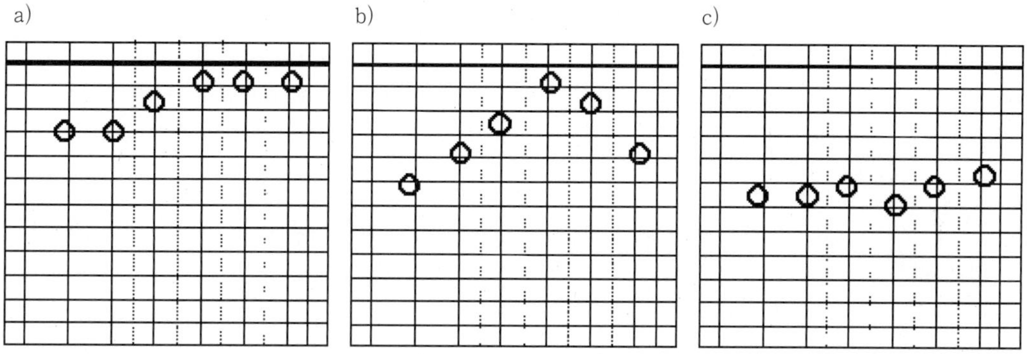

그림 1. Type of audiogram. a) Isolated low frequency type, b) Inverted 'V' type, c) Flat type

도 제시되지 못하였다. 또한 1990년대 이후로 발표되는 연구 결과는 위의 가설에 의문을 갖게 되었다. 해부학적인 연구에서는 Rauch 등이 메니에르병 환자의 측두골 조직 소견에서 내림프수종의 소견을 확인하였지만, 내림프수종의 소견이 메니에르병 증상을 보이지 않았던 환자의 조직에서도 많이 확인되어, 내림프수종이 모두 메니에르병의 증상을 일으키지 않음을 확인하였다. 따라서 내림프수종은 메니에르병과 동의어가 될 수 없으며, 메니에르병의 증상들을 일으키는 직접적인 원인이 아닐 가능성이 높다. 또한 Shuchknecht가 제시한 메니에르병환자에서 보이는 전정 섬유증이 Wackym의 연구에서는 메니에르병의 환자에 특징적인 소견이 아님을 확인하였다. 또한 생리학적인 연구에 있어서, Salt 등은 내림프액의 조절은 내림프와 외림프의 radial flow에 의해서 발생된다고 확인하여, Guild의 longitudinal flow에 의한 내림프낭의 파열에 의해 증상이 발생한다는 가설은 의문을 갖게 되었다. 따라서 현재는 내림프수종이 메니에르병의 원인보다는 증상의 결과물이거나 함께 존재하는 epiphenomenon이 아닐까 생각되고 있다. Gates 는 메니에르병의 원인이 K 이온의 channelopahy의 가능성을 제시하였고, Rauch 등은 내림프강내의 수분과 Na 같은 전해질의 항상성의 변화로 인해 메니에르병의 증상이 발현되는 것을 제시하는 등 향후 메니에르병의 병인론은 세포학적이나 분자물리학적인 접근법으로 시도되고 있다.

4 Diagnosis

1) 병력

메니에르병은 발작적인 회전성 어지럼, 청력 소실, 이명, 이충만감의 4가지 주 증상으로 이루어 진다. 아직 확진을 위한 객관적인 진단 도구가 없기 때문에 AAO-HNS(1995)의 진단 기준[3)]에 따라 환자의 병력을 통해 진단이 이루어진다. 따라서 4가지 증상에 대한 각각의 병력을 자세히 청취하는 것이 진단 및 자연 경과를 예측하는 데 도움이 된다.

전형적인 메니에르병의 어지럼 증상은 주변이 빙빙 돌아가는 회전성의 어지럼이다. 병변측의 전정기능이 일시적으로 항진되거나 억제되기 때문에 전정기의 비대칭으로 인한 회전성 어지럼이 발생하고, 오심과 구토가 동반된다. 보행 시 몸이 한쪽으로 쏠리거나 몸의 중심을 가누기가 어려워진다. 어지럼의 지속시간은 대개 수십 분에서 수시간 지속되며, 24시간을 넘지 않는다. 회전성 어지럼이 24시간 이상 지속될 경우에는 다른 질환을 의심해야 한다. 어지럼은 특별한 유발 요인이 없이 발작적으로 발생한다. 어지럼 발생 전에는 흔히 병변측 귀가 먹먹해지고 이명이 새로 발생하거나 악화되며, 청력 소실이 동반된다.

어지럼의 발작이 끝나면 어지럼을 느끼지 않고, 정상생활을 할 수 있으나, 간혹 발작적 어지럼이 멈춘 후에도 어질어질한 증상이나 경미한 자세불안(unsteadiness)이 지속되는 경우도 있다. 또한 한번 발작적 어지럼을 경험한 후에는 병과 증상의 재발에 대한 두려움으로 인해 심리적 제약이 강해지면서 일상생활을 하는데 지장을 많이 받는 경우가 흔하다.

또한 자주 회전성 어지럼을 경험하게 되면, 환자들은 어지럼에 적응이 되어 어지럼의 주관적인 강도가 줄어들어 심한 회전성의 어지럼보다 비회전성의 어지럼을 호소하는 경우도 있다. 또한 메니에르병의 말기에 이르면 전정기능도 많이 저하되어 발작시 어지럼이 비회전성으로 나타나게 된다. 이러한 경우 환자가 메니에르병에 의한 발작증상을 보이는 것인지 확인이 어려운 경우도 흔히 있다.

청력 소실과 함께 이명, 이충만감은 대개 일측성으로 나타난다. 대부분 어지럼 발작에 앞서 이명과 이충만감이 악화되고, 이후에 어지럼이 발생되는 경우가 흔하다. 초기에는 저주파난청이 동반되는 경우가 많고, 청력의 변동을 경험하는 경우가 흔하다. 어지럼의 발생 빈도가 높아지면 청력이 악화되고, 이충만감과 이명의 변동도 심해진다.

메니에르병 증상들이 초기에는 다양하게 발현된다. 메니에르병에서 4가지 증상이 처음으로 나타나는 시기를 살펴보면, 처음에 반복적인 어지럼이 발생되다가 청각 증상이 동반되는 경우도 있고, 반대로 청력소실과 이명, 이충만감 등 청각증상이 먼저 나타난 후에 어지럼이 동반되어 나타내는 경우도 있다. 초기 증상 발생시 어지럼 증상과 청각 증상이 6개월 내에 함께 나타나는 경우는 42%, 일측성 청각 증상만으로 시작되는 경우는 42%, 반복적 어지럼으로 시작되는 경우가 11%로 보고되고 있다[11]. 증상의 지속 기간도 수년간 증상이 지속되는 경우도 있고, 초기에 몇 번 발생하다가 상당기간 어지럼의 발생이 없는 경우도 많다. 반대로 증상이 몇 년간 보이지 않다가 어느 순간 다시 재발하는 경우도 흔히 보게 된다. 이처럼 본 질환의 재발을 예측할 수 없기 때문에 자연 경과에 대한 보고들을 통하여 예후를 짐작할 수 있다. 어지럼의 정도와 발생 빈도는 치료에 관계없이 60-80%는 호전된다고 알려져 있다. 그러나 청력은 초기에는 저주파 청력소실과 함께 변동하는 청력을 가지지만 차츰 청력의 감소가 진행하게 된다. 따라서 말기가 되면 어지럼의 발생 빈도도 줄어들지만, 많은 경우에 청력소실도 40-50dB에 이르고, 온도안진검사에서 일측반규관마비도 50% 감소를 보이게 된다[9].

메니에르병은 간혹 비전형적인 임상 양상을 보이게 된다. 튜마킨 위기(Tumarkin crisis, Otolithic crisis)는 어지럼의 발작이 drop attack으로 발생하는 것으로 갑작스런 신장근(extensor muscle)의 수축으로 인해 의식의 소실 없이 쓰러지게 된다 흔히 고령의 환자에서 많이 발생하게 되며, 25.6%의 발병률을 보인다고 한다. Lermoyez's variant는 어지럼발작과 함께 청력이 악화되는 일반적인 임상양상과 달리 어지럼의 발작과 함께 발작 이전이나 이후에 청력의 호전을 보이는 경우이다. 지연성 내림프수종(Delayed hydrops)는 오랜 기간 일측성 감각신경성난청을 앓아온 환자에서 갑자기 발작성 어지럼이 반복되면 의심할 수 있다. Schuknecht는 어린 시절의 바이러스 감염에 의해 감각신경성난청이 생기고, 후에 내림프수종이 발생되는 것으로 설명하였다[12].

양측성 메니에르병은 다양한 발생 빈도(2-78%)를 보이고 있다. 대개 일측성 메니에르병으로 진행되다가 반대측에 똑같은 증상이 발현되는 경우가 흔히 있지만, 양측성으로 함께 나타나는 경우도 있다. 양측성 메니에르병은 자가면역질환에 의해 발생할 가능성이 높다고 보지만 아직 확실히 밝혀진 바는 없다.

2) 청각 검사

순음청력검사: 메니에르병에서의 순음청력검사는 필수적이다. 주관적으로 청력소실을 느끼더라도 순음청력검사상 정상 소견을 보이면 메니에르병으로 진단내리기는 힘들다. 따라서 메니에르병이 의심되는 경우에는 정확한 순음청력검사를 시행하는 것이 중요하다. 초기 단계의 청력은 저주파수 영역의 감각신경성 난청을 보이면서 청력의 변동을 보이게 된다. 그림과 같이 저주파수 영역의 청력소실을 보이면서, 동측에 이명과 이충만감을 동반하는 회전성 어지럼이 반복된다면 메니에르병을 진단내리는 데 어려움이 없다. 시간에 따라 병이 진행하게 되면, 청력이 악화되는데, 대개 저주파 난청에서 시작하여 역 V자형 청력도와 편평형 형태의 청력도를 보이게 된다[9]. 말기에 이르면 청력의 변동은 없어지고, 40-50dB의 청력역치를 보이는 편평형 형태의 청력도를 보이게 된다.

순음청력검사를 통하여(그림 1) 청력의 변동성을 확인할 수 있는 방법으로 글리세롤(Glycerol) 검사가 있다. 글리세롤은 탈수제로서 혈중 내 삼투질농도(osmolarity)를 올려 준다. 체중 Kg 당 1.5ml의 글리세롤을 동량의 물이나 음료수와 함께 마시게 한 후 섭취한 전후의 시간에 따른 청력의 변화를 확인한다. 양성 글리세롤 검사 기준은 AAO 기준에 따라 15dB의 순음청력의 증가가 있거나, 15%의 어음분별력의 증가가 있을 때이다. 메니에르병 환자의 약 60%의 양성률을 보인다고 하며, 환자가 변동성 청력을 가지고 있는 경우에 양성률의 빈도가 높아지게 된다. 그러나 환자에 따라 약물의 부작용으로 심한 두통과 구토가 동반하고, 특이도(specificity)가 낮기 때문에 최근에는 거의 사용하지 않는다.

전기와우도검사(Electrocochleography)는 메니에르병을 진단내리는 데 비교적 유용한 검사법이다. 클릭음(click)이나 단음(tone burst)을 자극음으로 하여 신경의 활동전위(Action Potential, AP)와 Summating Potential(SP)의 크기의 비율을 측정한다. 전기와우도검사를 통해서 기저막의 확장을 통해 발생하는 내림강내의 압력의 증가를 간접적으로 측정할 수 있다. 메니에르병에서는 측정되는 summating potential(SP)와 action potential(AP)의 비율(SP/AP)이 특징적으로 증가하게 된다. 메니에르병의 진단에 있어서 민감도와 특이도는 각각 71%와 96%로 보고되고 있다[13]. 또한 전기와우도검사가 청력의 예후와 관계가 있다는 보고도 있다.

최근에 개발된 검사로 메니에르병에서 시행되는 청각뇌간반응검사로는 CHAMP (Cochlear Hydrops Analysis Masking Procedure) 검사가 있다. CHAMP 검사는 메니에르병에서 내림프압이 증가되었을 때 기저막의 특성이 변화한다는 것을 이용하여, high pass 차폐음을 주었을 때 정상인에 비해 메니에르병 환자에서 차폐가 되지 않는 것을 이용하는 검사이다. Don 등은 메니에르병 환자에서는 차폐음을 주었을 때 차폐가 되지 않고 제 V파형의 잠복기가 0.3 msec 이내로 길어지지 않는다면 메니에르병의 가능성이 높으며, 민감도와 특이도를 각각 100%로 보고하였으나[14], 아직 그 임상적 유용성에 대해서 다소 논란이 있다.

3) 전정기능검사

메니에르병 환자의 전정기능을 확인하기 위해서는 이신경학적 진찰과 전정기능검사를 시행한다. 이신경학적진찰은 어지럼의 원인이 말초성인지 중추성인지를 확인하고, 전정기능의 저하가 영구적인지를 확인하는데 도움이 된다. 어지럼의 발작이 발생하여 환자가 어지럼을 호소하고 있을 때는 이신경학적 진찰에서 자발안진을 관찰할 수 있다. 자발안진의 방향은 환측이나 건측으로 모두 발생할 수 있으므로, 자발안진의 방향만으로 병변 측을 확인하기는 어렵다. 초기에는 말초 전정계의 자극으로 인해 안진의 방향이 환측으로 향하는 자극성 안진(irritative nystagmus)을 보이게 되나 시간이 지나면서 전정기능이 떨어지면 안진의 방향이 건측으로 향하는 마비성 안진(paralytic nystagmus)이 나타난다. 그리고 발작이 멈추고 전정기능이 회복되면 회복성 안진(recovery nystagmus)이 발생하는 등 발작시기에 따라 안진의 방향이 변하게 된다[15]. 안진이 사라지게 되면 어지럼의 발작도 사라지게 된다.

환자가 어지럼을 호소하는데 자발안진이 보이지 않는다면, 이런 경우 심인성 어지럼과 같은 진정한 어지럼발작이 아닐 수도 있고, 만성 전정기능저하에 의한 증상으로 생각할 수 있다. 이러한 경우 두진후안진검사(Head shaking nystagmus test)를 통하여 잠복기의 안진을 확인하거나, 두부충동검사를 통해서 전정기능 저하 여부를 확인하는 것이 도움이 될 수 있다.

메니에르병에서의 전정기능검사의 유용성은 다른 질환을 배제하는 데도 도움이 될 뿐 아니라 이 병의 자연 경과를 설명하거나 치료 방침을 결정하는 데 도움이 될 수 있다.

온도안진검사에서 메니에르병의 초기에는 반고리관 마비가 정상으로 보이는 경우가 많고, 병의 이환 기간이 길어지면 메니에르병 환자의 48~73%가 반고리관 마비를 보인다고 알려져 있다[16]. 어지럼이 처음 발생하였을 때 온도안진검사에서 비정상을 보이는 경우에는 다른 전정질환을 의심할 수 있다.

회전의자검사나 동적자세검사도 메니에르병 환자에서 전정계의 기능성 상태를 확인하는데 도움을 줄 수 있다. 일측성 전정질환이 있는 경우에 전정기능의 보상 여부를 확인할 수 있고, 전정안반사와 전정척수반사의 기능장애를 확인할 수 있다. 또한 양측성 메니에르병이 있는 경우에는 전정기능의 기능적 상태가 병의 치료 및 치료경과를 확인하는 것이 매우 중요하다.

전정유발근전위(VEMP) 검사는 구형낭(saccule)과 난형낭(utricle)과 같은 이석기관의 기능을 확인하는 검사이다. 경부근육을 통해 측정하는 경부전정유발근전위검사(cVEMP)는 구형낭의 기능을 평가하고, 외안근을 통해 측정하는 안구전정유발근전위검사(oVEMP)는 난형낭의 기능을 평가한다. 내림프수종의 경과가 측두골 조직 소견을 보면 주로 와우와 구형낭에서 시작해서 난형낭과 반규관으로 진행하는 소견을 보이므로, 순음청력검사와 cVEMP, oVEMP, 온도안진검사를 각각 시행하여, 병의 경과와 진행 정도를 확인할 수 있을 것이다. 일측성 메니에르병에서 oVEMP와 cVEMP의 역치가 증가하고, 진폭이 줄어드는 것을 확인할 수 있다.

또한 전정기능검사는 치료 전후의 환자 경과를 파악하는 데 도움이 된다. 특히 고실내 겐타마이신(intratymapnic gentamicin) 주입술 후나 미로절제수술 이후에 치료의 효과를 판정하고 전정보상(vestibular compensation) 과정을 추적 관찰하는 데 전정기능검사를 이용한다.

4) 혈액 검사 및 방사선 검사

메니에르병에서 일반적으로 매독 검사(FTA-ABS), 혈당 검사, 콜레스테롤 및 갑상선검사 등을 시행하여 메니에르증후군의 증상을 발현시킬 수 있는 질환을 확인할 수 있다. 또한 자가면역질환 등이 의심되는 경우에는 ESR, ANA, RF, Ig, RAST와 같은 면역 검사를 함께 시행하기도 한다.

간혹 청신경종양도 청력소실과 발작성 어지럼과 같이 메니에르병과 유사한 증상을 보이므로, 종양이 의심되거나 내과적치료에 반응하지 않아 다른 치료 방법을 택할 경우에는 사전에 MRI를 촬영하여 청신경종양을 배제하는 것이 필요하다.

최근 연구에서는 MRI를 이용하여 메니에르병 환자에서 내림프수종을 직접 확인하는 방법이 진행되고 있다. 메니에르병 환자에서 고실내로 Gadolinium 조영제를 주입하고 3D FLAIR 영상을 찍었을 때 조영되는 외림프강의 크기가 줄어들거나 없어지는 것을 확인하였고, 이는 내림프수종에 의한 내림프강의 확대로 발생한 것이라 하였다. 현재까지의 연구에서 MRI로 내림프수종을 확인하는 것이 전기와우도검사(ECoG)보다 민감도가 좋다는 보고도 있고, 메니에르병의 이환 기간이나 난청의 정도, 전정기능소실의 정도와 MRI로 확인되는 내림프수종의 크기와 연관성을 보인다는 보고도 있다. 그러나 향후 더 많은 연구가 진행되어야 할 부분이고, MRI를 통하여 내림프수종을 확인하고, 이를 청각검사와 전정기능검사와 함께 이용한다면 향후 메네에르병의 객관적 진단방법에 많은 기여를 할 것으로 생각한다.

5) 진단 기준(Diagnositic criteria)

메니에르병은 병을 확진할 수 있는 객관적인 진단 검사법이 없고, 환자가 느끼는 증상으로 진단을 내리는 증후군이기 때문에 정확한 진단을 위해서는 진단 기준을 명확히 할 필요가 있다. 또한 메니에르병 환자들에서 여러 가지 치료방법에 대한 치료효과를 비교분석하기 위해서도 정확한 진단 기준 및 치료 효과를 보고하기 위한 표준화 작업이 필요하다. 이러한 목적으로 미국이비인후과학회(AAO-HNS)의 Committee on Hearing and Equilibrium은 메니에르병의 진단 기준과 병의 치료 결과에 대한 보고를 표준화하기 위하여, 1972년, 1985년, 1995년 3차례에 걸쳐서 지침서를 마련하였다. 이중 1995년에 발표된 AAO-HNS의 진단 기준을 표준으로 삼고 있다.

가. 메니에르병의 정의

메니에르병은 조직학적으로 내림프수종을 보이는 원인 미상의 증후군으로 이루어진 임상 질환이다. 증상에는 자연 발작성 어지럼과 청력 소실, 이충만감 및 이명이 포함된다. 어지럼은 회전성 어지럼으로 적어도 20분 이상이고 대부분 수 시간 지속된다. 흔히 어지럼과 함께 구토와 오심이 동반된다. 함께 발생하는 청력소실, 이명과 이충만감은 반드시 동측에 발생하여야 한다.

나. 청력 소실의 정의

AAO-HNS(1995) 진단기준에서 정의한 청력 소실은 순음청력검사를 통하여 다음의 기준을 만족시켜야 한다.

1. 0.25, 0.5, 1kHz의 평균 역치가 1, 2, 3kHz의 평균 역치보다 15dB 이상 높아야 한다.
2. 일측성 질환인 경우 0.5, 1, 2, 3kH의 평균 역치가 환측이 반대측에 비해 20dB 이상 나빠야 한다.
3. 양측성 질환인 경우 0.5, 1, 2, 3kHz의 평균 역치가 25dB보다 높아야 한다.
4. 청력소실은 청력검사를 통해 객관적으로 입증되어야 한다.
5. 청력변화의 기준은 0.5, 1, 2, 3kHz의 평균역치를 기준으로 하고, 순음청력평균역치가 10dB 이상이거나, 어음판별력이 15% 이상 변화할 때 임상적으로 의미를 부여한다. 만약 순음청력평균역치와 어음판별력의 변화가 서로 상반될 때에는 순음청력평균역치의 변화를 따른다.

다. 메니에르병의 진단기준

메니에르병의 진단 기준은 표 2과 같다.

Certain Meniere disease는 환자가 사후에 부검을 통해서 입증되는 것이므로 임상에서는 definite와 probable, possible이 주로 이용된다(표 2).

라. 메니에르병의 병기(staging)

메니에르병의 병기는 0.5, 1, 2, 3kHz의 순음청력평균역치를 기준으로 하며 치료 전 6개월 중에서 가장 나쁜 청력을 기준으로 결정한다(표 3).

마. 치료효과의 보고

어지럼의 증상은 상당히 주관적이기 때문에 객관적으로 비교하기가 쉽지 않다. 따라서 비교적 객관적인 어지럼의 발작 빈도를 확인하고 치료 전후의 빈도를 비교하여 치료효과를 판정한다. 어지럼의 빈도를 산출하기 위해서는 환자로 하여금 매일 가정에서 증상과 관련된 일지를 쓰도록 교육하는 것이 도움이 된다. 외래 방문 시 증상일지를 가져오도록 하여 빈도의 변화를 추적할 수 있다.

어지럼 증상의 조절은 치료 전 6개월 간 어지럼 발작의 빈도와 치료 후 18개월에서 24개월까지의 6개월 간의 발작의 빈도를 비교하여 보고하도록 하였다. 두 빈도의 비율을 산출하

표 2. Meniere's disease diagnostic scale (AAO-HNS, 1995)

Certain Meniere's disease: Definitive Minere's disease plus histological confirmation
Definite Meniere's disease: Two or more definitive spontaneous episodes of vertigo lasting 20 minutes or longer, audiometrically documented hearing loss on at least one occasion, tinnitus or aural fullness in the treated ear. Other causes excluded
Probable Meniere's disease: One definitive episode of vertigo, audiometrically documented hearing loss on at least one occasion, tinnitus or aural fullness in the treated ear. Other causes excluded.
Possible Menire's disease: Episodic vertigo of Meniere's type without documented hearing loss or sensorineural hearing loss fluctuating or fixed with disequilibrium but without definitive episodes. Other causes excluded.

표 3. Staging of Meniere's disease using hearing level (AAO-HNS, 1995)

	Hearing loss
Stage one	< or = to 25 dB
Stage two	26-40 dB
Stage three	41-70 dB
Stage four	> 70 dB

여 6개의 단계로 구별하였다(표 4).

바. 기능장애의 평가(Functional impairment and disability)

어지럼의 증상이 일상 생활에서 삶의 질에 얼마나 영향을 미치는 지를 확인하기 위하여 6단계의 분류를 만들어 사용하고 있다(표 5).

표 4. Reporting of Vertigo Control

Category	Ratio*	Description
Class A	0	Complete
Class B	1-40	Substantial
Class C	41-80	Limited
Class D	81-120	Insignificant
Class E	>121	Worse
Class F Secondary treatment initiated due to disability from vertigo		

*(No. of definite spells in 6 months before treatment/No. of definite spells in 18-24 months after treatment) x 100

표 5. Functional level scale (AAO-HNS, 1995)

Regarding my current state of overall function, not just during attacks. Check the one that best applies:

A. My dizziness has no effect on my activities at all

B. When I am dizzy I have to stop what I am doing for a while, but it soon passes and I can resume activities. I continue to work, drive and engage in any activity I choose without restriction. I have not changed any plans or activities to accommodate my dizziness

C. When I am dizzy I have to stop what I am doing for a while, but it does pass and I resume activities. I continue to work drive and engage in most activites I choose, but I have had to change some plans and make some allowances for my dizziness

D. I am able to work, drive, travel, take care of my family or engage in most essential activities, but I must exert a great deal of effort to do so. I must constantly make adjustments in my activities and budget my energies. I am barely making it

E. I am unable to work, drive or take care of my family. I am unable to most of the things that I am used to, even essential activities must be limited. I am disabled

F. I have been disabled for one year or longer and I receive compensation (money) because of my dizziness or balance problem

5 Treatments

메니에르병에 대한 치료법은 아직까지 확실하게 정립되어 있지 못하다. 그 이유는 본 질환에 대한 정확한 원인 및 병태 생리가 규명되어 있지 않고, 본 질환에 대한 치료효과를 판정할 수 있는 객관적 검사법이 없기 때문이다.

본 질환의 자연 경과는 초기에는 변동성 청력 소실과 함께 발작성 어지럼이 빈번히 나타나다가, 시간이 흐르면 청력소실이 40-50 dB에서 고정이 되면서 발작성 어지럼의 빈도는 줄어 들게 된다. 따라서 초기의 빈번한 발작성 어지럼이 환자에게 가장 고통스러운 증상이므로 치료의 일차 목적은 어지럼의 발생을 줄이는 것이 된다. 초기에 어지럼의 발생 빈도를 줄이게 되면 변동하는 청력소실의 경우 청력이 회복되는 경우도 흔히 있고, 청력회복과 함께 이명의 강도나 이충만감도 호전된다. 그러나 말기에 이르러 어지럼의 발작도 줄어 들고, 청력소실이 고정되고 이명이 지속된다면, 이때는 청력의 회복을 기대하기는 어려울 수가 있다.

메니에르병의 치료법은 크게 나누어 내과적 치료 및 외과적 치료로 나눌 수 있다. 또한 겐타마이신이나 스트렙토마이신의 고실내 주입술이나 스테로이드의 고실내 주입술도 치료의 한 방법으로 자리를 잡고 있다.

일반적으로 메니에르병 환자의 치료의 프로토콜은 다음과 같다. 초기 메니에르병 환자에서는 생활습관 조절과 함께 내과적 치료를 우선적으로 실시한다. 최소한 3개월 정도의 내과적 치료를 시행했으나 내과적 치료에 반응을 하지 않는 경우에는 고실내 스테로이드주입술이나 겐타마이신 또는 스트렙토마이신 주입술을 시행한다. 수술적인 치료도 내과적 치료가 효과가 없는 경우에 사용할 수 있다. 환자의 남아 있는 청력의 정도와 양측성 여부가 고실내 주입술과 수술적 치료방식을 선택하는 데 판단기준이 될 수 있다.

1) 내과적 치료

본 질환의 내과적 치료는 내림프의 양을 줄이거나, 내이로의 혈액순환을 늘리고, 면역 반응을 변화시키는 데 중점을 둔다. 그러나 대부분의 치료가 근거 기반이 약하다는 단점이 있지만, 많은 임상가들이 경험적으로 사용하고 있는 치료법이다.

가. 식이 요법

저염식은 메니에르병의 환자에게 강력히 추천되는 식이 요법이다. 흔히 환자에게는 1,800 mg 이하의 Na를 최소 2-3개월 정도 섭취하도록 권장한다. 그러나 이러한 저염식의 효과에 대해서 아직 근거가 충분하지는 못하다. 단지, 내림프수종이 본 질환의 조직학적인 소견이라면 과도한 Na 의 축적이 내림프의 양을 증가시킬 수 있다는 가설하에 이를 억제하기 위하여 저염식을 시행하여 왔다. 그러나 Rauch 등은 염분의 절대량을 줄이는 것 보다는 염분의 양을 일정하게 유지시키는 것이 메니에르병 환자에서 어지럼 발생을 억제시킨다고 하였다. 따라서 저염식을 환자가 견디기 어려울 정도의 단순히 적은 양의 염분을 섭취하는 것 보다는 환자가 견딜 수 있을 정도의 양으로 하루 섭취량을 일정하게 유지하는 것을 추천하였다.

염분 이외에도 카페인이나 알코올의 소비를

줄이도록 권고하는데, 그 이유도 카페인이나 알코올로인해 내이 내림프액의 항상성 유지가 힘들어 지기 때문이다. 스트레스나, 알레르기, 호르몬변화, 불면증 등 몸의 리듬이 깨지는 상황이 나타나면 내이의 수분과 전해질을 조절하는 기전이 영향을 받게 되어, 내이의 내림프액의 항상성의 변화가 일어날 수 있다. 따라서 메니에르병에서 식이요법이나 생활습관은 가능하면 내이의 수분과 전해질을 조절하는 기전이 가능한 일정하게 유지되도록 신체의 항상성을 유지하기 위해 매우 중요하다.

나. 스트레스 억제

메니에르병의 발작적 어지럼의 원인으로 정신적 혹은 신체적 스트레스가 내림프액의 수분과 전해질의 항상성을 파괴한다고 하였다. 또한, 환자의 성격도 본 질환의 증상 발생과 관계가 있다고 알려져 있다. 강박적이고 완벽한 성격의 소유자는 작은 스트레스도 견디지 못하고, 이러한 스트레스는 호르몬의 변화를 일으키고, 염분의 축적을 야기시키고, 증상의 발작을 가져온다. 따라서 스트레스를 줄이는 생활 방식을 취하고, 필요한 경우 심리요법 등으로 스트레스를 줄이는 방법을 제안한다. 또한 심한 발작성 어지럼을 빈번히 경험하게 되면 환자는 상실감에 빠지면서 우울증이 올 수 있다. 우울증은 어지럼 증상을 악화시키는 원인이 된다. 환자에게 빈번히 수면 습관의 변화를 물어보는 것이 초기 우울증을 발견하는 데 도움이 된다. 우울증이 의심되면 항우울제를 투여하거나 정신과적인 상담을 의뢰하는 것이 필요하다.

다. 약물 요법

(1) 이뇨제

이뇨제는 현재 메니에르병 환자에서 가장 보편적으로 사용하고 있는 약제이다. 메니에르병의 증상이 내이 내 염분의 축적에 의한 내림프수종과 관계가 있으므로 이뇨제가 증상을 완화시키는 데 도움이 된다고 하였다[17,18].

이뇨제로는 K의 손실을 줄일 수 있는 hydrochlorthiazide와 amiloride 계열의 이뇨제를 많이 사용하고 있다. Sulfur 계열의 약제에 과민반응이 있는 환자들은 thiazide계열의 이뇨제 대신에 acetazolamide(diamox)을 사용하기도 한다. 그러나 diamox는 부작용으로 인해 오랜 기간의 사용은 바람직하지 못하다. 이뇨제의 치료 효과에 대해서는 통계적 분석 방법에 따라 다소 차이를 가지고 있다[19,20]. 보편적으로 내과적 치료로 60-80%의 증상의 호전을 보인다고 알려져 있다. 그러나 아직 메니에르병에서는 이뇨제의 치료는 근거가 부족한 상태이다.

Thiazide 계통의 이뇨제는 많이 사용하며, 특별한 부작용이 없으면 최소한 3개월 간을 복용시킨다. 3개월 간의 이뇨제 투여 후에도 증상의 변화가 없는 경우는 다른 치료방법을 시도한다.

(2) 면역 치료

일반적으로 자가면역질환은 주변환경에 대한 알레르기와 연관이 있다고 한다. 메니에르병도 알레르기와 연관성이 높으므로 환자에게 알레르기의 유무를 확인해야 한다. 알레르기가 확인된 경우에 면역요법을 시행할 수 있으며 증상의 호전을 보였다는 보고도 있다[21]. 또한 양측성 청력감소로 자가면역질환이 의심되는 경우에는 면역억제제(methotrexate)를 사용할 수 있다.

또한 면역질환과 관련한 염증 반응이 메니에르병과 연관이 있으므로 항염증제로서 스테로이드 제제를 사용하기도 한다. 다음과 같은 경우에 1일 60-80gm의 고용량의 경구 스테로이드를 1주일 간 사용할 수 있다[22]. 적응증으로는 (1) 저염식과 이뇨제 등의 내과적 치료에 반응하지 않는 일측성 활동성 메니에르 질환, (2) 돌발성 난청과 같이 갑자기 청력소실을 동반하는 메니에르 질환, (3) 양측성 질환이나 자가 면역성 내이 질환이 의심될 때 등이 있다.

(3) Betahistine

Betahistine은 histamine의 화학적 analogue로서 이중맹검연구(double blind test)를 통해 어지럼의 빈도를 줄이는 데 효과를 인정받은 약제이다. 주로 유럽 국가에서 많이 사용되고 있으며, 최근 국내에서도 증상의 완화와 예방요법으로 사용되고 있다. 청력이나 전정기능의 호전을 보고한 결과는 없지만, 부작용이 거의 없고 전정보상작용을 지연시키지 않는다는 장점이 있다[23]. 주된 작용은 혈관 확장을 일으켜 내이로의 혈액순환을 증가시켜주는 역할을 한다.

(4) 기타 약제

항히스타민제는 흔히 전정억제제로 사용되고, 항불안효과를 보인다. 따라서 급성기의 환자에서 많이 사용된다. Meclizine과 loratadine, fexofenadine, hydroxyzine 등이 사용된다. 이외에도 증상 완화를 위해 항 구토제를 사용하거나, 항 콜린제를 사용하기도 한다.

2) 고실내 스테로이드 주입술

고실내 스테로이드 주입술도 내과적치료와 저염식으로 조절이 되지 않는 메니에르병 환자에게 사용할 수 있는 방법이다. 어지럼의 조절이 91%의 환자에서 발생된다고 보고되었다. 그러나 아직 고실내 스테로이드주입술이 메니에르병의 어지럼발작의 조절에 효과를 보이는 이유는 잘 알려져 있지 않다. 아마도 메니에르병의 원인 중에 자가면역이 관계될 가능성이 있으므로, 강력한 면역조절제인 스테로이드가 증상의 호전에 관여할 가능성이 높다. 적응증으로는 앞에서 설명한 고용량의 스테로이드 경구제가 필요한 경우에 고실내 스테로이드 주입술로 대치하여 사용할 수도 있다. 적응증으로는 (1) 저염식과 이뇨제 등의 내과적 치료에 반응하지 않는 일측성 활동성 메니에르 질환, (2) 돌발성 난청과 같이 갑자기 청력소실을 동반하는 메니에르 질환, (3) 양측성 질환이나 자가 면역성 내이 질환이 의심될 때 (4) 경구용 스테로이드 사용을 하기 어려운 경우 등이다.

3) 고실내 겐타마이신 주입술

내과적 치료에도 불구하고 어지럼의 발작이 지속되는 경우에는 다른 치료 방법을 생각해야 한다. 최근에는 수술 방법보다는 덜 파괴적인 고실내 주입술을 사용하고 있다.

1970년대 후반부터 아미노글라이코사이드 계열의 항생제가 가지고 있는 이독성 효과가 메니에르 병 환자의 치료에 이용되어 왔다. 처음 중이강 내에 항생제를 주입한 것은 1957년 Schuknecht였다. 그는 스트렙토마이신을 중이내로 주입하여 어지럼발생을 억제할 수 있음을 보고하였다. 이후로 스트렙토마이신의 중이강 내 주입법이 일부 보고되어 왔으나[24], 최근에는 대부분이 gentamicin을 사용한 고실 내 주입법이 치료에 이용되고 있다. 고실내로 주입된 겐타마이신은 정원창(round window) 또는 난원창(oval window)를 통하여 흡수된다고 알려져있다.

고실내 겐타마이신 주입술의 기본 개념은 크게 두 가지로 나눌 수 있다. 첫째는 말초 전정기를 완전히 파괴하겠다는 개념(chemical ablation)이고, 둘째는 말초 전정기의 기능을 변화시키겠다는 개념(chemical alteration)이다. 처음 개념을 위해서는 상당히 많은 양의 겐타마이신을 투여하여야 하였다. 그 결과 어지럼의 조절에서는 80-100%의 좋은 결과를 보였지만, 청력의 소실이 30%(0-75%) 정도에서 보고되었다[25]. 최근에는 저용량의 겐타마이신을 투여하여도 어지럼 조절에 좋은 결과를 보이면서, 청력 소실을 최소화할 수 있다고 보고되면서 저용량의 겐타마이신 주입술을 많이 시행하고 있다. 아직까지 정확한 기전은 확실히 모르지만 내림프 분비 세포에도 영향을 미쳐서 메니에르병의 병인 기전에 영향을 미칠 수도 있다고 생각한다. 최근 발표된 이중맹검 검사를 이용한 연구에서 저용량의 고실내 겐타마이신 주입술이 어지럼의 조절에서는 큰 효과를 보이고, 청력소실의 발생빈도도 적다고 보고되었다.

4) 수술적 요법

가. 내림프낭수술 (Endolymphatic sac surgery)

내림프낭수술의 이론적 배경은 크게 두 가지이다. 첫째는 내림프낭의 절개를 통해서 내림프의 배출을 유도하고, 둘째는 내림프낭 본연의 흡수 기능을 증강시키는 것이다. 이는 내림프낭을 둘러싸고 있는 뼈를 제거함으로서 내림프낭 주변의 압력을 감소시키고, 내림프낭 절개 후에 실라스틱(silastic)을 넣어 낭의 공간을 늘려 줌으로서 가능하다. 내림프낭의 수술에는 external endolymphatic shunt와 internal endolymphatic shunt가 있다.

External endolymphatic shunt를 시행할 경우에는 유양돌기 절개술을 통해 내림프낭을 노출시키고, 내림프낭의 내측이나 외측을 절개하여 지주막하공간이나 유양돌기공으로 연결 시킨다. 그러나 치료 효과 면에서는 보고자 마다 상당한 차이를 보이고 있다. Thomsen 등은 내림프강 수술이 단지 placebo 효과라고 보고하면서 그 효과를 무시하였다. Silverstein은 본 시술의 결과와 메니에르병 환자의 자연 경과와 의미있는 차이를 보이지 않는다고 하였다[26]. 그러나 보고자에 따라서는 90%의 효과를 보이기도 한다. 또한 시술이 비교적 간단하고, 합병증도 드물기 때문에 청력이 좋고, 내과적 치료로 도움을 받지 못한 환자에게 우선적으로 시술할 수 있다.

Internal endolymphatic shunt는 내림프강과 외림프강 간의 누공을 만들어주어 내림프강의 높은 압력을 낮은 압력의 외림프강으로 보내버리는 역할을 하게 된다. 처음 시술은 1964년 Fick에 의해서 sacculotomy가 시행되었다. 이어서 Cody가 이를 보안하였다. 1982년 Schuknecht 는 cochleosacculotomy를 제안하였다[27]. 수술은 국소마취하에서 정원창을 통해 osseous spiral lamina를 통해 구형낭(saccule)까지 누공을 형성시킨다. 본 시술은 비교적 간단하지만 청력소실이 25%까지 보고 되고 있다.

나. 전정신경절제술(Vestibular neurectomy)

전정신경절제술을 일측성 메니에르병 환자에서 내과적 치료에 반응하지 않는 경우에 시행을 한다. 청력이 serviceable(<50 dB, >50%)인 경우에 청력 보존을 위해 전정신경절제술을 사용한다. 만약 청력이 매우 나쁜 경우 (>80 dB, <20%)에는 미로적출술(labyrinthectomy)의

적응이 될 것이다. 비적응증으로는 only hearing, 중추신경계의 이상이 동반된 경우, 전신상태가 불량한 경우, 그리고 양측성 질환 등이 있다. 앞서 내림프강수술을 받은 경우는 비적응증이 되지 않는다[26].

Silverstein 등은 내림프강 감압술의 효과가 메니에르병의 자연경과와 큰 차이를 보이지 않는다고 보고하면서 본 시술의 효과를 강조하였다. 그러나 본 시술은 난청, 안면신경마비, 뇌척수액누출, 그리고 뇌막염 등의 합병증을 동반할 수 있다는 단점이 있다.

수술은 후두골하 접근법(suboccipital approach)과 중두개 접근법(middle fossa approach)이 있다. 수술 결과는 85%에서 어지럼 발생의 호전을 보였고, 80%에서 청력이 보전되었다.

5) 기타 요법

대표적인 내과적, 수술적 치료 이외에도 여러 가지 치료법이 제안되었다. 고막에 환기관을 삽입하기도 하고[28], 고압요법 치료를 하거나[29], 국소적 low-pressure pulse generator인 Meniett device를 사용하여 국소적으로 중이강내의 압력을 변화시켜 주기도 한다. 그러나 다른 치료법과 마찬가지로 치료 효과에 대해서는 의견이 분분하다.

6) 전정재활치료 및 청각재활

메니에르병에서 어지럼의 발작사이에 평형실조나 비회전성어지럼을 보이는 경우나, 메니에르병이 오랜 기간 진행한 후에 일측성 전정마비에 의한 두위변환성 어지럼이나 비회전성의 어지럼을 호소하는 경우에는 전정재활치료가 도움이 될 수 있다[30].

또한 청력소실이 오래 지속되고 변동성이 없는 경우에는 청력의 호전이 없이 영구적인 청력소실을 가지고 있는 경우가 많다. 이러한 경우 환자의 청력재활에 대한 동기가 강하다면 보청기와 같은 청각재활이 필요할 수 있다. 지속되는 이명에 대해서도 필요시 이명재활치료를 시행할 수 있다.

참고 문헌

1) Guild S. The circulation of the endolymph. Am J Anat 1927;39:57.
2) Hallpike C, Carins H. Observations on the pathology of Meniere's syndrome. J Laryngol Otol 1938;53:625.
3) Equilibrium CoHa. Meniere's disease: guidelines for the diagnosis and evaluation of therapy for reporting. Otolaryngol Head Neck Surg 1995;113:181-5.
4) Cawthorne T, Hewlet A. Meniere's disease. Proc R Soc Med 1954;47:663-70.
5) Wladislabosky-Waserman P, Facer G, Mokri B, Kurland L. Meniere's disease: a 30-year epidemiologic and clinical study in Rochester, MN, 1951-1980. Laryngoscope 1984;94:1098-102.
6) Stahle J, Stahle C, Arenberg I. Incidence of Meniere's disease. Arch Otolaryngol 1978;104:99-102.
7) Watanabe Y, Mizukoshi K, Shojaku H, Watanabe I, Hinoki M, Kitahara M. Epidemiological and clinical characteristics of Meniere's disease in Japan. Acta Otolaryngol Suppl 1995;519:206-10.
8) Watanabe I. Meniere's disease in males and females. Acta Otolaryngol 1981;91:511-4.
9) Stahle J. Long term progression of Meniere's disease. Acta Otolaryngol Suppl 1991;78:485.
10) Paparella MM. The cause (multifactorial

inheritance) and pathogenesis (endolymphatic malabsorption) of Meniere's disease and its symptoms (mechanical and chemical). Acta Otolaryngol 1985;99:445-51.

11) Friburg U, Bagger-Sjoback D, Rask-Anderson H. Human endolymphatic duct: an ultrastructural study. Arch Otolaryngol 1984;110:421-8.

12) Schuknecht H, Suzuka Y, Zimmermann C. Delayed endolymphatic hydrops and its relationship to meniere's disease. Ann Otol Rhinol Laryngol 1990;99:843-62.

13) Chung WH, Cho D, Y., Choi JY, Hong SH. A clinical usefulness of extratympanic electrocochleography in the diagnosis of Meniere's disease. Otol Neurotol 2004:Accepted.

14) Don M, Kwong B, Tanaka C. A diagnostic test for Meniere's Disease and Cochlear Hydrops: impaired high-pass noise masking of auditory brainstem responses. Otol Neurotol 2005;26(4):711-22.

15) Bance M, Mai M, Tomlinson D, Rutka J. The changing direction of nystagmus in acute Meniere's disease: pathophysiological implications. Laryngoscope 1991;101(2):197-201.

16) Hulshof JH, Baarsma EA. Follow-up vestibular examination in Meniere's disease. Acta Otolaryngol 1981;92(5-6):397-401.

17) Jackson CG, Glasscock III ME, Davis WE. Medical management of Meniere's disease. Ann Otol Rhinol Laryngol 1981;90:142.

18) Corvera J, Corvera G. Long term effects of acetazolamide and chlorthlitone on the hearing loss of Meniere's disease. Am J Otol 1989;10:142-5.

19) Klockhoff I, Lindblom U, Stahle J. Diuretic treatment of Meniere disease: long-term results with chlorthalidone. Arch Otolaryngol 1974;100:262-5.

20) Chung WK, Lee WS, Moon SW, Hong JP, Eum JH. Streptomycin perfusion through the round window in Meniere's disease. Korean J Otolaryngol 1998;41(6):725-9.

21) Derebery JM. The role of allergy in Meniere's disease. Otolaryngol Clin North Am 1997;30(6):1007-16.

22) Schwaber MK. Transtympanic gentamicin perfusion for the treatment of Meniere's disease. Otolaryngol Clin North Am 2002;35(2):287-95.

23) Tighilet B, Leonard J, Lacour M. Betahistine dihydrochloride treatment facilitates vestibular compensation in the cat. J Vestib Res 1995;5(1):53-66.

24) Silverstein H. Streptomycin treatment of Meniere's disease. Ann Otol Rhinol Laryngol 1984;12(Suppl 1):44-88.

25) Rauch SD, Oas JG. Intratympanic gentamicin for treatment of intractable Meniere's disease: a preliminary report. Laryngoscope 1997;107(1):49-55.

26) Silverstein H, Jackson LE. Vestibular nerve section. Otolaryngol Clin North Am 2002;35(3):655-73.

27) Schuknecht H. Cochleosacculotomy for Meniere's disease: theory, technique and results. Laryngoscope 1982;92:853-8.

28) Montandon P, Guillemin P, Hausler R. Treatment of Meniere's disease by means of minor surgical procedure. In: Nadol JBj, editor. Meniere's disease: Kugler & Ghedini;1998. p.503-8.

29) Ingelstedt S, Ivarsson A. Immediate relief of symptoms during acute attacks of Meniere's disese, using a pressure chamber. Acta Otolaryngol 1976;82(6):368-78.

30) Gottshall KR, Hoffer ME, Moore RJ, Balough BJ. The role of vestibular rehabilitation in the treatment of Meniere's disease. Otolaryngol Head Neck Surg 2005;133(3):326-8.

18

소아 어지럼증

박 홍 주 Hong-Ju Park
울산의대 서울아산병원 이비인후과

소아에서의 어지럼증은 환자의 협조가 불가능한 경우가 많아 검사하기에도 힘들며, 쉽게 간과하기 쉬운 경향이 있다. 소아에서의 어지럼증은 매우 드물며, 비특이적인 어지럼증은 성인에서는 1년 동안에 23%에서 발생하지만 소아에서는 0.4%에서만 관찰된다는 보고가 있다.[1] 소아 어지럼증을 유발하는 주요 원인은 중이염, 소아기 양성 발작성 어지럼증, 전정편두통 등으로 어른에서 흔한 원인과 다르고,[2] 드물게 치명적인 질환에 의해 발생할 수 있기 때문에 주의 깊게 원인 질환을 확인할 필요가 있다. 어지럼증을 호소하는 4,470의 성인환자와 214명의 소아환자의 진단을 분석한 보고에 의하면, 소아의 경우에는 어른과 비교하여 편두통과 연관된 경우가 더 많았으며 BPPV는 매우 드물었다(Fig. 1).[3] 전정기능검사 등 다양한 방법의 진단적 기능검사법이 개발되고 있으나 여전히 소아의 어지럼증의 원인 진단을 확인하는 데는 자세한 문진과 신경이과적 검진이 중요한 위치를 차지하고 있다.

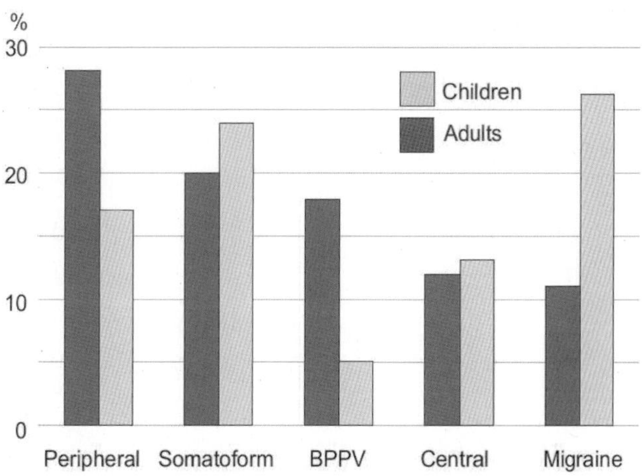

(BPPV : benign paroxysmal positional vertigo)
그림 1. Relative Frequencies of vertigo syndromes in children and adults.

1 병력 청취

자세한 병력 청취가 원인을 확인하기 위한 첫 번째 단계이다. 소아의 부모가 자세한 병력 청취에 중요한 역할을 할 수 있으며, 현훈의 성상을 확인한다. 주변이 빙빙 돌거나 위아래로 움직이는지 확인하며, 소아에게 놀이기구를 탄 것처럼 주위가 움직이는지 물어볼 수 있다. 이외에 걸을 때 잘 안 보이는지, 걷기 힘든지, 어두운 곳에서 방향을 잡기가 어려운지, 오심이나 구토, 눈동자가 움직이는 느낌이 있는지 확인한다. 증상이 지속적으로 수주 이상 유지된다면 중추성 원인을 고려해야 한다. 운동신경이나 감각신경의 이상 여부, 난청, 이통, 이충만감, 이명 등의 귀 증상, 머리의 외상이 있었는지, 두통 동반여부, 최근 발열 여부, 최근 약물 복용 등도 원인 질환을 추정하는데 도움을 줄 수 있다. 기타 소아의 전반적인 운동 및 감각신경의 발달에 지체가 있는지도 확인한다. 두통, 어지럼증, 간질 등의 가족력도 확인한다. 환아의 나이도 질환을 감별하는데 중요하며, 5세 이하의 경우에는 급성 중이염, 양성재발성 현훈의 빈도가 높고, 10세 이내인 경우 메니에르병, 다발성 경화증, 양성돌발성체위변환성 현훈과 같은 질환은 드물다.

2 신체 검진

고막과 안구의 움직임을 포함한 자세한 신경이과적 진찰과 두경부의 검진이 필수적이며, 혈압이나 맥박, 호흡 등 활력징후도 확인한다. 고막의 관찰을 통해 급성 중이염, 삼출성 중이염, 진주종성 중이염 및 종양의 존재 여부를 확인하고, 외이도와 외이의 기형 여부도 확인한다. 안구의 움직임이 정상적인지 확인하며, 안구운동검사, 자발 안진 및 유발 안진의 여부도 확인한다. 안구운동검사는 말초성 질환에서는 정상 소견을 보인다. 대표적인 말초성 자발 안진은 수평성 회전성 안진으로 시고정에 의해 약화되는 특징을 보이며, 중추성 병변의 경우 안진의 방향이 수직성이나 순수한 회전성일 수 있으며, 시고정에 의해 약화되지 않는다. 안구운동기능이나 전정안반사는 생후 1세 이내에 대부분 완성되는 것으로 알려져 있다. 뇌신경 및 소뇌의 기능과 운동 및 감각신경의 이상 여부도 확인하여 중추성 질환의 가능성을 확인한다. 롬버그(Romberg)검사를 통해 소뇌기능을 확인할 수 있고, Dix-Hallpike검사로 소아에서는 드물지만 양성발작성두위변환성현훈의 진단에 많은 도움이 된다.

3 추가적인 검사

현훈이 심하거나 오래 지속될 경우, 양온교대안진검사, 비디오/전기안진검사, 비디오 두부충동검사(video head impulse test), 전정유발근전위검사(vestibular evoked myogenic potential test), 회전의자검사, 자세유지검사(posturography) 등 다양한 전정기능검사를 시행할 수 있다. 자세유지검사와 연관하여 이동하는 중 머리의 안정화를 유지하는 기능은 3-6세에 지속적으로 발달하여 성인의 수준에 유사하게 이르며, 전정기능으로부터의 정보는 17

세에 이르기까지 점차 더 잘 사용하게 된다.

일반적으로 청력 이상을 확인하기 위해 청력검사를 시행하며, 청력검사를 시행하기에 너무 어린 소아나 청신경의 이상이 동반되어 있는지 확인하기 위해 청성뇌간유발검사를 시행한다. 혈액검사로는 혈구검사(CBC), 당뇨검사(glucose tolerance test, Hg A1C), 갑상선 기능검사(thyroid function test), 전해질검사, Ca, P, Mg 등을 확인한다.

청력 이상이 동반되거나 신경학적 질환이 의심될 경우 CT, MR이나 혈관촬영을 시행하고, 의식소실이 동반된 경우에는 EEG(electroencephalography)를 시행한다. 영상 검사는 자세한 병력과 신경이과적 검진에서 이상이 관찰되거나 증상의 호전이 없을 경우에 주로 시행된다.

4 감별질환

고막에 이상이 있는 경우 급성중이염, 삼출성 중이염, 진주종성 중이염에 의해 내이의 기능이 손상되어 어지럼이 발생할 수 있다. 두부 손상의 과거력이 있을 경우 외림프누공의 가능성이 있을 수 있다. 고막이 정상인 경우에는 양성돌발성체위변환성현훈(benign paroxysmal positional vertigo, BPPV), 소아기의 양성돌발성현훈(benign paroxysmal vertigo of childhood), 전정 편두통(vestibular migraine), 전정신경염, 두부 외상, 메니에르병, 뇌종양 등을 의심할 수 있다. 고막이 정상인 경우에는 소아기의 양성돌발성현훈과 전정편두통이 가장 흔한 질환이며, 두부 외상과 전정신경염도 드물지 않다.[6]

소아 어지럼증을 유발하는 질환 중 생명과 직결된 원인질환을 먼저 확인하는 것이 필요하며, 두부의 외상이 동반된 두개내 출혈 및 골절, 의식 소실이나 고열과 동반된 뇌막염의 가능성을 항상 확인해야 하며, 드물지만 두개내 종양이나 뇌경색, 약물 중독의 가능성도 고려해야 한다.

급성 어지럼증은 급성 중이염에 의해 비교적 흔하게 발생할 수 있으며, 난청이 동반되지 않는 경우도 있다. 이외에 수일간 오심과 구토가 동반되는 전정신경염, 가벼운 두부 외상이나 갑작스러운 압력의 변화에 의해 발생하는 외림프누공, 난청이나 이명과 동반되는 메니에르병, 두부 외상과 동반될 경우 측두골 골절, 양성돌발성체위변환성현훈, 전정편두통 등의 질환을 감별해야 한다.

만성적인 어지럼증은 드물며, 전정신경초종, NF2(neurofibromatosis type 2) 등 후두개저 종양, 약물, 서서히 진행되는 진주종, 뇌경색, 탈수초화성 질환(demyelinating disease) 및 척수두개저 혈액부전(vertebrobasilar insufficiency), 두통, 빈혈, 정신과적 질환 등에 의해 발생할 수 있다.

소아기의 양성발작성어지럼증 (benign paroxysmal vertigo of childhood, BPVC)

소아기의 양성발작성어지럼증(BPVC)은 소아기에 특별한 이상이 없이 반복적으로 짧은 현훈이 갑자기 발생하는 질환으로 어지럼증을 호소하는 소아에서 고막이 정상인 경우 전정편두통과 함께 가장 흔한 원인 질환 중 하나이다. 특히, 2-6세의 소아에서 어지럼증을 유발하는 가장 흔한 질환이다. 진단은 5회 이상의 어지럼증이 안진, 보행실조, 구토, 창백 등

표 1. 소아에서의 어지럼증 감별진단

난청과 동반된 급성 어지럼증
급성 중이염(초기에 난청이 동반되지 않을 수도), 내이염, 외림프누공(두부 충격이나 압력 변화 등에 의해 난원창이나 정원창의 파열), 메니에르병, 측두골 골절, 혈관성 병변
난청과 동반되지 않은 급성 어지럼증
급성 중이염, benign paroxysmal vertigo of childhood, 전정편두통, 전정신경염, benign paroxysmal positional vertigo, 내이 진탕, 간질
다른 신경학적 증상을 포함하지 않은 만성 어지럼증
두통, 정신과적 질환(불안, 우울증, panic disorder), 내분비 질환(당뇨, 갑상선 기능저하), 혈액질환(심한 빈혈, sickle cell disease, polycythemia), 부정맥
다른 신경학적 증상을 포함한 만성 어지럼증
전정신경초종(neurofibromatosis type 2 포함)을 포함한 후두개저 종양, 약물 부작용, 진주종에 의한 전정기능 점진적 소실, 탈수초성 질환, 뇌졸중 등 뇌혈관질환

의 증상을 동반하며, 신경이과적 진찰과 청력과 전정기능검사에서 대부분 정상인 경우에 진단한다. 일반적으로 어지럼증은 갑작스럽게 발생하여 1-5분 정도 지속되는 짧은 경향이며, 2-6세에 발생하여 시간이 지남에 따라 점차 호전되며(대부분 1년 이내), 8세 이후에는 증상이 거의 호전된다.[8)]

20명의 BPVC 소아환자에서 35%에서 온도교대안진검사에서 비정상을 보이고, 전정유발근전위검사에서 50%에서 비정상 소견을 보여 약 70%에서 전정기능검사에서 비정상 소견을 보여 많은 환자에서 전정기능의 이상에 의해 어지럼증이 유발된다는 보고도 있다. 이 질환의 병인기전은 잘 알려져 있지 않으며, 어지럼증 이외의 다른 증상이 없어 말초성 전정기능의 이상에 의해 발생할 가능성도 있으며, 전정신경계가 아직 성숙화 단계에 이르지 못해 발생하는 증상으로 생각되기도 한다. 약 20%의 소아 환자에서 성인이 된 경우에 편두통으로 진행되는 경우가 있어 편두통의 소아기 아형으로 생각하기도 한다.[10,11)] 후자의 경우 편두통의 일반적인 병인기전인 혈관성 허혈이 전정신경핵이나 전정신경계에 발생하여 증상이 발생할 것으로 추정된다. 이외에도 BPVC 소아환자에서 우울증이나 불안, 과행동성, 행동장애나 정서장애가 동반되는 경우가 많아 정신과적 질환과의 연관성도 보고된다.[12)]

예후는 대개 양호하며, 성인이 되기 전에 증상이 호전되는 경우가 대부분이다. 증상이 호전되더라도 6개월이나 1년 후에 재발되기도 하지만, 특별할 치료 없이도 호전된다. 특히, 15세 이후에도 증상이 지속되거나 재발하는 환자에서는 편두통이 발생하는 경우가 관찰되어 이러한 경우는 전정편두통과의 연관성이 높다고 볼 수 있다.

양성발작성체위성현훈 (benign paroxysmal positional vertigo)

양성발작성체위성현훈은 주로 11세 이후에 발생하며, 이석기관에서 유리된 이석이 머리의 움직임에 의해 내이강에서 움직이면서 어지럼증을 유발한다. 주로 과거에 경미한 두부손상을 받거나 전정신경염의 병력이 있는 경우가 있으며, 치료는 성인의 경우와 동일하게 이석의 위치를 확인하고 이를 난형낭으로 되돌리는 이석치환술을 시행하여 치료한다.

전정편두통(vestibular migraine)

어지럼증이나 현훈을 호소하는 소아의 가장 흔한 원인 질환 중 하나로, 어지럼증을 호소하는 소아 환자의 50% 이상에서 두통을 앓은 적이 있으며, 두통과 어지럼증이 항상 동시에 발생하지는 않을 수 있다.[15,16] 편두통은 소아에서 가장 흔한 일차성 두통으로 약 10%의 빈도를 보이며, 성인에서는 약 20%, 유아에서는 약 3%의 빈도를 보인다.[17]

흔한 증상은 수분에서 수시간, 심지어는 수일 동안 지속되는 발작성의 회전성 현훈이 재발하며, 두통이 동반되며, 광과민증이나 소리과민증이 동반된다. 단속성 추적운동(saccadic pursuit)을 보이는 등 중추성 안구운동기능의 장애를 동반하기도 한다. 현훈과 두통은 동시에 발생하기도 하고, 순차적으로 발생하기도 한다.[17] 전정편두통의 병인기전은 아직 확실하지는 않으며, 일시적인 혈관의 수축에 의해 미로나 중추성 전정계의 허혈에 의한 중추성 전정기능 이상에 의해 발생할 수 있으며, 일측성의 말초성 전정기관의 기능 이상에 의해서도 발생할 수 있다고 보고된다.[19-21]

22명의 전정편두통 소아환자에서 약 73%에서 중추성 및 말초성 전정기능의 이상을 확인할 수 있었으며,[17] 자발안진, 두진후안진, 진동유발안진, 전정유발근전위의 소실, 양측 및 일측 온도유발안진의 감소 등 다양한 전정기능 검사의 이상 소견을 보였다.

소아에서의 전정편두통의 치료는 성인에서의 치료와 크게 다르지 않으나, 가능한 약물치료를 피하기 위해 먼저 증상을 유발하는 주변 환경이나 음식을 적극적으로 회피하는 요법을 먼저 시행한다. 예방적 약물 요법은 증상이 심하거나 너무 자주 발생할 경우에 시도되며, 베타차단제, 칼슘채널차단제, 삼환계 항우울제 등을 사용하여 증상의 재발을 방지한다.[22,23] BPVC 환자와 다르게 수 년 동안 증상이 지속되는 경우도 많다. 어지럼증과 두통이 발생할 경우 각 증상에 대한 대증적인 치료를 동시에 시행한다.

두부외상

소아에서 두부 외상은 매우 흔하며, 다양한 정도의 두부 외상과 동반된 어지럼증은 매우 흔한 증상이다.[8] 교통사고에서 발생하는 whiplash 손상에 의해 발생하는 측두골의 골절이나 미로진탕(labyrinthine concussion)에 의해 어지럼증이 유발될 수 있다. 충격에 의해 미로 자체뿐 아니라 전정신경의 신장에 의해 전정신경의 손상이 발생하여 일측성 전정기능의 손상을 초래할 수 있다.[8] 또한, 외림프누공에 의해 청력의 소실과 어지럼증이 반복적으로 발생하며 악화될 수 있어, 두부 외상과 연관되어 어지럼증에 난청이 동반될 경우에는 외림프누공의 가능성도 생각해야 한다. 미로진탕의 경우에 일반적으로 4-6주에 걸쳐 서서히 증상이 호전되는 경향을 보인다. CT검사를 통해 골절이 확인될 경우 뇌척수액 유출이 유발되지 않을 경우 보존적인 치료를 시행한다. 미로의 골절이 발생할 경우 향후 골절부위를 통해 감염이 되어 뇌막염의 가능성이 있음을 주지시켜야 하며, 전음성 난청이 유발될 경우나 외림프누공이 의심될 경우 수술적 치료가 필요하다.

중이염

소아기에 어지럼증은 중이염에 의해 자주 발생한다. 중이염에 이환된 대부분의 소아는 어지럼증을 호소하지는 않지만, 부모에 의해 자세 불균형이나 보행장애, 잦은 낙상 등의 형태로 보고되기도 한다.

중이염에 의해 내이가 영향을 받는 기전으로는 중이액에 존재하는 세균으로부터의 독성물질이 내이에 전파되어 손상을 유발하는 장액성 내이염에 의해 발생하리라 생각되며, 이외에 중이의 압력을 조절하는 이관기능의 장애와 삼출액에 의해 난원창이나 정원창을 통한 압력의 변화가 내이액의 압력 변화와 움직임를 유발하여 증상을 유발할 수도 있으리라 생각된다. 내이염의 가능성이 있어 약물치료에 호전이 없을 경우 환기관삽입술을 포함한 수술적인 치료가 도움이 된다.

중이염이 있는 소아에서 시행한 전기안진검사에서 비정상적인 자발안진과 체위성 안진이 58%에서 관찰되지만, 정상 소아에서는 4%에서만 이상소견이 발견되고, 중이염이 있는 소아를 환기관 삽입술을 통해 치료할 경우 이러한 이상 소견이 4%에서만 관찰되어 중이염에 의해 내이의 기능 이상이 유발되는 것으로 생각된다. 또한, 중이염을 앓는 소아에서 정상 소아에 비교하여 자세유지를 위해 보다 많은 중심이동이 필요하며, 이러한 이상은 수술적 치료 후에는 호전되어 정상 소아와 차이를 보이지 않음이 보고된다.

내이염

바이러스성 내이염은 mumps, rubella, influenza, measles, chickenpox에 의해 발생할 수 있으며, Herpes 바이러스가 가장 흔한 원인 바이러스이며, adenovirus, enterovirus, retrovirus에 의해서도 발생하기도 한다. 난청이 어지럼증과 동시에 발생하기도 하며, 진단은 조직내에서 바이러스를 동정할 수 없기 때문에 증상과 함께 바이러스의 항체 역가의 급격한 증가가 함께 관찰될 경우에 진단할 수 있다.

전정신경염

전정신경염은 바이러스에 의해 전정신경에 염증이 발생하여 신경이 손상됨으로써 어지럼증이 발생하는 것으로 생각되며, 약 50%에서 증상이 발생하기 전에 상기도 감염을 앓는 것으로 보고된다.[30,31] 증상은 성인과 동일하게 지속적인 안진과 함께 심한 현훈이 하루 이상 지속되며, 수일에서 수주에 걸쳐 서서히 회복된다. 자세유지 불안, 병변쪽으로 몸이 쏠리는 증상, 동요시(oscillopsia), 오심과 구토 등이 동반되며, 난청이나 이명은 동반되지 않는 경우가 대부분이다. 안진은 정상쪽을 향하는 수평회전성 안진을 보이며, 양온교대안진검사에서 병변쪽을 자극할 때 유발되는 안구의 운동이 감소함을 확인할 수 있다. 두부충동검사에서 병변쪽으로 머리를 급속히 돌릴 때 교정성 단속운동(corrective saccade)이 발생한다. 초기에는 어지럼증을 완화시키기 위해 전정안정제를 3-4일 사용할 수 있으며, 빠른 재활을 위해 약물의 사용을 최소화하고 전정재활운동을 가능한 빠른 시기에 시작한다. 소아에서는 전정신경염은 드물다.

메니에르병

메니에르병은 현훈과 청각증상이 동반되는 것이 특징으로 20분 이상 지속되는 현훈이 두

번 이상 반복되며, 이환된 귀에서 이명이나 이충만감이 동반되며, 한번 이상 난청이 확인될 경우에 진단한다. 일반적으로 30-50대에 발생하고 소아에서 발생하는 경우는 매우 드물어 어지럼증을 호소하는 소아에서 1.5-4%에서 메니에르병으로 진단된다.[32,33] 소아에서는 대개 10대에 발생하는 것으로 보고되나, 5세에서도 발생한다는 보고가 있으며 나이가 너무 어린 경우에는 이명이나 난청의 증상이 동반되는지 확인하기 어려운 점이 있고, 나이가 든 후에야 이러한 증상의 동반을 보고하게 되므로 난청의 확인을 위한 객관적인 검사가 필요할 수 있다. 난청의 가족력이 있거나 내이 기형, 뇌막염이나 내이염, 내이 손상과 동반되어 유사한 증상이 발생하기도 한다. 소아의 경우 반복적인 어지럼증이 발생할 경우 중추성 질환을 배제하는 것이 가장 중요하며, 성인에 비해 소아의 경우 후두개저를 침범하는 두개내 질환의 발생이 더 많은 것으로 알려져 있어 반복적인 어지럼증을 호소할 경우 뇌MRI검사를 검사해 볼 필요가 있다. 소아에서 어지럼증과 난청이 동반되어 있을 경우에는 내이기형을 확인하기 위해 측두골 CT검사를 추가하는 것이 필요하다.

양측성 전정기능장애

양측성 전정기능의 소실이 있을 경우에는 특히 어두운 곳이나 표면이 편평하지 않은 곳에서 균형을 잡기 어려움을 호소하며, 움직임에 따라 시력이 악화되는 특징적인 증상을 보인다. 두부충동검사를 시행하면 양측 모두에서 전정-안반사의 소실을 확인할 수 있고, 양온교대반응검사에서도 양측 모두에서 유발되는 안진의 크기가 감소하거나 없다. 가능한 원인으로는 aminoglycoside와 같은 이독성 약물의 사용, 세균성 뇌막염이나 내이염, 양측 전정신경초종, 유전성 질환 및 자가면역질환을 고려한다. 치료는 원인 질환에 따라 다르나, 소실된 전정기능에 의한 증상의 호전을 위해 전정재활치료가 도움이 된다.

신체화 장애(somatoform disorder)

정신 및 행동장애(mental and behavioral disorder)의 하나로, 성인에서는 공포성체위현훈(phobic postural vertigo)으로 진단받는 흔한 질환이며 소아의 경우에도 만성적인 어지럼증을 주로 호소한다. 신경이과적 검진이나 전정기능검사에서 이상이 없는 경우가 대부분이며, 증상은 학교나 상점 등 특정한 환경에서 악화되는 양상을 보이기도 한다. 치료는 충분한 검사를 동해 원인 질환을 확인해보고, 이상 소견이 없을 경우 이를 환자에게 설명하고 재활치료와 함께 인지치료(cognitive behavioral therapy)를 시도한다.

소아에서의 멀미

2세 이하의 소아에서는 멀미는 거의 발생하지 않으며, 대부분의 멀미는 4-10세에 발생하며, 이 시기에는 성인에 비해 그 정도가 더 심한 것으로 알려진다.[36,37] 멀미의 원인은 시각적인 정보와 전정기능의 정보의 불일치로 인해 중추신경계에서 감각 충돌이 일어나 발생하는 것으로 생각되며, 2세 이전에는 시각 정보가 동적인 공간지각에 사용되지 않기 때문에 멀미가 잘 발생하지 않는다. 2세 이후에 주로 발생하는 멀미는 주로 저주파수(0.2 Hz)의 수직운동에 의해 주로 유발되며, 머리는 움직이는데 시각 정보에서는 움직이지 않다는 정보가 들어와 발생하므로 차 밖을 보게 하여 움직이고 있다는 시각 정보를 중추신경계에 전달하는 것이 도움이 된다. 머리의 움직임을 최소화하고 신선한 공기를 제공하는 것도 도움이 되며, 심한 경우 예방적 약물치료(1시간 전에 dimenhydrinate 1-1.5mg/kg)가 도움이 될 수 있으며, 10세 이상의 소아에서는 scopolamine 패치를 사용할 수 있다.

중추성 질환

중추성 전정신경계의 이상에 의해서도 어지럼증이 유발될 수 있으며, 병변은 주로 뇌간이나 소뇌를 침범할 경우 어지럼증이 발생한다. 시상(thalamus)이나 대뇌피질(cortex)을 침범하여 어지럼증을 유발하는 경우는 매우 드물다. 소아에서는 뇌간이나 소뇌를 침범하는 뇌종양에 의해 어지럼증이 발생할 수 있으며, 신경이과적 검사에서 중추성 증상이나 증후가 관찰될 경우 뇌 MRI검사를 시행하여 이를 확인한다. 치료는 원인 병변(종양, 혈관성, 염증성, 퇴행성 질환)에 따라 결정되며, 전정재활치료가 어지럼증의 호전에 도움이 될 수 있다.

기타 질환들

간질과 동반된 어지럼증은 가족력이 동반되는 경우가 많고, 의식소실이 동반되는 경우에 의심할 수 있으며, 정신이 멍해지며 다른 세상에 있는 것처럼 행동하는 경우(staring episode)에도 의심해 볼 수 있다.[40] 진단을 위해 뇌파검사(EEG)와 뇌 MR 검사가 필요하다.

심부정맥이나 long QT 증후군을 확인하기 위해 혈압 및 EKG검사가 필요하며, 시력을 확인하여 시력 감소에 의한 어지럼증의 악화 가능성을 확인해본다.

5 치 료

치료는 원인질환과 어지럼증의 강도와 지속시간에 따라 결정된다. 약물치료 없이 수주나 수개월에 걸쳐 증상이 완화되는 경우가 대부분이지만, 급성기의 경우에는 metoclopramide나 prochlorperazine와 같은 진토제가 도움이 되며, meclizine, dimenhydrinate, promethazine이나 diazepam과 같은 전정신경안정제를 단기간 사용한다. 만성 어지럼증이나 자세불균형의 경우 전정재활운동이 도움이 될 수 있으며, 진단에 따라 예방적 약물치료가 도움이 될 수 있으며, 메니에르병의 경우 예방적 약물요법이 효과가 없을 경우 수술적 치료를 시도해 볼 수 있다.

참고문헌

1. O'Reilly RC, Morlet T, Nicholas BDet al. Prevalence of vestibular and balance disorders in children. Otol Neurotol 2010; 31:1441-1444.
2. Riina N, Ilmari P, Kentala E. Vertigo and imbalance in children: a retrospective study in a Helsinki University otorhinolaryngology clinic. Arch Otolaryngol Head Neck Surg 2005; 131:996-1000.
3. Jahn K. Vertigo and balance in children--diagnostic approach and insights from imaging. European journal of paediatric neurology : EJPN : official journal of the European Paediatric Neurology Society 2011; 15:289-294.
4. Fife TD, Tusa RJ, Furman JMet al. Assessment: vestibular testing techniques in adults and children: report of the Therapeutics

and Technology Assessment Subcommittee of the American Academy of Neurology. Neurology 2000; 55:1431-1441.

5. Cumberworth VL, Patel NN, Rogers W, Kenyon GS. The maturation of balance in children. J Laryngol Otol 2007; 121:449-454.

6. Gioacchini FM, Alicandri-Ciufelli M, Kaleci S, Magliulo G, Re M. Prevalence and diagnosis of vestibular disorders in children: a review. Int J Pediatr Otorhinolaryngol 2014; 78:718-724.

7. Headache Classification Committee of the International Headache S. The International Classification of Headache Disorders, 3rd edition (beta version). Cephalalgia 2013; 33:629-808.

8. McCaslin DL, Jacobson GP, Gruenwald JM. The predominant forms of vertigo in children and their associated findings on balance function testing. Otolaryngol Clin North Am 2011; 44:291-307, vii.

9. Chang CH, Young YH. Caloric and vestibular evoked myogenic potential tests in evaluating children with benign paroxysmal vertigo. Int J Pediatr Otorhinolaryngol 2007; 71:495-499.

10. Drigo P, Carli G, Laverda AM. Benign paroxysmal vertigo of childhood. Brain & development 2001; 23:38-41.

11. Al-Twaijri WA, Shevell MI. Pediatric migraine equivalents: occurrence and clinical features in practice. Pediatric neurology 2002; 26:365-368.

12. Reale L, Guarnera M, Grillo C, Maiolino L, Ruta L, Mazzone L. Psychological assessment in children and adolescents with Benign Paroxysmal Vertigo. Brain & development 2011; 33:125-130.

13. Ralli G, Atturo F, de Filippis C. Idiopathic benign paroxysmal vertigo in children, a migraine precursor. Int J Pediatr Otorhinolaryngol 2009; 73 Suppl 1:S16-18.

14. Krams B, Echenne B, Leydet J, Rivier F, Roubertie A. Benign paroxysmal vertigo of childhood: long-term outcome. Cephalalgia 2011; 31:439-443.

15. Balatsouras DG, Kaberos A, Assimakopoulos D, Katotomichelakis M, Economou NC, Korres SG. Etiology of vertigo in children. Int J Pediatr Otorhinolaryngol 2007; 71:487-494.

16. Humphriss RL, Hall AJ. Dizziness in 10 year old children: an epidemiological study. Int J Pediatr Otorhinolaryngol 2011; 75:395-400.

17. Marcelli V, Furia T, Marciano E. Vestibular pathways involvement in children with migraine: a neuro-otological study. Headache 2010; 50:71-76.

18. Jahn K, Langhagen T, Schroeder AS, Heinen F. Vertigo and dizziness in childhood - update on diagnosis and treatment. Neuropediatrics 2011; 42:129-134.

19. Dunn DW, Snyder CH. Benign paroxysmal vertigo of childhood. American journal of diseases of children 1976; 130:1099-1100.

20. Cutrer FM, Baloh RW. Migraine-associated dizziness. Headache 1992; 32:300-304.

21. Shin JE, Kim CH, Park HJ. Vestibular abnormality in patients with Meniere's disease and migrainous vertigo. Acta Otolaryngol 2013; 133:154-158.

22. Weisleder P, Fife TD. Dizziness and headache: a common association in children and adolescents. J Child Neurol 2001; 16:727-730.

23. Gelfand AA. Migraine and childhood periodic syndromes in children and adolescents. Curr Opin Neurol 2013; 26:262-268.

24. Gruber M, Cohen-Kerem R, Kaminer M, Shupak A. Vertigo in children and adolescents: characteristics and outcome. The Scientific World Journal 2012; 2012:109624.

25. Eviatar L, Bergtraum M, Randel RM. Post-traumatic vertigo in children: a diagnostic approach. Pediatric neurology 1986; 2:61-66.

26. Golz A, Netzer A, Angel-Yeger B, Westerman ST, Gilbert LM, Joachims HZ. Effects of middle ear effusion on the vestibular system in children. Otolaryngol Head Neck Surg 1998; 119:695-699.

27. Suzuki M, Kitano H, Yazawa Y, Kitajima K. Involvement of round and oval windows in the

vestibular response to pressure changes in the middle ear of guinea pigs. Acta Otolaryngol 1998; 118:712-716.

28. Jones NS, Radomskij P, Prichard AJ, Snashall SE. Imbalance and chronic secretory otitis media in children: effect of myringotomy and insertion of ventilation tubes on body sway. Ann Otol Rhinol Laryngol 1990; 99:477-481.

29. Davis LE, Johnsson LG. Viral infections of the inner ear: clinical, virologic, and pathologic studies in humans and animals. Am J Otolaryngol 1983; 4:347-362.

30. Taborelli G, Melagrana A, D'Agostino R, Tarantino V, Calveo MG, Calevo. Vestibular neuronitis in children: study of medium and long term follow-up. Int J Pediatr Otorhinolaryngol 2000; 54:117-121.

31. Tahara T, Sekitani T, Imate Y, Kanesada K, Okami M. Vestibular neuronitis in children. Acta Otolaryngol Suppl 1993; 503:49-52.

32. Akagi H, Yuen K, Maeda Yet al. Meniere's disease in childhood. Int J Pediatr Otorhinolaryngol 2001; 61:259-264.

33. Parving A. Meniere's disease in childhood. J Laryngol Otol 1976; 90:817-821.

34. Miyahara M, Hirayama M, Yuta A, Takeuchi K, Inoki T. Too young to talk of vertigo? Lancet 2009; 373:516.

35. Dieterich M, Krafczyk S, Querner V, Brandt T. Somatoform phobic postural vertigo and psychogenic disorders of stance and gait. Advances in neurology 2001; 87:225-233.

36. Brandt T, Daroff RB. The multisensory physiological and pathological vertigo syndromes. Ann Neurol 1980; 7:195-203.

37. Gahlinger PM. Motion sickness. How to help your patients avoid travel travail. Postgrad Med 1999; 106:177-184.

38. Dieterich M, Brandt T. Ocular torsion and tilt of subjective visual vertical are sensitive brainstem signs. Ann Neurol 1993; 33:292-299.

39. Wong M. Advances in the pathophysiology of developmental epilepsies. Seminars in pediatric neurology 2005; 12:72-87.

40. Batu ED, Anlar B, Topcu M, Turanli G, Aysun S. Vertigo in childhood: A retrospective series of 100 children. European journal of paediatric neurology : EJPN : official journal of the European Paediatric Neurology Society 2015; 19:226-232.

19

편두통성 어지럼 (Migraine associated dizziness)

이　　형 Hyung Lee

계명대학교 의과대학 신경과학교실

이비인후과 및 신경과 영역에서는 반복적인 어지럼을 주소로 오는 환자들을 흔히 접하게 된다. 대부분에서는 양성돌발성체위성현훈(benign paroxysmal positional vertigo), 메니에르병(Meniere's disease), 전정신경염(vestibular neuritis), 미로염(labyrinthitis), 혈관성 어지럼(vascular vertigo)을 비롯한 중추성 전정병증, 미로 누공(labyrinthine fistula) 및 심인성 어지럼과 같은 이미 잘 알려진 신경이과적 질환이 그 원인이지만 때때로 상기 기술한 어느 질환에도 해당되지 않는 반복적인 어지럼 환자들을 종종 접하며, 특히 젊은 여자에서 발생된 반복적인 어지럼은 상기 질환 중 어느 하나에도 해당되지 않는 경우가 더욱 더 흔하며 이 경우 환자의 진단과 치료에 많은 어려움이 있게 된다.

편두통은 긴장성 두통과 함께 신경과 영역에서 가장 흔히 볼 수 두통 증후군이나 그 발병 기전에 관하여는 잘 알려져 있지 않다. 최근에는 편두통의 증상으로서 어지럼과 청력 손실과 같은 신경이과적 증상들에 관한 연구가 활발히 진행되고 있다. 우리말로 번역하면 편두통은 통증을 이야기하므로 두통 아닌 다른 증상들을 편두통으로 이해하고 치료한다는 것은 환자뿐만 아니라 심지어 의사들에게서도 잘 이해되지 않는 경우가 흔히 있다. 하지만 많은 경우에서 편두통이 반복적인 어지럼의 원인이 되며 젊은 연령층의 어지럼에서는 더욱 더 그 빈도가 높다 하겠다. 다음은 미국 UCLA 신경이과학 교실의 Baloh의 어지럼 외래(dizziness clinic)를 방문하는 환자들이 어지럼의 원인이 편두통에 기인한다는 설명을 들었을 때 흔히 하는 질문들이다. "But, doctor, I don't have a migraine with my dizziness" or "I came to see you because of my dizziness. I haven't had a migraine for at least a year"(Baloh, 1997).

이 장에서는 국제두통학회에서 2013년 6월 발표한 국제두통질환분류(International Classification of Headache Disorders: ICHD -3) 베타판에 근거하여 어지럼을 편두통의 주 증상으로 인정하는 편두통 증후군을 소개 하고, 편두통성 어지럼의 발병 기전, 및 그 치료에 대해 기술하고자 한다.

1 어지럼을 주 증상으로 하는 편두통(Cephalalgia. 2013, 대한두통학회 2013)

1) 양성돌발현훈(Benign paroxysmal vertigo)

설명: 건강한 소아에서 경고 증상 없이 짧고 반복적인 현훈 발작이 나타났다가 저절로 호전되는 질환.

진단기준:

A. 진단기준 B와 C를 충족하며 최소한 5번 발생하는 발작

B. 경고 증상 없이 갑자기 나타나며, 발생 당시가 가장 심하고, 의식소실은 동반하지 않고, 수 분에서 수 시간 후 저절로 사라지는 현훈[1]

C. 다음 관련 증상 또는 징후 중 적어도 하나:

1. 안진
2. 실조
3. 구토
4. 창백
5. 두려움

D. 발작과 발작 사이에는 신경학적 검사와 청력검사 및 전정신경 기능이 정상

E. 다른 질환으로 더 잘 설명되지 않음.

주석:

1. 현훈이 있는 유아는 현훈 증상들을 표현하지 못할 수도 있다. 유아에서는 보호자들이 삽화성으로 나타나는 불안정한 상태를 관찰하는 것이 현훈으로 해석될 수도 있다.

2) 뇌간조짐편두통(Migraine with brainstem aura)

기존사용 용어: 뇌기저동맥편두통, 뇌기저편두통, 뇌기저형편두통

설명: 뇌간에서 시작되는 것이 명백한 조짐증상을 보이며, 운동약화는 없는 편두통으로, 환자의 약 60%에서 어지럼을 호소 함

진단기준:

A. 진단기준 B-D를 충족하며 최소한 2번 발생하는 발작

B. 완전히 가역적인 시각, 감각, 언어 증상을 각각 또는 동시에 보이며, 운동약화1, 망막 증상은 없는 조짐

C. 다음 뇌간증상 중 최소한 두 가지:

1. 구음장애
2. 현훈
3. 이명
4. 청각장애
5. 복시
6. 실조
7. 의식저하

D. 다음 네 가지 특성 중 최소한 두 가지:

1. 최소한 한 가지 조짐증상이 5분 이상에 걸쳐 서서히 퍼짐, 그리고/또는 두 가지 이상의 증상이 연속해서 발생함
2. 각각의 조짐증상은 5-60분[1)] 동안 지속됨
3. 최소한 한 가지의 조짐증상은 편측임[2)]
4. 두통은 조짐과 동시에 또는 조짐 60분 이내에 발생함

E. 다른 ICHD-3 진단으로 더 잘 설명되지 않으며, 일과성허혈발작은 배제됨.

주석:

1. 운동약화 증상이 있으면, 반신마비편두통으로 분류된다.
2. 예를 들어, 한 번의 조짐동안 세 가지 증

상이 발생하면 허용되는 최대기간은 3×60분이다.

3. 실어증은 항상 편측 증상으로 간주된다. 구음장애는 편측일 수도 있고, 아닐 수도 있다.

해설:

예전에는 뇌기저동맥편두통이나 뇌기저편두통이라는 용어를 사용하였지만, 기저동맥의 관여가 없을 것으로 생각되므로 뇌간조짐편두통의 용어가 추천된다.

대부분의 발작에서 뇌간증상과 더불어 전형조짐증상도 발생한다. 뇌간조짐을 동반한 발작을 가진 환자들은 전형조짐을 동반한 다른 발작도 있는 경우가 많으며, 이 경우 전형조짐편두통과 뇌간조짐편두통의 진단이 함께 내려져야 한다.

진단기준의 C 항목에 제시된 많은 증상들은 불안이나, 과호흡 등으로도 유발될 수 있어 잘못 기술될 수도 있다.

3) 전정편두통(Vestibular migraine) (Bisdorff 2009, Lempert 2012)

이전에 쓰이던 용어: 편두통관련현훈/어지럼; 편두통관련전정기능 이상; 편두통현훈.

편두통과 관련된 어지럼의 여러 용어들을 통일 하여 전전 편두통이라 하여, ICHD-3 베타판의 부록에 소개되었다. 현재까지 편두통과 연관된 어지럼을 설명 하는 가장 적절한 용어로 생각된다.

진단기준:

A. 진단기준 C와 D를 충족하는 최소한 5번의 삽화

B. 무조짐편두통 또는 조짐편두통[1]이 현재 또는 과거에 존재함

C. 중등도 또는 심도[3]의 전정 증상[2]이 5분에서 72시간[4] 동안 지속함

D. 최소한 50%의 삽화에서 다음 세 가지 편두통의 특징 중 최소한 한 가지와 관련됨[5]:

1. 다음 네 가지 두통의 특성 중 최소한 두 가지:
   a) 편측위치
   b) 박동양상
   c) 중등도 또는 심도의 강도
   d) 일상신체활동에 의해 악화
2. 빛공포증과 소리공포증[6]
3. 시각조짐[7]

E. 다른 ICHD-3 진단이나 다른 전정기능질환[8]으로 더 잘 설명되지 않음.

주석:

1. 기존의 편두통진단을 위한 분류
2. Barany Society's Classification of Vestibular Symptoms에 정의되고 전정편두통의 진단을 위한 전정 증상은 아래를 포함한다.
   a) 자발현훈:
      (i) 내적 현훈(스스로 움직인다고 느끼는 잘못된 감각)
      (ii) 외적 현훈(주변 환경이 회전하거나 흐른다고 느끼는 잘못된 감각)
   b) 머리의 위치 변화 시 발생하는 체위현훈
   c) 복잡하거나 움직이는 커다란 시각자극에 의해 유발되는 시각유발현훈
   d) 머리를 움직일 때 느끼는 머리동작유발현훈
   e) 머리동작유발어지럼과 동반된 오심(어지럼은 공간지남력의 장애로 특징지어진다. 다른 형태의 어지럼은 현재 전정편두통의 분류에는 포함되지 않음)
3. 전정증상은 일상생활을 방해하지만 일상생활을 할 수 있으면 중등도로 분류하고,

일상생활을 지속할 수 없으면 심도로 분류한다.

4. 삽화의 지속기간은 일정하지 않다. 30%의 환자에서는 수 분간 지속되며, 30%는 수 시간, 또 다른 30%는 수 일 간 지속된다. 나머지 10%는 수 초간 지속되며 고개 움직임, 시각자극 또는 머리의 위치가 변한 뒤에 유발되는 경향이 있다. 이런 환자에서 삽화의 지속기간은 짧은 발작이 반복해서 일어나는 총 기간으로 정의된다. 다른 한편으로는 완전히 좋아지는데 4주 정도 걸리는 경우도 있다. 그러나 핵심 삽화는 대개 72시간을 넘지 않는다.
5. 한 번의 삽화동안 한 가지의 증상이면 충분하다. 다른 삽화에는 다른 증상이 일어날 수 있다. 동반된 증상은 전정증상이 발현 전, 동안, 그리고 후에 발생할 수 있다.
6. 소리공포증은 소리유발 불편감으로 정의된다. 일시적이며 양측 증상이 특징으로, 지속적이며, 편측 증상인 동원(recruitment)과 감별이 필요하다. 동원은 청력 저하된 귀에서 항진된 지각과 큰소리 왜곡을 유발한다.
7. 시각조짐은 독서를 방해하는 암점과 병발하는 밝은 빛이 번쩍거리거나 지그재그 선과 같은 것이다. 전형적으로는 5-20분간 커지며, 60분 미만으로 지속된다. 종종 한쪽의 시야만 침범한 가지 항상 그런 것은 아니다. 감각이나 구음장애 등의 다른 조짐 증상은 진단기준에 포함되지 않았는데, 이는 이 증상들이 덜 특이적이며, 대개의 환자들이 시각조짐을 가지고 있기 때문이다.
8. 병력과 신체 진찰 상 다른 전정기능이상을 시사 하지 않거나, 의심되더라도 적절한 검사로 배제되었거나, 전정기능 이상이 같이 동반 또는 독립적으로 존재한다. 그러나 삽화들은 확실하게 구별될 수 있다. 편두통은 전정자극에 의해 유발될 수 있다. 따라서 편두통과 병발하는 다른 전정기능 이상을 감별하여야 한다.

주석:

다른 증상

일시적인 청력증상, 오심, 구토, 차멀미가 잘 생기는 증상이 전정편두통과 관련이 있을 수 있다. 그러나 이런 증상들은 다른 전정기능 이상에도 있을 수 있으므로 진단기준에는 포함되지 않는다.

조짐편두통과 뇌간조짐편두통과의 관계

조짐편두통(migraine with auar)과 뇌간조짐편두통(이전에는 뇌기저형편두통)은 ICHD-3 베타판에 정의되어 있다. 전정편두통 환자 중 소수만이 조짐증상의 지속시간인 5-60분 동안 현훈을 느낀다. 두통을 동반하는 전형조짐의 진단기준에서 요구되듯이 두통이 시작하기 직전에 현훈을 느끼는 환자는 거의 없다. 따라서 전정편두통은 편두통의 조짐증상으로 간주되지 않는다.

비록 뇌간조짐편두통환자의 60% 이상에서 현훈이 있지만, ICHD-3 베타판에서는 시각, 감각, 구음조짐에 더하여 적어도 두 가지 이상의 뇌간증상을 요구한다. 따라서, 개개의 환자에서 전정편두통과 뇌간조짐편두통의 진단기준을 모두 만족시키는 경우가 있을 수는 있지만, 두 질환은 동일한 것이 아니다.

양성돌발현훈과의 관계

비록 전정편두통이 어느 나이에서나 생길 수 있지만, ICHD-3 베타판에서는 유년기 질환으로 양성돌발현훈을 따로 정의하였다. 진단은 경고 없이 나타나고 수분에서 수 시간 이내에 자발적으로 호전되는 다섯 번의 현훈삽화가 있어야 가능하다. 삽화와 삽화 사이의 기간에는 신경학적 검진, 청력 검사, 전정기능 검사, 뇌파 검사가 모두 정상이다. 편측의 박동두통은 있을 수 있으나, 진단에 꼭 필요한 것은 아니다. 양성돌발성현훈은 편두통의 전구증후군(precursor syndrome)으로 간주된다. 따라서, 이전의 편두통 병력은 진단에 필요하지 않다. 전정편두통은 진단할 때 나이의 제한이 없고, 기준만 맞으면 어린이에게도 진단을 내릴 수 있다. 예를 들면 5분미만의 짧은 현훈과 5분 이상의 긴 현훈과 같이 서로 다른 종류의 현훈이 있는 경우 두 진단이 모두 가능하다.

메니에르병과의 중복 (Brantberg 2011)

1. 편두통은 건강한 대조군에 비해 메니에르병이 있는 환자군에서 더 흔하다. 메니에르병과 전정편두통의 특징을 모두 가지고 있는 많은 증례 보고가 있다. 편두통과 메니에르병은 증상복합체로 유전될 수 있다. 호전과 악화를 반복 하는 청력저하, 이명, 그리고 귀의 압력감은 전정편두통에서도 나타날 수 있으나, 청력저하가 심하게 진행하지는 않는다. 비슷하게, 편두통두통, 광선공포증, 조짐증상도 메니에르병에서 흔하다. 전정편두통과 메니에르병의 병태생리적 관계는 아직 확실치 않다. 증상 발생 후 첫 해에는 메니에르병이 전정증상만 있을 수 있으므로 두 가지를 구별하기가 쉽지 않다. 메니에르병의 진단기준을 만족할 때는, 특히 청력검사에서 청력감소가 있을 때, 전정증상이 편두통증상과 동반되더라도 메니에르병을 진단해야 한다. 두 가지 다른 양상의 삽화가 있고, 한 가지는 전정편두통의 진단기준을 만족하고 다른 한 가지는 메니에르병의 진단기준을 만족할 때는 두 가지 질환을 모두 진단할 수 있다. ICHD의 향후 개정판에서는 전정편두통/메니에르중복증후군이 포함될 수도 있다.

2 Neuhauser 그룹에서 제안한 편두통성 어지럼의 진단기준 (표 1)

Neuhauser 그룹에서 제안하는 definite 편두통성 어지럼은 앞에서 소개된 전정편두통의 진단 기준과 거의 유사하며 기존의 probable 편두통성 어지럼의 진단기준은 없어질 것으로 보인다 (Neuhauser, 2007). 하지만 임상에서 실제 환자를 치료 하는 관점에서는 여전히 probable 편두통성 어지럼 환자도 편두통이 어지럼의 원인이 될 가능성이 높으므로 다른 질환이 배제 된다면 편두통에 준하여 치료 하여야 한다. Neuhauser 그룹에서 제안하는편두통성 어지럼의 진단은 반복적인 전정증상과 편두통의 기왕력, 그리고 전정증상과 편두통증상의 시간적 연관성 그리고 다른 원인을 배제할 수 있을 때 내려질 수 있다. 편두통과 관련된 특정한 전정증상으로 전정 편두통으로 용어를 통일하고자 하였으며, 동반하는 전정증상은 중등도 이상(moderate or severe)의 강도와 급성기 발작은 5분에서 72시간 지속으로 제한하였으며 증상의 양상은 다양한 어지럼과 오심과 동반하여 머리움직임에 의한 어지럼 등이 포함되며, 특이성을 높이기 위하여 어지럼단독 증상은 제외하였다. 따라서 지금까지 흔히 사용된 편두통성 현훈이란 용어 대신 전정 편두통으로 대체하는 것이 바람직하겠다.

표 1. Diagnostic criteria for migrainous vertigo proposed by Neuhauser et al (2007).

Definite migrainous vertigo

(A) Recurrent episodic vestibular symptoms of at least moderate severity

(B) Current or previous history of migraine according to IHS criteria

(C) One of the following migrainous symptoms during at least two vertiginous attacks: migrainous headache, photophobia, phonophobia, visual or other auras

(D) Other causes ruled out by appropriate investigations

Comment: vestibular symptoms are rotational vertigo or another illusory self or object motion. They may be spontaneous or positional, or may be provoked or aggravated by head motion (head motion intolerance). Vestibular symptoms are 'oderate' if they interfere with, but do not prevent daily activities, and 'evere' if patients cannot continue daily activities.

Probable migrainous vertigo

(A) Recurrent episodic vestibular symptoms of at least moderate severity

(B) One of the following:

1) Current or previous history of migraine according to IHS criteria

2) Migrainous symptoms during ≥2 attacks of vertigo

3) Migraine-precipitants before vertigo in more than 50% of attacks: food triggers, sleep irregularities, hormonal changes

4) Response to migraine medications in more than 50% attacks

(C) Other causes ruled out by appropriate investigations1.

3 편두통과 신경이과적 증상(migraine and neurotologic symptoms)

1) 전정 증상(vestibular symptoms)

편두통과 어지럼과의 관계는 1873년 Liveing에 의해 처음으로 기술 될 만큼 그 역사적 유래는 오래 되었지만 임상적 연구는 1980년도 중반 이후부터 시작되었다. 지금까지의 많은 연구들 중 가장 흔히 인용되는 이 분야의 고전적 연구는 1984년 영국의 Kayan이 발표한 연구로서 비선택적(unselected) 편두통 환자 166명 가운데 약 26.5%에서 반복적인 빙빙 도는 어지럼을 호소하여 긴장성 두통 환자 200명에서 나타난 현훈의 빈도(7.8%)보다 유의하게 높았다(Kayan, 1984). 현훈은 내이를 포함 한 전정계의 이상을 알리는 특이적인 소견으로 이는 편두통 환자에서 전정계의 이상이 반복적으로 일어나며 편두통 환자의 약 25%에서 발생하는 것으로 보고 된 시각 전조와 그 빈도가 유사 할 만큼 편두통 환자에서 흔히 나타나는 증상으로 생각하였다.

이후 여러 보고에서 Kayan의 연구와 일치하는 소견을 발표하였으며(Cutrer, 1992; Aragones, 1993; Savundra, 1997; Dieterich, 1999), 2001년 Neuhauser 등이 발표한 연구는 편두통성 어지럼에 관한 여러 연구들 중 가장 체계적이며 그 진단 기준을 세분화하며 엄격히 한 특징이 있다. 이들 연구에 따르면 편두통 환자의 약 9%, 어지럼 클리닉 환자의 약 7%에서 확실한(definite) 편두통성 어지럼으로 진단되었다. 지금까지의 연구를 종합해 볼 때 편두통은 젊은 연령층에서 어지럼의 흔한 원인임을 알 수 있으며, 어지럼은 두통과 함께 나타나기도 하나 두통과 무관하게 나타날 수 있다. 또한 반복적인 어지럼을 초래하는 신경이과적 질환들이 특징적인 지속 기간(양성돌발성체위성현훈: 수 십초, 기저추골동맥부전증: 수 분 내지 수 십분, 메니에르병: 수 시간, 전정신경염: 수 일)을 가지는데 비해서 그 지속 기간이 수 분에서 수 일까지 매우 다양한 특징을 가지고 있다. 대부분의 연구가 편두통과 연관된 현훈에 초점을 맞추어서 이루어진 바, 특이적인 현훈 이외에도 비특이적인 어지럼도 흔히 나타난다. Cutrer의 연구에 따르면 전체 편두통성 어지럼 환자의 약 1/3에서 순수히 주변이나 자신이 도는 현훈만을 호소하였으며, 1/3은 현훈이 주된 어지럼이나 비특이적인 어지럼도 가끔 호소하였으며, 약 1/3은 순수히 비특이적인 어지럼만을 호소하여 결과적으로 전체 환자 중 약 2/3에서 현훈이 주된 어지럼 형태로서, 편두통성 어지럼의 가장 흔한 유형이라고 생각하였다(Cutrer, 1992). 하지만 Cass의 연구에 따르면 79%의 환자에서는 비특이적 어지럼을 호소하였고 21%에서만 현훈을 호소하여 비특이적인 어지럼이 가장 흔히 나타나는 증상으로 보고하였다(Cass, 1997). 실제로 Cutrer의 연구에서도 알 수 있듯이 한 환자에서 두 가지 이상의 서로 다른 어지럼이 시간 간격을 두고 나타날 수 있고 비특이적인 어지럼은 긴장성 두통과 심인성 어지럼 환자와 같은 비 전정계 질환을 가진 경우에서도 흔히 볼 수 있으므로 그 임상적 의의가 확실하지 않다 하겠다. 하지만 전체 편두통 환자 중 약 2/3에서 어릴 때부터 차멀미 및 뱃멀미와 같은 동요병(motion sickness)이나 자신 혹은 주위 환경의 움직임에 극히 예민함(excessive sensitive to self and visual surrounding motion)과 같은 공간과 움직임에 대한 불쾌감(space and motion discomfort)의 병력을 가지고 있으며 때때로 편두통성 어지럼의 가장 주된 증상으로 나타나기도 한다(Cass, 1997; Baloh, 1998).

편두통성 어지럼이 의심되는 경우에 반드시 차멀미나 뱃멀미를 앓은 병력이나, 청룡열차와 같은 움직이는 놀이 기구를 탈 때 심한 어지럼을 느낀 경험, 출렁이는 강 물결을 보면 자기도 모르게 어지럼을 느낀 경험 등을 문진에 포함시켜야 한다. 전형적인 편두통성 어지럼 환자 중 일부는 집안에서 가벼운 움직임에도 심한 어지럼을 느껴 일상 생활이 곤란하며 심지어 아파트 창문 밖으로 보이는 주변 물체들의 일상적인 움직임에도 극히 예민하여 커튼을 치고 암실에서 움직임이 없이 조용히 누워 있을 만큼 심한 공간과 움직임에 대한 불쾌감을 호소한다. 이는 편두통 환자들이 두통 발작 동안에 청각적 및 시각적 자극이 없는 조용하고 캄캄한 방에서 움직이지 않고 누우려고 하는 현상과 유사한 원리로 생각된다.

2) 청각 증상(auditory symptoms)

편두통 환자에서 청각 증상은 일반적으로 전정 증상보다 그 빈도가 드문 것으로 알려져 있지만 고성공포증(phonophobia)은 가장 흔한 청각 증상으로서 전체 환자의 2/3에서 두통 발작 시에 볼 수 있다(Baloh, 1998). 또한 메니에르병의 특징적인 청력 장애 소견인 순음청력검사에서 저주파수 영역에서의 변동성 청력 손실(fluctuating hearing loss)을 드물게 볼 수 있어 메니에르병과의 감별이 필요한 경우도 있다(Baloh, 1997). 또한 젊은 여성에서 생리 동안에 일시적이며 경미한 청력 저하를 종종 볼 수 있으며 그 빈도는 대단히 드물지만 돌발성 청력 손실의 원인 인자가 될 수도 있다(Lipton, 1987; Virre, 1996) 본 교실에서도 전형적인 편두통 발작과 함께 심한 양측성 돌발성 난청을 주소로 내원 한 환자에서 편두통 치료 후 난청도 함께 좋아진 경우를 경험하였다(Kwon, 20000). 기저 편두통에서는 그 진단 기준에 청력 손실 및 이명이 포함되어 있듯이 흔히 청력 손실을 볼 수 있으며 때때로 메니에르병에서 볼 수 있는 특징적인 저주파수 영역의 변동성 청력 손실도 볼 수 있다. 편두통 환자에서 전정계가 청각계보다 민감하게 손상되는 이유는 알려져 있지 않지만 편두통의 발병 기전에 관여되는 혈관 연축(vasospasm)이 전정계에 좀 더 민감하게 나타나는 것으로 생각 할 수 있다.

4 편두통성 어지럼의 기원 (origin of vertigo in migraine)

일반적으로 신경학적 증상과 청각 증상의 동반 없이 나타나는 반복적인 빙빙 도는 어지럼을 호소하는 환자에서 가장 가능한 부위는 내이를 포함한 말초성 전정계와 뇌간의 전정핵이다. 현재까지 편두통성 어지럼의 정확한 병인이 규명되어 있지 않는 상태에서 어지럼을 일으키는 부위를 정확하게 알 수는 없지만 상기 언급된 두 부위가 가장 가능성이 크다 하겠다.

1) 내이(inner ear)

빙빙 도는 어지럼은 내이를 포함한 말초성 전정계와 전정핵 및 소뇌를 포함한 중추신경계의 비대칭적 병변(lesion) 혹은 흥분(stimulation)에 의해 발생되지만 임상적으로 가장 흔한 부위는 유모세포를 포함한 내이의 손상에 있다. Cutrer의 보고에 따르면 편두통성 어지럼 환자들에게서 어지럼이 없는 시기에 시행한 온도 검사 상 약 21%에서 의미 있는 일측성 반고리관 마비를 볼 수 있었고 여러 연구들에서 비록 적은 빈도지만 유사한 결과를 보였다(Cutrer, 1992; Cass, 1997; Savundra, 1997; Dieterich, 1999).

반고리관 마비는 내이를 포함 한 말초성 전정계의 이상을 의미하나 실제 전정계의 종기관(end-organ)인 내이 손상이 임상적으로 가장 흔한 부위이며 이러한 반고리고관 마비는 비록 편두통의 증상들이 대부분 일과성이며, 가역적인 성질을 가지나 때때로 편두통성 뇌경색과 같은 영구적인 손상이 내이에도 올 수 있다는 것을 의미한다. 해부학적 측면에서 전정신경은 주로 전하소뇌동맥(anterior inferior cerebellar artery)에 의해 혈관 공급을 받으나 또한 추체골(petrosal bone)과 경막에 분포 된 여러 혈관들에 의한 측부 순환(collateral circulation)이 잘 발달되어 있어 비교적 풍부한 혈관 공급이 이루어지는 반면에 내이는 측부 순환이 거의 없는 상태에서 오로지 내경와우동맥(internal auditory artery)에서 나오는 종동맥(end artery)인 전전정동맥(anterior vestibular artery)만이 분포되어 있으므로 허혈성 변화에 민감하다(Mazzoni, 1972; Oas, 1992; Kim, 1999). 또한 전기안진검사에서 중추성 전정 장애를 시사하는 소견이 없는 경우가 없는 경우가 많으므로 적어도 일부의 편두통성 어지럼 환자에서는 빙빙 도는 어지럼의 기원이 내이에 있다 할 것이다.

2) 전정핵(vestibular nucleus)

Dieterich의 보고에 따르면 무증상기에 시행한 전기안진검사에서 편두통성 어지럼 환자들 중 66%에서 추적성 안구 운동장애, 주시 유발성 안진, 수직성 안진, 체위성 안진, 자발성 안진 및 전정안구반사의 시성억제 실패와 같은 중추성 전정장애를 시사하는 소견들을 볼 수 있었고, 일측성 반고리관 마비는 대개 내이 질환에서 흔히 볼 수 있는 소견이지만 드물게 전정신경의 root entry zone과 전정핵과 같은 뇌간 병변에서도 나타나므로 편두통성 어지럼의 기원은 내이를 포함하는 말초성 전정계보다는 뇌간에 위치한 중추성 전정계의 손상에 있음을 주장하였다. 이러한 생각은 두통 발작기간 동안에 실시 한 양전자방출단층촬영(positron emission computed tomography) 상 중뇌 및 뇌교를 포함한 뇌간의 비대칭적인 흥분이 관찰된 사실과도 일치한다. 하지만 Dieterich의 보고에서 제시 된 대부분의 이상은 그 정도가 매우 경하였고 추적성 안구 운동 단독의 이상이 가장 많으나, 추적성 안구운동은 정상인에서도 그 결과가 매우 다양하고 여러 인자들에 의해 영향을 받기 때문에 추적성 안구 운동 단독의 이상은 임상적 의미를 찾기 힘든 경우가 많고 또한 자발성 안진과 체위성 안진은 정상인에게도 가끔 볼 수 있으므로 확실한 결론을 내리기는 힘들지만 중추성 전정 장애를 보인 Dieterich의 연구를 포함한 일부 연구(Kayan, 1984; Savundra, 1997)를 종합해 볼때 일부 편두통성 어지럼의 기원에는 전정핵을 포함한 중추성 전정계가 공히 관여 될 것으로 생각된다.

5 편두통성 어지럼의 병인 (pathogenesis of migraine associated vertigo)

현재까지 편두통의 전형적인 증상들인 시각 전조와 두통에 관한 발생 기전이 정확히 알려져 있지 않은 상태에서 편두통성 어지럼의 병인 역시 확실하지 않으나 여기서는 이들 증상들을 함께 설명 할 수 있는 가설들을 소개하고자 한다.

1) 혈관연축(vasospasm)

혈관연축은 편두통 환자에서 나타나는 전형적인 시각 전조의 발생과 관련이 있어 시각 전조 동안에 후두부를 포함한 대뇌 피질의 국소적 뇌 혈류 감소를 볼 수 있으나 이러한 혈류량 변화가 시각 전조를 일으키는 일차적 원인은 아닌 것으로 생각된다. 시각 전조의 발생에 있었어 가장 주된 원인은 후두부 피질 신경세포에서 발생하여 서서히 앞으로 전파되는 진행성 파동에 의한 대뇌 신경세포의 억제(cortical spreading depression wave) 현상이고 뇌혈류 감소는 이러한 신경세포의 활성화 감소에 따른 이차적 현상이다(Lauritzen, 1994; Baloh, 1997). 하지만 혈관 연축은 망막성 편두통((retinal migraine) 환자에서 일시적인 단안 시력 손실(monocular visual loss)의 직접적인 원인으로 작용하여 망막 혈관조영술(retinal angiogram)상 연축이 확인되기도 하며 칼슘 통로 차단제를 투여 후 증상이 소실 된 경우도 있다(Tippin, 1989; Winterkorn, 1993).

망막성 편두통에서 안동맥의 혈관 연축이 직접적인 원인으로 작용하듯이 전체 환자의 25%에서 발생하는 빙빙 도는 어지럼의 기전으로서 전전정동맥의 혈관 연축이 관련 될 수 있으며 특히 돌발적으로 발생하여 그 지속 기간이 편두통성 전조에 합당하게 수 분 혹은 수 십분 이내에 사라진 경우에는 더욱 더 가능성이 크다 하겠다. 편두통 환자에서 전정 증상이 청각 증상보다 많이 나타나는 것으로 보아 전정계에 분포된 혈관에서 혈관 연축이 훨씬 더 잘 일어나는 것으로 생각되나 그 이유는 확실하지 않다. 비록 청각 증상이 전정 증상보다 드물게 나타나지만 편두통은 때때로 돌발성 난청의 원인 인자로 작용 될 수 있다. 일반적으로 젊은 나이에 발생한 돌발성 난청의 원인으로서 바이러스 감염이 가장 보편적으로 받아지고 있는 가설이나 수분이내의 극히 짧은 순간에 걸쳐 발생 된 청력 손실은 감염성 질환의 일반적인 과정과 잘 맞지 않으며 또한 대부분의 환자에서 고혈압, 당뇨와 같은 혈관성 위험 인자가 없기 때문에 일반적인 동맥경화성 허혈성 변화에 의한 경우로 생각하기도 힘들며 이때에는 편두통에 의한 혈관 연축이 그 원인 인자로 작용했을 가능성이 크다 하겠다.

2) 이온 통로 질환 (ion channel disorder)

편두통의 발병 기전에 관한 최근 연구는 이온 통로를 만드는 유전자의 변이(mutation)를 찾는데 그 초점이 모아져 있다. 1996년 네덜란드의 Ophoff가 유전성 편두통인 가족성 편마비성 편두통(familial hemiplegic migraine) 환자들에게서 19번 염색체의 단완(short arm)에 위치한, 전위 의존성 칼슘 통로(voltage dependent calcium channel)의 α1A 아단위(subunit)를 만드는, 유전자의 변이를 발견 한 이래 많은 연구에서 새로운 돌연변이가 발견되고 있다(Ophff 1996). 비록 확실히 밝혀져 있지는 않지만 편두통이 이온 통로 질환이라는 가정 하에서, 편두통성 전조기간에 나타나는 진행적인 신경세포 억제파의 생성에는 칼슘 이온을 포함한 이온 통로를 만드는 유전자(들)의 변이에 의해 신경세포막을 통과하는 칼슘 이온의 투과도의 이상과 그에 따른 세포외(extracellular) 포타슘 이온의 증가가 가장 먼저 일어나는 소견으로 생각되며 이러한 증가된 세포외 포타슘 이온의 최종적인 결과로 두통이 나타날 수 있다. 동일한 원리로서 내이에 분포한 이온 통로는 포타슘이 풍부한 내림프액 및 신경세포의 흥분과 항상성 유지에 필수적인 요소이므로 뇌와 내이에 공히 분포 된 이온 통로를 만드는 유전자(들)의 변이는 가역적인 유모세포의 탈분극(reversible hair cell depolarization)을 초래하여 전정계 및 청각계의 이상을 일으키며 동시에 특징적인 두통을 일으킬 수 있다.

하지만 지금까지 가족성 편마비성 편두통과 제 2형 발작적 운동실조(type 2 episodic ataxia)와 같은 특수한 유전성 편두통 증후군(inherited migraine syndrome)을 제외한 일반적인 편두통에서 유전자의 변이는 발견되지 않았고, 또한 Kim 등의 보고(1998)에 따르면 가족성 편두통성 어지럼 환자들에게서도 역시 칼슘 통로 α1A 아단위의 어떠한 변이도 없었다. 이는 편두통성 어지럼과 관계된 이온 통로는 칼슘 통로 α1A 아단위가 아닐 수 있다는 의미이며 1999년 Lopez 등은 chinchilla의 내이

유모세포와 scarpa's 신경절(ganglion)에 존재하는 칼슘 통로의 종류를 알기 위해 면역조직화학법(immunohistochemistry)을 시행 한 결과 칼슘 통로 α1 B 양성 세포를 다량 확인 할 수 있었으나 칼슘 통로 α1A 아단위의 발현은 볼 수 없었다고 보고하였다(Lopez 1999). 따라서 소뇌를 포함한 뇌 조직과 내이 조직에 공히 분포 된 칼슘 통로는 바로 α1 B 칼슘 통로임이 밝혀졌고 현재 α1 B 칼슘 통로을 만드는 유전자 염기 서열을 분석 중이다.

6 편두통성 어지럼을 보이는 환자에서 전정기능검사

현재까지 편두통성 어지럼의 진단에 있어서 전정기능검사의 역할은 대단히 미미하며 진단에 있어서 보조적 가치를 지닌다. 이는 대부분의 편두통성 어지럼 환자는 어지럼이 없는 시기에 시행 한 검사 상 정상 소견을 보이며 때때로 이상 소견이 나올 수 있지만 이 또한 비특이적이며 경미한 이상이 대부분을 차지하기 때문이다. 가장 의미 있는 소견으로는 온도안진검사 상 반고리관 마비를 들 수 있으며 Cutrer의 보고에 따르면 무 증상기의 편두통성 어지럼 환자의 21%에서 관찰되나 Dieterich의 보고에 따르면 단지 8.3%에서만 볼 수 있었다. 이는 가역적이며 발작적 양상의 두통 및 어지럼이 편두통의 특징적 소견이지만 비가역적인 영구적 손상이 내이를 포함한 말초성 전정계에 올 수 있다는 것을 의미한다. 하지만 각 검사실마다 일측성 반고리관 마비의 정의가 약간씩 틀리며(Baloh의 lab: 22% 이상, Brandt의 lab: 30% 이상) 온도안진검사 자체가 여러 생리적인 조건에 따라 변하므로 각 검사 실마다의 고유한 정상치가 필요하겠다. 이외에도 자발성 안진, 방향고정성 두위성 안진(direction-fixed positional nystagmus), 온도안진검사 상 방향우위성과 함께 추적성 안구운동 장애, 시운동성 안진 장애 및 전정안구반사의 시성 억제 장애 등과 같은 중추성 전정기능 이상에 의한 소견이 나올 수 있으나 정상인에서도 자발성 안진 및 두위변화성 안진이 나올 수 있으며 시운동성 안진 및 추적성 안구운동 역시 나이, 집중도 등에 의해 많이 영향을 받고 양측성 감소는 그 임상적 의미가 부족 한 것으로 사료되는 바 이에 대한 확실한 의미를 부여 하기는 힘들 것으로 생각된다. 회전의자 검사에서 이상을 보고 한 연구는 매우 드물며 대개 획득도의 감소와 비대칭성이 주된 이상 소견이나(Cass, 1997) 이 또한 비특이적인 소견으로 그 임상적 의의를 단정 하기는 곤란 할 것이다. 결론적으로 전정기능검사는 다른 신경이과적 질환들을 감별하는데는 도움이 되나 편두통성 어지럼을 확진 하는 어떠한 특이적인 소견은 없는 것으로 생각된다.

7 편두통성 어지럼의 치료

편두통성 현훈의 치료는 편두통 치료와 같이 우선 증상 자체를 완화시키는 대증 요법과 재발성 현훈의 방지를 위한 예방적 치료로 나눌 수 있다. 여러 종류의 항히스타민 제제(Dimenhydrinate, Meclizine, Promethazine)와 Valium과 같은 진정제가 흔히 사용되며 현훈이 편두통성 전조로 명백히 나타난다면 triptans 계열의 약제도 도움이 된다.

Promethazine은 현훈 증상뿐만 아니라 구토 증상도 경감시켜 주므로 특히 유용하게 사용되며 Metoclopramide는 위장관 운동을 촉진시켜 편두통성 현훈에 동반되는 오심 및 구토 증상을 경감시키는데 도움이 되며 약물의 흡수를 촉진시키는 역할도 한다. 편두통성 현훈의 빈도 및 그 정도가 심하거나 대증 요법에 의해 잘 조절되지 않을 때는 예방 요법을 고려해 볼 수 있다. 편두통에 사용되는 예방 약제들은 역시 편두통성 현훈 발작을 예방하는데도 어느 정도 효과가 있다고 알려져 있지만 (Raskin, 1993; Welch, 1993) 이에 관한 체계화된 연구가 매우 부족한 실정이다. 약제로는(표 2) 베타 차단제와 칼슘 이온 통로 차단제가 주로 사용되나 편두통성 현훈에 대한 이들의 정확한 작용 기전은 알려져 있지 않다. 상기 약제들은 최소한 1 개월 이상의 투여가 필요하며 아마도 이들 약제가 내이를 공급하는 동맥의 혈관연축을 차단하여 어지럼을 예방하는 곳으로 생각된다. 여러 예방 약제 중 Acetazolamide (Diamox)는 carbonic acid anhydrase 억제제로서 신장에서 각종 전해질을 배설시키는 이뇨 작용을 가질 뿐 아니라 내이의 dark cell과 stria vascularis에 있는 carbonic acid anhydrase를 억제하여 내림프액의 생성을 억제하여 메니에르 병의 발작을 막아 주는 효과가 있으며 특히 제 2형 반복적 운동 실조 환자에서 발작을 막아 주는 탁월한 효과를 가진다. 이는 아마도 소뇌 산도를 변화시켜 소뇌 신경세포막에 있는 비정상적인 칼슘 이온 통로를 안정화 시키는 효과에 기인할 것으로 생각된다. 또한 가족적 발생을 보이는 편두통성 어지럼과 심한 동요병에서 효과가 있으며 아마도 내이에 존재하는 비정상적인 이온 통로에 작용하여 어지럼을 없애 줄 것으로 생각된다. 장기 투여에서 손과 발과 같은 말단부에 감각이상(저림)을 호소하는 경우가 가장 흔한 부작용이나 신 결석과 같은 심

표 2. 편두통성 어지럼의 치료

화학명	상품명	최초 용량	유지 용량	흔한 부작용
Tricylic amines				
nortriptyline	Palelor	25mg p.o	75-150mg p.o	weight gain, sedation
amitriptyline	Elavil	25mg p.o	75-150mg p.o	same
Selective serotonine re-uptake inhibitors				
fluoxetine	Prozac	10mg	60-100mg p.o	nausea, nervousness
β-blockers				
propranolol	Inderal	80mg p.o	160-240mg p.o	BP↓, bradycardia
Calcium channel blockers				
verapamil	Calan	120mg p.o	24-400mg p.o	constipation, BP ↓
nifedipine	Procardia	10mg p.o	30-180mg p.o	same
Carbonic anhydrase inhibitors				
acetazolamide	Diamox	125mg p.o	500-1000mg p.o	paresthesia, renal stones
Anti-convulsants				
valproic acid	Depakine	250mg p.o	750-1250mg p.o	sedation, nausea
gabapentine	Neurontin	300mg p.o	900-1800mg p.o	fatigue, somnolence

각한 부작용은 드물다(Baloh, 1997).

8 결 론

편두통은 반복적인 현훈을 일으키는 중요한 원인으로 임상에서 반드시 고려되어야 할 중요한 질환이다. 두통과 현훈과의 시간적 상관관계는 매우 다양하게 나타나기 때문에 반복적인 현훈을 호소하는 모든 환자에서 편두통의 병력에 대한 상세한 조사가 필요하다. 아직까지 편두통성 현훈의 진단에 있어 체계화된 기준이 마련되지 않은 실정이며 편두통 예방약제의 효과에 대한 체계화된 연구가 여전히 필요하다.

참고문헌

Aragones JM, Fortes-Rego J, Cardozo A(1993). Migraine: an alternative in the diagnosis of unclassified vertigo. Headache 33, 125-128.

Baloh RW(1997). Neurotology of migraine. Headache 37, 615-621.

Bisdorff A, von Brevern M, Lempert T and Newman-Toker DE (on behalf of the Committee for the Classification of Vestibular Disorders of the Bárány Society) (2009). Classification of vestibular symptoms: Towards an international classification of vestibular disorders. J Vest Res, 19:1-13.

Brantberg K and Baloh RW(2011). Similarity of vertigo attacks due to Meniere's disease and benign recurrent vertigo both with and without migraine. Acta Otolaryngol 131, 722-727.

Cass SP, Ankerstjerne JKP, Yetiser S, Furman JM, Balaban C, Ydogan BA(1998). Migraine related vestibulopathy. Ann Otol Laryngol 106, 182-189.

Cutrer F, Baloh RW(1992). Migraine associated dizziness. Headache 32, 300-304

Dieterich M, Brandt T(1999). Episodic vertigo related migraine (90 cases): vestibular migraine? J Neurol 246, 883-892.

Headache Classification Committee of the International Headache Society(IHS)(2013). The International Classification of Headache Disorders, 3rd edition (beta version) Cephalalgia 33, 629-808.

Kayan A, Hood JD(1984). Neuro-otological manifestations of migraine. Brain 107, 1123-1142.

Kim JS, Yue Q, Jen JC, Nelson SF, Baloh RW(1998). Familial migraine with vertigo: no mutation found in CACNA1A. Am J Med Genet 79, 148-151.

Kim JS, Lopez I, Dipatre PL, Liu F, Ishyiyama A, Baloh RW(1999). Internal auditory artery infarction: clinicopathologic correlation. Neurology 52, 40-44.

Lauritzen M(1994). Pathophysiology of migraine aura. The spreading depression theory. Brain 117, 199-210.

Lempert T, Olesen J, Furman J, et al(2012). Vestibular migraine: Diagnostic criteria. Consensus document of the Bárány Society and the International Headache Society. J Vest Res 22, 167-172.

Lipton AF, Jenkin HA, Coker NJ(1987). Migraine and sudden sensorineural hearing loss. Arch Otolaryngol Head Neck Surg 113, 325-326

Lopez I, Ishiyama G, Ishiyama A, Jen JC, Liu F, Baloh RW(1999). Differential subcellular immunolocalization of voltage gated calcium channel α1 subunits in the chinchilla cristae ampullaris. Neuroscience 92, 773-782.

Mazzoni A(1972). Internal auditory canal, arterial relations at the porus acousticus. Ann Otol Rhinol Laryngol 78, 797-801.

Neuhauser H, Leopold M, von Brevern M, Arnold G, Lempert T(2001). The interrelation of migraine, vertigo, and migrainous vertigo. Neurology 56,436-441.

Neuhauser H, Leopold M, von Brevern M, Arnold G, Lempert T(2001). The interrelations of migraine, vertigo, and migrainous vertigo. Neurology 56, 436-441.

Oas JG, Baloh RW(1992). Vertigo and anterior inferior cerebellar artery syndrome. Neurology 42, 2274-2279.

Ophoff RA, Terwindt GM, Vergouwe MN(1996). Familial hemiplegic migraine and episodic ataxia type-2 are caused by mutation in the Ca channel gene CACNL1A4. Cell 87, 543-552.

Raskin NH(1993). Acute and prophylactic treatment of migraine: practical approaches and pharmacological rationale. Neurology 43(Suppl 3), 530-542.

Savundra PA, Carroll JD, Luxon LM(1998). Migraine associated vertigo. Cephalagia 17, 505-510.

Tippin J, Corbett JJ, Kerber RE, Schroeder E, Thompson HS(1989). Amaurosis fugax and ocular infarction in adolescents and young adults. Ann Neurol 26, 69-77.

Virre ES, Baloh RW(1996). Migraine as a cause of sudden hearing loss. Headache 36, 24-28.

Welch KMA(1993). Drug theraphy of migraine. N Engl J Med 329, 1476-1483.

Winterkorn JM, Kupersmith MJ, Wirtschafter JD, Forman S(1993). Brief report: treatment of vasospastic amaurosis fugax with calcium-channel blockers. N Engl J Med 329, 396-398.

한글판 국제두통질환분류 제3판 베타판. 2013. 대한두통학회.

20

심인성 어지럼 (Psychogenic Vertigo)

이 경 규 Kyung-Kyu Lee

단국대학교 의과대학 정신건강의학교실

어지럼을 호소하는 환자의 상당수는 모든 신경·이과적 검사에서 이상을 발견하지 못하고 정신과적 진찰에서 이상이 있는 경우가 있다. 이러한 경우에 심인성 어지럼이란 진단을 붙이게 되는데, 대개 이는 정신과적 문제로 인하여 어지럼이 일어나는 경우를 말한다. 대부분에서 진성 어지럼이 아닌 멍하거나 어찔하다는 등의 여러 가지 어지럼을 호소하나 신경학적 검사소견은 정상이다.

심인성 어지럼(psychogenic dizziness)이란 용어는 정신과적 어지럼(psychiatric dizziness), 기능성 어지럼(functional dizziness), 정신생리성 어지럼(psychophysiologic dizziness) 등과 혼용되고 있으며, 정의와 범주에 대해 많은 논의가 있지만 이에 대한 일치된 견해는 없다(Furman, 1997).

심인성 어지럼의 유병률은 심인성 어지럼을 정의하는 범주에 따라 다양하지만 여러 보고들을 종합하면 어지럼 환자 중 9-56%를 차지한다고 한다(Kirk와 Saunders, 1977; Lempert 등, 1990; 이경규 등, 1999; Bath 등, 2000; Paiva와 Kuhn, 2004). 폭넓은 정의를 적용한다면 대개 어지럼 환자 2-4명 중 한 명이 심인성 어지럼 환자인 것으로 판단된다.

심인성 어지럼의 발병에 있어서 공황장애와 우울증 및 신체형장애 환자들의 건강염려증적인 과도한 관심이 중요한 역할을 한다(Barsky, 1979). 그리고 인격장애도 중요한 소인으로 작용을 하는데 Brandt(1991)는 공포성 체위성 어지럼(phobic postural vertigo) 환자 모두가 인격장애를 갖고 있다고 하면서 강박성, 자기애적, 회피성 인격장애 환자의 순서로 나타난다고 하였다. 강박적인 성격의 사람은 기질적인 원인이 있는 경우에 정신질환이 발병하기 쉽다. 그리고 기저의 기질적인 원인이 있지만 증상이 발현하지 않고 있던 경우에도 정신과적 문제로 신경증적 증상을 유발하거나 기존의 신경증적 증상을 악화시킬 수도 있다. 또한 다양한 기질성 전정증상을 가진 환자에서도 정신질환의 공존이 높게 나타나고 있다(Echhardt-Henn 등, 200; Best 등, 2009).

불안과 어지럼이 공존하는 경우가 많은데, 이는 기능적으로 신체정신작용과 정신신체작용 모두와 연관되어 있으며, monoamine pathway와 parabrachial nucleus network을 포함하는 신경회로(neural circuit)의 중첩을 통하여 연동된다고 하며, 이런 경우에는 예후가 나쁘다고 한다(Jacob과 Furman, 2001). Bance 등

(1998)은 과호흡(hyperventilation)만으로도 기저의 전정기능의 장애가 나타나게 할 수 있다고 하면서 진단에 유용한 방법이라고 하였다.

Stabb과 Ruckenstein(2003)의 '심인성 어지럼과 이학적 불안 중 어느 것이 먼저 나타나는가?' 란 연구에 의하면 불안장애가 어지럼의 주된 원인인 경우가 33%이고 신경학적 문제가 기존의 정신장애를 악화시키는 경우는 34%이며 신경학적 문제가 새로운 불안장애나 우울장애를 유발하는 경우가 33%라고 하였다.

평형장애를 가진 사람의 동적 자세검사(dynamic posturography) 연구에서 평형장애를 가진 많은 사람들이 시각의존 혹은 체위의존이라는 것을 보여준다(Furman, 1995). 또한 공황장애와 폐쇄공포증 환자에서도 동적 자세검사의 이상이 관찰되었는데(Jacob, 1995; Yardley, 1994), 폐쇄공포증에서는 sway-referenced에서 평형감소를 보였고, 공황장애에서도 여러 평형검사에서 많은 이상 소견을 보였는데 특히 전정기능장애가 높은 비율로 보고되고 있다(Jacob, 1985; 1993; 1997; Hoffman, 1994; Sklare, 1990).

평형과 정신과적 질환과의 관련성에 대해서는 첫째 정신과적 질환에 의한 어지럼, 둘째 정신과적 질환과 평형장애의 동시 발현, 셋째 평형장애 증상의 해결에 문제가 있는 경우, 넷째 신체정신 혹은 정신신체 관련성이란 심리적 설명, 그리고 마지막으로 신경학적 관련성으로 설명할 수 있다(Furman과 Jacob, 2001).

상기와 같이 기질적으로는 이상소견을 보이지 않지만 어지럼을 호소하는 많은 환자들이 있다. 이러한 환자들에게 기질적 이상이 없다고 하여 더 이상 치료 방법이 없다고 하는 것보다는 환자의 고통을 이해하고 해결할 수 있도록 도움을 줄 수 있다면 환자들의 고통을 경감시킬 수 있을 뿐만이 아니라 삶의 질도 향상시킬 수 있을 것이다(안세영 등, 2013). 어지럼에 대한 정신과적 측면으로는 여러 가지를 다룰 수 있겠지만, 본 장에서는 정신과적 질환에 의해 나타나는 어지럼을 중심으로 알아보고자 한다. 심인성 어지럼에 대해 원인 및 진단, 심인성 어지럼과 관련된 정신과적 질환 그리고 치료의 세 부분으로 나누어 살펴보기로 한다.

1 원인 및 진단

정신질환과 신체증상간의 기능적 관련성 중에서 전정기관이 제일 가능성이 높다고 보는데, 그 이유로는 첫째 사람의 신체상의 내적 표상(internal representation)에서 전정기관과 신체의 가속이 중요하다는 것이고, 둘째 정신과 환자들에서 전정기능의 이상이 많다는 것인데 전정기능 이상은 성격적으로 취약한 사람에게 정신과적 질환을 일으킬 수 있다.

공황장애 환자와 전정기능 이상이 같이 나타나는 것에 대하여 정신신체적, 신체정신적 혹은 신경학적 연결(neurologic linkages)에 의한 것이라고 한다(Jacob, 1988). 최근에는 공황장애와 전정기관의 기능 이상 사이의 관련성에 대하여 신경해부학적, 신경생리학적 증거들이 나타나고 있는데, 특히 노르아드레날린계와 세로토닌계의 이상과 관련되어 있다(Klein, 1993; Morris, 1996; Yates, 1993).

Moore와 Atkinson(1958), Drachman과 Hart(1972), Nedzelski 등(1986)의 진단기준에 의거하여 현재 일반적으로 인정되고 있는 심인성 어지럼의 진단기준은 다음과 같다. ① 어지럼이 진성 어지럼의 특징을 가지지 않고, ②

과호흡으로 어지럼이 유발되며, ③ 정신과적 증상들이 어지럼에 선행하며, ④ 불안하거나 공포상태에 있는 사람에서 유발되는 경우이다. 하지만 이런 견해는 다음과 같은 이유로 비판 받고 있다. 첫째, 증상으로서의 어지럼이 정신과적 질환과 이과적 질환을 신뢰할 만큼 구별할 수 있는 현상이 아니다(Clark, 1994). 둘째, 응급실에서 어지럼 환자의 평가도구의 일부로 어지럼 유발검사로 과호흡을 시켰을 때 내과적 진단을 가진 101명 중 21명이 양성이었다고 보고되었다(Herr, 1989). 셋째, 어지럼의 발현 이전에 정신과적 증상이 선행된다는 기준은 정신과 환자는 신경이과학적 질환에 저항성이 있을 것이라는 틀린 얘기를 전제로 한다는 점이며, 마지막으로 불안이나 공황장애를 가진 환자에게 심인성이란 진단을 내리는 과정은 기질성 어지럼 환자 모두가 불안장애를 갖고 있지 않은 경우에만 정당화 될 수 있는데 실제로는 그렇지 않다는 점이다(Furman과 Jacob, 1997).

이러한 문제점을 해결하기 위하여 Furman과 Jacob(1997)은 정신과적 어지럼이란 용어를 사용하면서 진단기준을 엄격하게 적용을 하는 새로운 정의를 제시하였는데 이는 다음과 같다. 첫째, 어지럼이 정신과적 증상군(psychiatric symptom cluster)의 다른 증상들과 같이 나타나면서 전정기능 이상과 관련이 없어야 한다. 둘째, psychogenic overlay의 현상과 혼동하지 말아야 하고, 신경이과적 어지럼의 경우엔 어지럼의 핵심증상이 있으며 정신과적 요인들은 단지 이와 관련된 병적 행동을 증폭시킨다. 그리고 psychogenic overlay가 어지럼을 유의하게 증가시키는 경우와 어지럼보다는 정신과적 증상이 현저한 경우에는 정신과 자문이나 전과를 통한 정신의학적 치료의 적용이 필요하다.

심인성 어지럼의 진단적 접근은 주로 환자의 증상의 기술에 의존하게 된다. 객관적으로 증상을 동반할 만한 신경이학적 소견이 없거나 미약한 경우에는 환자의 대인관계 양상과 질 및 증상이 나타날 당시의 생활 상태를 알아보아야 한다. 정신과 환자가 기질성 어지럼 증후군(organic vertigo syndrome)을 보일 수 있고, 역으로 기질성 어지럼 증후군을 앓고 있는 환자가 이차적으로 정신과적 문제가 나타날 수도 있으므로 신경이과와 정신과 두 영역 모두에 대한 상당한 이해가 필요하다.

2 심인성 어지럼과 관련된 정신과적 질환

심인성 어지럼의 가능성이 높은 정신과적 질환들의 종류와 각 질환의 특징적인 증상 및 어지럼의 특성을 간략히 살펴보면 다음과 같다. 기본적으로 정신의학에서 '장애'라고 하는 용어는 'disorder'란 의미이지 'disability'란 의미가 아님을 유념하여야 한다. 또한 이 장에서의 각 정신질환에 대한 정의는 미국 정신의학회(American Psychiatric Association)에서 2013년에 개정한 DSM-5(Diagnostics and Statistical Manual of Mental Disorder, 5th edition)를 기준으로 기술하였다.

1) 불안장애(Anxiety Disorder)

불안을 주소로 하는 장애로 성인에서 주로 나타나는 질환에는 공황장애, 사회불안장애(사회공포증), 특수 공포장애, 범불안장애 등이 있다. 이전의 DSM-IV-TR까지 불안장애에 포함되었던 강박장애와 외상후 스트레스 장애는 DSM-5에서는 불안장애에 포함되지 않고 각각 강박 및 관련 장애(obsessive-compulsive and related disorder)와 외상 및 스트레서 관련 장애(trauma- and stressor-related disorders)로 분류된다.

가. 공황장애(Panic Disorder)

공황장애는 불안장애의 일종으로, 이유 없이 삽화적으로 갑자기 불안이 극도로 심해지며 숨이 막히거나 심장이 두근대고 죽을 것만 같은 극단적인 공포 증세를 보이는 상태이다. 이런 불안상태가 대개 1시간 이내의 기간 동안 지속되며 대개 주 2회 정도 나타난다. 주 증상은 강한 공포, 곧 죽지 않을까 하는 불안이다.

그와 동반하여 호흡곤란, 심계항진, 흉부 통증, 흉부 불쾌감, 질식감, 혹은 숨이 답답한 느낌, 현기증, 어지럼 내지 휘청거리는 느낌, 자기나 주위가 달라진 것 같은 비현실감, 손발이 저리는 감각이상이나 몸의 떨림과 진전, 때로는 돌발적인 열감이나 냉감, 발한 등이 나타난다. 동시에 실신하거나 죽거나 또는 미치거나 어떤 사고를 저지르지 않을까 하는 공포 등이 엄습한다. 과호흡으로 인해 호흡성 alkalosis가 오고, 그로 인한 신체증상도 나타난다. 이런 공황발작이 오게 되면 환자는 다급한 나머지 응급실을 찾게 된다. 진찰 시 같은 말을 되풀이하고, 더듬거나 몹시 당황하는 행동을 보인다. 그러나 제반 검사 상 정상으로 나타나게 되어서 "신경성 혹은 노이로제니까 걱정 말고 푹 쉬어라"는 얘기를 들은 후 귀가하게 되지만 이러한 공황발작이 다시 나타나 또 다시 응급실을 방문하게 되며, 결국에는 환자들이 '검사가 잘못된 것이 아닌가? 혹은 오진을 한 것이 아닌가?' 하여 여러 병원을 전전하면서 검사를 받게 되나 정확한 진단과 치료가 되지 않는 악순환이 나타나는 경우도 있다.

발작이 없는 중간 시기에는 그런 일이 또 생기지 않을까 하는 예기불안(anticipatory anxiety)이 있다. 이어서 '죽는 병이 아닌가?' 하는 등의 건강에 대한 과도한 근심(somaic overconcern)이 생기고, 발작이 일어났던 장소나 상황과 유사한 장소와 상황을 피하려는 회피행동(avoidance behavior)을 나타낸다. 그리고 자신이 쓰러져도 도와줄 사람이 없는 것이 두려워서 외출이나 혼자 있는 것을 피하거나, 혹은 외출할 때는 꼭 누구와 같이 가려 하는 등의 광장공포증(agoraphobia)도 생긴다.

공황장애와 공황발작에 대한 진단 기준(표 1, 표 2)을 분리하여 사용하고 있는데, 그 이유는 공황발작이 공황장애 이외의 여러 가지 정신장애, 특히 특정공포증, 사회공포증 그리고 외상후 스트레스장애에서도 나타날 수 있기 때문이다. WHO에서 제정한 ICD-10(1992)에서는 공황장애(panic disorder) 혹은 삽화성 발작적 불안(episodic paroxysmal anxiety)라 부른다. 그리고 광장공포증은 따로 진단하도록 하고 있다. 공황장애는 반복되는 공황발작의 상기 특유 증상이 있으므로 진단은 용이하다. 그러나 생명이 위협 당하거나 신체적 원인(쇠약이나 질환)에 의할 때는 제외된다.

이 질환에서 나타나는 어지럼은 giddy, unsteady sensation, progressive presyncopal lightheadedness로 나타난다(Ballenger, 1986). 그러나 이러한 어지럼은 대개 주된 증상인 심장이 멎거나 숨이 막혀 죽을 것 같다는 느낌 및 불안과 관련된 다양한 자율신경계의 항진 증상이 동반되어 나타나므로 이에 대해 자세히 문진을 해보면 쉽게 진단할 수 있다.

표 1. 공황장애의 DSM-5 진단기준

A. 반복되는 예측불허의 공황발작. 수분 내에 최고조에 이르는 심한 공포나 불편이 갑자기 나타나며, 발작 기간 동안 다음 증상 중 적어도 4개 이상이 나타난다.

주 : 갑작스러운 발작은 평온한 상태나 불안한 상태 모두에서 나타날 수 있다.

(1) 심계항진, 가슴이 심하게 두근거림, 혹은 심장박동이 빨라짐
(2) 땀을 흘림
(3) 몸의 떨림 또는 흔들거림
(4) 숨이 막히는 또는 숨이 답답한 느낌
(5) 질식감
(6) 흉통 또는 흉부 불쾌감
(7) 오심 또는 복부 불쾌감
(8) 현기증, 비틀거리는 느낌, 어지럼, 또는 기절할 것 같은 느낌
(9) 오한 또는 열감
(10) 지각 이상(둔하거나 따끔거리는 느낌)
(11) 비현실감(비현실적인 느낌) 또는 이인증(자신으로부터 분리된 듯한 느낌)
(12) 통제력을 잃거나 미칠 것 같은 두려움
(13) 죽을 것 같은 두려움

주 : 문화-특수 증상(예, 현훈, 목의 아픔, 두통, 조절되지 않는 외침이나 울음)이 나타날 수 있다. 이러한 증상을 상기에 필요한 4개 증상의 하나로 여겨서는 안된다.

B. 한 번의 발작 후에, 1개월 이상의 기간 동안 적어도 다음 중의 하나 이상이 뒤따른다

1. 발작이 다시 오는 것과 발작의 영향(예, 통제력 상실, 심장마비, 미치는 것)에 대한 지속적인 걱정
2. 발작과 관련된 현저한 행동의 변화(예, 활동이나 친숙하지 않은 상황에 대한 회피 같은 공황발작이 나타남을 회피하려고 노력하는 행동)

C. 공황발작이 물질(예, 약물남용, 투약)이나 다른 의학적 상태(예, 갑상선기능 항진증, 심호흡기계질환)의 생리적 영향에 의한 것이 아니다.

D. 공황발작이 사회공포증(예, 두려워하는 사회적인 상황에 노출 시 발생), 특정공포증(예, 특정한 공포대상이나 상황에 노출에 대한 반응), 강박장애(예, 강박사고에 대한 반응), 외상후 스트레스장애(예, 외상 사건의 회상에 대한 반응) 또는 이별불안장애(예, 애착대상 인물과의 이별) 같은 다른 정신장애로 더 잘 설명되어서는 안된다.

나. 광장공포증(Agoraphobia)

집을 떠나거나 넓은 공간 혹은 대중적인 장소에 가기를 두려워하는 환자들로 어지럼, 자세 불균형과 함께 과도한 불안을 호소한다. 우울증을 동반할 수도 있다.

이 질환에서의 어지럼의 특징은 보통 몸을 움직이는 착각(illusory body motion)을 느끼는 것으로 표현하며 몇 초, 몇 시간 내지 며칠 간 지속된다. 많은 경우 지속적인 흔들리는 느낌, 앉거나 설 때에 넘어질 것 같은 공포 혹은 주

표 2. 공황발작의 DSM-5 진단기준

주 : 증상들은 공황발작을 확인하기 위한 목적으로 제시된다; 하지만 공황발작 자체는 정신질환이 아니므로 코드를 붙이면 안된다. 공황발작은 불안장애뿐만이 아니라 다른 정신질환(예, 우울장애, 외상후 스트레스 장애, 물질사용 장애)과 많은 의학적 상태(예, 심장, 호흡기계, 전정기관계, 위장관계)의 증상의 하나로 나타날 수 있다. 공황발작이 확인된다면 이는 specifier의 하나로 기록한다.(예, 공황발작을 동반하는 외상후 스트레스 장애) 공황장애에서는 공황발작이 진단지침의 하나이므로 공황발작을 specifier의 하나로 사용하지 않는다.

수분 내에 최고조에 이르는 심한 공포나 불편이 갑자기 나타나며, 발작 기간 동안 다음 증상 중 적어도 4개 이상이 나타난다.

주 : 갑작스러운 발작은 평온한 상태나 불안한 상태 모두에서 나타날 수 있다.

(1) 심계항진, 가슴이 심하게 두근거림, 혹은 심장박동이 빨라짐
(2) 땀을 흘림
(3) 몸의 떨림 또는 흔들거림
(4) 숨이 막히는 또는 숨이 답답한 느낌
(5) 질식감
(6) 흉통 또는 흉부 불쾌감
(7) 오심 또는 복부 불쾌감
(8) 현기증, 비틀거리는 느낌, 어지럼, 또는 기절할 것 같은 느낌
(9) 오한 또는 열감
(10) 지각이상(둔하거나 따끔거리는 느낌)
(11) 비현실감(비현실적인 느낌) 또는 이인증(자신으로부터 분리된 듯한 느낌)
(12) 통제력을 잃거나 미칠 것 같은 두려움
(13) 죽을 것 같은 두려움

주 : 문화-특수 증상(예, 현훈, 목의 아픔, 두통, 조절되지 않는 외침이나 울음)이 나타날 수 있다. 이러한 증상을 상기에 필요한 4개 증상의 하나로 여겨서는 안된다.

위가 움직이거나 자신의 몸이 움직이는 느낌을 호소한다. 넓은 광장, 주위에 물체가 없는 길, 언덕 밑의 길을 운전할 때에는 차가 옆으로 쓰러지거나 또는 옆으로 도는 느낌을 경험하기도 한다(Page, 1985).

다. 그 외의 불안장애(Anxiety Disorder)

공포증은 사회공포증(공공장소나 사회적 상황에서 다른 사람에게 관찰되거나 모욕적이 되는 것 또는 당황하게 되는 것을 두려워해서 회피반응을 보이는 공포장애)과 특정대상에 따라 생기는 특정공포증(예: 동물공포, 고소공포, 협소공포, 질환공포, 불결공포, 죽음공포 등)으로 나뉜다.

범불안장애에서의 어지럼의 특성은 명확하지 않은 어지럼과 자세 불균형, 혹은 서있거나 앉아 있을 때 일초 가량 지속되는 짧은 어지럼 발작을 호소한다. 때로 강한 몸 동작에 의해 시작되거나, 죽음에 대한 공포나 과도한 불안과 관련된 사회적 사건 혹은 스트레스를 받

는 상황(stimulus situation)에 악화된다.

2) 우울증(Depression)

전체인구에서 우울증의 평생 유병률은 15%이며, 남성은 10%이지만 여성은 20-25%로 여성에서 잘 나타나는 매우 흔한 정신과적 장애로 환자의 15%가 자살로 생을 끝낸다고 알려져 있을 정도로 치료를 제대로 받지 않으면 위험한 정신질환의 하나이다.

우울증의 증상은 정서적으로 우울하며 슬픈 느낌을 가지며, 환자는 자신감이 없고 삶의 의욕이 없고 피곤해하고 일하기를 싫어하며 혼자만 있으려 하고 평소 해오던 일을 수행하는데 어려움을 느낀다. 생활의 재미나 즐거움을 느낄 수가 없고 매사를 짐이 되는 듯 여기며 평소 해오던 직업을 포기하려고 한다. 사고는 몇몇 주제에 국한되며 질문에 대한 대답이 매우 느리며 최대한 압축하여 대답한다. 많은 경우 미래의 실패에 대한 불안, 거절, 보복에 대한 우려 때문에 무슨 일이든 결정을 못하고 우유부단해진다. 신체증상이 현저하게 나타나 체중감소, 식욕부진, 소화장애, 변비, 가슴 답답함, 두통, 수면장애, 쇠약상태 등을 호소한다. 건강염려증이 생기고 자신은 신체장애 때문에 우울하다고 믿는다.

가면성 우울증(가면 우울, Masked Depression)에서는 전형적인 우울증상은 나타나지 않고 신체증상으로만 표현될 수도 있다. 이는 우울증상이 연령층에 따라 다른 모습으로 나타날 수도 있기 때문에 우울한 기분을 감추기 위한 가면이라는 뜻에서 가면성 우울증이라고 한다. 건강염려증적인 과도한 집착(hypochondriacal preoccupation)이 기저의 우울증을 겉으로 나타나지 않게 할 수도 있다. 즉, 우울증은 우울하다는 감정의 장애로서만 나타나는 것이 아니고 홧병, 산후우울증, 고3병, 대4병, 주부우울증, 빈 둥지 증후군, 계절성 우울증, 중년기 우울증, 가면성 우울증 및 IMF 증후군 같이 여러 가지 다양한 형태로 나타날 수도 있다.

우리나라 사람들은 일반적으로 신체질환에는 관심이 많지만 정신적이거나 심리적인 면을 도외시하는 경향이 높기 때문에 몸이 아프다고 하면 주위의 사람들이 병원에 가기를 권유하거나 같이 병원을 방문한다. 하지만 마음이 우울하다거나 불안하다고 하는 경우에는 "그건 병도 아니다. 마음이 약해서 그렇다. 여행을 가거라. 푹 쉬어라."고 하거나 심시어는 "자기 할 일을 하지 않으려고 꾀병 부린다."고까지 말하는 사람들이 많고, 본인들도 '다른 사람들이 자신의 의지가 약해 보인다고 생각하지 않을까' 또는 '내가 이러는 것을 남이 알게 되지나 않을까' 하면서 창피하게 생각하여 치료받기를 주저하는 경향이 높으므로 이러한 환자를 접하는 경우에는 온화하고 지지적이지만 적극적이고 강력하게 치료를 권해야 할 것이다.

우울증 환자들은 흔히 명확하지 않은 어찔어찔함(lightheadedness) 혹은 어지럼을 호소하며, 집중력의 장애와 사고흐름의 저하를 호소한다. 숙련된 정신과 의사가 아니더라도 정신적인 문제에 대해 좀 더 자세히 문진을 하면 우울증 환자에서의 특징적인 우울증상을 확인할 수 있는 경우가 많으므로 가면성 우울증의 경우를 제외하면 진단은 어렵지 않다.

3) 신체증상 및 관련 장애(Somatic Symptom and Related Disorders)

DSM-IV-TR에서는 신체형 장애(Somatoform Disorder)라고 하였다. 이는 심리

적 원인이 신체증상의 형태로 나타나게 되는 경우를 의미한다. 이 장애는 의학적(신체적) 상태나 약물남용 또는 다른 정신장애로 충분히 설명되지 않으며, 상당한 정도로 환자를 고통스럽게 하고, 사회적, 직업적 및 기타 기능들을 방해한다. 요약하면 기질적 병리가 없거나 적절한 신체의학적 설명이 되지 않는 장애로 정의된다. 즉 내적인 불만이나 갈등이 일상적인 정신방어 작용으로 해소되지 않을 때, 누적된 정신적 갈등이 신체적 증상으로 전환되어 표현된다. 또한 증상을 통해 심리적이거나 실제적인 이차적 이득(secondary gain)을 얻으려는 무의식적인 동기도 볼 수 있다. 따라서 이 장애는 일반적인 의학적 치료에 의해 잘 호전되지 않는다. 그리고 이 질환은 의도적이고 의식적 상태에서 꾸미는 꾀병과 구별하여야 한다.

이들은 정신과 진료보다는 일차 진료체계인 개업의 특히 내과 및 가정의학과 의원 등에 먼저 내원하는 경우가 보통이다. 환자들은 장애의 원인을 신체적인 것으로 보는 경우가 많아 불필요한 검사를 많이 하는 경향이 있다. 환자들의 의사에 대한 과도한 기대나 불신 때문에 환자-의사 관계가 원만하지 못해 치료가 중단되는 경우가 많다. 따라서 여러 의사 및 병원들을 순례(doctor and hospital shopping)하는 경우가 많다. 이 장애에는 감정표현불능증(alexithymia)이란 개념이 많이 적용되는데, 이 개념은 자신의 감정을 말로 잘 표현하지 못하지만 신체증상으로는 감정이 잘 표현되므로 이 장애가 잘 나타난다는 것이다.

나타나는 특징에 따라 ICD-10(International Classification of Diseases, 10th revision)에서는 신체형 장애를 신체화장애(somatization disorder), 미분화 신체형 장애, 건강염려증성 장애(hypochondriacal disorder), 신체형 자율신경계 기능장애(somatoform autonomic dysfunction), 지속성 신체형 동통장애(persistent somatoform pain disorder), 기타 신체형 장애, 비특정 신체형 장애로 구분하고 있다. DSM-5에서는 신체증상장애(somatic symptom disorder), 질병불안장애(illness anxiety disorder, 과거에는 건강염려증 hypochondriasis), 전환장애(conversion disorder), 가장성 장애(factitious disorder), 및 기타 신체형 장애 등으로 구분한다. DSM-IV-TR에서의 통증장애(pain disorder, 과거의 psychogenic pain disorder)는 DSM-5에서는 신체증상장애의 특수형으로 분류되었으며, 신체추형장애(body dysmorphic disorder)는 DSM-5에서는 강박 및 관련 장애의 하나의 아형으로 변경되었다.

신체증상 및 관련 장애 중에서 신체증상장애와 기타 신체형 장애에서 어지럼을 호소하는 경우가 많다. 어지럼의 호소에 일관성이 없으며 애매모호하고 다른 여러 가지 증상을 동반하고 있는데, 어지럼은 단지 이들 여러 신체증상들 중의 하나일 뿐이다. 그리고 이 환자들의 신체증상은 다양하고, 심리적 갈등이 있는 상황에 악화되며, 오랜 기간 동안 여러 가지 신체증상이 나타난 과거력이 있으면서, 환자가 자신의 병력을 자세하게 이야기한다는 것 등이 진단에 도움이 된다.

4) 히스테리아(Hysteria)

이는 과거에 주로 사용하던 진단명으로 DSM-5의 진단기준에서는 전환장애란 진단명으로 신체증상 및 관련 장애의 하나로 분류되고 있지만, ICD-10의 진단기준에서는 해리(전환)장애(dissociative(conversion) disorder)의 진단군에 속하고 있어서 양 진단기준 간에 차이

표 3. 전환장애의 DSM-5 진단기준

A. 변화된 수의운동이나 감각기능의 한 가지 혹은 그 이상의 증상
B. 임상적으로 증상과 나타나는 신경과적 혹은 의학적 상태 간에 불일치의 증거가 있다.
C. 증상이나 결함이 다른 의학적 상태나 정신질환으로 더욱 잘 설명되지 않는다.
D. 증상이나 결함은 사회적, 직업적, 그 외 기능의 중요한 영역에서 임상적으로 심한 고통이나 손상을 일으키거나 의학적 평가를 정당화한다.

가 있는 질환이다. 그러나 현재까지도 정신과 임상영역에서는 자주 사용하고 있는 진단명이다. 강박적 인격장애 등 여러 가지 인격장애가 있는 경우에 자주 나타날 수 있는 질환이다.

임상양상은 수의적 근육운동 및 감각기관의 갑작스러운 기능변화로 인한 장애가 나타난다. 가장 많은 것은 마비, 시력상실 그리고 함구증이다. 기타 감각강실, 이상감각, 일정부위의 운동장애, akinesia, dyskinesia, 실성증, 진전, 횡격막 수축, choreoathetoid movement, 후궁반장이 특징인 히스테리 특유의 간질양 발작, 경련, 가성 의식상실, 히스테리성 졸도, 전환장애 특유의 보행장애인 astasia abasia 등을 보인다. 감각장애에서도 목 또는 식도의 이물감, 장갑형 및 양말형 감각마비, 실명, 귀머거리 및 시야의 위축(tubular vision) 등의 장애를 보인다. 마비의 예에서 보듯이 손목 아래 부위가 마비되는 등 해부학적 및 신경학적 부위와 일치하지 않으면서 건반사, 근전도 검사 등도 정상이다. 경련이 나타날 때도 간질발작과 달리 혀 깨물기나 요실금, 외상은 거의 없고 동공반사나 구역반사 등은 정상이며, 전환장애 특유의 기분 좋은 무관심을 볼 수 있다. DSM-5에서의 진단기준은 표 3에 있다.

이 질환에서 나타나는 어지럼은 때로 기괴하고 astasia abasia와 동반되며 과도한 노출과 극화(dramatism)를 보이는 성격 등의 특징으로 쉽게 인지된다. 환자들이 어지럼을 호소하기는 하지만 대개 전환장애 특유의 다른 증상을 동반하고 있으므로 쉽게 진단할 수 있다. 또한 히스테리성 증상을 보이는 환자의 상당수에서 기저에 기질적인 장애가 있는 것으로 알려져 이들 환자에서 보이는 히스테리성 모습이 기저의 전정기능장애를 반영하는 것일 수도 있다.

5) 외상후 어지럼 (Post-Traumatic Vertigo)

뇌진탕후 증후군(postconcussional syndrome)의 증상의 하나로 나타난다. 이 증후군은 뇌외상(대개 의식소실이 있을 만큼 심한 경우) 후에 일어나며, 다양한 증상들이 나타나는데 두통과 어지럼(대개 진성 어지럼의 양상은 없다)이 가장 빈번한 증상이며, 피로, 자극과민성, 집중곤란, 정신적 업무수행의 곤란, 기억장애, 불면증, 그리고 스트레스, 감정적 흥분, 혹은 알콜에 대한 내성의 감소 등의 증상도 나타난다. 또한 여러 가지 정신과적 증상, 시력의 이상 등을 호소하며 이석기관의 이상과 유사한 증상을 보인다. 이러한 증상은 자존심의 저하와 영구적인 뇌 손상이 오지 않을까 하는 공포감에서 오는 우울감이나 불안을 동반한다. 이러한 감정은 본래의 증상들을 강화하며 악순환의 결과를 낳는다. 어떤 환자는 건강염려증이 되어 진단과 치료를 찾아 나서고 영구적인 병자 역할을 하게 된다.

6) 공포성 체위성 어지럼 (Phobic Postural Vertigo)

이는 광장공포증이나 고소공포증과 구별되는 공간에 대한 가성-광장공포증 증후군(pseudo-agoraphobic syndrome)으로 정의되어진다. 대개 불안을 동반한 체위성 불안정성(postural imbalance)이나 짧은 어지럼 발작을 동반한다. 강박적 인격장애나 히스테리성 성격장애를 가진 환자들이 검사 상 특별한 이상없이 보행 시 혹은 기립 시에 짧게 느끼는 주관적인 어지럼 및 회복과 악화가 반복되는 불안정감(unsteadiness)을 호소하는데, 주로 정서적인 스트레스나 기질적인 전정기능장애 후에 빈발한다.

3 치 료

심인성 어지럼 환자의 일반적인 치료는 기질성 질환에 대한 공포를 줄일 수 있는 정신치료적 접근과 행동치료 및 단기간 항불안제나 항우울제를 투여함으로써 효과를 볼 수 있으며, 현저한 정신질환이 주된 원인인 경우에는 집중적인 정신과적 치료가 필요하다. 즉, 정신질환이 주원인이고 어지럼은 단지 정신질환 증상의 하나로 나타나는 경우에는, 신체증상보다는 정신과적 증상에 초점을 맞추어 접근하면서 기저의 정신질환을 치료해야 하며 어지럼에 대해서는 지지적으로 설득과 안심을 제공하면서 기저의 심리적인 갈등을 이해하고 공감하면서 이 갈등을 해소할 수 있는 접근이 도움 된다.

Stabb와 Ruckenstein(2002)는 말초전정기관의 이상과 편두통의 병발 유무와 상관없이 정신과적 증상을 가진 어지럼 환자에게 SSRI계열의 항우울제 투여가 전정기능 억제제(vestibular supressant)나 benzodiazepine의 사용보다 효과적이라고 하였다.

상기 정신질환들의 치료에 관해 각각 간략히 살펴보면 다음과 같다.

1) 불안장애

가. 공황장애

공황장애는 공포증, 건강염려증, 우울증 등 다른 정신질환으로 이행하기 쉽고 치료가 늦을수록 완치가 어려우므로 초기에 치료를 받아야 한다. 치료는 항우울제나 항불안제를 투약하는 약물요법과 정신사회적 치료를 사용한다. 약물을 투여하면서 이 질환에 대해 정확히 알려주고 자신감을 회복할 수 있도록 도와주는 지지적인 방법을 병용한다면 대다수의 환자에게 효과가 있다. 현재 알려진 가장 효과적인 치료 방법은 약물치료와 인지행동치료의 복합치료이다.

정신사회적 치료 방법으로 환자상태에 따라 분석적 혹은 지지적 정신치료, 가족치료, 행동치료 및 인지치료 등이 단독으로 또는 약물치료와 같이 복합적으로 사용된다. 특히 기저에 성격적인 문제가 있는 경우에는 분석적 정신치료가 도움이 되는데, 이 경우에는 환자가 불안의 무의식적 의미, 회피행동의 상징성, 억압, 이차이득에 대해 이해하도록 초점을 맞춘다. 행동치료는 실제노출 기법을 사용하는데 광장공포증에 효과적이다. 인지치료는 환자가 가지고 있는 불안이 계속 일어나게 만드는 비적응적인 사고내용을 찾아내어 그러한 잘못된 관념이나 기식을 수정하여 적응적인 사고로 대치해주는 것이다. 즉, 자신의 상태를 정확히 알고 대응책을 찾도록 도와주는 방법이다. 그리고 몇 명의 환자가 같이 치료를 받으면서 다른 환자의 모습을 객관적으로 볼 수 있도록 하는 집단치료를 사용하기도 한다.

약물치료는 주로 항불안제와 항우울제를 사용한다. 급성발작 시에는 benzodiazepine계 항불안제(표 4)를 정맥 또는 근육 주사한다. 현재 우리나라에는 lorazepam(ativan®)과 diazepam(valium®)이 주사제로 나와 있다. Lorazepam은 정주나 근주 모두 경구투여보다 흡수가 빠르지만, diazepam은 근육주사가 경구투여보다 흡수가 느리므로 정맥주사를 해야 빠른 효과가 나온다. 주된 치료약물로는 삼환계 항우울제(imipramine, clomipramine 등), MAO 억제제(moclobemide 등), 선택적 세로토닌 재흡수 억제제(SSRI : Selective Serotonin Reuptake Inhibitor; fluoxetine, fluvoxamine, sertraline, paroxetine, citalopram, escitalopram등), 세로토닌-노르에피네프린 재흡수 억제제(SNRI; Serotonin norepinephrine reuptake inhibitor; venlafaxine, duloxetine 등) 및 benzodiazepine계 약물 등을 사용한다. 치료 초기에는 공황장애에 탁월한 효과를 보이는 것으로 알려져 있는 alprazolam(xanax®)을 단기간 투여하는데, 이 경우에도 주 치료약물인 항우울제를 같이 투여하는 것이 효과적이다. 그러나 이 약물은 의존성이 문제가 될 수 있으므로 효과가 나타나면 점차로 감량하면서 항우울제를 주 치료제로 사용하여 궁극적으로는 항우울제만을 사용하는 것이 좋다. 투여 2-4주 경과하면 효과가 나타나며, 회복된 후에도 6-12개월 유지치료를 한 후에 서서히 감량한다. 예기불안에는 benzodiazepine계열의 약물이 효과적이며 항우울제는 별로 효과가 없다.

나. 광장공포증

광장공포증에는 행동치료와 인지치료가 효과적이며, 정신치료나 항불안제를 사용할 수도 있다. Benzodiazepine계 항불안제가 효과적이고, 불안이 호전된 상황에서 노출행동치료와 인지치료를 병용하면 진반적인 증상제거 효과가 나타난다.

다. 그 외의 불안장애

공황장애와 광장공포증을 제외한 불안장애 중에서 어지럼을 잘 일으킬 수 있는 질환은 특정공포증, 범불안장애이다.

특정공포증의 치료는 일시적인 증상완화 목적으로 benzodiazepine계 약물을 공포상황에 노출되기 전에 미리 투약하여 예기불안을 감소시켜 주는데, 이는 행동요법의 보조수단으로 활용된다. 가장 잘 알려진 치료법은 행동치료이며, 인지치료도 효과가 있다. 때로는 정신분석치료, 지지치료, 가족치료를 적용하기도 하고 최면술, 근육이완법, biofeedback 등을 사용하기도 한다.

표 4. Commonly used benzodiazepines in panic disorder

Drug	Dose Equivalents	Half-Life (hours)	Rate of Absorption	Usual Adult Dosage
Clonazepam	0.5	Long (metabolite, 〉20)	Rapid	1-6 mg/d b.i.d.
Diazepam	5	Long (〉20)	Rapid	4-40 mg/d b.i.d..
Alprazolam	0.25	Intermediate(6-20)	Medium	0.5-10 mg/d b.i.d
Lorazepam	1	Intermediate(6-20)	Medium	1-6 mg/d t.i.d.

범불안장애의 치료는 환자 자신이 신체질환을 의심하기 때문에 우선 신체질환이 없음을 확인해 주는 것이 중요하다. 약물치료에서는 benzodiazepine계 약물이 일차 선택약이다. 최소량으로 시작하여 효과를 볼 때까지 증량해 나간다. 2-6주 간 사용하고 1-2주간에 걸쳐 점차 줄여간다. 필요할 때만 복용한다든가 일정기간 동안만 복용하는 방법도 좋다. 남용을 피하기 위하여 buspirone이나 삼환계 항우울제 혹은 항히스타민제를 사용할 수 있으며, 최근에는 SSRI계 및 SNRI계 항우울제가 상당한 효과가 있다고 알려져 있다. 불안의 말초증상을 감소시키기 위하여 beta-adrenergic blocker(propranolol, atenolol 등)들을 사용할 수도 있다. 이 질환 역시 분석적 정신치료나 지지적 정신치료를 시행할 수 있으며, 행동치료와 인지치료를 적용할 수도 있다.

2) 우울증

우울증은 1년 정도 치료하면 80-90%의 환자가 치료된다. 우울증의 치료에는 약물치료와 정신치료의 중요한 두 가지 치료방법이 있다. 경우에 따라 약물치료나 정신치료 중 한 가지 방법으로 충분할 수도 있고 어떤 경우에는 병합치료가 필요하다.

약물치료로는 항우울제(표 5)를 주로 사용하는데, 항우울제에는 여러 가지 종류가 있으며 중독성이나 흥분성은 없다. 일반적으로 2-4주가 지난 후에 효과가 나타난다. 공존하는 내과적 문제를 알아보아야 하며, 용량을 결정하고 약물 상호작용을 최소화하기 위해 현재 투약 중인 약물을 파악해야 한다. 한 가지 항우울제로 치료가 잘 되지 않는다면 여러 가지 항우울제를 동시에 사용하는 복합요법이 필요한 경우도 있다. 그러므로 약물용량과 부작용

표 5. Commonly used antidepressants in Korea

Antidepressant group	Examples
Tricyclic antidepressants (TCAs)	amitriptyline, clomipramine, doxepin, imipramine, nortriptyline
Monoamine oxidase inhibitors (MAOIs)	moclobemide(RIMA: Reversible Inhibitor of MAO-A)
Selective serotonin reuptake inhibitors (SSRIs)	citalopram, escitalopram, fluoxetine, fluvoxamine, paroxetine, sertraline
Serotonin-Norepinephrine reuptake inhibitors (SNRIs)	duloxetine, milnacipran, venlafaxine
Norepinephrine & Serotonin specific antidepressants (NaSSA)	mirtazapine
Serotonin(5-HT2a) blockade and serotonin reuptake inhibitors (SARI)	nefazodone (withdrawal in market), trazodone
Norepinephrine-Dopamine reuptake inhibitor (NDRI)	bupropion
Selective serotonin reuptake enhancer (SSRE)	tianeptine
Melatonergic antidepressant	agomelatine
Serotonin modulator and stimulator	vortioxetine

을 조절하기 위해 의사를 지속적이고 정기적으로 만나서 상의하는 것이 필요하며, 의사가 약의 중단을 권고할 때까지 투약을 지속하는 것이 중요하다. 증상이 완전히 관해가 되고 난 후에도 최소 6개월간의 유지요법이 필요하며 이후 점차로 감량하여 약을 중단하도록 한다. 가끔 우울증 환자들에게 기분안정제(mood stabilizer)를 사용하기도 하는데, 여기에는 lithium이나 항경련제(antiepileptic agent; carbamazepine, valporate, lamotirgine등), clonazepam, 그리고 verapamil이나 diltiazem과 같은 calcium channel antagonist 등이 포함된다. 이 약물들은 기분의 굴곡을 정싱화 시켜주는 작용을 하며, 양극성 우울증 환자가 기분변화가 있을 때 이를 안정시키기 위해서 사용하고 때로는 항우울제 단독으로 반응이 없는 경우에 항우울제와 같이 사용될 수 있다. 불안이 동반되는 우울증에서는 항불안제를 항우울제와 같이 사용한다. 그리고 갑상선제제도 사용할 수 있으며, 최근 개발된 비정형 항정신병 약물을 주요우울증의 보조치료제로 혹은 양극성 우울증의 치료제로 사용하기도 한다.

정신치료는 질병의 이차적 장애 방지, 역동적 원인의 해결, 의사소통능력의 증가, 긴장감소, 대인관계와 사회적응을 위해 필요한데, 가벼운 우울증에서는 이 치료만으로도 효과적인 경우가 많다. 정신분석적 정신치료, 인지치료, 대인관계치료 및 가족치료 등이 사용된다.

3) 신체증상 및 관련 장애

여러 신체증상 및 관련 장애에 속하는 정신질환의 치료에서는 의사 한 사람이 주로 책임지고 정기적으로 일관성 있게 치료하는 것이 좋다. 특히 검사나 진찰을 환자 요구대로 반복하는 것은 피해야 한다. 치료자는 신체증상이 감정표현의 하나라는 것을 잘 이해해야 하며 신체질환이라고 시인해서도 안되며 신체증상을 무시해서도 안된다. 치료는 우선적으로 증상완화를 이루고 난 후에 정신치료적 접근을 한다. 치유(cure)보다는 돌봄(care), 치료(treatment)보다는 관리(management)한다는 개념을 가지고 환자를 치료해야 한다. 이 질환을 앓고 있는 환자들에 대한 일반적 치료지침은 다음과 같다. ① 설명을 충분히 잘 할 것, ② 정기적으로 진료할 것, ③ 기분과 불안 모두를 치료할 것, ④ 약물의 병용을 최소화할 것, ⑤ 적응증이 된다면 특수치료도 이용할 것, ⑥ 증상을 악화시키는 사회역동을 변화시킬 깃, ⑦ 역전이의 부정적인 반응을 인지하고 조절할 것 등이다.

약물치료는 항불안제, 항우울제 또는 소량의 항정신병 약물 등을 사용할 수 있다.

4) 히스테리아

신체증상 및 관련 장애의 일반적 치료지침을 따르는 것이 중요하다. 초기에 철저한 신체검사를 한 후 재검사를 허용하지 않으며, 불필요한 투약도 될 수 있는 대로 제한하면서 이차적 이득의 만족을 차단해야 한다. 약물치료로는 주로 benzodiazepine계 약물로 증상 자체를 완화시키며 필요에 따라 다른 약물치료도 병행한다. 정신치료는 돌보는 태도로서 권위를 가지고 시행하는 지지적 정신치료가 효과적이며 때로는 분석적 정신치료를 시행할 수도 있다.

5) 외상후 어지럼

시간의 경과에 따라 현저하게 그리고 계속적으로 증상의 감소를 보인다. 수상 후 2일경에는 73%에서 그리고 3개월경에는 24%로 감소하며, 1년이 경과한 후에는 1% 미만의 환자가 증상을 호소한다.

두부외상 후의 행동 상의 합병증은 복합적이므로 여러 분야의 접근을 필요로 한다. 물질남용을 치료해야 하며, 향정신성 약물을 사용하는 경우에는 조심스럽게 사용하여야 한다. 환자의 증상에 따라 대증요법으로 향정신성 약물을 사용한다. 행동치료, 인지치료 및 정신치료가 효과적이다.

6) 공포성 체위성 어지럼

환자들은 기질성 질환에 대한 공포가 심하므로 세밀한 신경학적 검사를 우선 시행한 후에 환자들의 공포를 줄이는 치료방법이 주가 되고 공포반응을 유발시키는 원인과 요인들에 대해 자세한 설명을 하는 것도 도움이 된다. 환자의 공포를 유발시키는 상황에 반복적으로 노출시키는 행동치료의 일종인 자가-탈감작법(self-desensitization)이 효과적이다. 기저의 인격장애가 문제가 된다면 정신치료를 적용할 수도 있으며, 환자의 증상에 따라 향정신성 약물을 투여할 수도 있다.

Furman과 Jacob(1997)은 정신과적 치료가 도움이 되는 경우를 자신들의 새롭고 좁은 정의에 적합하거나, 동반된 정신과적 문제에 의하여 어지럼이 매우 심하게 증폭되거나, 혹은 어지럼보다는 다른 정신과적 증상을 나타내는 환자들에게 이러한 증상이 사회기능이나 삶의 질을 저하시킬 정도인 경우에 정신과적 치료를 권하라고 하였다. 다시 말하면 정신의학적으로 심각하거나 근본적으로 정신과적 질환이 아닌 경우에는 어지럼에 대해 신경·이학적으로 우선적이고 집중적인 치료가 더 도움이 된다고 제시한 것으로 생각된다.

그러나 동양인 특히 우리나라 사람들은 자신의 심리적인 증상을 호소하기보다는 이차적으로 나타나는 신체 증상에 예민하고 이에 집착하는 경향이 매우 높은 것으로 알려져 있다. 실제 내과 계열에서 치료받는 수많은 환자들도 기저의 정신질환을 간과하고 상당기간 치료를 받다가 정신건강의학과에서 치료받게 되는 경우가 많은데, 이는 초기에 진단과 치료를 담당한 의사가 관심을 기울이면 정신질환에 대한 진단이 가능할 것으로 생각되며, 심인성 어지럼 환자에게서도 이를 적용될 수 있을 것이다.

결론적으로 어지럼 환자에 대해 일차적으로 이비인후과나 신경과에서 검사 및 진단을 시행하여 기질적인 문제가 없거나 기질적인 문제가 있을지라도 다른 정신과적 증상이 상당히 동반되고 있는 경우에는 정신과 자문이나 전과를 통하여 정신과적 치료를 적용함으로써, 심인성 어지럼 환자들에게 치료성공률을 높이고 결과적으로 전체 어지럼 환자의 치료에서도 좋은 결과를 보일 것이다. 그리고 정신과 자문을 하는 경우에 환자들의 정신과 치료에 대한 편견이나 불쾌감 등을 줄이기 위해서는 진료 당시에 나타나는 불안이나 불면 같은 정신의학적 증상에 대한 설명과 설득을 한다면 환자가 정신과 자문을 받아들이는데 도움이 될 것으로 생각한다. 환자에 대한 포괄적인 공식화된 진단적 접근과 적절한 치료계획을 세우는 체계적인 접근이 성공적 치료귀결과 건강회복을 이룰 수 있다(Clark과 Swartz, 2001). 공식화된 진단적 접근을 위해서는 한글판 표준화된 사용이 간편한 심리검사 도구(Basic symptom Inventory-53, Hospital Anxiety and Depression Scale등)를 이용하면 도움이 될 것이다(Ruckenstein와 Staab, 2001; Chenga 등, 2012). 어지럼의 치료에 있어서 한 분야만의 접근이 아니라 여러 분야에서 환자의 증상에 맞게 접근하는 환자-중심의 치료적 접근으로 환자들의 고통을 경감시킬 수 있을 뿐만이 아니라 삶의 질도 향상시킬 수 있을 것이다.

참고문헌

민성길(1999). 최신정신의학. 서울, 일조각, 257-278, 297-342.

안세영, 이재욱, 김동현 등(2013). 심인성 어지럼으로 정신과 협진을 시행한 환자들의 특징 및 치료의 효과에 대한 연구. 제 87차 대한이비인후과학회 학술대회(구연발표). 서울.

이경규, 이지영, 김현우 등(1999). 심인성 어지럼 환자의 정신과적 증상에 관한 연구. 신경정신의학 38(5), 956-965.

Afzelius L, Hernriksson NG, Wahlgren L et al(1980). Vertigo and dizziness of functional origin. Laryngoscope 90, 649-656.

American Psychiatric Association(2013). Diagnostics and Statistical Manual of Mental Disorder, 5th edition. Washington DC, American Psychiatric Association.

Asnis GM, van Praag HM(1995). The norepinephrine system in panic disorder. In : Panic disorder: clinical, biological, and treatment aspects. Ed by Asnis GM, van Praag HM, New York, Wiley, 119-150.

Ballenger JC(1986). Biologic aspect of panic disorder. Am J Psychiatry 143, 516-518.

BanceML, O'Driscoll M, Patel N et al(1998) Vestibular disease unmasked by hyperventilation. Laryngoscope 108, 610-614.

Barsky AJ III(1979). Patients who amplify bodily sensations. Ann Intern Med 91, 63-70.

Bath AP, Walsh RM, Ranalli P et al(2000). Experience from a multidisciplinary 'dizziness' clinic. Am J Otol 21, 92-97.

Best C, Eckhardt-Henn A, Tschan R et al(2009). Psychiatric morbidity and comorbidity in different vestibular vertigo syndromes - results of a prospective longitudinal study over one year. J Neurol 256, 58-65.

Brandt T(1991). Vertigo: its multisensory syndromes. London, Springer Verlag.

Brandt T, Huppert D, Dieterich M(1994). Phobic postural vertigo: a first follow up. J Neurol 241, 191-195.

Chenga Y, Kuob C, Hsiehc W et al(2012). Anxiety, depression and quality of life (QoL) in patients with chronic dizziness. Arch Gerontol Geriatr 54, 131-135.

Clark MR, Sullivan MD, Fischl M et al(1994). Symptoms as a clue to otologic and psychiatric diagnosis in patients with dizziness. J Psychosom Res 38, 461-470.

Clark MR, Swartz KL(2001). A conceptual structure and methodology for the systematic approach to the evaluation and treatment of patients with chronic dizziness. J Anxiety Disord 15, 95-106.

Drachman DA, Hart CW(1972). An approach to the dizzy patient. Neurology 22, 323-334.

Eckhardt-Henn D, Best C, Bense S et al(2008). Psychiatric comorbidity in different organic vertigo syndromes. J Neurol 255, 420-428.

Furman JM(1995). Role of posturography in the management of vestibular patients. Otolaryngol Head Neck Surg 112, 8-15.

Furman JM, Jacob RG(1997). Psychiatric dizziness. Neurology 48, 1161-1166.

Furman JM, Jacob RG(2001). A clinical taxonomy of dizziness and anxiety in the otoneurological setting. J Anxiety Disord 15, 9-26.

Herr RD, Zun L, Mathews JJ(1989). A directed approach to the dizzy patient. Ann Emerg Med 18, 664-672.

Hoffman DL, O'Leary DP, Munjack DJ(1994). Autorotation test abnormalities of the horizontal and vertical vestibulo-ocular reflexes in panic disorder. Otolaryngol Head Neck Surg 110, 259-269.

Jacob RG(1988). Panic disorder and the vestibular system. Psychiatr Clin North Am 11, 361-374.

Jacob RG, Furman(2001). Psychiatric consequences of vestibular dysfunction. Curr Opin Neurol 14, 41-46.

Jacob RG, Furman JM, Durrant JD et al(1996). Panic, agoraphobia, and vestibular dysfunction. Am J Psychiatry 153, 503-512.

Jacob RG, Furman JM, Durrant JD et al(1997). Surface dependence: A balance control strategy in panic disorder with agoraphobia. Psychosom Med 59, 323-330.

Jacob RG, Lilienfeld SO, Furman JM(1989). Space and motion phobia in panic disorder with vestibular dysfunction: Further clinical observation and description of space and motion phobic stimuli. J Anx Dis 3, 117-130.

Jacob RG, Moller MB, Turner SM et al(1985). Otoneurological examination of panic disorder and agoraphobia with panic attacks: a pilot study. Am J Psychiatry 142, 715-720.

Jacob RG, Redfern MS, Furman JM(1995). Optic flow-induced sway in anxiety disorders associated with space and motion discomfort. J Anx Dis 9, 411-425.

Jacob RG, Woody SR, Clark DB et al(1993). Discomfort with space and motion: a possible marker of vestibular dysfunction assessed by the situational characteristics questionnaire. J Psychopathol Behav Assess 15, 299-324.

Kirk C, Saunders M(1977). Primary psychiatric illness in a neurological out-patient department in north east England. Acta psychiat scand 56, 294-302.

Klein DF(1993). False suffocation alarms, spontaneous panics, and related conditions. Arch Gen Psychiatry 50, 306-317.

Lempert T, Dieterich M, Huppert D et al(1990). Psychogenic disorders in neurology: frequency and clinical spectrum. Acta Neurol Scand 82, 335-340.

Moore BE, Atkinson M(1958). Psychogenic vertigo. Arch Otolaryngol 67, 347-353.

Morris JS, Fritch CD, Perret DI et al(1996). A differential neural response in the human amygdala to fearful and happy expression. Nature 383, 812-815.

Nedzelski JM, Barber HO, McIlmoyl L(1986). Diagnoses in a dizziness unit. J Otolaryngol 15, 101-104.

Page NGR, Gresty MA(1985). Motorist's vestibular disorientation syndrome. J Neurol Neurosurg Psychiatry 48, 729-735.

Paiva, AD, Kuhn AMB(2004). Psychological symptoms associated to dizziness complaint in neurootological patients of Universidade Federal de São Paulo - Escola Paulista de Medicina. Brazilian Journal of Otorhinolaryngology 70, 512-515.

Redfern MS, Furman JM(1994). Postural sway of patients with vestibular disorders during optic flow. J Vest Res 4, 221-230.

Ruckenstein MJ, Staab JP(2001). The Basic Symptom Inventory-53 and its use in the management of patients with psychogenic dizziness. Otolaryngol Head Neck Surg 125, 533-536.

Sklare DA, Stein MB, Pikus AM et al(1990). Disequilibrium and audiovestibular function in panic disorder: symptom profiles and test findings. Am J Otol 11, 338-341.

Stabb JP, Ruckenstein MJ(2003). Which comes first? Psychogenic dizziness versus Otogenic anxiety. Laryngoscope 113, 1714-1718.

Stabb JP, Ruckenstein MJ, Lolomon D et al(2002). Serotonine reuptake inhibitors for dizziness with psychiatric symptoms. Arch otolaryngol Head Neck Surg 128, 554-560.

World Health Organization(1992). International Classification of Diseases, 10th revision. Geneva, World Health Organization.

Yardley L, Luxon L, Lear S et al(1994). Vestibular and posturographic test results in people with symptoms of panic and agoraphobia. J Audiol

Med 3, 48-65.

Yardley L, Luxon L, Lear S et al(1995). Relationship between balance system function and agoraphobic avoidance. Behav Res Ther 33, 435-439.

Yates BJ, Goto T, Kennan L et al(1993). Responses of caudal medullary raphe neurons to natural vestibular stimulation. J Neurophysiol 70, 938-946.

21

전정기능검사상 정상소견을 보이는 어지럼증

이정구 Chung-Ku Rhee · 정재윤 Jae-Yun Jung

단국대학교 이비인후과학교실

전정기능검사의 결과를 해독할 때에 가장 어려운 경우 중의 하나는 어지럼을 호소하는 환자의 검사결과가 정상일 때이다. 이러한 경우에는 어떠한 종류의 어지럼을 생각하여야 하는가에 대하여 살펴보기로 하겠다.

전정기능검사의 결과를 해독하기 전에 환자의 자세한 병력과 진찰소견과 각종의 검사 결과를 미리 알아보는 것이 중요하다. 환자의 기록지를 자세히 고찰함은 물론이고 필요하면 환자를 직접 진찰하여 봄도 좋을 것이다. 이렇게 함으로써 그 환자에 대한 감별진단을 미리 생각해 보고, 결과지에서 어떠한 종류의 소견을 보일 것인가를 예측하며 해독에 들어감이 바람직한 태도이다.

평형을 유지하기에 필요한 전정기관과 시각 및 체성감각 계통에서 발생하는 감각에 이상이 있을 때 어지럽다는 느낌이 생긴다. 평형감각은, 모든 평형에 관계되는 감각기관으로부터 들어오는 정보를 종합하여, 평형을 조절하여 주는 뇌중추의 활동에 의하여 이루어진다. 평형과 주위 환경에 대한 방향감각을 유지하기 위해서는 이미 인지된 우리 주변의 정적인 환경과 물체에 대한 인지의 상태를 유지하는 것이 필요하며 이때에 기왕에 뇌중추에 입력되어 있는 이러한 인지를 잃어버릴 때에 우리는 자신과 주위가 움직이는 감각을 느끼게 된다(Brandt, 1991a).

생리적인 또는 병리적인 어지럼 모두 주위에서 평형감각기관을 통하여 들어오는 입력(input)과 평상시에 예상하고 있던 인지된 감각의 유형이 다를 때(sensory mismatch)에 발생한다. 예를 들면, 자신이 움직이거나 또는 차를 타고 이동하는 경우 평형감각기관을 통하여 들어오는 여러 가지 평형감각들이 평시에 느끼는 감각과 예상되는 주위의 환경 물체와 다를 때에 감각불일치(sensory mismatch)가 일어나 어지럽게 된다. 이때에는 평형기관의 병리적 병변이 있을 수도 있고, 병변이 없이도 어지럼이 발생한다. 급성 일측성 전정장애시에는, 양측의 전정기관에서 들어오는 전정감각의 비대칭으로 유발되는 감각이 이미 인지되어 있는 전정기관과 시력과 체성감각의 감각과 다르기 때문에 어지럼이 발생하는 것이다(Brandt, 1991b). 생리적인 어지럼은 정상적인 사람이 비정상적인 평형감각의 입력을 받을 때에 발생하는 것을 의미하고, 심인성 어지럼은 말초성과 중추성 전정장애의 진단시 가장 조심하여 감별 진단하여야 할 어지럼의 일종이다. 생리적인 어지럼과 심인성(psychogenic) 어지럼은 모두 전정기관에 병변이 없어도 어지럼을 느낄 수 있다는 점이 공통점이다. 이하에 기술되는 부분은 어지럼증의 증상을 보일 수는 있지만 전정기능검사에서 정상 소견을 보일 수 있는 경우이다.

1 생리적 어지럼

생리적 어지럼은 평소에 인지되어 있던 주위환경과 다른 여러 가지 감각이 평형기관을 통하여 들어올 때에 발생하게 된다. 이러한 어지럼은 감각기관들 간의 또는 한 감각기관 내의 불일치로 유발된다. 가장 좋은 예는 고소(高所)현기(height vertigo), 동요병(motion sickness) 등이다. 이러한 생리적 어지럼에는 visual, somatosensory, auditory, head extension, bending over vertigo 등도 포함된다.

1) 동요병, 차멀미(motion sickness)

동요병은 차를 탔을 때와 같은 수동적인 몸의 움직임이나 전에 경험하지 못했던 신체의 가속, 전정기의 감각과 시각자극의 불일치 등에 의해 비롯되는 현상으로 sea-sickness, air-sickness, car-sickness, simulator sickness 등을 포함한다.

차를 타고 갈 때에 승객의 몸이 자신이 적응하지 않은 친숙하지 않은 속도로 움직이거나 방향을 바꿀 때 전정기관과 시각을 통하여 들어오는 정보가 뇌중추에 전달이 된다. 이때에 중추부는 과거로부터 경험적으로 전정기, 시각기 등의 감각기관으로부터 접수된 감각형태를 저장하여 비교 판단하는 역할을 한다. 그러나 경험하지 못했던 새로운 운동자극이 들어오면 이에 대한 자극이 두 기관 간의 불일치(intersensory mismatch)를 유발하고 이때 비교중추가 내보내는 신호는 충돌신호(conflict signal)가 되어 동요병의 증상을 일으키게 된다. 즉 승객이 느끼는 여러 가지의 평형기관을 통한 느낌이 이전의 승차 경험에서 쌓은 유형과 일치하지 않을 때에 공간식별과 움직이는 느낌에 혼동이 생겨 멀미가 발생하는 것이다(Leibowitz, 1982).

동요병의 발현에 있어 histamine, acetylcholine, norepinephrine의 세 가지 신경전달 물질이 중요한 역할을 하며 histamine은 신경불일치(neural mismatch)에 대하여 구토중추에 있는 H1 수용체를 자극하여 동요병을 일으킨다. acetylcholine은 과거에 학습된 정보를 전달하는 과정에서 역할을 담당하는 것으로 이해된다. Noradrenergic system은 뇌간에서 동요병의 증상형성을 막는 작용을 하는데 동요병에서 나타나는 신경 불일치는 이러한 noradrenergic locus ceruleus neuron의 작용을 저하시킨다.

2) 우주멀미

우주멀미(space sickness)는 우주를 탐험하는 우주인들이 경험하는 일종의 동요병으로 우주공간에서 능동적인 머리의 움직임이 있을 때 발생된다. 이는 지구에서의 중력과 다른 우주에서의 무중력의 상태에서 야기되는 이석기관과 세반고리관의 불일치, 이석기관과 시각자극간의 불일치에 의한 감각이 변화함으로 인한 감각의 불일치를 경험하는 것이다(Palowski, 1993). 보통 50%의 우주비행사에게 나타나며 대부분은 2-3일 안에 적응이 일어난다.

3) Mal de Debarquement syndrome

오랫동안 배를 타고 여행하고 육지에 내려서도 계속 배를 타고 있는 것처럼 흔들리는 느낌을 경험하는 것으로 길게는 수 개월에서 수 년까지도 지속된다. 이는 배를 타는 동안 경험한 감각적 상황에 적응(adaptation)한 후에 다시 육지에서의 상황에 재적응하지 못함에 의한 것으로 생각된다(Brown, 1987).

4) 고소 어지럼(Height vertigo)

높은 곳에 있을 때에 시각으로 유발되는 어지럼증으로, 이는 눈으로 보는 환경이 너무 먼 상황에서 발생하는 평형의 불안정한 느낌이다. 평형의 불안감, 넘어질 것 같은 감각과 오심 등의 증세가 나타난다. 따라서 높은 곳에서 벗어나면 모든 증세가 사라진다(Bles, 1980).

5) 체성감각성 어지럼(somatosensory vertigo)

체성감각성 어지럼의 좋은 예는 경부성 어지럼(cervical vertigo)이다. 동물에서 경부의 일측 suboccipital근육을 마취하면 자발성 또는 체위성 안진이 발생한다. 목을 고정하고 몸통을 회전시키면 안진과 함께 자신이 움직이고 있다는 착각이 생기는 것도 좋은 예이다. 우리가 편타성 상해(whiplash injury)에서 볼 수 있고 또 많은 연구의 결과가 경부성 어지럼의 존재를 증명하고 있지만 이러한 어지럼이 실제로 존재하는가에 대하여는 아직 논란이 많다.

6) 시각성 어지럼(visual vertigo)

시각성 어지럼은 이상한 시각의 자극(생리적) 또는 안구운동장애(oculomotor disorder, 병리적)로 유발된다. 생리적 시각성 어지럼은 공간식별 불능증, 동요시, 자세 불균형, 구토증 등을 유발한다. 가장 중요한 예는 고소 현기이고 이는 눈과 눈으로 보는 환경이 너무 먼 상황에서 발생하는 평형의 불안정한 느낌이다(Brandt, 1996).

2 심인성 어지럼 (Psychogenic vertigo)

어지럼을 호소하는 이비인후과 외래환자의 상당한 부분(20-50%)에서 모든 이학적 검사에서 이상을 발견하지 못한다. 이러한 환자들은 'functional,' 'psychic,' 'psychogenic,' 또는 'psychophysiologic,' 어지럼이라는 진단을 받는다. 안진을 보이는 전정기관의 질환은 회전성 어지럼을 보이는 경우가 많지만 심인성 어지럼은 안진도 보이지 않고 증세도 light-headedness 또는 giddiness 등이 보통이다(Moore, 1958). 심인성 어지럼은 지속성이거나 잦은 발작이 있고 또 불안감과 동반된다. 자주 호소하는 증세는 긴장성 두통(tension headach), 심장의 두근거림, 위불쾌감(gastric distress), 빈뇨, 배부통증과 전신무력감 등이다. 어지럼의 발작은 고속도로에서 운전중, 지나가는 기차를 구경하는 중에 발생되는 감정의 자극에 의해, 또는 대중이 모이는 식당, 백화점, 파티에서와 같은 사회적인 관계로 유발될 수 있다. 증세는 스트레스, 사랑하는 가족의 죽음,

혹은 자신의 질병 등에서 자주 나타나며 몇 달 내지 몇 년간 지속될 수도 있다. 심인성 어지럼환자에서 전정기능검사가 정상이라는 설이 대부분이고(Swinson, 1993) 일부에서 비정상이라는 설이 있었다(Jacob, 1993). 심인성 어지럼 장에 자세히 기술되어 있다.

3 경실신 어지럼 (Presyncopal Dizziness)

경실신(輕失神) 어지럼은 실신 직전의 어지러운(light-headed) 느낌을 의미한다. 이것은 뇌 전체의 혈액순환이 감소한 결과로 발생하는 것이고 국소적인 뇌경색이나 뇌졸중 등을 의미하지는 않는다.

1) 과환기(Hyperventilation) 증후군

과환기(過換氣)를 동반하며 만성 불안증이 지속적인 경실신증의 가장 흔한 원인이다. 어지럼을 호소하는 외래환자의 23%가 과환기 환자였다는 보고도 있었다(Drachman, 1972).

2) 기립성 저혈압 (Orthostatic Hypotension)

급히 일어섰을 때 누구나 경험할 수 있는 어지럼을 의미한다. 이 증세는 일시적이고 다른 동반 또는 후발증세도 없다. 자주 재발하는 경우에는 전신의 혈액의 부피감소, 고혈압약의 장기적인 사용, 자율신경의 장애에서 원인을 찾을 수 있다. 대부분의 혈압약, 조울증약, 안정제를 복용하는 환자는 기립성 저혈압에 예민하다(Hale, 1984).

3) 혈관성 미주신경 발작 (Vasovagal Attack)

미주신경 발작은 불안 또는 공포증 등의 심한 감정변화가 있을 때 forebrain limbic system의 주도하에 medullary vasodepressor center가 활동할 때에 발생하며, 환자는 창백해지며 발한과 입모(立毛)가 동반된다(Rea, 1993). 이렇게 기절의 증세가 나타나기 전에 light-headed, giddiness와 오심 등의 증세가 나타난다.

4) 심장 박출량(cardiac output)의 감소

실신 또는 경실신으로 인한 어지럼은 심장의 부정맥으로 인한 심장 박출량의 감소에 근원을 두는 경우도 많다(Kapoor, 1987). 심장의 질환으로 인한 실신 또는 경실신을 어지럼을 호소하는 환자 중에서 찾아내어 정확히 진단하고 치료함은 아주 중요한 것으로, 이러한 심장질환은 급작한 사망의 원인이 될 수 있기 때문이다. 흔히 연관되는 심장질환으로 심한 고혈압, 재발성 심근경색, 울혈성 심부전, 심한 심판막증 등이 있다.

4 전정성 간질 (Vestibular Epilepsy)

전정성 간질은 측두엽 혹은 두정엽의 연합피질(parietal association cortex)로부터의 방전에 의해 발생하는 대뇌피질성 어지럼군

(cortical vertigo syndrome)으로 대개 국소성 간질의 전조증상의 하나로 나타날 수 있다(Schneider, 1968). 이 병은 simple or complex partial seizure로서 어지럼이 주 증상이다. 환자는 갑작스러운 회전성 또는 선상 어지럼 또는 평형장애를 경험하며 자율신경계 증상, 시각장애 증상, 청각증상 등이 발생하고 몸, 머리 또는 눈이 회전하는 느낌을 가지며 안진을 동반하기도 한다. 대개 어지럼 발작의 소실 후에 전정기능검사를 하게 되므로 정상으로 나오는 것이 보통이다(Smith, 1960).

5 소발작 간질 (Petit Mal Epilepsy)

본 질환은 어지럼을 호소하는 질환은 아니지만 일반 의사들의 본 질환에 대한 이해가 부족하므로 이러한 증세를 가진 환자가 여러 의사를 찾게 되고, 따라서 어지럼으로 잘못 이해하고 찾아오는 경우가 드물지 않게 있으므로, 우리는 본 질환에 대해 잘 이해하고 있어야 한다.

6 저혈당 어지럼 (Hypoglycemic Dizziness)

저혈당증이 있는 환자는 표현하기 어려운 어지럼과 혼동 및 집중하기 어려움을 호소한다. 특징적으로 저혈당 발작은 두근거림, 발한, 떨림, 창백함을 나타내기도 한다.

7 두부외상(Head Injury)

두부외상 시 전정기관에 주는 외상의 기전으로는 1) 막성미로에 대한 손상 2) 내이진탕(labyrinthine concussion) 3) 뇌중추부의 전정부위에 대한 외상 등이 있다.

두부외상 특히 둔한 두부외상(blunt trauma)의 경우 가장 흔한 뇌의 손상은 두개골에 대한 뇌의 진동과 변형이다. 뇌의 탄력성 때문에 뇌가 오래 진동할 때에는 두개골 내의 내용물이 뇌간을 축으로 회전하게 되며 이때에 제 8 뇌신경을 포함한 뇌신경들의 손상과 뇌 내부의 신경 및 축삭(axon)의 손상을 가져오며 많은 작은 점상출혈 내지 큰 점상출혈도 발생한다(Makishima, 1976). 동물실험에서 경한 두부손상도 점상출혈을 뇌조직 내에, 특히 뇌간과 전정핵에 발생함을 보고하였다(Nakamura, 1967). 이때에 뇌의 손상이 크지 않거나 또는 뇌간부위에 작은 점상출혈이 그 주된 손상일 때에는 전정기능 검사에서 정상으로 나타나는 경우가 있으며, 특히 초기의 자발안진과 체위안진이 사라진 후에는 더욱 그러하다.

전정기관에 대한 손상으로 많이 추정되고 있는 것은 이석기관에 대한 손상으로 두부외상 후에 생기는 어지럼증 및 평형장해의 상당수에서 있을 것으로 생각된다(Brandt, 1980). 양성 발작성 체위변환성 어지럼의 흔한 원인 중의 하나가 두부외상인 사실은 이러한 추정을 뒷받침해 준다.

8 편타성 상해 (Whiplash Injury)

편타성 상해는 어지럼을 일으키는 원인이 잘 알려져 있지 않고, 확실한 진단소견이 없고, 진단을 내리기가 어렵기 때문에 법적인 보상과 관련하여 문제가 되는 수가 많다. 자발안진, 온도 안진검사와 회전의자 검사에서 비정상으로 보일 수도 있지만, 이들은 대부분 뇌의 손상으로 인한 것으로 간주되며, 순수한 경부의 손상만이 있는 대부분의 경우에는 전정기능 검사에서 정상으로 보인다.

어지럼증이 생기는 원인으로는 1) 뇌간의 좌상(Ommaya, 1968), 2) 경부성 고유감각기관의 장해(Hinoki, 1985), 3) 이석기관에서의 이석 이탈(Brandt, 1980), 4) 경부혈관의 혈류장해(Compere, 1968) 등이 제시된다.

9 편두통 어지럼(Migraine-Associated Vertigo)

많은 환자에서 편두통시에 어지럼이 동반되는 경우가 있다. 일시적인 우울증 또는 혈관수축으로 어지럼이 발생한다는 설도 있다.

대부분의 경우에 전정기능 검사는 정상이다. 청각증세가 동반되는 경우도 있어, 보고자에 따라서는 임상적으로 메니에르 질환으로 진단받는 상당수가 실제로는 편두통에 의한 어지럼이라는 주장도 있다. 자세한 내용은 편두통 어지럼 장에 기술되어 있다.

10 메니에르 질환

메니에르 질환에서 전정기능 검사가 정상으로 나오는 경우는 질환이 완화기(remission)에 있을때, 양측 전정장애가 있을때, 전정장애가 없는 경우, 이석장애만 있는 경우(이론적인 추정), 위음성 온도 안진검사 결과(false negative caloric test results), 무용가들처럼 만성 전정억제가 있는 경우 등에서 가능하다.

11 단국대학교 병원의 경험

본 교실에서 어지럼증을 호소하여 전정기능 검사를 실시하였으나 검사결과 정상적인 소견

표 1. 정상적인 전정기능 검사 소견을 보인 어지럼 환자의 원인 질환

조사기간: 6/2002-5/2003(n=268)

질환	환자수
경부성 어지럼	106 (39.5 %)
양성 돌발성 체위변환성 어지럼	32 (11.4 %)
심인성 어지럼	27 (10.1 %)
메니에르 질환	14 (5.0 %)
편두통성 어지럼	14 (5.0 %)
중추성 어지럼	11 (3.9 %)
간질성 어지럼	10 (3.5 %)
체위성 저혈압	6 (2.2 %)
추골 뇌저동맥 질환	5 (1.8 %)
만성 중이염	4 (1.4 %)
돌발성 난청	3 (1.1 %)
기타	36 (13.4 %)

총 전정기능 검사 수: 717

정상 전정기능 검사 수: 268 (37.4 %)

을 보였던 최근의 예를 분석하였다.

참고문헌

Baloh RW(1996). History. I. Patient with dizziness In: Baloh RW, Halmagyi GM(eds) 1996. Oxford Uni Press, Oxford PP 157-170.

Bles W, Kapteyn TS, Brandt T, Arnold F(1980). The mechanism of physiological height vertigo II. Posturography. Acta Otolaryngol (Stockh) 89:534-540.

Brandt T(1991a). Man in motion, historical and clinical aspects of vestibular function. Brain 114:2159-2174.

Brandt T(1991b). Vertigo: its multisensory syndromes. Springer-Verlag, London.

Brandt T(1996). Physiologic and pschophysiologic vertigo, In: Baloh RW, Halmagyi GM(eds). Oxford Uni Press, Oxford PP496-508.

Brandt T, Daroff RB(1980). The multisensory physiological and pathological vertigo syndromes. Ann Neurol 7:195-203.

Brown JJ, Baloh RW(1987). Persistent mal de debarquement syndrome: a motion induced subjective disorder. Am J Otolaryngol 8:219-222.

Compere WE Jr(1968). Electronystagmographic findings in patients with "whiplash" injuries. Laryngoscope 78:1226-1233.

Drachman DA, Hart CW(1972). An approach to the dizzy patient. Neurology 22:323-334.

Hale WE, Stewart RB, Markes RG(1984). Central nervous system symptoms of elderly subjects using antihypertensive drugs. J Am Geriatr Soc 32:5-10.

Jacob Rg, Furman JMR, Clark DB, Durrant JD, Balaban CB(1993). Psychogenic dizziness, In: Sharpe JA, Barber HO (eds) The vestibulo-ocular reflex and vertigo. Raven Press, New York, pp.305-315.

Hinoki M(1985). Vertigo due to whiplash injury: a neurotological approach. Acta Otolaryngol Suppl (Stockh) 419:9-29.

Kapoor WN(1987). Evaluation of syncope in the elderly. J Am Getriatr Soc 35:826-828.

Katon W(1986). Panic disorder: epidemiology, diagnosis and treatment in primary care. J Clin Psychiatry 47(Suppl):21-30.

Leibowitz HW, Post RB, Brandt T, Dichgans(1982). Implications of recent developments in dynamic spatial orientation and visual resolution for vehicle guidance. In Wertheim AH, Wagenaar WA, Leibowitz Hw(eds) Tutorials on motion perceptions. Plenum Press, New York pp.231-260.

Makishima K, Sobel S, Snow J(1976). Histopathologic correlates of otoneurologic manifestations following head trauma. Laryngoscope 86:1306.

Nakamura N(1967). Mechanism of head trauma Clin Med 9:1131-1133.

Ommaya AK, Faas F, Yarnell P(1968). Subdural hematoma after whioplash injury. Lancet 2:237-239.

Page NGR, Gresty MA(1985). Motorist's vestibular disorientation syndrome. J Neurol Neurosurg Psychiatry 48:729-735.

Palowski WH, Black FO, Reschke MF, Calkins DS, Shupert C(1993). Vestibular ataxia following shuttle flights: effects of microgravity on otolith-mediated sensorimotor control of posture, Am J Otol 14:9-17.

Rea RF, Thames MD(1993). Neural control mechanisms and vasovagal syncope. J Cadiovas. Electrophysiol 4:587-595.

Schneider RC, Calhoun HD, Crosby EC(1968). Vertigo and rotational movement in cortical and subcortical lesions. J Neurol Sci 6:493-516.

Swinson RP, Cox BJ, Rutka J, Mai M, Kerr Sk Kuch K(1993). Otoneurological functioning in panic disorder patients with prominent dizziness. Compr Psychiatry 34:127-129.

22

전정보상
(Vestibular Compensation)

박병림 Byung-Rim Park · 김민선 Min-Sun Kim

원광의대 생리학교실

1 전정보상의 정의

일측 전정기관의 손상은 자발안진, 오심, 구토, 자세부조화, 운동기능 장애 등의 전정증상(vestibular symptoms)을 초래한다. 그러나 시간이 경과되면서 일부 전정증상은 자연적으로 소실되는데 이를 "전정보상(vestibular compensation)"이라 한다. 그러나 보상이라는 어휘에서 느끼는 바는 일정한 단일 과정이 진행되어 이전의 정상적인 상태로 완전히 회복되는 것을 의미하는 것 같지만 실제로 전정보상은 복잡한 여러 과정이 진행되어 결과적으로 상당수에서 불완전한 회복을 가져온다. 전정신경절이나 말초 전정기관이 재생되지 않는다는 점을 고려할 때, 중추 전정신경핵의 기능적 재구성에 기인함으로 일명 중추신경계의 손상 유도성 신경가소성(lesion-induced neural plasticity)의 한 모델로 인정된다.

전정보상 과정은 자발안진이 없어지는 급성 보상기(acute phase)와 수일 이후 증상이 조금씩 좋아지는 만성 보상기(chronic phase)로 구분할 수 있다. 급성 보상기는 주로 원래의 전정기능이 불충분하지만 다시 회복하는 복원(restoration) 과정이고, 만성 보상기는 안구운동과 자세조절에서 비전정기능(non-vestibular function)이 전정기능의 역할을 대치(substitution)하는 과정으로 간주된다. 전체적으로 보상의 효율은 주로 대치의 정도에 의해 결정된다.

임상적으로 전정기관 손상에 의한 어지러움증의 양상은 여러 가지 전정질환의 유형과 질환의 경과 중 어느 단계에서 내원하는가에 따라 다양한 소견을 보이며, 이로 인해 정확한 진단을 내리기 위해서는 보상과정에 따른 증상의 변화에 대한 인식이 무엇보다 중요하다. 과거의 전정질환에 대한 진단은 주로 말초성인가 혹은 중추성인가에 대한 병변 부위의 확인 검사에 중점을 두었지만 임상적으로 이에 못지않게 중요한 것은 환자가 현재 보상의 과정 중 어떤 단계에 있는지에 대한 파악이다. 병변의 부위와 보상의 단계에 대한 이해가 치료 방법을 선택하는 데 중요하기 때문이다.

2 일측 전정기관 장애의 유발 원인

말초전정수용기 또는 전정신경로의 외상, 급성 전정신경염, 청신경 종양, 메니에르 질환, 외과적 절제, 약물 등에 의하여 손상되면 전정 증상을 초래한다. 약물에 의한 경우는 이독성 항생제인 gentamicin, streptomycin이나 실험 약물인 chloroform, sodium arsanilate의 중이 주입에 의하여 전정기관 손상을 유발할 수 있다.

3 전정증상

일측 전정기관 손상 초기에 전정 증상들을 2가지 범주로 분류할 수 있는 데, 하나는 두부 및 자세 변화가 없는 상태에서 전정기관이 자극되지 않을 때 출현하는 증상들로 정적 증상(static symptom)이라 하며, 손상측으로 향한 안구 및 두부의 편위, 자발안진 등이 있다. 다른 하나는 두부 및 자세변화에 의한 전정기관 자극에 의하여 출현하는 동적 증상(dynamic symptom)으로 전정안반사와 전정척수반사의 비정상적 반응이다.

1) 정적 증상

전정기관이 흥분하지 않은 안정상태에서 출현하는 증상으로 어지럼, 자발안진, 안구편위, 두부편위 등이다.

가. 어지러움

일측 전정기관 손상 직후 오심과 심한 회전감을 느끼는데 우측 전정기관이 손상된 경우 좌측으로 회전하는 느낌을 갖거나 또는 주위가 회전하는 느낌을 갖는다. 그러나 이러한 증상은 가끔 반대로 출현하기도 하며 시각과 무관하게 발생하는 회전에 대한 환각이다. 시각으로부터의 구심성 입력은 어지럼을 악화시킬 수 도 있다.

나. 자발안진

일측 전정기관 손상 직후 수평안구 운동인 안진이 자발적으로 출현하며 이때 안진의 속상이 정상측의 전정기관을 향하며 서상은 손상측을 향하는 지속적인 안구운동이 관찰된다. 일측 전정기관 손상 후 자발안진의 소실은 쥐나 기니피그는 2일 이내에, 토끼, 고양이, 원숭이 등은 1 주일 이내에, 그리고 사람에서는 1 개월에 이루어진다(그림 1). 사람에서 전정기관 손상 초기에는 안진이 매우 심하여 시각에 의하여 억제되지 않지만 시일이 경과하여 안진이 감소하면 시각에 의하여 완전히 억제된다. 여러 가지 말초 구심성 신호 중에서 고유수용체가 자발안진의 회복에 중요한 역할을 하기 때문에 임상적으로 일측 전정기관 손상 후 가능하면 빠른 시일 이내에 움직일 수 있도록 권장할 필요가 있다.

다. 안구편위반응-안회전, 사편위

일측 전정기관 손상에 의하여 손상측으로 두부 편위와 함께 안구의 위치변화가 초래되는 데 이를 안구편위반응(ocular tilt reaction)이라 한다. 안구편위반응에는 안회전(ocular torsion)과 사편위(skew deviation)가 관찰된다. 일측 전정기관의 흥분은 동측의 상내측 안근군과 반대측의 하외측 안근군을 수축시키는

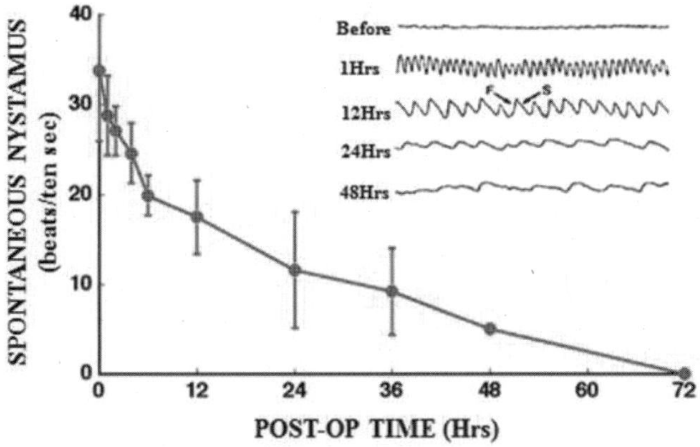

그림 1. 토끼에서 일측 전정기관손상 후 시간의 경과에 따른 자발안진의 소실. 전정기관손상 전(Before), 좌측 전정기관 손상 후 1, 12, 24, 48시간의 전기안진기록도. F & S, 각 안진의 속상(fast phase)과 서상(slow phase). 좌측 전정기관 손상 후 우측을 향하는 매우 빠른 자발안진이 출현하였으나 시간의 경과에 따라 점차 감소되어 48시간 후에는 거의 소실됨을 보인다.

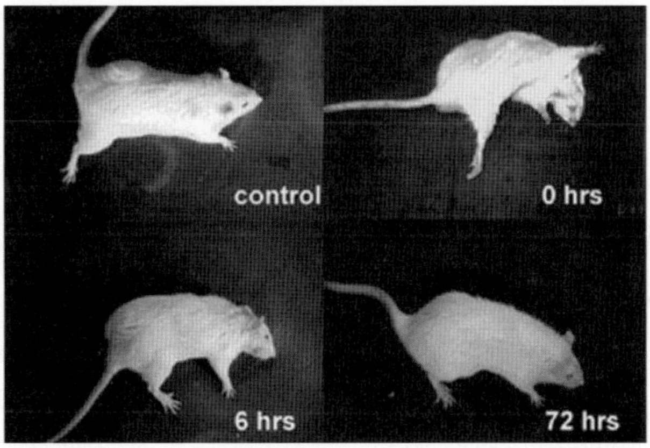

그림 2. 흰쥐에서 일측 전정기관손상 후 시간의 경과에 따른 자세의 변화. 좌측 전정기관 손상 직후 두부와 몸통이 좌측으로 크게 편위되었으며 우측 사지의 신전을 보인다. 손상 6시간 후에는 두부와 몸통의 편위가 감소되었고 72시간에는 자세가 거의 정상을 회복함을 보인다.

전정반고리관과 외안근과의 연관성이 있다. 일측 전정기관 손상은 상대적으로 반대측 전정기관의 흥분을 초래하므로 안구는 손상측을 향하여 사편위되며, 이때 안회전도 나타난다. 사람에서 일측 전정기관 손상 1주 후 안구 회전이 약 9.5도 손상측으로 이동되며 전정보상 과정 동안 안구회전 각도가 변화한다. 고양이에서도 사람과 같은 안회전이 관찰되며 안회전의 원인은 난형낭의 흥분에 기인한다. 이와 더불어 안구사편위 때문에 손상측 안구가 안와 하방으로 전위되어 수직성 복시가 유발된다.

라. 두부편위반응

일측 전정기관 손상 후 머리는 손상측으로 편위되며, 손상측의 사지는 굴전되고 정상측은 신전되어 손상측으로 몸통이 기울어진다. 이러한 두부편위(head deviation)는 전정척수반사의 변화에 기인하며 회전축에 따라 갸웃두부편위(roll head tilt)와 도리두부편위(yaw head tilt)로 구분할 수 있다. 두부편위는 사람에서는 저명하지 않으며 실험동물에서는 아주 뚜렷하게 관찰되어 전정회복의 평가지표로 활용된다(그림 2). 이러한 전정 척수반사의 변화는 전정안반사에 비하여 회복이 느리게 이루어지며 시각자극에 의하여 빨리 회복된다.

2) 동적 증상

일측 전정기관 손상 후 전정기관에 외부의 자극이 주어졌을 때 나타나는 증상으로 전정안반사나 전정척수반사에서 이득, 위상, 시간상수(time constant) 등의 변화가 동반된다. 온도자극이나 회전자극 등의 외부자극이 주어질 때 출현한다. 이러한 동적 증상들은 정적 증상보다 회복이 느리고 어떤 증상들은 일측 전정기관 손상 직후 영구적으로 회복되지 않는다.

가. 전정안반사의 변화

온도자극검사(caloric test)에서 일측 전정기관 손상직후 정상측 내이를 따뜻한 물로 자극하면 안구운동의 증가된 반응이 나타난다. 이러한 현상은 정상측 전정신경핵의 흥분이 일측 전정기관 손상직후 증가되기 때문이다. 일정한 속도의 회전자극에 의한 전정안반사의 시간상수는 전정기능의 보상을 평가하는데 유용하게 이용될 수 있다. 원숭이에서 수직축을 중심으로 회전자극에 의한 수평반고리관의 구심성 신경의 시간상수는 약 5-6초이며, 회전자극에 의한 안구운동의 시간상수는 약 20초이다. 일차 구심성 신경의 시간상수보다 안구반응의 시간상수가 길어지는 이유는 속도저장계(velocity storage integrator)의 기능을 갖는 뇌간 신경망에 기인한다. 일측 전정기관 손상 직후 뇌간의 속도저장계의 기능은 거의 소실되기 때문에 시간상수는 감소하며, 사람에서 전정안반사의 시간상수가 20초에서 10초 이하로 감소한다.

일측 전정기관 손상 후 수평 전정안반사(horizontal vestibulo-ocular reflex, HVOR)의 이득(gain), 대칭성(symmetry), 위상(phase)에서 심한 장애가 초래된다. Slow harmonic acceleration(SHA) 회전의자검사에서 손상측으로 회전자극시 안구의 서상속도의 이득은 유의하게 감소하여 머리운동에 대하여 안구가 충분히 따라가지 못 한다. 반면 정상측으로 회전자극시 안구의 서상운동의 이득의 변화는 연구자에 따라 차이가 있는 데 이득이 정상 또는 감소된다. 사람에서 일측 전정질환 직후 회전자극에 대한 이득은 손상측으로 회전시 75%, 정상측으로 회전시 50%까지 감소한다. 일측 전정기관손상 직후 분명한 것은 손상측과 정상측 사이의 수평 전정안구반사의 이득이 부조화를 보인다는 점이다. 수평 저주파 회전자극에 의하여 위상차 선행(phase lead)을 보이며 속도단계(velocity steps)검사에서 시상수의 감소를 보인다(그림 3). 한편 회전의자검사에서 수평 전정안반사의 대칭성과 위상변화는 저주파 검사에서 저명하며, 이득의 변화는 고주파 검사에서 더욱 뚜렷하게 관찰된다. 그러나 이러한 SHA 회전의자검사는 작은 각가속도를 사용하고 안구운동의 움직임을 오랫동안 측정하므로 순수한 전정기능만의 변화를 나타내는 것은 아니고 비전정계 주시 조절체계의 작동에 의한 반응도 함께 측정하는 문제점이 있다. Halmagyi 등에 의하면, 최고 두부속도(peak head velocity) 200°/sec, 최고 두부가속도 4000°/sec의 예측할 수 없는 피동적 충동적 두부회전(passive impulsive head rotation)의 자극을 주고 안구반응의 초기 100 ms만 측

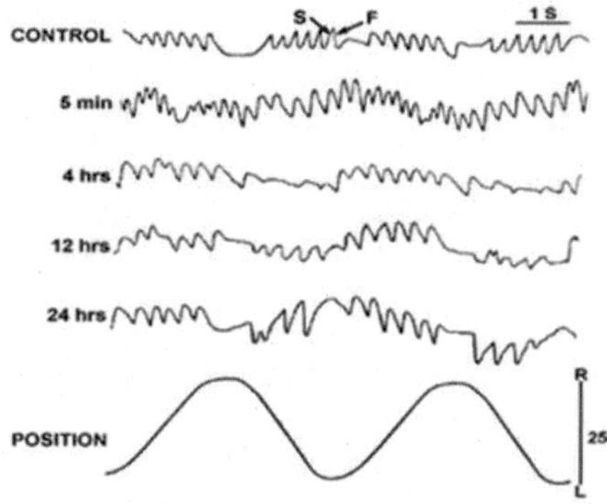

그림 3. 흰쥐에서 좌측 전정기관손상 후 시간의 경과에 따른 전정안반사의 변화. 정상 동물(CONTROL)에서는 우측 방향의 회전자극에 의하여 우측을 향한 안진, 좌측 방향의 회전자극에 의하여 좌측을 향한 안진이 출현하였으나 손상 직후(5 min)에는 어느 방향의 회전자극에나 좌측을 향한 안진이 지속적으로 출현하였다. 손상 4 시간 후 손상측인 좌측을 향한 회전자극시 안진이 발생하지 않았으나 12 시간 후에는 손상측을 향한 회전자극에 의해서 좌측을 향한 안진을 출현하여 전정안반사가 회복됨을 보인다.

정하여 순수한 전정기능의 변화를 측정한 경우 전정질환 초기의 감소된 이득과 비대칭이 오랜 시간이 지난 뒤에도 계속된다. 이외에도 능동적 두부회전검사(active head rotation test, AHR)에서 고주파수 회전을 함으로써 보상이 진행된 환자에서도 비대칭이 잔존한다.

시간이 경과하면서 회전자극에 대한 이득이 서서히 증가하고 비대칭이 점차 소실된다. 비대칭의 소실은 증상의 경감, 자발안진의 소실과 직접적인 연관이 있으며 일반적으로 3개월에서 1년 사이에 없어진다. 이득은 시간의 경과에 따라 회복이 일어나지만 정상 수준까지는 도달하지 못하는 것이 보통이다. 원숭이에서 일측 전정기관 손상 3개월 후 일정한 회전속도로 손상측으로 회전자극시 전정안반사는 정상값의 60%로 회복되며, 정상측으로 회전자극시 정상값의 80%로 회복된다. 동물실험에서 0.1Hz 이하에서는 1년이 지난 후에도 이득이 정상의 반 또는 그 이하로 유지된다.

나. 이석기능

일측 전정기관 손상 후 이석기관의 기능은 선형자극에 의하여 내이의 이석기관을 최대로 흥분시켜서 ocular counterrolling test(OCR, 두부의 갸웃기울임에 의한 시각축을 중심으로 한 안구전위)를 이용하여 측정한다. 갸웃기울임(roll tilt)에 대한 OCR의 크기는 손상측이나 정상측에서 일정한 차이가 없다. 그러나 손상측으로 기울일 때 OCR 크기가 감소한다는 보고도 있다.

다. 동적 자세의 변화

실험동물에서 일측 전정기관 손상에 의하여 비대칭성 운동실조(ataxia), 손상측으로 쓰러지거나 몸이 회전하는 등 역동적 자세 부조화가 나타난다. 근전도 검사에서 손상측 가자미근에서 근전도의 감소, 정상측 가자미근에서 증가가 나타나며 전경골근에서는 이와 반대 현상이 관찰된다. 이러한 근전도의 변화는 손상 4주째에 거의 정상으로 회복된다. 그렇지만 사람에서는 이러한 역동적 자세 부조화가 잘 관찰되지 않는다. 움직이는 판에서 자세 안정성을 측정하는 감각구성화검사(sensory organization test, SOT)에서 일측 전정기관 손상 환자들 대부분이 비정상적인 자세조절을 보이며 특히 시각자극을 차단하면 더욱 심화되고 이러한 현상은 손상 4주 후에 거의 회복된다.

4 일측 전정기관의 손상 후 전정신경핵 신경세포에서 전기생리학적 변화

1) 전정보상 급성기 동안 자발성 및 활동성 흥분의 변화

일측 말초전정기관은 구심성 전정신경을 통하여 안정 시 1초에 약 100만 개의 자발성 흥분을 발생할 수 있으며, 머리의 움직임에 의하여 일측 전정수용기가 흥분하면 반대측 수용기는 억제되는 특성을 갖고 있다. 따라서 일측 전정기관의 손상은 손상측 전정수용기로부터 전정신경핵으로 전달되는 많은 자발성 흥분의 차단으로 인하여 양측 전정신경핵에서 전기적 흥분성의 비대칭성을 초래한다.

내측 전정신경핵에 수평반규관과 관련되어 2가지 형태의 신경세포가 존재하는데 동측 전정기관의 흥분에 의하여 반응하는 제Ⅰ형 신경세포와 반대측 전정기관의 흥분에 반응하는 제Ⅱ형 신경세포가 있으며, 전정기관이 자극되어 동측 제Ⅰ형 신경세포가 흥분하면 이 신호는 뇌간에 위치한 교차신경로(commissural pathway)를 경유하여 반대측 제Ⅱ형 신경세포를 흥분시키고 흥분된 제Ⅱ형 신경세포가 근접한 제Ⅰ형 신경세포를 억제함으로써 정상 상태에서 양측 전정기관은 어떠한 자극에도 균형을 이루고 있다(그림 4).

전정기관 손상 후 급성기에 손상측 전정신경핵에서 제Ⅰ형 신경세포들의 자발성 흥분과 구성비가 유의하게 감소됨과 동시에 회전자극에 의한 활동성 흥분도 현저히 감소된다. 이는 일측 전정기관 손상 후 동측 전정기관으로부터 구심성 신호의 상실과 정상측 전정신경핵의 증가된 자발성 흥분이 교차신경로를 통해 손상측 전정신경핵을 억제하기 때문이다. 정상측 전정신경핵에서 제Ⅰ형 신경세포의 자발성 흥분과 기록빈도가 증가하나 회전 자극에 대한 활동성 흥분은 감소되고 제Ⅱ형 신경세포에서 기록빈도는 감소하고 자발성 흥분 및 회전자극에 대한 활동성 흥분의 이득도 감소된다(그림 5).

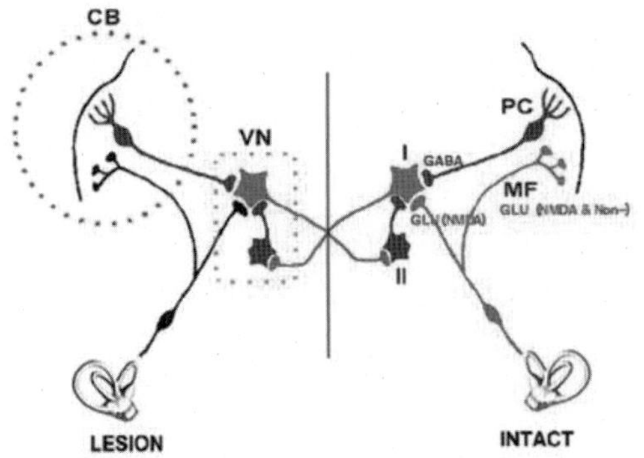

그림 4. 일측 전정기관 손상 후 전정보상기전. 말초전정수용기의 구심성신호는 전정신경핵과 소뇌로 전달된다. 전정신경핵은 제I형 뉴런과 제II형 뉴런이 존재하며, 제I형 뉴런은 수용기로부터 구심성신호를 받는 흥분성 뉴런이고, 제II형 뉴런은 반대측 제I형 뉴런으로부터 교차신경로를 통하여 구심성신호를 받는 억제성 뉴런이다. 일측 전정기관이 손상되면(LESION) 손상측 전정신경핵은 수용기로부터 구심성신호를 받지 못하지만 정상인 반대측 전정신경핵의 제I형 뉴런으로부터 입력신호를 받는다. 따라서 정상측 수용기(INTACT)가 억제되면 동측 제I형 뉴런이 억제되고, 억제신호는 교차신경로를 통하여 반대측(손상측) 제II형 뉴런을 억제하여 탈억제(disinhibition)된다. 결국 탈억제 신호는 인접한 제I형 뉴런을 흥분시켜 손상측에서 흥분성이 증가하여 양측 전정신경핵에서 전기활동성의 대칭을 촉진시켜 보상작용에 관여한다. 또한 소뇌로부터 Purkinje cell을 통한 억제신호가 보상작용에 관여한다. CB, cerebellum; VN, vestibular nuclei; PC, Purkinje cell; MF, mossy fiber.

이석기관의 구심성 흥분을 받는 외측과 하

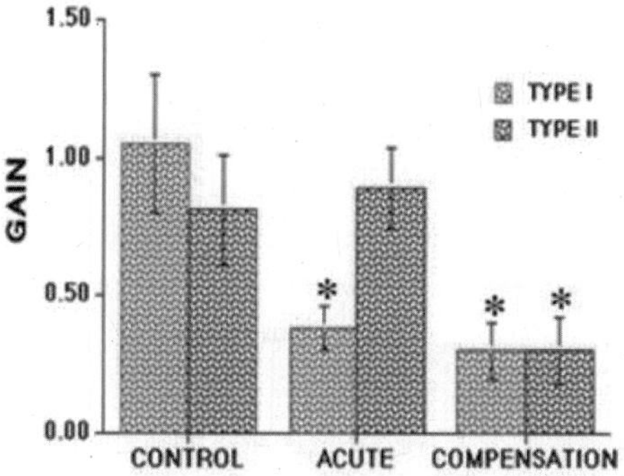

그림 5. 토끼에서 일측 전정기관 손상 후 회전자극에 의한 내측 전정신경핵 뉴런의 활동성 변화. 전정기능이 정상인 동물(CONTROL)은 회전자극에 의하여 제I형 뉴런의 이득이 제II형 뉴런보다 크지만, 일측 전정기관 손상 직후(ACUTE)에는 제II형 뉴런의 이득이 커지며, 손상 2주 후 보상기(COMPENSATION)에는 제I형과 제II형 뉴런의 이득이 차이를 보이지 않아 불완전하게 회복됨을 보인다.

측 전정신경핵도 일측의 전정기관손상으로 인해 손상측의 자발성 흥분이 감소한다. 또한 내측 전정신경핵에서의 변화와 비슷한 시간적 회복을 보이지만 외측 전정신경핵의 경우 내측 전정신경핵과는 달리 교차신경로가 직접적인 연결이 없고 그 기능도 내측 전정신경핵과는 달리 흥분이기 때문에 정상측 신경핵에서 자발성 흥분의 증가는 나타나지 않는다. 따라서 전정기관 손상 직후 전정신경핵에 자발성 흥분 및 활동성 흥분의 이득에서 양측 전정신경핵 사이에 심한 불균형이 초래된다.

2) 전정보상 만성기 동안 자발성 및 활동성 흥분의 변화

전정보상 만성기 동안 전정신경핵에 대한 전기생리학적 연구는 정적 전정증상이 소실된 다음 이루어진다. 보상기 동안 손상측 전정신경핵의 제 I 형 신경세포들의 자발성 흥분과 기록빈도가 점차 증가하고 회전자극에 의한 이득의 불완전한 회복이 이루어진다. 그러나 자발성 흥분이 손상 전 상태로 완전히 회복되는지와 언제 회복이 완전히 일어나는가에 대하여 연구자들 마다 차이가 있다. Precht 등은 일측 전정기관 손상 5-6주 후 손상측 제 I 형 신경세포들의 자발성 흥분 및 기록빈도가 정상으로 회복되었으며 Smith와 Curthoys는 기니픽에서 손상측 제 I 형 신경세포들의 자발성 흥분이 52-60시간 후에 정상 상태로 회복된다고 하였다(그림 5).

한편 대부분의 연구자들이 정상측 전정신경핵의 제 I 형 신경세포들의 자발성 흥분은 전정보상과정동안 감소된다고 하였으나 몇몇 연구자들은 자발성 흥분이 변화하지 않는다고 주장하였다. 따라서 일측 전정기관 손상 후 시일이 경과함에 따라 손상측 제 I 형 신경세포의 자발성 흥분이 증가하고, 정상측 제 I 형 신경세포의 자발성 흥분이 감소하면서 양측 전정신경핵사이의 자발성 흥분이 균형을 이루고 이러한 자발 활동성의 재균형이 정적 전정증상의 회복에 대한 중요한 이론적 기전으로 사료되고 있다. 그리고 회전자극에 의한 전정신경핵 신경세포들의 활동성 흥분의 이득이 불완전하게 회복됨으로써 전정안반사의 불완전한 회복의 이론적 근거가 된다.

5 전정보상 기전

전정기능의 보상은 말초 전정수용기가 재생되지 않는다는 점을 고려하면, 중추신경계 내에서 이루어질 것이며, 특히 전정신경핵, 소뇌, 뇌간 신경핵들이 중요한 역할을 할 것으로 여겨진다. 일측 전정기관이 손상된 동물에서 손상측 전정신경핵을 파괴하면 영구적으로 전정보상이 일어나지 않는 점과 손상측의 전정기관에 전기자극을 가하면 전정증상이 소실되고 정상동물처럼 활동하는 점으로 미루어 볼 때 전정신경핵이 가장 중요한 장소임을 추측할 수 있다. 따라서 현재까지 전정신경핵의 신경가소성에 의한 전기적 활동성의 변화가 전정보상의 중요한 기전으로 여겨지고 있다.

전정보상 동안 전정신경핵의 신경가소성을 형성하는 기전에 대하여 정확히 알려져 있지 않은 실정이며 다만 전정신경핵 신경세포를 기준으로 전시냅스 이론(presynaptic theory)과 후시냅스 이론(postsynaptic theory)으로 설명되어지고 있다. 즉 전시냅스 이론은 시냅스를 경유하는 모든 구심성 정보들이 전정신경핵 신경세포의 신경가소성에 영향을 미칠 수 있다는 이론이다. 예를 들면 척수, 소뇌 등으로부터 들어오는 구심성 정보들이 전정신경핵에 영향을 미칠 수 있다. 이에 반하여 후시냅스 이론은 전정신경핵 신경세포 자체가 외부의 영향을 받지 않고도 전정보상 과정동안 스스로 변화할 수 있다는 이론으로 신경세포의 세포막 특성 및 이온 채널의 변화에 의하여 신경가소성이 형성될 수 있다. 이와 같은 두 가지 이론이 모두 전정신경핵의 신경가소성에 영향을 미치고 있어 전정보상에 대한 기전으로 받아 들여지고 있다.

또한 흥분성 아미노산인 glutamate와 억제성 아미노산인 GABA, 그리고 도파민, 노르에피네프린, 세로토닌, 아세틸콜린, 히스타민, 뉴로펩타이드, nitric oxide 등의 신경전달물질이 전정신경핵의 신경가소성에 영향을 미치는 것으로 알려져 있다.

참고문헌

이원상, 이정구, 정경천, 박병림, 한규철. 임상평형의학, 군자출판사, 2005.

Allum JH, Ledin T. Recovery of vestibulo-ocular reflex-function in subjects with an acute unilateral peripheral vestibular deficit. J Vestib Res 1999;9:135-44.

Baloh RW, Honrubia V, Yee RD, Hess K. Changes in the human vestibulo-ocular reflex after loss of peripheral sensitivity. Ann Neurol 1984;16:222-8.

Brandt T, Strupp M, Arbusow V, Dieringer N. Plasticity of the vestibular system: central compensation and sensory substitution for vestibular deficits. Adv Neurol 1997;73:297-309.

Curthoys IS, Halmagyi GM. Vestibular compensation: a review of the oculomotor, neural, and clinical consequences of unilateral vestibular loss. J Vestib Res 1995;5:67-107.

Furman JM, Balaban CD, Pollack IF. Vestibular compensation in a patient with a cerebellar infarction. Neurology 1997;48:916-20.

Halmagyi GM, Curthoys IS, Cremer PD, Henderson CJ, Todd MJ, Staples MJ, D'Cruz DM. The human horizontal vestibulo-ocular reflex in response to high-acceleration stimulation before and after unilateral vestibular neurectomy. Exp Brain Res 1990;81:479-90.

Igarashi M, Alford BR, Watanabe T, Maxian PM. Role of neck proprioceptors for the maintenance of dynamic bodily equilibrium in the squirrel monkey. Laryngoscope 1969;79:1713-27.

Jenkins HA. Long-term adaptive changes of the vestibulo-ocular reflex in patients following acoustic neuroma surgery. Laryngoscope 1985;95:1224-34.

Kim MS, Choi MA, Choi DO, Lee MY, Kim KY, Rhee JK, Jin YZ, Park BR. Asymmetric activation of extracellular signal-regulated kinase 1/2 in rat vestibular nuclei by unilateral labyrinthectomy. Brain Res 2004;1011:238-42.

Park BR, Suh JS, Kim MS, Jeong JY, Chun SW,

Lee JH. Effect of sensory deprivation or electrical stimulation on acute vestibular symptoms following unilateral labyrinthectomy in rabbit. Acta Otolaryngol Suppl 1995;519:162-7.

Smith PF, Curthoys IS. Mechanisms of recovery following unilateral labyrinthectomy: a review. Brain Res Brain Res Rev 1989;14:155-80.

Smith PF, Darlington CL. Neurochemical mechanisms of recovery from peripheral vestibular lesions (vestibular compensation). Brain Res Brain Res Rev 1991;16:117-33.

Wilson VJ, Melvill Jones G Mammalian vestibular physiology. New York, Plenum Press, 1979.

23

전정질환의 내과적 치료
(Medical Treatment of Vestibulopathy)

박 현 민 Hyun-Min Park

미래이비인후과

어지럼을 호소하는 환자의 치료는 그 원인이 무엇인가에 따라 내과적 및 외과적 치료 그리고 전정재활치료 등으로 구분된다. 어지럼의 치료에서 중요한 것은 호소하는 어지럼이 현재 어떤 상태에 있는지, 이 어지럼은 어떤 부위의 장애에 의해서 일어난 것인지(부위 진단), 또 현재의 어지럼은 어떤 원인으로 어떻게 발생하였는지(원인, 발현기전) 등을 판단하는 것이다.

급성기의 어지럼에 있어서는 부위진단, 발현기전을 규명하는 것도 중요하지만 또한 환자에 발생되고 있는 어지럼을 경감시키는 것과 동반되는 자율신경증상을 완화시키는 것이 우선으로서 주로 대증요법이 이에 해당한다. 그러나 전정억제제 등의 약제를 조기에 투여하는 경우 어지러운 증상과 안진 등 진단에 필수적인 정보가 없어질 수 있으므로 꼭 필요한 정보를 재빨리 얻은 후에 대증적인 요법을 시행하는 것이 중요하다.

급성기 이후의 어지럼의 치료에서는 부위진단과 원인 및 발현기전을 생각해야 한다. 모든 질병의 치료원칙이 그렇듯이 어지럼 환자의 치료원칙도 그 질환의 원인을 제거해 주는 것이 중요하다. 그러나 전정계에 어지럼을 일으킬 수 있는 어떤 원인 즉 외상, 염증, 중독, 종양, 경색 및 출혈 등이 발생했을 때 가령 그 원인을 제거한다 하더라도 이미 불가역적인 기질적 장애가 있을 수 있기 때문에 상실된 기능을 보상작용에 의하여 회복시키는 치료법이 필요하게 된다. 이것은 입원하여 심신에 안정을 취하게 하고, 병태에 대하여 충분히 설명해 주는 것과 동시에 규칙적인 생활을 지도하거나 때로는 적극적인 훈련을 시행하는 등의 일반적 요법과 장해가 발생된 기관의 회복을 위하여 충분한 혈류를 공급토록 시도하는 본질적 요법이 중심이 된다.

원인불명의 어지럼인 경우는 어떤 어지럼의 요인이 전정계에 작용하여 어지럼을 일으켰다고 생각해야 하는데, 이 인자에는 전신적인 것과 국소적인 것 그리고 방아쇠 역할을 하는 것 등이 있다. 전신적인 요인으로는 고혈압, 저혈압, 빈혈, 혈소판응집능 항진, 고지혈증 등이 있다. 국소적 요인으로는 전정계 흥분성의 불균형을 유발하는 것, 예를 들어 내림프수종(endolymphatic hydrops), 경추이상, 추골동맥, 내이동맥의 좌우혈류 차이 등이 문제가 된다. 정신적, 육체적 스트레스, 몸동작, 머리움직임 등의 방아쇠가 되는 인자는 이들 전신적, 국소적 어지럼 요인에 깊이 관계하는 것들이다.

이러한 어지럼의 요인이 될 수 있는 것을 발견해 내서 그것을 미리 제거하는 것이 어지럼의 예방치료이다. 따라서 어지럼을 호소하는 환자에 있어서 일반적 전신적 검사가 반드시 필요한 것은 이 때문이다. 최근 사회구조가 점점 복잡해져 가는 상황에서 발생하는 심인성 어지럼에 대한 적절한 접근이 또한 필요하다.

1 일반적 치료

1) 안정요법

급성 어지럼 발작기에는 우선 안정이 필요하다. 환자의 상태에 따라 수일간 입원을 시키고 강한 광선, 고도의 음향, 불쾌한 냄새 등 자극이 없는 조용하고 어두운 실내에서 안정을 취하게 하며, 특히 격렬한 발작은 오심, 구토를 동반하고 불안을 유발하므로 머리와 몸을 움직이지 않도록 하고 심신의 평온을 도모하여야 한다.

환자가 취할 수 있는 가장 편안한 체위와 두위를 취하도록 한다. 대개는 누워 있도록 하는데 이는 증세의 감소는 물론 서 있을 때 몸의 지지면이 작아짐에 따른 흔들림의 증가, 불안감 등을 막기 위함이다. 원인질환에 따라 앙와위, 측와위, 두위를 높게 혹은 낮게 한다. 또한 자동차 운전이나 위험한 기계의 조작은 사고와 직결되므로 금해야 하고, 걸을 수 있다 하더라도 계단을 내려가는 것은 특히 조심해야 한다(Linstrom, 1992).

어느 정도 안정되면 간단한 문진, 간단한 안진검사, 혈압측정, 신경학적 관찰을 하고 청력검사로 귀의 원인 여부를 감별하며 뇌혈관장애, 심질환 등 긴급을 요하는 상태인지를 판단하여 대증적 요법을 하고 불안, 초조감이 강하면 진정제, 최면제 등으로 심신을 안정시키고 그 후에 원인을 조사하도록 한다.

2) 정신요법 (Reassurance, Psychotherapy)

어지럼을 호소하는 환자 본인은 물론 보호자들도 정신적 동요가 심하고 심리적으로 불안정하며 무슨 큰 병이 있지 않나 하는 불안감을 가지고 있으므로 이들을 안심시키는 것이 매우 중요하다. 환자에게 질환의 특성을 잘 설명해 주고 비교적 단시일 내에 정상으로 회복될 수 있으며 생명에는 별로 위험한 관계가 없다는 내용으로 설득시킨다. 동시에 환자의 호소를 충분히 들어줌으로써 좋은 의사-환자 관계를 유지하여 불안감을 덜어주고 치료에 잘 협조하도록 노력한다.

3) 식이요법

어지럼에는 오심, 구토를 동반하는 예가 많으므로 자율신경의 지배하에 있는 위장에 부담이 없도록 하기 위하여 소화되기 쉬운 부드러운 음식을 섭취하는 것이 좋다. 술, 담배, 커피 등의 자극성 음식물과 가공된 육류, 통조림, 식품첨가제인 monosodium gluatamate (MSG) 등을 피하고 야채와 과일, 신선한 육류를 섭취하도록 권장한다(Linstrom, 1992).

4) 약물요법

어지럼 질환에 약물치료로 적절한 약효를 얻으려면 정확한 진단이 필수조건이다. 병변은 평형계의 순환장애에 의한 것인지, 신경성장애, 자율신경장애, 대사장애, 종양 혹은 염증에 의한 것인지를 파악하는 원인진단과 병변이 말초성인지 혹은 중추성인지를 판단하는 병소진단을 하여 종합적으로 결정한다. 이와 같은 관점에서 어지럼 치료는 병소진단보다 원인진단이 더욱 중요하며 질환의 전 과정을 통하여 질병의 개선을 강구하는 것이다.

어지럼 치료의 이상적인 약제는 어지럼 자체를 억제시키고, 정상적인 평형기능을 회복하는데 도움을 주며, 오심, 구토 등의 자율신경 증상을 줄이면서 약으로 인한 부작용이 적어야 하고 전정질환의 자연치유과정을 방해하지 않는 약제를 선택해야 한다. 그러나 현재 이런 조건을 만족시키는 단일 약제는 존재하지 않는 상황에서 치료약제의 선택은 원인되는 질환, 병의 예상되는 경과, 회복기간 동안의 환자의 운동 필요성 등을 고려하며 정해져야 한다(Foster, 1996).

어지럼 및 동반되는 오심, 구토에 대한 치료제의 선택은 다분히 경험적이다. 그 이유는 환자마다 여러 가지 약제에 다른 반응 및 효과를 보이기 때문이다. 사용되는 약제의 군을 크게 분류해 보면 항콜린성 약제, monoaminergic 약제, 항히스타민 약제, 항도파민성 약제로 구분이 되며, 이외에 benzodiazepine계 약제, 칼슘 길항제, 히스타민제제 등이 포함된다(표 1).

가) 전정기능 억제제 (Vestibular Suppressants)

전정기능 억제제는 회전성 어지럼과 오심 및 구토에 동시에 효과가 있어 여러 전정질환의 치료에 사용된다. 전정기능 억제제에는 항히스타민제, 항콜린제, benzodiazepines 및 여러 다른 종류가 있다(표 1). 이들 약제들의 정확한 작용기전은 아직 명확하게 밝혀져 있지 않지만 대부분 전정핵에 존재하는 신경전달물질에 작용하는 것으로 여겨지고 있다. 전정핵에 존재하는 신경전달물질은 흥분성 신경전달물질과 억제성 신경전달물질로 구분되는데, 아세틸콜린과 히스타민이 중요한 흥분성 신경전달물질로 알려져 있으며 γ-aminobutylic acid(GABA)와 아드레날린이 억제성 신경전달물질로 알려져 있다.

항콜린제의 작용부위는 전정핵에 있는 무스카린 수용체(muscarinic receptor)이며, 대부분의 항히스타민제는 전정핵과 뇌간의 자율신경중추의 major histaminc system에 대한 작용과 항콜린성 작용을 동시에 가지고 있어 유용한 어지럼 치료제로 쓰인다. Benzodiazepine계 약제는 전정핵의 일차 억제성 신경전달물질인 GABA의 항진제(agonist)로 작용한다. 전정기능 억제제는 수면을 유도하는 작용의 정도에 따라 진정작용이 강한 약제와 약한 약제로 나누며, 진정작용이 약한 약제가 부작용이 적으므로 구토를 동반하지 않는 급성기의 치료와 어지럼 발작이 잦은 경우에 예방적 치료로 쓰이며 진정작용이 강한 약제는 구토를 동반한 심한 급성 어지럼 발작에 사용한다.

a. Diazepam(Valium®)

Diazepam은 benzodiazepine 계열 신경안정제로 전정핵과 소뇌에서 GABA의 항진제로 작용하여 전정기관을 직접적으로 억제시키며(Blair, 1984), 실험적으로도 전정핵이 휴지기 활성도를 감소시키는 것으로 알려져 있다. 주로 급성기에 사용하며 어지럼 자체뿐 아니라 오심, 구토에도 효과를 나타낸다.

경구적으로 하루 2-10mg을 2-3회 투여할 수 있으며 하루 최대 40mg까지 투여가 가능하다. 비경구적으로는 2-10mg을 근주 또는 서

표 1. 전정장애 환자의 대증적 치료

Class/Drug	Dosage	Sedation	Antiemetic actions	Dryness of mucus membranes	Extrapyramidal symptoms
Anticholinergic					
Scopolamine	0.6mg PO q4-6h or 0.05mg transdermally q3d	+	+	+++	-
Atropine	0.4mg PO or IM q4-6h	-	+	+++	-
Monoaminergic					
Amphetamine	5-10mg PO q4-6h	-	+	+	+
Ephedrine	25mg PO q4-6h	-	+	+	-
	1% nasal spray	-	+	++	-
Antihistamine					
Meclizine	25mg PO q4-6h	+	+	+	-
Cyclizine	50mg PO or IM q4-6h or 100mg suppository q8-12h	+	+	++	-
Dimenhydrinate	50mg PO or IM q4-6h or 100mg suppository q8h	+	+	+	-
Promethazine	25-50mg PO, IM or as a suppository q4-6h	++	+	++	-
Phenothiazine					
Prochlorperazine	5-10mg PO or IM q6h or 25mg suppository q12h	+	+++	+	++
Chlorpromazine	25mg PO or IM q6h	+++	++	+	+++
Benzodiazepine					
Diazepam	2-10mg PO, IM or IV q4-6h	+++	+	-	-
Butyrophenone					
Haloperidol	1-2mg PO or IM q8-12h	+++	++	+	++
Droperidol	2.5-5mg IM q12h	+++	++	+	++
Ca++ channel antagonist					
Flunarizine	10mg/day PO	-	+	-	++
Histaminic					
Betahistine	8mg PO q8h	+	+	-	-

서히 정주하는데, 정맥주사 시 1-5분 후 효과가 나타나지만 근육주사 시에는 경구투여와 비슷한 작용시간을 보이므로 급성 어지럼 발작기에는 정맥주사가 필요하다. Diazepam은 전정기능장애에 대한 보상기전을 지연시킬 수 있으므로 영구적인 전정기능 손상이 의심될

때에는 사용을 초기 수일간으로 제한하여야 한다(Foster, 1996; Ishikawa, 1984).

주된 부작용은 기면(lethargy)이며 그외에 호흡억제, 저혈압, 운동실조, 진전 등이 나타날 수 있다. 가장 심각한 부작용은 다른 diazepine 계열 약물과 같은 의존성으로 약물중독이 될 수 있으므로 장기간 사용은 삼가야 한다. 치료되지 않은 녹내장, 중증근무력증, 간 및 신기능장애자 및 임산부와 수유부에는 금기이다.

b. Dimenhydrinate(Bonaring-A®)

Dimenhydrinate는 ethanolamine 유도체 항히스타민제로 주로 진토제로 사용된다. Diphenhydramine과 같이 항콜린작용, 진토작용, 중추신경억제작용, 항히스타민작용(H1 길항제)을 나타낸다. 항구토작용의 정확한 기전은 아직 명확하지 않으나 이석기에 처음 작용하여 전정기능을 저해함으로써 작용을 나타내는 것으로도 알려져 있으며, 효과는 3-6 시간 지속된다. 동요병(멀미)의 예방과 치료에 사용되며 메니에르병과 기타 전정질환의 대증요법에 단독으로 또는 다른 약제와 함께 사용된다. 동요병 예방목적으로는 노출 30분 전에 50mg을 경구 투여하며(AHFS 1991), 지속적인 투여 시 1회 50mg을 하루 3-4회 투여한다. 서구에서 많이 사용하는 diphenhydramine (Benadryl®)은 국내에서는 생산되지 않는다.

주된 부작용은 진정과 졸림이나 심하지 않으며, 임산부에는 최기형(teratogenic) 작용이 보고되어 있으므로 금기이다.

c. Scopolamine(Kimite Patch®)

Scopolamine은 항콜린 작용과 전정 억제 효과를 동시에 가지고 있다. 구토 반사에 관계되는 area postrema와 망상체에 있는 무스카린 수용체에 아세틸콜린과 경쟁적으로 작용해 항콜린 작용을 나타내며, 전정핵에 존재하는 아세틸콜린 수용체에도 작용하여 전정억제 효과를 나타낸다. 동물실험에 의하여도 휴지기 자발활성도와 전정신경 자극에 대한 반응을 억제시켰다.

과거에는 경구적 투여가 시도되었으나 졸림, 입마름 등의 부작용이 심하여 이제는 거의 사용되지 않고 주로 경피 패취(transdermal therapeutic system, TTS)를 통해 투여하며, 귀 뒤의 털이 없고 피부가 얇은 곳에 부착한다. 이 경우 약제는 패취에 포함된 microporous polypropylene 막을 통하여 서서히 방출되므로 시간당 5μgm씩 흡수되며, 3일 이상 지속적으로 혈중 농도가 유지되므로 멀미의 예방에 주로 사용된다. 투여 후 4-8시간이 지나야 적정 혈중농도에 도달되므로 짧은 어지럼 발작 시에는 유용하지 못하며, 일단 오심, 구토 등의 증세가 생긴 후에는 약을 투여해도 효과가 없다. 경피적 투여 이외에 5mg을 근주할 수도 있다.

장기간의 사용은 전정기관의 보상과정을 지연시킬 수 있고 드물게 금단 증상이 나타날 수 있으므로 피해야 한다. 금단 증상은 어지럼, 오심, 구토, 두통 등 동요병의 증세와 거의 유사하다.

항콜린제 중 glycopyrrolate(Robinul®)은 오심과 구토가 심한 경우에 효과적인데, 대개 1-2mg을 경구투여하거나 0.1-0.2mg을 4시간 간격으로 근주한다.

항콜린제의 흔한 부작용은 구갈 및 약간의 기면이며 동공의 확대, 요저류(urinary retention), 지남력장애(disorientation), 또는 정신병(psychosis) 등이 나타날 수 있다. 항히스타민제와 함께 투여 시 상승작용이 있으며, 전정기능억제제의 효과를 증가시킨다. 녹내장 환자, 천식발작, 전립선 비대증, 소아 및 노인에서는 사용금기이다. 손으로 약품을 만진 후 눈을 만지면 동공확장이 생길 수 있으므로 취급 후에는 반드시 손을 깨끗이 씻어야 한다.

d. Droperidol(Droperidol®)

Butyrophenone계 신경안정제(neuroleptics)로 분류되며 중추성 도파민 길항제로 어지럼과 구토의 치료에 효과적이며, 일반적으로 많이 사용하지 않으나 병원이나 응급실에서 급하게 증세를 완화시키는 데 사용될 수 있다. 화학수용체 방아쇠 영역(chemoreceptor trigger zone; CTZ)에 있는 도파민 수용체에 경쟁적으로 억제하여 진토작용을 나타낸다. 성인에서는 2.5-10mg을 경구 투여하거나 5mg을 근주 또는 서서히 정주한다. 작용시간은 주사 후 30분 이내에 나타나며 2-4시간 동안 지속된다.

진정작용, 저혈압, 추체외로(extrapyramidal) 증상, 과민성(irritability), 근연축(muscle twitching) 등의 부작용이 있으며 이런 부작용은 diphenhydramine 50mg 으로 전처치하면 예방할 수 있다. 또한 호흡기와 심혈관계의 억제 위험성이 있다. 신장 및 간에서 대사되므로 신질환과 간질환이 있는 환자와 2세 이하의 소아에서는 금기이다(Foster 1996).

e. Ca^{++}통로 차단제
(Calcium channel blocker)

Ca^{++} 차단제는 Ca^{++}이 세포내로 유입되는 것을 방지하여 효과를 나타내며, 혈관평활근에 주로 작용하는 군과 뇌세포에 주로 작용하는 군으로 나눌 수 있다. 혈관에 대한 작용이 주된 약제들(nimodipine등)은 어지럼의 치료에는 별로 효과가 없으며, 뇌에 특이적인(cerebrally specific) Ca^{++} 길항제인 flunarizine(Sibelium®)과 cinnarizine이 대표적인 약제이다. Flunarizine은 뇌성 Ca^{++} 길항제로 혈관에 대한 작용은 적다. 장기간 지속되게 전정안반사를 억제시키는 효과가 있으나(Pfaltz, 1988), 작용부위가 미로 수준인지 이보다 중추인지는 명확하지 않다. 효과면에서는 추골뇌저동맥부전(vertebrobasilar insufficiency) 등 뇌혈관의 이상에 의한 어지럼뿐만 아니라 미로성 어지럼에도 효과가 있다고 알려져 있다. 메니에르병의 발작을 줄이는 효과도 보고되었으며(Fraysse, 1991), 특히 편두통성 어지럼의 예방 및 치료에 효과가 좋은 것으로 알려져 있다(Olesen, 1990).

반감기가 길어 하루에 한번 10mg을 자기 전에 투여한다. 주된 부작용은 졸림이지만 심하지 않으며, 기면이나 체중증가 등이 있을 수 있으며 매우 드물게 추체외로증상과 우울증이 나타날 수도 있다.

Cinnarizine은 히스타민, noradrenaline, 니코틴 그리고 angiotensin에 대한 비경쟁적 길항제로 내림프에서 전정감각세포로의 Ca^{++}이온의 유입을 방지하여 전정핵의 흥분성을 억제하여 작용을 나타낸다. 혈관 평활근의 수축억제 작용과 전정핵에 대한 억제 작용이 있으며, 메니에르병 등의 어지럼 치료와 멀미의 예방약제로 사용된다. 25mg을 하루 3회 경구 투여한다.

f. Meclizine

항히스타민제의 하나로서 무스카린 수용체에 낮은 친화력으로 결합하여 항콜린성 작용으로 전정억제효과를 나타낸다. 보통 25㎎을 3-4회 경구 투여하며 투여후 7-9시간에 최대효과를 나타내고 지속시간이 길어 급성발작시에는 효과가 없고 반복되는 메니에르병 발작등 재발성 어지럼의 예방치료에 적당하다.

주된 부작용은 진정, 졸림이며 다른 진정제와 함께 사용할 때 상승작용이 있으므로 주의를 요한다. 다른 항히스타민제와 마찬가지로 기관지 천식, 녹내장, 전립선비대, 폐질환이 있는 경우는 금기이며 최기형작용이 없으므로 임신중 어지럼 치료의 일차 선택약으로 사용한다.

g. Promethazine

Promethazine은 phenothiazine계의 항히스타민 제제로 현저한 항히스타민 작용과 강한 중추성 항콜린작용이 있어 오심, 구토를 동반한 심한 어지럼 치료에 적합하지만 국내에는 생산되지 않는다. 기본적으로 H1 수용체 억제제이나 무스카린 아세틸콜린 수용체와 높은 친화성을 가지고 결합하여 항콜린자용을 나타내므로 오심과 구토의 조절에도 이용된다. 따라서 다른 항히스타민제와 달리 심한 급성 어지럼 발작과 동요병(멀미)의 치료에도 적합하다.

보통 25mg을 투여하며 필요시 12.5-25mg을 4-6시간마다 투여한다. 좌약으로 투여할 수 있으므로 오심, 구토가 심하여 경구투여가 불가능할 경우 유용하게 사용할 수 있다. 전정억제효과는 투여 후 1-2시간에 나타나고 4-12시간 지속된다. 25mg의 ephedrine과 함께 복용하면 상승작용을 기대할 수 있다.

주된 부작용은 강한 진정작용이며 구갈, 동공확대 등 atropine과 같은 효과를 나타내며 고용량에서는 추체외로 증상이 나타날 수 있다.

나) 진토제(Antiemetics)

연수망상체(reticular formation)에 위치한 구토중추(vomiting center)는 구토의 모든 과정을 통괄한다. 위장관 및 다른 장기 내에 있는 감각 수용체의 구심성 수용체의 자극은 구토중추를 직접 자극하여 구토를 일으킨다. 또한, 대뇌피질, 혈액, 전정기관 등의 다른 기관에서 발생한 자극에도 구토중추가 반응하는데 이러한 자극이 화학수용체방아쇠영역(chemoreceptor trigger zone, CTZ)으로 보내지면 CTZ에서 자극을 구토중추로 보내 구토를 유발한다. CTZ는 도파민 수용체가 분포되어 있는 제 4 뇌실 기저부의 area postrema라는 수질부에 위치하고 있으며, 혈뇌장벽(blood brain barrier)이 없으므로 혈액이나 뇌척수액에 있는 독성물질을 인지하는 역할을 한다.

일단 구토중추가 활성화되면 침샘과 혈관운동, 호흡중추로 원심성 자극이 보내지고, 이는 구토에 중요한 원심성경로, 즉 횡격막으로 가는 횡격막신경, 복근으로 가는 척수신경 및 위나 식도로 가는 내장원심신경 등을 자극하여 많은 평활근과 횡문근의 공동운동에 의하여 구토를 일으킨다. 구토의 과정은 먼저 갑작스럽게 깊은 숨을 들이마셔 복압을 증가시키고 복근이 수축하여 이를 돕는 한편 비강이나 폐로 구토물이 흡인되는 것을 막기 위해 연구개가 올라가고 후두개가 닫힌다. 이어서 유문(pyloric)괄약근이 수축하고 심(cardiac)괄약근이 이완되어 위내용물을 위쪽으로 배출하게 되며 이때 침이 흘러 이동을 용이하게 한다.

현재까지 구토의 신경화학적 조절은 확실히 밝혀져 있지 않다. 도파민 수용체가 CTZ와 위장관에서 발견되었으며, 히스타민(H_1, H_2)수용체가 CTZ에서 발견되었다. 근래 연구에 의하면 5-hydroxytryptamine 3 (5-HT3, serotonine) M 수용체가 구토작용에서 주요한 매개체 중의 하나임이 밝혀졌다. 5-HT3 수용체는 90%가 위장관의 enterochromaffin 세포에 존재하며, 나머지는 혈관과 중추신경계에 존재하는데 이 수용체는 위장관내의 내장구심성 신경섬유 말단에 위치해 미주신경을 통해 감각신호를 중추로 보낸다.

많은 진토제들은 망상체와 area postrema에 억제작용을 나타내며, 어떤 약제들은 위장관의

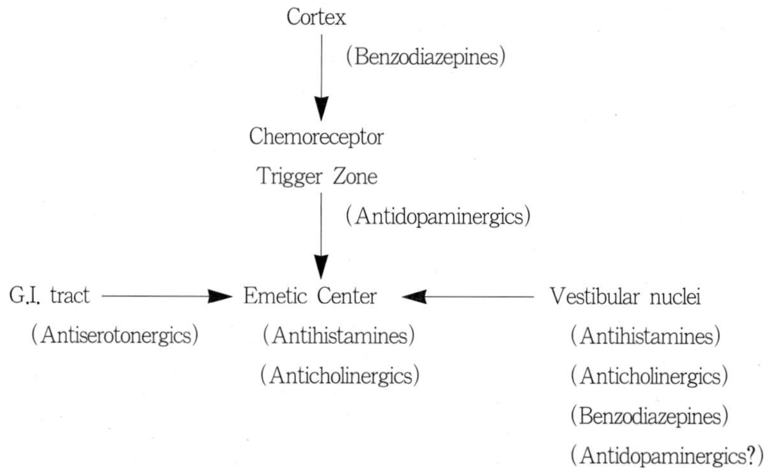

그림 1. 구토중추로의 주된 신호 입력과 작용하는 약제의 작용부위

말초에 작용하는데, 이들 약제들의 대부분은 항콜린작용과 항히스타민 작용을 동시에 가지고 있다. 구토중추로의 주된 입력과 약제들의 작용부위는 그림 1과 같다(Foster, 1996).

상당수의 진토작용을 갖는 약제들은 CTZ에서 도파민 길항제로서의 억제작용을 나타내어 구토를 억제한다. 이런 항도파민제들은 파킨슨증, 근긴장이상(dystonia), 이상운동증(akathysia) 등의 심각한 부작용을 초래할 수 있으므로 주의를 요한다. 이러한 부작용은 노인들에서는 드물지만 젊은 환자에서는 약 25%에서 보일 수 있다. 그러므로 약물 투여 시 몸의 강직, 불안, 초조, 손의 떨림, 사경(torticollis) 등의 증세가 보이는지 잘 관찰해야 하며 증세가 있으면 즉시 투약을 중지한다.

a. Metoclopramide(Mexolon®)

Metoclopramide의 진토작용은 CTZ의 억제와 위장관내 serotonin(5-HT) 수용체에 길항하여 나타난다. 또한 말초효과는 장관의 운동성을 촉진시키는 작용도 있다. 경구 또는 주사로 투여할 수 있으며, 작용은 투여 1시간 이내에 나타나고, 반감기는 5-8시간이다. 멀미에 의한 구토에도 효과가 있으며, lorazepam이나 diphenhydramine 등의 전정기능 억제제와 병용 시 부작용을 줄일 수 있다.

다른 phenothiazine계 약제와 병용할 경우 심각한 추체외로 증상이 발생할 수 있으므로 주의하여야 한다.

b. Prochloperazine

중추성 항도파민 작용을 가진 phenothiazine계 약제로 phenothiazine계 약제 중 진토 효과가 가장 뛰어나다. 5-10mg을 4-6시간마다 경구투여하거나 근주하며, 좌약으로도 투여 가능하나 국내에는 생산되지 않는다. 진토효과는 투여 후 2-4시간에 최대치에 이르며 8시간 이상의 반감기를 가진다. 진정작용이 있어 운전을 금해야 하고, 근긴장 이상반응(dystonic reaction)이 나타날 수 있으므로 소아와 노인, 그리고 신질환이 있는 경우에는 신중히 투여해야 한다.

Metoclopramide 또는 droperidol과 같은 항도파민성 약제와 병용은 진정작용을 증가시킬 수 있으므로 금기이다. α-교감신경차단 효과로 저혈압이 있을 수 있다.

c. Ondansetron

세로토닌 길항제로서 원래는 항암 화학치료 시에 생기는 구토를 막기 위해 사용되지만 어지럼 환자에서도 사용될 수는 있다. 8mg을 하루 2회 경구, 정주 또는 근주 투여한다. 부작용은 두통, 피로감, 변비, 어지럼 등이 있다.

다) 혈관확장제

a. 히스타민(Histamine)

혈관확장 작용으로 미로와 뇌혈류량을 증가시켜 미로의 허혈을 방지한다. 이 약제는 어지럼의 치료에 있어 단기간의 효과가 있다고 보고되었으나, 어지럼의 치료에 히스타민을 사용하는 정확한 실험적 근거는 밝혀져 있지 않다. 히스타민제 중 betahistine(Serc®)이 외국에서는 가장 많이 사용된다고 하나 우리나라에는 생산되는 제품이 없다.

이 약물은 diamine oxidase의 경쟁적 억제제로 체내 여러 가지 세포의 히스타민 수용체에 작용하여 히스타민과 유사한 효과를 나타낸다. 미로혈관을 확장시켜 내이의 혈액순환을 증가시켜, 메니에르병, 이명 등에 효과가 있는 것으로 알려져 있으나 병의 경과에 대한 영향은 정확하게 밝혀져 있지 않다.

b. Nicotinic acid(Niacin)

순환 혈액중의 지질의 양을 감소시키는 작용이 있다. 혈중 LDL-cholesterol을 감소시키고 HDL-cholesterol을 증가시킨다. 혈류 개선을 위해 흔히 사용되는 약제로 50mg을 아침과 저녁 식전 30분경에 투여하며, 200mg까지 증량할 수 있다. 빠른 흡수와 최대의 효과를 보기 위해서는 공복 시에 투여하는 것이 중요하다. 와우의 혈류에는 별 영향이 없으며, 동맥경화증의 예방에 효과가 있다고 알려져 있다.

Betahistine, Niacin 등 이외에 혈관확장제로 사용될 수 있는 약제로는 papaverine, nylidrin, isosorbide dinitrate 등이 있다.

4) 이뇨제(diuretics)

체내 수분과 내림프액의 양을 감소시키고 전해질의 변화를 초래하여 어지럼을 감소시킨다. 주로 메니에르병에 예방적으로 사용되며, 비삼투성(non-osmotic) 이뇨제와 삼투성(osmotic) 이뇨제로 분류된다. 비삼투성 이뇨제는 메니에르병 환자에서 어지럼 발작의 횟수와 정도를 감소시키며, 단기간(2-6주)의 청력개선 효과가 있으나 장기간의 청력개선 효과는 없다고 알려져 있다(Corvera, 1989). 가장 흔히 사용되는 약제는 hydrochlorothiazide (Dichlozid®)로 신원위세관에서 Na^+의 흡수를 억제하여 이뇨 작용을 나타낸다. 대개 일회 25mg을 하루 1-2회 투여하며, K^+의 보존을 위해 전해질이 풍부한 오렌지 주스나 바나나 등의 섭취를 권장한다.

Amiloride는 K^+ 보존 이뇨제로 Na^+와 Cl^-의 배설을 촉진시키면서 K^+를 보존한다. Hydrochlorothiazide와 병용 투여하는 경우가 많으며 이때 용량은 5mg을 하루 1-2회 투여한다. 이 종류의 약제로는 이외에도 triamterene, spironolactone 등이 있다.

Acetazolamide(Diamox®)는 carbonic anhydrase 억제제로 신장에서 HCO_3^-, Na^+, K^+ 등을 배설시키는 원리 이외에도 내이의 dark cell과 stria vascularis에 carbonic anhydrase가 분포하므로 내림프액의 생산을 억제할 수 있다는데 그 이론적 근거를 두고 있다. 250mg을

하루 2회 투여하며, 요산의 배설을 감소시켜 통풍(gout)의 발생 가능성이 있으므로 장기간 사용은 금기이다.

Furosemide(Lasix®)는 환상(loop)이뇨제로 하루 20-40mg을 투여하며 K^+의 투여가 필수적이고 부작용으로 근경련, 소양증, 탈력감 등이 나타날 수 있기 때문에 많이 사용되지는 않는다.

삼투성 이뇨제는 미로내 수분 함량을 감소시켜 작용을 나타낸다. 메니에르병 환자에서 60%의 일시적인 청력개선 효과가 있었다는 보고도 있다(Kanda, 1993; Nozawa, 1995). Urea나 glycerol은 오심과 두통 등의 부작용이 있어 별로 사용되고 있지 않다. 최근 부작용이 적은 isosorbide dinitrate가 일본을 중심으로 사용이 늘고 있는데, 1일 체중당 1.5-2.0mL/kg을 표준용량으로 하고, 성인 1일 90-120mL를 식사 후 3회로 나누어 경구 투여한다. 필요에 따라 냉수로 2배 정도로 희석해서 경구 투여한다.

5) 아미노글라이코사이드 (Aminoglycoside)계 약제

어지럼 환자에서 이독성 약제를 사용하는 목적은 청력을 보존하면서 전정 기능을 파괴하거나 변화시켜 어지럼을 치료하는데 있다(Blair, 1984). Aminoglycoside계 항생제의 분자구조 중 glycoside에 amino기($-NH_2$)가 많이 부착되면 와우독성이 더 강하며, methylamine기($-NHCH_3$)가 더 많으면 전정독성이 더 강하다.

Streptomycin(SM), gentamicin(GM), 그리고 tobramycin(TM)은 전정독성이 강하며, kanamycin(KM)과 neomycin(NM), amikacin 등은 와우독성이 강하므로 주로 streptomycin과 gentamicin이 어지럼의 치료에 사용된다. 서양의 경우에는 streptomycin 약제를 구하기가 어렵고 가루로 되어 있는 약제를 농도가 적당하게 용매에 녹이는 번거로움 때문에 대부분 gentamicin이 사용된다. Gentamicin은 streptomycin에 비해 와우 감각 세포에 대한 독성이 더 적고 내이에 축적되는 정도도 적다고 알려져 있다.

Aminoglycoside의 내이에 대한 영향은 일차적으로 유모세포에 대한 독성으로 내이의 변화에 의한 자극의 유입을 감소시키는데 있지만 많은 보고에서 온도안진 반응이 완전히 없어지지 않은 경우에도 어지럼 발작이 없어지는 것을 관찰하고 dark cell이나 혈관조(stria vascularis)의 marginal cell 등이 주된 작용부위일 가능성을 제시하고 있다.

가장 좋은 효과를 얻기 위해서는 정확한 진단이 필요하며, 대상 환자의 선택은 발작의 빈도와 증상의 심한 정도에 따라 신중하게 결정한다. 전신적으로 투여 하는 방법과 중이강내 또는 외측 팽대부에 국소적으로 투여하는 방법이 있다. 전신적 투여는 양쪽의 재발을 빈번히 하고 다른 치료에 반응하지 않는 심한 메니에르병 환자나, 청력이 좋은 귀에 메니에르병이 발생하는 경우에 주로 사용되는 방법이다. 투여 용량과 종료 시점에 대해서는 보고자마다 다양한데, streptomycin의 경우 고식적으로는 1gm을 하루 2회 약 2주간 근주하는 방법과, 얼음물에 대한 온도안진검사에서 반응이 소실될 때까지 투여하는 방법 등이 있었지만 근래에는 증세가 소실되는 시점을 정량하며 투여하는 방법이 추천된다.

이와 같은 전신적인 투여 방법은 청력의 악화 이외에도 양측의 전정장애를 유발할 수 있으며 이러한 경우에는 동요시, 운동실조, 보행장애 등의 증세로 일상생활에 심각한 영향을 미칠 수 있으므로 제한된 경우에 한해 매우 신중하게 투여되어야 한다.

이독성 약제의 중이강내 국소적 투여는 주사바늘이나 중이환기관(ventilation tube) 또는 tubal catheter 등으로 고막을 통해 할 수 있다. 이러한 투여 방법이 시작된 지는 오래되었지만 임상에서 널리 사용되기 시작한 것은 근래의 일로 투여 용량, 방법, 청력과 전정기능의 지속적 감시 등의 방법이 체계화되고 정확해지면서부터 이다. 적응은 저염식과 다른 내과적 치료를 6개월 이상 시도했으나 이에 반응이 없는 심한 메니에르병이며, 대개 gentamicin을 완충액에 섞어 20-30 mg/ml의 농도로 사용한다. 투여 횟수 및 간격은 매우 다양하게 시도되고 있으나 외래 치료의 경우 1주일에 1회 투여하는 경우가 많고, 치료의 종료 시기는 이독성에 의한 어지럼의 발생, 청력의 악화 등이 생기는 경우이다. 치료의 효과에는 투여 방법보다는 투여하는 약제의 농도가 중요하다(Bergenius, 1996).

이독성 약제에 의한 부작용을 줄이기 위해서는 될 수 있는 한 투여량을 줄이고 치료 기간을 단축해야 한다.

6) 전정기관에 영향을 미치는 약제

전정기능의 보상작용은 내적 및 외적요인에 의하여 영향을 받는다. 외적으로는 여러 약제들이 영향을 미친다고 알려져 있다. 전정기능 억제제인 diazepam(Valium®)이나 alcohol 등은 보상작용을 지연시키며 caffeine이나 amphetamine 등은 보상작용을 촉진시킨다(Zee, 1985; Ishikawa, 1994)(표 2).

7) 기타 약제

이외 어지럼증을 치료하는데 여러 보조약제들이 사용되고 있다. Steroid, 뇌대사부활제로 ATP와 순환개선제로 ginko extract를 사용하기도 한다. 비타민제 특히 비타민 B 복합제 및 cobalamine이 많이 사용 된다. 7% 중조수는 산증(acidosis)의 완화 및 혈중 CO_2 증가에 의한 혈관 확장작용 특히 혈관 운동신경 기능 장애에 의한 말초혈관연축을 저하시키는 작용이 있어 일본에서는 급성 어지럼증 발작에 많이 사용하고 있다.

메니에르병 발작 시에 내림프수종과 막미로의 투과성 항진을 억제하기 위하여 저분자

표 2. 전정보상에 영향을 미치는 약제(Zee, 1985)

Retard compensation	Produce compensation
Alcohol	Cholinomimetics
Phenobarbital	Cholinesterase inhibitors
Chlorpromazine	Adrenergic agents
Diazepam	GABA agonists
ACTH antagonist	Alcohol
Accelerates compensation	**Produces overcompensation**
Caffeine	Antichoinergics
Amphetamines	α-Adrenergic blockers
ACTH	GABA blockers

dextran(Rheomacrodex®)를 정주하기도 하며 청력이 급속히 저하되면 steroid 요법을 병용하기도 한다.

2 어지럼을 일으키는 질환의 내과적 치료

어지럼은 그 원인질환에 따라 그 성질, 정도, 발생양상이 다르고 그 임상경과가 다양하게 나타난다. 따라서 각 질환별로 치료방침의 설정이 달라져야 한다. 우리가 임상에서 흔히 경험하는 대표적 질환의 내과적 치료에 대해 간략히 기술하고자 한다.

1) 메니에르병(Meniere's disease)

메니에르병은 증상이 다양하고 악화와 완화의 과정을 반복하므로 그 예후와 경과를 예측하기 어려우며 무엇보다도 가장 고통스러운 것은 회전성 어지럼의 발현이며 이때 환자는 당황하고 무기력해지며 심하면 오심과 구토를 동반 한다. 이 경우 입원치료가 원칙이며 정맥을 통한 수액요법, 휴식 및 안정치료가 필수적이다. 중등고도의 어지럼 발작은 dimenhydrinate(Bonaring-A®)을 복용하거나 diazepam(Valium®)을 정주하며 이외 benadryl, meclizine 등의 약제가 유효하다. 위와 같은 약제로 조절이 안 되는 발작은 atropine과 같은 항콜린제가 도움이 될 수 있다.

급성 발작기 이후의 치료는 병의 발작 빈도와 진행을 억제하기 위한 예방적 치료와 어지럼 자체에 대한 대증적 치료이며 경우에 따라 수술요법이나 화학적 미로 파괴술을 시행할 수 있다.

예방적 치료는 식이요법, 이뇨제, 혈류개선제 및 대사부활제(ATP) 등을 통해 이루어지며 식이요법은 술, 커피, 담배 등 자극성 기호식품을 피하고 염분을 제한하며 단백질섭취를 충분히 하도록 권장한다.

저염식은 재발을 줄이는데 중요한 역할을 하는 것으로 믿어지는데, 원칙적으로 완전 저염식의 경우 하루 1gm 이하의 Na^+, 중동도의 저염식은 하루 1-2gm의 Na^+이 허용된다. 대개 서구에서 권장되는 저염식은 소금(NaCl)이 하루 3gm 정도의 저염식이지만 우리나라의 식생활 습관에서는 이것이 거의 불가능하다. 이유는 서구의 식단은 소금 이외에 여러 가지 향료를 첨가하여 맛을 결정하지만 우리의 식단은 향료를 별로 사용하지 않고 대부분에서 소금 또는 이를 이용한 여러 가지 양념(간장, 된장)들을 이용하여 맛을 내기 때문이다. 실제로 임상에서 실행되는 저염식은 하루 소금 5-10gm 정도가 적당하다고 생각된다.

때로는 갑작스럽게 저염식을 철저히 시행하고(환자들은 대개 거의 식사를 하지 못하게 된다) 여기에 중등도 이상 용량의 이뇨제를 투여하는 경우 체내의 Na^+ 함량이 너무 낮아져서 저나트륨혈증에 빠질 수도 있다. 이런 경우 환자는 기운이 없으며 지속적인 오심, 구토 증세를 보이므로 병의 발작과 구분하여야 한다.

이외 혈류개선을 위해 nicotinic acid, pentoxyphylline(Trental), ginko extract, 저분자 dextran, histamine(betanhistine) 등을 사용할 수 있으며 최근 메니에르병의 원인의 하나로 자가면역기전이 관련되어 steroid 고실내 투여가 제시되었다. 그러나 double blind로 시행한 연구에서는 특별한 효과가 없었다는 보고도 있다.

2) 전정신경염(Vestibular neuritis)

전정신경염에서는 어지럼증 발작과 오심, 구토에 대해서 diazepam(Valium®), droperidol 등의 전정기능 억제제나 Bonaring-A 같은 진토제를 사용하는 대증적 요법이 우선이다. 초기에는 구토와 오심으로 경구 투여가 어려우므로 정맥주사하는 것이 좋으며 경구 투여가 가능해지면 이를 이용한다.

스테로이드의 초기 전신 투여가 회복에 효과가 있다는 보고(Strupp, 2004) 이후 최근에는 돌발성난청과 같이 프레드니솔론 1mg/kg의 고용량을 투여하다 증상 호전에 따라 또는 2주에 걸쳐 줄이는 치료를 많이 시도한다.

급성 발작기 즉, 어지럼 발생 후 2-3일이 지나면 안정보다는 적극적으로 운동을 시키는 것이 평형장애 회복에 도움이 된다. 급성기 이후에 전정재활치료를 빨리 적용시키기 위해 scopolamine 제제를 사용하기도 한다. 그러나 이러한 전정기능억제제 및 진토제의 장기간 사용은 보상작용을 지연시키므로 급성기가 지나면 되도록 사용하지 않는 것이 좋다.

3) 매독성 미로염 (syphilitic labyrinthitis)

Penicillin과 steroid 가 주된 치료약이다. 일반적인 매독의 치료는 benzathine penicillin 240만 단위를 1주에 한번씩 3주간 근주하는 것이 보통이지만 신경성 매독(neurosyphilis)인 경우에는 이러한 치료로는 불완전하여 어떤 저자에 의하면 이러한 치료를 1년간 계속할 것을 권하기도 한다. Probenecid를 병용하는 경우 penicillin의 반감기가 길어지고 뇌척수액 흡수가 잘 되므로 procaine penicillin G 180만 단위를 probenecid 500mg을 하루 4회 투여하며 근주한다.

정맥주사로는 하루에 penicillin G 1,000만 단위를 10일간 투여하고, 이후 1주에 benzathine penicillin 240만 단위를 3주간 근주하여 치료한다. 뇌척수액의 VDRL이 증명된 경우에는 용량을 올려서 하루 penicillin G 2,400만 단위를 14일간 정주하고 이후 2주간 benzathine penicillin을 투여하거나 고용량의 amoxicillin을 8주간 투여한다.

Penicillin에 알레르기가 있는 경우에는 tetracyclin이나 erythromycin 500mg을 하루 4회, 30일간 투여하거나, doxycycline을 하루 200mg, 15일에서 20일간 투여한다.

스테로이드는 prednisone 40-60mg을 2주에서 3개월 투여 후 청력이 안정되면 감량한다. penicilline과 steroid 사용 후 50% 정도에서 청력과 어음판별역치의 개선이 있으나 변동성의 청력을 가진 경우가 일정한 청력에 비하여 반응이 좋고, 어지럼에 대해서는 70% 정도에서 호전이 있는 것으로 보고된다.

4) 동요병(멀미, motion sickness)

동요병의 기전은 감각의 불일치(sensory conflict)에 의하는 것으로 이해된다. 개체가 태어나서 자라는 동안 반고리관, 이석기관, 시각, 고유감각 등의 여러 가지 감각들이 일정한 환경 하에서는 어떤 정형화된 관계를 가지게 되며 이러한 관계는 중추에 저장이 되고 이후에 유입되는 각 감각의 정보들은 이미 저장된 감각의 관계에 비교되어 분석된다. 동요병이라 함은 환경의 변화에 의하여 이미 저장된 기억과는 다른 잘못된 감각정보가 유입되고, 중추에서는 이 정보를 기존의 정보와 비교하여 불일치하다고 판정하여 구토반응을 포함하는 자율신경 증세를 유발하는 것을 말한다.

멀미에 쓰이는 약제는 크게 A, B, C 세 가지 군으로 분류할 수 있다. A군은 잘못된 감각정보의 유입을 방지하는 약제이고, B군은 잘못된 정보의 크기를 줄여주는 약제이며, C군은 구토반응을 차단하는 약제이다. A군에는 amphetamine과 ephedrine, B군 에 는 scopolamine, C군에는 diphenhydramine, dimenhydrinate, promethazine 및 diphenidol이 있다(표 3) (Takeda, 1996).

전정미로, CTZ, 위장관으로부터의 자극들은 3가지 구심성 경로로 중추신경계로 연계되며, 이 구토반사에는 H_1, D_2, 5-HT3 수용체들이 각기 독립적으로 관여한다. 이들 수용체에 대한 길항제들은 선택적으로 해당 수용체에 작용하여 구토를 방지한다. C군의 약제 중 멀미의 예방에는 H_1 길항제(diphenhydramine, promethazine 등)가 가장 효과적이며, D_2 길항제(metoclopramide, domperidone 등)와 5-HT3 길항제(ondansetron)들은 멀미에는 별 효과가 없다. Scopolamine은 경피적으로 투여하는 것이 멀미의 예방에 매우 효과적이다. 유양돌기부에 부착하며 최적의 효과를 얻기 위해서는 적어도 4시간 전에는 부착하여야 한다.

5) 편두통(migraine)

편두통의 치료는 편두통 발작의 초기에 혈관에 대해 작용하는 여러 가지 약제를 선택하여 투여하는 것이 중요하며 또한 동반되는 어지럼 및 자율신경계 증세에 대한 치료가 필요하다. 발작이 자주 반복되는 경우에는 예방적인 차원에서 투약을 할 수도 있으며, 이외에도 발작을 유발하는 식이, 환경, 스트레스 등의 조절이 중요하다.

편두통에 대한 투약 이전에 반드시 고려해야 할 사항인 행동적인 접근방법(behavioral approach)에는 규칙적인 수면과 식사, 스트레스의 감량, 유발요인(쵸콜렛, 치즈, 적포도주,

표 3. 동요병에 대한 약제(Takeda 1996)

Drug	Dose	Route	Mechanism
C군 약제 : 구토반응의 억제			
Diphenhydramine	50mg	PO	Antihistaminergic
Dimenhydrinate	50mg	PO	Antihistaminergic
Promethazine	25mg	IM	Antihistaminergic
Diphenidol	50mg	PO	Miscellaneous
B군 약제 : 충돌신호 크기의 감소			
Scopolamine	5mg	IM	Anticholinergic
TTS-scopolamine	5mg/hr	PC	Anticholinergic
A군 약제 : 충돌신호 유입 차단			
Amphetamine	10mg	IM	Adrenergic
Ephedrine	50mg	PO	Adrenergic

PO; per os, IM; imtramuscular, PC; percutaneous, TTS; transdermal therapeutic system aspartam 등)의 제거 등이 있으며, 이러한 방법은 안전하면서도 경우에 따라 매우 효과적인 치료가 된다.

두통이나 어지럼에 대한 경구적인 투약의 문제점은, 일단 발작이 오면 위장관의 운동과 흡수가 현저히 떨어지기 때문에 투약이 효과적이지 못할 수 있다는 것이다. 많은 경우에 조용하고 어두운 곳에서 쉬며 aspirin, acetaminophen, codeine, 다른 NSAID를 투여하면 효과가 있다. 증세가 매우 심한 경우에는 chlorpromazine을 정주하거나 ketrolac을 근주하기도 한다.

Ergotamine tartrate(Cafegot®)는 오랫동안 편두통에 대한 일차 선택 약으로 사용되어 왔다. 이 약제는 혈관을 수축시키는 작용을 하며 감염, 간질환, 기타 혈관질환이 있는 경우에는 사용하지 말아야 한다. 초기에 2mg을 복용하고 증세의 호전 여부에 따라 30분 간격으로 1mg을 2-3회 더 복용할 수 있다. 일단 편두통 발작이 심해지면 거의 효과가 없다.

Sumatriptan(Imigran®)은 뇌저동맥과 뇌경막의 혈관에만 분포하는 수용체인 5-hydroxytryptamine에 대한 agonist로서 혈관수축 작용이 있으며 1 mg을 피하주사하는 경우 1시간 내에 70%에서 효과가 있음이 보고되었다. 고혈압이나 허혈성심질환자에서는 금기이며 근래 뇌저(basilar) 편두통에는 추천되지 않는다. 경구용 제제는 Cafegot®에 비해 효과가 좋은 것으로 알려져 있다.

예방적인 치료의 적응증은 반복되는 발작으로 일상생활의 제한을 많이 받는 경우에 한하며, 대개 1개월에 2회 이상의 발작이 3개월 이상 지속되거나 일단 발작이 생기면 48시간 이상 지속되는 경우, 이외에 발작이 투약에 의해 호전되지 않는 경우 등이다. Beta차단제와 calcium channel 차단제가 가장 많이 사용되지만, beta차단제(propranolol)의 경우 대개 고용량(하루 80-240mg)을 장기간 투여해야 하기 때문에 피로감, 기관지수축, 울혈성심부전, 남성 발기부전 등의 부작용이 생길 가능성이 높아 많이 처방되지는 않는다. Calcium channel 차단제인 flunarizine은 효과에 있어서 propranolol과 비슷한 정도로 편두통 발작을 예방한다. 졸림 등의 부작용이 있으므로 하루 10mg을 저녁에 투약하는 것이 좋다.

Tricyclic antidepressant 계통의 약물이 편두통의 예방에 투여될 수도 있으나 체중증가, 졸림, 항콜린성 부작용 등으로 인해 자주 처방되지는 않는다. 이 계통의 약물로는 amitriptyline, nortriptyline, imipramine 등이 사용될 수 있다.

어지럼이 동반되지 않는 편두통에 비하여 어지럼이 동반되는 경우에는 이에 대한 추가적인 투약이 필요한 경우가 있다. 많은 경우에 위에 기술한 약제의 투여로 두통은 경감되지만 어지럼은 지속이 되는 경우가 있으며 이러한 이유로는 두통과 어지럼이 생기는 혈관운동적 기전이 다르기 때문일 것이다. 약제의 선택은 어지럼의 강도와 지속시간 또는 빈도 등에 따라 다양하게 선택할 수 있으며, 멀미의 증세가 동반되는지, 또는 수면장애가 동반되는지에 따라 환자 개개인별로 선택적으로 투약해야 한다.

Clonazepam은 긴 반감기(24-36시간)와 강한 전정억제 작용으로 자주 반복되는 어지럼 발작에 유용하게 쓰이며 용량은 하루 0.5-1gm 정도이다. 그러나 작용시간이 느리므로 급성의 발작에는 유용하지 못하고 이런 경우에는 diazepam이 적당하다. 수면장애가 있는 경우에는 clonazepam이나 lorazepam을 저녁에 투여하는 것만으로도 편두통 발작을 예방할 수 있다. 불안증이 동반되는 경우에는 alprazolam(Xanax®)을 하루 0.5-2mg 정도 투여하는 경우도 있다.

항전간제로서 topiramate(Topamax®)을 예방 약제로 사용하기도 한다. 하루 50-100mg 정도를 투여하는데, 작용 기전은 GABA를 증강시키고 glutamate 수용체와 sodium channel, calcium channel 등을 억제시키는 것으로 알려져 있다. 효과를 내기 위해 고용량을 투여하면 자살충동, 우울증 등의 부작용이 생길 수 있으므로 주의한다.

이외에 지속적인 어지럼이나 보행장애, 전정기능의 약화, 동요병 등이 동반되는 경우에는 전정재활치료를 추가적으로 시행하여 기능적인 회복을 도울 수 있다.

최근에는 botulinum toxin을 주입하는 치료가 시도되어 좋은 결과를 보였는데(Jackson, 2012), 이는 머리의 감각신경을 차단하는 기전을 통해 효과를 내는 것으로 알려져 있다.

참고문헌

차창일(1985). 현훈증의 진단과 치료(XV), 최신의학 28;(4):28~32.

American Hospital Formula Service(AHFS)(1991). Drug Information, AHFS Co.

Bergenius J, Ödkvist LM Ö(1996). Transtympanic aminoglycoside treatment of Meniere's disease. In disorders of vestibular system (Ed Balor RW and Halmagyi GM, Oxford univ. press) 575-582.

Blair RL(1984). Medical management of vestivular dysfunction. In otolaryngologic Clinics of North America 17(4), 679-684.

Corvera J, Corvera G(1989). Long-term effects of acetazolamide and chlorthalodone on the hearing loss of Meniere's disease. Am J Otol 10, 142-145.

Foster C, Baloh RW(1996). Drug theraphy for vertigo. In Disorder of Vestibular System(Ed. Baloh RW and Halmagyi GM, Oxford University Press), 541-550.

Fraysse B, Bebear JP, Dubreuil C et al(1991). Betahistine dihydrochloride versus flunarizine. A double-blind study on recurrent vertigo ewith or without cochlear syndrome typical of Meniere's disease. Acta Otolaryngol Suppl 490, 1-10.

Jackson JL, Kuriyama A, Hayashino, Y(2012). Botulinum toxin A for prophylactic treatment of migraine and tension headaches in adults. A meta-analysis. JAMA 207(16)1736-1745.

Kanda K, Watanabe Y, Shojaku H, Ito M and Mizukoshi K(1993). "Effects of isosorbide in patients with Meniere's disease." Acta Otolaryngol Suppl 504: 79-81.

Linstrom CJ(1992). Office management of the dizzy patient. Otolaryngologic Clinics of North America 25 (4), 745-780.

Nozawa I, Nakayama H, Hashimoto K, Imamura S, Hisamatu K and Murakami Y(1995). "Efficacy of long-term administration of isosorbide for Meniere's disease." ORL J Otorhinolaryngol Relat Spec 57(3): 135-40.

Olesen J(1990). Calcium antagonists in migraine and vertigo. Possible mechanisms of action and review of clinical trials. Eur Neurol 30 Suppl 2, 31-34.

Pfaltz CR, Aoyagi M(1988). Calcium-entry blockers in the treatment of vestibular disorders. Acta Otolaryngol Suppl (Stockh) 460, 135-142.

Strupp M and others(2004). Methylprednisolone, valacyclovir or the combination for vestibular neuritis. NEJM 35:4, July 22, 354-361.

Takeda N, Matusunaga T(1996). Neurochemical basis of motion sickness and its treatment and preventon. In Disorders of Vestibular System (Ed. Baloh RW and Halmagyi GM, Oxford University Press), 529-537.

Zee DS(1985). Perspectives on the Pharmacotherapy of vertigo. Arch Otolaryngol 111, 609-612.

24

전정장애 재활치료
(Vestibular Rehabilitation)

이정구 Chung-Ku Rhee · 김정윤 Jung-Yoon Kim

단국대학교 의과대학 이비인후과교실 · 단국대학교 의과대학 재활의학과교실

어지럼증에 대한 치료로서 운동요법이 처음으로 도입된 것은 1940년대 이비인후과의사 Cawthorne과 물리치료사 Cooksey에 의해서 이다(Cawthorne, 1944; Hecker, 1974). 그들은 전정장애후 활동적이고 머리를 많이 움직인 경우 회복이 빠른 것을 관찰하고 머리와 눈, 몸 전체가 움직이는 운동요법을 고안하여 전정기능이 저하된 환자에 적용하였다. 전정장애 재활치료가 활성화된 것은 1980년대 이후부터이며 이는 1970대부터 활발하여진 전정기능의 생리, 병리, 기능검사와 특히 보상작용에 대한 연구결과에 근거한 것이다. 전정재활치료의 개념은 전정안반사(VOR)와 전정척수반사의 적응성과 변동성에 근거를 둔 것이다. 이러한 적응성과 변동성은 전정기능의 소실후 운동요법의 역할에 대해서는 동물실험에서 여러번 그 효과가 입증되었고(Lacour, 1976; Courjon, 1977; Igarashi, 1981; Fetter, 1988) 최근 임상적으로도 일측성 또는 양측성 전정질환 환자에서 전정재활운동과 일반조절운동과 전정억제제를 사용한 군과 비교한 연구에서 전정재활 운동을 한 군이 가장 많은 향상을 보인 반면 다른 두 군에서는 향상이 없어거나 혹은 더 나빠지 결과를 보여 전정재활운동의 효과가 증명되었다(Horak, 1992).

우리나라에서는 1990년대 이후에 전정재활치료가 시작되었고 현재 각 병원을 중심으로 고유한 재활방법을 사용하고 있으나 모두가 Cawthorne과 Cooksey의 운동에 근본을 둔 것이다. 그러나 아직은 우리나라에는 전정기관에 대한 이해가 충분하지 않고 특히 재활의학과 전문의, 정신과 전문의, 심리학자들의 이해는 전무한 상태이므로 이들의 협조가 이루어질 수 없는 것이 큰 장애이다.

어지럼증이란 매우 흔한 증세로서 일차 진료를 하는 의사를 찾는 원인중 두통 다음으로 많은 원인으로 알려져 있다. 전정기능에 장애가 있는 경우 말초성이든 중추성이든 비슷한 문제를 가진다. 어지럼, 현기증, 불분명한 시야, 자세의 불안정, 평형장애, 보행장애, 쓸어짐등을 호소한다. 이들의 문제는 비슷하여도 병의 진행과 회복은, 병변의 위치, 병의 정도, 전정장애 이외의 질환 여부, 인간성, 또는 사회활동의 종류등에 따라서 다를 것이다. 그렇지만 이들 모두에게 운동요법이 필요한 것은 아니며 그 이유는 우선 어지럼증이 중추성이든 말초성이든 전정기관의 장애에 의한 것만이 대상이 되며 또한 이들중 상당수는 급성기를 지나 보상작용에 의한 빠른 회복을 보이기 때문이다.

전정재활치료의 목적은 기능적으로 환자의 평형능력을 증대시켜 일상생활의 활동성을 회복시키고 보행이나 이와 관련된 운동중의 안전을 도모하며 환자의 증세, 즉 어지럼증을 감소시키는데 있다. 대개 외래진료를 하며 재활훈련을 지도하고, 이전에는 재활운동을 병원에 내원하여 재활치료사와 같이 운동하는 것을 원칙으로 하였으나 최근에는 가정에서 할 수 있는 운동법을 교육하여 환자가 매일 반복하여 운동할 수 있도록 한다(Hamid). 경우에 따라서는 급성기에 입원하여 어느 정도 증세가 완화되면 전정재활훈련을 시작하고 퇴원하기도 한다.

전정재활치료를 하기 위해서는 먼저 환자에게 치료의 목적에 대한 자세한 설명이 있어야 하며 운동요법의 효과를 주지시켜 환자로 하여금 치료를 받고자 하는 동기를 갖도록 하는 것이 중요하다. 왜냐하면 치료 기간이 대개 길게 되므로 중도에 포기하는 경우가 많고 재활치료 초기에는 운동요법으로 인하여 오히려 증세가 악화되는 경우가 많기 때문이다. 이 경우는 미리 어지럼증이 악화될 수 있는 가능성을 환자에게 예고하여 환자가 당황하고 치료법에 의문을 갖지 않도록 해야 한다.

전정재활치료의 적응증은 말초성이든 중추성이든 전정기관의 병변으로 유발된 어지럼증 또는 평형장애를 가진 모든 경우라고 할 수 있다. 전정기관 이외의 원인에 의한 어지럼증에는 전혀 효과가 없으며 이 경우는 그 원인되는 병변을 치료해야 할 것이다. 환자의 선택시 고려해야 할 가장 중요한 사항은 환자의 현재 전정기능 상태가 고정된 상태이어야 한다는 것이다. 진행되거나 변동성의(fluctuating) 질환, 예를 들면 메니에르병과 같은 경우에는 전정재활치료가 효과가 없을 것이다. 그러나 이 경우도 진행되어 비활동성이며 일측 또는 양측의 전정기능저하만 남아 있는 경우는 전정재활치료의 적응이 될 수 있다.

전정재활치료를 공부하기 전에 전정재활치료의 이해의 바탕이 되는 전정보상에 대해서 보상의 장을 충분히 연구할 필요가 있다. 이를 토대로 하면 이 장에서 언급하는 전정재활치료의 목표, 원칙, 방법 및 치료의 효과에 대한 이해가 쉬울 것이다.

1 전정기능 장애 회복의 기전

전정기능 장애시에 기능의 회복에는 다음의 세 가지 기전이 관여하며 재활운동도 이 세 가지 기전을 통한 회복이 촉진되도록 하는 운동이다.

1) 자연적인 회복 (Spontaneous Recovery)

전정안반사와 전정척수반사의 긴장기능의 장애로 발생하는 안진, 편사위(skew deviation), 자세의 비대칭은 말초전정기능의 장애가 있을 때에는 자연적으로 회복된다(Precht, 1986). 반 고리관의 일측 기능이 상실되면 안진이 발생하고 이석기관의 일측 기관이 상실되면 편사위가 발생하여 수직시각이 복시가 되며 전정척수반사의 일측 기능이 상실되면 하지의 근 긴장도에 비대칭이 생겨 자세의 비대칭이 발생한다. 이 회복의 시기는 전정신경원의 휴지기 활성도의 회복과 일치한다. 이 자연적인 회복은 시각으로 보는 것과는 관계없이 회복되며 동물에서 일측의 전정기관 제거후에 발생하는 자발안진의 소멸에는 동물을 밝은 곳에서나 어두운 곳에서나 그 소멸하는 시간에 차이가 없다. 이러한 초기 급성보상기의 휴식기 활동의 회복이 되는 이유에 대한 설명은 아직 명확하지 않다.

2) 전정의 적응 (vestibular adaptation, plasticity)

말초전정의 장애시 유동적인 VOR의 회복은, 부분적으로는 전정기관의 적응력에 인한 것으로, 이는 머리의 움직임등의 들어오는 정보에 대한 신경계통의 반응에 있어서 장기적인 적응을 하는 전정계통의 적응능력이다. 유동적인 전정안반응의 손상은 이득(gain)의 감소로 나타난다. 이득의 감소는 병변이 있는 측으로는 75%가 감소하고 건측으로는 50%가 감소한다(Halmagyi, 1990). 그러나 이 이득의 감소는 시간이 지나면서 다시 회복되어 증가된다.

유동적인 전정척수반사의 장애는 보행의 실조(ataxia)로 나타난다. 환자는 발을 벌리고 걷게 되며 또 걷는 동안 한편에서 다른 편으로 '之'자 걸음을 걷게 된다. 걸을 때 몸이나 머리를 움직이면 보행이 덜 안정되므로 이들의 움직임을 최소화 하려한다.

망막의 미끄러짐(Retinal slip)은 전정적응을 유발시키는 신호이다. 이 망막의 미끄러짐은 잘못된 신호를 뇌에 보내며 뇌는 이를 시정하기 위하여 전정의 이득을 증가시켜 미끄러짐을 최소화 하려한다. 많은 연구에서 전정장애의 회복에는 시각의 정보와 머리의 움직임이 요구됨이 밝혀졌다(Igarashi, 1981; Methog, 1982). 시운동성 자극도 이득을 증가시킬 수 있지만 시각과 머리운동보다는 덜 효과적이다. (Istl-Lenz, 1985) 뇌중추의 병변이 전정계통을 포함할 때에 전정의 적응을 기대하기는 어렵다. 노인에서의 전정의 적응이 일어나지만 젊은 사람들보다는 덜 효과적이다(Paige, 1992).

3) 대치(Substitution)

전정기능장애의 회복에는 소멸된 전정기능을 대신하는 전정기능이 아닌 시각과 체성감각기능과 같은 다른 기능으로 대치하는 신체의 작용이 있다.

일측의 전정기능이 소실된 사람들에서는 머리회전시 특히 환측으로 회전할 때 단속운동(saccade)과 눈 깜박임이 증가한다. 정상인에서는 머리회전에 대한 안구의 반응이 대부분 전정안구반사에 의해 일어나지만 이처럼 전정안구반사이 불충분한 경우 망막의 미끄러짐(retinal slippage)으로 인하여 시야가 흐려지는 것을 막기 위해 단속으로 따라잡기 단속운동("catch-up" saccade)으로 대치(substitution)하게 된다(Berthoz, 1988). 단속(saccade)운동 당시나 직후의 수 밀리초 동안은 시고정 억제가 일어나 시야의 흐려짐을 방지한다.

일측 혹은 양측전정장애 시에 주시의 안정에 잠재해 있던 경안반사(cervico-ocular reflex; COR)가 참여한다(Maoli, 1985) 전정안반사의 약화는 경안반사의 강화를 가져온다. 경안반사는 짧게 천천히 움직이는 머리의 움직임에서 전정안반사를 보조하는 역할을 주로 하는데(Bronstein, 1986) 이 경안 반사는 정상 상태에서는 15%정도밖에 기여하지 못하지만 양측 전정소실의 경우 25%까지 그 역할이 증가한다(Kasai, 1978).

그리고 환자에 따라 가장 간편하게 적응하는 법을 각자 익히게 되는데 이는 환측으로의 머리운동을 자제하거나 머리를 움직이는 대신 눈으로만 따라오는 방법을 터득하는 경우도 있다. 마지막으로 이런 모든 방법으로도 불충분한 경우 환자는 움직임에 따라 시야가 흔들리는 동요시(oscillopsia)를 인식수준에서 억제하는 방법을 터득하게 된다(Bronstein, 1987).

자세안정(postural stability)의 회복은 시각과 체성감각의 기능이 전정장애를 대치함으로서 촉진된다. 그러나 어두운 곳이나 바닥이 평평하지 않은 곳에서는 이 두 가지 체성감각의 기능이 감소하므로 이들의 대치작용도 불완전하게 되어 자세안정에 지장이 오게 된다.

2 전정재활치료

1) 병력과 전정기능 검사

평형장애환자의 재활치료

평형장애환자의 재활치료시에 자세한 병력에 대하여 완전히 이해하는 것이 제일 중요하다. 어지럼 증세의 시작 시기와 당시의 어지러운 정도와 보상의 정도를 알 수 있고 충추계통의 병변 유무를 알 수 있는 자세한 증세의 특징을 아는 것이 중요하다. 어지럼 증세가 초기보다 더 심하거나 또는 증세가 비슷하다면 진행성이거나 변동성(fluctuating)이 있는 질환인 경우 재활에 적당하지 않은 환자이고 또 충추성 질환인 경우에도 예후가 좋지 않을 가능성이 많음을 알아야 한다. 또 장애보상을 받기 원하거나 소송중인 환자는 증세의 호전을 바라지 않기 때문에 재활운동에 적극적으로 참여하지 않을 수도 있다. 우울증, 공포증, 신경과민증 등 정신불안정 상태인 경우와 이들의 치료를 위한 약물을 사용하는 경우도 이 약물들이 전정장애의 회복을 늦출 수 있으므로 환자의 의사와 협조를 하며 약물을 조절하는 등 조심하여 재활치료에 임하여야 한다.

전정기능검사 결과는 보상의 정도를 잘 나타낼 수 있는 귀중한 정보를 주므로 환자 각 개인에 맞는 재활운동을 짜기 전에 반드시 필요한 검사를 시행하고 그 결과들을 참고하여야 한다. 회전의자 검사는 보상의 정도를 잘 알려주고 동적자세검사법(posturography)은 보상의 정도뿐만 아니라 전정안반사 이외의 시각의 사용 정도와 전정척수반사에 대한 정보도 알려주므로 재활에는 특히 유익한 검사이다.

2) 운동의 역할

동물을 사용한 많은 연구에서 운동은 전정보상을 촉진시키고 전정장애에서의 최종 회복의 정도를 높여준다는 보고가 있다. 원숭이에서 운동하는 군(7.3일)이 운동안하는 군(13.7일)보다 자세의 안정회복에 빨랐다.(Igarashi, 1981; Fetter, 1988) 양측 전정기관을 파괴한 경우에도 운동이 회복을 촉진시킨다는 증거들도 있다. 최근에는 사람을 대상으로 한 연구에서도 일측 또는 양측전정장애에서 운동이 재활회복을 촉진시킨다는 증거가 나오고 있다.(Horak, 1992; Herdman, 1995; Krebs, 1993) 전정장애시 전정기능회복에 대한 전정재활 운동을 하는 것이 일반적인 운동을 하는 것보다 자세의 안정에 더 효과적이었다.

3) 전정재활치료의 목표

전정재활치료의 목표는 환자의 활동, 신체의 상태와 활동의 수준, 평형기능, 보행 시 안전, 보행과 관계되는 활동, 환자의 증세의 정도 등을 호전시키는 데 있다. 치료를 시작하기 전에 환자에게 전정장애와 재활운동에 대한 교육을 시행하여 재활운동이 전정장애를 완치시키는 것이 아니고 단순히 전정장애를 향상시키는 것임을 주지시키고, 이때 환자에게 열심히 지도 받은 대로 잘 운동하고 따를 것을 유도함이 중요하다. 그들이 잘 이해하여야 만 재활치료를 시행할 때에 피동적인 참여보다는 능동적인 참여를 하게 되고 능동적인 참여를 할 때 그 운동 효과가 더 좋다. 교육 시 재활운동의 교육자는 환자에게 상기와 같은 목표를 확실히 설명하고 운동의 효과를 강조한다. 운동의 초기에는 환자의 증세가 일시적으로 심하게 느껴질 수도 있음을 설명하고, 증세가 심하여지거나 혹은 예상보다 더 오래 지속될 때에는 운동을 중지하고 담당 의사나 재활운동 교육자에게 자문을 구하도록 알려줌도 중요하다.

4) 전정재활치료의 원칙

재활치료의 시행은 외래진료를 통해 운동을 습득하고 이를 집에서 반복하여 시행하며 가끔 재활운동 교육자에게 방문하여 지도 받도록 하는 경우도 있고, 전통적인 재활치료의 방법을 택하여 치료가 계속되는 4-8주간 집에서 운동하는 외에 치료기간에 여러 번 재활교육자를 방문하여 직접 치료를 받는 방법도 좋다. 또 환자가 아직 병원에 입원해 있을 때 운동에 대한 교육을 받고 외래를 통하여 계속하여 추적하기도 한다. 이때에 가정에서 재활운동을 시행중인 환자에게 전화로 재활운동에 관련된 의사소통을 하면, 환자 중심의 치료를 행하게 인식이 되고 더 많은 관심을 환자에게 두게 되며, 현재 활용하고 있는 재활치료의 방법, 치료의 안전성, 효율성, 부작용 유무 등을 알 수 있고 또 더 자세히 설명할 수 있어 이러한 전화 대화로 치료사와 환자 사이의 돈독한 관계를 형성할 수 있어 더욱 효과적이다(Muller, 2014). 또 인터넷을 이용한 전정재활치료 교육은 종이에 인쇄된 교육방법보다 더 자세하게 설명할 수 있고, 또 인터넷을 통한 의사교환도 할 수 있어 많은 장점이 있다. 비데오를 사용한 교육은 개인에 맞춘 교육을 짤수 있고, 또 환자의 증세를 치료자에게 수시로 쉽게 알려줄 수 있는 장점이 있어 전정재활 치료에 유용하게 사용될 수 있다(Geraghty, 2014). 컴퓨터에 3-D 가상현실(virtual reality)을 편집하여 환자에게 활용하게 하여 만성적인 전정장애 환자에게 적용하여 일어서서 활동하기에 유의성 있는 호전을 보인 보고가 있어 걷거나 서서 활동할 때에 어지럽게 느끼는 환자에게 많은 도움을 줄 수 있다(Yeh, 2014).

전정재활치료의 유형을 크게 나누어 보면 개인에 맞춘 치료(customized)와 일반적 치료(generic)로 구분된다. 일반적 치료는 해당되는 모든 환자에게 일률적인 방법의 운동을 적용시키는 것으로 1940년대 Cawthorne-Cooksey가 고안한 방법이 대표적이고 Hamid(1992)가 고안한 방법도 유용하게 쓰이고 있다. 이 요법은 머리와 눈, 몸 전체의 점차 복잡해지는 일련의 운동으로 구성되어 있고 또한 여러 가지 상황에서 평형유지를 연습하도록 되어 있다. 이러한 일반적 재활치료는 비교적 쉽고 비용이 적게 든다는 것이 그 장점이다.

가. Cawthorne-Cooksey Exercises (Cawthorne, 1944; Cooksey, 1945)

Cawthorne-Cooksey 운동요법은 원래 일측성 전정장애와 뇌진탕 후 장애 (postconcussive disorder)를 위해 고안된 것으로 근래에 사용되는 여러 가지 운동요법도 이와 같은 원리하에 조금씩 변형되어 개발된 것이라 할 수 있다. 이러한 운동은 복잡한 길거리나, 시장이나 또는 백화점 같은 복잡한 곳에서도 문제 없이 활동할 수 있도록 훈련되어야 한다. 시행 방법은 다음과 같다.

A. 누운 상태에서

1. 안구운동 - 처음엔 느리게, 점점 빠르게
   a) 위, 아래로 안구운동
   b) 좌, 우로 안구운동
   c) 얼굴에서 90cm 떨어진 거리에서 30cm 거리까지 움직이는 손가락을 주시
2. 머리운동 - 처음엔 느리게, 점점 빠르게, 나중엔 눈을 감고
   a) 앞으로 숙이고 뒤로 젖히고
   b) 좌, 우로 돌림

B. 앉은 자세에서 운동

1. A1, A2를 반복
2. 어깨를 으쓱거리고 돌리기
3. 앞으로 숙여서 바닥에서 물건 줍기

C. 선 자세에서 운동

1. A1, A2, B3를 반복
2. 앉은 자세에서 일어서기, 눈은 뜨고 다음엔 감고
3. 한 손에서 다른 손으로 공을 던지기 (눈높이보다 높이)
4. 무릎 아래에서 한 손에서 다른 손으로 공을 주고 받기
5. 앉은 상태에서 제자리 돌기를 하며 일어서기

D. 움직이며 운동

1. 치료자를 가운데 두고 둘러서서 공을 주고 받기
2. 방을 가로질러 걷기, 눈을 뜨고 나중엔 감고
3. 경사면을 오르내리기, 눈을 뜨고 나중엔 감고
4. 계단을 오르내리기, 눈을 뜨고 나중엔 감고
5. 몸을 구부렸다 펴는 동작, 겨냥하는 동작이 포함된 운동, 예를 들면 고리 던지기, 볼링, 농구 등

나. Hamid 방법

그림 1에서 운동 1-12까지는 전정안반사(운동 1-8)와 전정척수반사(운동 9-10)운동을 보여준다. 환자는 한 목표에 초점을 맞추고 머리를 좌우로 돌린다. 이때 처음에는 머리를 천천히 돌리고 차차 회전속도를 빨리하여 초점이 흐려질 때까지 회전하다 멈춘다. 다음에는 눈을 감고 초점을 상상하며 같은 방법으로 머리를 좌우로 돌린다. 다음에는 계속 한 초점을 주시하며 고개를 위아래로 올리고 내리며 점차 속도를 늘리고 초점이 흐려질 때에 멈춘다. 다음에는 눈을 감고 상상하는 초점을 주시하며 다시 위아래로 같은 방법으로 고개를 움직인다. 다음에는 고개를 좌측으로 45도, 우측으로 45도 돌려 위아래로 같은 방법으로 고개를 움직인다. 다음 빨리 눈을 시계 방향으로 다음 시계 반대 방향으로 돌리며 방벽의 네 구석을 돌아본다. 전정안반사운동은 처음에는 마루바닥을 다음에는 스폰지나 메트레스를 덮은 부드러운 바닥을 눈을 뜨고 한 목표에 초점을 맞추고 걷고 다음에는 눈은 감고 초점을 상상하며 걷는다. 다음 눈을 뜨고 고개를 좌우로 또 위아래로 움직이며 10-15 발자국 걷고 다음 눈을 감고 같은 방법으로 걷는다. 이 운동은 일상생활에서 어지럼을 자극할 수 있는 주

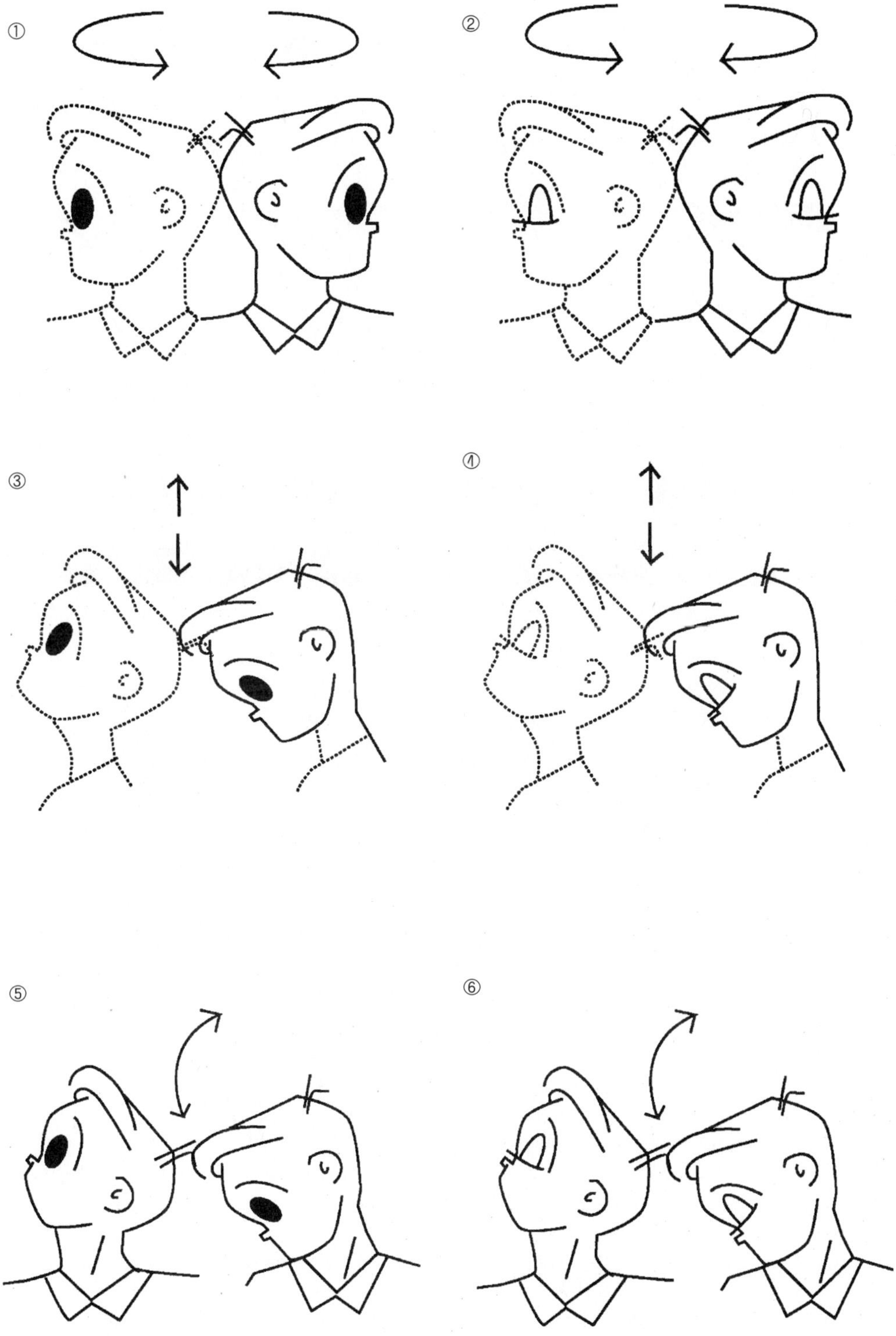
①
②
③
④
⑤
⑥

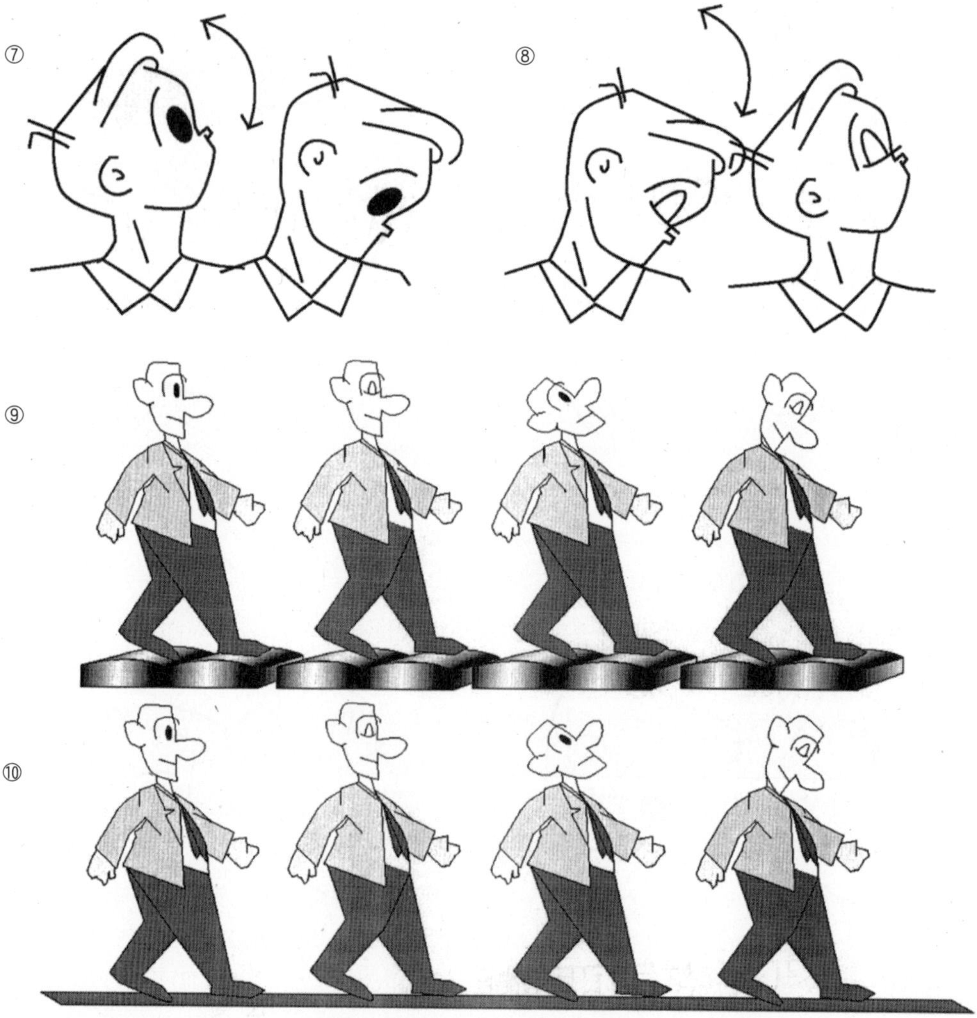

그림 1. Hamid의 전정적응 강화운동

① 눈을 뜬 상태에서 한 목표에 초점을 맞추고 고개를 좌우로 돌린다. 이때 돌리는 속도를 점차 빨리하여 초점을 더 이상 맞출 수 없을 때 정지한다.
② 눈을 감은 상태에서 한 목표를 상상하여 초점을 맞추고 고개를 좌우로 ①과 같이 돌린다.
③ 눈을 뜬 상태에서 한 목표에 초점을 맞추고 고개를 상하로 움직인다. 이때 돌리는 속도를 점차 빨리하여 초점을 더 이상 맞출 수 없을 때 정지한다.
④ 눈을 감은 상태에서 한 목표를 상상하여 초점을 맞추고 고개를 상하로 ③과 같이 움직인다.
⑤ 눈을 뜬 상태에서 고개를 45도 우측으로 돌리고, 한 목표에 초점을 맞추고 고개를 상하로 돌린다. 이때 돌리는 속도를 점차 빨리하여 초점을 더 이상 맞출 수 없을 때 정지한다.
⑥ 고개를 45도 우측으로 돌리고 눈을 감은 상태에서 한 목표를 상상하여 초점을 맞추고 고개를 상하로 ⑤과 같이 움직인다.
⑦ 눈을 뜬 상태에서 고개를 45도 좌측으로 돌리고, 한 목표에 초점을 맞추고 고개를 상하로 움직인다. 이때 돌리는 속도를 점차 빨리하여 초점을 더 이상 맞출 수 없을 때 정지한다.
⑧ 고개를 45도 좌측으로 돌리고 눈을 감은 상태에서 한 목표를 상상하여 초점을 맞추고 고개를 상하로 ⑦과 같이 움직인다.
⑨ 마루바닥을 처음에는 눈을 뜨고 앞의 한 목표에 초점을 맞추고 10-15 발자국을 걷고 다음 고개를 좌우로 돌리며, 또 상하로 움직이며 걷고, 다음에는 앞의 한 목표를 상상하여 초점을 잡고 눈을 감고 전반부의 눈을 뜨고 한 것과 똑같은 운동을 반복한다. 이때 넘어질 것을 대비하여 보호자가 옆에서 같이 동행하도록 한다.
⑩ 바닥에 스폰지 메트레스나 벼개같은 푹신한 것을 깔고 ⑨에서와 똑 같은 운동을 반복한다. 이때 넘어질 것을 대비하여 보호자가 옆에서 같이 동행하도록 한다.

파 범위의 머리와 몸의 대부분의 움직임을 포함한다. 상상하는 목표에 초점을 맞춤은 전정안반사와 전정척수반사의 시행을 증가시키는 대뇌피질의 영향을 향상시킨다.

다. 개인에 맞춘 방법 (Customized method)

맞춘 방법은 환자 개개인에 따라 현재 호소하는 증세와 원인질환, 전정기능 저하의 정도에 따라 재활운동을 맞추어 주는(tailor-made) 방법으로 비교적 근래 들어 전정재활 치료사들에 의해 보편적으로 적용되고 있다. 치료의 효과적인 면에서는 맞춘 방법이 일반적으로 좋은 것으로 알려져 있지만(Szturm, 1994; Shepard, 1995) 이를 위해서는 정확한 전정기능의 평가와 전정재활치료를 전공한 물리치료사 및 이비인후과 의사와 물리치료사간의 긴밀한 협조가 필요하기 때문에 재활의학과 전문의사들의 전정기능장애에 대한 이해가 전혀 없는 우리나라의 실정에서 모든 병원에서 적용시키기에는 어려운 점이 있다.

맞춘 방법에서 재활운동을 구성하는데 일반적인 원칙은 환자로 하여금 어지럼증을 느끼는 자극에 노출시키고 평형을 유지하기 어려운 상황에 계속 도전하도록 하는 것이다. 어떤 맞춘 방법으로 치료도 다음과 같은 세 가지 영역의 운동이 고려되어야 한다.

전정적응 운동 Vestibular adaptation (Habituation exercises)
평형과 보행 운동 Balance and gait exercises
일반적 조절 운동 General conditioning exercises

ⓐ 전정적응 운동 (Vestibular Adaptation Exercises)

습관화 운동 (habituation exercise)란 환자의 증세가 유발되는 일상생활에서의 특별한 자세나 상황을 찾아 이를 반복하게 함으로써 같은 상황에 노출되더라도 증세가 감소하게 하는 것으로, 여기에는 대개 전정기관의 적응을 강화하는 머리 또는 안구의 운동이 첨가된다.

전정적응을 유발하는 자극은 망막 미끄러짐(retinal slip)에 의한 "오차신호(error signal)"이다(Gauthier, 1975). 머리의 움직임에 따라 전정안반사의 이득이 부족한 만큼 망막 미끄러짐이 생기고 이로 인해 이득의 회복이 생긴다. 그렇지만 적응의 과정은 주어지는 자극에 선택적으로 생기는 것으로(Collewijn, 1983), 예를 들면 수평회전운동에 의해 이 평면의 이득은 회복되지만 수직운동에 대해서는 영향이 없으며 주파수도 시행되는 운동의 주파수에만 선택적으로 적응이 일어난다(Goodaux, 1983). 그러므로 전정적응 운동은 일상생활의 머리운동이 모두 포함되는 다양한 회전면과 주파수를 포함하는 것이 좋다. 전정적응은 운동을 1-2분 정도의 짧은 자극에도 적응에 도움이 될 수 있다. 적응은 또한 환자 자신의 자발적인 운동조절(motor control)에 의해서도 영향을 받는데(Furst, 1987), 예를 들면 어두운 곳에서도 어떤 물체가 있다고 상상하고 이를 주시하며 고개운동을 하는 경우 개인의 회복이 더 잘 일어나게 되고 정신을 집중하는 경우 주위 사람들과 이야기하며 시행하는 것보다 더 좋다.

전정적응은 1-2분 정도의 짧은 자극 운동에도 도움이 될 수 있다. 적응은 또한 환자 자신의 자발적인 운동조절(motor control)에 의해서도 영향을 받는데(Furst), 예를 들면 어두운 곳에서도 어떤 물체가 있다고 상상하고 이를 주시하며 고개 운동을 하는 경우 이득의 회복이 더 잘 일어나게 되고 정신을 집중하는 경우 주

표 1. 전정적응 강화운동

1. 전정자극 운동 Vestibular stimulation exercise (×1 viewing)
   명함이나 굵은 글자의 종이를 읽을 수 있도록 벽에 붙임
   글자나 단어에 눈의 촛점을 맞추고 고개를 좌우로 돌림
   촛점이 맞은 상태에서 가능하면 빨리 돌림
   멈추지 말고 1-2분간 계속함
   같을 방법으로 고개를 아래, 위로 흔듦
   장기판 모양의 커다란 무늬를 주시하며 운동을 반복함(시야 전체를 자극)
2. 시-전정 상호작용 Visuo-vesibular interactions (×2 viewing)
   명함을 읽을 수 있게 앞에 손으로 듦
   글자에 촛점을 맞추고 명함과 머리를 좌우로 엇갈리게 흔듦
   촛점을 맞춘 상태에서 머리를 가능하면 빨리 흔듦
   멈추지 말고 1-2분간 계속함
   같을 방법으로 고개를 아래, 위로 흔듦
   장기판 모양의 커다란 무늬를 주시하며 운동을 반복함(시야 전체를 자극)

주의 : 상기 운동은 환자가 어려워하는 경우 앉아서 시행 가능. 서서 시행하는 경우 처음에는 발을 넓게 벌리고 시행하며, 상태가 호전되면 지지면을 점차 좁힘.

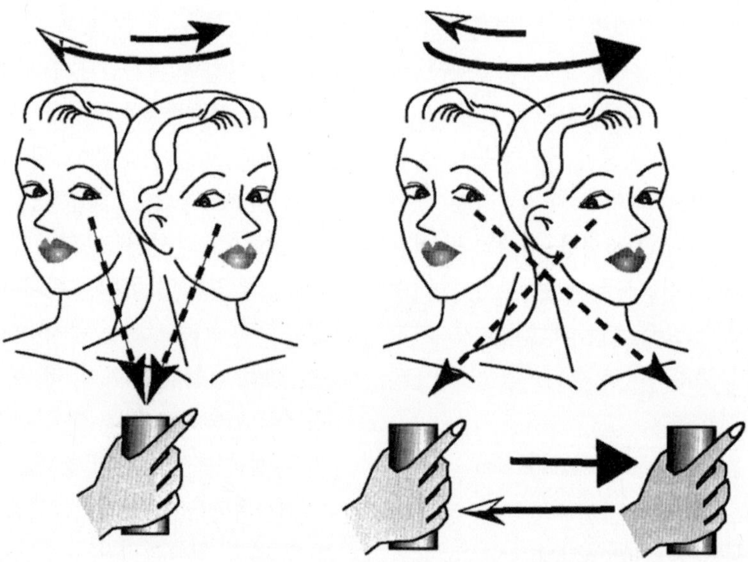

(가) (나)

그림 2. Herdman의 (가) × 1 보기 (나) × 2 보기 적응운동(전정의 이득을 증가시키는 운동)

(가) (1× 보기운동) 명함, 글자, 장기판 모양의 큰 글자와 같은 목표물은 정지상태에 있고, 이 목표물에 초점을 맞추며 고개를 점점 속도를 늘려가며 좌우로 1-2분간, 상하로 1-2분간 움직인다.

(나) (2× 보기운동) 위와 같은 목표물들을 좌우로 움직이고 동시에 움직이는 목표물에 초점을 맞추며 머리를 엇갈리게 좌우로 움직이되 점점 속도를 늘려가며 좌우로 1-2분간, 상하로 1-2분간 움직인다.

위 사람들과 이야기하며 시행하는 것보다 더 좋다.

표 1(Herdman, 1990)은 적응을 유발하는 대표적인 운동이다(그림 2).

시야와 발판이 움직이는 치료법

최근에는 전정재활운동치료 시 환자의 시야가 움직이고 환자가 서 있는 발판을 움직이는 치료법이 많이 활용되고 있다. 전정적응 운동을 강화하는 방법으로 적응운동 중 망막미끄러짐의 속도를 증가 시키는 방법이 활용되고 있고 이러한 머리운동을 15분 시행한 후에 검시한 전정안반사 검사에서 이득이 증기힌다고 보고된바 있다(Schubert, 2008). 재활 운동 중, 일반재활운동(Cawthorne-Cooksey 또는 Hamid 운동법)만을 평면 바닥에서 하는 경우와 좌우 바닥(plateform)이 전후 좌우로 움직이거나 oscillating 움직임을 하는 발판 위에서, 동시에 눈이 앞의 화면의 움직임에 따라 안구 운동을 하며 전정재활운동을 하는 경우를 비교할 때, 후자의 경우에 어지럼의 증세의 호전, 균형잡기와 주시안정(gaze stabilization)에 훨신 더 효과적이다(Nardone, 2011; Rossi-Izquierdo). 이러한 운동의 효과를 조사해 보면, 나이는 어느 환자가 더 호전되는 가에 영향을 주지 않는다. 그러나 노인은 더 천천히 걷고 잘 넘어지고 하는 위험이 증가되어 있다는 위험이 상존하는 문제가 있다(Whitney, 2015). 또 어지럼의 시작으로부터 현재까지의 기간 즉 만성적 인 것은 증세의 호전에 영향을 주지 않는다(Herdman, 2013). 그러나 불안과 우울증은 전정재활 운동 후 호전되기에 영향을 준다(Herdman, 2013).

ⓑ 평형과 보행운동
(Balance and Gait Exercise)

평형과 보행 운동은 일상생활에서의 평형기능을 강화하는 치료이다. 자세의 조절이라 함은 시각, 고유감각, 전정감각의 세 가지 감각정보를 중추신경에서 분석하여 주어진 상황에서 적당한 정보를 선택하여 이를 이용하여 개체의 무게중심을 지지면(base of support)내에 위치함으로써 가능하다. 전정감각이 저하된 환자에서는 시각이나 고유감각이 더욱 중요해지며 전정재활치료에서는 이들 감각을 적절하게 또한 최대한 활용하여 평형을 유지하도록 훈련시킨다.

평형을 유지하는 것은 정적인 상태에서와 동적인 상대에시 모두 필요하다. 대체적으로 평형과 보행 운동은 정적인 운동부터 시작하여 동적인 운동으로 진행하게 되며, 임상적으로 일측성 전정장애의 경우 이러한 운동이 필요한 경우가 흔하지 않게 생각되지만 자세히 관찰해 보면 환자들에서 걸을 때나 움직일 때 머리의 운동을 최소화하려는 노력을 볼 수 있으며 이런 경우 재활운동을 통해 보다 자연스러운 머리의 움직임을 가져올 수 있다.

전체적으로 평형과 보행 운동의 구성은 세 가지 감각정보의 조건을 변화를 주며, 처음에는 쉬운 것부터 점차 어려운 조건으로 변화시킨다. 감각정보 조건의 변화는 1) 고유감각 : 바닥이 평평한가 울퉁불퉁한가, 딱딱한가 부드러운가, 2) 시각 : 눈을 감는가 뜨는가, 주시를 고정하는가 계속 움직이게 하는가, 3) 전정감각 : 머리를 똑바로 세우고 하는가 옆으로 기울이는가, 고개를 계속 움직이며 시행하는가 등의 여러 가지 조합으로 다양하게 줄 수 있다. 또한 난이도의 변화는 지지면(base of support)의 크기로 변화를 줄 수 있는데 초기에는 발을 벌리고 선 상태에서 시행을 하다가 점차 발을 붙여 나가는 방법이 그 예이다.

다음의 표 2는 평형과 보행운동의 한 예

표 2. 평형과 보행 강화운동

다음의 운동은 시각, 고유감각, 전정감각 등이 상실된 상태에서 일상생활을 수행할 방법을 개발시키는 것이 목적이다. 이러한 운동은 당신의 기능적인 한계를 규정하고 자신감을 개발시키는 데 도움이 된다. 이러한 운동을 할 때 주의할 점은 운동하는 도중에 넘어지지 않도록 조심해야 하는 것이다.

1. 양쪽 발을 가능한한 가깝게 붙여 서고 양손은 평형을 유지하도록 벽을 기대게 한다. 평형을 유지하며 가능하면 오래동안 벽에서 손을 땐다. 가능하면 발을 가까이 모으도록 한다. 이와 같은 운동을 10분간 하루 2회 시행.
2. 양발을 어깨 넓이 만큼 벌리고 눈을 떠서 벽에 있는 목표를 주시한다.
   한 번에 2.5cm씩 양발을 모은다. 차례는
   - 양발을 벌리고
   - 양발을 모으고
   - 한쪽발 뒷꿈치와 다른쪽발 앞이 약간 떨어진 상태로
   - 한쪽발 뒷꿈치와 다른쪽발 앞이 닿은 상태로
   - 양쪽발 뒷꿈치를 들고 양발을 앞뒤로 모으고

   이와 같은 운동을 다음의 순서로
   - 양팔을 펼치고
   - 양팔을 몸에 붙이고
   - 양팔을 반대쪽 어깨로 접어 올리고

   각 자세를 15초간 유지하도록 하며, 가장 어려운 자세까지 진행한다.
3. 2번의 운동을 고개를 앞으로 30도, 뒤로 30도 기울인 자세에서 시행한다.
4. 1, 2, 3번의 운동을 처음에는 가끔씩 눈을 감고 시행하며 나중에는 지속적으로 눈을 감고 시행한다. 이때 속으로는 주위의 환경을 보는 것처럼 노력한다.
5. 1, 2, 3, 4번의 운동을 폭신폭신한 베개 위에서 시행.
6. 손으로 기댈 수 있게 벽에 가까이 서서 걷는다. 점차 양발의 수평 간격을 좁혀서 걷다가 최종으로는 앞꿈치와 뒷꿈치가 닿도록 걷는다. 처음에는 눈을 뜨고, 나중에는 눈을 감고, 5분동안 시행.
7. 벽에 가까이 서서 고개를 좌우로 흔들며 걷는다. 걷는 동안 계속 다른 물체에 시선을 집중하도록 한다. 점차로 고개를 자주 그리고 빨리 돌린다.
   2분 동안 시행.
8. 걸으며 천천히 돈다. 처음에는 큰 원을 그리며 돌고, 점점 작은 원을 그린다. 양쪽 방향으로 시행한다.
9. 5걸음 걸은 후에 우측으로 180도 돌아 다시 5걸음 걷고 좌측으로 180도 돌아 걷는다. 5회 반복하고 잠시 휴식한뒤 다시 반복한다.
10. 상점가에서 걷는 것을 연습한다.
    - 운반용 수레 없이 걷도록 노력한다.
    - 사람이 적을때 연습하다 점차 사람이 많을때 연습한다.
    - 걷는 복도의 수와 거리를 점차 증가시킨다.
11. 상점가에서 걷는 것을 연습한다.
    - 처음에는 사람이 별로 없을때
    - 복잡한 곳에서, 처음에는 사람들이 움직이는 방향으로
    - 복잡한 곳에서, 나중에는 사람들의 움직임과 반대 방향으로
12. 골프, 테니스, 라켓볼 등을 한다.

(Herdman, 1990)로 시행하는 환경과 환자의 상태에 따라서 얼마든지 변화시켜 시행할 수 있다.

© 일반적 조절운동 (General Conditioning Exercise)

전정기능 이상이 있는 사람들은 활동을 적게 하게 되어(inactivity) 탈조건화 상태(deconditioned state)인 경우가 많다. 탈조건화 상태란 비 활동성으로 인해 근골격 및 심폐기능 등이 저하된 상태를 일컫는다. 이러한 경우에는 일반적 조절운동으로 전정질환 환자에게서 흔히 관찰되는 정적인(sedentary) 생활유형을 좀 더 동적으로 변화시키는 것이 필요하다. 환자에게 그 나이와 건강상태를 고려한 적당한 운동을 권유하며 이를 통하여 전체적인 생활유형이 활동적이 되도록 한다. 기본적으로 규칙적인 걷기 운동과 더불어 실생활에서 균형이 필요한 운동을 시도한다(예: 평탄하지 않은 지면 걷기, 길 건너기 등). 처음에는 매일 15-20분 걷기부터 시작하여 점차 시간을 증가시킬 수 있으며, 걷기, 자전거, 트레드밀, 에어로빅 등의 운동을 나이와 체력에 알맞게 권유한다. 눈과 머리, 몸통이 잘 협조가 되어야 할 수 있는 운동이 좋으며 예를 들면 골프나 라켓을 사용하는 배드민턴, 테니스 등 스포츠 활동에 참여하도록 권유할 수 있다. 수영을 권유하는 경우 상당히 조심해야 하는데 물속에서 고유감각의 정보가 없어지고 전정감각도 최소화되며 시각도 제한되므로 자칫하면 방향을 잃게 되기 때문이다. 일측성 전정장애가 있는 환자는 수영을 할 수는 있으나, 반드시 다른 사람이 안전에 대하여 지켜보는 가운데 하는 것을 권고하고, 양측성 전정장애가 있는 경우에는 수영에 더욱 주의가 필요하다.

위와 같은 원칙하에 전정재활치료를 시행하면 일측성 전정장애를 비롯한 대부분의 환자에서 증세를 호전시키고 일상생활에서의 평형

표 3. 주시안정의 강화 운동

1. ×1 and ×2 주시법 운동(viewing exercises)

2. 두 목표사이의 능동적 눈-머리 운동(Acitve eye-head movements between two targets)
수평의 두 개의 목표물 중 한 목표물을 주시하며 머리가 목표로 정확히 향하게 한다. 다른 목표로 시선을 옮기고 머리도 따라서 움직인다(단속 운동이 머리움직임보다 선행한다). 머리를 움직이는 동안 목표물에서 시선을 떼지 않도록 한다. 반대 방향으로도 반복한다. 머리의 운동속도에 변화를 주며, 이때 목표물에서 시선을 확실히 고정한다.

주의 : 두 개의 목표물을 가까이 두어서 한 목표물을 주시할 때 주변시(peripheral vision)로 다른 목표물이 보이도록 한다. 5분간 시행하고 필요하면 휴식한다. 이러한 운동을 두 개의 수직으로 놓인 목표물 간에 시행할 수도 있다.

3. 상상 목표(Imaginary targets)
정면에 있는 목표물을 주시한다.
눈을 감고 고개를 약간 돌리며 속으로는 먼저 주시한 목표물을 보고 있다고 생각한다. 눈을 뜨고 목표물에 시선이 향해 있는지 확인한다. 반대쪽으로도 시행한다. 가능하면 정확히 하도록 노력한다. 머리의 회전 속도와 정도를 변화시킨다. 5분간 시행하고, 필요하면 휴식한다.

주의 : 이러한 운동은 능동적 또는 수동적으로 시행할 수 있으며, 목표물은 가까이(60cm 이내) 또는 멀리(방의 반대쪽 벽) 둘 수 있다. 수직의 목표물에 대해서도 가능하다.

능력을 증대시키는 것이 가능하다.

라. 최근의 새로운 치료법

ⓐ 전정훈련 기계를 사용한 재활 방법 (Machine-based rehabilitation techniques)

최근에 전통적인 전정재활 운동에 잘 반응하지 않는 사람들에게 동적 자세검사(dynamic posturography) 기기, Balance Master ® 등의 움직이는 발판을 이용한 전정재활운동이 많이 활용되고 있다(그림 3). 기계를 사용하면 보다 다양한 조건(빈도, 속도, 방향 등)으로 훈련할 수 있으며 모니터를 통해 바로 환자에게 피드백을 줄 수 있다. 보다 정확한 훈련이 가능하다는 점과 환자의 흥미와 동기를 높일 수 있다는 것이 장점으로 생각된다. 움직이는 플랫폼 위에서 기립자세를 유지하는 훈련부터 시작하며, 무게 중심을 옮기는 훈련으로 진행할 수 있다. 컴퓨터 모니터에서 바로 환자에게 무게 중심을 보여주며 이를 특정 범위 내에 유지하는 훈련을 하거나, 목표물을 향해 움직이는 훈련을 할 수 있다. 또한 평평한 지면에서뿐만 아니라 균형을 잡기 어려운 표면에서의 상황을 연습하기 위하여 스폰지로 된 표면 위에서 훈련을 할 수도 있다. 낙상이 있었던 사람에게서는 잘 넘어지는 방향으로 훈련하는 것도 도움이 될 수 있다(Deveze, 2014; van Kerckhoven, 2014).

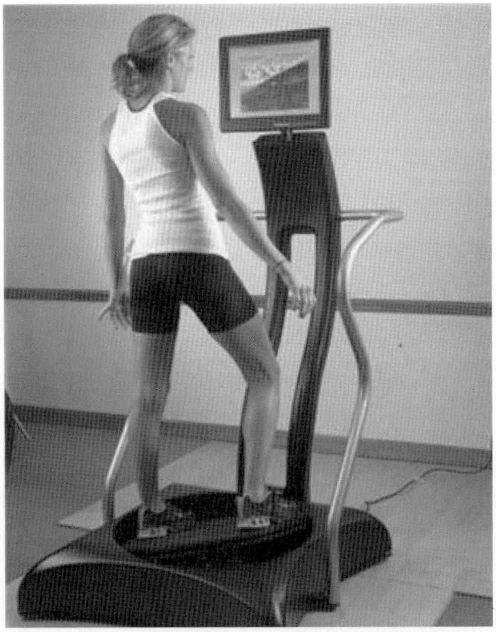

그림 3. 기구를 사용한 전정, 시각, 고유감감을 동시에 활용하도록 전정 훈련하는 방법
환자는 불안정한 움직이는 발판에 서서 변화되는 시각과 고유감감을 활용하는 전정재활 운동을 동시에 시행하게 하여 3가지 감각을 동시에 통합하여 훈련하게 한다.

ⓑ 가상현실(Virtual reality)

가상 현실을 통해 여러 가지 감각 자극을 전정재활 훈련에 사용할 수 있으며, 환자의 몰입도를 높일 수 있다. 실제와 비슷한 보다 다양한 환경에서 적응 훈련을 할 수 있다는 장점이 있다. Nintendo® Wii를 사용한 여러 연구에서 어지럼 증상 호전에 효과가 있었다(Meldrum, 2012; Sparrer, 2013). 이외에도 여러 가지 가상현실 장비가 있으며, 보조적으로 머리에 쓰는 고글 형태의 시각 영상(head mounted visual display) 장비, 환자의 움직임을 잡아 영상으로 보여주는 기능(video capture)이 있는 것 등 다양하다(그림 4).

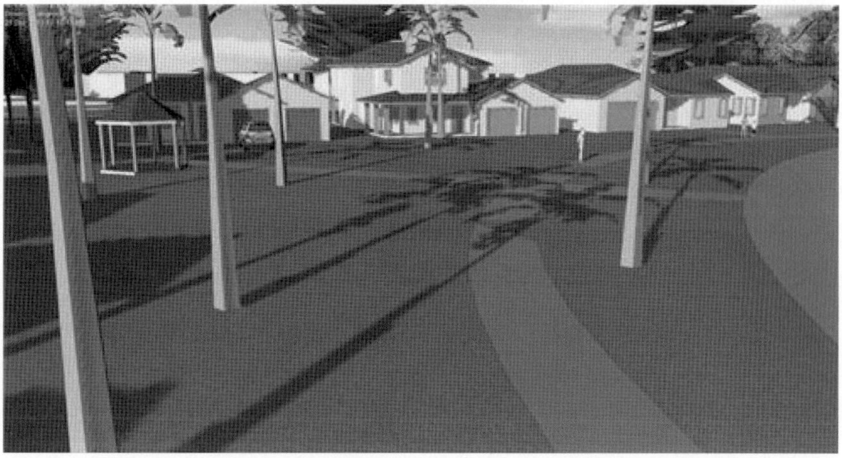

그림 4. 3-D 만성 평형장애와 전정기능장애의 치료를 위한 가상현실을 이용한 전정재활 치료. 이러한 변화된 3-D 가상 그림들을 보게 하며 재활 치료에 활용한다.

5) 일측성 전정장애 재활치료

전정신경염과 같은 급성 전정질환의 경우 증세 초기 1-2일에는 전정의 억제제를 사용하며 안정을 하도록 한다. 그러나 이 시기에도 시각적인 자극이 충분히 들어가기 위해 방을 밝게 하고 창에 커튼을 치지 않는 것이 좋다. 2-3일 이후 오심 등의 증세가 어느 정도 없어지면 머리운동부터 조금씩 시작해 볼 수 있다. 이 경우 환자는 어지럼증이 증가되는 것을 호소할 수 있는데 그렇다고 재활운동을 연기할 이유는 전혀 없다. 그렇지만 증세가 악화되어 심한 오심이나 구토가 동반되는 경우는 일단 중지함이 좋다.

자세의 조절은 회복이 더딘 편이다. 그렇지만 환자는 처음부터 가능하면 부축을 받더라도 걸어 다니도록 해야 하며 이 경우 대개 4-5일 정도 지나면 혼자서 발을 모으고 눈을 감은 상태에서 서 있을 수 있게 된다.

일측의 전정기능의 저하 이후 보상작용의 불충분으로 만성적인 어지럼증 및 평형장애를 호소하는 환자의 경우는 대개 심한 어지럼의 증세나 오심 구토는 없고 평형장애나 오심 등의 증상을 보이며 특징적으로 머리의 움직임을 최소화하려는 행동을 보인다. 이들에게는 되도록이면 머리를 많이 움직이도록 권해야 하며 급성질환에서와 같은 전정재활치료가 시행된다. 그렇지만 대개 재활운동의 진행 정도가 느리게 되는데 그 이유는 이들에게는 대부분 전정기능의 보상을 저해하는 여러 가지 요인, 예를 들면 노령이나 중추성질환 또는 다른 신체질환이 있기 때문이다.

전정재활 운동을 구상하는데 중요한 점은 우선 환자가 현상태에서 시행할 수 있는 최대한 어려운 운동을 하도록 하는 것이다. 물론 환자로 하여금 편하고 쉽게 만드는 경우 환자의 시행 정도는 좋겠지만 이로써는 전정재활 치료의 목적을 달성할 수 없다. 증세가 호전됨에 따라 운동은 계속 어려워지고 빨라져야 하며 운동시간 및 종류도 증가된다. 또 한 가지 중요한 점은 시각 및 고유감각으로부터의 정보를 제한하거나 변화시켜야 한다는 것이다.

예를 들면 눈을 감게 하거나 스폰지 위에 서게 함으로써 환자는 남아 있는 전정기능을 최대한 활용하는 방법을 터득하게 된다.

일반적으로 상기에 기술된 운동들을 참고하여 재활운동을 각 환자에게 맞게 구성하여 교육하며, Cawthorne-Cooksey 운동, 전정적응 운동, 평형과 보행 운동, 일반 조절 운동들을 포함하여 구성한다.

6) 양측성 전정장애

양측성 전정장애의 경우는 장애의 정도가 부분적인가 완전소실인가에 따라 전정재활치료의 목표가 달라진다. 양측의 부분적인 소실인 경우는 일측성 전정장애에 준해서 남아 있는 전정기능을 최대한 활용하여 adaptation을 촉진하게 되지만 완전소실인 경우는 이것이 불가능하므로 주로 평형유지를 위해 감각정보의 대치(substitution)를 하도록 유도한다. 즉 없어진 전정감각 대신 주로 시각과 고유감각을 상황에 알맞게 사용하도록 훈련하게 되는 것이다.

정상인에서는 경부안구반사(cervico-ocular reflex; COR)가 평형을 유지하는데 약 15% 정도 기여하는 것으로 알려져 있지만 양측성 전정소실의 경우 평균 25% 정도 기여하는 것으로 알려져 있다(Kasai, 1978). 표 9-3은 대치작용을 강화시켜 주시의 안정을 도모하는 운동이다(Herdman, 1990).

양측성 전정장애 환자에서 평형유지 운동을 계획하며 주의해야 할 점은 환자들이 운동하며 넘어지지 않도록 배려를 해야 하는 것이다. 대개 환자들은 시각과 고유감각을 이용하여 가까스로 서 있거나 걷기 때문에 이중에 한가지만 제한을 해도 쉽게 넘어질 수 있다. 대개 양측성 전정장애 환자들은 초기에는 시각에 주로 의존하여 평형을 유지하지만 시간이 흐름에 따라 고유감각에 더욱 의존하게 된다(Bles, 1983).

일상생활에서 넘어지는 것을 방지하기 위해 행동양식과 환경의 변화도 필요하다. 환경의 변화로는 실내의 조명을 밝게 하고 바닥에 카펫 등을 깔지 않도록 하며 미끄럽지 않게 하고, 높은 선반 위에 물건을 두지 않도록 하는 것 등이 있다. 행동양식의 변화는 움직일 때 되도록이면 주시를 먼 곳에 고정하고 갑작스런 움직임을 피하며, 밤에는 걷거나 운전하는 것을 삼가하는 것 등이 있다. 걸을 때 지팡이를 사용하면 고유감각의 정보가 증가되므로 큰 도움을 얻을 수 있다.

7) 중추성 전정장애

중추성 전정장애의 특징은 말초성 전정장애에 비해 회복이 느리다는 것이다. 이는 아마도 중추성 전정장애의 경우 회복에 관여하는 중추기관 자체가 손상받았기 때문일 것이다. 아직까지 중추성 전정장애 환자에서 전정재활치료의 효과를 증명한 보고는 없으며 다분히 으레적으로 시행되고 있다.

중추성 전정장애 환자들은 대개 안구운동의 장애를 동반한다. 예를 들면 추적이나 단속의 장애, 폭주복시(convergence diplopia) 등이 있다. 이들에서는 이러한 문제점을 염두에 두고 재활운동의 계획을 세워야 한다.

재활운동의 고안은 처음에는 되도록이면 수행하기 쉽고 짧은 시간 동안 하도록 한다. 왜냐하면 대개의 환자에서 치료에 협조적으로 응할 수 있는 능력이 떨어져 있어 처음부터 너무 어려운 운동으로 인해 심한 증세가 나타나면 계속된 치료가 어렵기 때문이다. 진도는 천천히 조심스럽게 나간다.

3 경추 질환과 관련된 어지럼의 재활치료

경추성 어지럼(cervicogenic dizziness)이란 넓게는 전정기관이 아니라 목의 여러 문제로 인한 어지럼을 일컫는 것으로, 1955년 Ryan 등이 처음 발표하였다. 그러나 이후 몇 십 년 동안 기전이 실험적으로 확인되지 않았고 통일된 명확한 정의도 없는 상태이다. 또한 다른 질환과 구분할 수 있는 질병 특유 증상(pathognomonic symptom)이나 진단적 검사가 없으며 역학 연구에서의 근거도 거의 없었다(Yacovino, 2013; Hain, 2015). 그렇기 때문에 경추성 어지럼을 하나의 질환 범주로 구분하는 것에 대하여 논란이 있다(Brandt, 2001).

현재까지 문헌에서 경추성 어지럼에 크게 세 가지 범주가 포함되었는데 척추동맥(vertebral artery) 압박, 편타 손상(whiplash injury), 그리고 퇴행성 근골격계 질환으로 인한 것이다(Yacovino, 2013; Hanin, 2015).

1) 척추동맥 압박 (vertebral artery compression)

척추동맥 압박에 의한 어지럼은 1978년 Sorensen이 처음 보고하였다. 활쏘기를 연습하는 사람에게서 발생하였다 하여 "Bow-Hunter syndrome"으로도 불렸고, 현재는 회전성 척추동맥 증후군(rotational vertebral artery syndrome)이라는 용어가 주로 사용된다. 척추의 골극(osteophyte), 추간판 탈출(intervertebral disc herniation), 척추동맥 주행 경로의 변이, 저형성(hypoplasia) 등의 원인으로 인해 목을 회전할 때 척추 동맥 혈류가 감소하는, 척추 기저 동맥 부전(vertebrobasilar insufficiency)의 일종이다. 일시적인 일과성 허혈 발작(transient ischemic attack)과 지속되는 폐색을 모두 포함하는 개념이다. 발생은 극히 드물어 현재까지 증례 보고들만 있었다(Hain 2015). 척추동맥 압박은 종종 경추성 어지럼으로 언급되었지만 기전을 고려하면 중추성 어지럼으로 분류하는 것이 적절하리라 생각된다. 오히려 척추동맥 압박이 있을 경우 목을 움직이는 동작을 포함한 재활치료를 피해야 하므로 전정기능장애 및 다른 근골격계 질환 경추 질환과 구분하는 것이 중요하다.

2) 편타 손상(whiplash injury)

편타 손상이란 주로 교통사고에서 후면 또는 측면 충돌로 인한 가속-감속 기전의 충격이 목에 가해짐으로써 발생하는 연부조직 손상을 일컫는다(Spitzer, 1995). 중추신경계 손상, 혈관 이상, 골절 및 경추 불안정성 등 외상으로 인해 생기는 다른 질환을 배제한 후 진단할 수 있다. 증상은 매우 다양하여 목의 통증, 뻣뻣함, 어지럼, 두통, 이상감각 등을 포함하고, 중증도 또한 거의 증상이 없는 경우부터 일상생활이 어려운 정도까지 다양하다. 이러한 넓은 범위의 증상들을 편타 연관 질환(whiplash-associated disorders, WAD)로 언급하기도 하며, 중증도에 따라 분류한다(Spitzer, 1995). 편타 손상에서 가장 흔한 증상은 통증이며, 어지럼증은 25-50%까지도 보고되었다(Wenngren, 2002; Barnsley, 1994). 어지럼증의 발생 기전으로는 통증과 관절 범위 제한 등이 지속되면 목의 고유감각 장애를 일으켜 어지럼이 유발된다는 가설이 제안되었다(Treleaven, 2011; Yacovina, 2013).

편타 손상과 관련된 어지럼증은 대부분 통증과 동반되어 있으므로 초기부터 진통제를 포함한 약물치료를 하고 환자가 목을 움직이도록 하며, 목 보조기(neck collar) 착용을 피하도록 권장한다(Jansen, 2008). 재활치료는 통증에 대한 물리치료 및 목의 움직임을 촉진시키기 위한 관절 범위 운동을 할 수 있다. 또한 편타 손상과 관련된 어지럼증 환자에서 전정재활운동이 통증이나 관절운동 범위 제한을 악화시키지는 않는다는 연구가 있었다(Hansson, 2013). 편타 손상 관련 증상은 교통사고와 관련된 심리적, 법적 요소와 보상 관련 문제들이 있어 진단과 치료 시 주의를 요한다.

3) 경추의 퇴행성 근골격계 질환

경추증(cervical spondylosis)이나 추간판 탈출증(herniated intervertebral disc) 등의 퇴행성 질환이 있을 때 통증과 동반되어 어지럼증이 있을 수 있다. 기전이 명확히 밝혀져 있지는 않으나, 통증 등으로 인한 체성 감각 신호(somatosensory signal) 이상으로 어지럼증이 발생할 수 있다는 가설이 있다. 근거로 경추의 구심성 신경(cervical afferent nerves)을 차단하였을 때 동물에서 안진이 유발되었다는 것(De Jong, 1977), 진동(vibrataion) 자극으로도 안구 움직임이 발생한다는 보고(Dumas, 2008; Popov, 199) 등을 든다.

경추의 퇴행성 근골격계 질환 증상으로는 목의 통증이 있고 특히 움직일 때 악화되며, 후두부나 어깨, 견갑골, 상완 등으로 연관통(referred pain)이 있을 수 있다. 목 관절운동범위가 제한되어 있거나 어지럼증, 자세 균형 이상 등을 호소할 수 있다(Binder, 2007). 신경학적 검진을 통해 신경근병증(radiculopathy)이나 척수병증(myelopathy)이 동반되어 있는지를 반드시 확인해야 한다.

진단은 임상적으로 이루어지는 경우가 대부분이며, 단순 방사선 촬영에서 경추의 골극(osteophyte) 등 퇴행성 변화가 관찰될 수 있다. 그러나 퇴행성 변화는 증상이 없는 사람들에게서도 있으므로 증상과 관련된 진단적 가치가 높지는 않다.

치료는 편타 손상에서와 마찬가지로 통증에 대한 물리치료가 우선되어야 한다. 2015년 Cochrane review에서는 만성 경추 통증에서 경추-견각골-흉추와 상지의 근력 강화 운동이 통증 완화에 중등도의 근거를 가지며, 스트레칭 만으로는 근거가 부족하다고 하였다(Gross, 2015).

4) 전정재활치료의 효과

전정재활치료의 효과에 대하여는 대부분의 보고에서 치료를 받는 것이 받지 않는 것보다, 또한 개인에 맞춘 방법이 일반 방법보다 결과가 좋다고 알려져 있다. 치료 효과의 판정은 주관적인 증세의 변화로도 가능하지만 회전의자검사에서의 gain의 변화, 동적 동요 중심 검사법(posturography)에서의 회복 소견 등을 이용하여 좀 더 객관적인 분석을 시도할 수도 있다(Cohen, 1990; Horak, 1992; Shepard, 1993; Krebs, 1993; Szuturm, 1994; Shepard, 1995).

단국대학교병원에서 전정재활치료를 받은 환자들의 치료 효과를 비교한 결과는 다음과 같다. 우선 양성발작성체위변환성어지럼에서 Modified Epley 방법으로 치료받은 9명의 환자에서는 7명이 증세가 완전히 없어졌고 2명에서는 뚜렷한 증세의 호전이 있었다. 이들 환자는 남녀비가 각각 3, 6명이었고, 나이는 평균 47세였으며, 증세는 1개월 이상이 5명, 1개월

미만이 4명이었다.

오래된 증세를 갖고 있던 환자들에게 개인에 맞춘 방법의 전정재활치료를 시행하여 효과를 판정하였다. 먼저 대상 환자는 20명으로 남녀 각각 7명, 13명이었고, 나이는 평균 45세였다. 증세를 갖고 있던 기간은 17주였고, 평균 치료 기간은 5주, 추적 기간은 7개월이었다. 치료 전후의 증세 변화로서 0에서 6까지의 장애등급(disability rating)의 점수(Shepard, 1993), 회전의자검사의 step velocity test의 slow cumulative eye position(SCEP) 점수, 체위기록검사의 vestibular dysfunction 정도를 각각 비교하였다.

일측성 전정병변군(N=7)에서의 결과를 보면, 장애등급상 치료전 평균 3에서 치료후 0.43으로 대부분에서 증세가 없어졌다. 체위기록검사상 치료전 43.4의 전정장애(vestibular dysfunction)가 있었지만 치료 후 63.7로 증가되었다. Velocity step 검사의 SCEP는 치료 전 311.2에서 치료 후 327.1로 약간의 증가를 보였다. 양측성 전정병변군(N=3)에서는, 장애등급이 치료 전 4.3에서 치료 후 2로 감소되었고, 체위기록검사상 7.7에서 20.4로 증가되었으며, SCEP는 102.5에서 121.9로 증가되었다. 중추성 병변군(N=3)에서는 장애등급이 치료 전 3.7에서 0으로 감소되었고, 체위기록검사는 63.2에서 72.1로 증가, SCEP는 349.3에서 433.4로 증가를 보였다. 위의 3개군으로 구분하기 어려운 환자들을 기타군으로 분류한 결과(N=7), 장애등급은 치료 전 2.1에서 0.75로 감소되었고, 체위기록검사는 62.6에서 66.8로 증가, SCEP는 637.6에서 491.0으로 감소를 보였다.

이상의 결과를 요약하면, 일측성 병변군은 증세와 평형능력의 정도는 뚜렷이 호전되지만 생리적 전정안구반사는 미미한 변화를 보였고, 양측성 병변군은 증세는 뚜렷한 변화가 있었지만 평형능력과 전정안구반사의 변화는 작았다. 중추성 병변군에서 증세가 크게 호전된 것은 의외로서 개체수가 적지만 전정재활치료의 효과를 강력히 시사하는 것으로 볼 수 있었고, 기타군에서 증세가 뚜렷이 호전됨에도 SCEP가 감소된 것으로 보아 향후 이 군에 대해 좀 더 세분되고 객관화된 분석이 필요함을 느꼈다.

2015년 출판된 Cochrane 리뷰에서 전정재활치료가 만성 말초성 전정장애 환자들에게서 어지럼 증상 호전에 충분한 근거가 있다고 하였다. 이는 전정재활치료를 적용하지 않은 대조군과 비교하였을 때의 4개 연구, 565명에서의 결과를 종합한 것이었다. 또한 Dizziness Handicap Inventory 등으로 측정 일상생활 화동 및 참여 정도에도 전정재활이 효과가 있으며, 통상적인 전정재활운동에서 가상현실 장비를 추가하였을 때에도 효과를 뒷받침할만한 근거가 있다고 언급하였다(McDonnell, 2015).

4 결 론

어지럼증의 진단 및 치료는 이비인후과 의사에게 가장 어려운 분야의 하나로 남아 있다. 여러 가지 검사를 통하여 일측성 또는 양측성 전정장애, 중추성 장애 등으로 진단을 내리는 경우도 일단 진단 이후에 특별히 환자에게 해줄 것이 없는 것이 우리의 현실이다. 오히려 진정제의 과다 사용으로 인한 자연스러운 중추의 전정적응을 방해하는 경우도 종종 관찰된다. 이러한 관점에서 볼 때 전정재활치료에 대한 이해와 이의 실행은 큰 의미를 갖는다.

물론 전정재활치료를 전공한 물리치료사가

거의 없는 국내의 현실에서는 이상적인 치료를 하기는 어렵지만, 먼저 의사의 어지럼증에 대한 밝은 이해와 이를 기초로 한 정확한 진단, 또 환자의 상태 및 예후에 대한 명확하고 신념에 찬 설명, 여기에 각 병원의 사정에 알맞는 재활운동이 개발 및 시행되는 경우 현 단계에서 할 수 있는 최선의 치료책이 될 것으로 생각된다.

5 전정장애 재활치료 효과의 객관적인 판정 척도

최근에 전정장애의 내과적, 외과적, 재활 치료의 효과를 양적으로 객관적으로 측정하려는 연구가 많이 진행되어 왔다. 칼로리 검사의 변화는 지속적으로 나타나므로 치료의 효과를 측정하기에는 적절하지 못하다. 회전의자검사와 동적자세검사가 전정기능의 보상의 정도를 기록할 수는 있지만 일상생활에서 기능의 장애, 평형의 장애를 양적으로 측정할 수는 없다. 전정질환 치료의 효과를 보려면 환자가 직장에서와 직장 외에서 전정질환을 얻기 전의 활동을 얼마나 잘 할 수 있는가를 측정하는 것이 효과적일 것이다. 어지럼은 주관적인 증상이므로 어지럼이 좋아졌는지를 확인하는 데에는 환자가 직접 보고하는 양식의 설문지 및 척도가 흔히 이용된다.

Dizziness Handicap Inventory (DHI), Activities-specific Balance Confidence (ABC) scale, Vertigo Symptom Scale (VSS) 등이 전정재활의 효과를 보는 데 자주 사용되는 척도이다(Fong, 2014).

Dizziness Handicap Inventory(DHI)는 현재 가장 널리 사용되는 평가도구로, 전세계적으로는 14개 언어로 번역되어 있고 타당도 및 신뢰도가 검증되어 있다. 기능, 감정, 신체적 측면의 세 가지 영역으로 구성되어 있으며, 동적자세검사, 동적 보행 지표(dynamic gait index), 전기안진검사(electronystagmography)와 강한 상관성을 보인다고 검증되었다(Mutlu, 2013).

시각 아날로그 척도(visual analogue scale, VAS)로 짧은 시간에 간단하게 어지럼 정도를 기록하기도 한다.

여러 가지의 측정 방법 중에서 Jacobson과 Newman(Powell, 1990)이 개발한 Dizziness Handicap Inventory(DHI)를 소개하고 Powell과 Myers(Powell 1995가 개발한 Activities-specific Balance Confidence(ABC) Scale을 소개하겠다.

이러한 지표를 사용하여 재활운동의 효과를 측정하려면 이 지표들의 항목들을 참고로 하여 각 의료기관의 환자 사정에 맞게 작성하여 조사하여 운동 전과 후의 질적인 변화를 객관적으로 평가할 수 있다. 이 두 가지 DHI 지표와 ABC 지표를 환자군에서 비교한 연구에서 환자의 응답 수치가 DHI와 ABC간에 반비례함을 보인 바 있다(Whitney, 1998).

Dizziness Handicap Inventory

Instructions: The purpose of this scale is to identify difficulties that you may be experienceing because of your dizziness or unsteadiness. Please answer "yes," or "no," or "sometimes" to each question. *Answer each question as it pertains to your dizziness or insteadness problem only.*
Item
P1. Does looing up increase your problem?
E2. Because of your problem, do you feel frustrated?
F3. Because of your problem, do you restrict your travel for business or recreation?
P4. Does walking down the aisle of a supermarket increase your problems?
F5. Because of your problem, do you have difficulty getting into or out of bed?
F6. Does your problem significantly restrict your participation in social activities such as going out to dinner, going to movies, dancing, or to parties?
F7. Because of your problem, do you have difficulty reading?
P8. Does performing more ambitious activities like sports, dancing, household chores such as sweeping or putting dishes away increase your problem?
E9. Because of your problem, are you afraid to leave your home without having some one accompany you?
E10. Because of your problem, have you been embarrassed in front of others?
E11. Do quick movements of your head increase your problem?
E12. Because of your problem, do you avoid heights?
P13. Does turning over in bed increase your problem?
F14. Because of your problem, is it difficult for you to do strenuous housework or yard work?
E15. Because of your problem, are you afraid people may think you are intoxicated?
F16. Because of your problem, is it difficult for you to go for a walk by yourself?
P17. Does walking down a sidewalk increase your problem?
E18. Because of your problem, is it difficult for you to concentrate?
F19. Because of your problem, is it difficult for you to walk around your house in the dark?
E20. Because of your problem, are you afraid to stay home alone?
E21. Because of your problem, do you feel handicapped?
E22. Has your problem placed stress on your relationships with members of your family or fiends?
E23. Because of your problem, are you depressed?
F24. Does your problem interfere with your fob or household responsibilities?
P25. Does bending over increase your problem?

* A "yes" response is scored 4 points. A "sometimes" response is scored 2 points. A "no" response is scored 0 points.

F: Functional subscale, E: Emotional subscale, P: Physical subscale

ABC Items

Items
1. Walk around the house
2. Up and Down stairs
3. Pick up slipper from floor
4. Reach at eye level
5. Reach on tiptoes
6. Stand on chair to reach
7. Sweep the floor
8. Walk outside to nearby car
9. Bet in/out of car
10. Walk across parking lot
11. Up and down ramp
12. Walk in crowded mall
13. Walk in crowded/bumped
14. Escalator holding rail
15. Escalator not holding rail
16. Walk on icy sidewalks

Note: Items were rated from 0% (no confidence) to 100% (complete confidence)

참고문헌

Allum JHJ, Yamane M, Phaltz CR(1988). Longterm modifications of vertical and horizontal vestibulo-ocular reflex dynamics in man. Acta Otolaryngol (Stockh) 105: 328-337.

Baarsma EA, Collewijn H(1975). Changes in compensatory eye movements after unilateral labyrinthectomy in rabbit. Arch Otolaryngol 211:219-230.

Barnsley, L., Lord, S., and Bogduk, N(1994). 'Whiplash injury', Pain, 58:283-307.

Berthoz A(1988). The role of gaze in compensation of vestibular dysfunction: The gaze substibution hypothesis. Prog Brain Res 76:411-420.

Binder, A. I(2007). 'Cervical spondylosis and neck pain', BMJ, 334 (7592), 527-31.

Bles W, De Jong JMBV, De Wit G(1983). Compensation for vestibular defects examined by the use of a tilting room. Acta Otolaryngol (Stockh) 95: 576-579.

Brandt, T. and Bronstein, A. M(2001). 'Cervical vertigo', J Neurol Neurosurg Psychiatry, 71 (1), 8-12.

Brandt T, Daroff RB(1980). Physical therapy for benign paroxysmal positional vertigo. Arch Otol Rhinol Laryngol 106: 484-485.

Bronstein AM, Hood JD(1987). Oscillopsia of peripheral vestibular origin. Central and cervical compensatory mechanisms Acta Otolaryngol (Stockh) 104: 307-314.

Bronstein AM, Hood JD(1986). The cervico-ocular reflex in normal subjects and patients with absent vestibular function. Brain Res 373: 399-408.

Cass SP, Kartush JM, Graham MD(1991). Clinical assessment of postural stability following vestibular nerve section. Laryngoscope 101:1056-1059.

Cawthorne T(1944). The physiological basis for head exercises. J Chart Soc Physiother 106-107.

Cohen H(1992). Vestibular rehabilitation reduces functional disability. Otolaryngol Head Neck Surg 107: 638-643.

Collewijn H, Martins AJ, Steinman RM(1983). Compensatory eye movements during active and passive head movements: fast adaptation to changes in visual magnification. J Physiol (Lond) 340: 259-286.

Cooksey FS(1945). Rehabilitation in vestibular injuries. Proc Soc Med 39: 273-275.

Courjon JH, Heannerod M, Ossuzio I, Schmid R(1997). The role of vision in compensation of vestibulo-ocular reflex after hemilabyrinthectomy in the cat. Exp Brain Res 28: 235-248.

Curthoys IS, Dai MJ, Halmagyi GM(1991). Human ocular torsional position before and after unilateral vestibular neurectomy. Exp Brain Res 85: 218-225.

Curthoys IS, Halmagyi GM(1995). Vestibular compensation: A review of the oculomotor neural and clinical consequences of unilateral vestibular loss. J Vestibular Res 5: 67-107.

Deveze A, Bernard-Demanze L, Xavier F, Lavieille JP, Elziere M(2014). Vestibular compensation and vestibular rehabilitation. Current concepts and new trends. Neurophysiol Clin. Jan;44(1):49-57.

Dumas, G., Perrin, P., and Schmerber, S(2008). 'Nystagmus induced by high frequency vibrations of the skull in total unilateral peripheral vestibular lesions', Acta Otolaryngol, 128 (3), 255-62.

Epley JM(1992). The canalith repositioning procedure for treatment of benign paroxysmal positional vertigo. Otolaryngol Head Neck Surg 107: 399-404.

Fetter M, Zee DS(1988). Recovery from unilateral labyrinthectomy in rhesus monkeys. J Neurophys 59: 370-393.

Fisch U(1973). The vestibular response following unilateral vestibular neurectomy. Acta Otolaryngol (Stockh) 76: 229-238.

Fong E, Li C, Aslakson R, Agrawal Y(2015). Systematic Review of Patient-Reported Outcome Measures in Clinical Vestibular Research. Arch Phys Med Rehabil. 96:357-365.

Furst EJ, Goldberg J, Jenkins HA(1987). Voluntary modification of the rotatory-induced vestibulo-ocular reflex by fixating imaginary targets. Acta Otolaryngol (Stockh) 103: 231-240.

Gacek RR, Lyon MJ, Schoonmaker JE(1989). Morphologic correlates of vestibular compensation in the cat. Acta Otolaryngol Suppl (Stockh) 462:1-16.

Gauthier GM, Robinson DA(1975). Adaptation of the human vestibulo-ocular reflex to magnifying lenses. Brain Res 92: 331-335.

Geraghty AW, Kirby S, Essery R, Little P, Bronstein A, Turner D, Stuart B, Anderson G, Csribring P, Yardley L(2014). Internet-based vestibular rehabilitation for adults aged 50 years and over: a protocol for a randomized controlled trial. BMJ Open. 4:e005871.

Goodaux E, Halleux J, Gobert C(1983). Adaptive change of the vestibulo-ocular reflex in the cat: the effects of a long-term frequency-selective procedure. Exp Brain Res 49: 28-34.

Gross, A., et al(2015). 'Exercises for mechanical neck disorders', Cochrane Database Syst Rev, 1.

Hain, T. C(2015). 'Cervicogenic causes of vertigo', Curr Opin Neurol, 28 (1), 69-73.

Halmagyi GM, Curthoys IS, Cremer PD, Henderson CJ, Todd MJ, Staples MJ, D'Cruz DM(1990). The human horizontal vestibulo-ocular reflex in response to high-acceleration stimulation before and after unilateral vestibular neurectomy. Exp Brain Res 81:479-490.

Hamann KF, Lannou J(1988). Dynamic

characteristics of vestibular nuclear neurons responses to vestibular and optokinetic stimulation during vestibular compensation in the rat. Acta Otolaryngol Suppl (Stockh) 455:1-19.

Hamid MA(1992). Vestibular Rehabilitation. Advances in Otolaryngol-Head and Neck Surg 6:27-36.

Hansson, E. E., Persson, L., and Malmstrom, E. M (2013). 'Influence of vestibular rehabilitation on neck pain and cervical range of motion among patients with whiplash-associated disorder: a randomized controlled trial', J Rehabil Med, 45 (9), 906-10.

Hecker HC, Haug CO, Herndon JW(1974). Treatment of the vertiginous patient using approaches to vestibular exercises. Laryngoscope 84: 2065-2072.

Herdman SJ(1990). Exercise strategies in vestibular disorders. Ear Nose Throat 68: 961-964.

Herdman SJ, Tusa RJ, Zee DS, Proctor LR, Mattox DE(1993). Single treatment approaches to benign paroxysmal positional vertigo. Arch Otolaryngol 119: 450-454.

Herdmn SJ, Clendaniel RA, Mattox DE, Holiday M, Niparko JK(1995). Vestibular adaptation exercises and recovery: acute stage folloowing acoustic neuron resection. Otolaryngol Head Neck Surg 113:71-77.

Herdmn SJ(2013). Vestibular rehabilitation. curr opin 26:96-101.

Honrubia V, Jenkins HA, Baloh RW et al(1982). Evaluation of rotatory vestibular tests in peripheral labyrinthine lesions. In Honrubia V, Brazier MAB (eds): Nystagmus and Vertigo. Clinical Approaches to the Patient with Dizziness. New York, Academic.

Horak FB, Jones-Rycewicz C, Black FO, Shumway-Cook A(1992). Effects of vestibular rehabilitation on dizziness and imbalance. Otolaryngol Head Neck Surg. 106: 175-180.

Hyden D, Larsby B, Odkvist LM(1988). Broad-frequency rotatory testing. Acta Otolaryngol Suppl (Stockh) 455:48-52.

Igarashi M, Levy JK, O-Uchi T, et al(1981). Further study of physical exercise and locomotor balance compensation after unilateral labyrinthectomy in squirrel monkeys. Acta Otolaryngol (Stockh). 92: 101-105.

Istl-Lenz Y, Hyden D, DWF Schwarz(1985). Response of the human vestibulo-ocular reflex following long-term 2x magnified visual input. Exp Brain Res 57:448-455.

Jacobson GP, Newman CW(1990). The development of the dizziness handicap inventory. Arch Otolaryngol Head Neck Surg 116, 424-427.

Jansen, G. B., et al(2008). 'Whiplash injuries: diagnosis and early management. The Swedish Society of Medicine and the Whiplash Commission Medical Task Force', Eur Spine J, 17 Suppl 3, S355-417.

Jensen DW(1979). Reflex control of acute postural asymmetry and compensatory symmetry after a unilateral vestibular lesion. Neuroscience 4:1059-1073.

Kasai T, Zee DS(1978). Eye-head coordination in labyrinthine-defective human beings. Brain Res. 144: 123-141.

Krebs DE, Gill-Body KM, Riley PO, Parker SW(1993). Double-blind, placebo-controlled trial of rehabilitatio for bilateral vestibular hypofunction: preliminary report. Otolaryngol Head Neck Surg. 109: 735-741.

Lacour M, Manzoni D, Pompeiano O, Xerri C(1985). Central compensation of vestibular deficits. III. Response characteristics of lateral vestibular neurons to roll tilt after contralateral labyrinth deafferentation. J Neurophysiol 54:988-1005.

Lacour M, Roll JP, Appaix M(1976). Modifications and development of spinal reflexes in the alert baboon following an unilateral vestibular neurotomy. Brain Res. 113:255-269.

Maioli C, Precht W, Ried S(1983). Short- and long-term modifications of vestibulo-ocular response dynamics following unilateral vestibular nerve lesions in the cat. Exp Brain Res 50:259-274.

Mathog RH, Peppard SB(1982). Exercise and recovery from vestibular injury. Am J Otolaryngol 3: 397-407.

McCabe BF, Ryu JH, Sekitani T(1972). Further experiments on vestibular compensation. Laryngoscope 82:381-396.

McClure JA, Copp JC, Lycett P(1981). Recovery nystagmus in Meniere's disease. Laryngoscope 91:1727-1737.

McDonnell MN and Hillier SL(2015). Vestibular rehabilitation for unilateral peripheral vestibular dysfunction. Cochrane Database Syst Rev. 13:1.

Meldrum D, Herdman S, Moloney R, Murray D, Duffy D, Malone K, et al(2012). Effectiveness of conventional versus virtual reality based vestibular rehabilitation in the treatment of dizziness, gait and balance impairment in adults with unilateral peripheral vestibular loss: a randomized controlled trial. BMC Ear Nose Throat Disord 26:3.

Muller I, Kirby S, Yardley L(2014). The therapeutic relationship in telephone-delivered support for people undertaking rehabilitation: a mixed-methods interaction analysis. Disabil Rehabil. 26:1-6.

Nardone A, Godi M, Aruso A(2010). Balance rehabilitation by moving platform and exercises in patients with neuropathy or vestibular deficit. Arch Phys Med Rehabil. 91:1869-1977.

Multu B and Serbetcioglu B(2013). Discussion of the dizziness handicap inventory. J Vestib Res. 23(6):271-7.

Newlands SD, Perachio AA(1990). Compensation of horizontal canal related activity in the medial vestibular nucleus following unilateral labyrinth ablation in the decerebrate gerbil. I. Type I neurons. Exp Brain Res 82:359-372.

Okinaka Y, Sekitani T, Okazaki H, Miura M, Tahara T(1993). Progress of caloric response of vestibular neuronitis. Acta Otolaryngol Suppl (Stockh) 503: 18-22.

Ott JF, Platt C(1988). Early abrupt recovery from ataxia during vestibular compensation in goldfish. J Exp Biol 138:345-357.

Paige GD(1983). Vestibulo-ocular reflex and its interactions with visual following mechanisms in the squirrel monkey. II. Response characteristics and plasticity following unilateral inactivation of horizontal canal. J Neurophysiol 49: 152-168.

Paige GD(1992). Senescence of human visual-vestibular interactions. J Vest Res 2:133-151.

Park BR, Suh JS, Kim MS, Jeoun JY, Chun SW, Lee JH(1995). Effect of sensory deprivation or electrical stimulation on acute vestibular symptoms following unilateral labyrinthectomy in rabbit. Acta Otolaryngol (Stockh) Suppl 519: 162-167.

Popov, K. E., et al(1999), 'Visual and oculomotor responses induced by neck vibration in normal subjects and labyrinthine-defective patients', Exp Brain Res, 128 (3), 343-52.

Pettorossi VE, Petrosini L(1984). Tonic cervical influences on eye nystagmus following hemilabyrinthectomy: Immediate and plastic effects. Brain Res 324:11-19.

Powell LE, Myers AM(1995). The activities-specific balance confidence (ABC) scale. J Gerontol 50A, M28-M34.

Rossi-izquierdo M, Santos-Perez S, Soto-Varela A (2011). What is the most effective vestibular rehabilitation technique in patients with unilateral peripheral vestibular disorders? Eur Arch Otorhinolaryngol 11:1569-1574.

Ryan, G. M. and Cope, S(1955). 'Cervical vertigo', Lancet, 269 (6905), 1355-8.

Schubert MC, Della Santina CC, Shelhamer M (2008). Incremental angular vestibular-ocular reflex adaptation to active head rotation. Exp Brain Res. 191:435-446.

Semont A, Freyss G, Vitte E(1988). Curing the BPPV with a liberatory maneuver. Adv Otorhinolaryngol. 42:290-293.

Shepard NT, Telian SA(1995). Programmatic vestibular rehabilitation. Otolaryngol Head Neck Surg. 112: 173-182.

Shepard NT, Telian SA, Smith-Wheelock M, Raj A(1993). Vestibular and balance rehabilitation therapy. Ann Otol Rhinol Laryngol. 102: 198-205.

Silvoniemi P(1988) Vestibular neuronitis: an otoneurological evaluation. Acta Otolaryngol Suppl (Stockh) 453: 1-72.

Smith PF, Curthoys IS(1988). Neuronal activity in the contralateral medial vestibular nucleus of the guinea pig following unilateral labyrinthectomy. Brain Res 444:295-307.

Sparrer I, Duong Dinh TA, Ilgner J, Westhofen M(2013). Vestibular rehabilitation using the Nintendo? Wii Balance Board- a user friendly alternative for central nervous compensation. Acta Otolaryngol 133:239-45.

Spitzer, W. O., et al(1995). 'Scientific monograph of the Quebec Task Force on Whiplash-Associated Disorders: redefining "whiplash" and its management', Spine (Phila Pa 1976), 20 (8 Suppl), 1S-73S.

Szturm T, Ireland DJ, Lessing-Turner M(1994). Comparison of different exercise programs in the rehabilitation of patients with chronic peripheral vestibular dysfunction. J Vest Res. 4: 461-479.

Telian SA, Shepard NT(1994). Vestibular rehabilitation In: Jackler RK, Brackmann DE eds. Neurotology. St. Louis, Mosby: 1397-1404.

Thompson GC, Igarashi M, Cortez AM(1986). GABA imbalance in squirrel monkey after unilateral vestibular end-organ ablation. Brain Res 370:182-185.

Treleaven, J(2011). 'Dizziness, unsteadiness, visual disturbances, and postural control: implications for the transition to chronic symptoms after a whiplash trauma', Spine (Phila Pa 1976), 36 (25 Suppl), S211-7.

van Kerckhoven G1, Mert A2, De Ru JA3(2014). Treatment of vertigo and postural instability using visual illusions. J Laryngol Otol. Nov:128(11):1005-7.

Wall PD, Devor M(1981). The effects of peripheral nerve injury on dorsal root potentials and on transmission of afferent signals into the spinal cord. Brain Res 209:95-111.

Wenngren, B. I., et al(2002). 'Eye motility and auditory brainstem response dysfunction after whiplash injury', Acta Otolaryngol, 122 (3), 276-83.

Whitney SL, Hudak MT, Marchetti GF(1999). The activities-specific balance confidence scale and the dizziness handicap inventory: a comparison. J Vestib Res. 9:253-259.

Whitney SL, Alghwiri A, Alghadir A(2015): Physical therapy for persons with vestibular disorders. curr Opin Neurol. 28:61-68.

Wolfe JW, Engelken EJ, Olson JE(1982). Low-frequency harmonic acceleration in the evaluation of patients with peripheral labyrinthine disorders. In Honrubia V, Brazier MAB (eds): Nystagmus and Vertigo. Clinical Approaches to the Patient with Dizziness. New York, Academic, 95-105.

Yacovino, D. A. and Hain, T. C(2013). 'Clinical characteristics of cervicogenic-related dizziness and vertigo', Semin Neurol, 33 (3), 244-55.

Yeh SC, Chen S, Wang PC, Su MC, Chang CH, Tsai PY(2014). Interactive 3-dimensional veitual reality rehabilitation for patients with chronic imbalance and vestibular dysfunction. Technol Health Care. 22,915-922.

Zee D, Optician L(1985). Studies of adaptation in human oculomotor disorders. In: Berthoz A, Melvill JG, eds. Adaptive mechanisms in gaze control. New York: Elsvier, 165-176.

부 록

증 례

정재윤 (단국의대 이비인후과))

김재일 (단국의대 신경과)

서명환 (서울의대 이비인후과)

강봉희 (단국의대 신경과)

이정구 (단국의대 이비인후과)

이현주 (단국대학교병원 청각전정검사실)

현재환 (단국대학교병원 청각전정검사실)

증 례 1

Spontaneous nys. Video

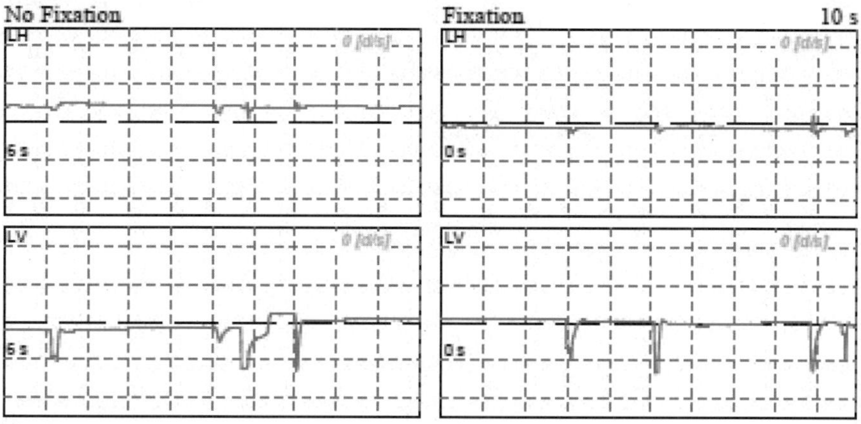

Horizontal Gaze Video

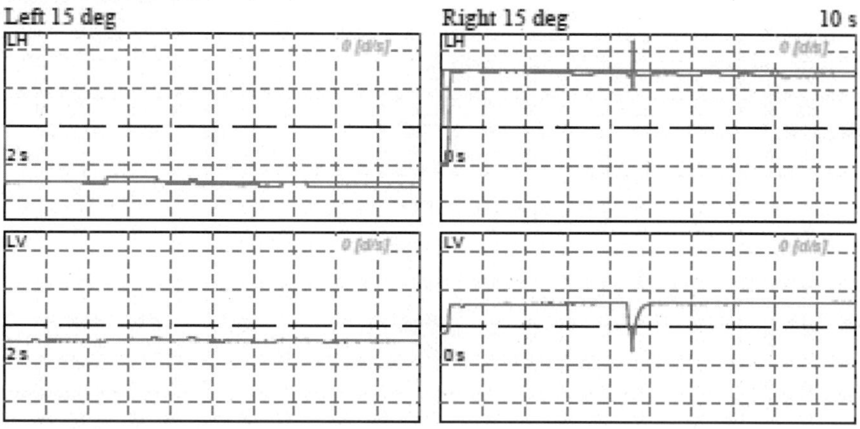

Head Shaking Test Video

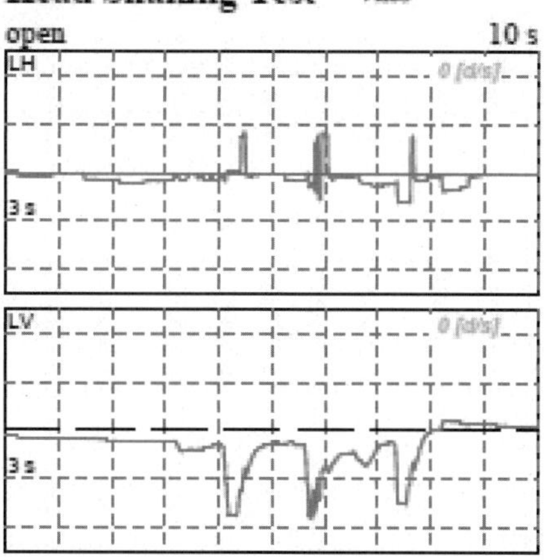

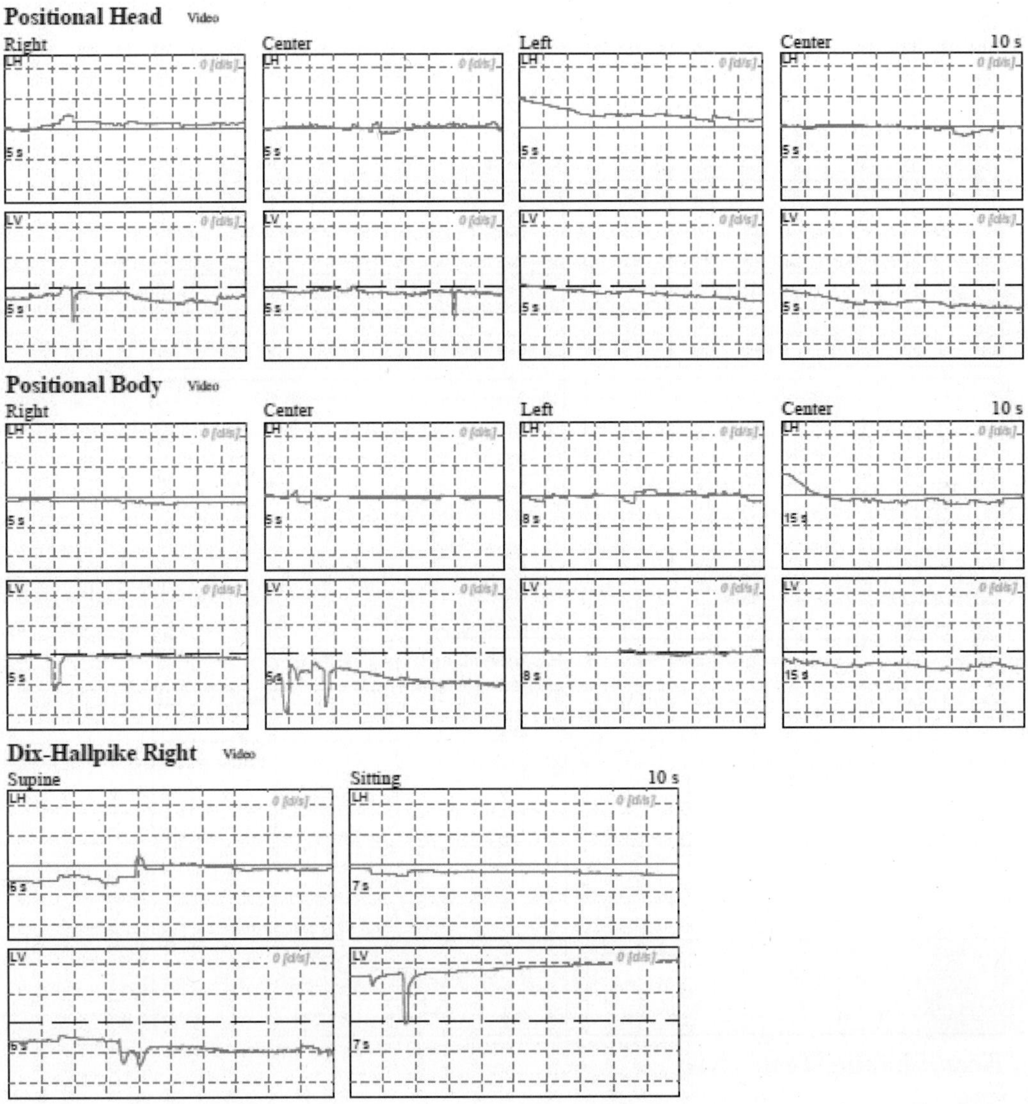
Positional Head Video
Right
Center
Left
Center
10 s
Positional Body Video
Right
Center
Left
Center
10 s
Dix-Hallpike Right Video
Supine
Sitting
10 s

Dix-Hallpike Left Video

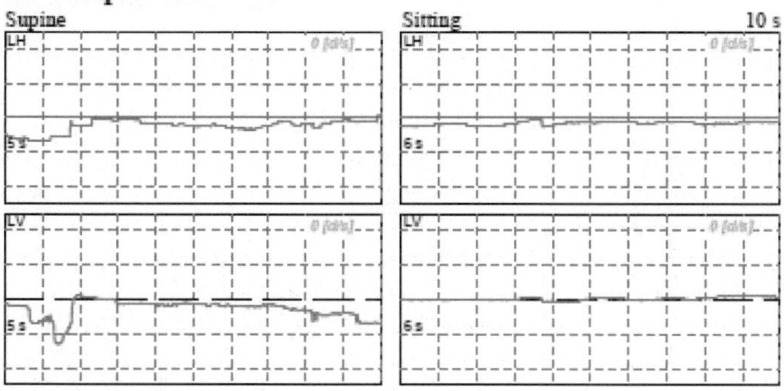

Saccade-Random Video

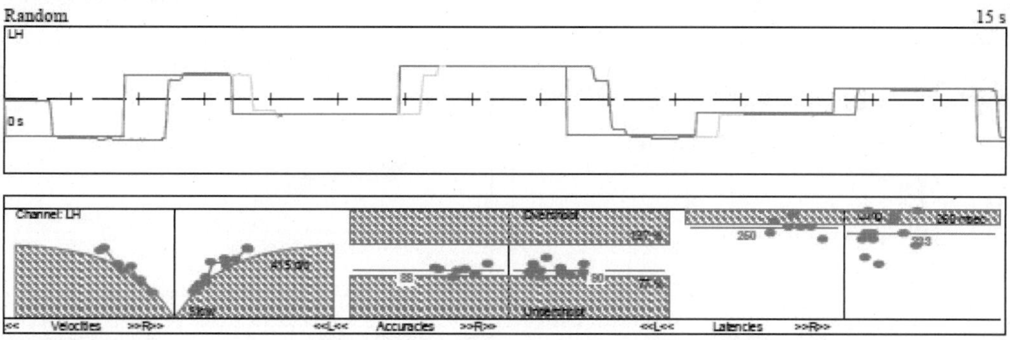

Pursuit Video

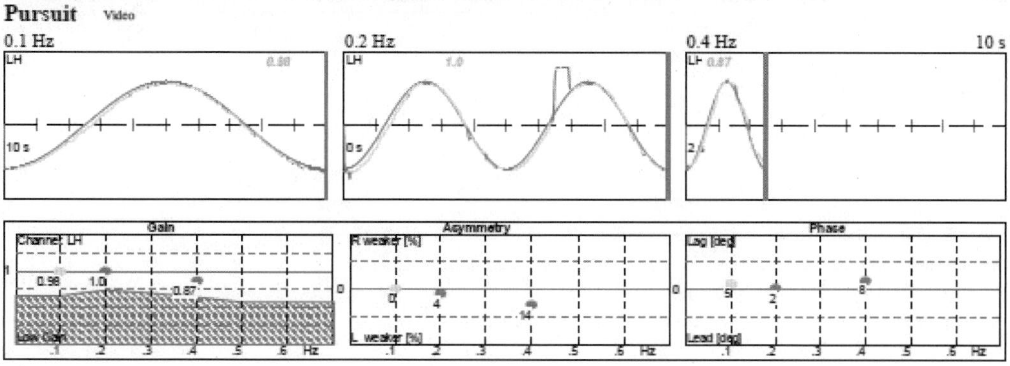

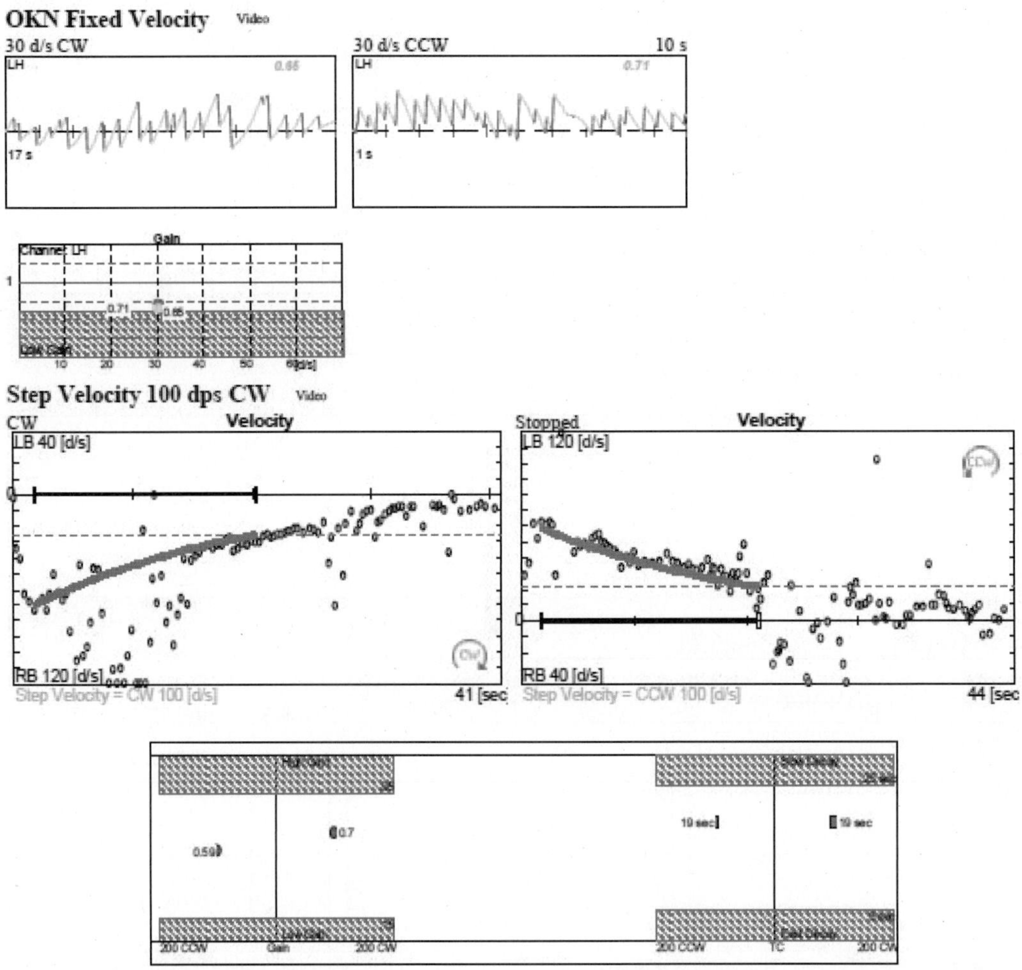
OKN Fixed Velocity Video
30 d/s CW
30 d/s CCW
10 s
LH
0.65
0.71
17 s
1 s
Gain
Channel: LH
Low Gain
Step Velocity 100 dps CW Video
CW
Velocity
LB 40 [d/s]
RB 120 [d/s]
Step Velocity = CW 100 [d/s]
41 [sec
Stopped
LB 120 [d/s]
RB 40 [d/s]
Step Velocity = CCW 100 [d/s]
44 [sec
0.59
0.7
19 sec
19 sec
200 CCW
Gain
200 CW
TC

Step Velocity 100 dps CCW Video

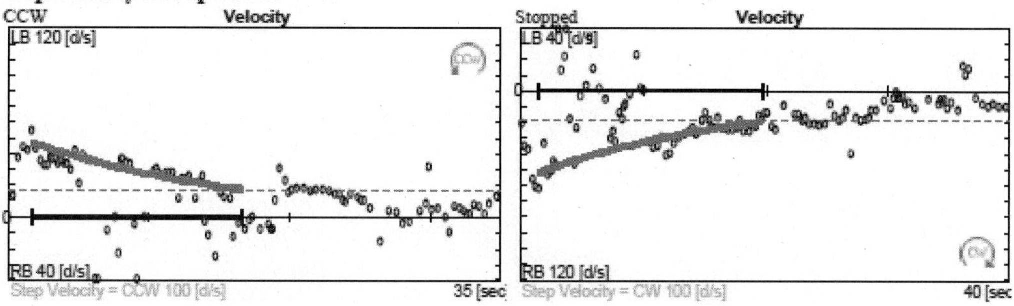

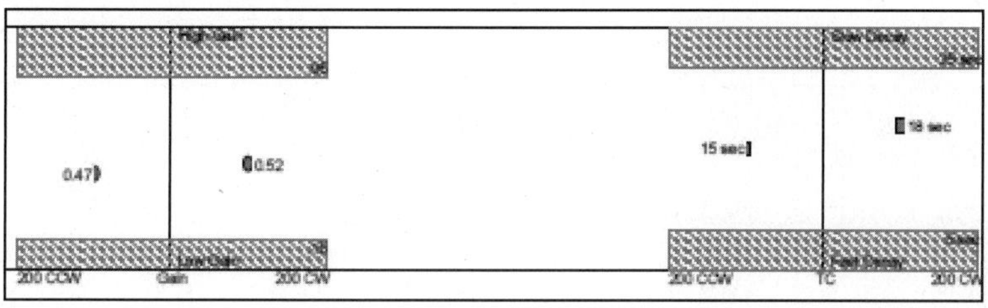

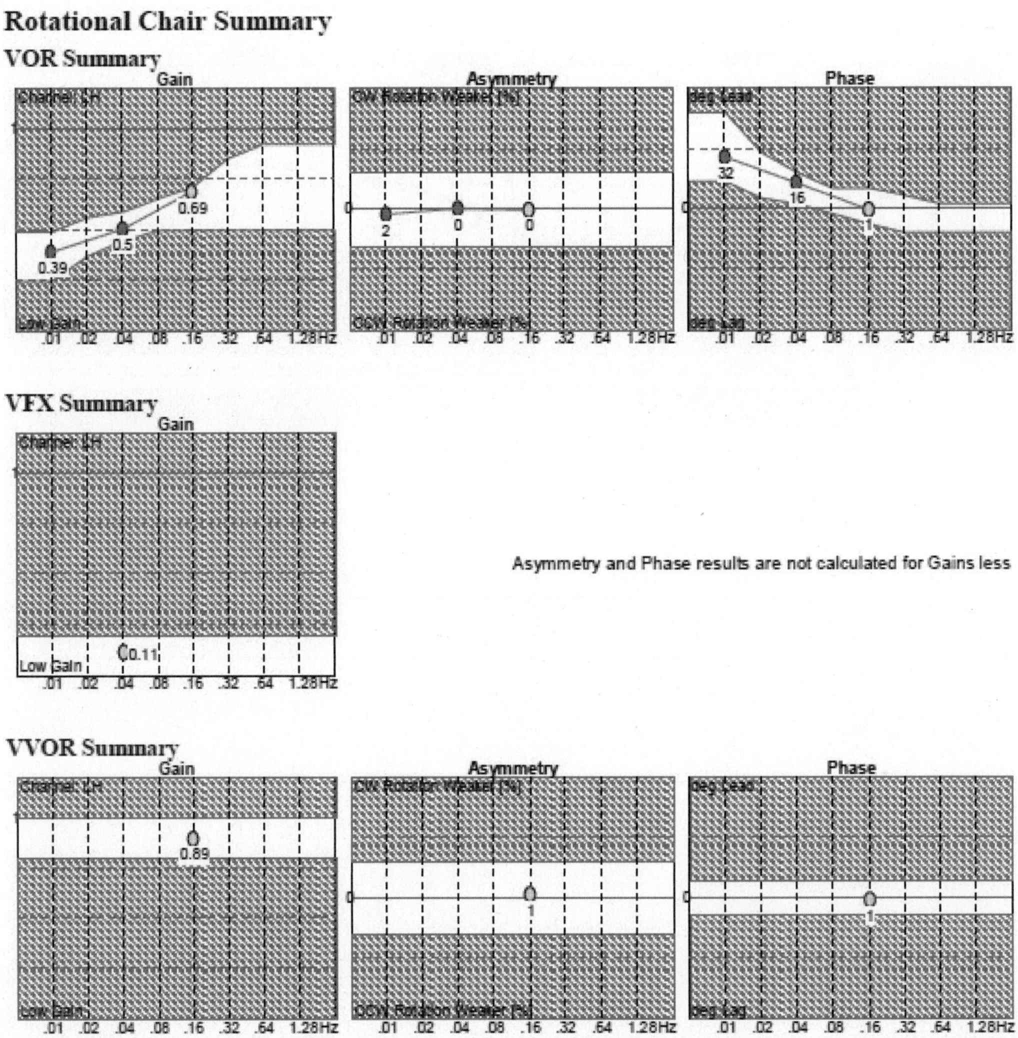
Rotational Chair Summary
VOR Summary
Gain
Channel: LH
0.39
0.5
0.69
Low Gain
.01 .02 .04 .08 .16 .32 .64 1.28Hz
Asymmetry
CW Rotation Weaker [%]
2
0
0
CCW Rotation Weaker [%]
Phase
deg Lead
32
16
1
deg Lag
VFX Summary
Gain
Channel: LH
0.11
Low Gain
Asymmetry and Phase results are not calculated for Gains less
VVOR Summary
Gain
Channel: LH
0.89
Low Gain
Asymmetry
CW Rotation Weaker [%]
1
CCW Rotation Weaker [%]
Phase
deg Lead
1
deg Lag

증 례 2

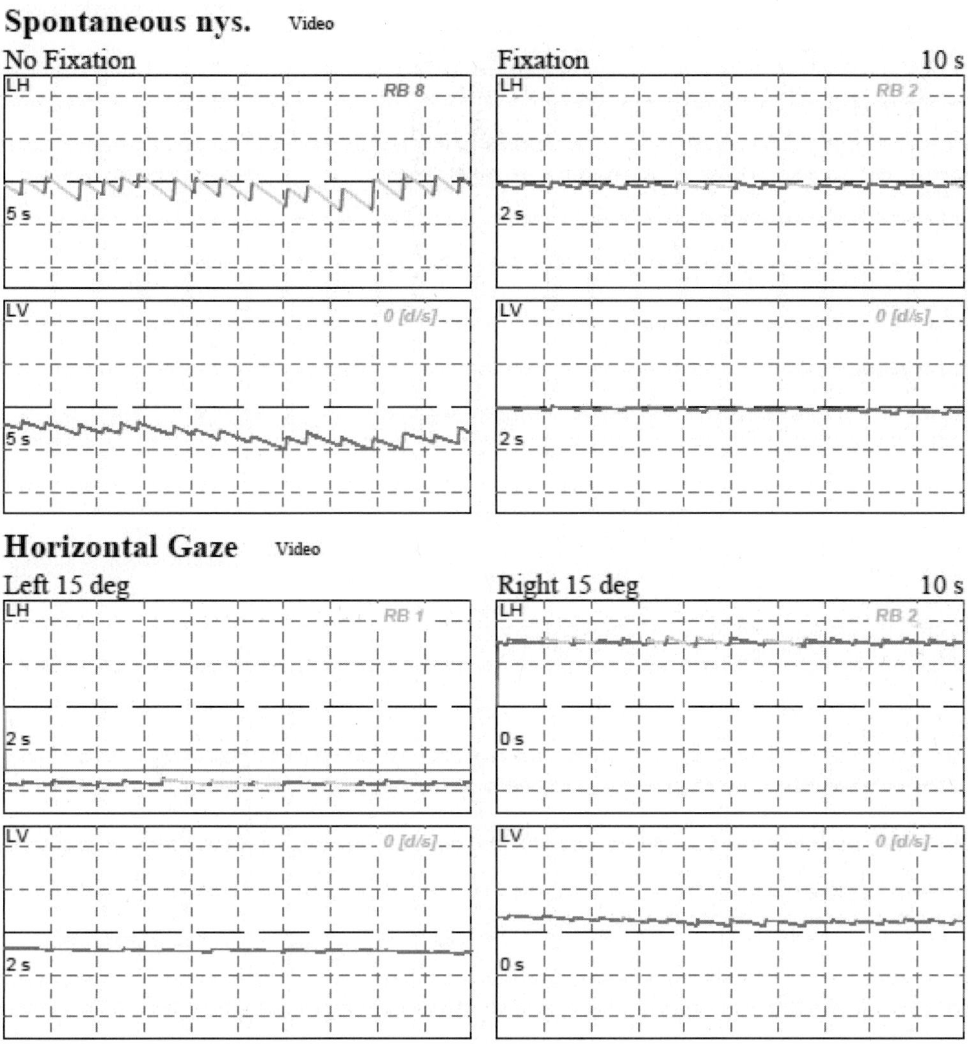
Spontaneous nys. Video
No Fixation
Fixation
10 s
LH
RB 8
5 s
RB 2
2 s
LV
0 [d/s]
5 s
2 s
Horizontal Gaze Video
Left 15 deg
Right 15 deg
10 s
LH
RB 1
2 s
RB 2
0 s
LV
0 [d/s]
2 s
0 s

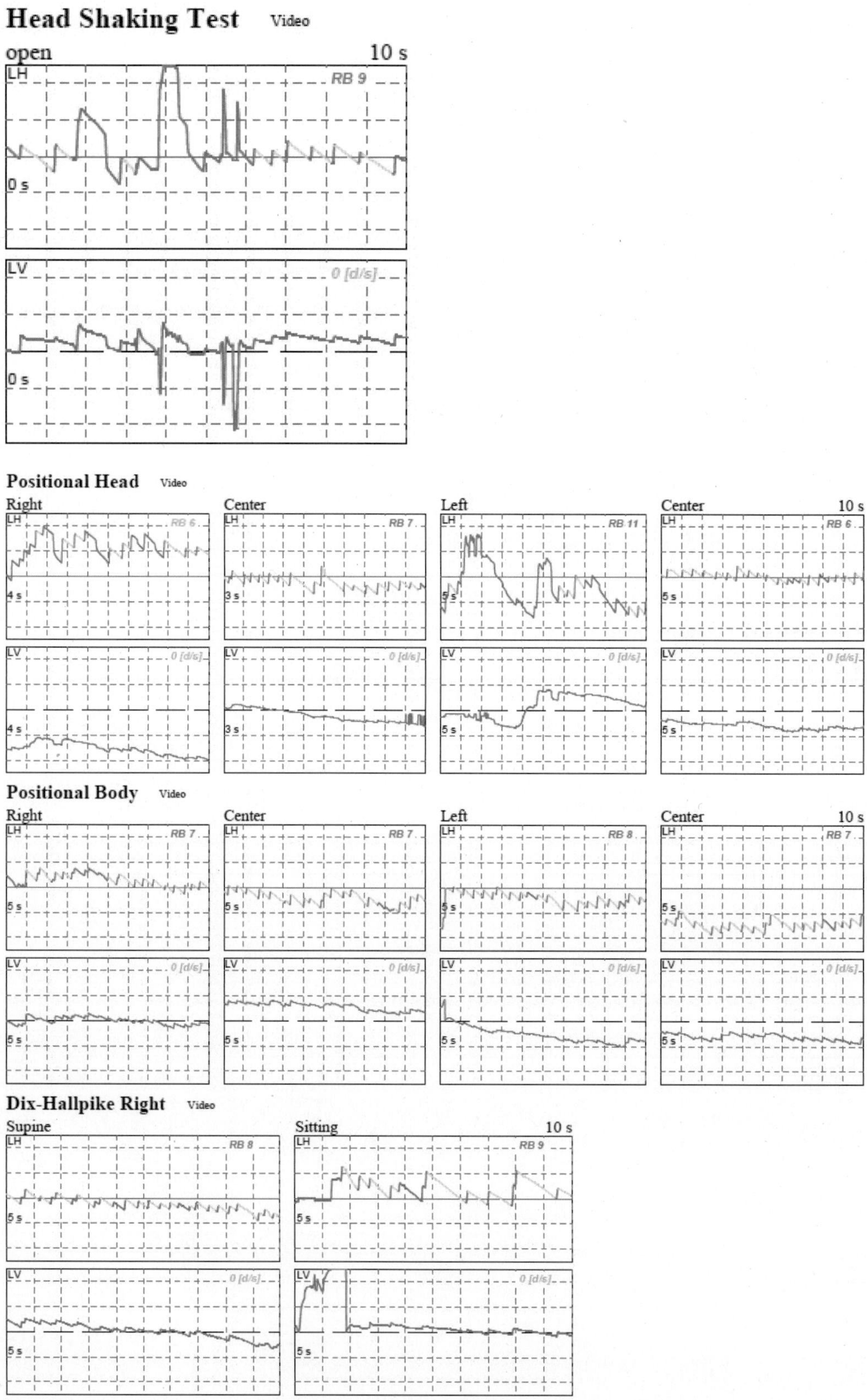
Head Shaking Test Video
open
10 s
LH
RB 9
0 s
LV
0 [d/s]
0 s
Positional Head Video
Right
Center
Left
Center
10 s
Positional Body Video
Right
Center
Left
Center
10 s
Dix-Hallpike Right Video
Supine
Sitting
10 s

Dix-Hallpike Left Video

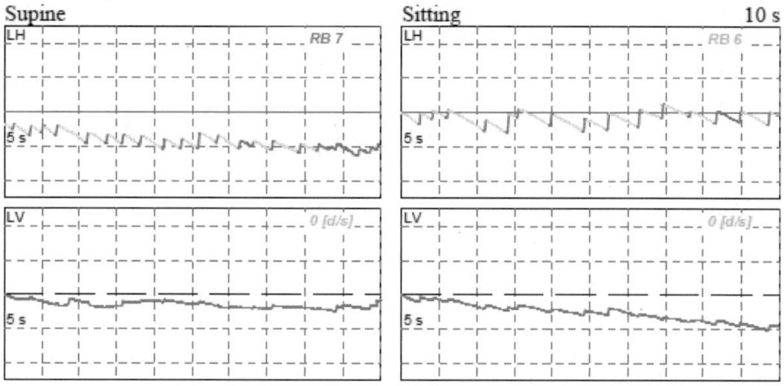

Step Velocity 100 dps CW Video

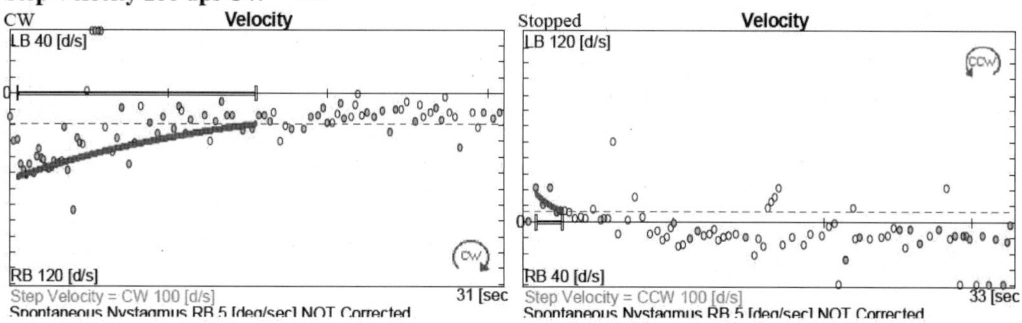

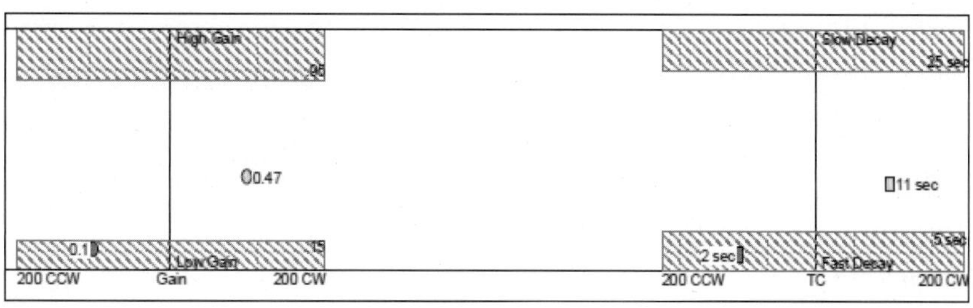

Step Velocity 100 dps CCW

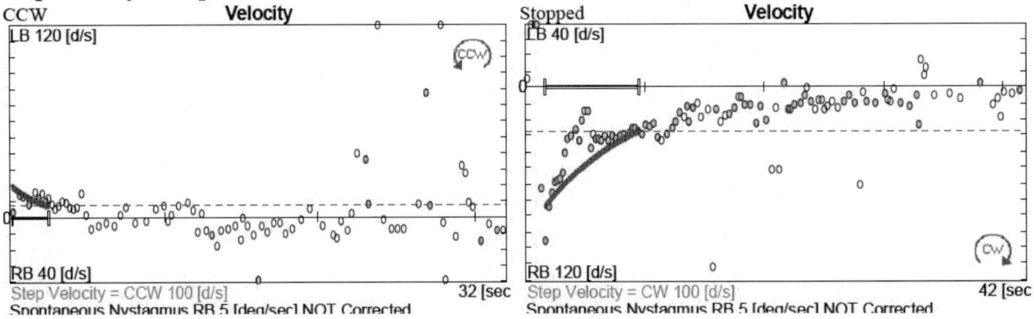

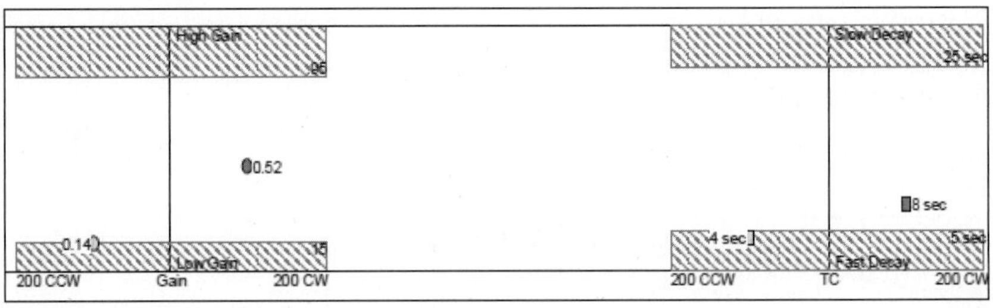

Rotational Chair Summary

VOR Summary

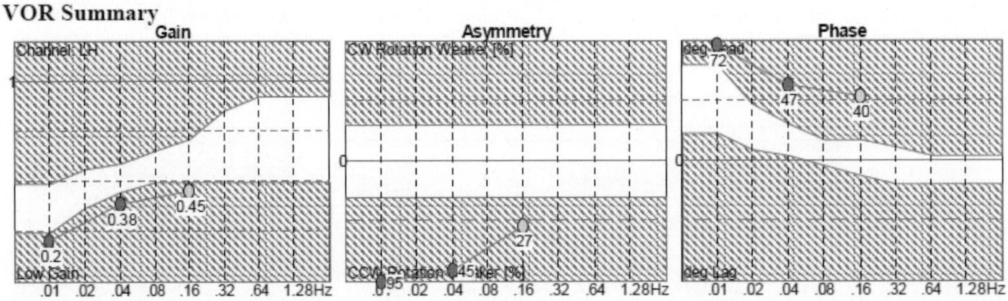

VFX Summary

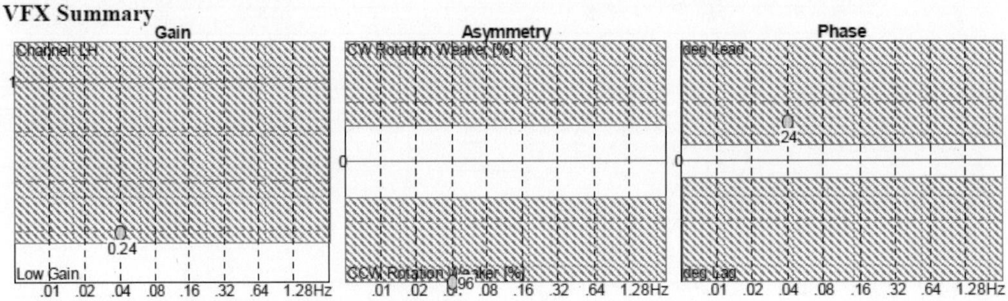

판 독 : 주시고정이 없는 폐안에서는 8도의 우향 자발안진이 관찰되고 있으면 개안에서는 2도로 감소되어 주시고정에 의한 안진의 억제가 확인되고 있다. Head shaking test에서 안진의 방향 변화 없이 우향안진을 보이고 있으며 두위 및 체위 안진검사에서 위치변화에 따른 안진의 크기의 변화를 일부 보이지만 지속적으로 우향안진을 유지하고 있다. Step velocity rotation에서는 시계반대방향의 회전에서 모두 이득이 감소하고 시간상수가 단축되어 있는 소견이다. 정현파회전에서는 모든 주파수에서 이득이 감소하고 좌측으로 향하는 비대칭과 위상차선행을 보이는 전형적인 급성기 좌측 전정기능 저하의 소견이다.

진 단 : Acute left uncompensated vestibulopathy

증 례 3

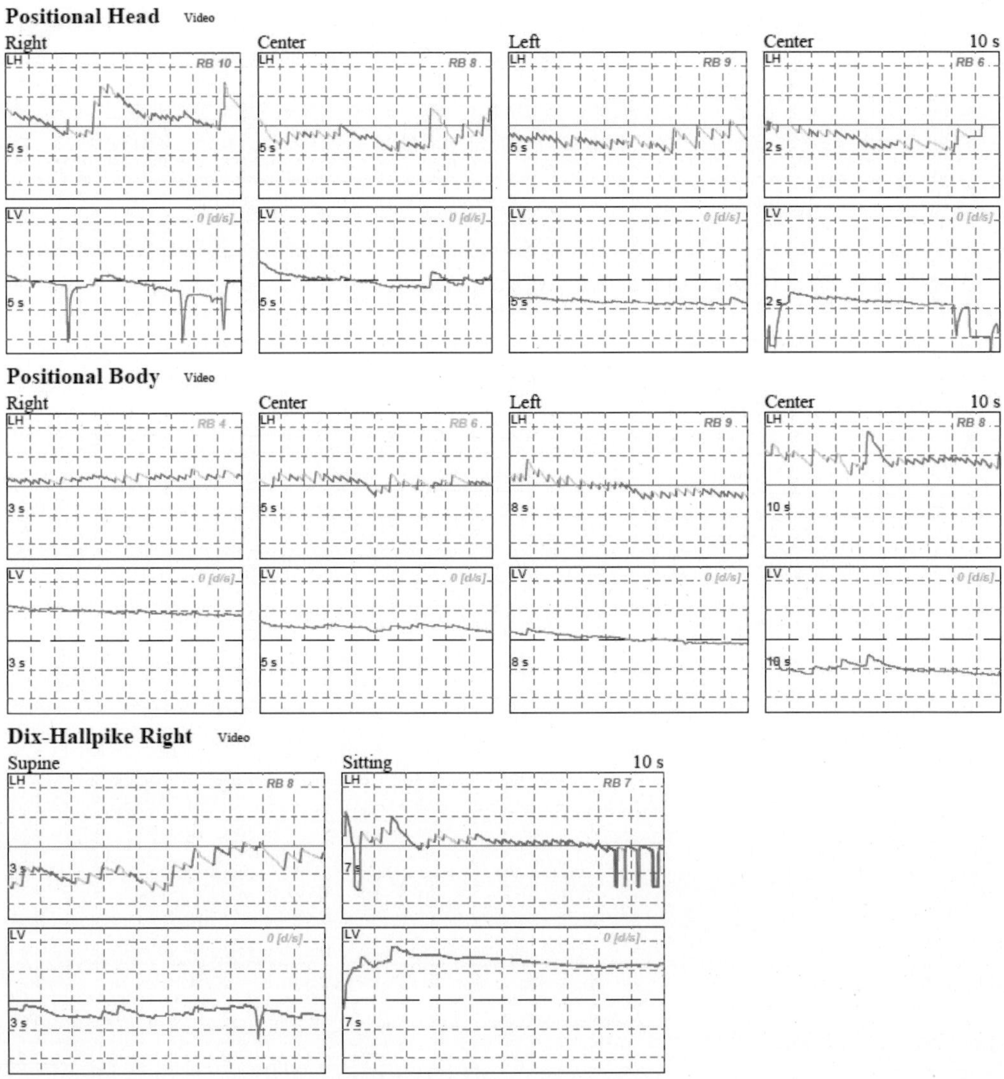
Positional Head Video
Right
Center
Left
Center
10 s
LH
RB 10
RB 8
RB 9
RB 6
LV
0 [d/s]
5 s
2 s
Positional Body Video
Right
Center
Left
Center
10 s
RB 4
RB 6
RB 9
RB 8
3 s
5 s
8 s
10 s
Dix-Hallpike Right Video
Supine
Sitting
10 s
RB 8
RB 7
3 s
7 s

Dix-Hallpike Left Video

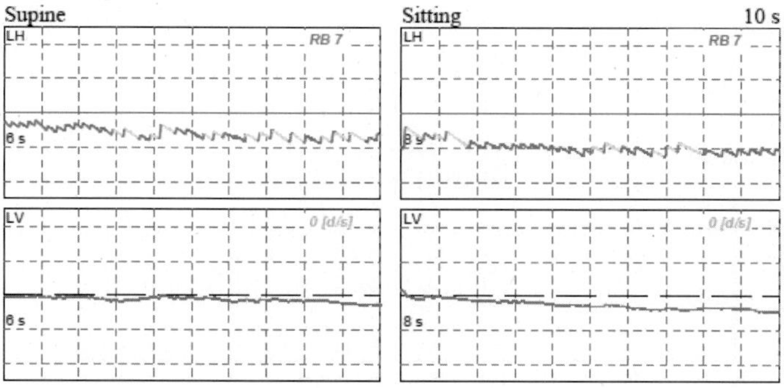

Step Velocity 100 dps CW Video

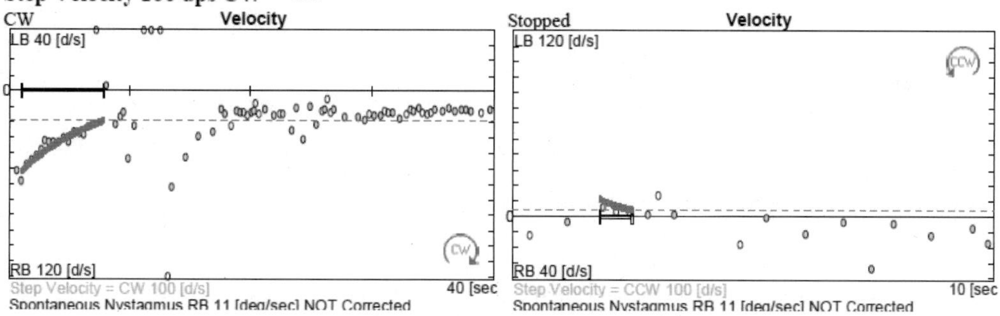

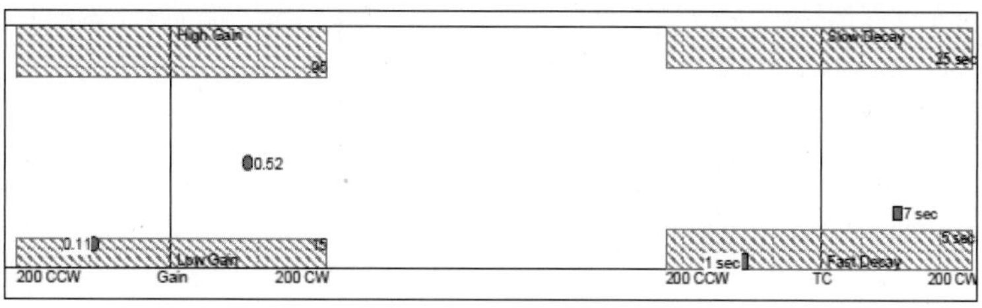

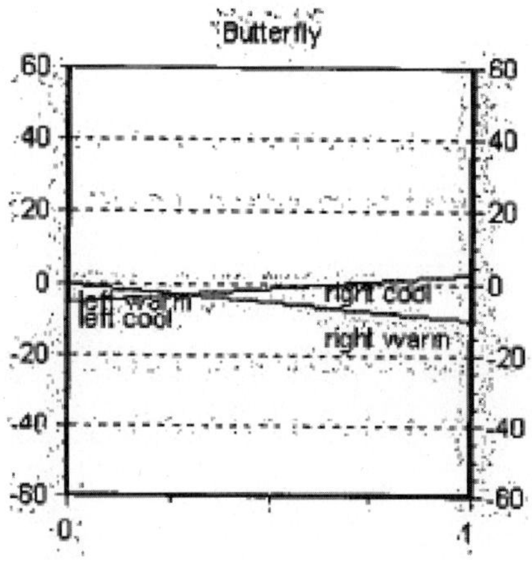

Left Cool: −5.5
Right Warm: −10.6
Left Warm: 0.0
Right Cool: 2.4

Canal Paresis: 41.0
Directional Preponderance: −73.8
Temperature Effect: Warm test 14.78% strong

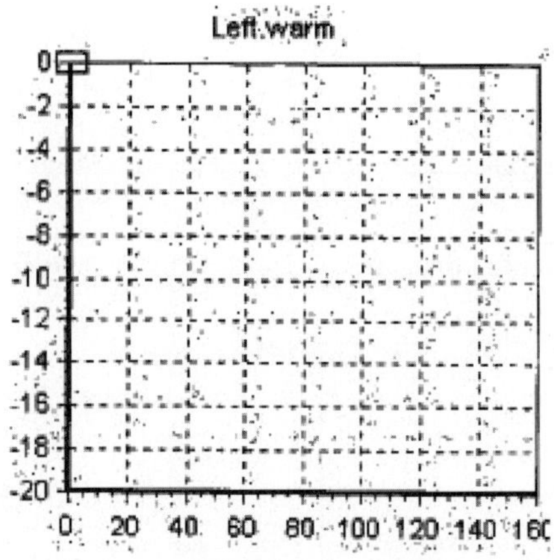

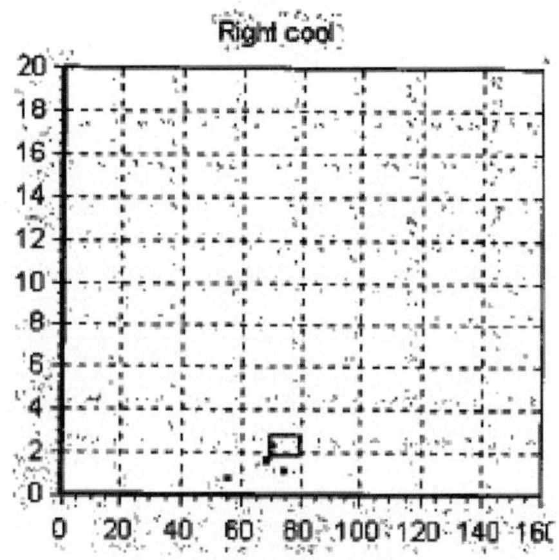

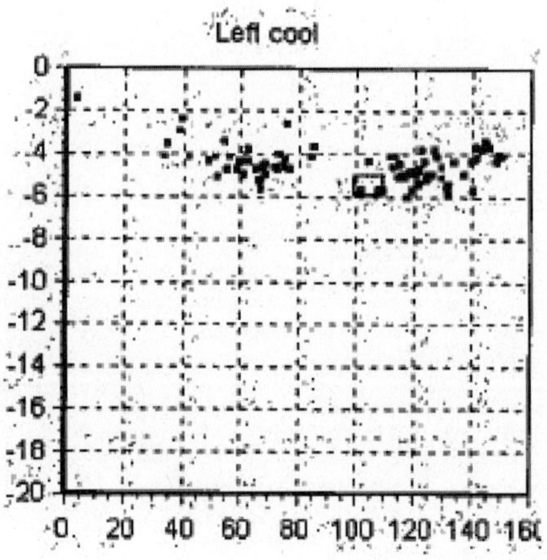

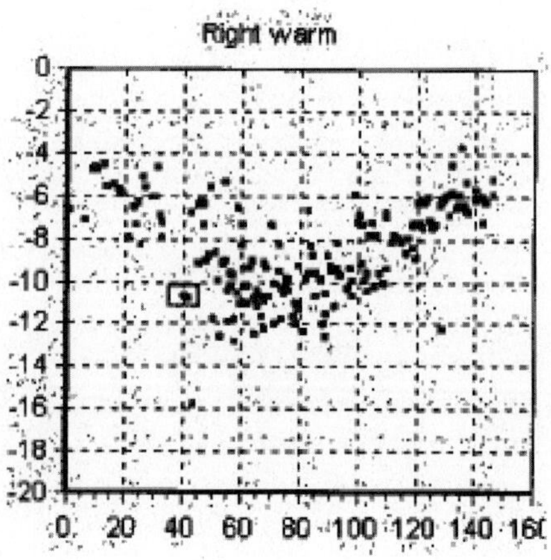

Step Velocity 100 dps CCW

Video

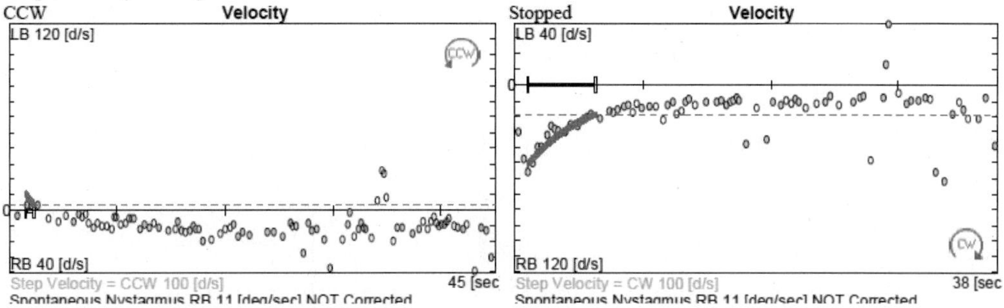

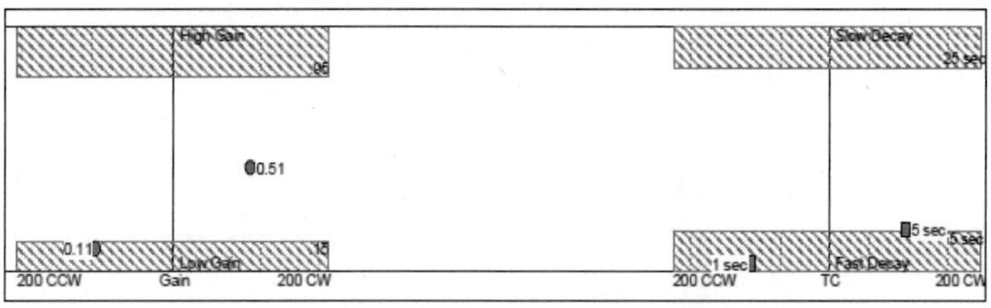

Rotational Chair Summary

VOR Summary

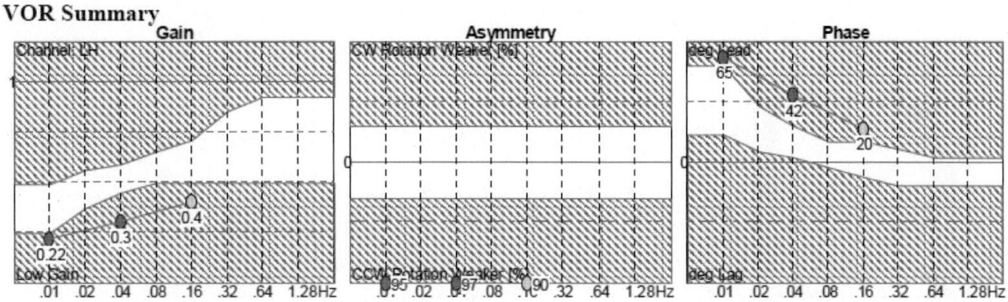

VFX Summary

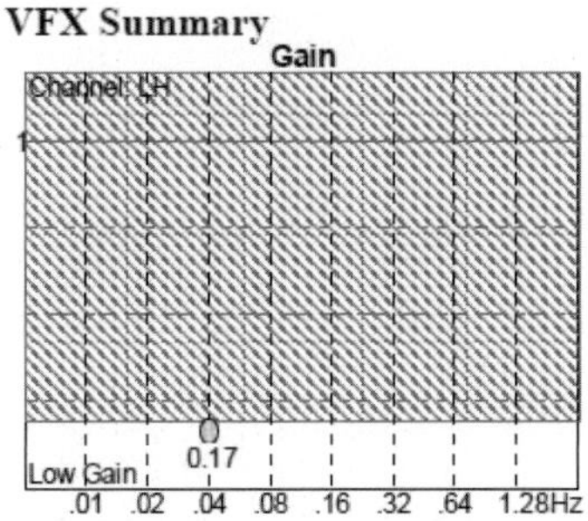

Asymmetry and Phase results are not calculated for Gains less

RVS Summary

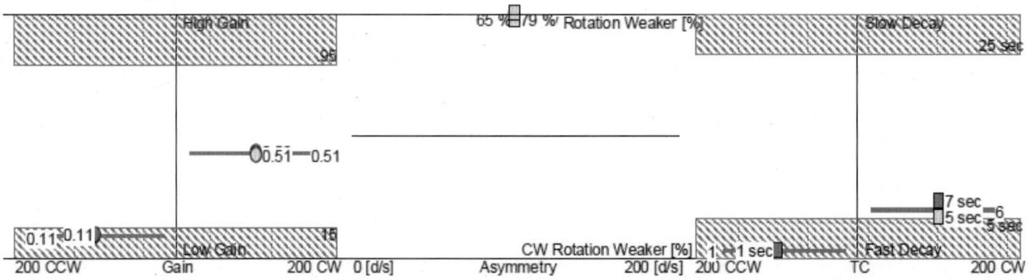
High Gain
95
65 %
79 %
Rotation Weaker [%]
Slow Decay
25 sec
0.51
0.51
7 sec
5 sec
6
5 sec
0.11
0.11
15
Low Gain
CW Rotation Weaker [%]
1
1 sec
Fast Decay
200 CCW
Gain
200 CW
0 [d/s]
Asymmetry
200 [d/s]
200 CCW
TC
200 CW

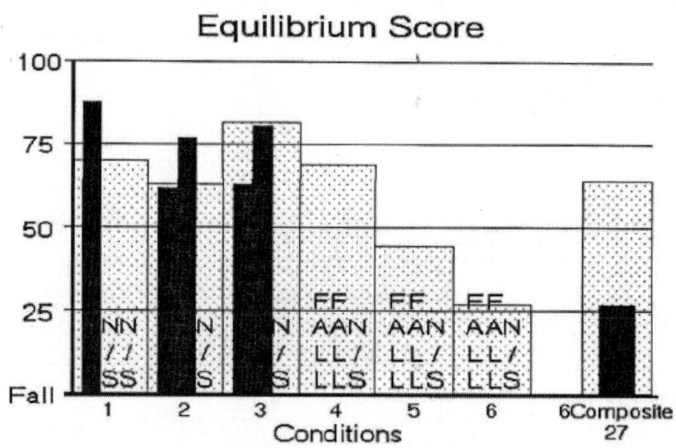
Equilibrium Score
100
75
50
25
Fall
1
2
3
4
5
6
6Composite
27
Conditions

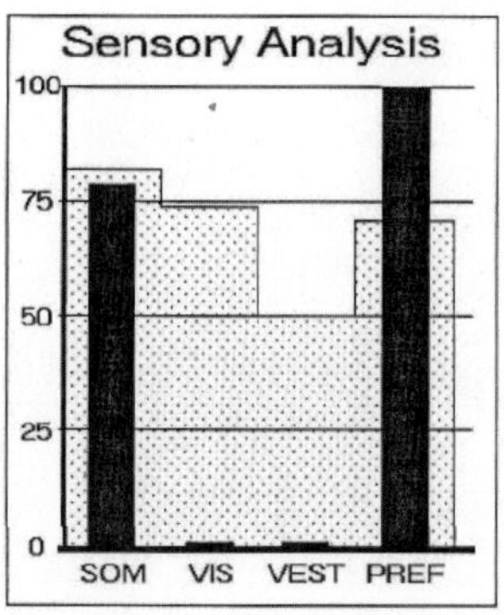
Sensory Analysis
100
75
50
25
0
SOM
VIS
VEST
PREF

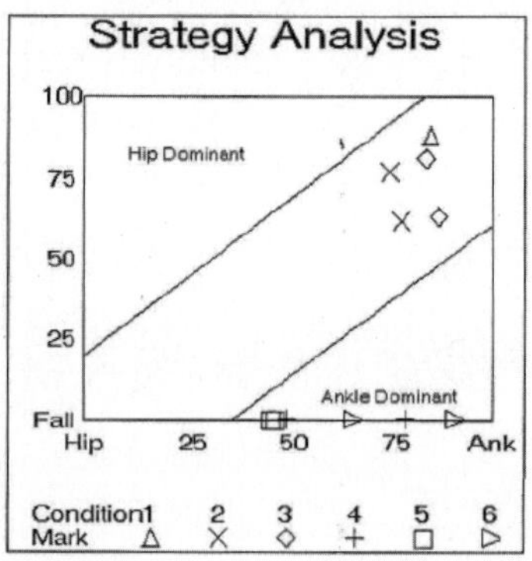
Strategy Analysis
100
75
50
25
Fall
Hip Dominant
Ankle Dominant
Hip
25
50
75
Ank
Condition 1 2 3 4 5 6
Mark △ × ◇ + □ ▷

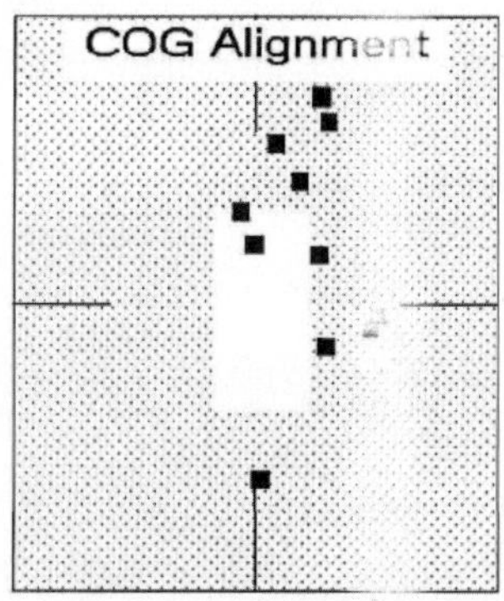
COG Alignment

Sway, Shear, and Alignment Data

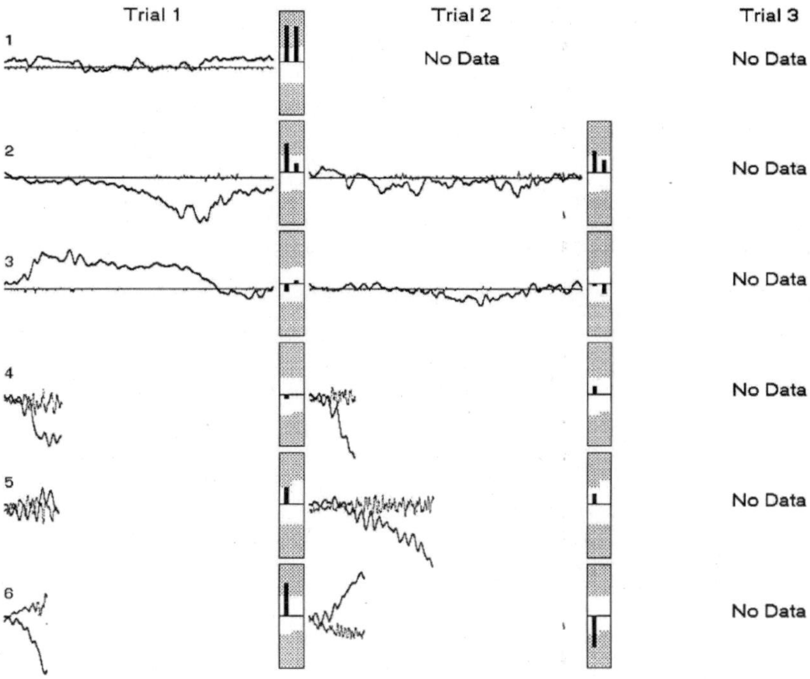

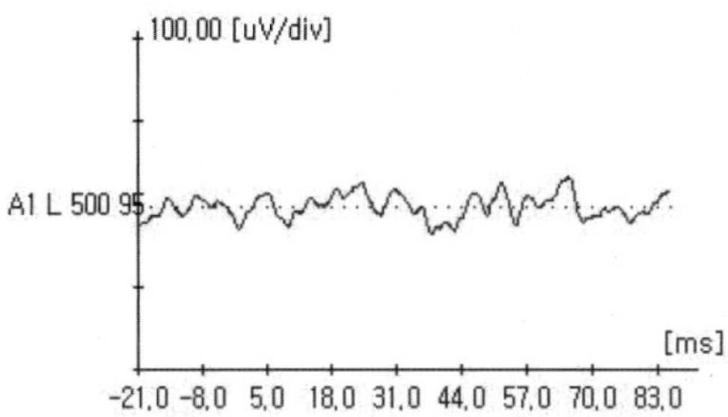

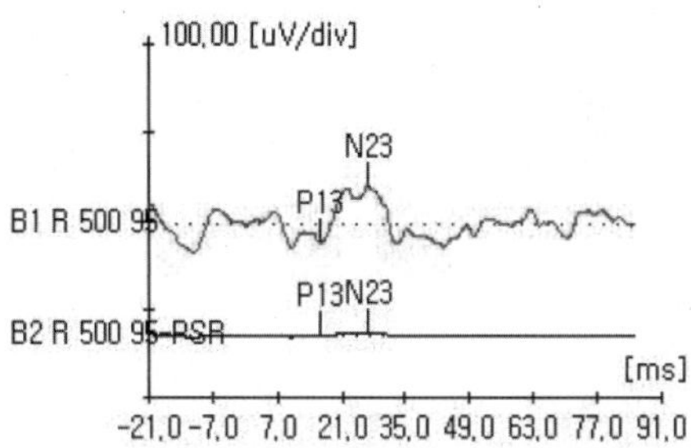

Latencies (ms)

Label Index	*SmartTag*	*P13*	*N23*	*N33*	*P43*
A1	**L 500 95**				
B1	**R 500 95**	**16.26**	**26.88**		
B2	**R 500 95-PSR**	**16.26**	**26.88**		

Amplitudes (uV)

Label Index	*SmartTag*	*P13*	*N23*	*N33*	*P43*
A1	**L 500 95**				
B1	**R 500 95**	**-21.430**	**42.580**		
B2	**R 500 95-PSR**	**-1.320**	**2.620**		

Interlatencies (ms)

Label Index	*SmartTag*	*P13-N23*	*N23-N33*	*N33-P43*
A1	**L 500 95**			
B1	**R 500 95**	**-10.62**		
B2	**R 500 95-PSR**	**-10.62**		

Interamplitudes (uV)

Label Index	*SmartTag*	*P13-N23*	*N23-N33*	*N33-P43*
A1	**L 500 95**			
B1	**R 500 95**	**-64.010**		
B2	**R 500 95-PSR**	**-3.940**		

판 독 : 두위 및 체위 안진검사에서 속도의 차이는 있지만 일관된 우향안진이 보이고 있으며 이는 자발안진의 반영으로 생각된다. 온도안진검사에서는 좌측으로 41%의 canal paresis를 보이고 있다. Step velocity rotation에서는 시계반대방향의 회전에서 모두 이득이 감소하고 시간상수가 단축되어 있는 소견이다. 정현파회전에서는 모든 주파수에서 이득이 감소하고 좌측으로 향하는 비대칭과 위상차선행을 보인다. 동적자세검사에서 1-3 조건에서는 비교적 균형을 잘 유지하지만 5-6의 조건에서는 넘어져서 equilibrium score가 0의 값을 보이고 있다. VEMP 검사에서는 좌측에서 의미 있는 파형이 관찰되고 있지 않아 Lt saccular hypofunction을 시사한다. 따라서 이 경우에는 상전전신경과 하전정신경의 기능이 같이 영향을 받은 전정신경염으로 진단을 할 수 있다.

진 단 : Left uncompensated vestibulopathy

증 례 4

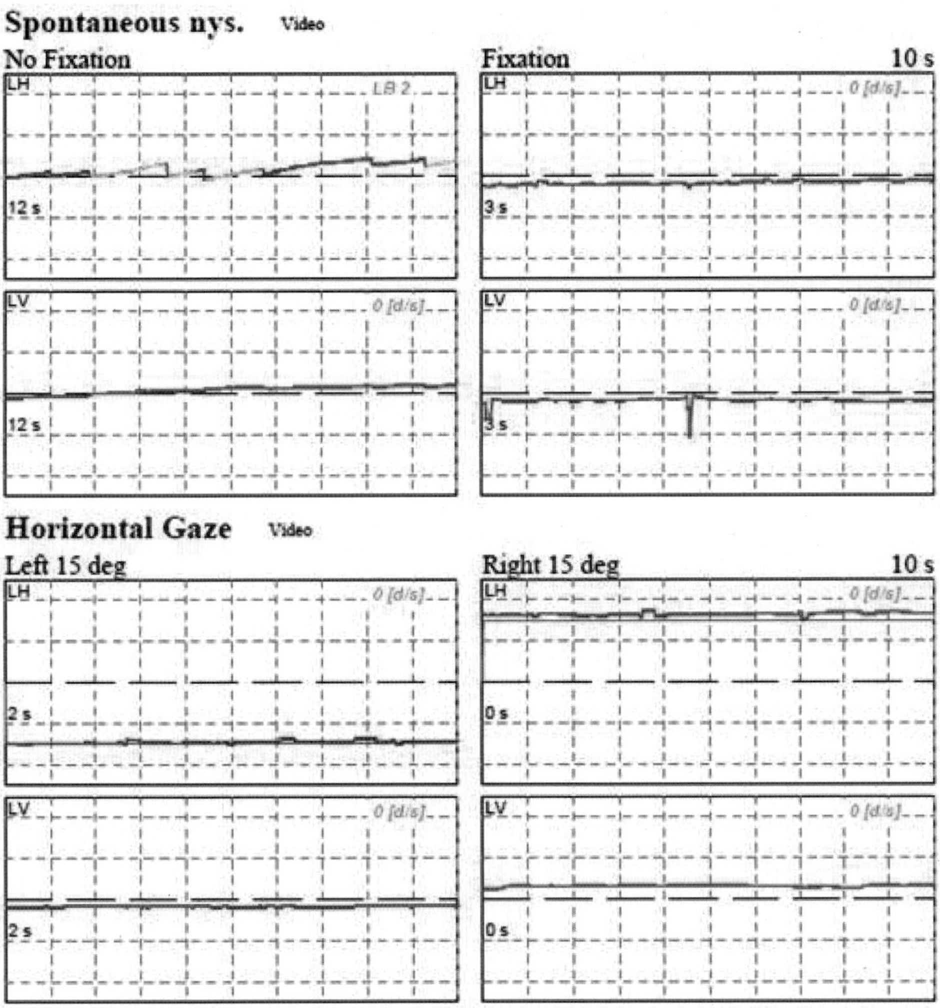
Spontaneous nys. Video
No Fixation
Fixation
10 s
LH
LB 2
0 [d/s]
12 s
3 s
LV
0 [d/s]
0 [d/s]
12 s
3 s
Horizontal Gaze Video
Left 15 deg
Right 15 deg
10 s
LH
0 [d/s]
0 [d/s]
2 s
0 s
LV
0 [d/s]
0 [d/s]
2 s
0 s

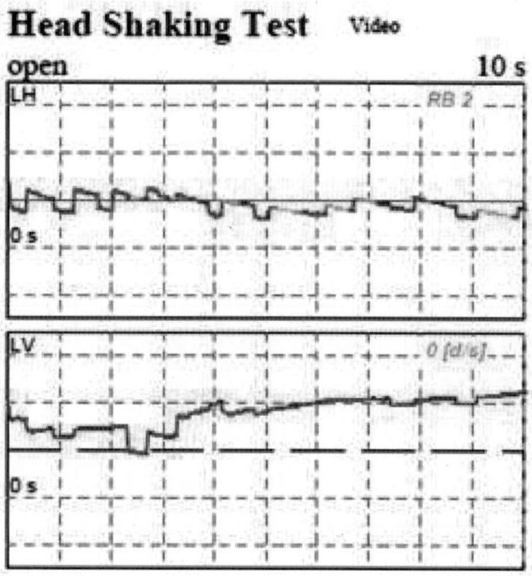
Head Shaking Test
Video
open
10 s
LH
RB 2
0 s
LV
0 [d/s]
0 s

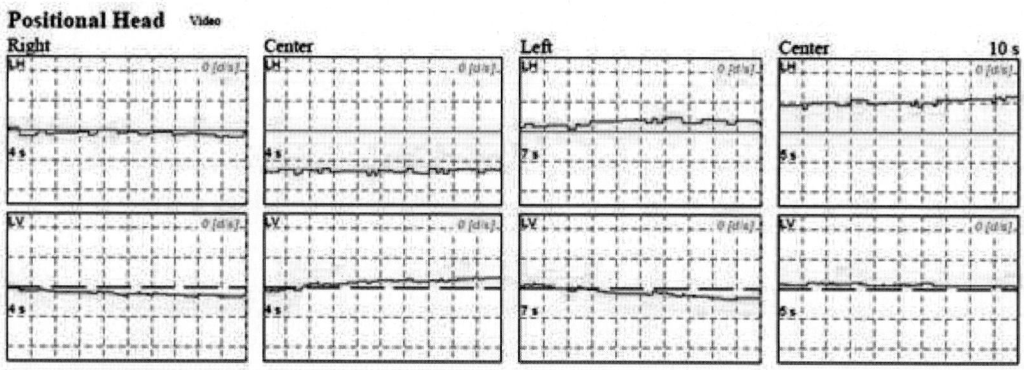
Positional Head
Video
Right
Center
Left
Center
10 s
LH
LV
4 s
7 s
5 s

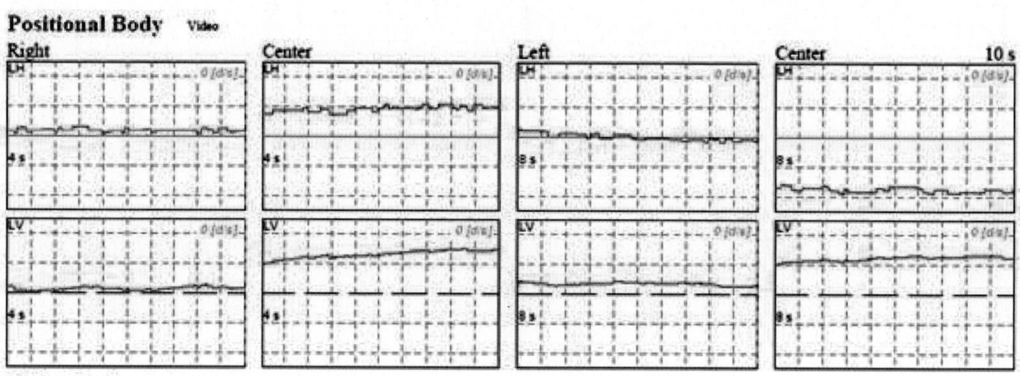
Positional Body
Video
Right
Center
Left
Center
10 s
LH
LV
4 s
8 s

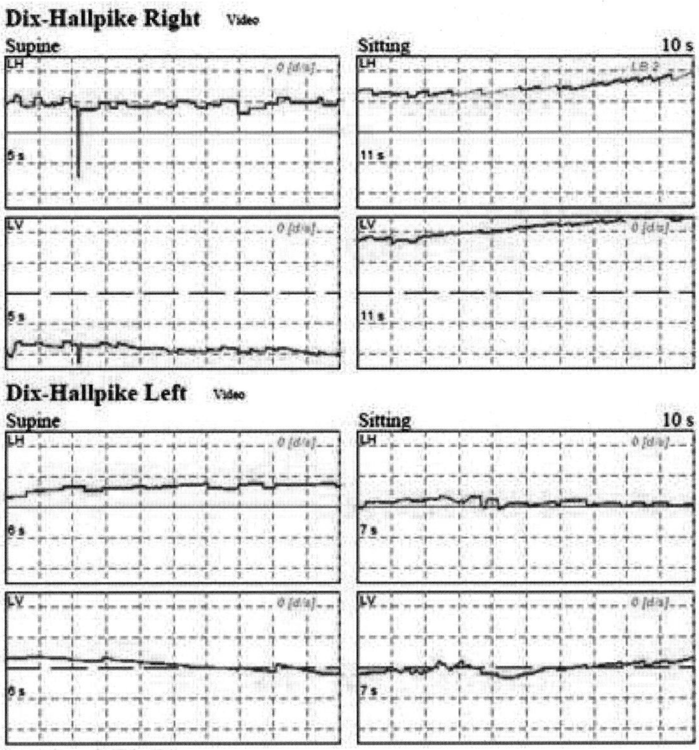
Dix-Hallpike Right Video
Supine
Sitting
10 s
LH
0 [d/s]
LB 2
5 s
11 s
LV
0 [d/s]
5 s
11 s
Dix-Hallpike Left Video
Supine
Sitting
10 s
LH
0 [d/s]
6 s
7 s
LV
0 [d/s]
6 s
7 s

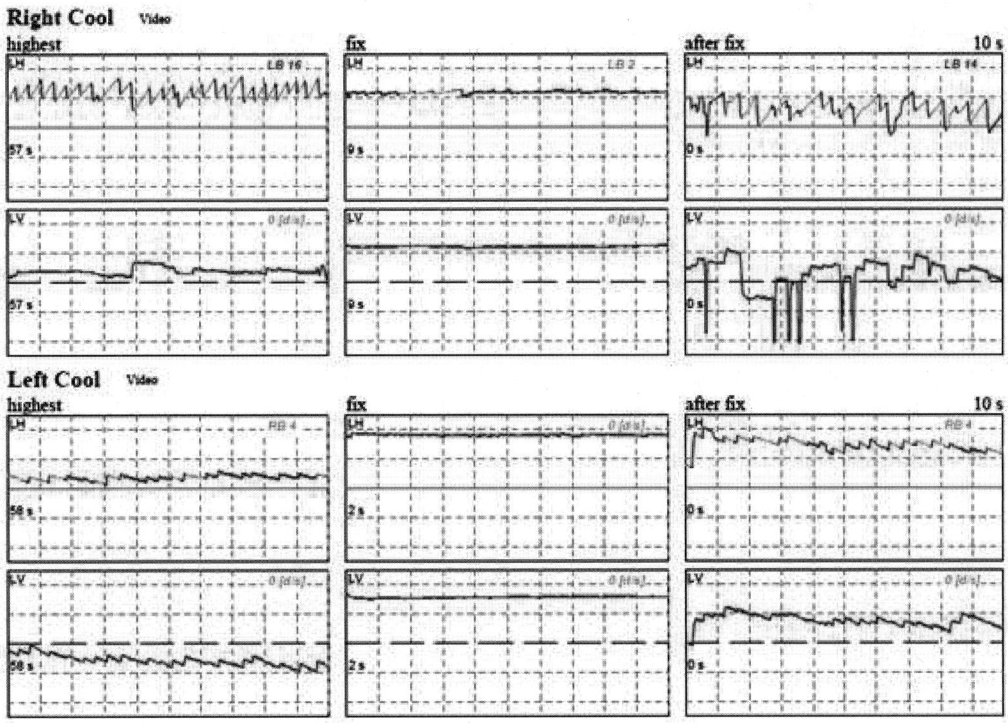
Right Cool Video
highest
fix
after fix
10 s
LH
LB 16
LB 2
LB 14
57 s
9 s
0 s
LV
0 [d/s]
57 s
9 s
0 s
Left Cool Video
highest
fix
after fix
10 s
LH
RB 4
0 [d/s]
RB 4
58 s
2 s
0 s
LV
0 [d/s]
58 s
2 s
0 s

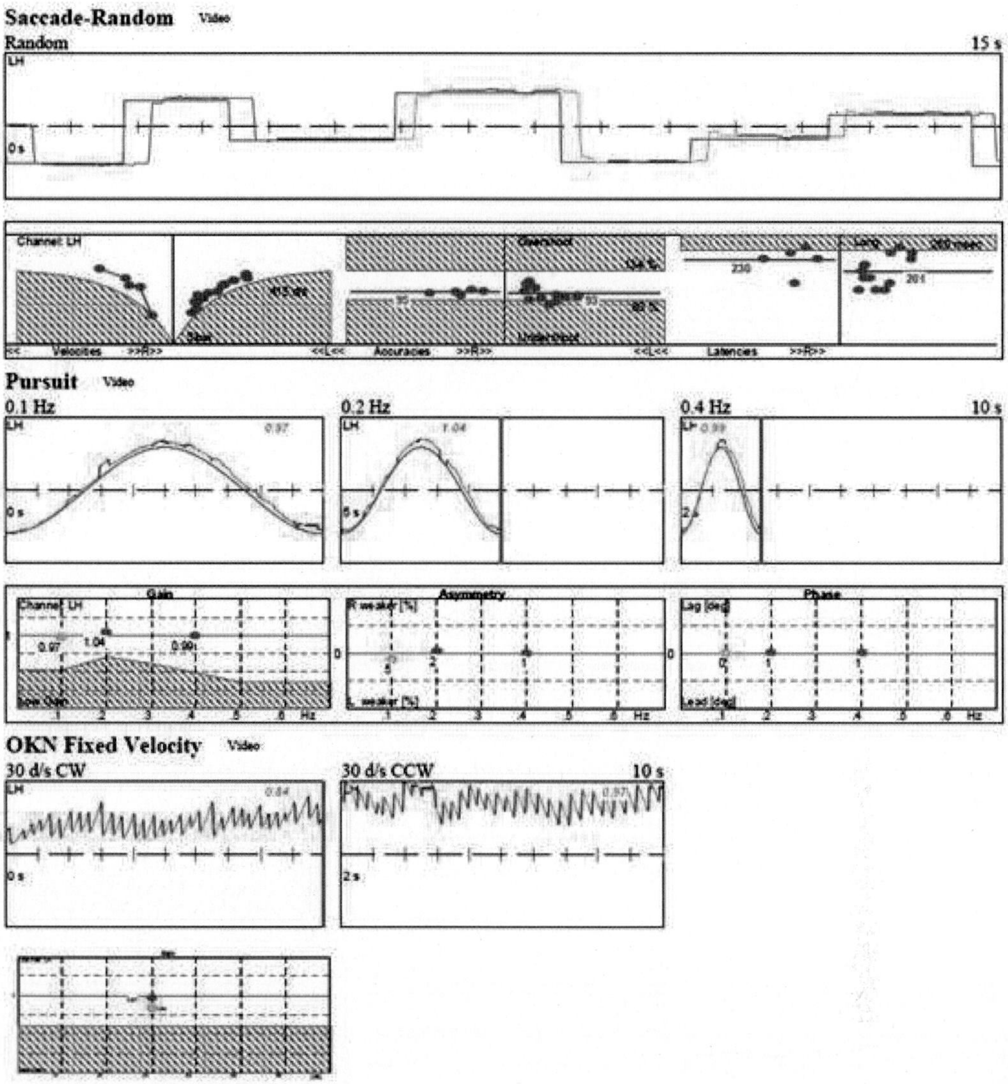
Saccade-Random Video
Random
15 s
LH
0 s
Channel: LH
Velocities
Accuracies
Latencies
Overshoot
Undershoot
230
201
Pursuit Video
0.1 Hz
0.2 Hz
0.4 Hz
10 s
0.97
1.04
0.99
Gain
Asymmetry
Phase
Channel: LH
R weaker [%]
L weaker [%]
Lag [deg]
Lead [deg]
Low Gain
Hz
OKN Fixed Velocity Video
30 d/s CW
30 d/s CCW
10 s
0 s
2 s

Rotational Chair Summary

VOR Summary

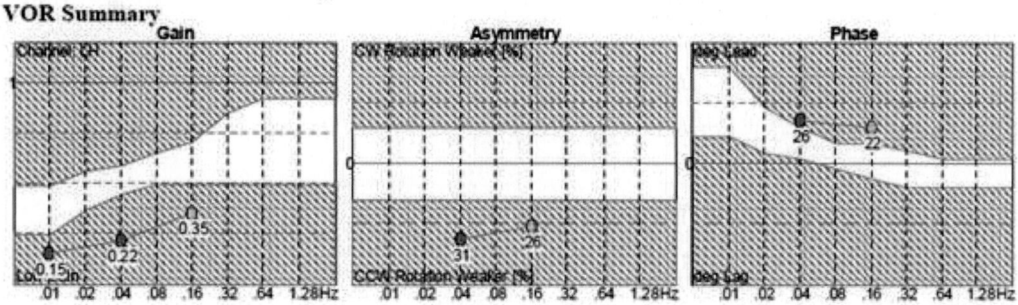

VFX Summary

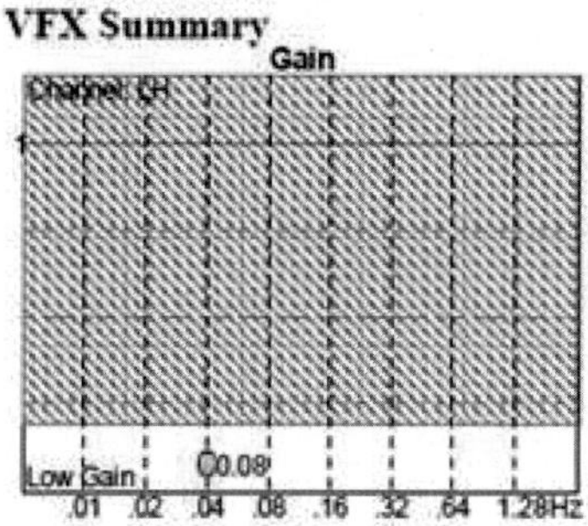

Asymmetry and Phase results are not calculated for Gains less

VVOR Summary

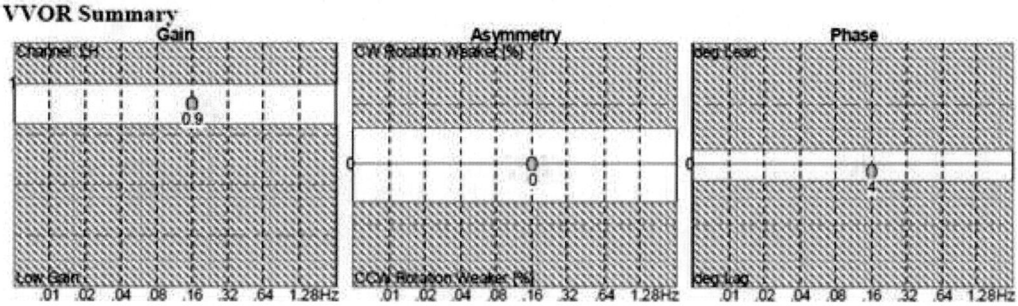

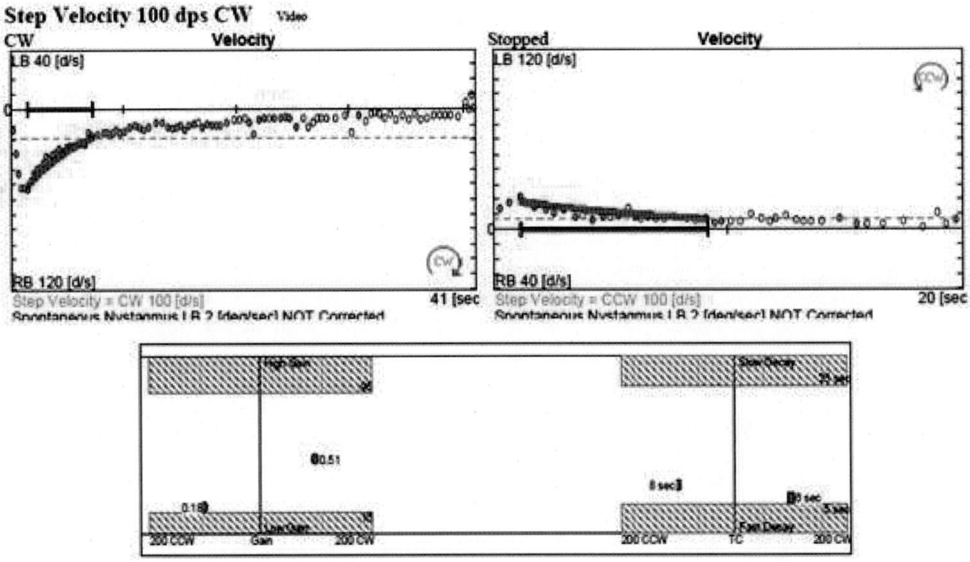
Step Velocity 100 dps CW
Video
CW
Velocity
LB 40 [d/s]
RB 120 [d/s]
41 [sec
Step Velocity = CW 100 [d/s]
Spontaneous Nystagmus LB 2 [deg/sec] NOT Corrected
Stopped
Velocity
LB 120 [d/s]
RB 40 [d/s]
20 [sec
Step Velocity = CCW 100 [d/s]
Spontaneous Nystagmus LB 2 [deg/sec] NOT Corrected
High Gain
Low Gain
0.51
0.18
200 CCW
Gain
200 CW
Slow Decay
25 sec
8 sec
Fast Decay
200 CCW
TC
200 CW

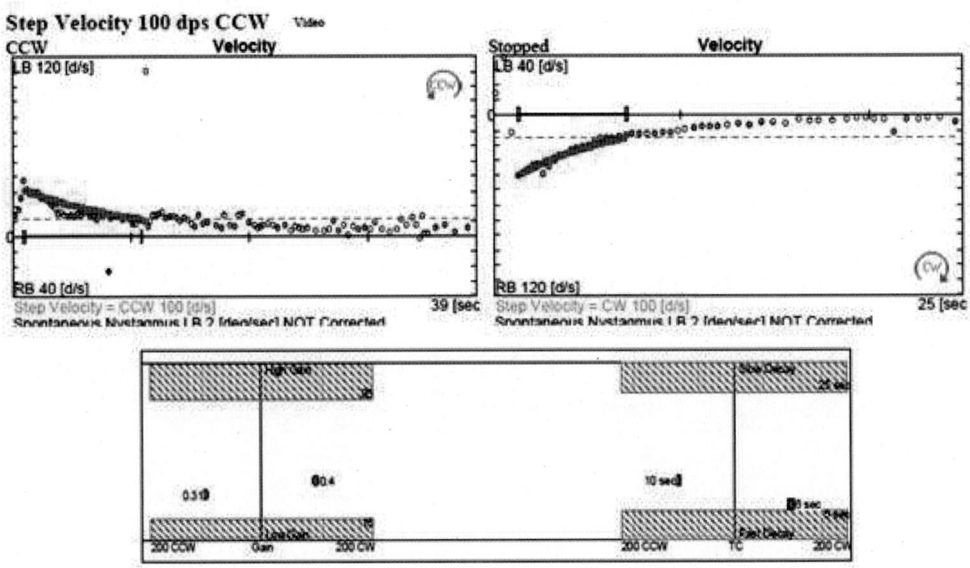
Step Velocity 100 dps CCW
Video
CCW
Velocity
LB 120 [d/s]
RB 40 [d/s]
39 [sec
Step Velocity = CCW 100 [d/s]
Spontaneous Nystagmus LB 2 [deg/sec] NOT Corrected
Stopped
Velocity
LB 40 [d/s]
RB 120 [d/s]
25 [sec
Step Velocity = CW 100 [d/s]
Spontaneous Nystagmus LB 2 [deg/sec] NOT Corrected
High Gain
Low Gain
0.4
0.31
200 CCW
Gain
200 CW
Slow Decay
25 sec
10 sec
Fast Decay
200 CCW
TC
200 CW

판 독 : 주시고정이 없는 폐안에서는 2도의 좌향 자발안진이 관찰되고 있으나 개안에서는 안진이 보이지 않는다. 두위 및 체위 안진검사 중에서 Dix-Hallpike 검사에서만 2도의 좌향안진이 보이며 head shaking test에서는 2도의 우향안진이 보인다. 17도 단일 온도안진검사에서는 우측에서 16도의 좌향안진, 좌측에서는 4도의 우향안진이 보여 좌측 반고리관 마비의 소견을 보이고 있다. 이상의 소견으로 좌측의 전정기능저하가 발생하고 시간이 경과하여 회복기에 recovery nystagmus로 좌향안진이 나타나고 있으나 head shaking에서는 imbalance 에 의한 우향안진이 나타나는 것으로 해석이 가능하다. 단속운동, 시추적검사 및 시운동성검사에서는 특이소견을 보이지 않는다. 정현파회전에서는 여러 주파수에서 이득이 감소하고 좌측으로 향하는 비대칭과 위상차 선행을 보인다. Step velocity rotation에서는 시계반대방향의 회전에서 이득이 약간 감소한 소견이다.

진 단 : Left partially uncompensated vestibulopathy

증 례 5

Chief complaint 〉 dysequilibrium (onset : 1주일 전)

Present illness 〉

53세 남자 환자가 1주일 전부터 시작된 dysequilibrium를 주소로 내원하였다. Dizziness는 이번이 first attack이었으며, 걸어 다닐 때 쓰러질 것 같은 dysequilibrium이 주된 양상이었다. 걸을 때 또는 앉았다 일어날 때 악화되었으며, 가만히 앉아서 쉬는 경우 호전되었다. Otologic Symptome 등의 동반 증상은 호소하지 않았다.

Dizziness 〉

Nature : dysequilibrium

Duration : 걸거나 앉아다 일어나는 경우 지속적으로

Aggravating factor : 움직일 때, 걸어 다닐 때.

Relieving factor : 가만히 앉아있을 때.

Otologic Symptom

Tinnitus (-) Earfullness (-)

Hearing loss (-/-) Otalgia (-)

Headache (-).

Nausea/Vomiting (-/-)

Insomnia (+)

Recent URI Hx (-)

Past medical history 〉

DM/HTN/TB/Hepatitis (+/+/-/-) : PO medication (+)

CRF (+) : Hemodialysis

Left lower extremity burn Hx (+) : 수 일간 특정 약물을 IM injection

Neurotologic examination 〉

Rapid alternating movement : dys-diadochokinesia (+)

Finger to Nose test : ataxia (+)

Romberg test : sway (+), fall (-)

Facial sensation (pain) : asymmetry (-)

Tympanic membrane : both normal

Light reflex (direct and indirect) : prompt and complete

Spontaneous nystagmus (-)

Head shaking test (-)

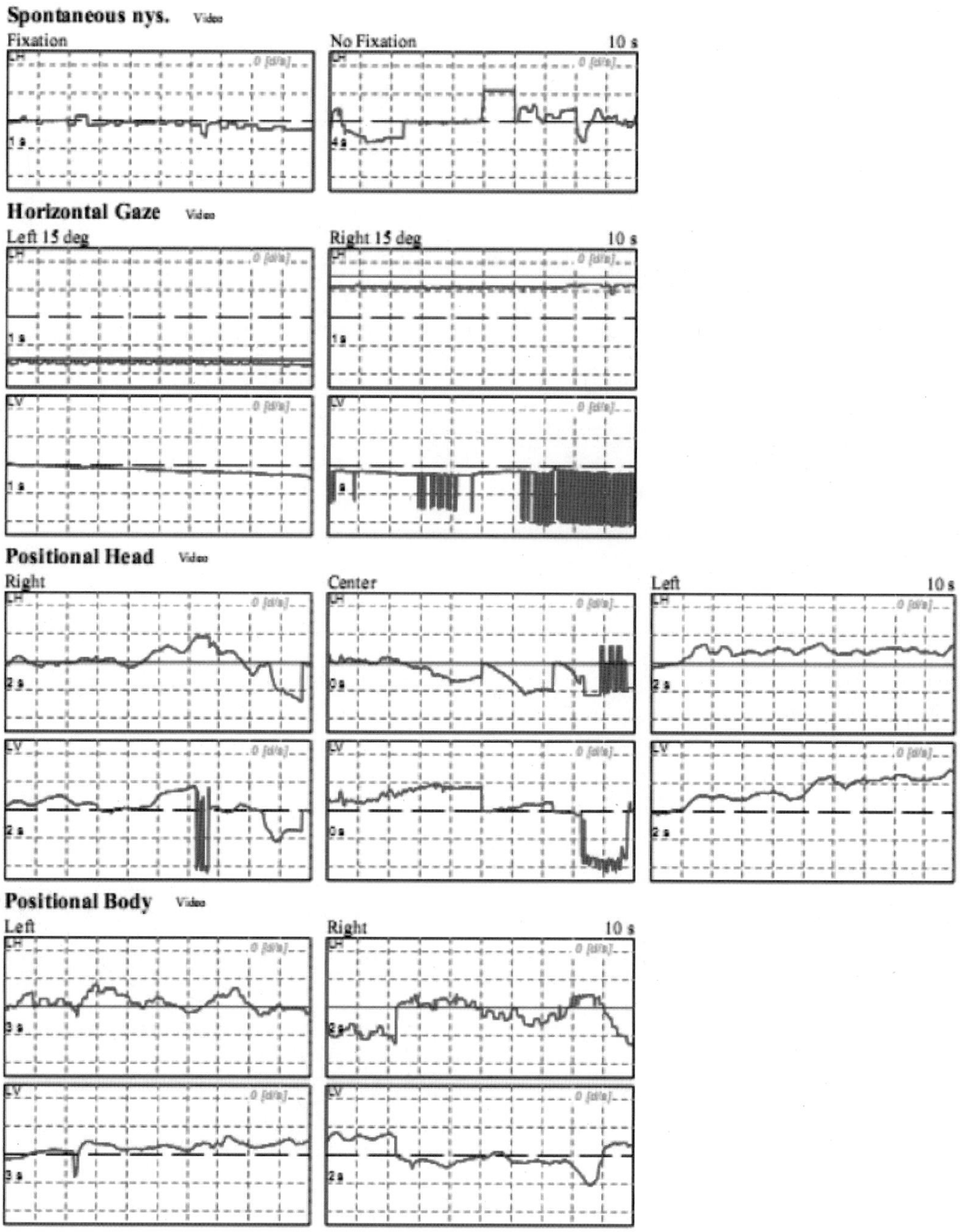
Spontaneous nys. Video
Fixation
No Fixation
10 s
Horizontal Gaze Video
Left 15 deg
Right 15 deg
10 s
Positional Head Video
Right
Center
Left
10 s
Positional Body Video
Left
Right
10 s

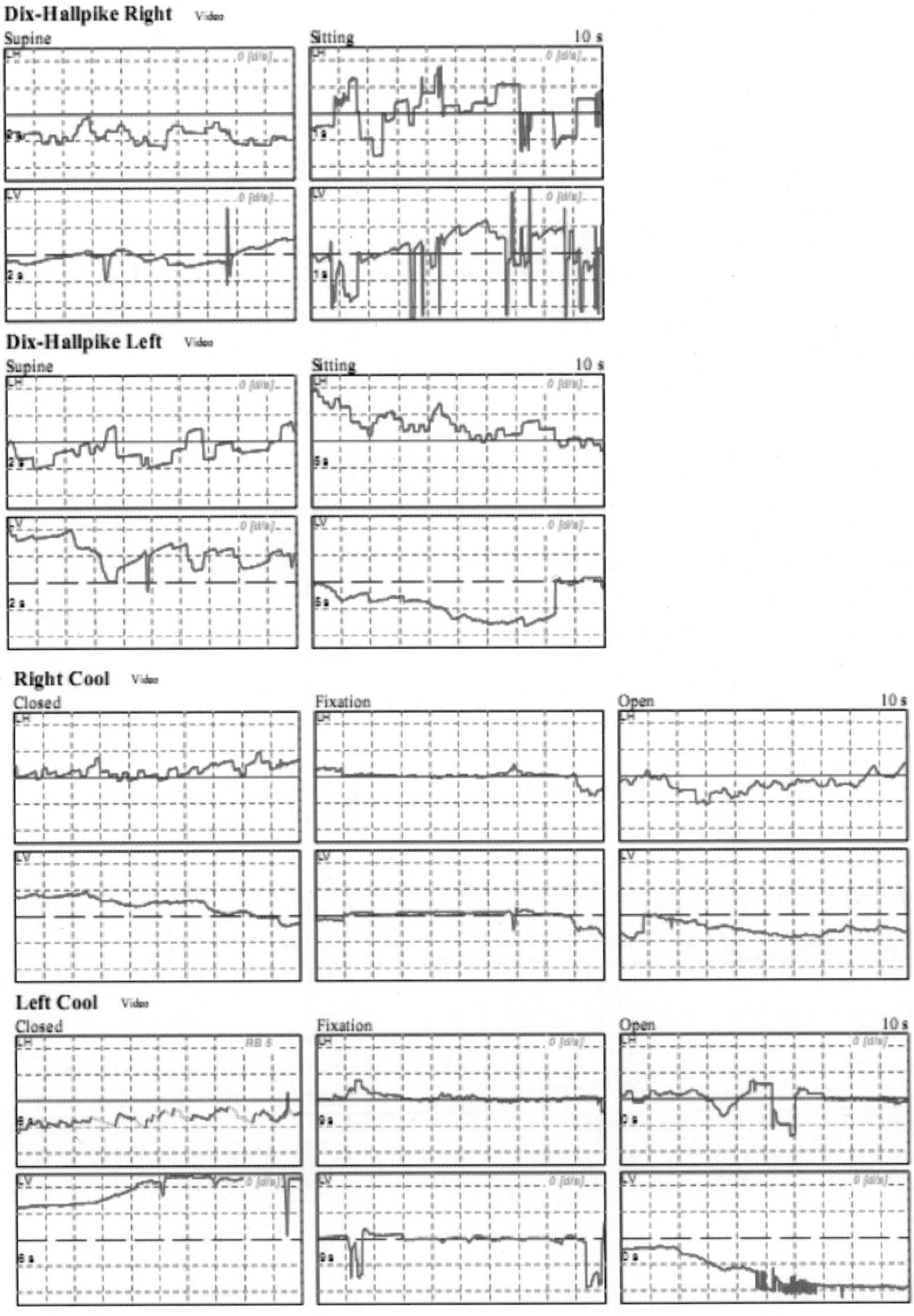
Dix-Hallpike Right
Supine
Sitting
10 s
Dix-Hallpike Left
Supine
Sitting
10 s
Right Cool
Closed
Fixation
Open
10 s
Left Cool
Closed
Fixation
Open
10 s

Saccade-Random Video

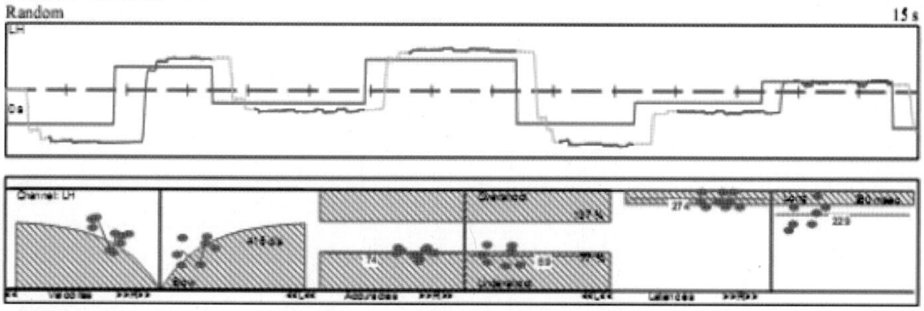

Pursuit Video

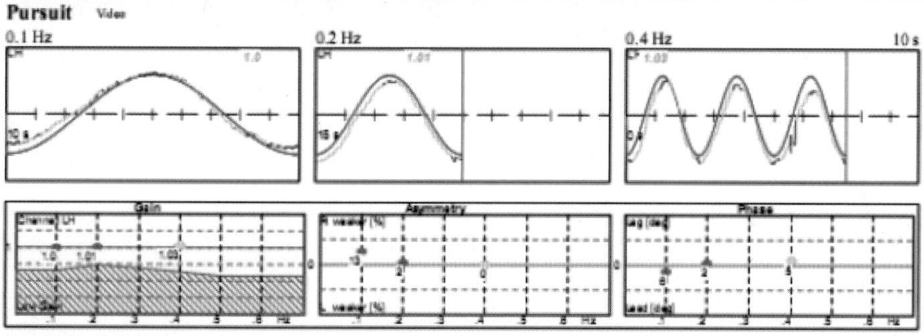

OKN Fixed Velocity Video

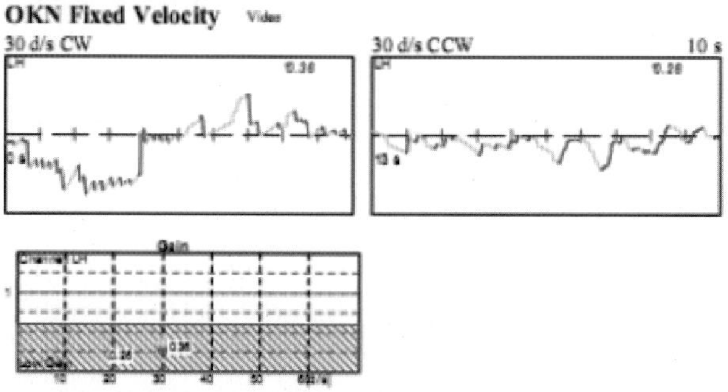

Step Velocity 100 dps CW Video

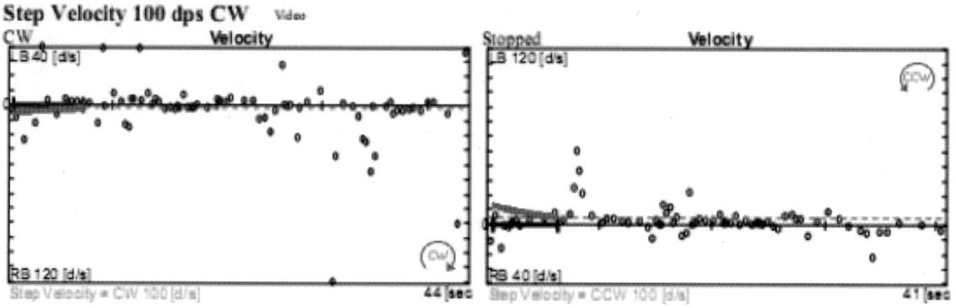

Step Velocity 100 dps CCW Video

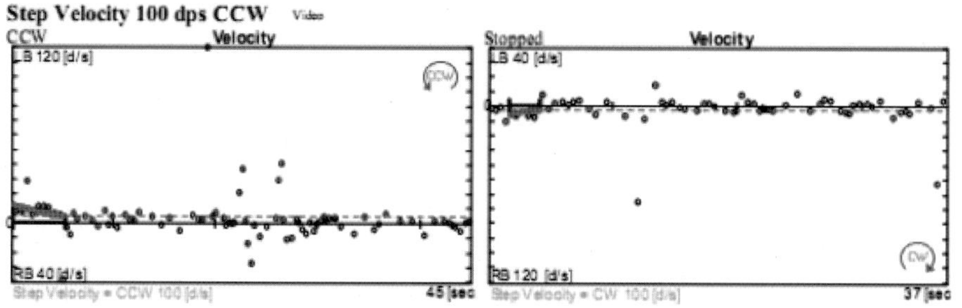

Rotational Chair Summary

VOR Summary

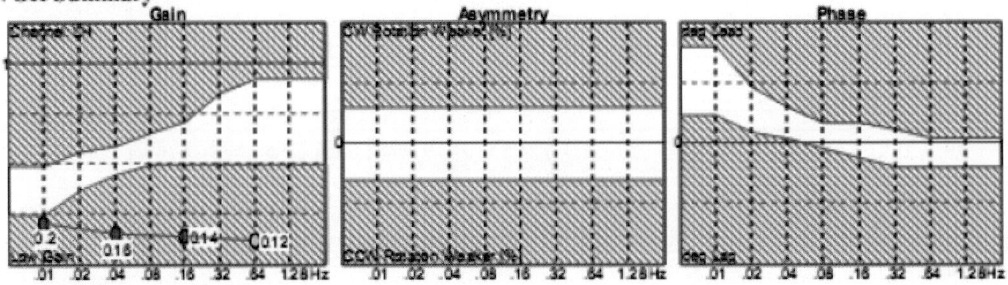

VFX Summary

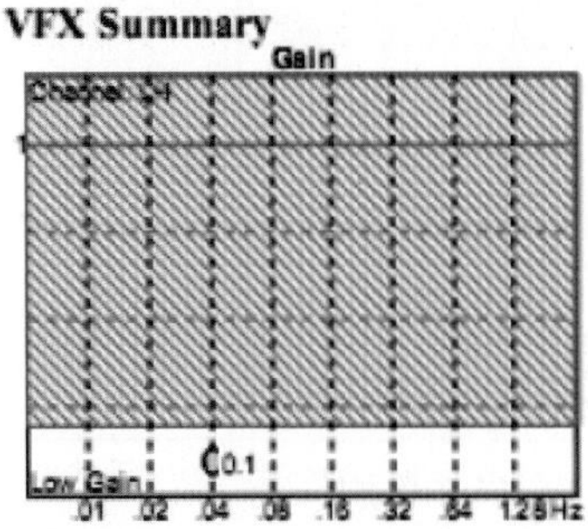

Asymmetry and Phase results are not calculated for Gains less t

VVOR Summary

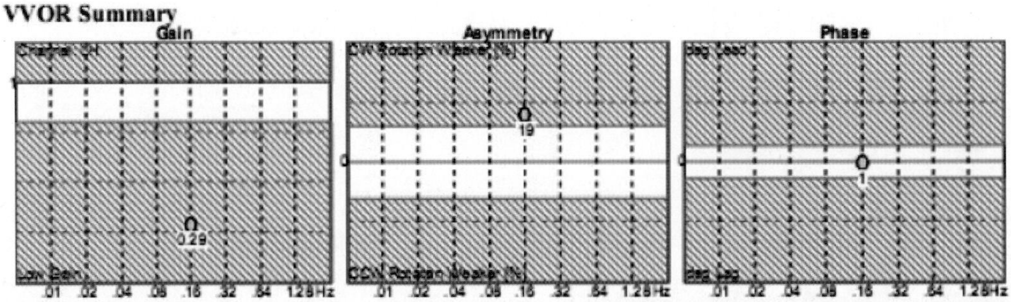

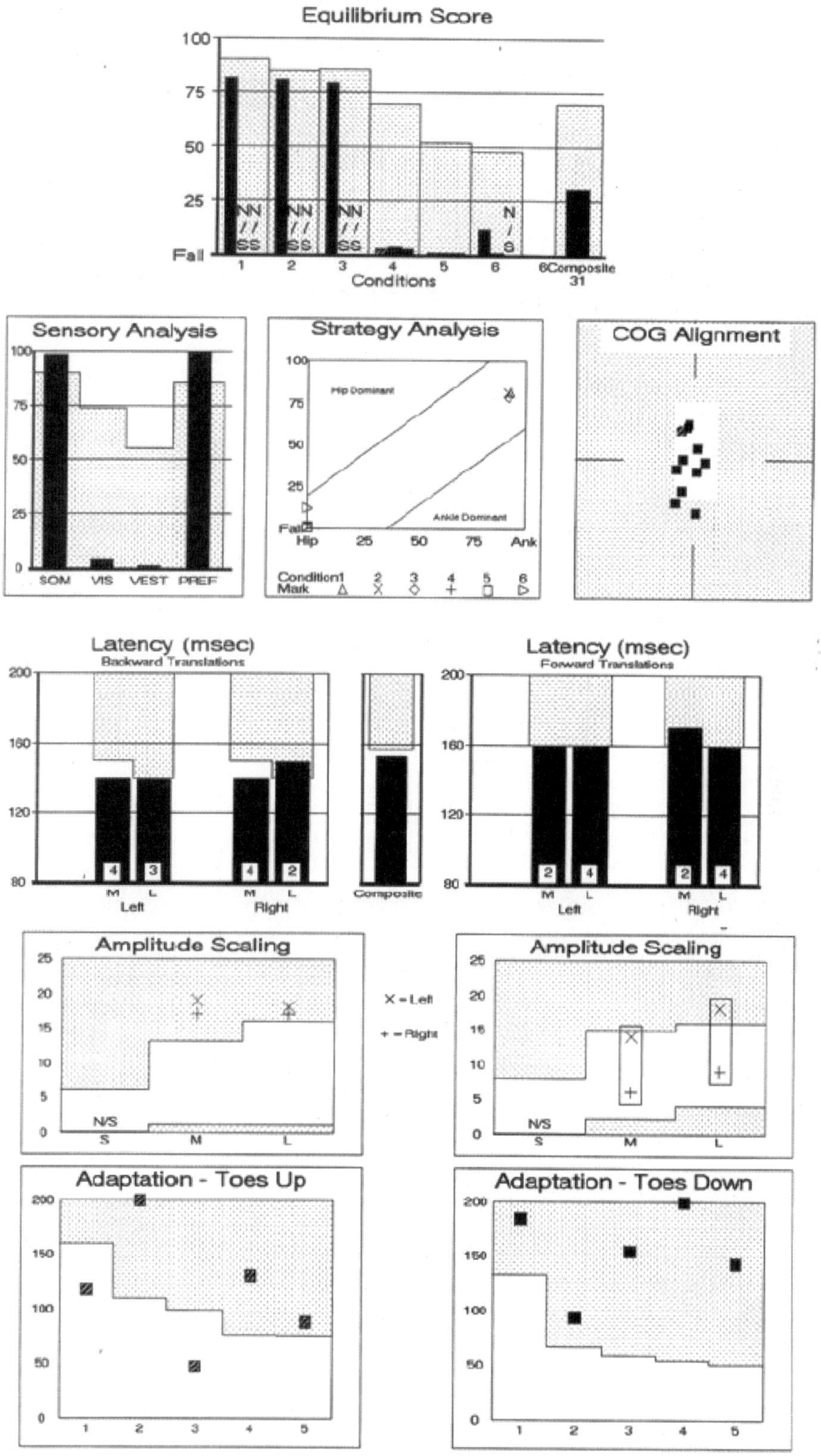
Equilibrium Score
100
75
50
25
Fall
1
2
3
4
5
6
6Composite
31
Conditions
Sensory Analysis
SOM
VIS
VEST
PREF
Strategy Analysis
Hip Dominant
Ankle Dominant
Hip
Ank
Condition 1 2 3 4 5 6
Mark
COG Alignment
Latency (msec)
Backward Translations
Composite
Latency (msec)
Forward Translations
Left
Right
Amplitude Scaling
X = Left
+ = Right
N/S
S
M
L
Amplitude Scaling
Adaptation - Toes Up
Adaptation - Toes Down

판 독 : 자발안진 및 두위 및 체위 안진검사에서도 유발안진은 관찰되지 않는다. 17도 단온안진검사에서 우측은 안진이 유발되지 않으며 왼쪽은 5도의 우향안진이 유발되었다. 단속운동, 시추적검사에서는 뚜렷한 이상소견이 보이지 않으며 시운동성검사에서는 시계방향과 반시계방향 모두에서 이득이 감소되어 있다. Step velocity rotation에서는 모든 조건에서 이득과 시간 상수가 감소되어 있다. 정현파회전에서는 여러 주파수에서 이득이 감소하여 0.2이하의 값을 보여 대칭성과 위상차가 계산되지 않으며, VVOR에서도 이득이 감소하여 있으며 우측이 19% 약하게 나오고 있다. 동적자세검사에서는 조건 1-3까지는 정상치보다 조금 떨어지는 점수를 보이며 조건 4-6 심한 저하를 보이고 있다.

진 단 : Bilateral vestibulopathy

증 례 6 우측 측반고리관 이석 양설돌박성체위성 어지럼

Chief complaint 〉 Spinning vertigo (onset : 20DA)

Present illness 〉

26세 남자 환자가 2일전 아침부터 수분동안 지속되는 spinning vertigo를 주소로 내원하였다. Vertigo 증상은 자세변화에 의해 유발되었으며 반듯이 누워있으면 호전되는 양상이었다. Otologic symptom, 두통 등의 동반 증상은 없었다.

Dizziness 〉

Nature : spinning vertigo

Duration : 수분

Aggravating factor : 자세 변화 있을 때

Relieving factor : 반듯이 누워있으면

Otologic Symptom

Tinnitus (-/-) Earfullness (-/-)

Hearing loss (-/-) Otalgia (-/-)

Headache (-) Nausea/Vomiting (+/-)

Posterior neck discomfort (-) Previous URI Hx (-)

Past medical history 〉

DM/HTN/TB/Hepatitis (-/-/-/-)

Physical examination 〉

Both tympanic membranes : normal

Spontaneous nystagmus (LB)

Gazed evoked nystagmus (+) Rt. gaze 시 Rt. torsional

Lt. gaze 시 Lt. tonsional

Head shaking nystagmus (LB)

Head thrust test : catch up saccade (-)

CN exam : all intact

Dix-Hallpike test (+) Lt. Down 시 LB

Lateral positioning test (+) Lt. turn 시 LB

Rt. turn 시 RB

Romberg test : sway (-), fall (-) Tandem gait : sway (+), fall (-)

Cervical muscle : Tense (-) & Tender (-)

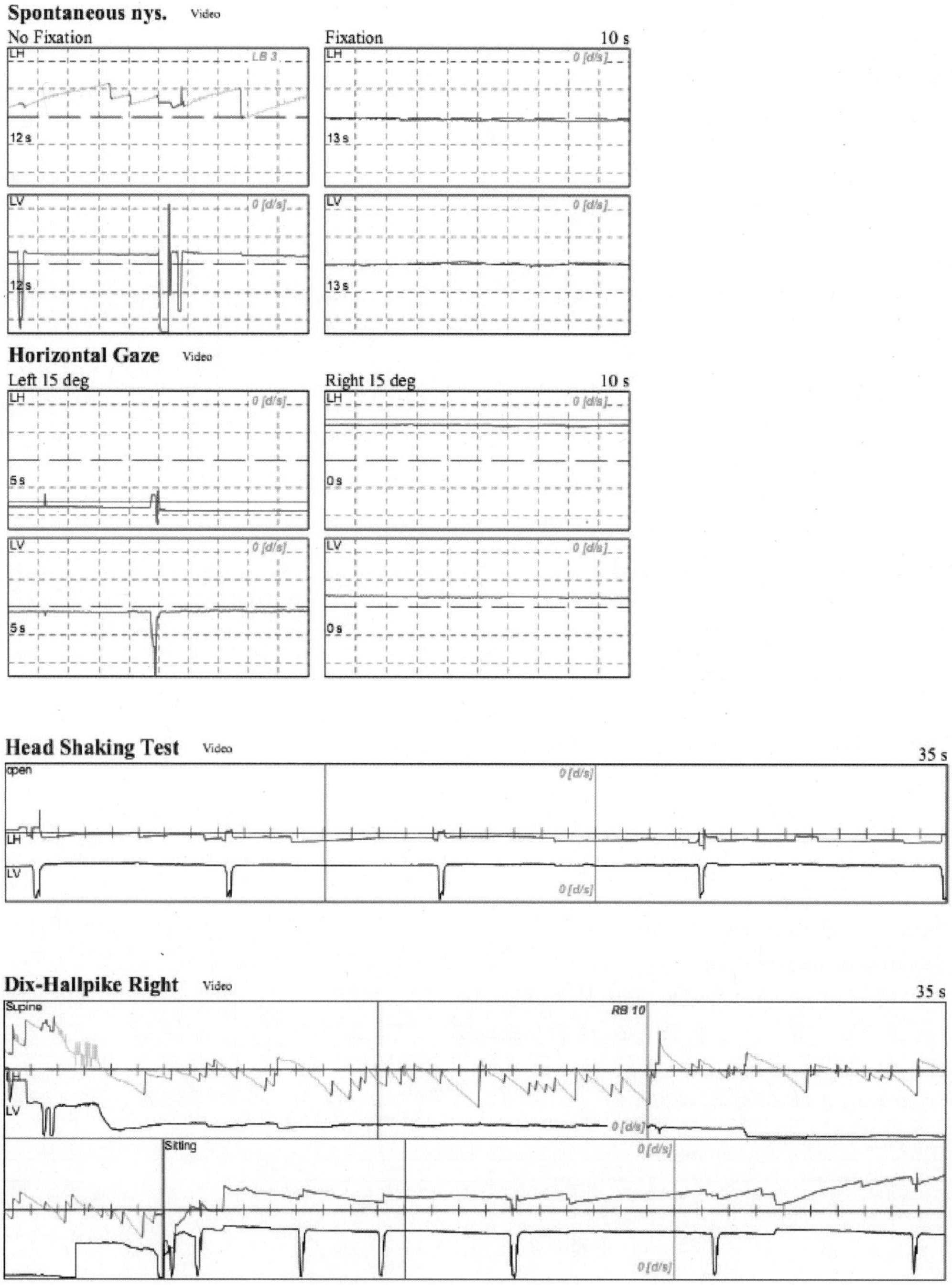
Spontaneous nys. Video
No Fixation
Fixation
10 s
LH
LB 3
0 [d/s]
12 s
13 s
LV
Horizontal Gaze Video
Left 15 deg
Right 15 deg
5 s
0 s
Head Shaking Test Video
35 s
open
Dix-Hallpike Right Video
Supine
RB 10
Sitting

Dix-Hallpike Left Video 35 s

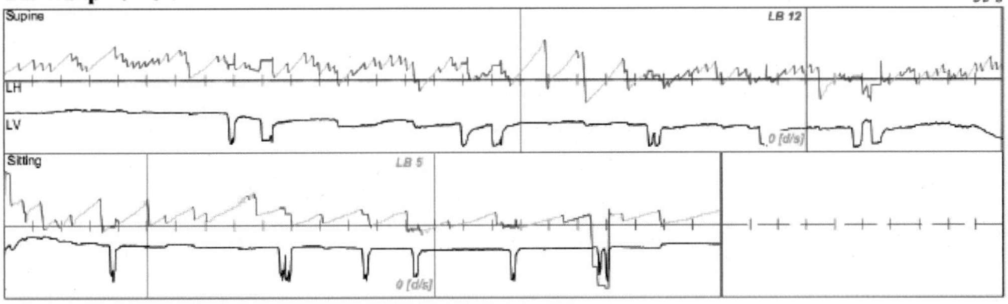

Bowing nyst Video 35 s

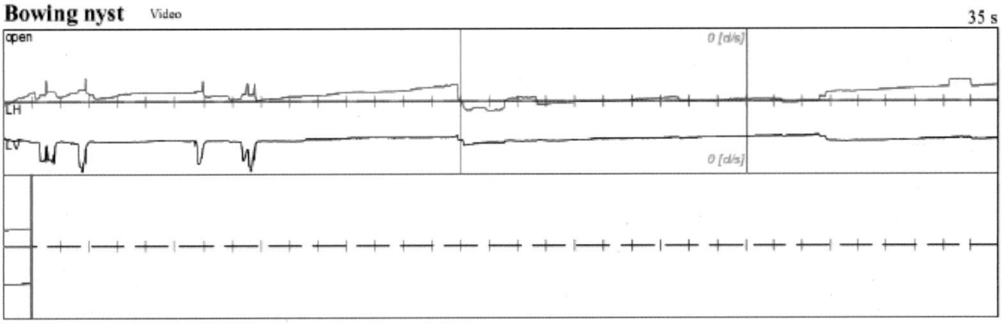

Lying down nyst Video 35 s

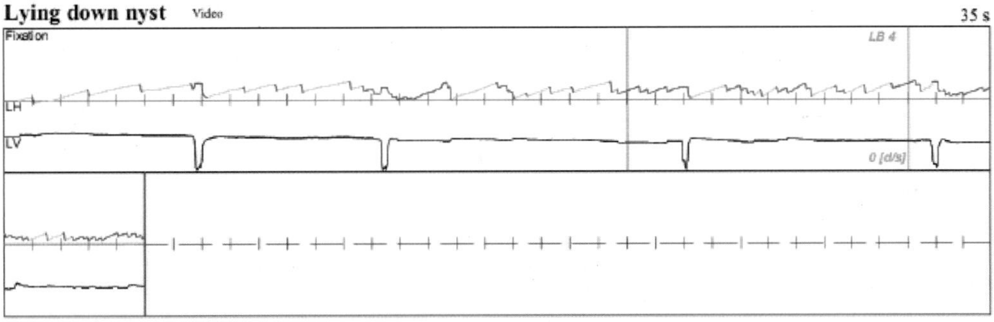

Positional Head Video

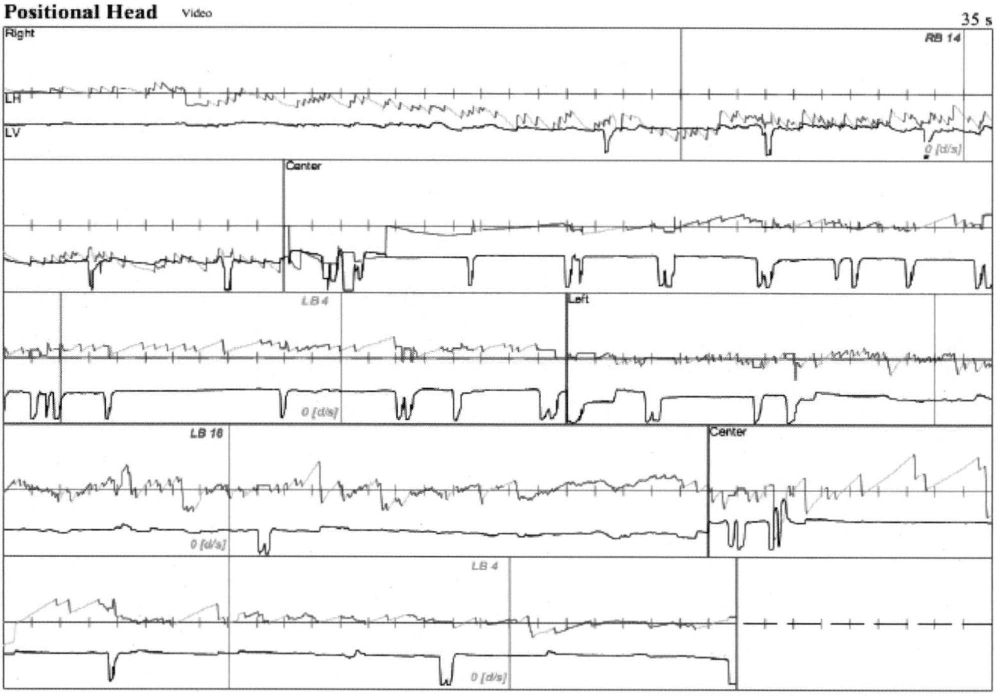

Positional Body Video

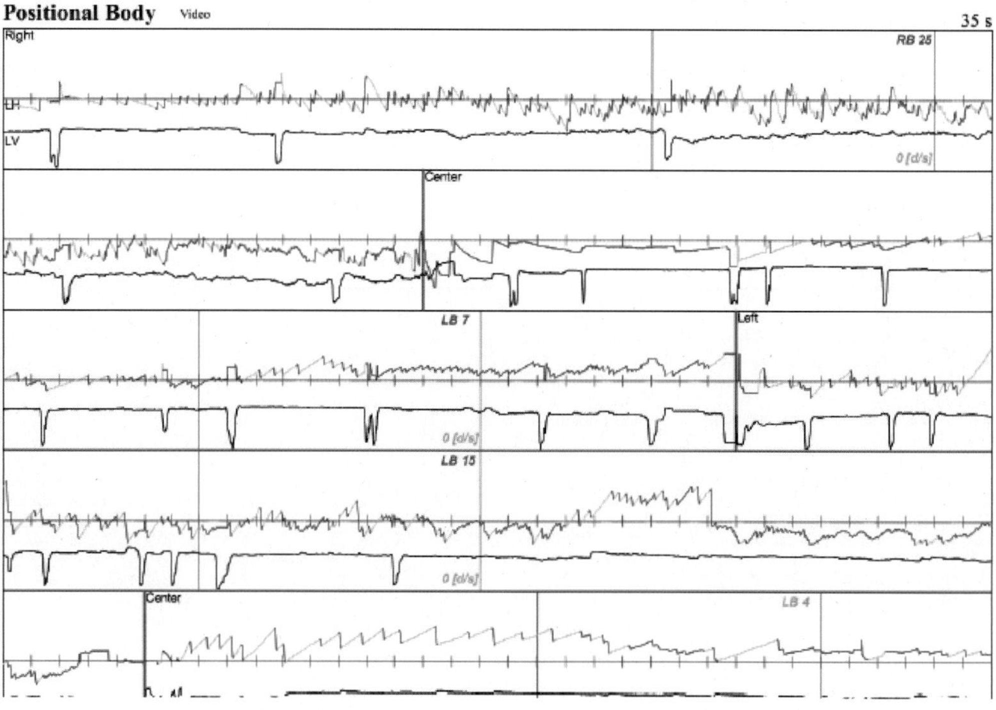

Right Cool Video

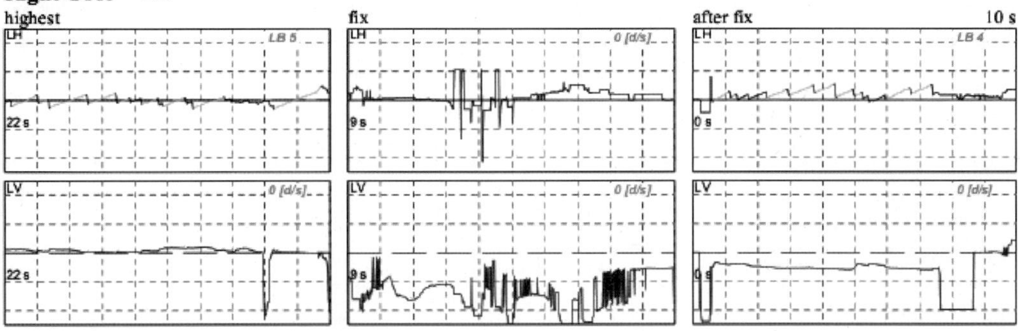

Left Cool Video

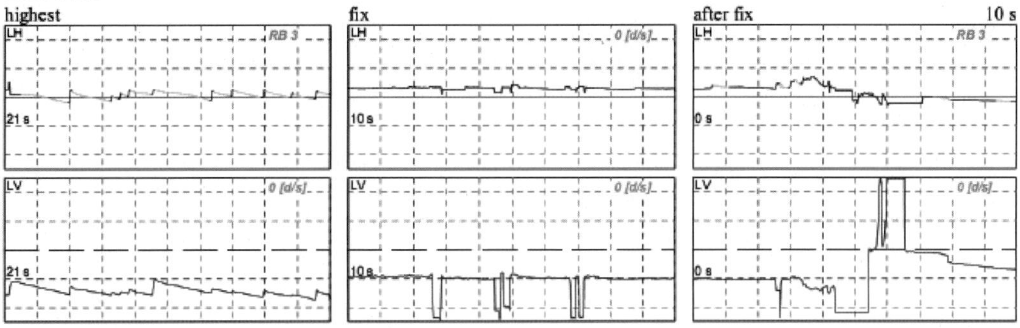

Right Warm Video

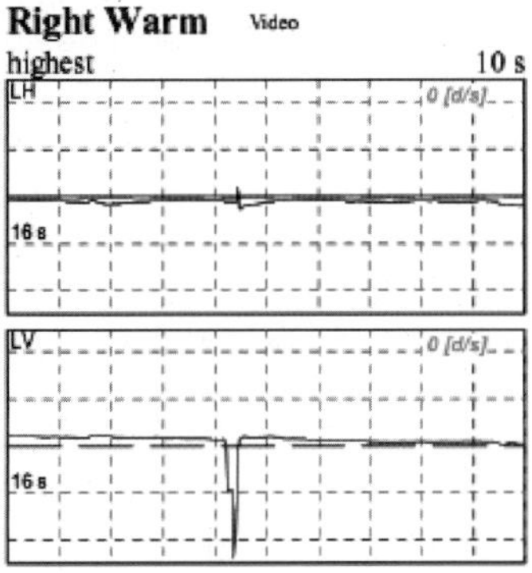

Left Warm Video

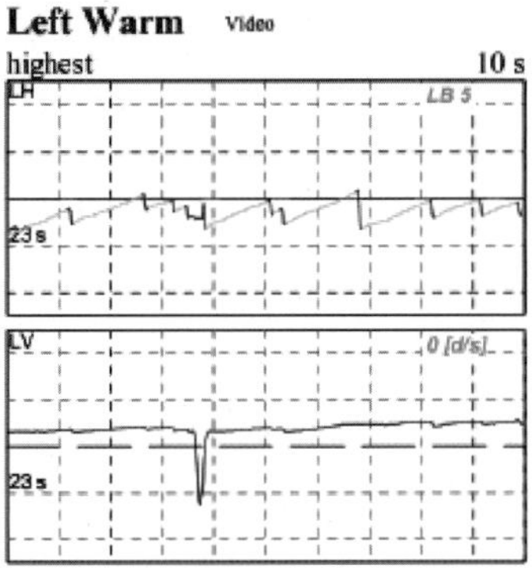

VNG								
SN	fix	—	no fix	3LB	GEN	L —	R	—
	tor	—	tor	—		tor —	tor	—
Positioning DH	R DH	10RB	R up	—	L DH	12LB	L up	5LB
	tor	—	tor	—	tor	—	tor	—
Positioning DH repeat	R DH		R up		L DH		L up	
	tor		tor		tor		tor	
Positional Head	R	14RB	HC	4LB	L	16LB	HC	4LB
	tor	—	tor	—	tor	—	tor	—
Positional Body	R	25RB	HC	7LB	L	15LB	HC	4LB
	tor	—	tor	—	tor	—	tor	—
HSN		—	Lying down nyst	4LB	Bowing nyst	—		
	tor	—	tor	—	tor	—		

판 독 : 주시고정이 없는 폐안에서는 3도의 좌향 자발안진이 관찰되고 있지만 주시고정을 하게 되면 안진이 관찰되지 않는다. 우측 Dix-Hallpike 검사의 supine position에서 우향안진이 관찰되며 sitting시에는 안진이 명확하지 않다. 좌측 Dix-Hallpike 검사의 supine position에서 좌향안진이 관찰되며 sitting시에도 크기는 감소하지만 좌향안진이 관찰된다. 이 두가지 검사에서 관찰되는 안진에는 수직성분이 관찰되지 않고 수평성분의 안진만이 관찰되고 있다는 점이 중요하다. Bowing에서는 안진이 보이지 않으며 lying down에서는 좌향안진이 관찰된다. 두위변환검사에서도 우측으로 고개를 돌리면 우향안진이 발생하고 좌측으로 돌리면 좌향안진이 발생하는 양상이다. 우측으로 고개고 돌릴 때 좀더 안진이 뚜렷하게 나타나며 lying down에서 좌향안진이 나타나는 것은 Rt lateral canalolithiasis에 합당한 소견이다.

진 단 : right lateral canalolithiasis

증 례 7

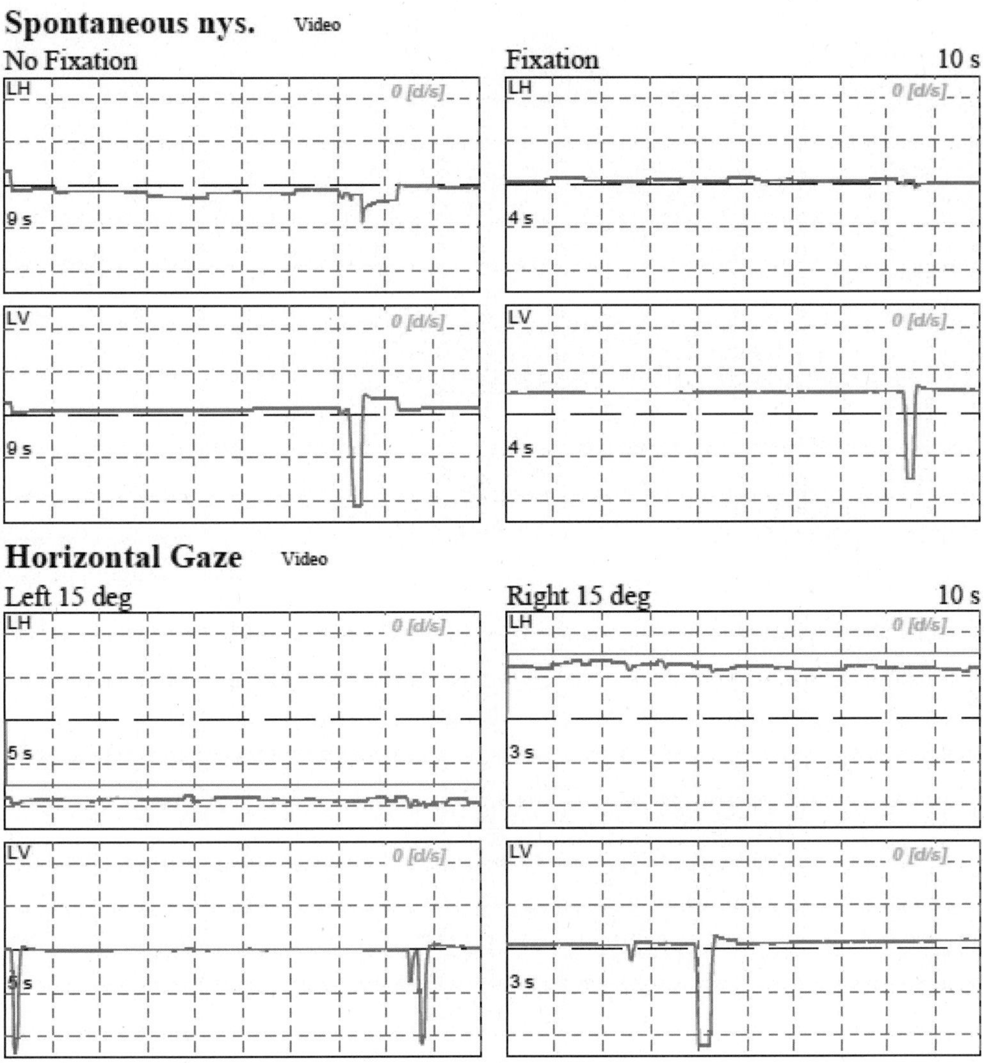
Spontaneous nys.
Video
No Fixation
Fixation
10 s
LH
0 [d/s]
9 s
4 s
LV
0 [d/s]
9 s
4 s
Horizontal Gaze
Video
Left 15 deg
Right 15 deg
10 s
LH
0 [d/s]
5 s
3 s
LV
0 [d/s]
5 s
3 s

Dix-Hallpike Right Video 35 s

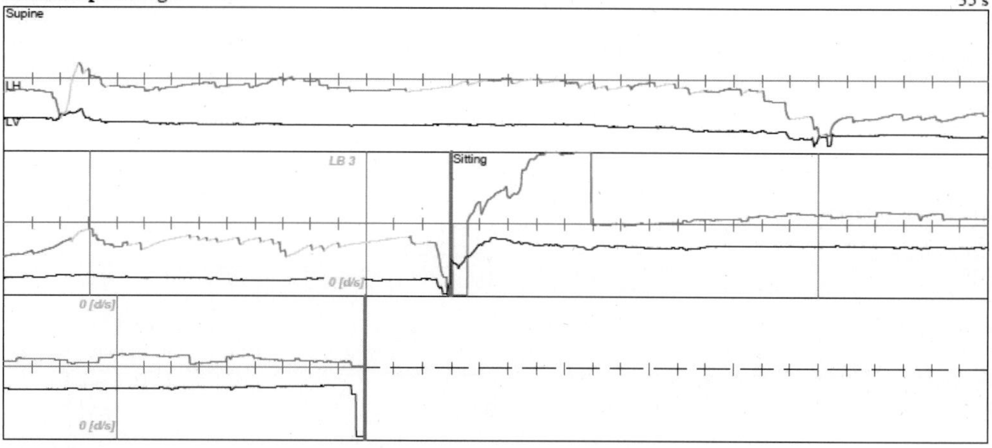

Dix-Hallpike Left Video 35 s

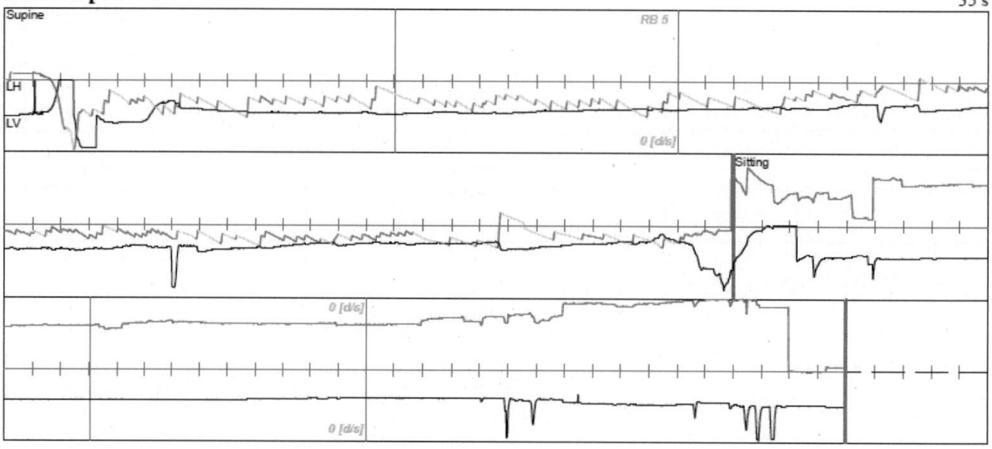

Positional Head Video

35 s

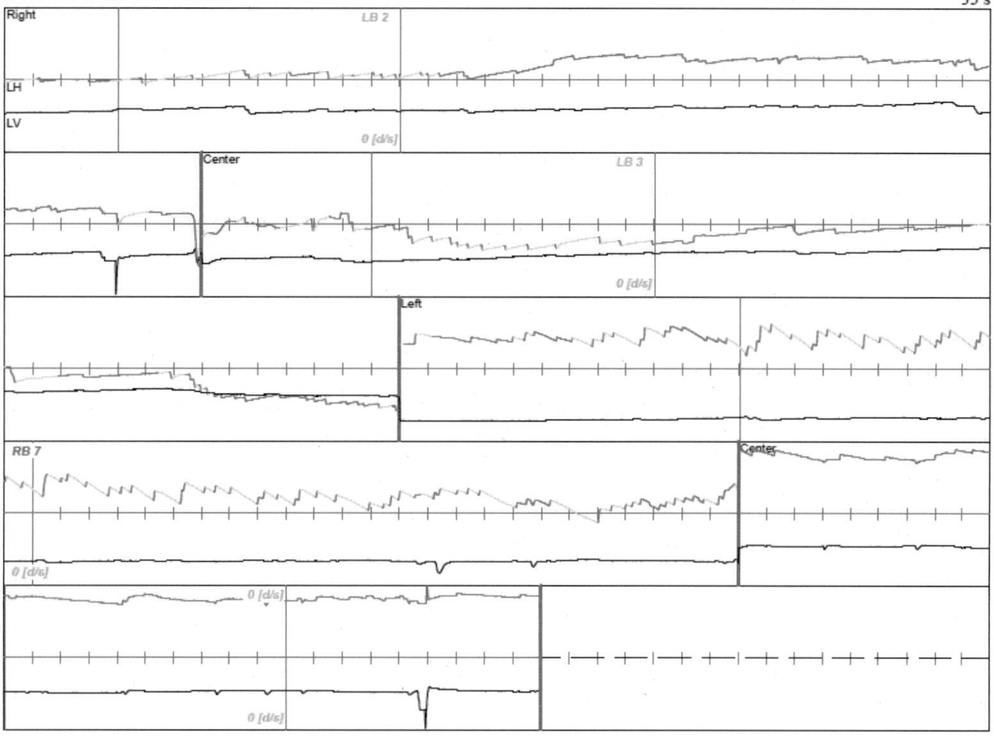

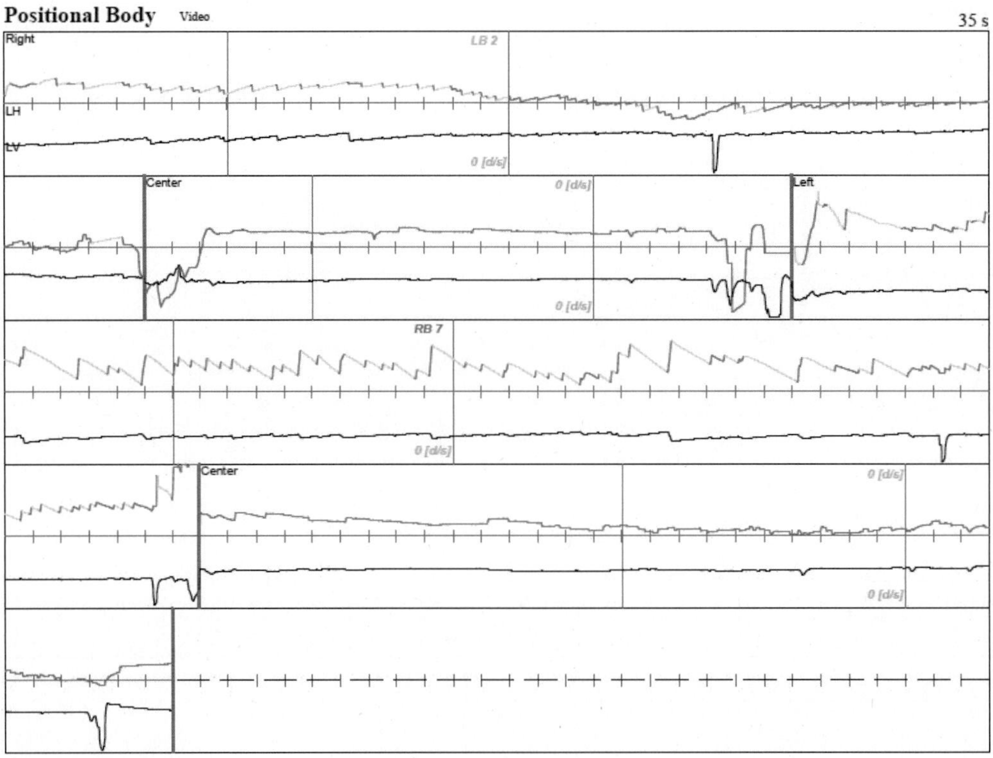
Positional Body
Video
35 s
Right
LB 2
LH
LV
0 [d/s]
Center
Left
RB 7
Center

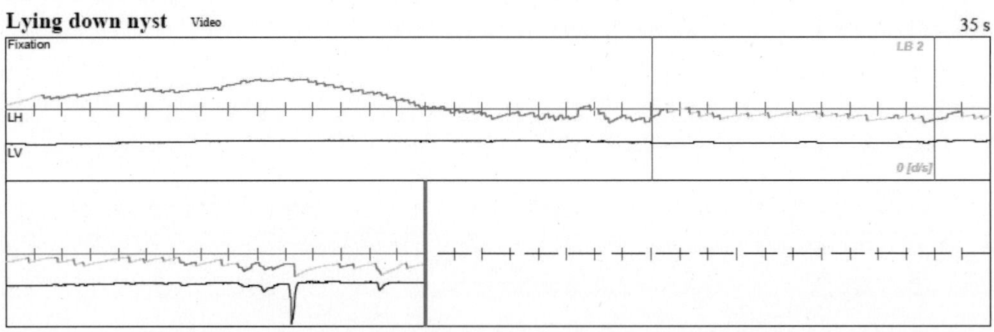
Lying down nyst
Video
35 s
Fixation
LB 2
LH
LV
0 [d/s]

Bowing nyst Video 35 s

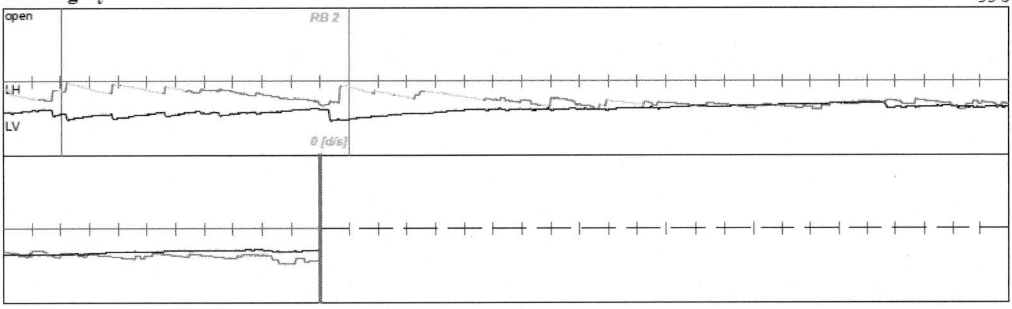

Head Shaking Test Video 35 s

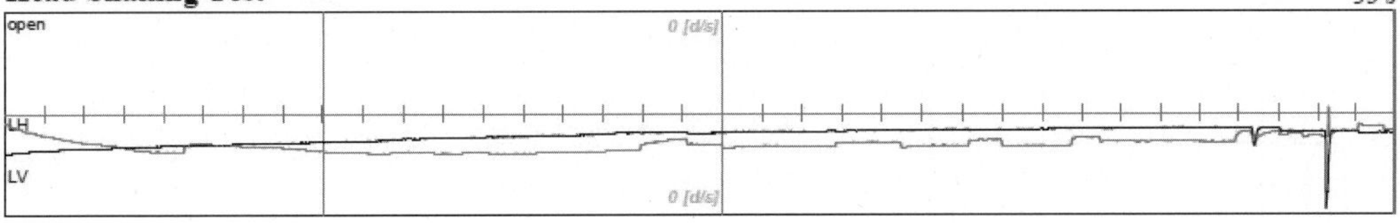

판 독 : 자발 안진은 관찰되지 않는다. 우측 Dix-Hallpike 검사의 supine position에서 좌향안진이 관찰되며 sitting시에는 안진이 나타나지 않는다. 좌측 Dix-Hallpike 검사의 supine position에서 우향안진이 관찰되며 sitting시에는 안진이 관찰되지 않는다. 이 두가지 검사에서 관찰되는 안진에는 수직성분이 관찰되지 않고 수평성분의 안진만이 관찰되고 있다는 점이 중요하다. 두위변환검사에서도 우측으로 고개를 돌리면 좌향안진이 발생하고 좌측으로 돌리면 우향안진이 발생하는 양상이다. 두위를 중앙에 두었을 때 좌향안진이 보인다. 이러한 소견은 말초병변 중에 lateral cupulolithiasis에 부합하는 소견이다. Bowing에서는 우향안진이 보이며 lying down에서는 좌향안진이 관찰된다. 좌측으로 고개를 돌릴 때 나타나는 우향 안진이 좀더 크게 나타나는 소견은 병변의 방향이 우측을 시사하는 소견이지만 두위 중앙에서 좌향안진을 보이며 lying down에서 좌향안진이 나타나는 것을 고려해서 병변을 좌측으로 판단하는 것이 좋겠다.

진 단 : Left lateral cupulolithiasis

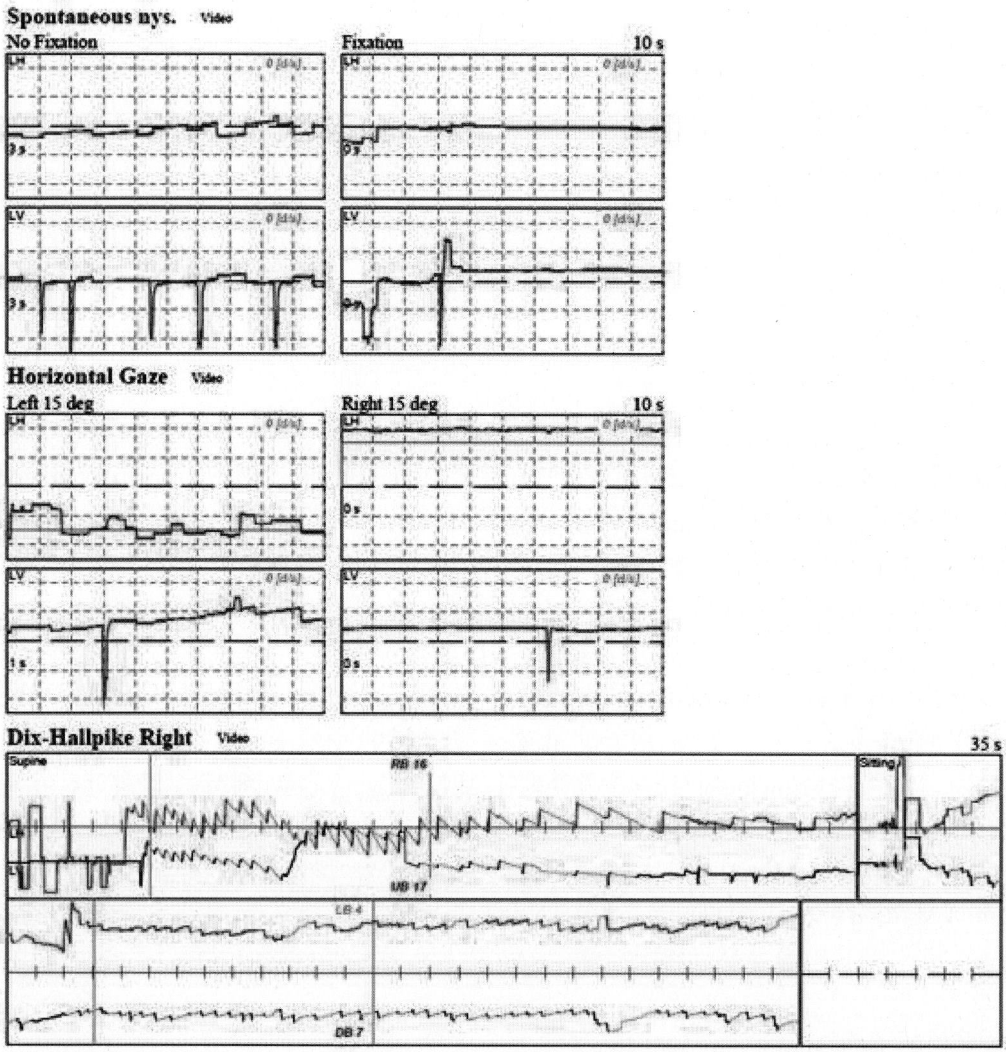
Spontaneous nys. Video
No Fixation
Fixation
10 s
LH
LV
0 [d/s]
Horizontal Gaze Video
Left 15 deg
Right 15 deg
10 s
Dix-Hallpike Right Video
35 s
Supine
Sitting
RB 16
UB 17
LB 4
DB 7

증 례 8

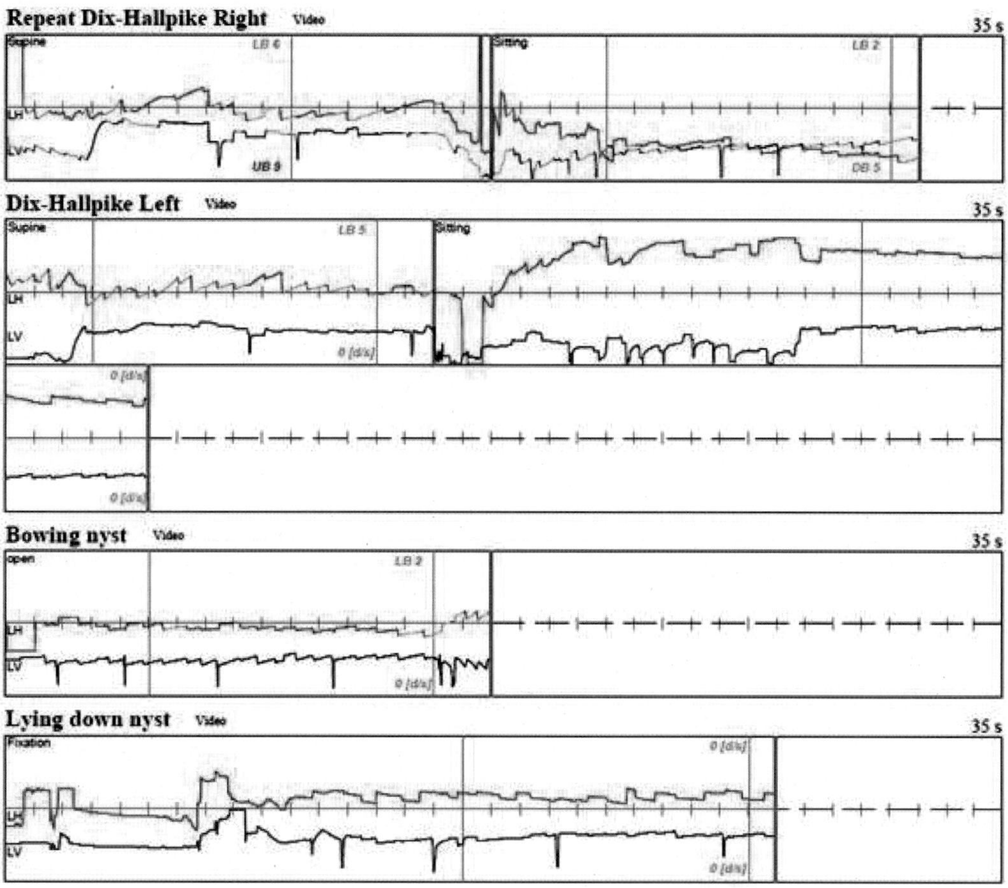
Repeat Dix-Hallpike Right
Video
35 s
Supine
LB 6
Sitting
LB 2
LH
LV
UB 9
DB 5
Dix-Hallpike Left
Video
35 s
Supine
LB 5
Sitting
LH
LV
0 [d/s]
Bowing nyst
Video
35 s
open
LB 2
LH
LV
0 [d/s]
Lying down nyst
Video
35 s
Fixation
0 [d/s]
LH
LV
0 [d/s]

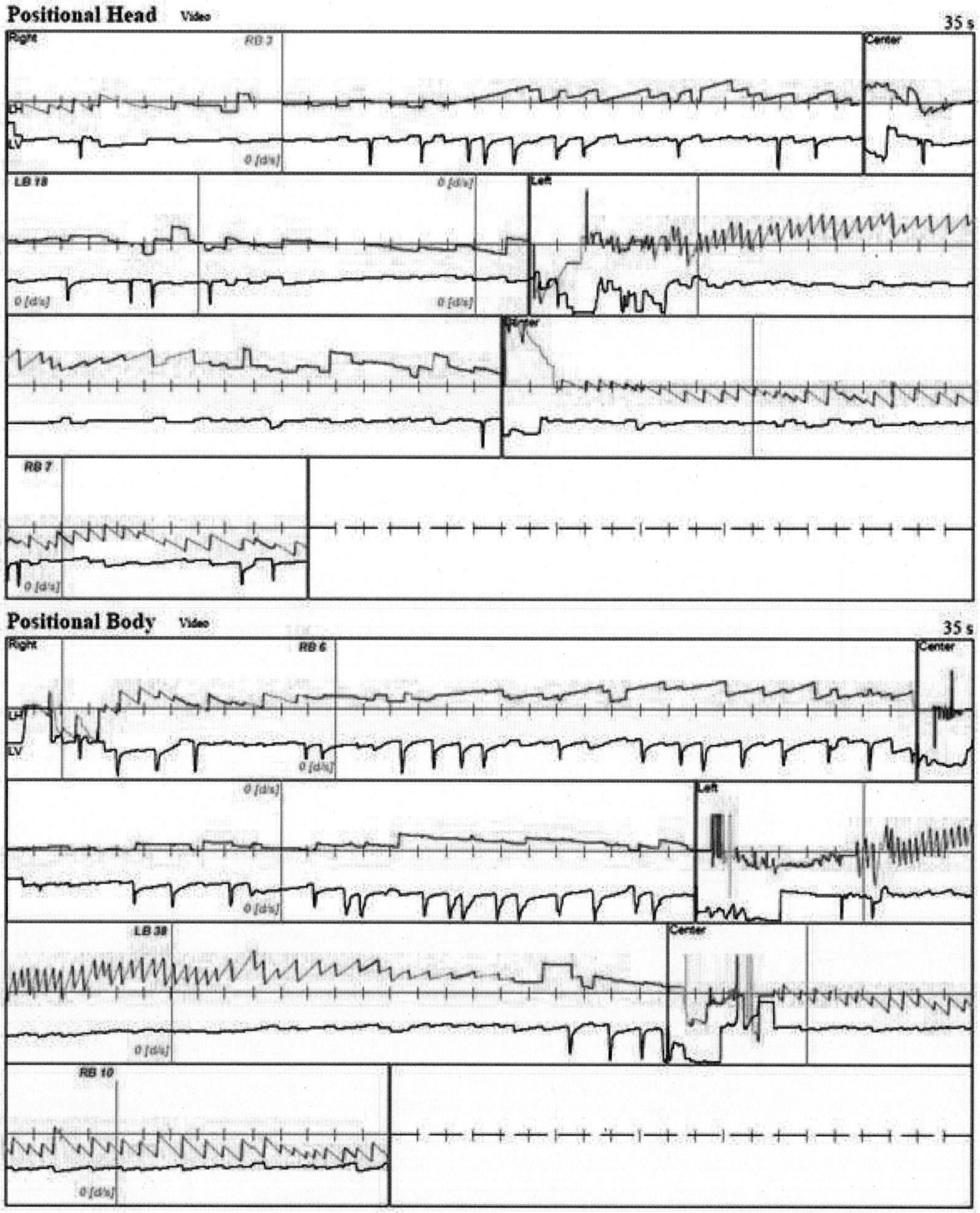
Positional Head
Video
35 s
Right
RB 3
LH
LV
0 [d/s]
Center
LB 18
0 [d/s]
Left
Center
RB 7
0 [d/s]
Positional Body
Video
35 s
Right
RB 6
LH
LV
0 [d/s]
Center
0 [d/s]
Left
LB 38
0 [d/s]
Center
RB 10
0 [d/s]

판 독 : 자발 안진은 관찰되지 않는다. 우측 Dix-Hallpike 검사의 supine position에서 우향안진과 상향안진이 같이 관찰되며 sitting시에는 안진의 방향이 바뀌어 나타난다. 동일 검사를 반복했을 때 수평성분의 안진의 크기는 감소하며 방향이 좌향안진으로 바뀌었지만 상향안진이 뚜렷이 보이고 있으며 sitting시에 하향안진으로 바뀌었다. 좌측 Dix-Hallpike 검사의 supine position에서 수직성분이 포함되지 않은 좌향안진이 관찰되며 sitting시에는 안진이 관찰되지 않는다. 두위변환검사에서 우측으로 고개를 돌리면 우향안진이 발생하고 좌측으로 돌리면 좌향안진이 발생하며 좌향안진이 보다 더 크게 나타난다. 우측 posterior BPPV가 있으면서 lateral canalolithiasis가 동반된 경우 이와 같은 소견을 보일 수 있다. 좌측 Dix-Hallpike 검사에서 나타난 안진은 수평성분만이 포함된 양상으로 lateral canalolithiasis의 반영이다. Lateral canalolithiasis에 의한 안진에서 고개를 좌측으로 돌렸을 때 좌향안진이 보다 크게 나타나므로 Left lateral canalolithiasis와 Rt posterior BPPV가 동반되었다고 진단 내릴 수 있다.

진 단 : Right posterior canal BPPV and left lateral canalolithiasis

증 례 9

Chief complaint 〉 Left Hearing loss (onset : 내원 2주 전부터 심해짐)

Present illness 〉

38세 남자 환자가 2주 전부터 left hearing loss, headache, left cheek hyperesthesia가 있어, 타병원에서 Brain MRI를 시행하였으며 internal auditory canal mass가 발견되어 본원 NS로 refer되었다. IAC MRI상 Left cerebellopontine angle에 약 2.7 x 2.6cm size의 heterogeneous enhancing mass관찰되어 r/o left acoustic schwannoma로 진단되었다. 환자는 preoperative evaluation을 위해 ENT로 의뢰되었으며 2008년 11월 11일 translabyrinthin approach tumor removal을 시행 받았다. 수술 전에는 dizziness나 dysequilibrium이 없었으나, 수술 후 mild dizziness, dysequilibrium발생하였다.

Dizziness 〉

Pre-OP : Dizzness (-)

Post-OP : Dysequilibrium (+)

Nature : 왼쪽으로 쏠리며, 중심 서기 힘든 양상의 dizziness (+)

Past medical history 〉

DM/HTN/TB/Hepatitis (-/-/-/-)

Neurotologic examination (Post-OP) 〉

Facial expression : symmetric (Pre-OP : H-B scale II ~ III)

Tympanic membrane : both normal

Light reflex (direct and indirect) : prompt and complete

EOM : restriction of movement (-)

Diplopia (-)

SN (-), HSN (-)

Head thrust test : Left corrective saccade (+)

Image findings 〉

2008.11.06 IAC MRI

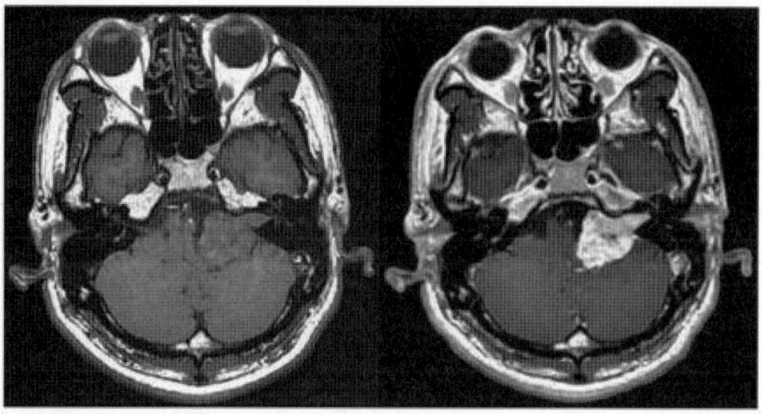

1. Acoustc Schwannoma, left.
2. Displacement and compression of pons and medullar oblongata.

2008.11.06 ABR profile 〉

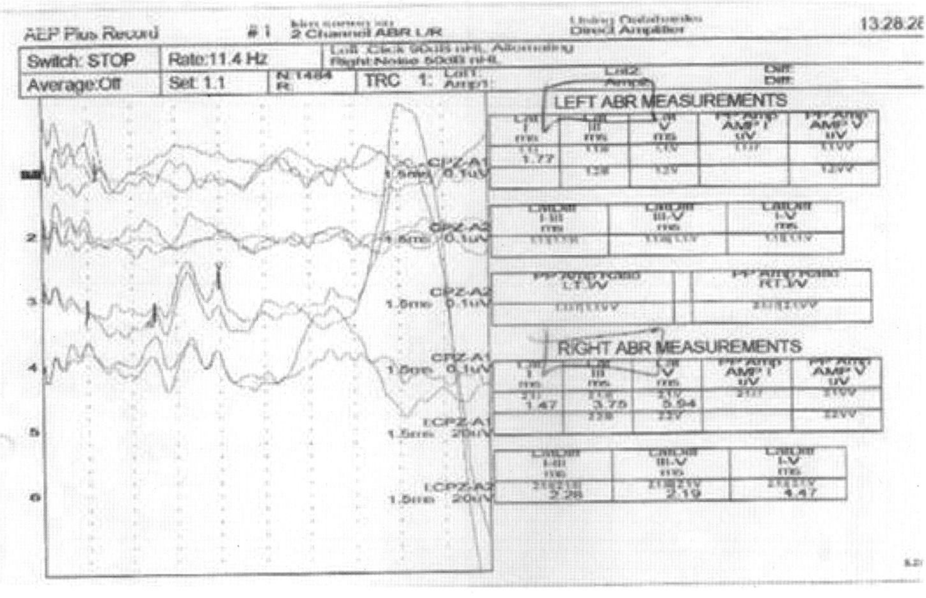

Post-OP VFT 〉

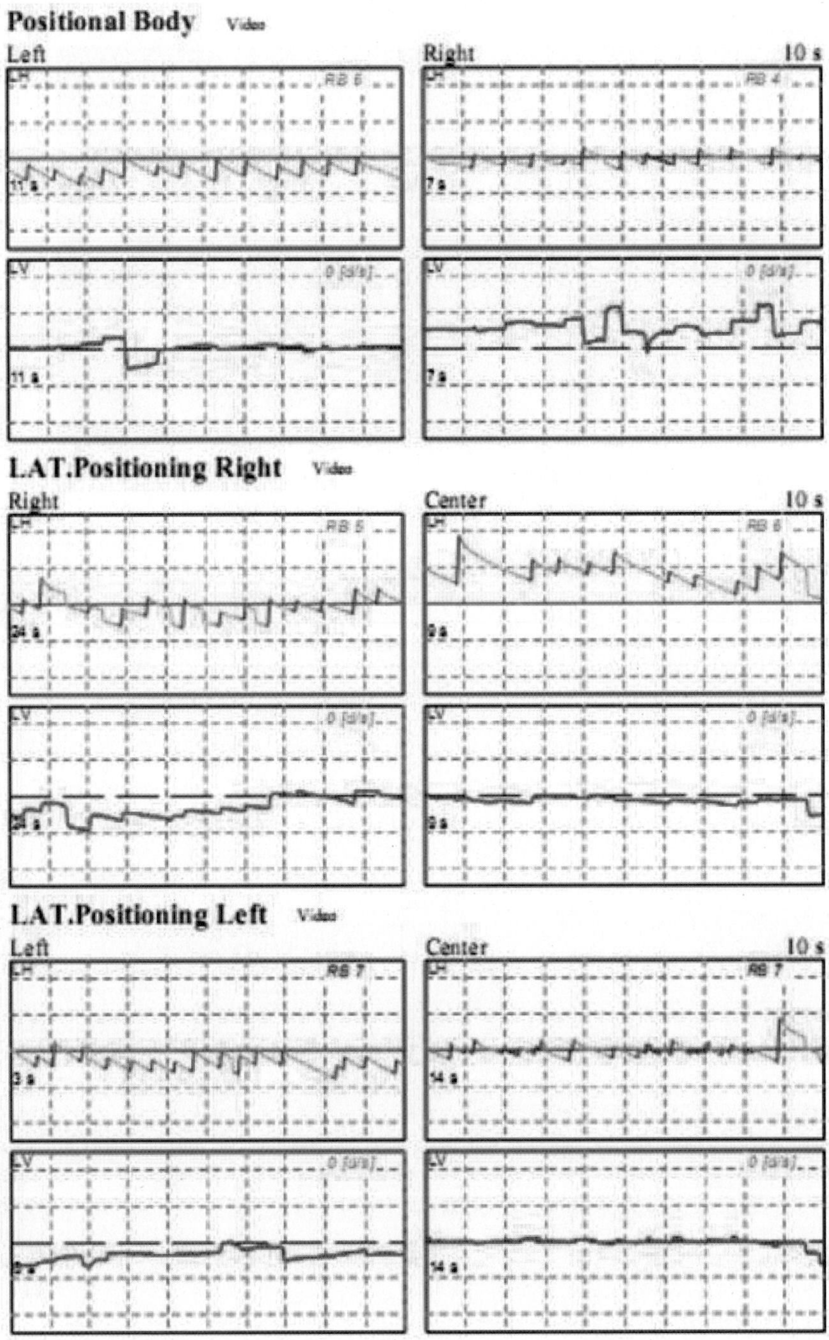
Positional Body Video
Left
Right
10 s
LAT.Positioning Right Video
Right
Center
10 s
LAT.Positioning Left Video
Left
Center
10 s

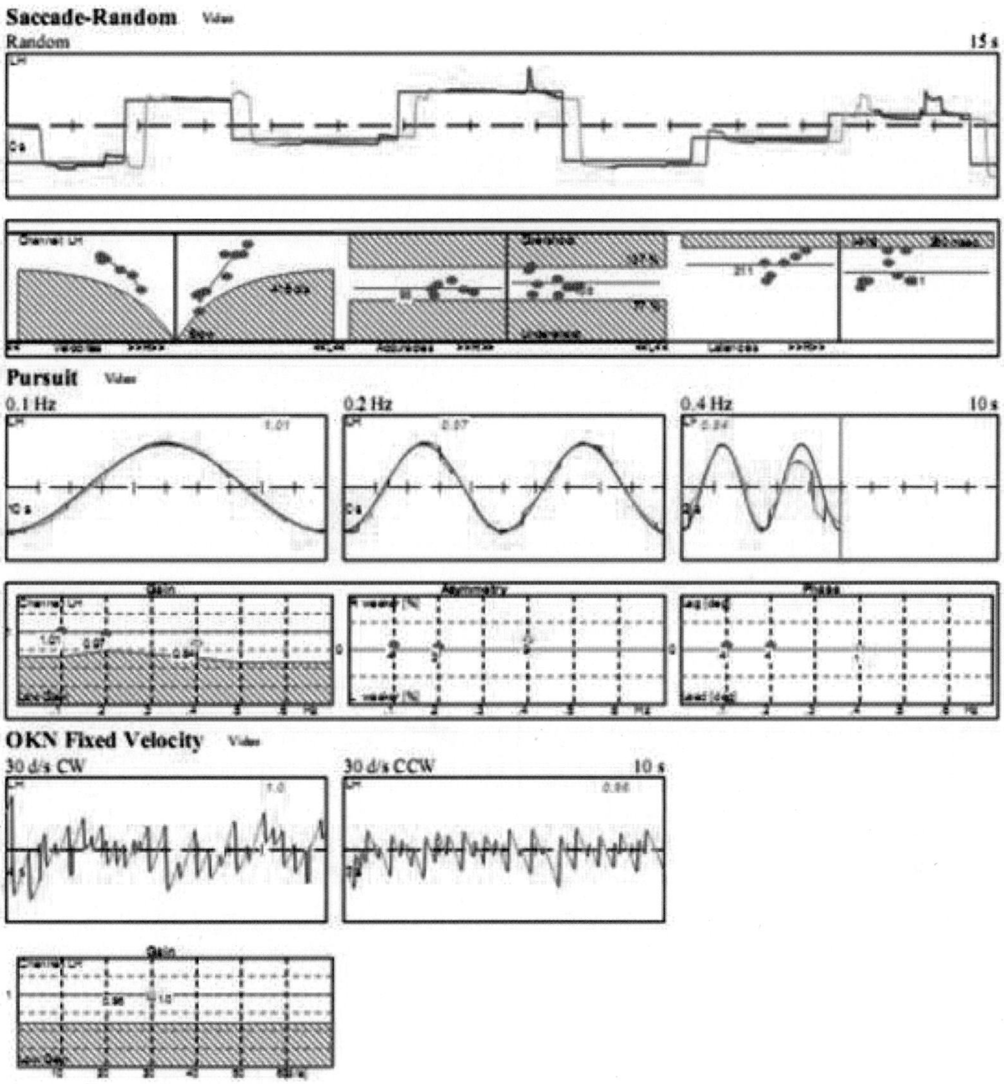
Saccade-Random
Random
15 s
Pursuit
0.1 Hz
0.2 Hz
0.4 Hz
10 s
Gain
Asymmetry
Phase
OKN Fixed Velocity
30 d/s CW
30 d/s CCW
10 s
Gain

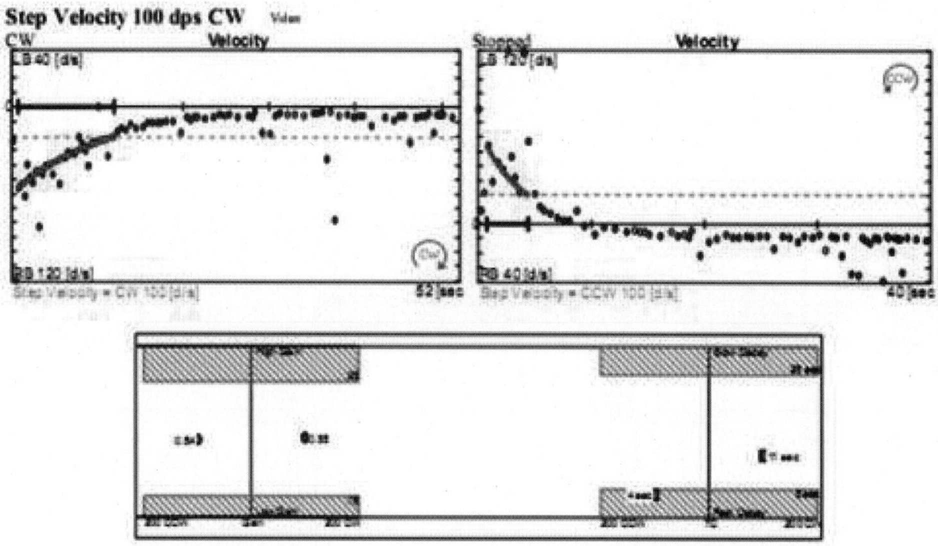
Step Velocity 100 dps CW
CW
Velocity
LB 40 [d/s]
RB 120 [d/s]
52 [sec]
Stopped
Velocity
LB 120 [d/s]
RB 40 [d/s]
40 [sec]

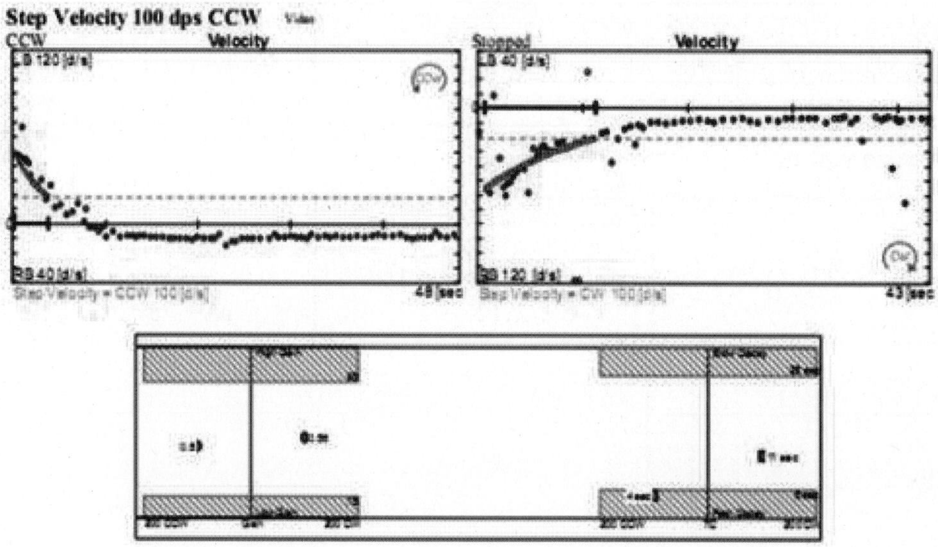
Step Velocity 100 dps CCW
CCW
Velocity
LB 120 [d/s]
RB 40 [d/s]
48 [sec]
Stopped
Velocity
LB 40 [d/s]
RB 120 [d/s]
43 [sec]

Rotational Chair Summary

VOR Summary

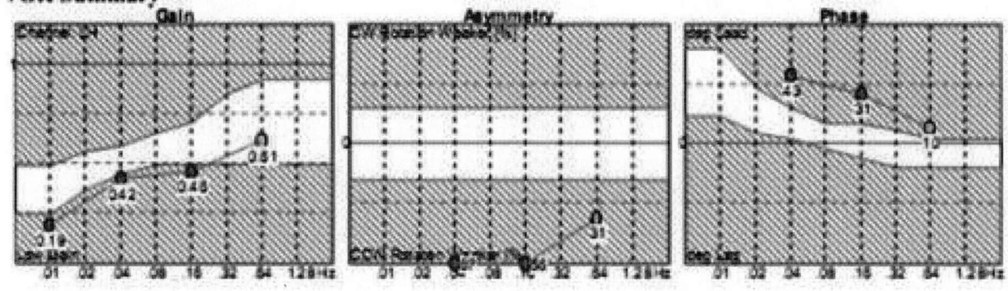

VFX Summary

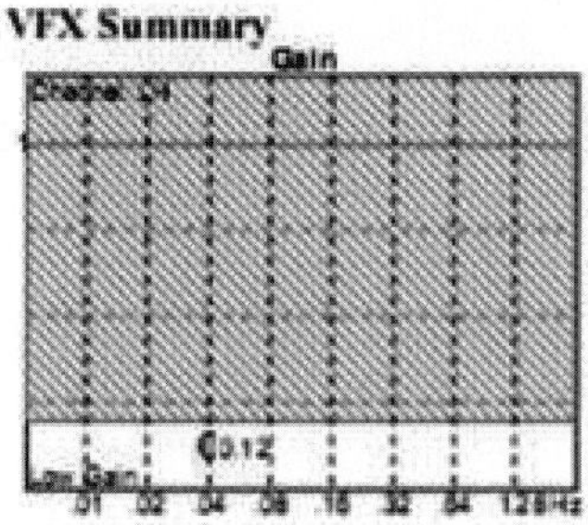

Asymmetry and Phase results are not calculated for Gains less

VVOR Summary

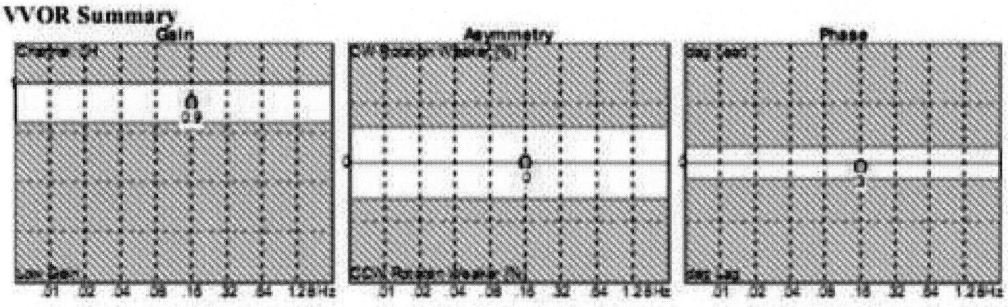

Serial SHA test 〉

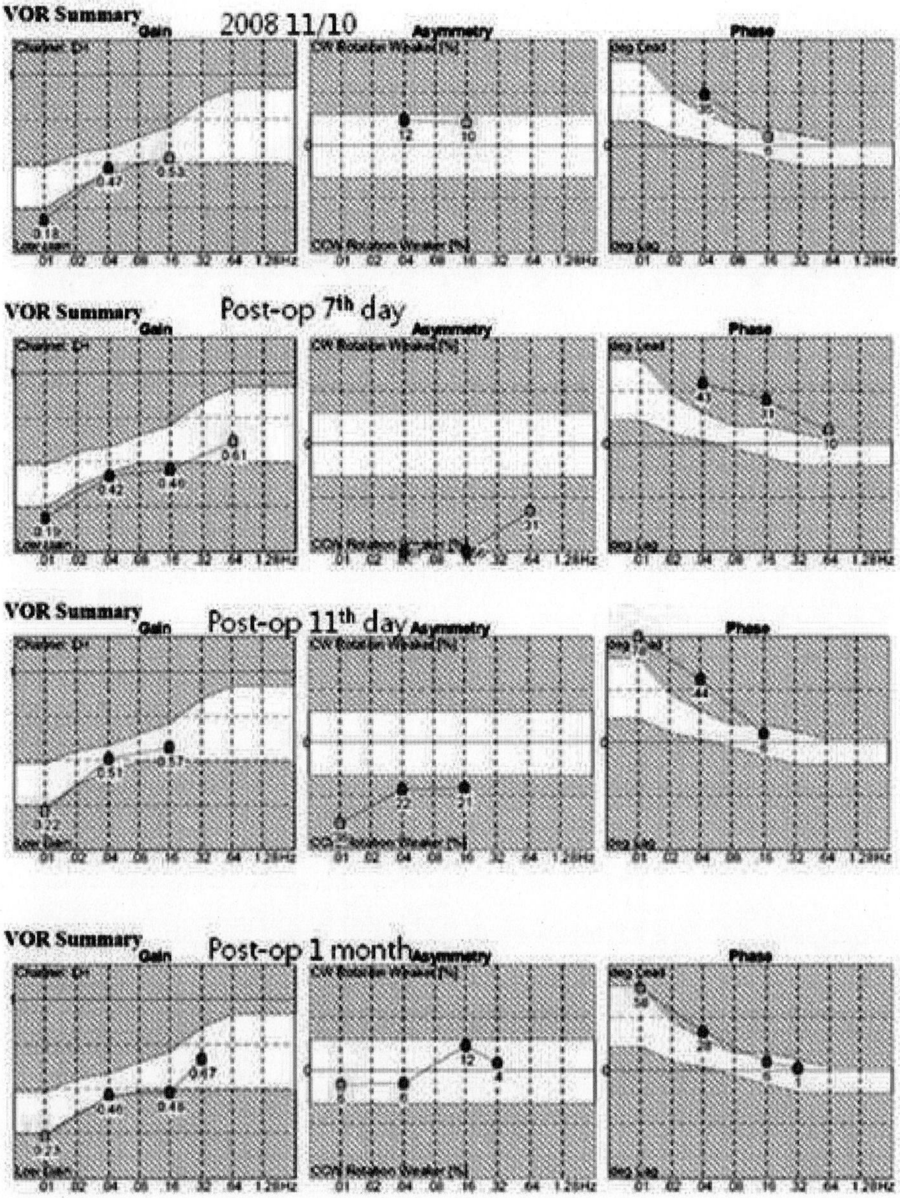

판 독 : 좌측 vestibular schwannoma 환자로 수술 후의 전정기능검사의 소견을 보여주는 증례이다. 술 전 시행한 ABR 검사에서 좌측은 wave I 이 확인이 되는데도 wave V가 나타나지 않는 비정상 소견을 보이고 있다. 수술 후에 시행한 두위안진검사에서 우향안진이 나타나고 있으며 단속운동, 시추적검사 및 시운동성검사에서는 특이소견을 보이지 않는다. Step velocity rotation에서는 시계 반대방향의 회전에 해당하는 조건은 상대적으로 이득과 시간상수가 감소한 소견이며 정현파회전에서는 여러 주파수에서 이득이 감소하고 좌측으로 비대칭성을 보이며 위상차 선행이 확인된다. 이후 반복적으로 시행된 정현파 회전 검사에서 단계적으로 이득이 증가하고 비대칭성이 회복되지만 위상차 선행이 오래 지속되는 것을 확인할 수 있다.

진 단 : Postoperative state of left acoustic schwannoma

증 례 10

Chief complaint 〉 Spinning vertigo (onset : 3mo ago, recent onset : 1 day ago)

Present illness 〉

29세 여자 환자가 내원 1일 전부터 발생한 spinning vertigo를 주소로 내원하였다. Right ear fullness와 right tinnitus가 동반되는 양상이었으며, 금일 낮부터 sudden onset의 right side hearing loss가 발생하여 본원 응급실 경유 내원하였다. 어지러움이 처음 발생한 것은 3개월 전으로 이 때도 우측 귀의 tinnitus가 먼저 시작되고 이후 20 ~ 30분 동안 spinning vertigo가 발생하였다고 한다. 이후 한동안 증상이 없다가 오늘 다시 증상이 재발하였다. 이번에 증상이 발생한 순서는 tinnitus가 가장 먼저 생기고, 이후 earfullness, 그리고 이후 spinning vertigo, 이후 hearing loss가 발생하였다고 한다. Vertigo의 duration은 대략 2 ~ 3시간 정도였다. Vertigo는 고개를 돌릴 때나 움직일 때 더 심해지는 양상이었다. 환자는 내원 2주전 유산을 한 과거력 있어, stressful 한 상황이었다.

Dizziness 〉

Nature : Spinning vertigo

Duration : 2 ~ 3시간

Aggravating factor : 고개 돌릴 때나 움직일 때 심해짐.

Relieving factor : 가만히 있거나 누우면 호전됨.

Otologic Symptom

Tinnitus (+/-)	Earfullness (+/-)
Hearing loss (+/-)	Otalgia (-/-)

Headache (+) : Occipital area

Nausea/Vomiting (+/+)

Posterior neck discomfort (-)

Insomnia (-)

Stress (+) : 2주일 전 유산한 History

recent URI Hx (-)

Past medical history 〉

DM/HTN/TB/Hepatitis (-/-/-/-)

Operation history (+) : 1 year ago necrotizing pancreatitis로 op 받음

2 WA abortion

Neurotologic examination 〉

Rapid alternating movement : dys-diadochokinesia (-)

Finger to Nose test : ataxia (-), dysmetria (-), intention tremor (-)

Romberg test : sway (-), fall (-)

Tandem gait : sway (-), fall (-)
Facial sensation (pain) : asymmetry (-)
Upper limb sensation (pain) : asymmetry (-)
Lower limb sensation (pain) : asymmetry (-)
Tympanic membrane : both normal
Ptosis (-), Anisocorea (miosis/mydriasis) : (-/-)
Light reflex (direct and indirect) : prompt and complete
EOM : restriction of movement (-), diplopia (-)
Spontaneous nystagmus (+) LB

Pure tone audiometry 〉

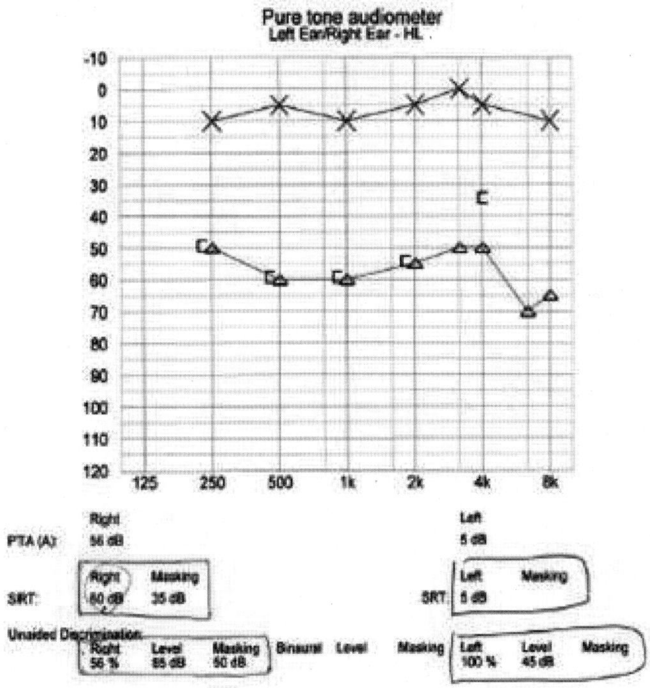

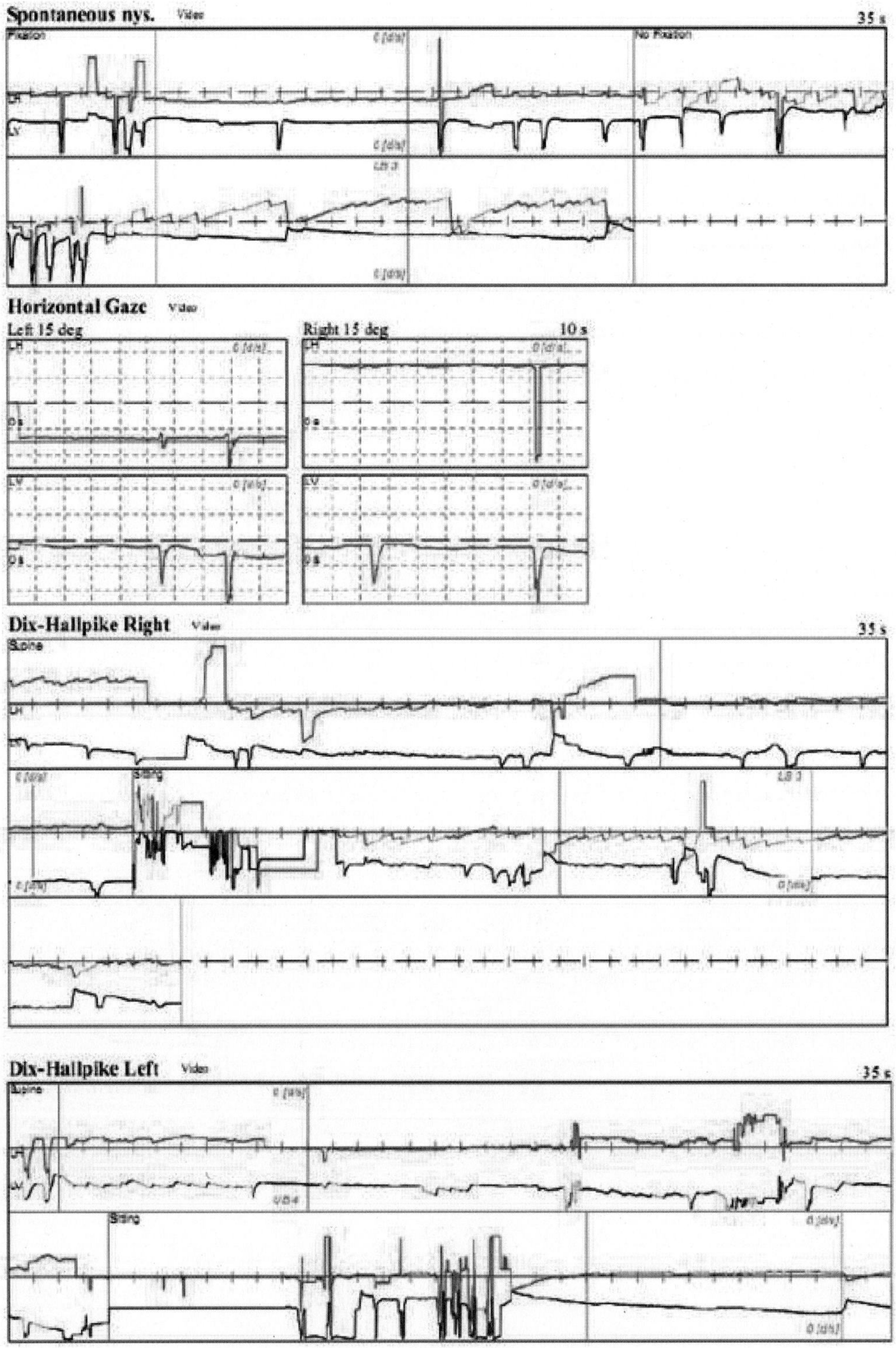
Spontaneous nys.
Video
35 s
Fixation
No Fixation
Horizontal Gaze
Video
Left 15 deg
Right 15 deg
10 s
Dix-Hallpike Right
Video
35 s
Supine
Sitting
Dix-Hallpike Left
Video
35 s
Supine
Sitting

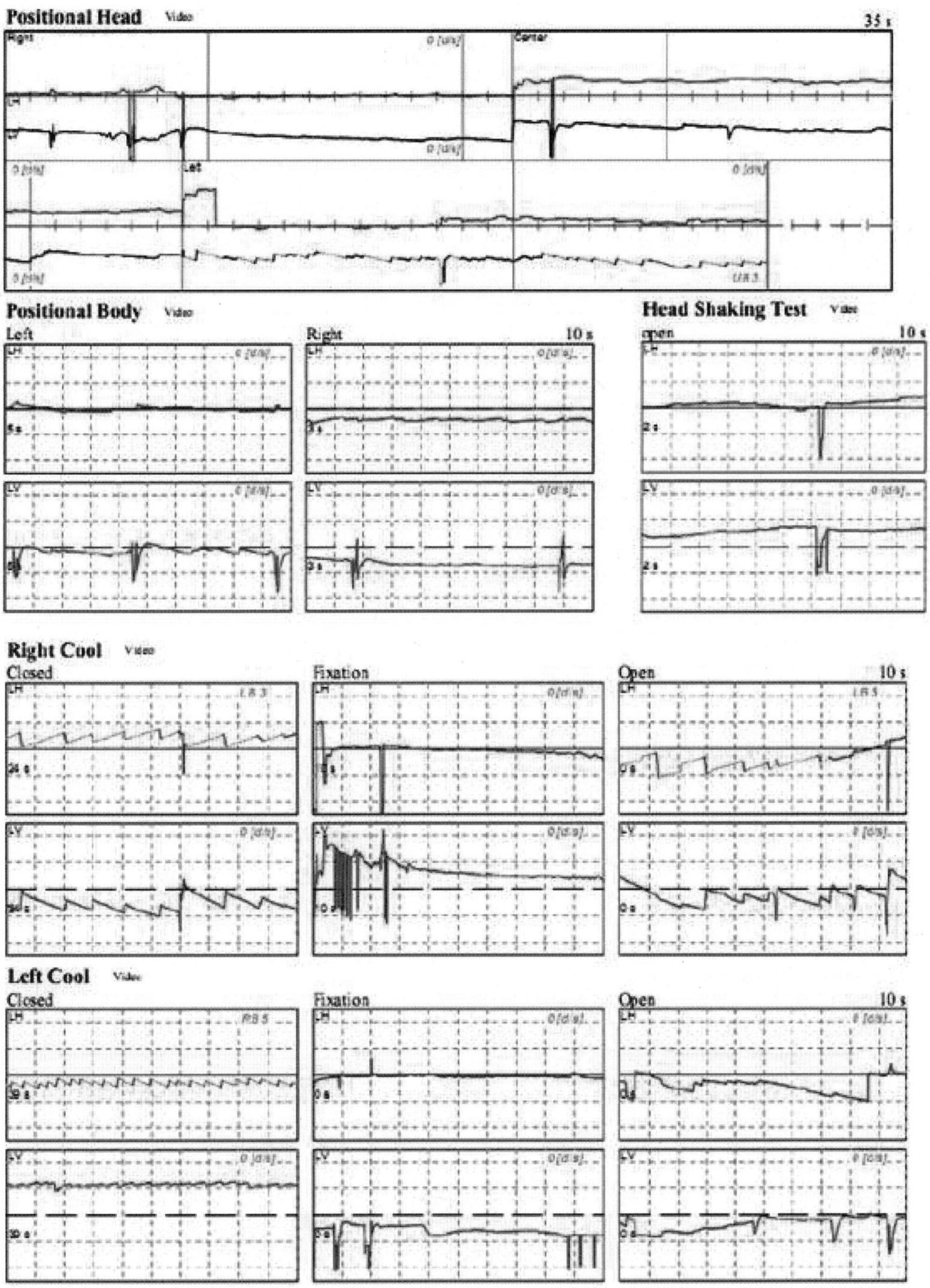
Positional Head
35 s
Positional Body
Left
Right
10 s
Head Shaking Test
10 s
Right Cool
Closed
Fixation
Open
10 s
Left Cool
Closed
Fixation
Open
10 s

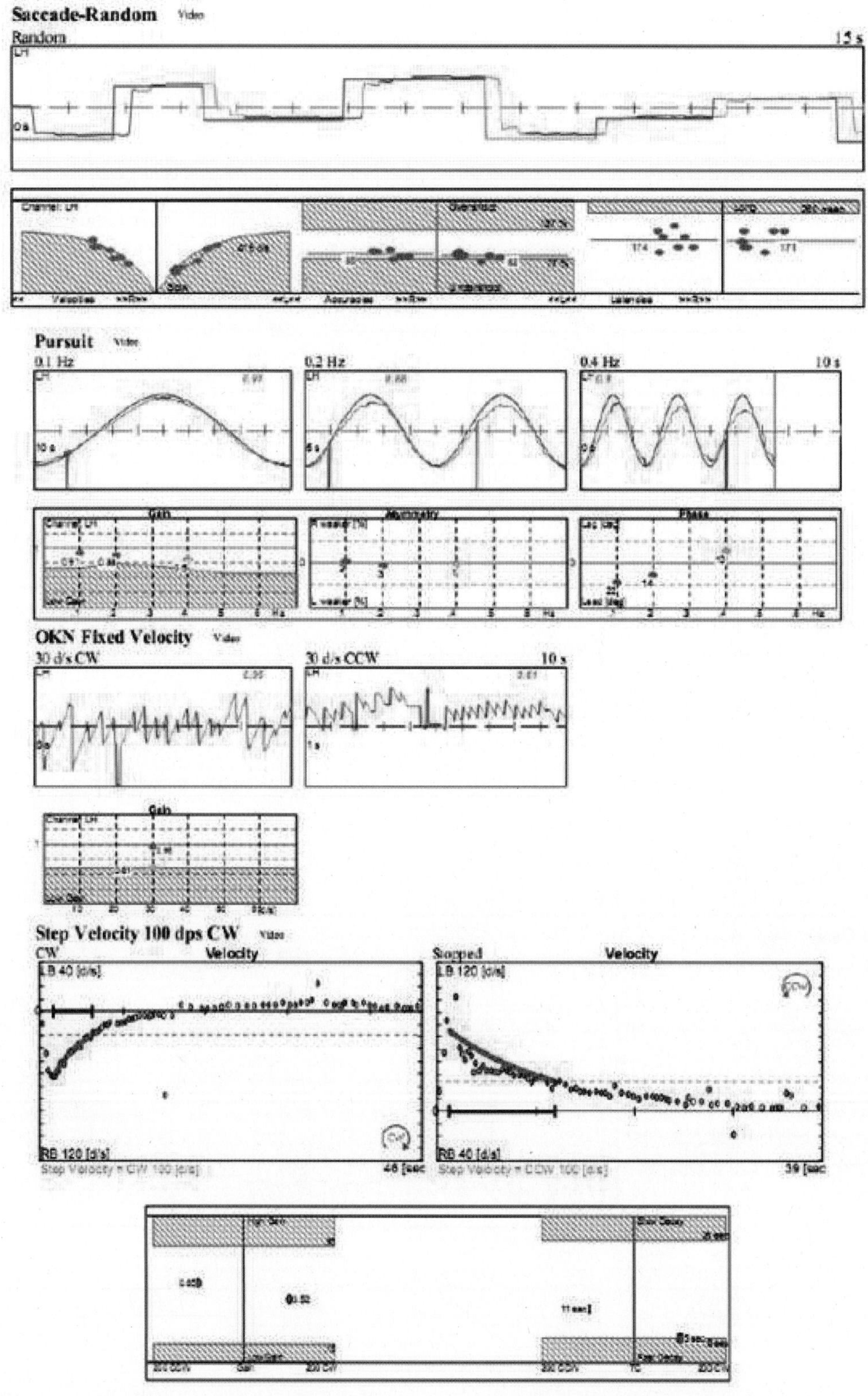
Saccade-Random
Random
15 s
Pursuit
0.1 Hz
0.2 Hz
0.4 Hz
10 s
OKN Fixed Velocity
30 d/s CW
30 d/s CCW
10 s
Step Velocity 100 dps CW
CW
Velocity
Stopped
Velocity
LB 40 [d/s]
RB 120 [d/s]
LB 120 [d/s]
RB 40 [d/s]
46 [sec
39 [sec

Step Velocity 100 dps CCW

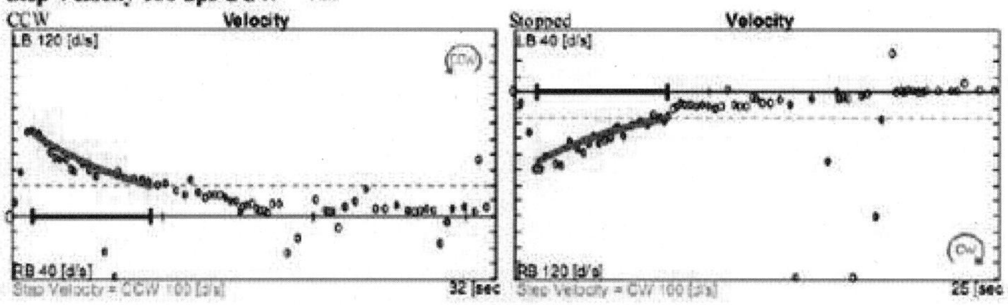

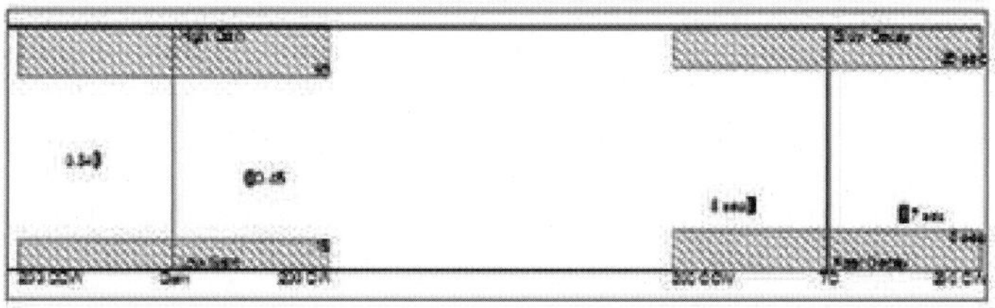

Rotational Chair Summary

VOR Summary

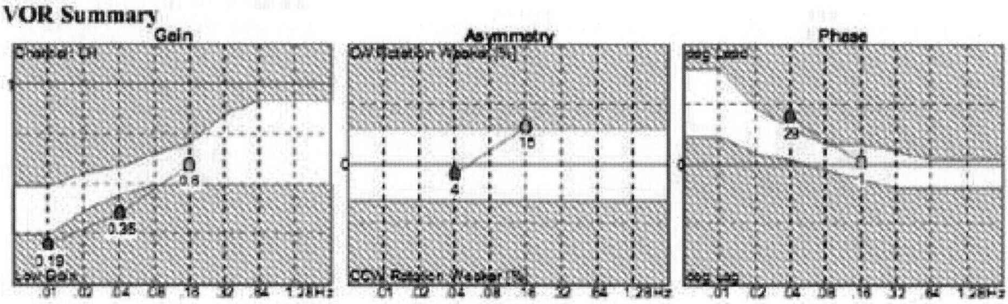

VFX Summary

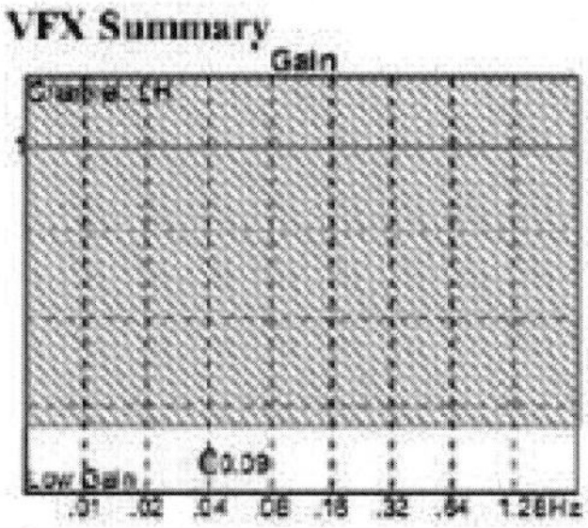

Asymmetry and Phase results are not calculated for Gains less

VVOR Summary

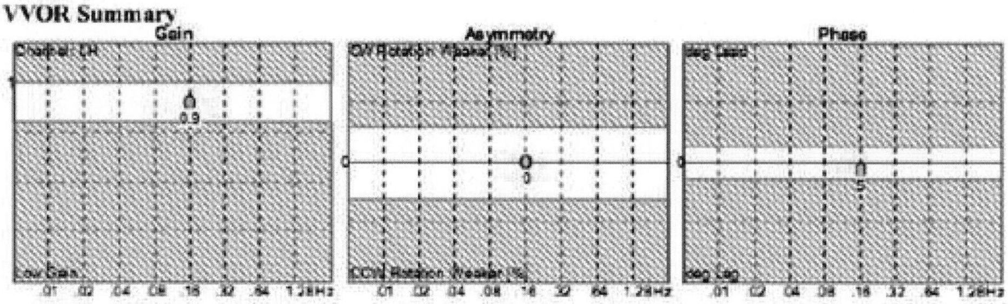

Electrocochleogram 〉

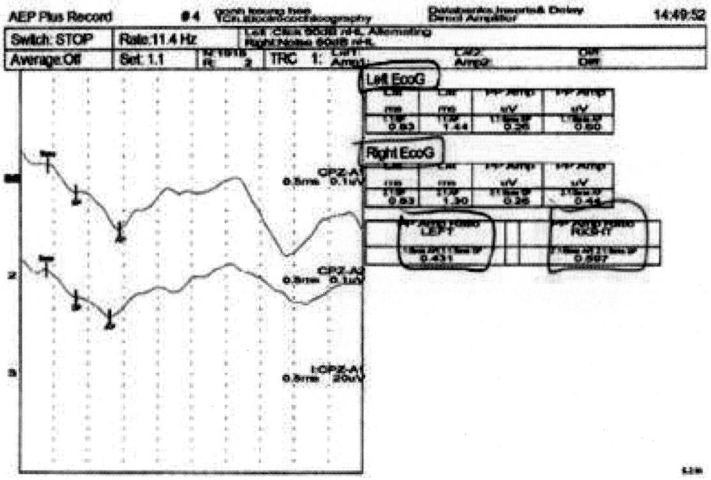

Hospital course 〉

입원 치료를 받는 동안에도 환자는 하루에 한 두 번씩 계속적으로 어지러움이 발생하였으며, 어지러움이 시작되면 수 시간 정도씩 지속되었다. 이학적 검사상 좌향 자발 안진이 계속 관찰되었으나 5일 뒤부터는 오히려 우향 자발 안진이 새로 발생하기 시작하였다. 이 당시 시행한 vestibular function test결과는 다음과 같다. 우향 자발 안진은 2~3일 동안 지속되었으며 이 동안에도 하루 한 두 번씩 spinning vertigo가 계속 반복되었다.

Pure tone audiometry, 5 days later 〉

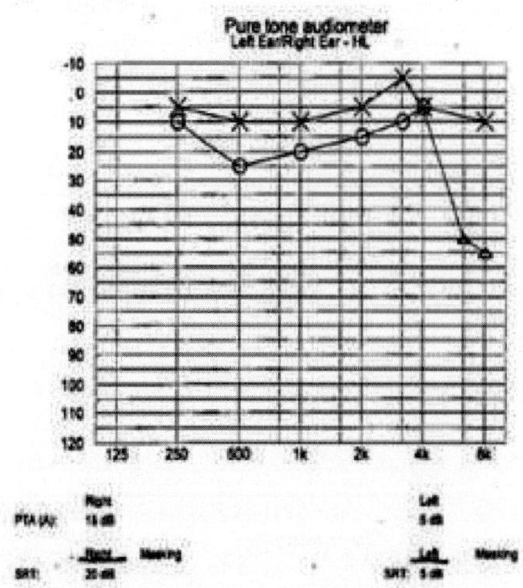

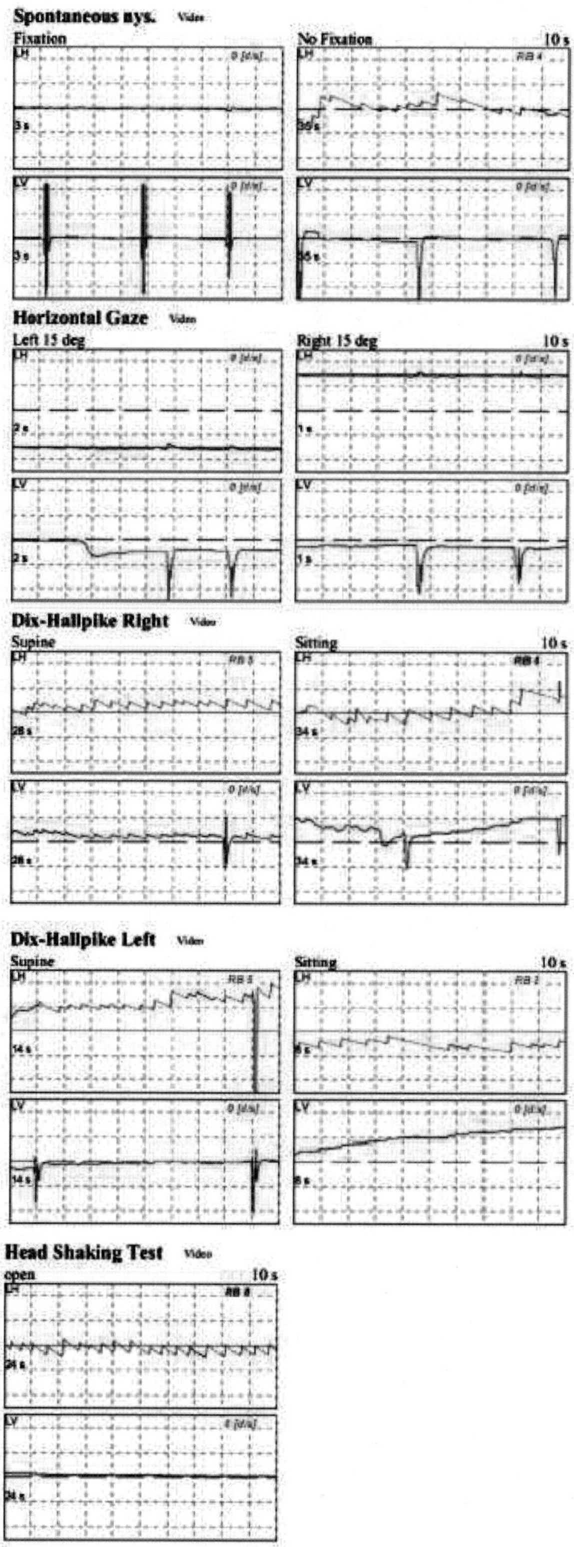
Spontaneous nys.
Fixation
No Fixation
10 s
LH
LV
Horizontal Gaze
Left 15 deg
Right 15 deg
10 s
LH
LV
Dix-Hallpike Right
Supine
Sitting
10 s
LH
LV
Dix-Hallpike Left
Supine
Sitting
10 s
LH
LV
Head Shaking Test
open
10 s
LH
LV

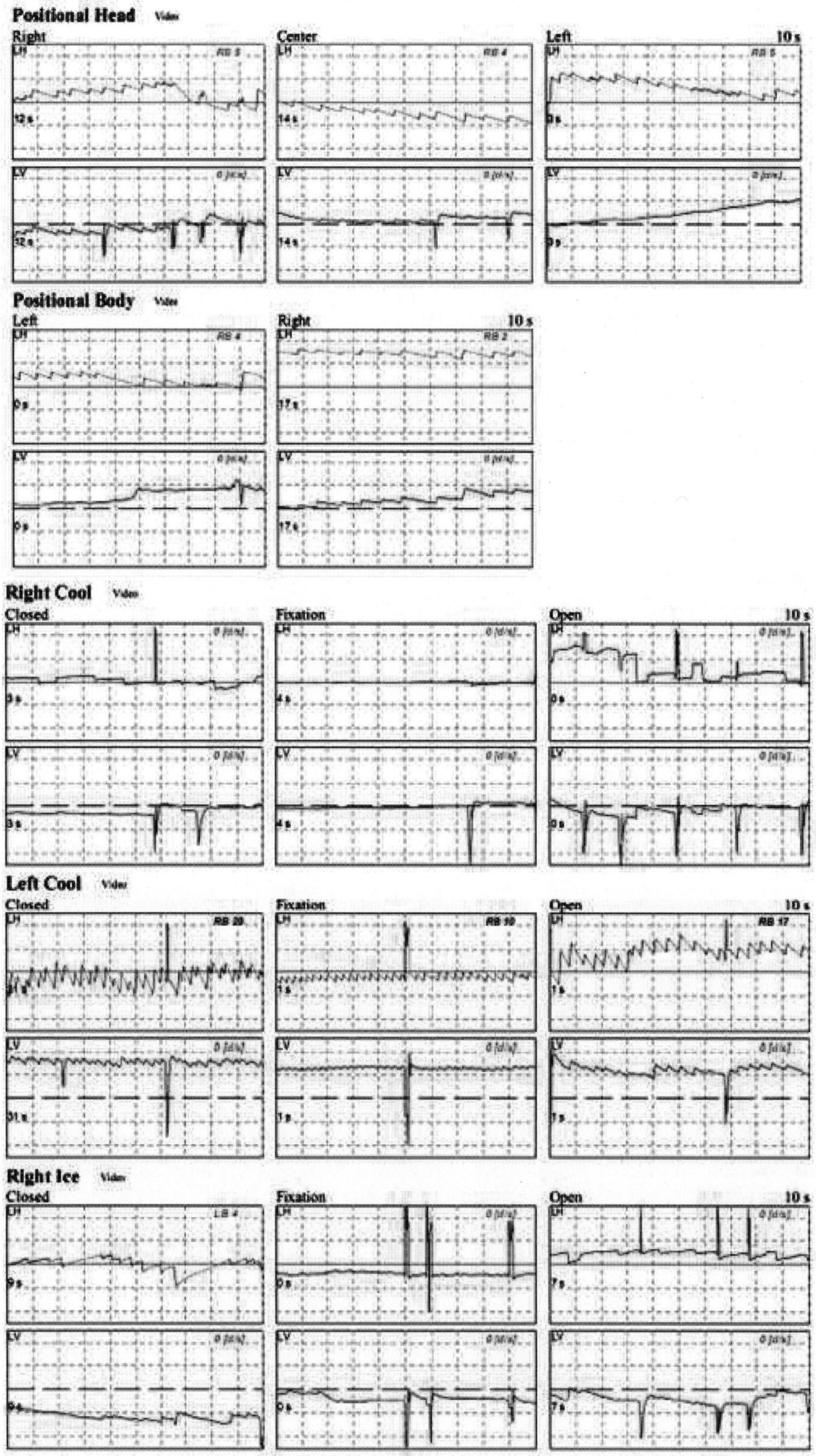
Positional Head
Right
Center
Left
10 s
Positional Body
Left
Right
10 s
Right Cool
Closed
Fixation
Open
10 s
Left Cool
Closed
Fixation
Open
10 s
Right Ice
Closed
Fixation
Open
10 s

Step Velocity 100 dps CW

Video

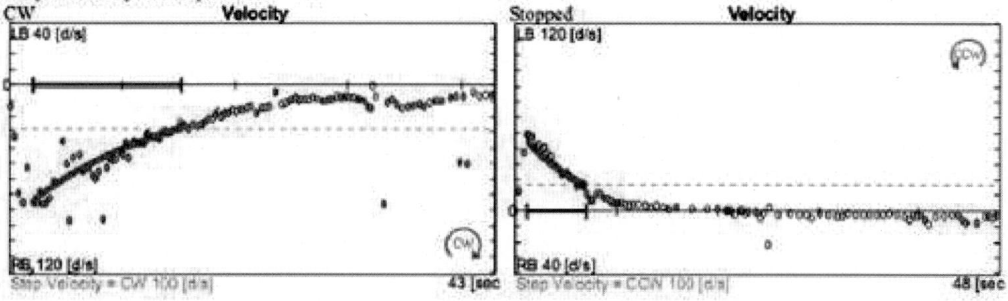

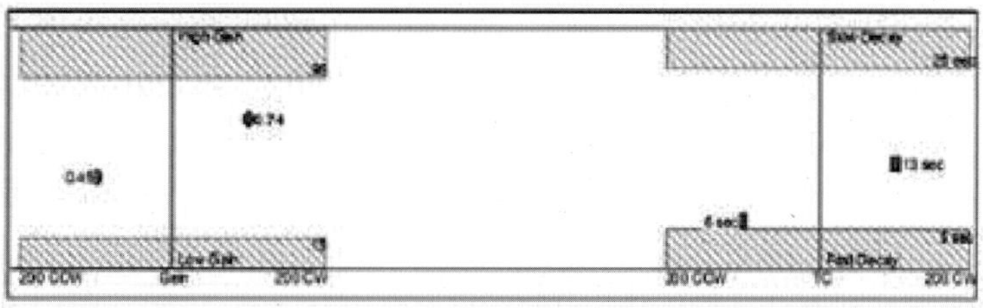

Step Velocity 100 dps CCW

Video

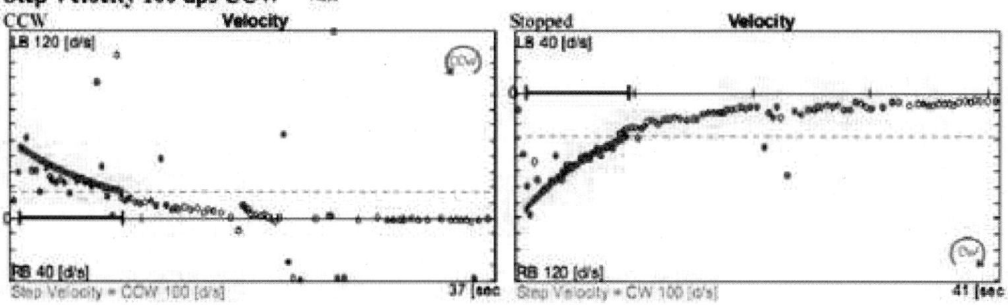

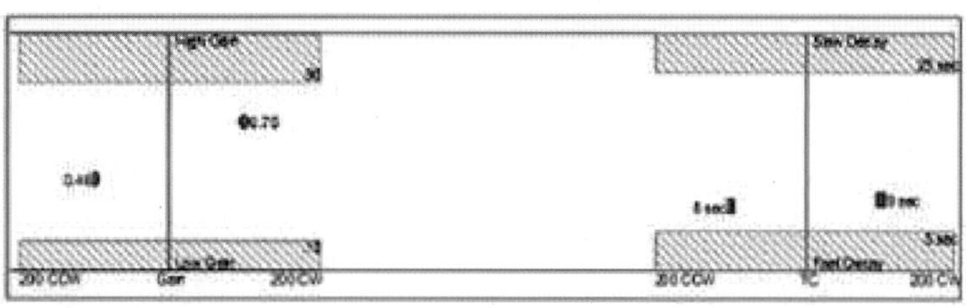

Rotational Chair Summary

VOR Summary

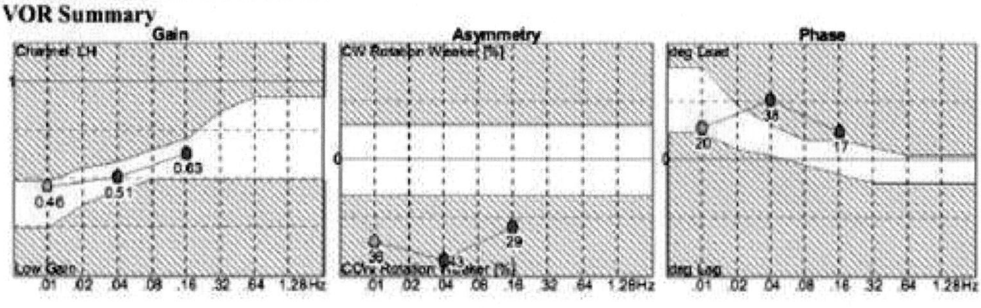

판 독 : 순음청력검사에서 우측의 flat type sensorineural type hearing loss를 보이고 있다. 주시고정이 없는 폐안에서는 3도의 좌향 자발안진이 관찰되고 있으면 개안에서는 안진이 관찰되지 않는다. 두위 및 체위 안진검사에서 위치변화에 따라 좌향안진이나 상향안진이 약하게 보인다. 17도 단온안진검사에서 느린 안진을 보이며 비정상적으로 수직성분의 안진이 포함되어 나타난다. 일반적으로 온도안진검사에서는 수평반고리관이 주로 자극을 받기 때문에 수평성분의 안진만 나타나야 되는데 이 경우는 비정상적인 경우라고 볼 수 있다. 시운동성검사에서 반시계방향의 회전 시에 이득이 감소하고 있는 소견을 보인다. 회전의자검사에서는 저주파에서 이득의 감소가 일부 관찰되지만 비대칭성이 뚜렷하지 않은 소견이다. Electrocochleogram에서는 SP/AP 값이 좌측이 0.43, 우측이 0.59로 양측 모두 증가한 소견을 보인다. 이상의 소견을 종합하면 우측 메니에르씨병에서 좌향자발안진을 보이고 있는 paralytic state로 설명할 수 있다. 입원치료를 시행한 후 다시 시행한 순음청력검사에서 우측 청력이 부분적으로 회복된 것을 확인할 수 있으며 자발안진이 우향안진으로 바뀌어서 관찰되며 두위안진검사에서도 우향안진이 관찰된다. 정현파 회전검사에서 좌측 비대칭의 소견을 보이지만 이득이 정상인 점을 감안하면 좌측의 기능저하보다는 우측의 흥분성으로 보는 것이 타당해 보인다. 따라서 이 경우는 우측 메니에르씨병의 recovery phase에 해당한다.

진 단 : Rt Meniere's disease, paralytic and recovery phase

증 례 11

Chief complaint 〉 Gait disturbance, Dysarthria (onset : 5YA)

Present illness 〉

61세 여자환자 2007년 2월경부터 Dysarthria, Gait disturbance 발생 간간히 dizziness 동반되며 신발 신을 때 쓰러지는 증상 있어 내원. 당시 신경과 외래에서 R/O TIA로 B-MRI check 하였으며 Diffuse microangiopathy, Mild cerebellar atrophy 소견 보였으며 2008년 1월 MRI에서 1년 전과 비교하여 cerebellar atrophy 진행한 소견 보였고 이후로도 환자 증상(dysarthria, unsteadiness) 점차 악화되어 현재는 보호자 도움이나 보조기 붙잡고 간신히 거동 가능한 정도임.

Dizziness 〉

Nature : Unsteadiness

Duration : Continuous

Otologic Symptom (-)

Nausea/Vomiting (-/-)

Past medical history 〉

DM/HTN/TB/Hepatitis (-/-/-/-)

Physical examination 〉

Spontaneous nystagmus (-)

Head shaking test (-)

Facial pain sensation : symmetrical

Upper and lower extremity pain sensation : symmetrical

Facial expression : symmetrical

Rapid alternating movement : dys-diadochokinesia (+)

Finger to Nose test : ataxia (+), dysmetria (+)

Romberg test, Tandem gait : Uncheckable due to severe unsteadiness

EOM : intact, diplopia (-)

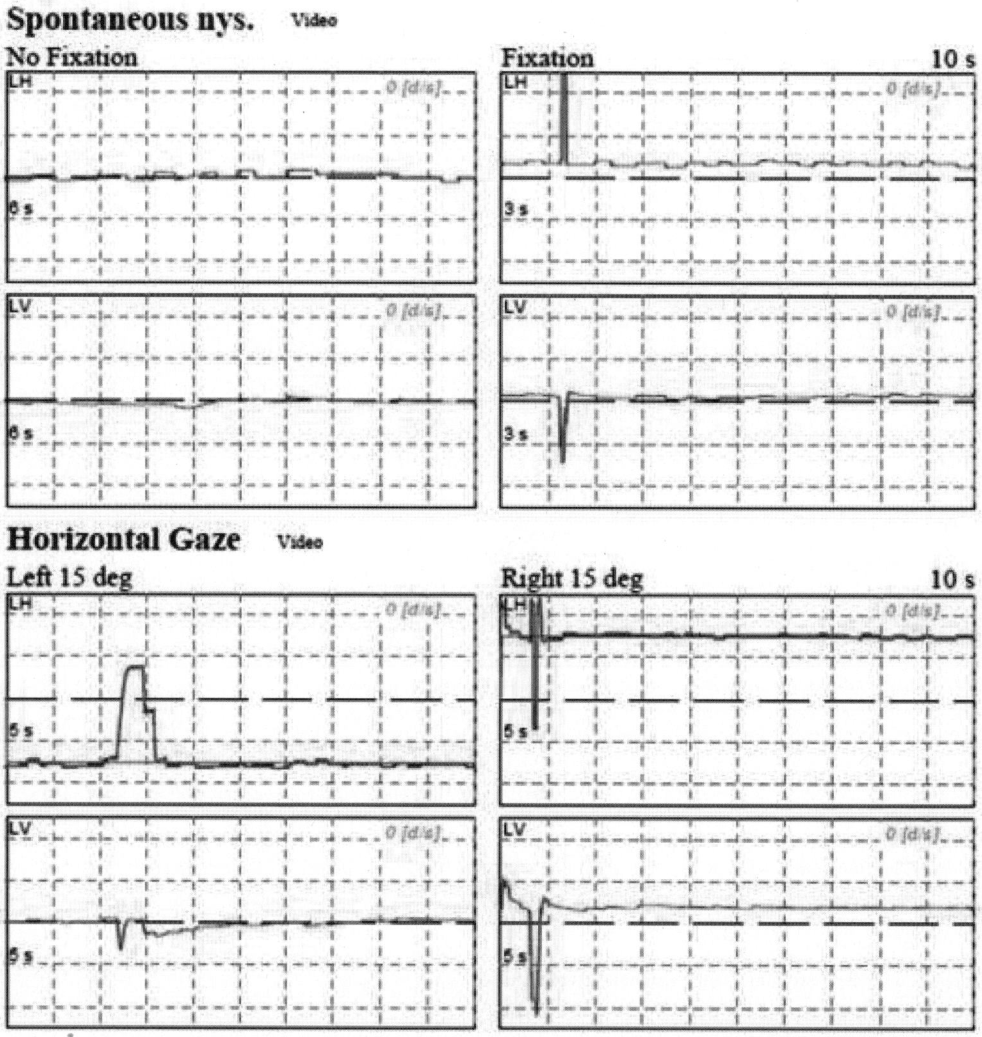
Spontaneous nys.
Video
No Fixation
Fixation
10 s
LH
0 [d/s]
6 s
3 s
LV
Horizontal Gaze
Left 15 deg
Right 15 deg
5 s

Dix-hallpike: Left headhanging

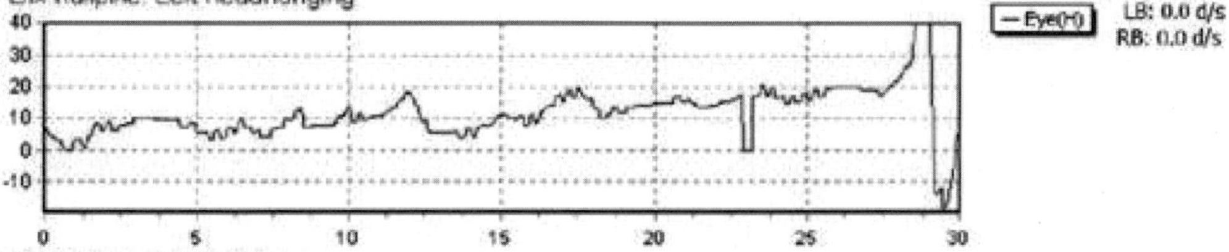

Dix-hallpike: Left sitting

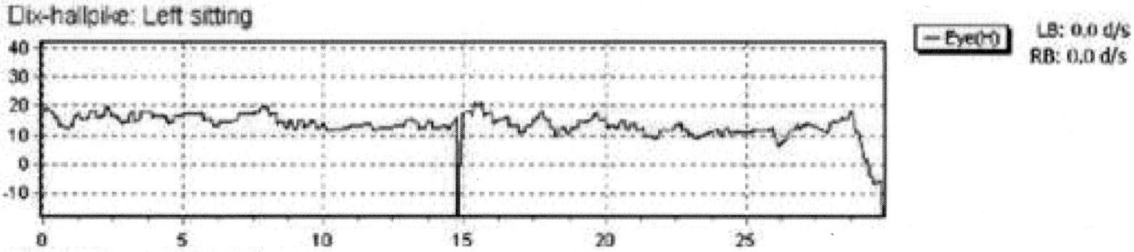

Dix-hallpike: Right headhanging

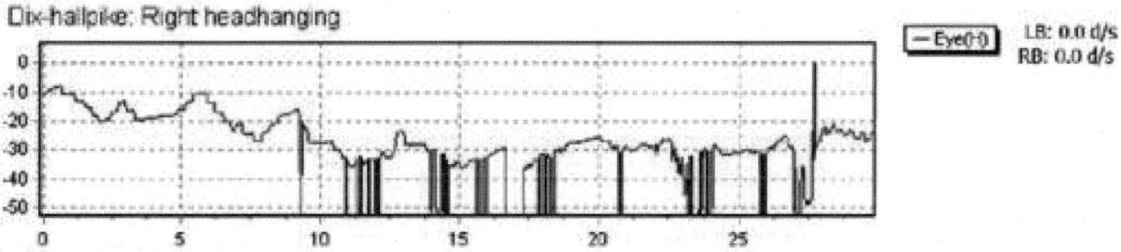

Dix-hallpike: Right sitting

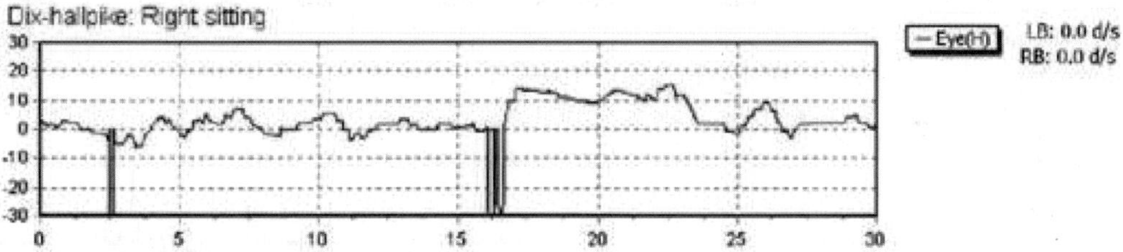

Positional body: Positional left

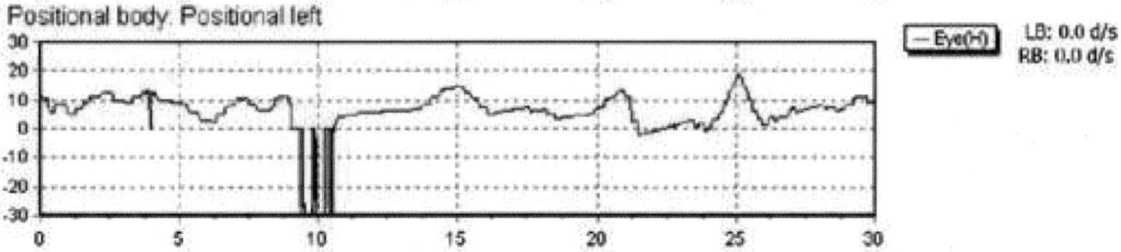

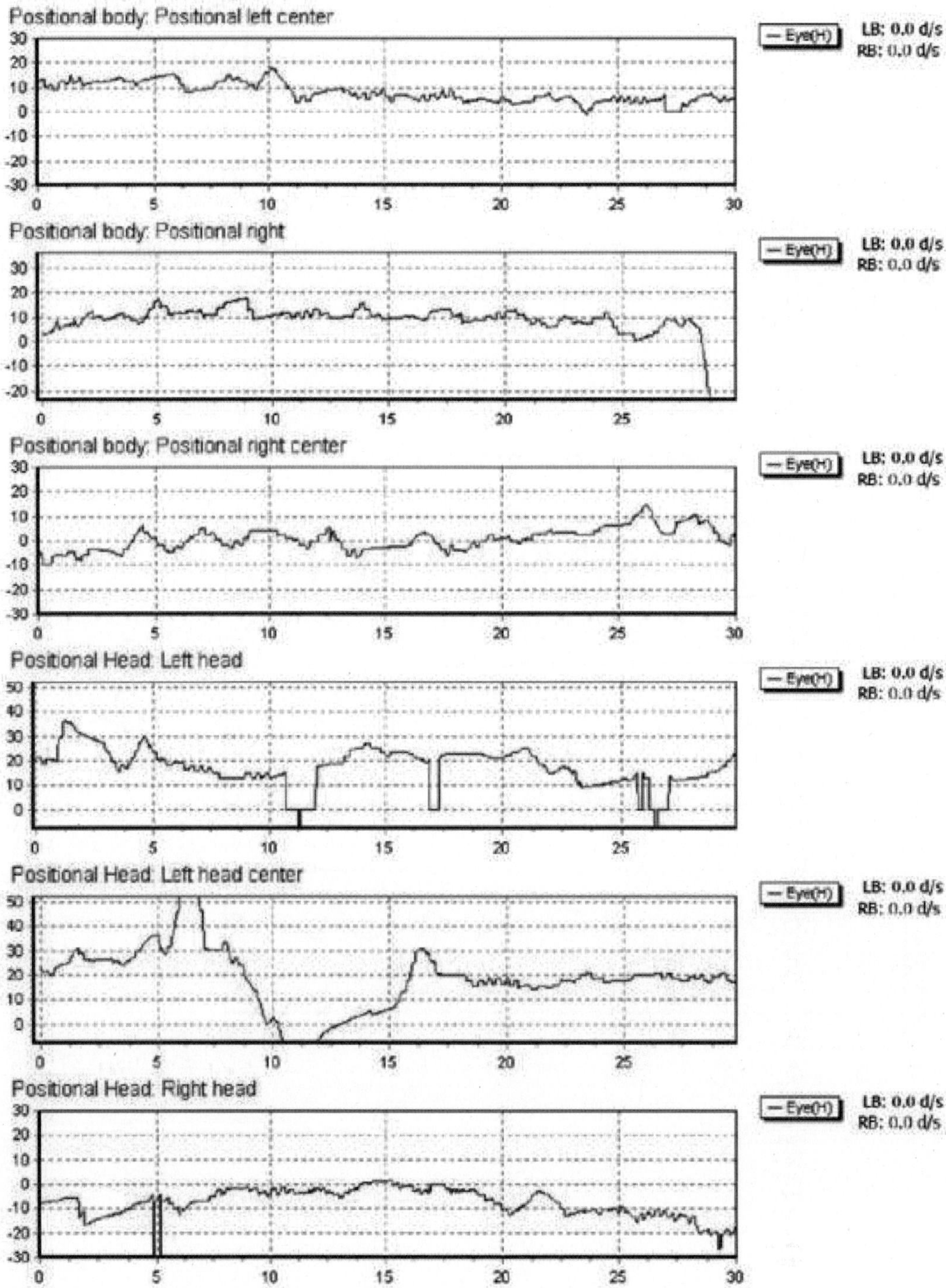
Positional body: Positional left center
Eye(H)
LB: 0.0 d/s
RB: 0.0 d/s
Positional body: Positional right
Eye(H)
LB: 0.0 d/s
RB: 0.0 d/s
Positional body: Positional right center
Eye(H)
LB: 0.0 d/s
RB: 0.0 d/s
Positional Head: Left head
Eye(H)
LB: 0.0 d/s
RB: 0.0 d/s
Positional Head: Left head center
Eye(H)
LB: 0.0 d/s
RB: 0.0 d/s
Positional Head: Right head
Eye(H)
LB: 0.0 d/s
RB: 0.0 d/s

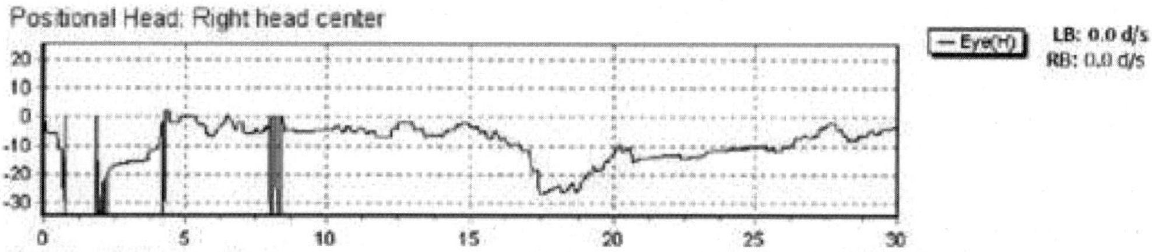

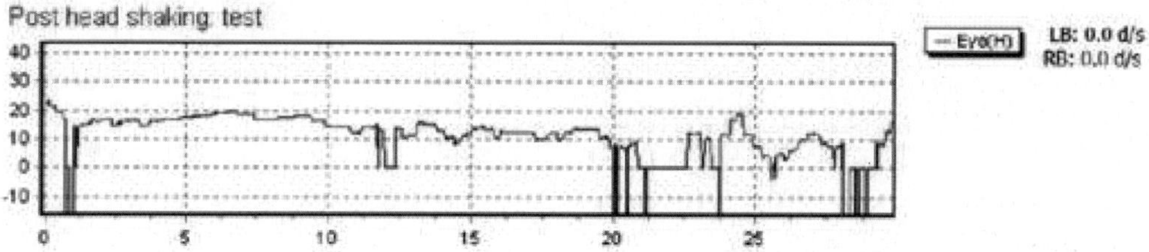

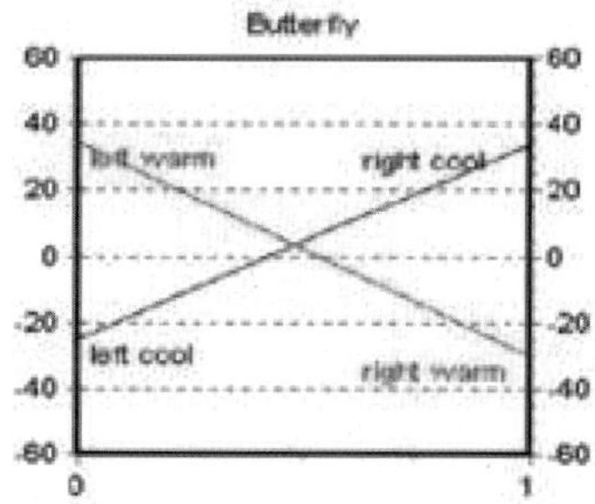

Left Cool : -25.2
Left Warm : 34.5
Right Cool : 34.0
Right Warm: -30.2

CP: 3.6
Left ear 3% weakness
DP: 10.6
Left beating 10% strong
Temperature Effect:
Warm test 4.49% strong

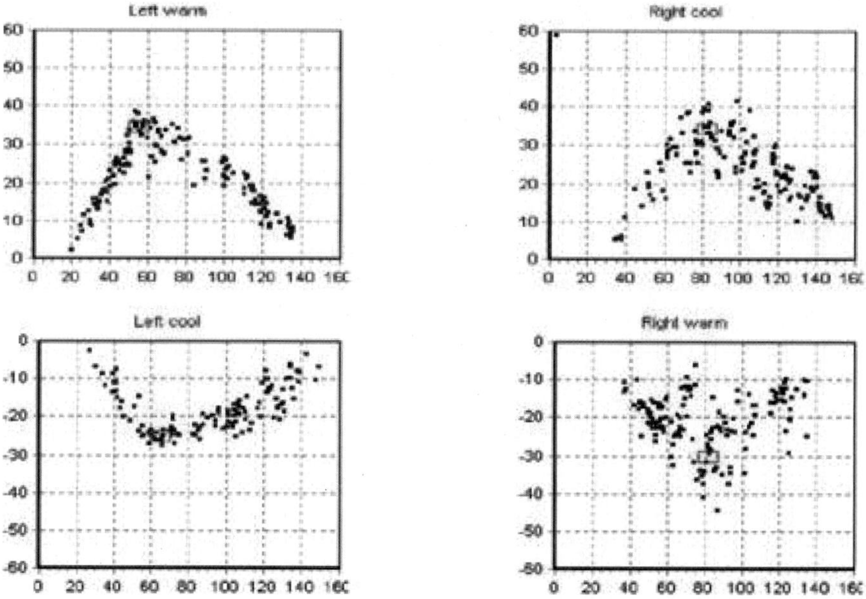

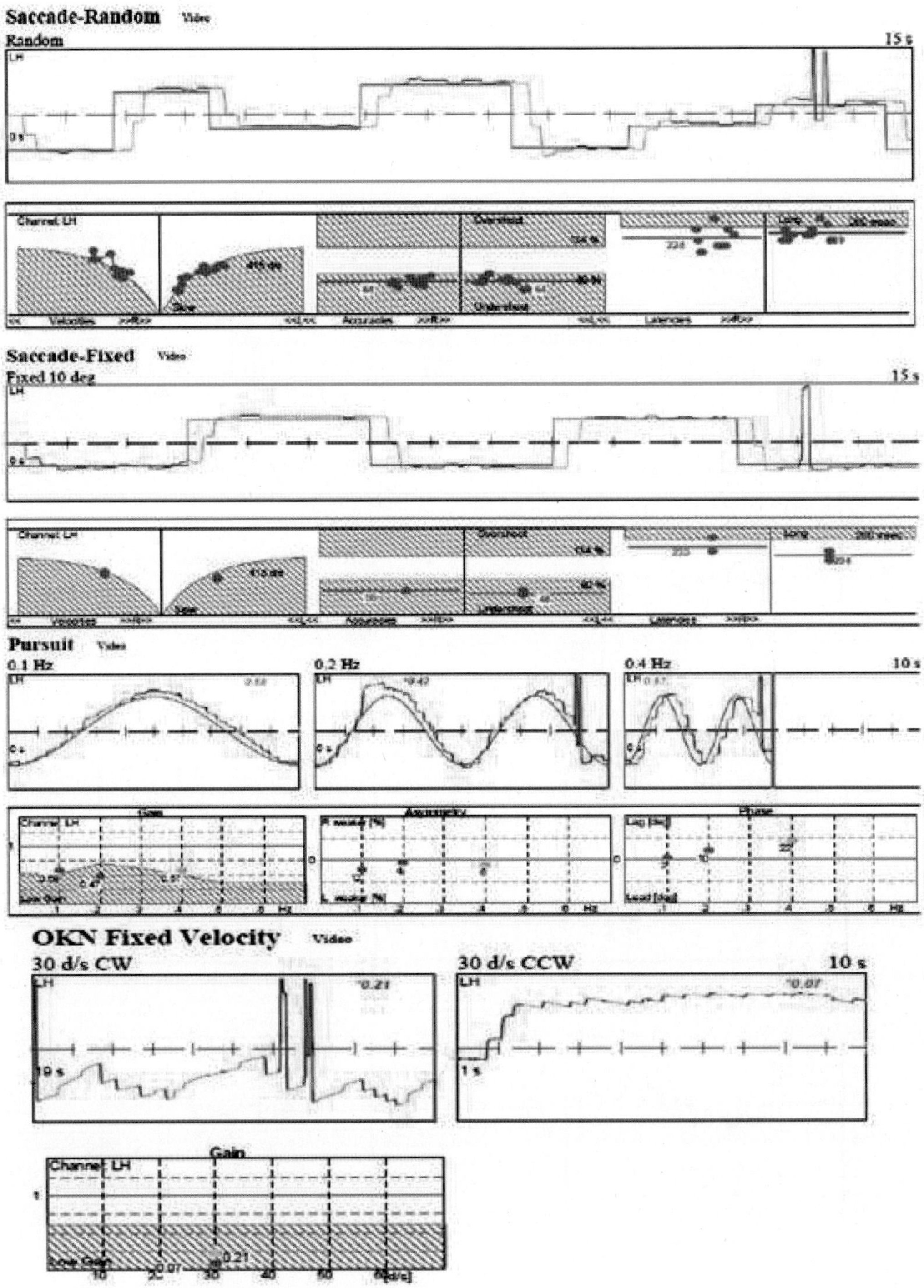
Saccade-Random Video
Random
15 s
Saccade-Fixed Video
Fixed 10 deg
15 s
Pursuit Video
0.1 Hz
0.2 Hz
0.4 Hz
10 s
OKN Fixed Velocity Video
30 d/s CW
30 d/s CCW
10 s
Gain
Channel: LH
Low Gain
10
20
30
40
50
0.07
0.21

Rotational Chair Summary

VOR Summary

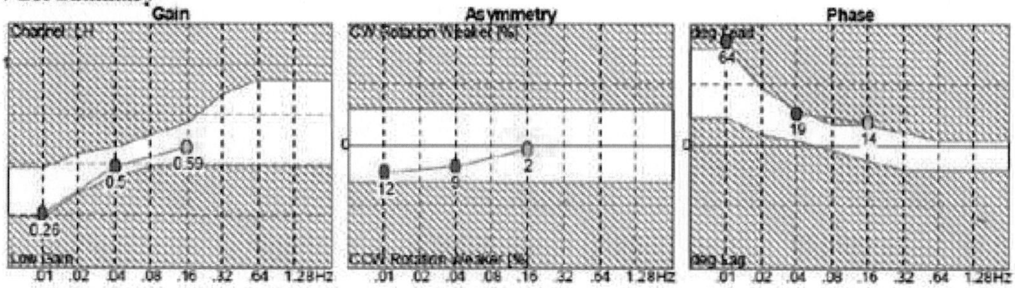

VFX Summary

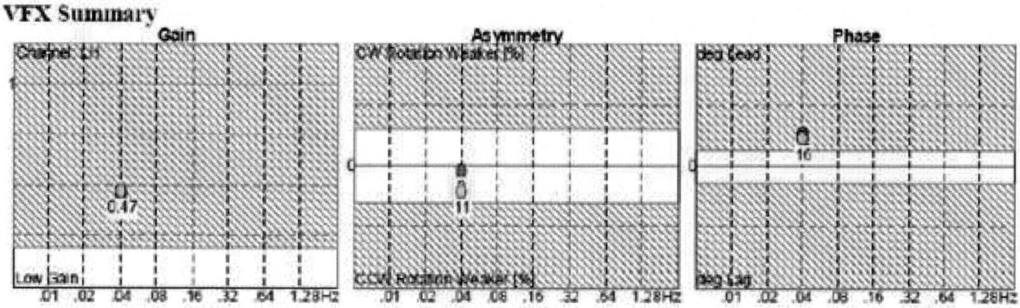

VVOR Summary

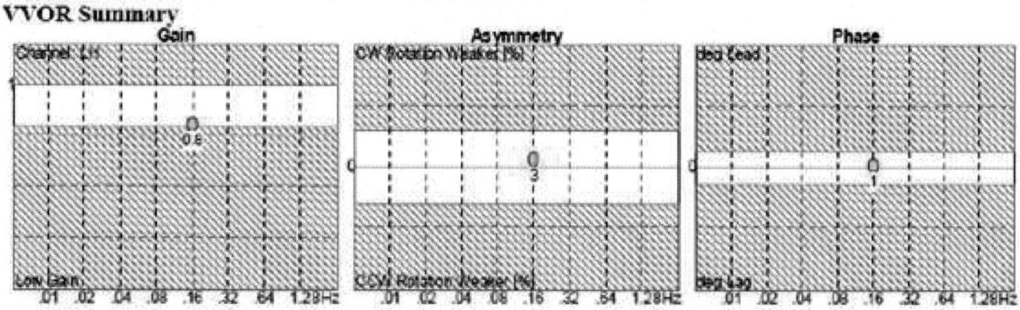

RVS Summary

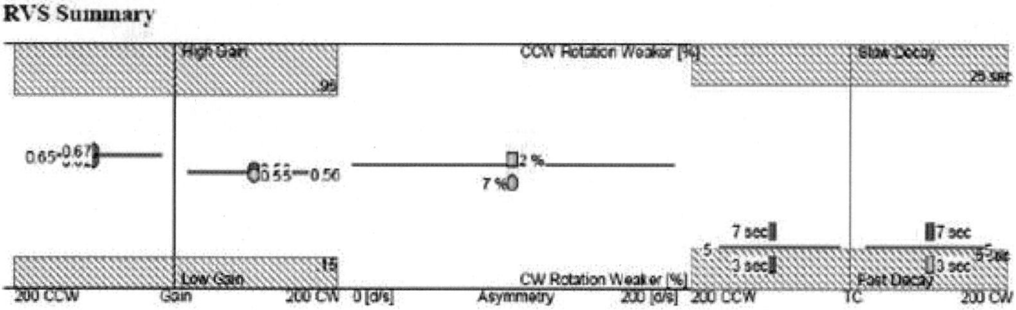

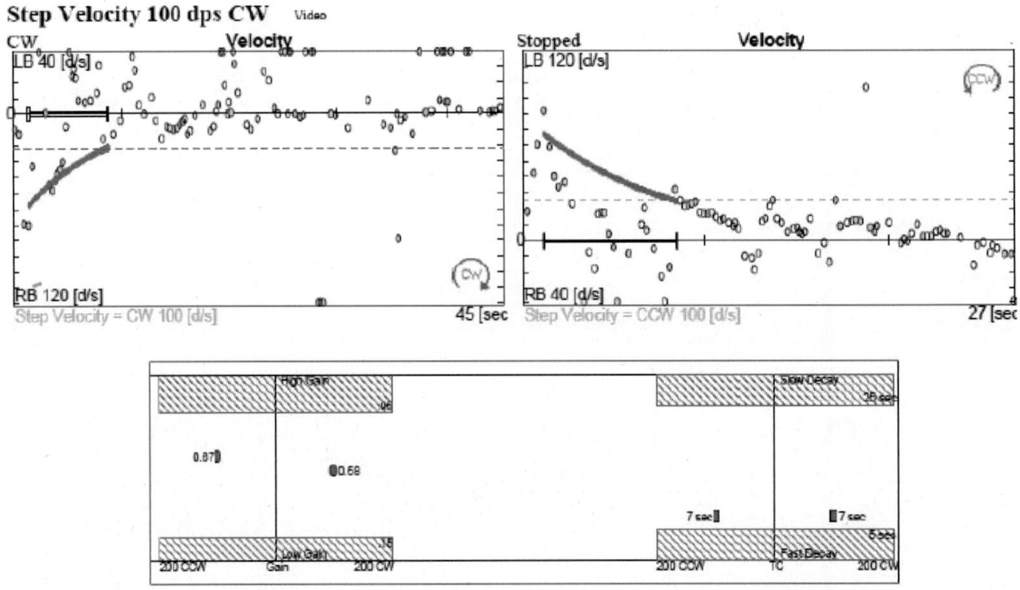
Step Velocity 100 dps CW
Video
CW
Velocity
LB 40 [d/s]
RB 120 [d/s]
Step Velocity = CW 100 [d/s]
45 [sec
Stopped
Velocity
LB 120 [d/s]
RB 40 [d/s]
Step Velocity = CCW 100 [d/s]
27 [sec
High Gain
Low Gain
0.87
0.68
Slow Decay
Fast Decay
7 sec
7 sec
200 CCW
Gain
200 CW
TC

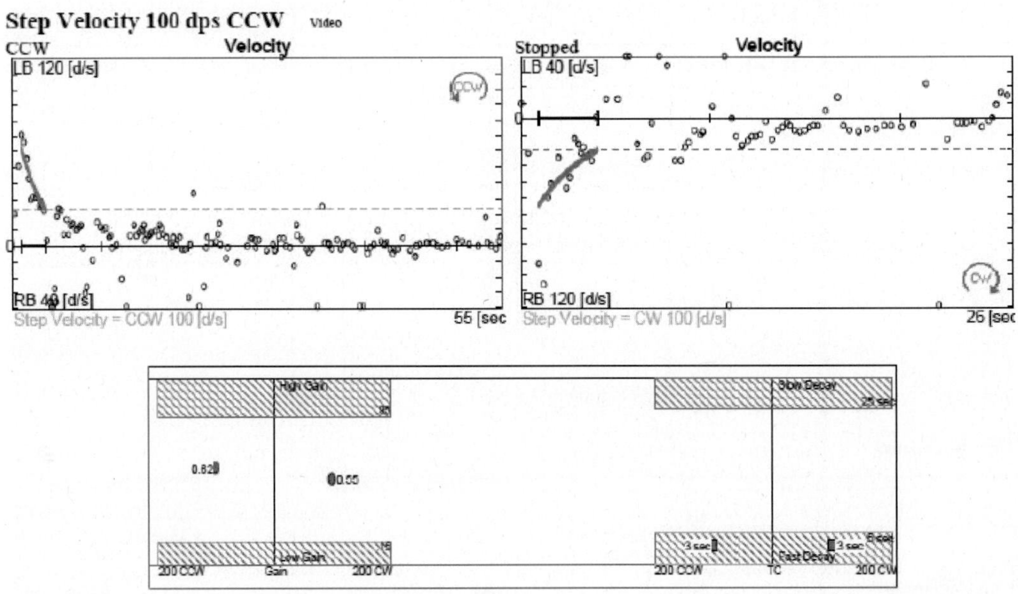
Step Velocity 100 dps CCW
Video
CCW
Velocity
LB 120 [d/s]
RB 40 [d/s]
Step Velocity = CCW 100 [d/s]
55 [sec
Stopped
Velocity
LB 40 [d/s]
RB 120 [d/s]
Step Velocity = CW 100 [d/s]
26 [sec
High Gain
Low Gain
0.82
0.55
Slow Decay
Fast Decay
3 sec
3 sec
200 CCW
Gain
200 CW
TC

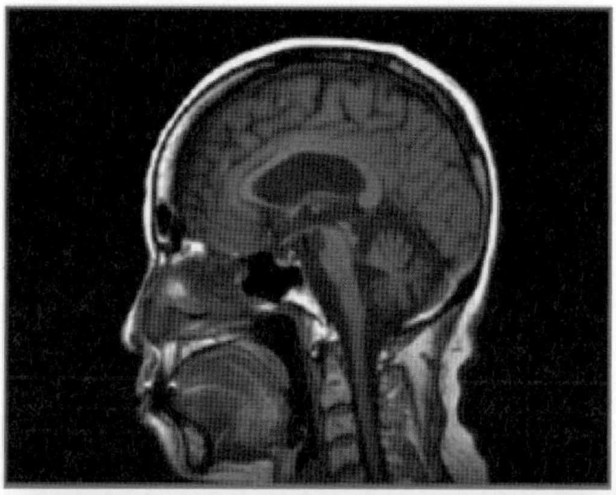

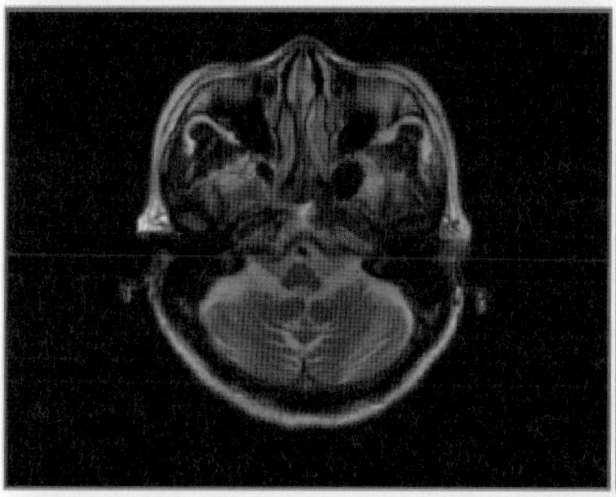

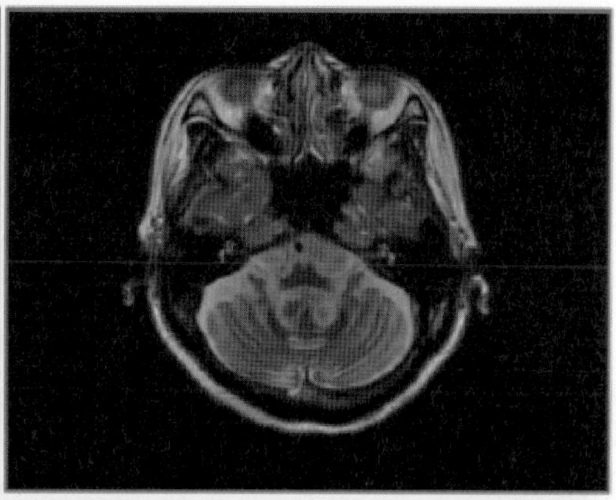

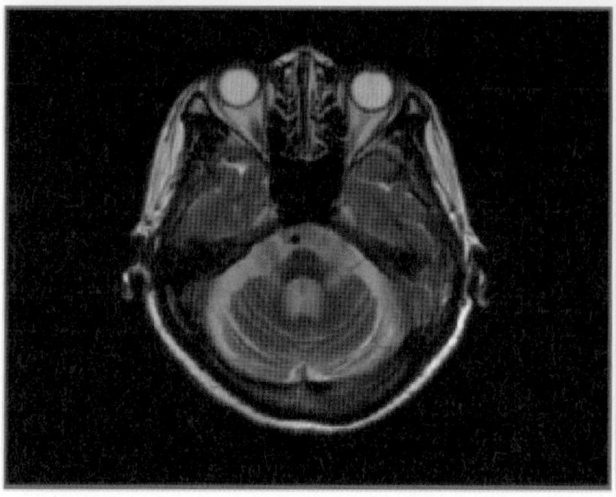

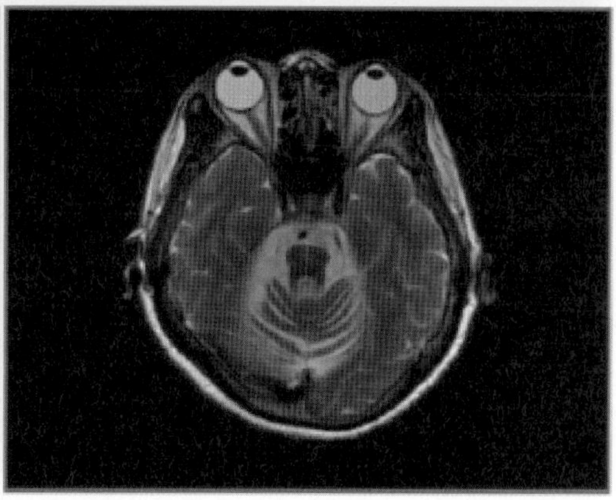

판 독 : Chronic central dizziness 환자로 신경학적 검진상 cerebellar dysfunction이 주로 관찰됨.

Brain MRI 상에서도 OPCA (olivopontocerebellar atrophy)가 명확히 보이는 상태임.

고령에서 발생하여 점차 진행하는 양상으로 neurodegenerative CNS disease가 고려되는 상태로 multiple systemic atrophy-cerebellar type, spinocerebellar atrophy 등이 대표적인 질환임.

증 례 12

56세의 남자
Chief complaint : severe unsteadiness
Onset : 내원 전일 오전 10시경

Present illness : 고혈압이 있다고 들었으나, 약물치료 하지 않고 특이 증상 없이 지내던 상태로 내원 전일 오전 10시경 산책하던 중 갑자기 오른쪽 다리에 힘이 잘 안 들어가는 증상이 생겨 앉아서 잠시 쉬었다 다시 걸으려고 일어났는데 심한 불균형 느껴지며 걷기 어려워 외부 병원 응급실 방문 후 본원으로 전원됨. 이후 말이 어눌하고, 침이 잘 삼켜지지 않으며, 증상들은 이틀에 걸쳐 점차 심해진다 호소함.

Review of symptoms : Vertigo (-) Otologic symptoms (-) headache (-) URI symptoms (-) Nausea/vomiting (-/-)

Neuro-otologic examinations : 내원 당일 (onset 2일째)

Spontaneous nystagmus	No nystagmus
Gaze-evoked nystagmus	(+/+)
Head shaking nystagmus	No nystagmus
Head impulse test	Negative
Other neurological signs	
Cranial nerves	Left ptosis Right facial sensory loss by pain & temperature Dysphagia, dysarhtria
Skew deviation	(+) hypotropia, left eye
Head tilt	(+) left
Balance	Falling to bilateral sides
Sensory	Right side sensory loss by pain & temperature

Brain diffusion MRI: high signal intensity in the left lateral medulla
Fundoscopy: counter-clockwise ocular torsion (병변과 ipsilateral)

Interpretation: Acute left lateral medullary infarct (Wallerberg's syndrome)

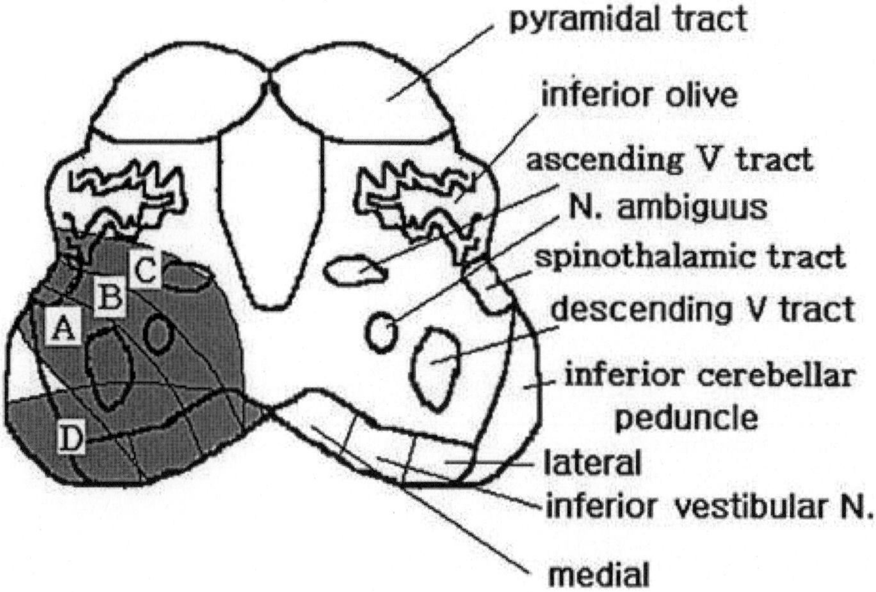

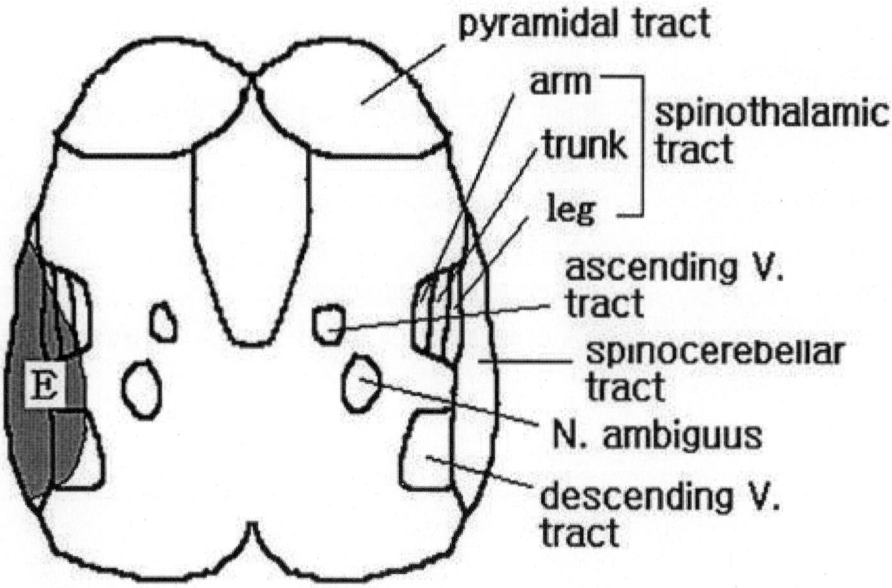

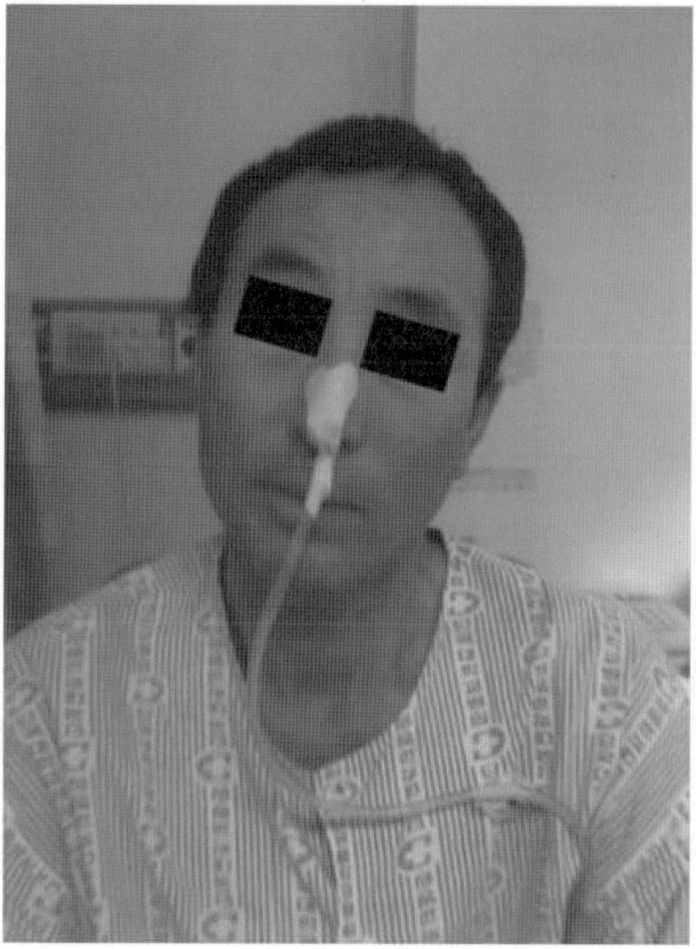

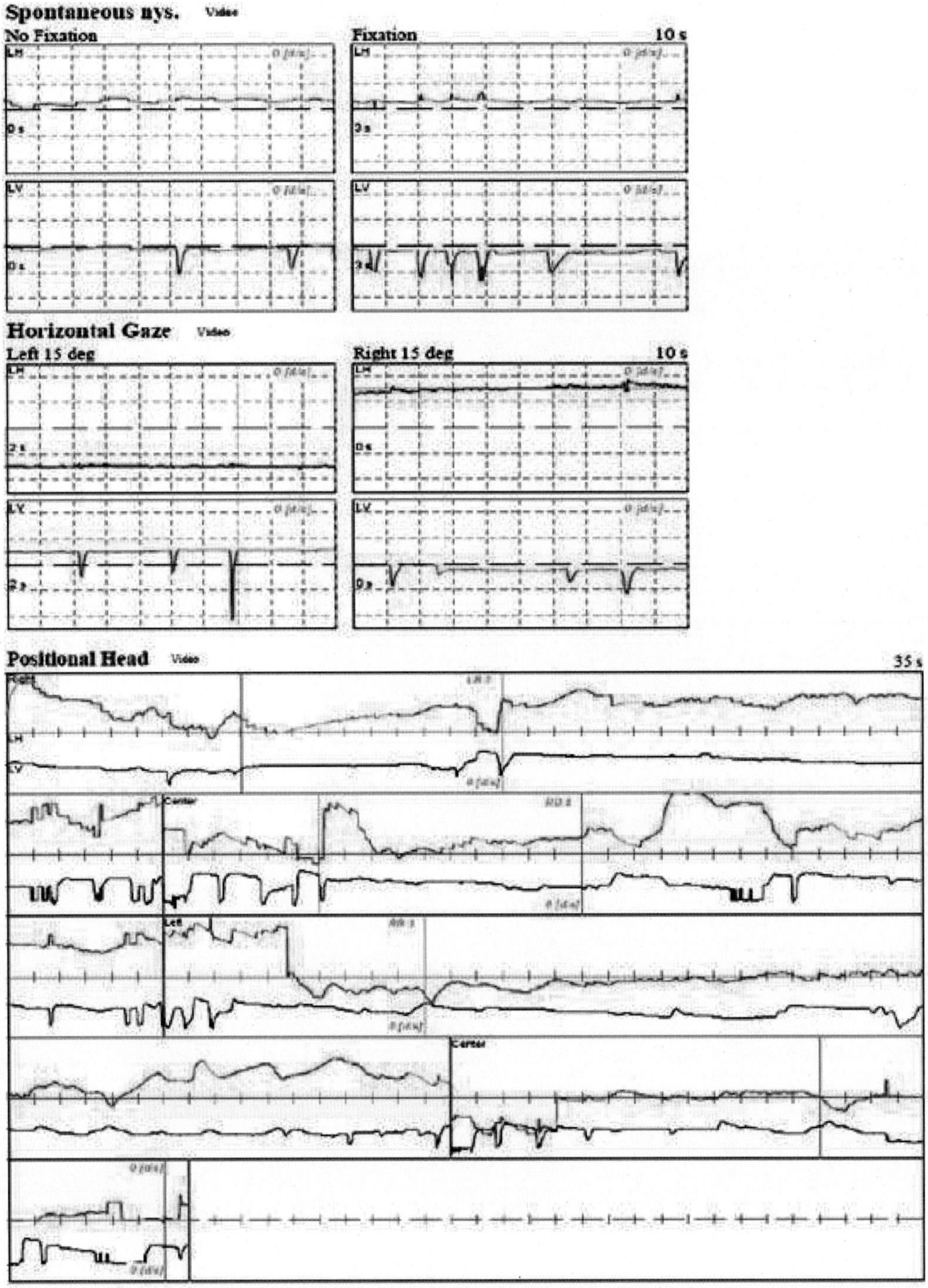
Spontaneous nys.
No Fixation
Fixation
10 s
Horizontal Gaze
Left 15 deg
Right 15 deg
10 s
Positional Head
35 s
Center
Left
Center

Positional Body Video

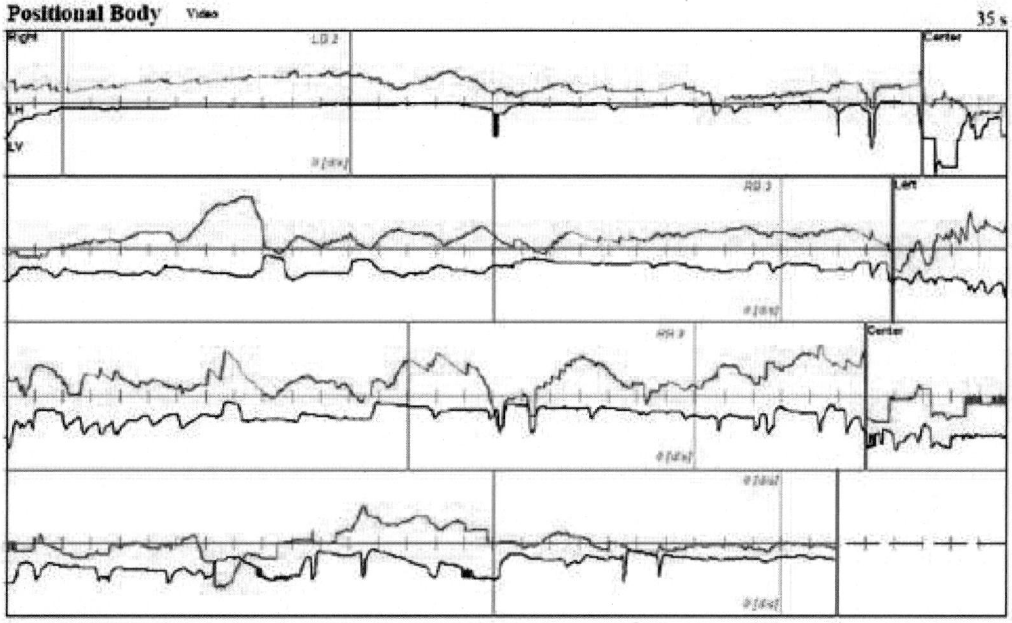

Dix-Hallpike Right Video

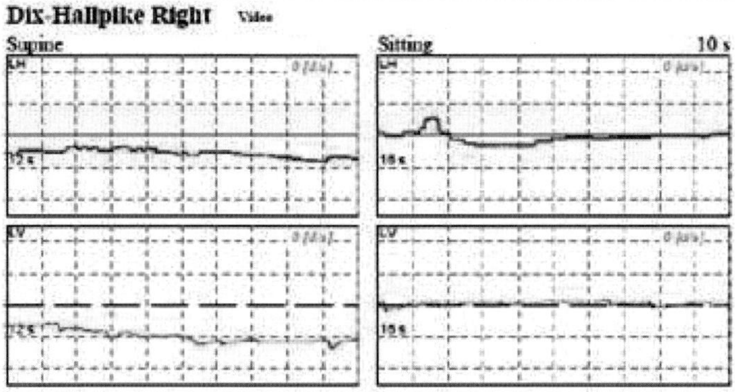

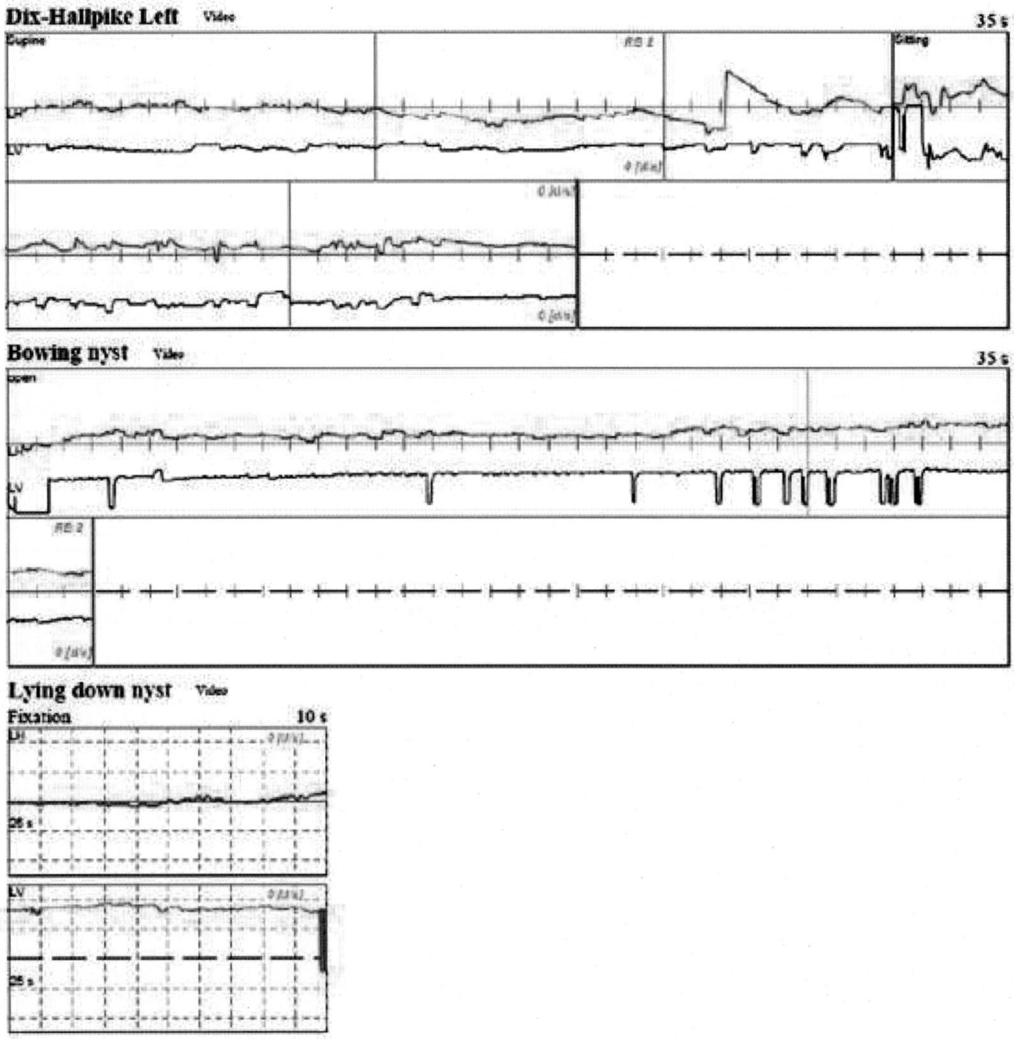
Dix-Hallpike Left Video
35 s
Supine
Sitting
LH
LV
Bowing nyst Video
35 s
open
LH
LV
Lying down nyst Video
Fixation
10 s
LH
25 s
LV
25 s

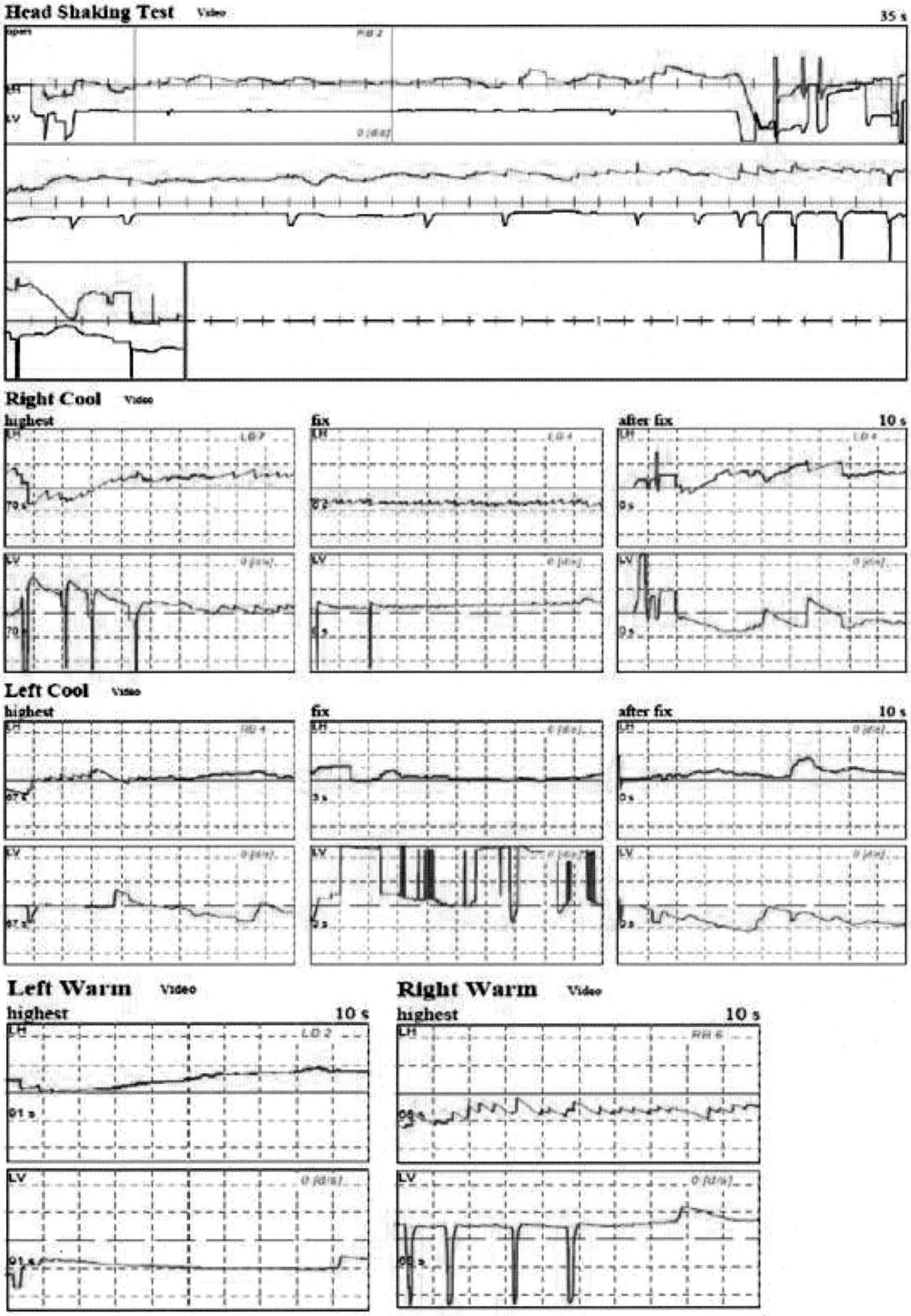
Head Shaking Test Video
35 s
LH
LV
Right Cool Video
highest
fix
after fix
10 s
Left Cool Video
highest
fix
after fix
10 s
Left Warm Video
highest
10 s
Right Warm Video
highest
10 s

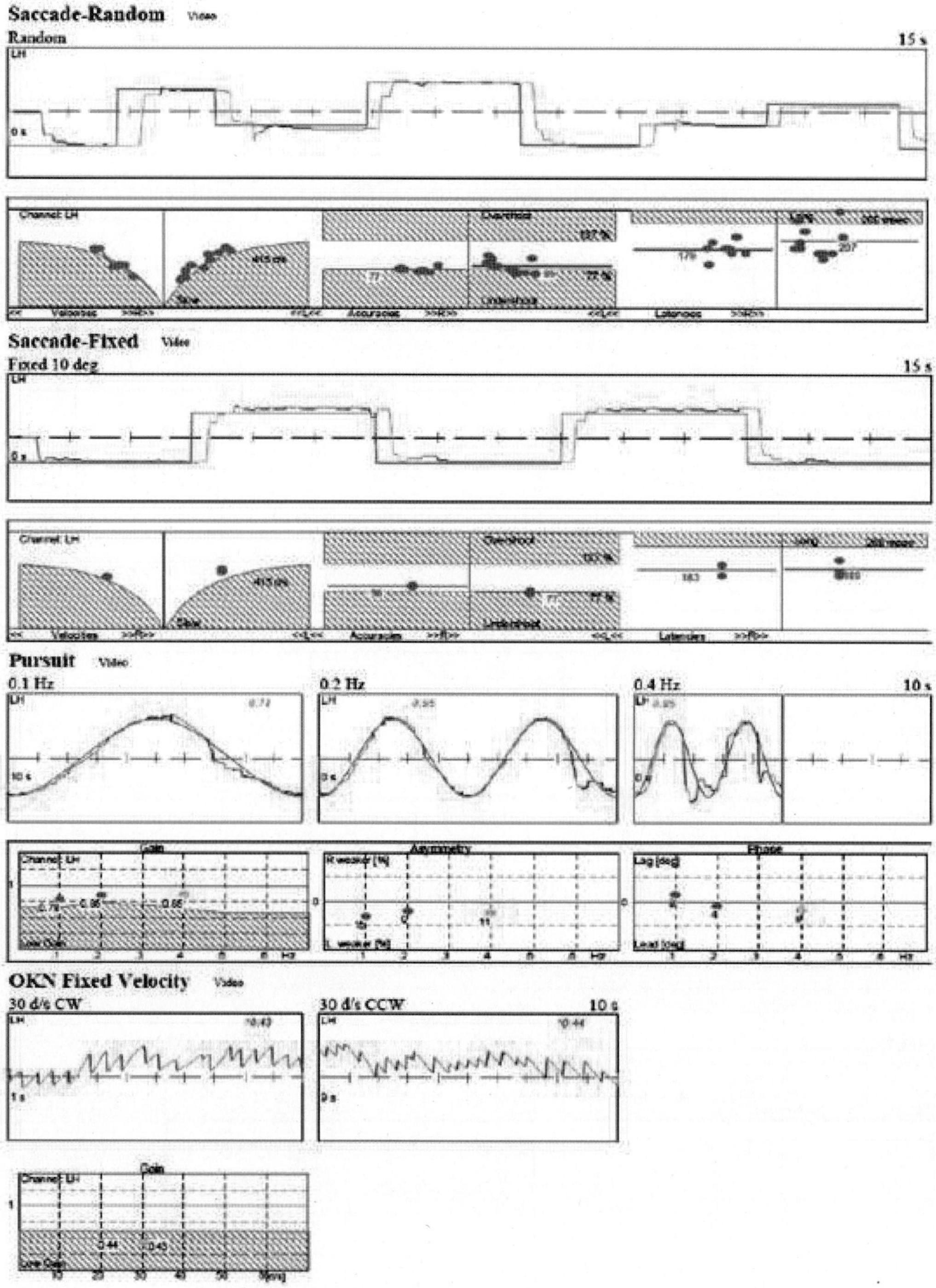
Saccade-Random Video
Random
15 s
Saccade-Fixed Video
Fixed 10 deg
15 s
Pursuit Video
0.1 Hz
0.2 Hz
0.4 Hz
10 s
Gain
Asymmetry
Phase
OKN Fixed Velocity Video
30 d/s CW
30 d/s CCW
10 s
Gain

Step Velocity 100 dps CW

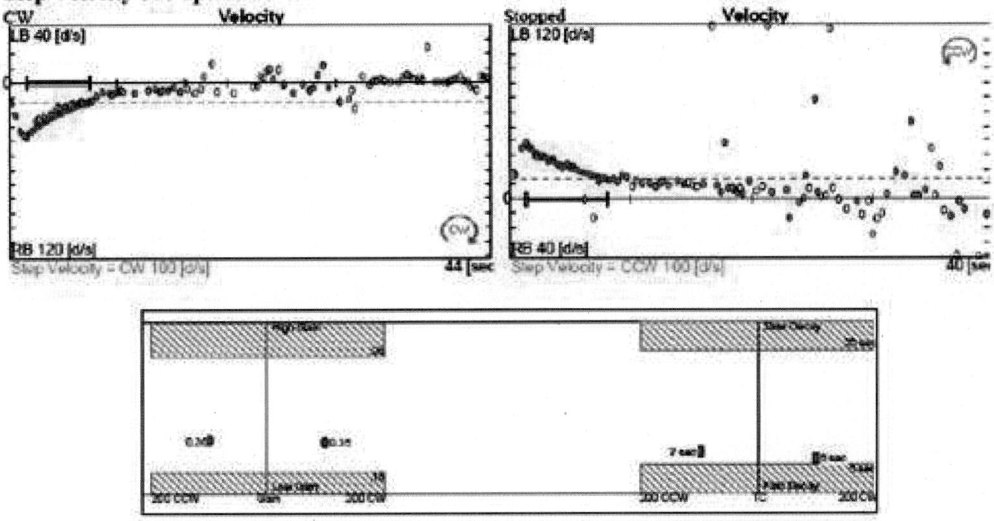

Step Velocity 100 dps CCW

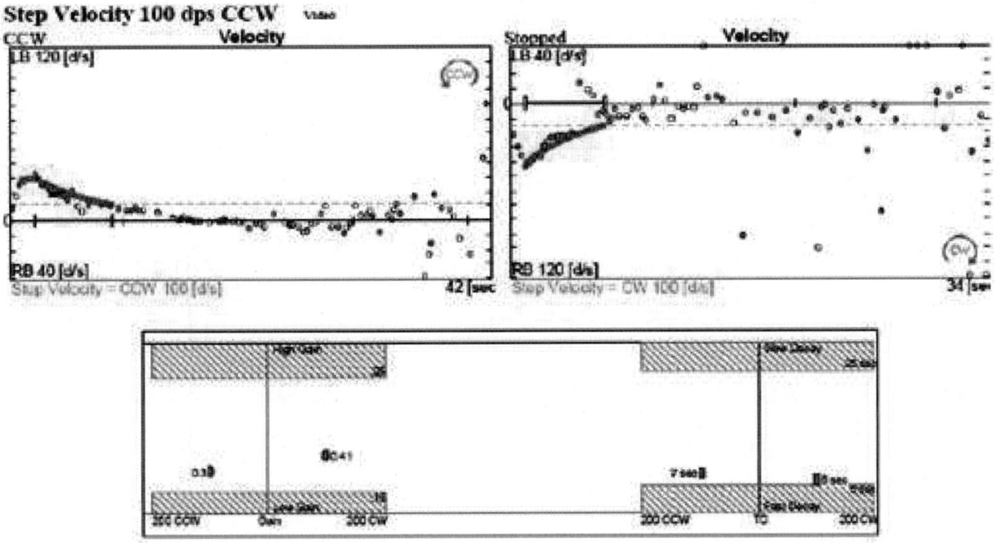

RVS Summary

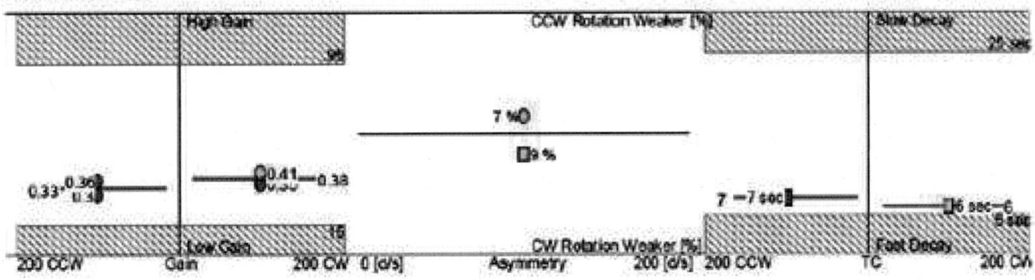

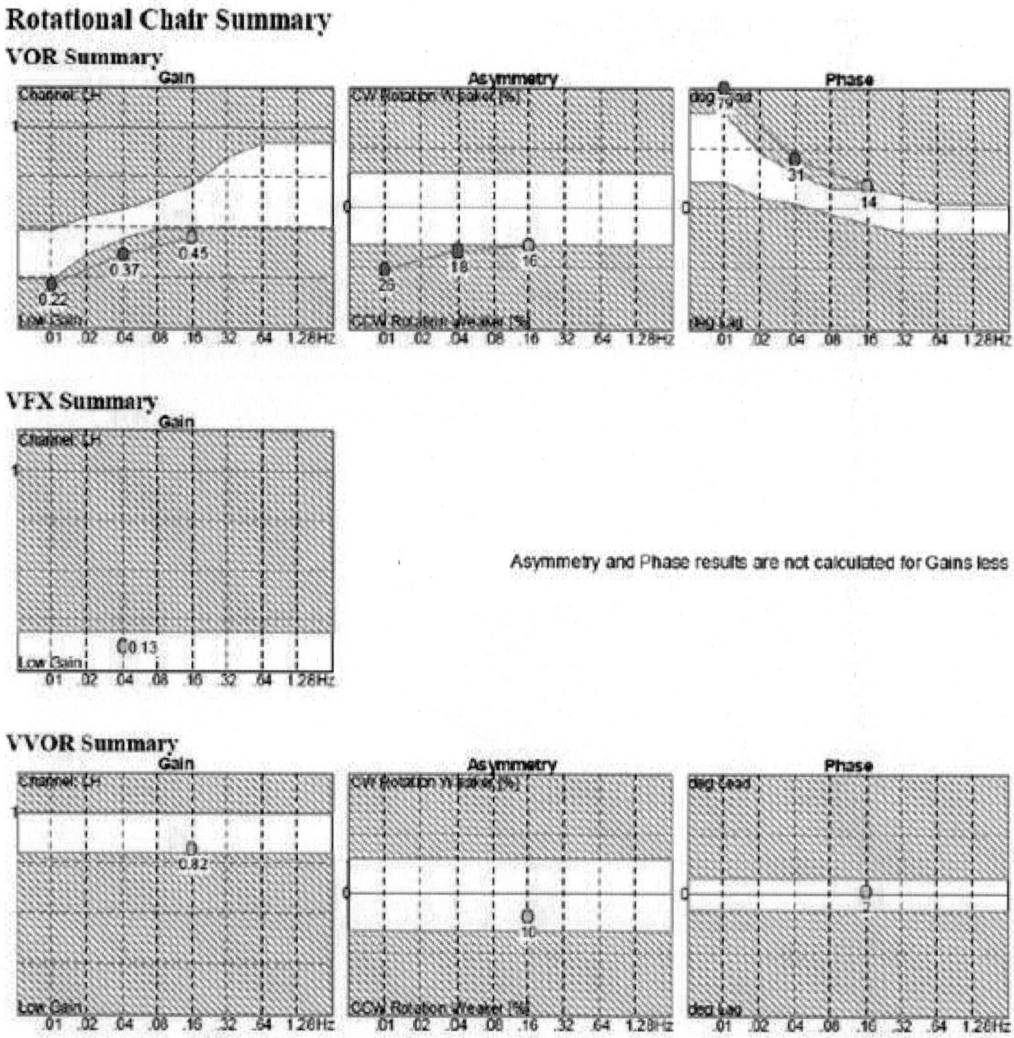
Rotational Chair Summary
VOR Summary
Gain
Channel: LH
Low Gain
0.22
0.37
0.45
.01 .02 .04 .08 .16 .32 .64 1.28Hz
Asymmetry
CW Rotation Weaker [%]
CCW Rotation Weaker [%]
26
18
16
Phase
deg Lead
deg Lag
79
31
14
VFX Summary
Gain
Channel: LH
Low Gain
0.13
Asymmetry and Phase results are not calculated for Gains less
VVOR Summary
Gain
Channel: LH
Low Gain
0.82
Asymmetry
CW Rotation Weaker [%]
CCW Rotation Weaker [%]
10
Phase
deg Lead
deg Lag
2

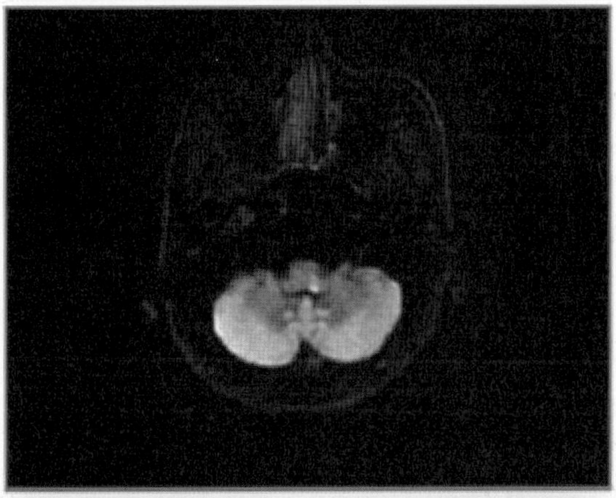

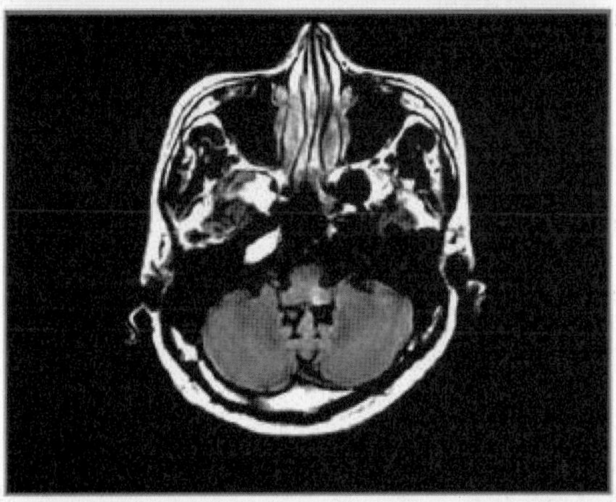

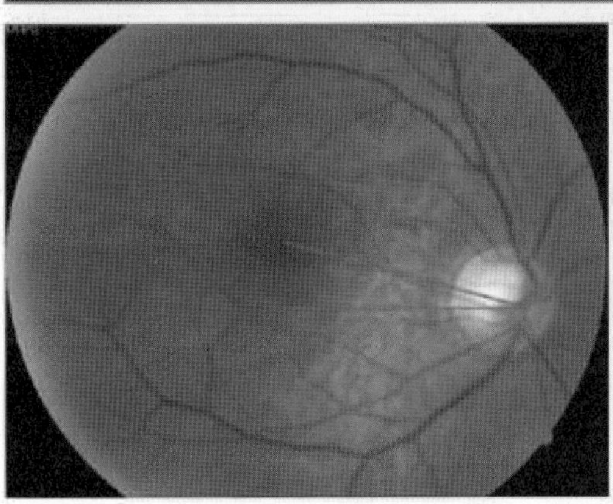

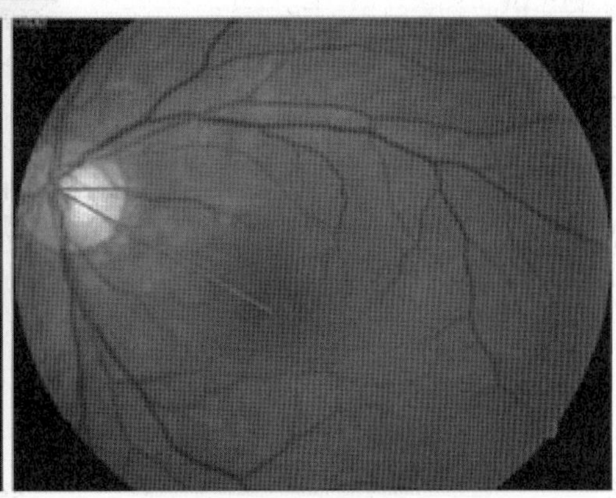

Rt eye upward 12'

Lt eye downward 30'

증 례 13

Chief complaint : positional vertigo & unsteadiness(onset: 내원 전일 저녁때부터)

Present illness : 약 17년전 right lateral medullary infarct으로 mild dizziness, left leg sensory change 남은 상태로 비교적 잘 지냈다. 어제 저녁때부터 누웠다 앉으려면 이전에는 없던 vertigo가 생겼다. 가만히 있으면1분 안쪽으로 가라앉는다. 그러다 다시 자세를 바꾸면 어지럼증이 발생하고 걸으려고 하면 본인이 빙글빙글 도는 듯한 느낌과 함께 중심을 잡지 못하면서 넘어지려고 한다. 다른 신경학적 증상 동반은 없고, 어지럼증 가라앉고 걷는 걸음은 이전과 큰 변화가 없다.

Review of symptoms : Otologic symptom (-) Headache (-) Nausea/Vomiting (- / -)
Posterior neck discomfort (-) Previous URI Hx (-)

Past medical history : Hypertension / hyperlipidemia / smoking / alcohol (+/+/+/+)
2006. upper gastrointentinal bleeding (+)으로 입원치료 받았음.

Neuro-otologic examinations : 내원 당일 외래에서 시행(onset 2일째)

Spontaneous nystagmus	No nystagmus
Gaze-evoked nystagmus	No nystagmus
Head shaking nystagmus	No nystagmus
Head impulse test	Negative
Head turning test	No nystagmus
Dix-Hallpike test: Right	No nystagmus, sitting시에 CW torsional nystagmus
Left	No nystagmus, sitting시에 upbeat nystagmus
Skew deviation	Negative
Balance	Mild wide-base, mild right limb ataxia(+) 이전과 큰 변화는 없다고 함.
Romberg test	Negative
Tandem gait	Subtle swaying to right
Other neurological signs	Dysesthesia in left leg

VOG 검사 (onset 3일째)

Post head shaking: test

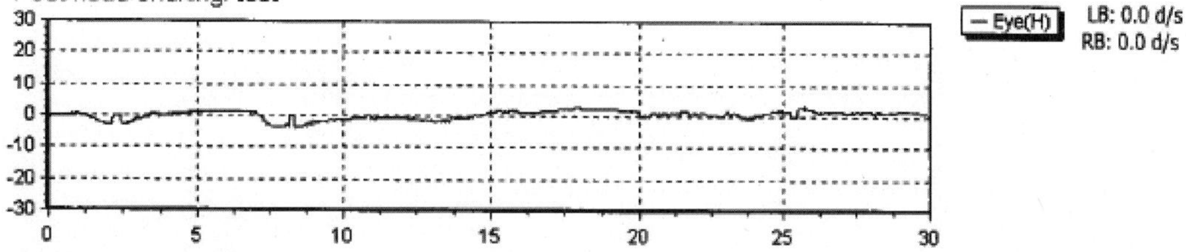

Spontaneous: Fixation

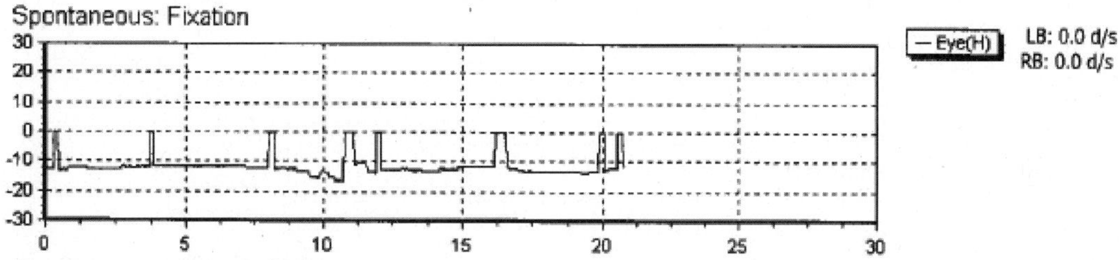

Spontaneous: Without fixation

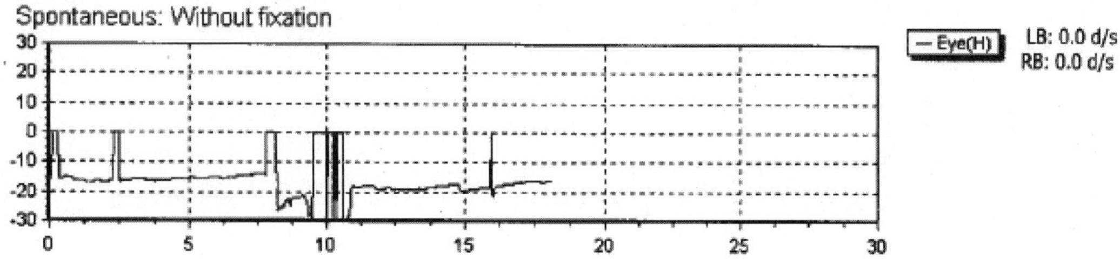

Gaze: Left 15, 20sec

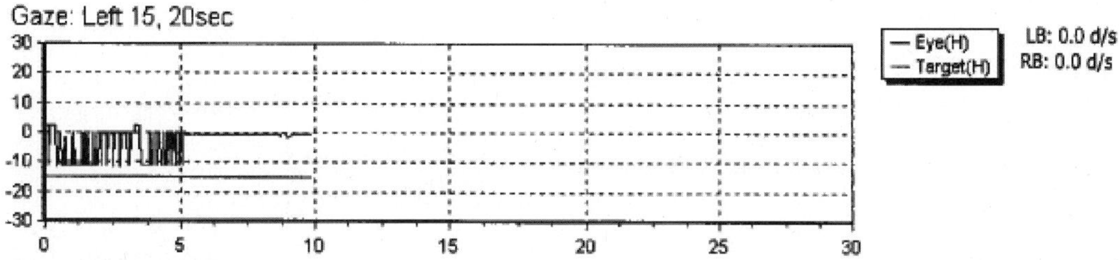

Gaze: Right 15, 20sec

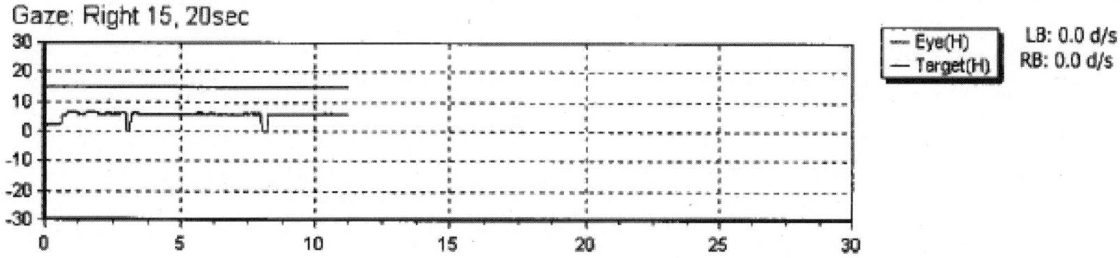

Dix-hallpike: Left headhanging

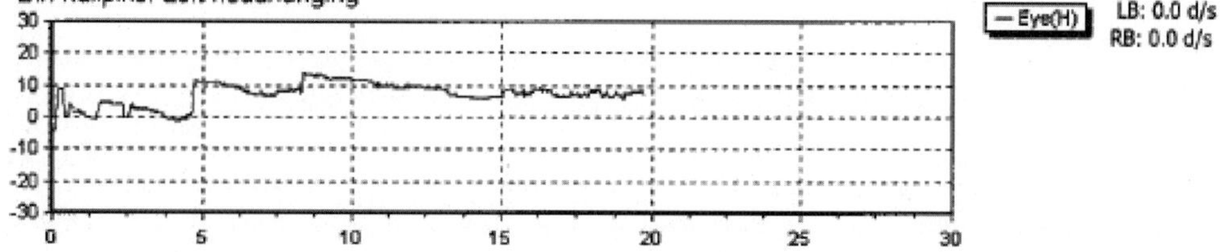

Dix-hallpike: Left sitting

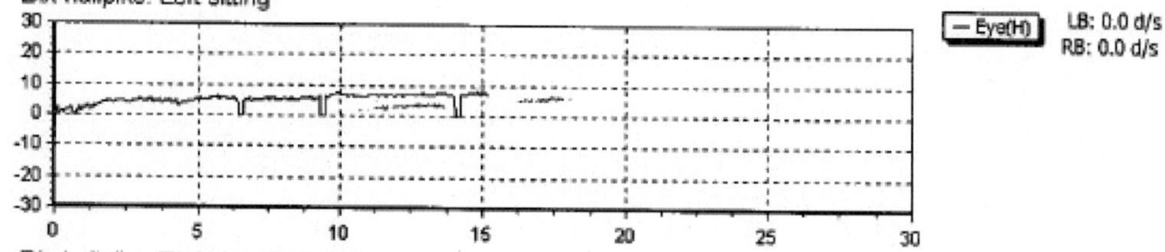

Dix-hallpike: Right headhanging

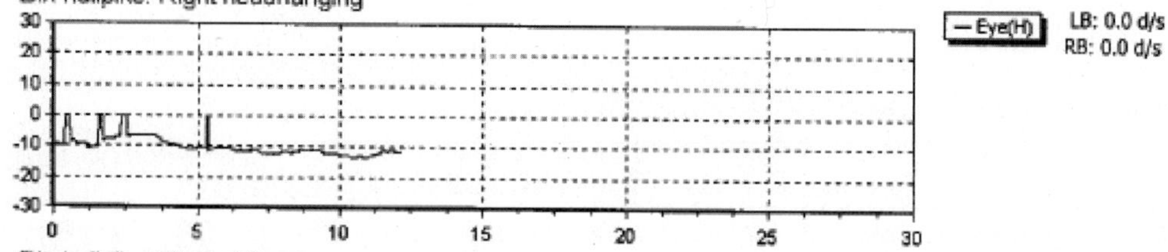

Dix-hallpike: Right sitting

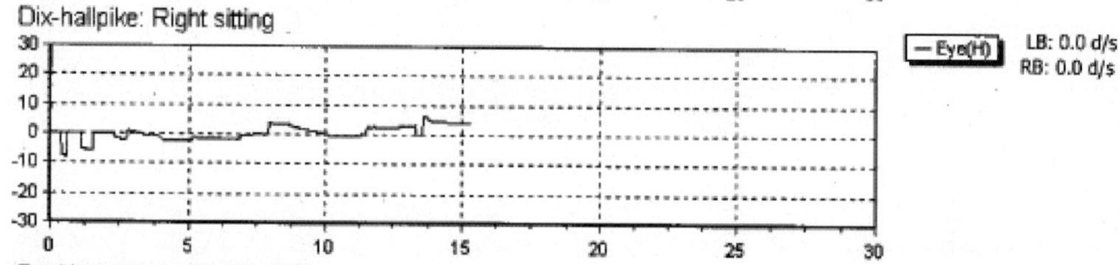

Positional body: Positional left

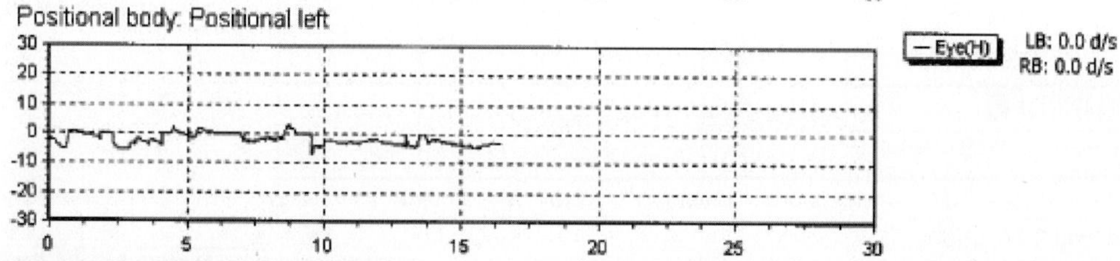

Positional body: Positional left center

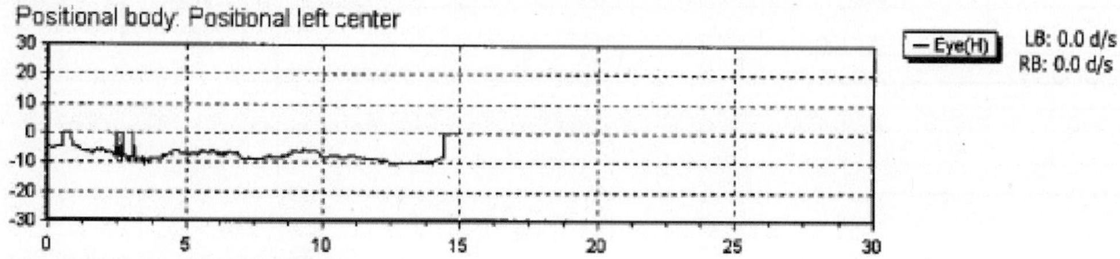

Positional body: Positional right

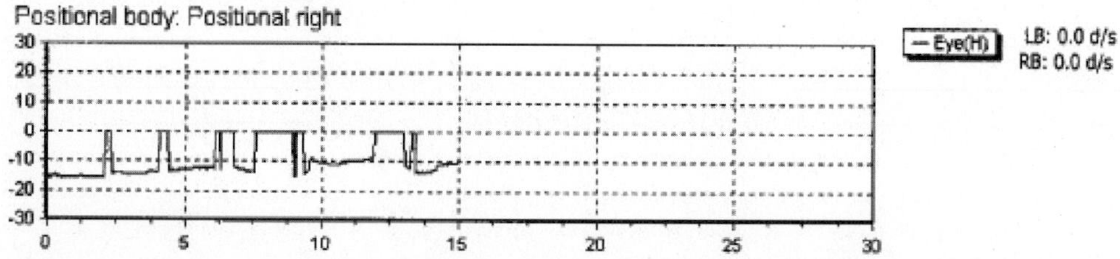

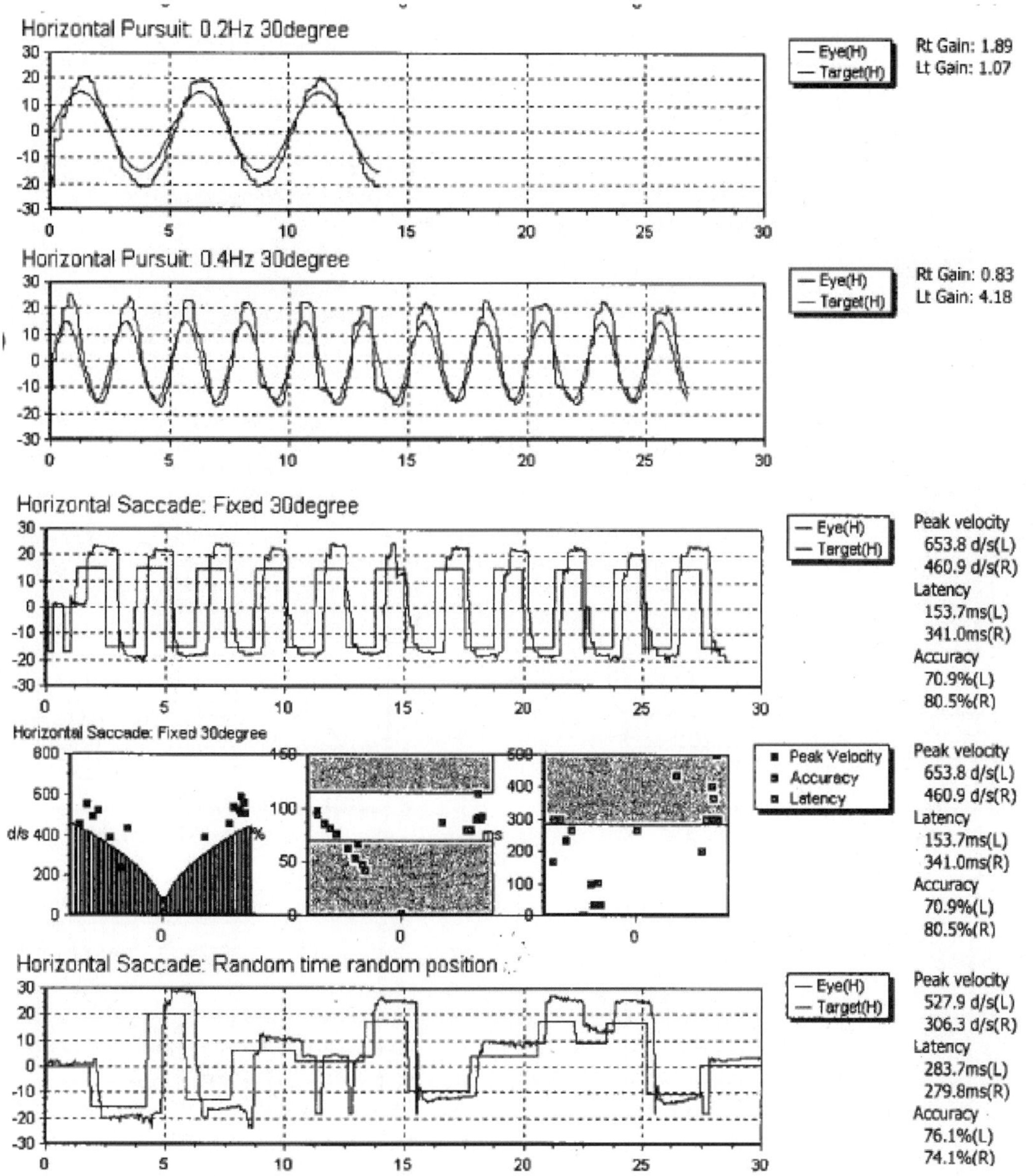
Horizontal Pursuit: 0.2Hz 30degree
Eye(H)
Target(H)
Rt Gain: 1.89
Lt Gain: 1.07
Horizontal Pursuit: 0.4Hz 30degree
Eye(H)
Target(H)
Rt Gain: 0.83
Lt Gain: 4.18
Horizontal Saccade: Fixed 30degree
Eye(H)
Target(H)
Peak velocity
653.8 d/s(L)
460.9 d/s(R)
Latency
153.7ms(L)
341.0ms(R)
Accuracy
70.9%(L)
80.5%(R)
Horizontal Saccade: Fixed 30degree
d/s
%
ms
Peak Velocity
Accuracy
Latency
Peak velocity
653.8 d/s(L)
460.9 d/s(R)
Latency
153.7ms(L)
341.0ms(R)
Accuracy
70.9%(L)
80.5%(R)
Horizontal Saccade: Random time random position
Eye(H)
Target(H)
Peak velocity
527.9 d/s(L)
306.3 d/s(R)
Latency
283.7ms(L)
279.8ms(R)
Accuracy
76.1%(L)
74.1%(R)

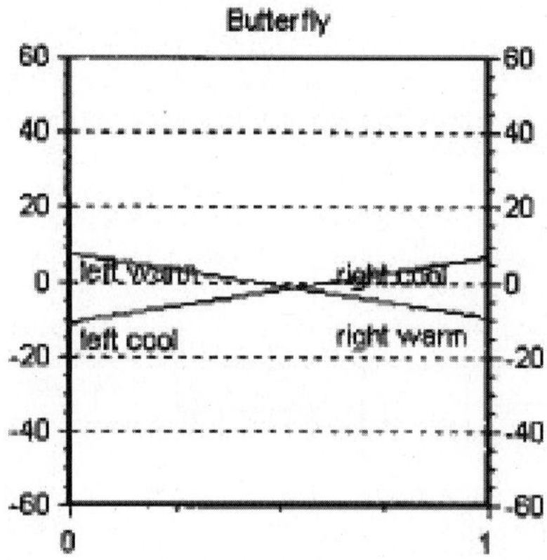

Left Cool : -10.9
Left Warm : 7.4
Right Cool : 6.4
Right Warm: -9.4

CP: -7.6
Right ear 7% weakness
DP: -18.8
Right beating 18% strong
Temperature Effect:
Cool test 1.60% strong

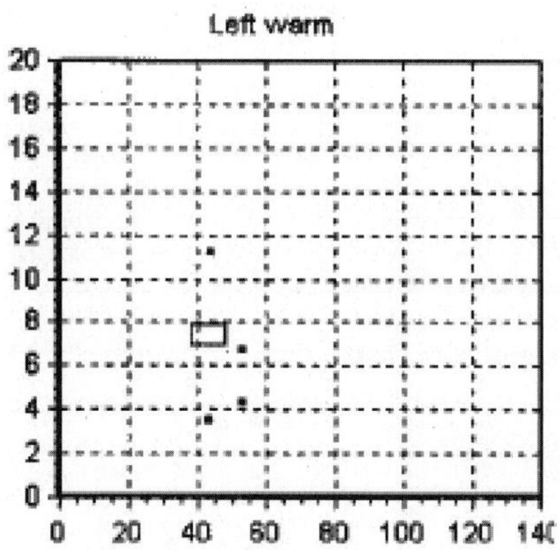

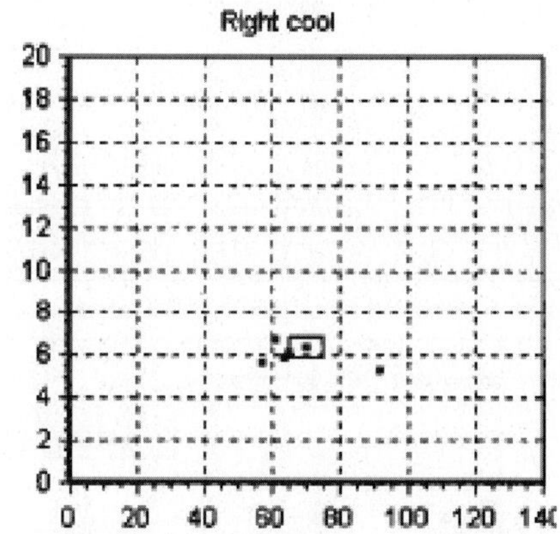

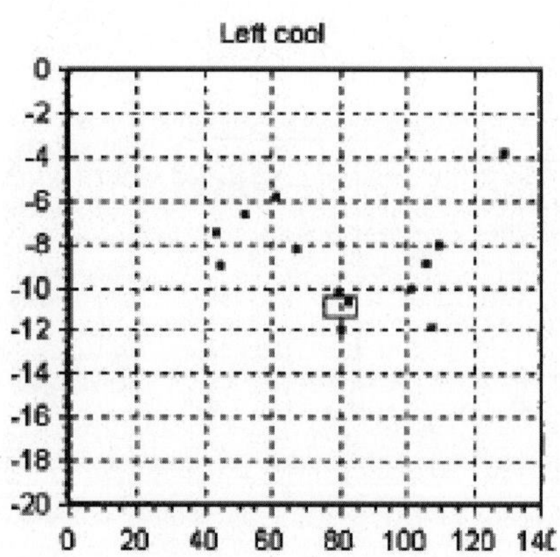

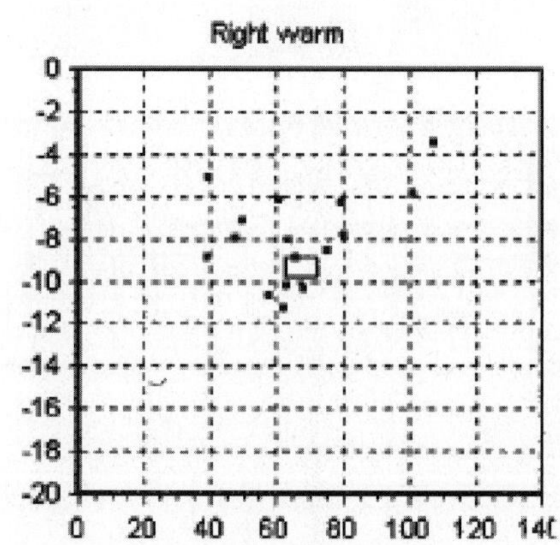

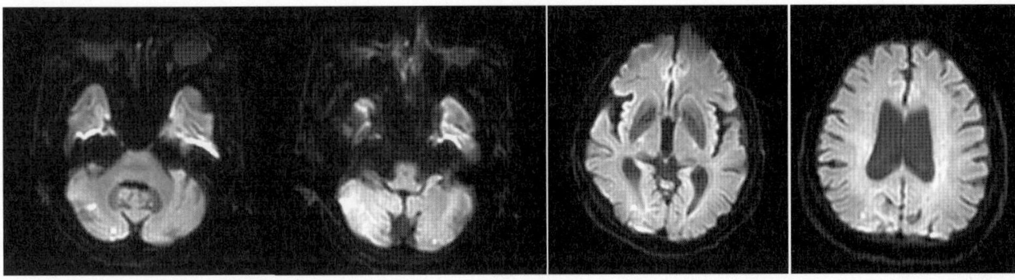

Diffusion MRI : Multifocal high signal intensity in bilateral cerebellar hemisphere, right parietal and occipital areas

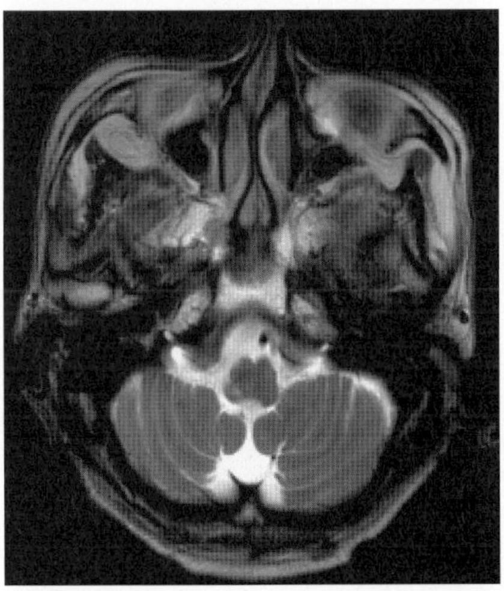

T2WI : old T2 high signal lesion in the right lateral medulla

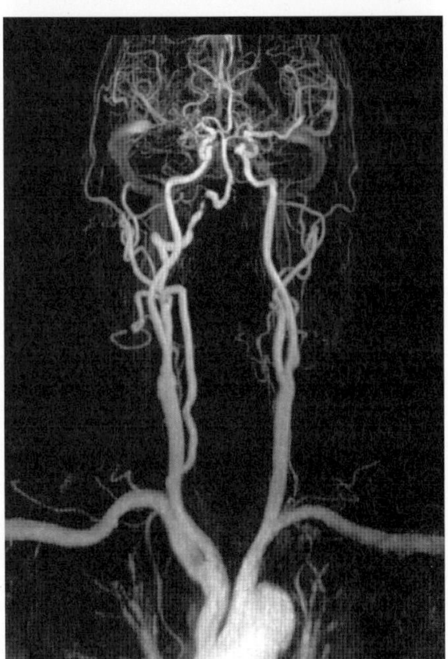

MRA : focal stenosis, right distal vertebral artery
Left VA non-visualization
Right distal MCA stenosis
Mild stenosis in both carotid bulbs

Interpretation : Central positional vertigo
Multiple embolic infarcts in posterior circulation territories
Right distal VA focal severe stenosis -> stent insertion 시행함.

증 례 14

Chief complaint : dizziness, visual disturbance 약 3주전부터 점차 심해진다.

Present illness : 어렸을 적부터 있었던 경련성 질환으로 외부병원에서 항경련제를 복용하고 있던 환자로 경련이 잘 조절되지 않아 1달 전 약을 증량하였다고 함. 이후 환자는 움직이면 심해지는 지속적인 어지럼증과 전신 위약감, 간헐적으로 물체가 흔들려 보이는 증상이 발생하였고 최근 일주일 전부터 증상이 더욱 악화되어 내원함. 청각 증상이나 다른 신경학적 증상은 없었고, 혼자 걸을 수는 있으나 처음 움직일 때 자세불안감이 있다고 호소함. 특히 차에서 내릴 때 힘이 없고 어지러워서 주저 앉게 된다고 함.

Review of system : Dizziness nature: vertigo

Duration : continuous

Aggravating factor : 자세 변화 있을 때, 특히 처음 걸을 때

Relieving factor : non-specific

Otologic Symptom (-) Headache (-) Nausea/Vomiting (+/-)

Posterior neck discomfort (-) Previous URI Hx (-)

Past medical history : 항경련제(phenytoin 200mg/day, valproate 1500mg/day, levetiracetam 1000mg/day, topiramate 150mg/day) 중 phenytoin의 하루 복용량을 200mg에서 300mg으로 증량함.

Neuro-Otologic examinations

Spontaneous nystagmus	없음
Gaze-evoked nystagmus	없음
Head impulse test	정상
Positional nystagmus:	
Head turning test	양쪽 방향에서 Upbeat
Dix-Hallpike test	없음
Skew deviation	없음
Balance	정상
Hearing loss	없음
Other neurological signs	정상

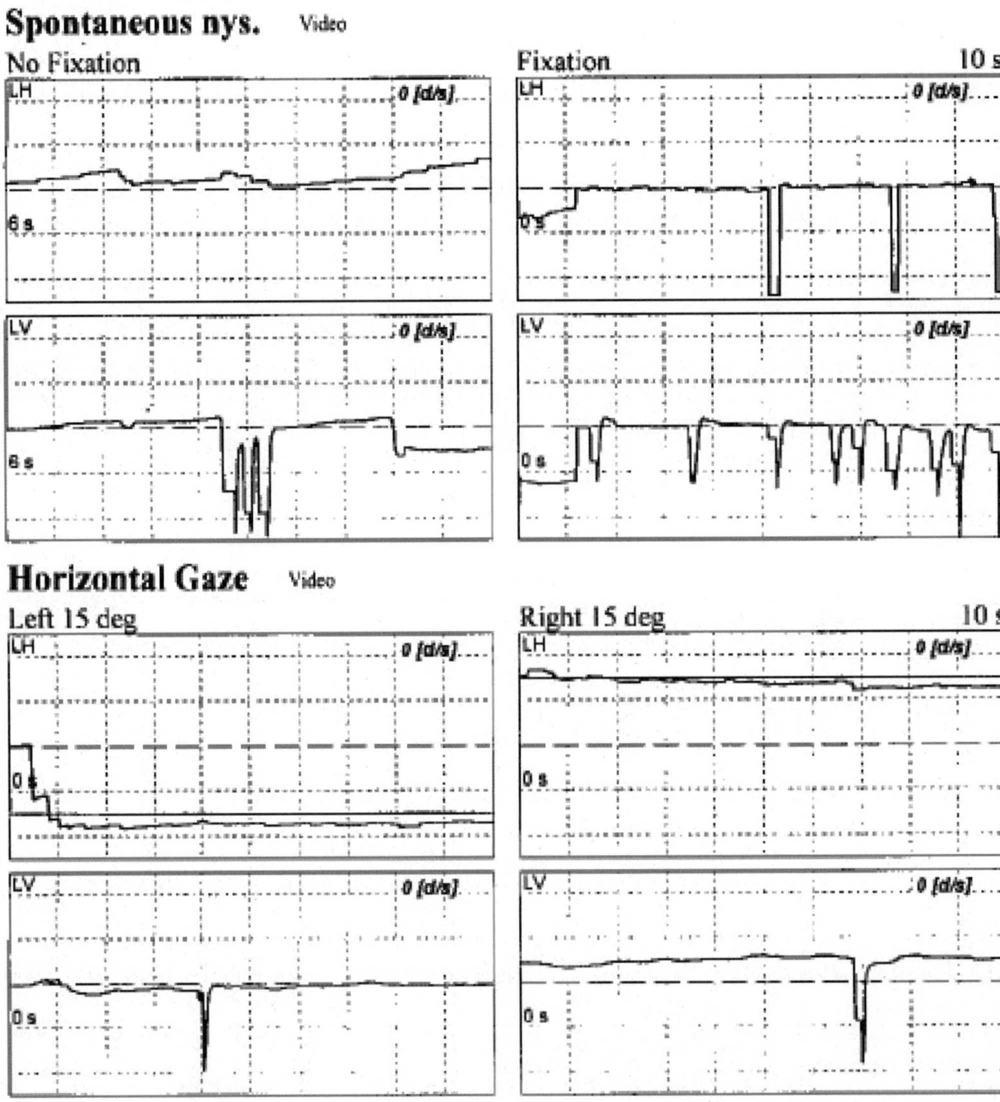

Spontaneous nys.
Video
No Fixation
Fixation
10 s
LH
0 [d/s]
6 s
0 s
LV
Horizontal Gaze
Video
Left 15 deg
Right 15 deg
10 s

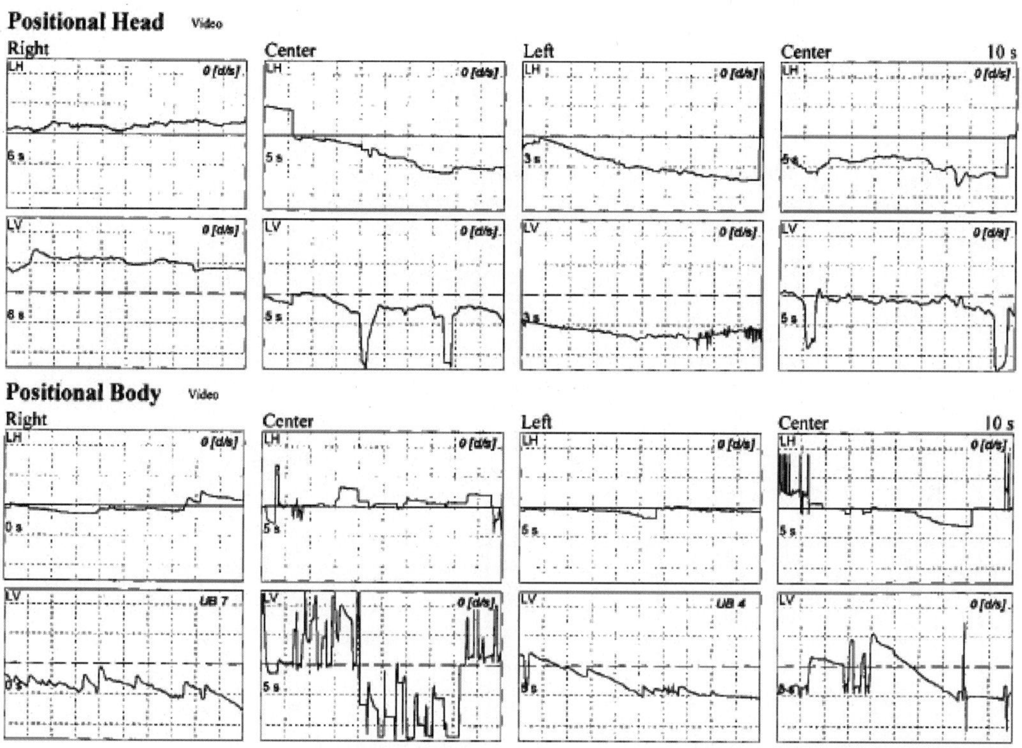
Positional Head Video
Right
Center
Left
Center
10 s
LH
0 [d/s]
LV
Positional Body Video
UB 7
UB 4

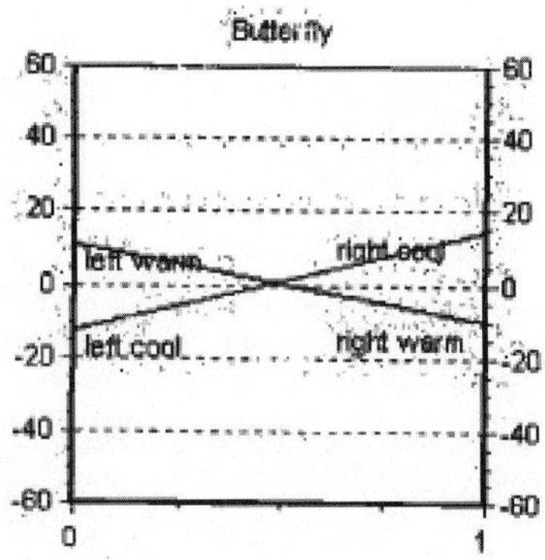

Left Cool: −12.8
Right Warm: −10.6
Left Warm: 11.1
Right Cool: 14.8

Canal Paresis: 3.1
Directional Preponderance: 5.2
Temperature Effect: Cool test
11.88% strong

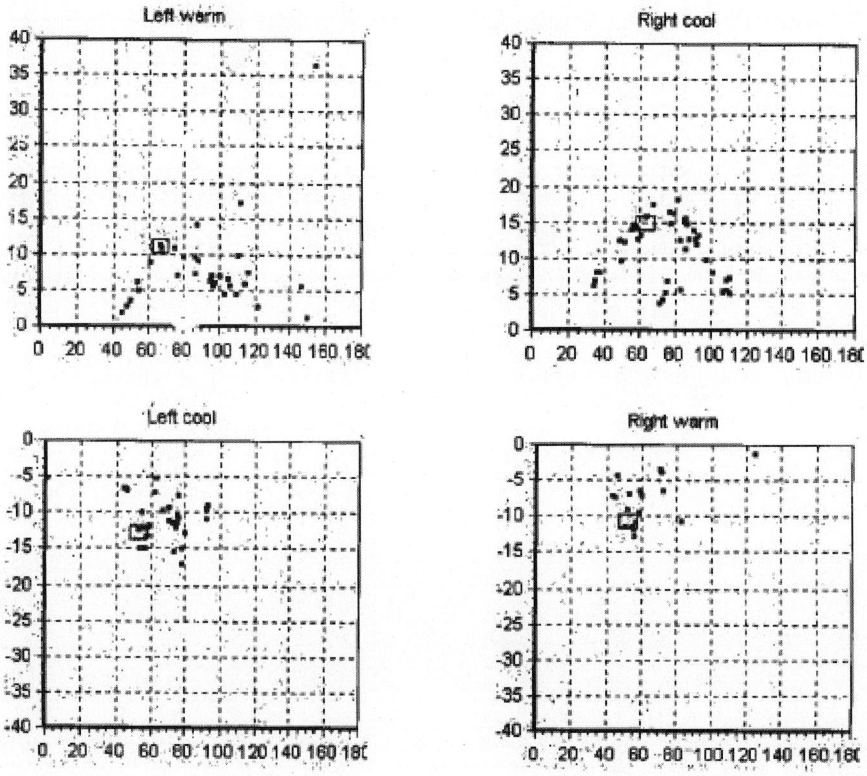

Rotational Chair Summary

VOR Summary

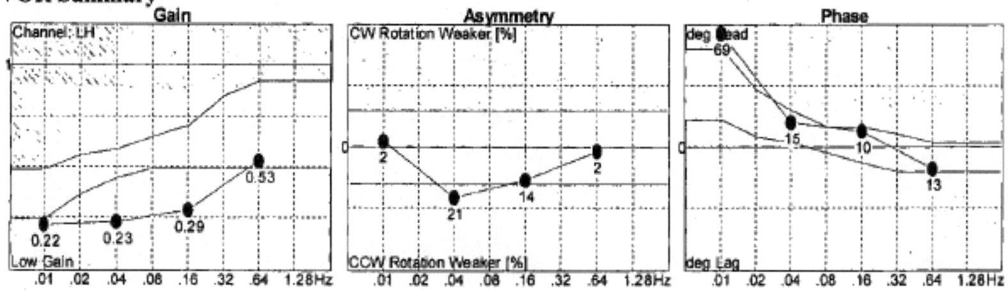

VFX Summary

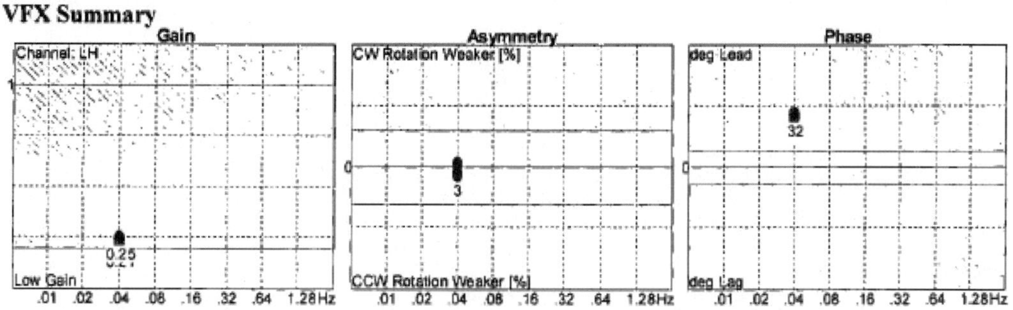

VVOR Summary

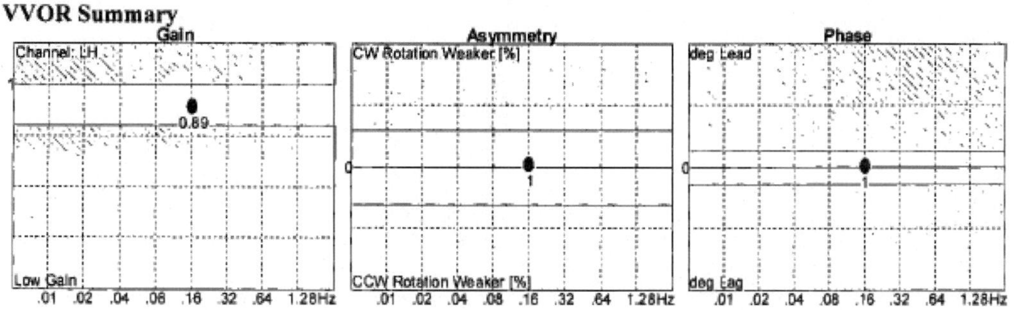

Step Velocity 100 dps CCW Video

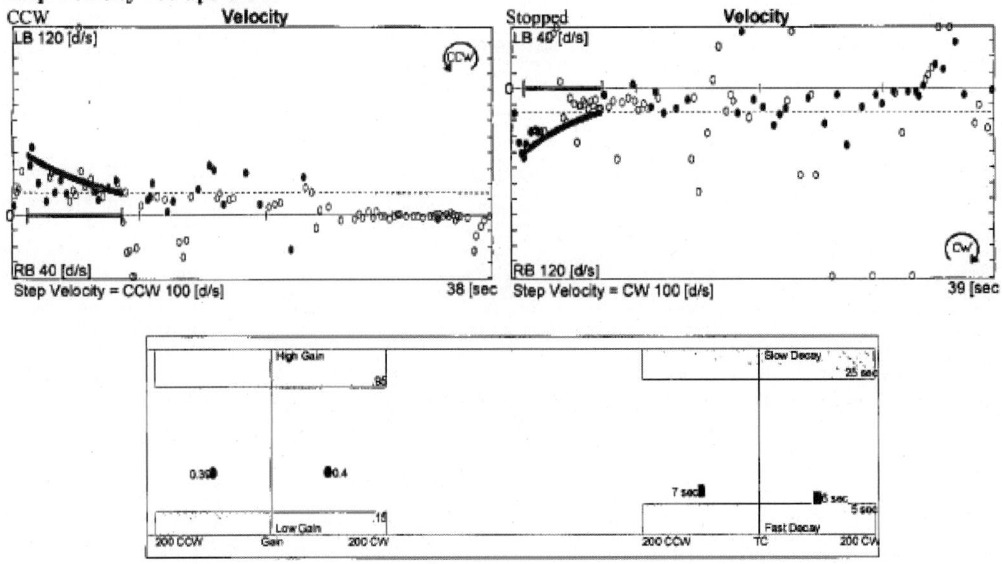

Step Velocity 100 dps CW Video

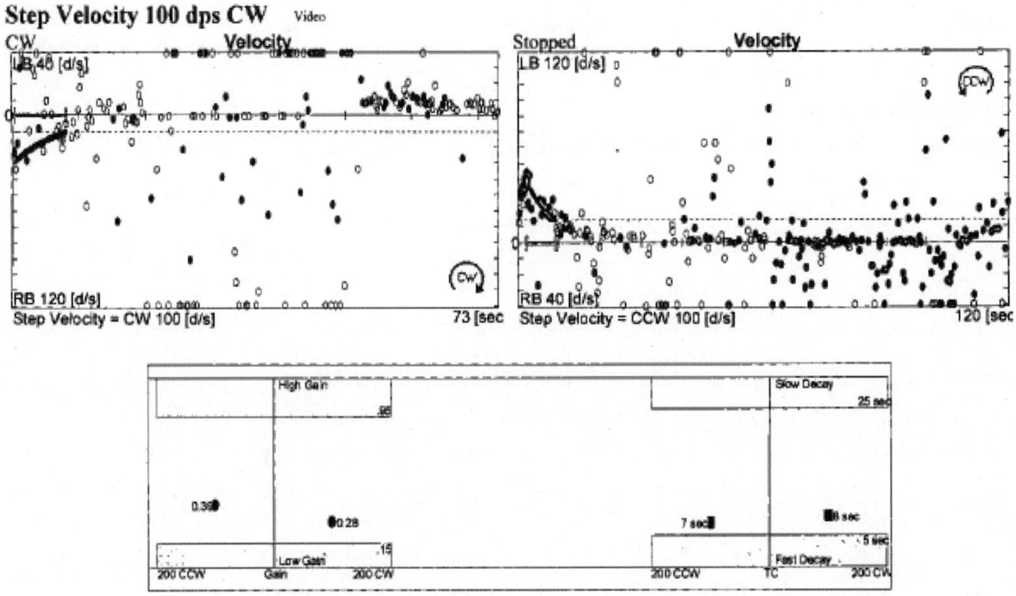

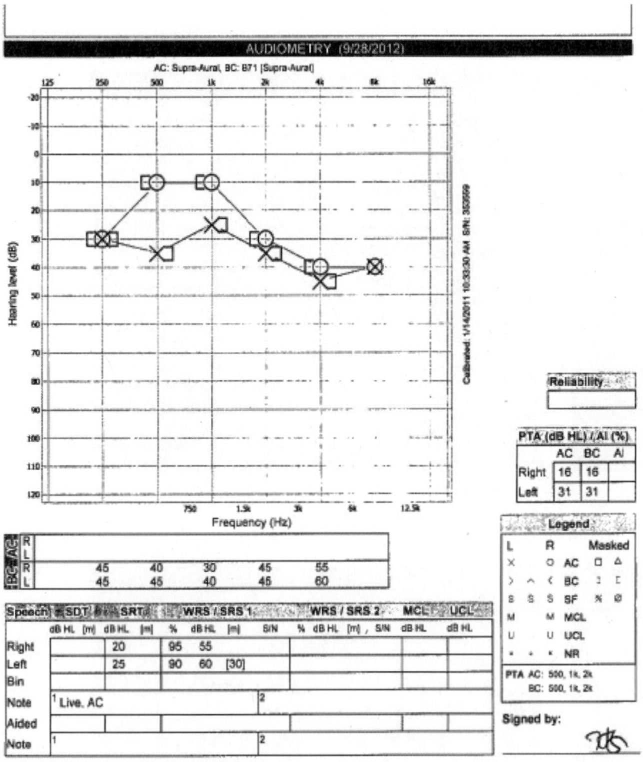

VEMP

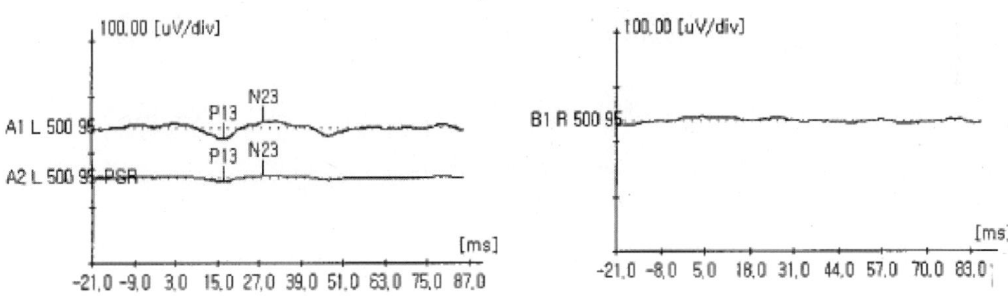

Latencies (ms)

Label Index	SmartTag	P13	N23	N33	P43
A1	L 500 95	16.88	28.34		
A2	L 500 95-PSR	16.88	28.34		
B1	R 500 95				

Amplitudes (uV)

Label Index	SmartTag	P13	N23	N33	P43
A1	L 500 95	-17.900	11.120		
A2	L 500 95-PSR	-5.860	3.660		
B1	R 500 95				

Interlatencies (ms)

Label Index	SmartTag	P13-N23	N23-N33	N33-P43
A1	L 500 95	-11.45		
A2	L 500 95-PSR	-11.45		
B1	R 500 95			

Interamplitudes (uV)

Label Index	SmartTag	P13-N23	N23-N33	N33-P43
A1	L 500 95	-29.020		
A2	L 500 95-PSR	-9.520		
B1	R 500 95			

Interaural Amplitude Asymmetry (%)

N/A

Brain MRI

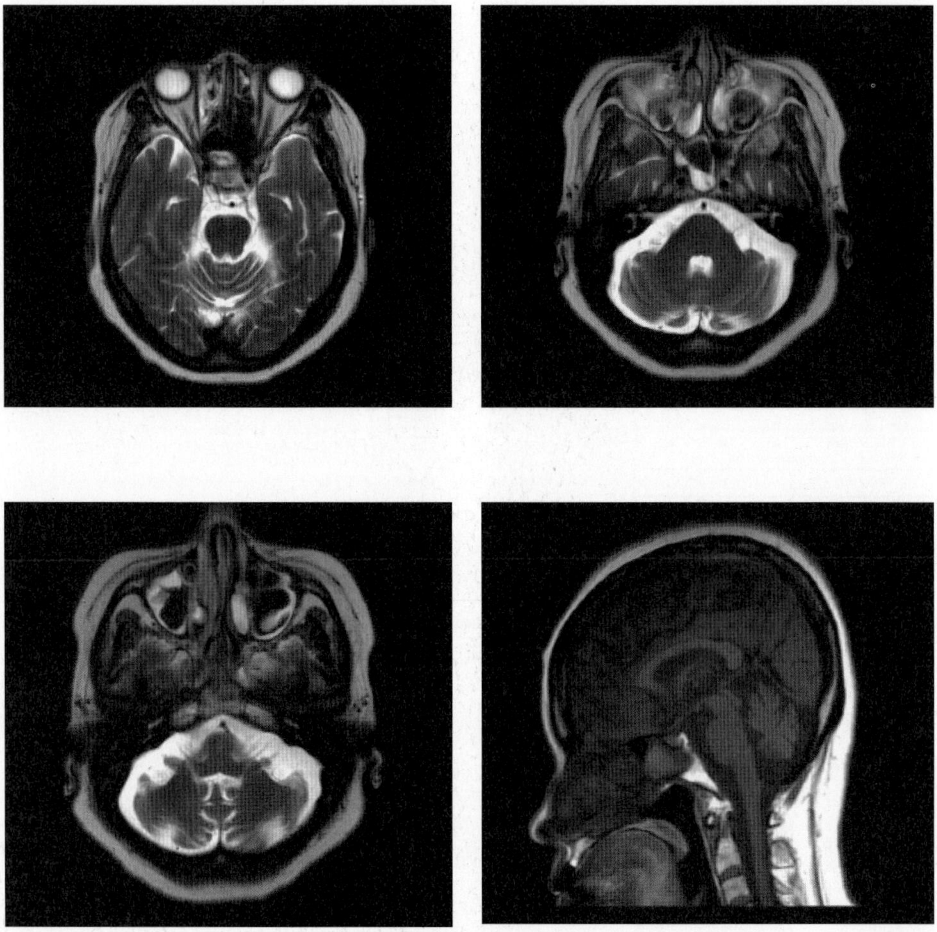

: cerebellar atrophy

치료적 약물농도(therapeutic drug monitoring, TDM) 결과 :

Phenytoin: 26.78 ug/ml △ (reference value: 10-20 ug/ml)
Valproate: 84.79 ug/ml (reference value: 50-100 ug/ml)

Interpretation :

Drug-induced vertigo (Phenytoin intoxication)
Phenytoin 감량 후 증상 호전되었음.

안진 유발이 보고된 약들

Downbeat nystagmus	Anticonvulsants (phenytoin, carbamazepine, lamotrigine, felbamate), lithium, amiodarone, opioids, metronidazole
Upbeat nystagmus	Anticonvulsants, opioids, organophosphate poisoning
Gaze-evoked nystagmus	Anticonvulsants, lithium, sedatives, barbiturates
Periodic alterating nystagmus	Phenytoin, primidone, phenobarbital, lithium

증 례 15

Chief complaint : unsteadiness, dizziness (onset: 내원당일, am 9시경, acute)

Present illness : 내원 당일 아침에 정상적으로 일어나서 출근하여 일하던 중 갑자기 상기 증상 발생함. 술 취한 것처럼 중심을 잡기 힘들면서 쓰러질 것 같은 증상으로 혼자서는 보행이 어려워 응급실 방문함. 증상은 주로 서서 움직일 때 나타나고 가만히 있으면 어지럼증 심하지 않다고 함.

Review of symptoms : Otologic Symptom (-) Headache (-) Nausea/Vomiting (+ / -) Posterior neck discomfort (-) Previous URI Hx (-) Vertigo (-)

Past medical history : Hypertension / hyperlipidemia / smoking / alcohol (+/+/+/+)

Neuro-otologic examinations : 내원 당일 외래에서 시행 (onset 2일째)

Spontaneous nystagmus	Left mixed horizontal and torsional nystagmus
Gaze-evoked nystagmus	LB & CCW nystagmus
Right	Decreased amplitude
Left	Increased amplitude
Head impulse test	Right (+)
Positional nystagmus	LB & CCW nystagmus
Skew deviation	Negative
Balance	Wide base, bilaterally sway
Romberg test(open eye)	Bilaterally sway, falling (-)
Romberg test(closed eye)	Bilaterally sway, falling (-)
Tandem gait	Falling to the right side
Hearing loss	Negative
Other neurological signs	Mild dysmetria at left arm and leg

Spontaneous nys. Video

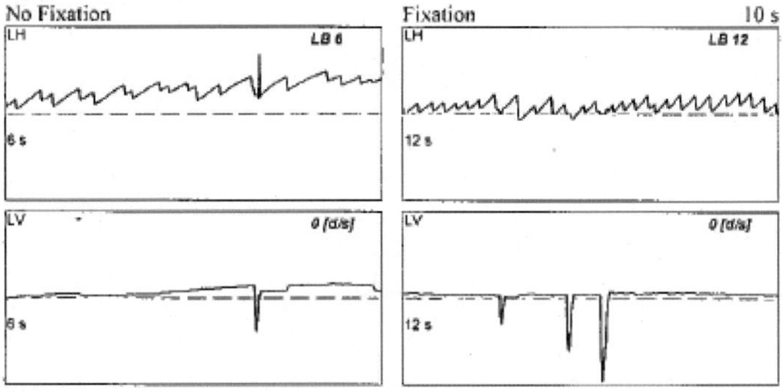

Horizontal Gaze Video

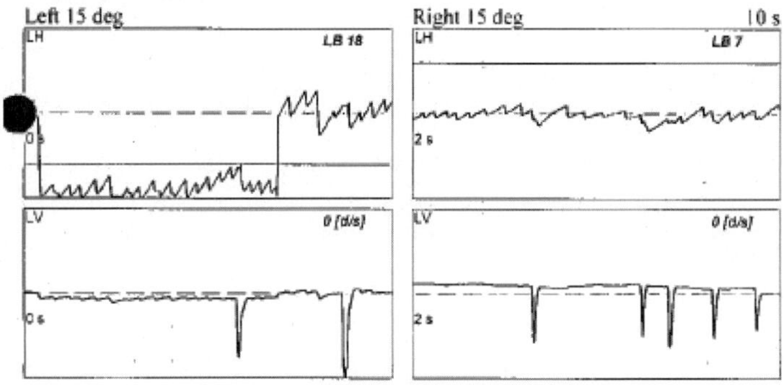

Head Shaking Test Video

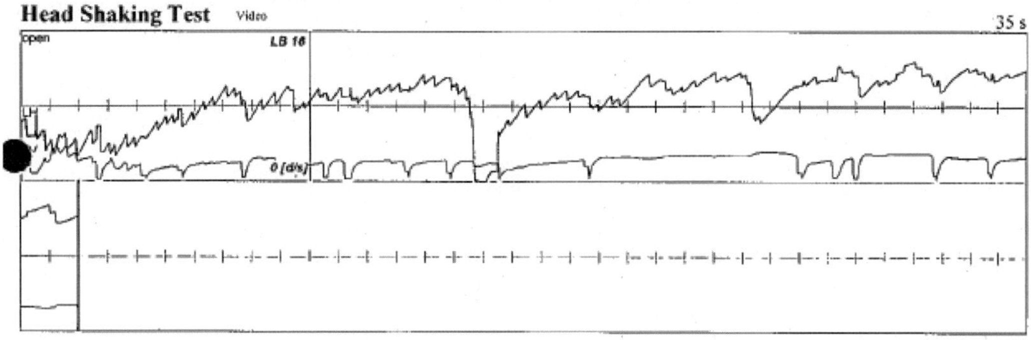

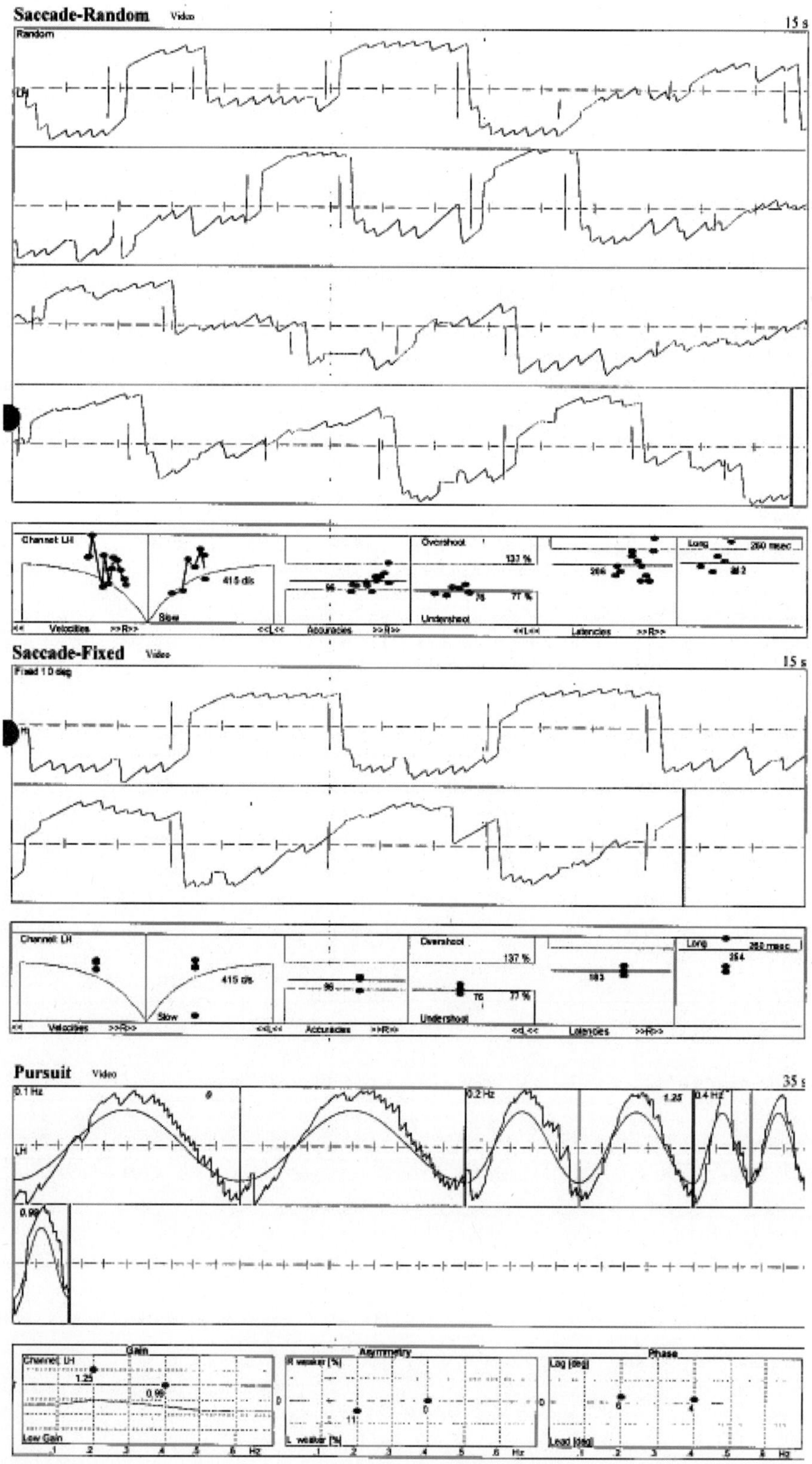
Saccade-Random
Video
15 s
Random
Velocities
Accuracies
Latencies
Overshoot
Undershoot
Slow
415 d/s
137 %
77 %
Saccade-Fixed
Video
15 s
Fixed 1 0 deg
Channel: LH
415 d/s
137 %
77 %
Pursuit
Video
35 s
0.1 Hz
0.2 Hz
0.4 Hz
1.25
Gain
Asymmetry
Phase
Channel: LH
Low Gain
R weaker (%)
L weaker (%)
Lag (deg)
Lead (deg)
Hz

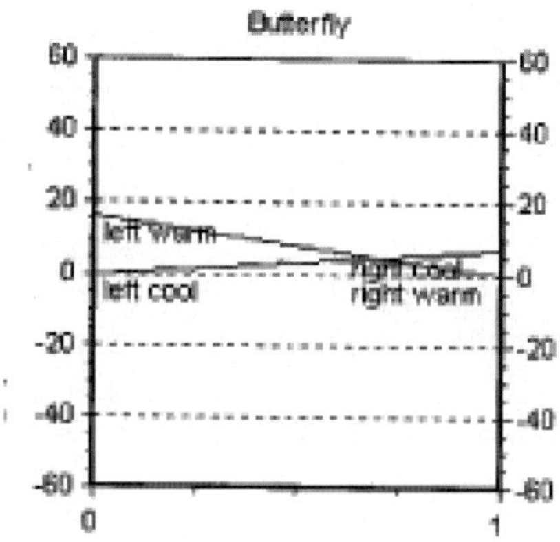

Left Cool : 0.0
Left Warm : 15.7
Right Cool : 6.5
Right Warm : 0.0

CP: -41.5
Right ear 41% weakness
DP: 100.0
Left beating 100% strong
Temperature Effect:
Warm test 41.45% strong

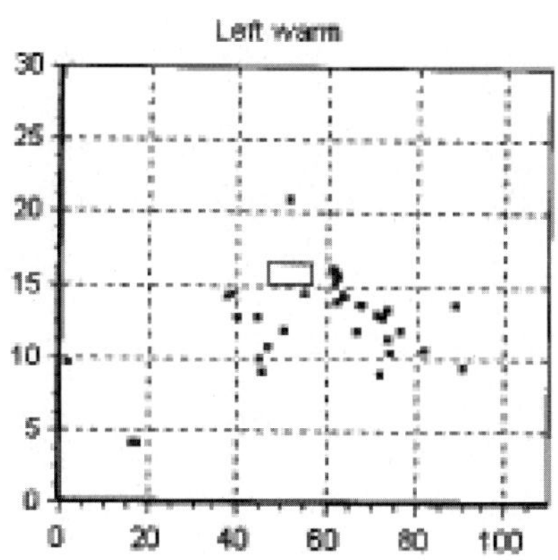

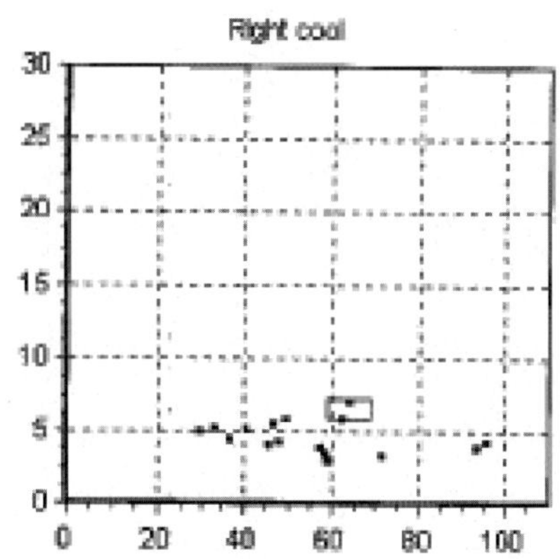

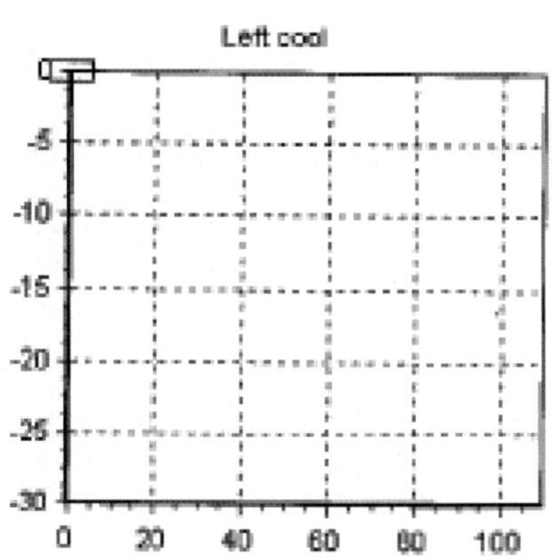

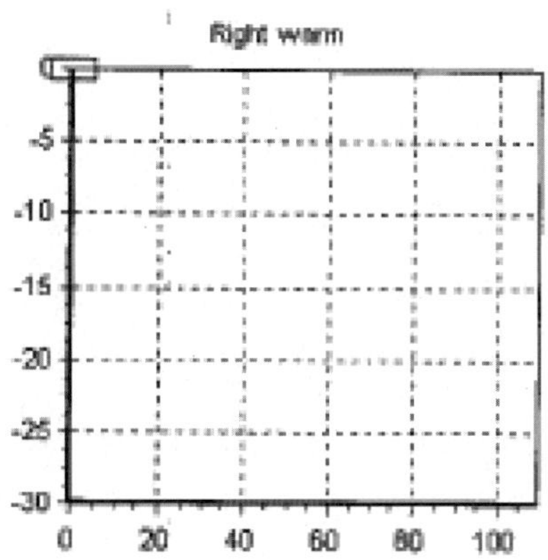

Rotational Chair Summary

VOR Summary

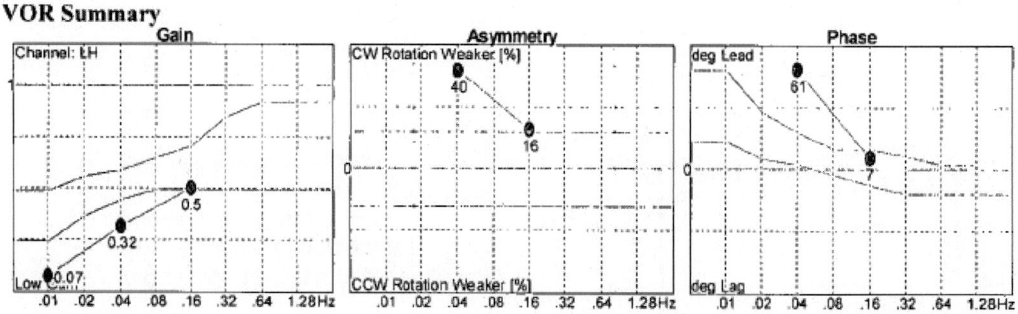

VFX Summary

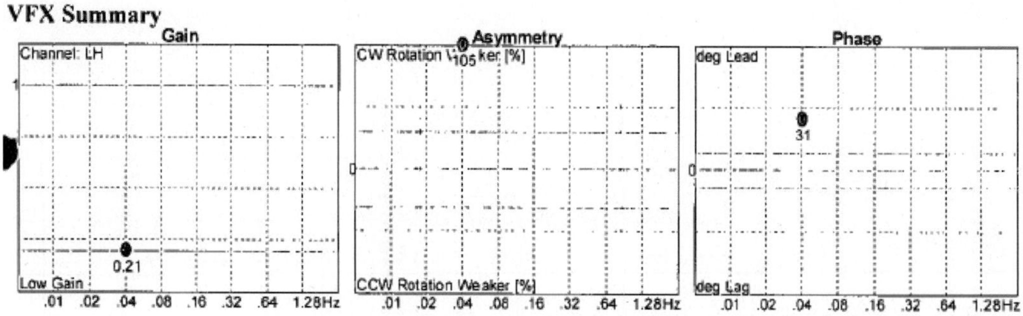

Step Velocity 100 dps CW Video

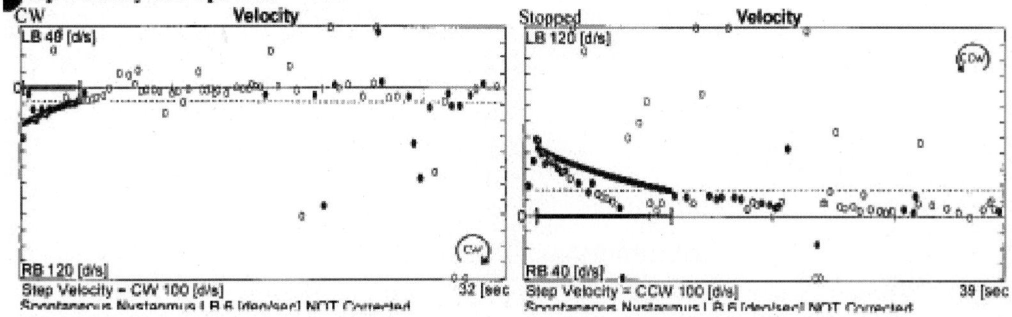

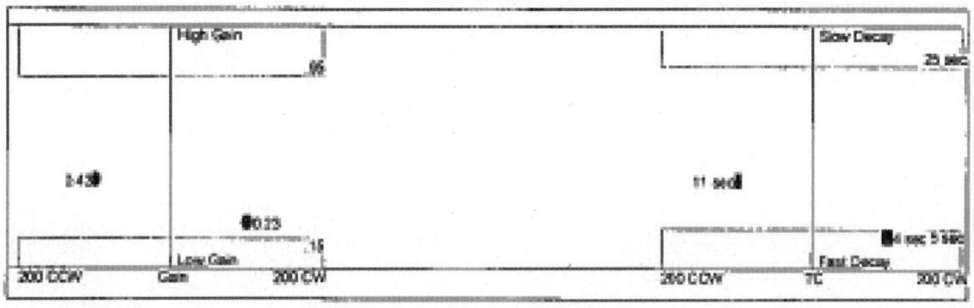

Step Velocity 100 dps CCW Video

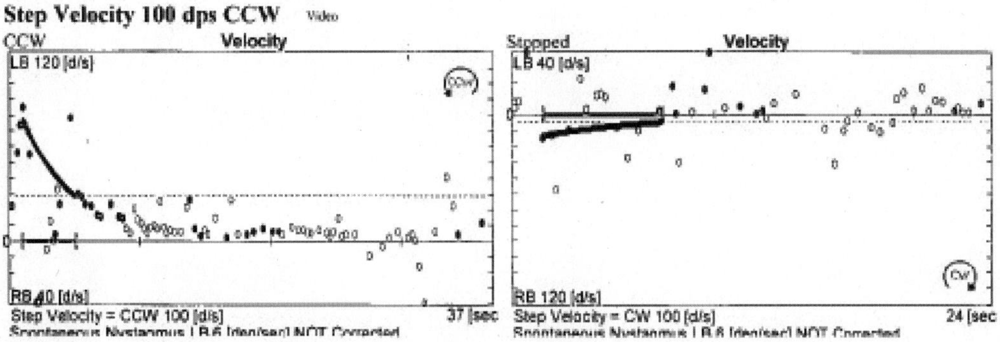

Vestibular function test results

Bithermal caloric test		
canal paresis		41.5 %, right weakness
direction preponderance		100 %, left beating strong
Rotatory chair tests		
SHA	gain	Low
	asymmetry	Right weakness
	phase	Lead
SV	gain	Right weakness 54%
	Tc	Right 6 sec, left 11sec
Visual fixation	gain	0.21 (Borderline failure)

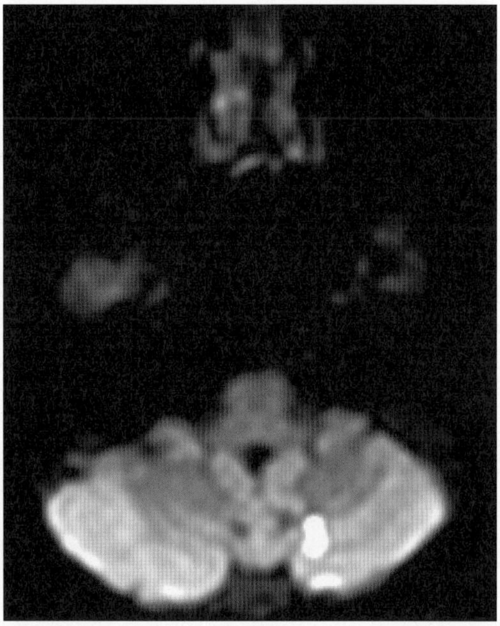

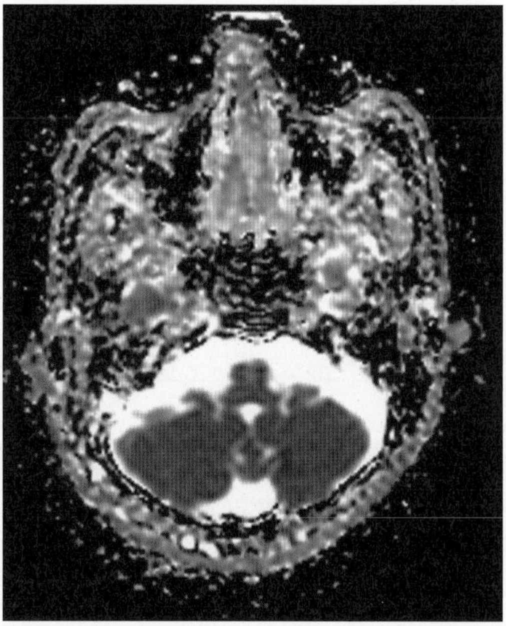

Diffusion MRI : focal diffusion high signal intensity in left cerebellar hemisphere (PICA territory), compatible with acute infarct

Interpretation : acute left cerebellar PICA infarct과 Right peripheral vestiublopathy가 함께 있던 case로 생각됨.

4달 뒤 다시 right MCA territory multiple embolic infarct 발생하여 재입원하여 w/u상 cardiac myxoma 발견되어 수술적 제거함.

· Acute vestibular syndrome에서 뇌영상 검사의 적응증
entral origin을 의심할 수 있는 nystagmus pattern
normal head impulse test
skew deviation
심한 자세불안
심한 두경부 통증
48시간 이내 호전을 보이지 않을 때
동반되는 신경학적 이상징후

· Acute vestibular syndrome 유발할 수 있는 뇌의 해부학적 구조물
Cerebellum (nodulus, ventral uvula, flocculus)
Root entry zone of the 8th nerve in ther pontomedullary junction
Vestibular nucleus
Dorsal insular cortex

증 례 16

Chief complaint 〉 Spinning vertigo (onset : 내원 2일전)

Present illness 〉

51세 여자 환자가 2일전 갑자기 시작된 spinning type vertigo를 주소로 내원하였다. Vertigo 증상은 약 2~3분 정도 지속되었으며 주로 움직이면 심해졌으며, 가만히 있으면 호전되는 양상이었다. Otologic symptom, 두통 등의 동반 증상은 없었다.

Dizziness 〉

Nature : spinning vertigo

Duration : 2~3분

Aggravating factor : 움직이면

Relieving factor : 가만히

Otologic Symptom

Tinnitus (-/-) Earfullness (-/-)

Hearing loss (-/-) Otalgia (-/-)

Headache (-)

Nausea/Vomiting (-/-)

Posterior neck discomfort (-)

Previous URI Hx (-)

Past medical history 〉

DM/HTN/TB/Hepatitis (-/-/-/-)

Physical examination 〉

Both tympanic membranes : normal

Spontaneous nystagmus (LB)

Gazed evoked nystagmus (LB)

Head shaking nystagmus (LB)

Head thrust test : catch up saccade (+), Rt.

CN exam : all intact

Dix-Hallpike test (-) Lateral positioning test (-)

Neurotologic examination 〉

EOM : restriction of movement(-) diplopia(-) GEN(-)

HST : LB

HTT(+) : catch up saccade(+) Rt.

Rapid alternating movement : dys-diadochokinesia (-)

Finger to Nose test : dysmetria (-)

Romberg test : eye opened sway (-), fall (-) / eye closed sway(-), fall (-)

Tandem gait : sway (+) fall (+) Rt.

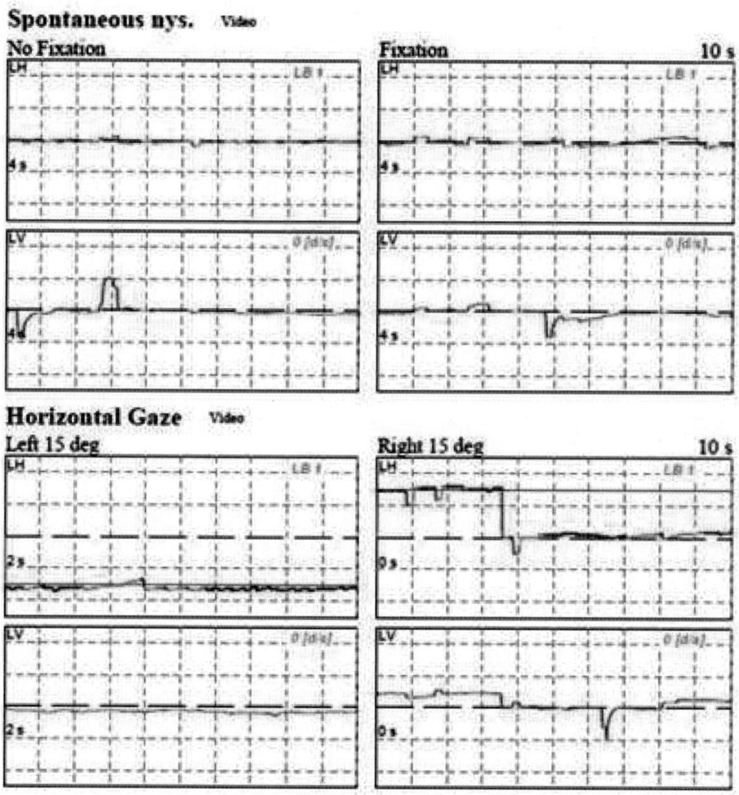

Saccade-Random Video

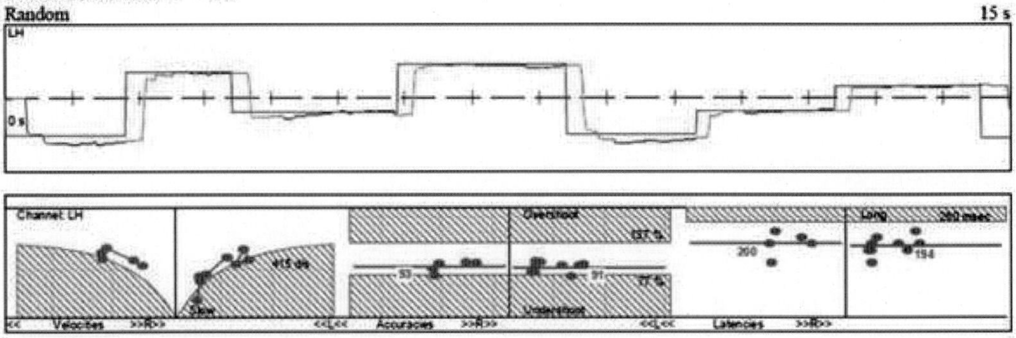

OKN Fixed Velocity Video

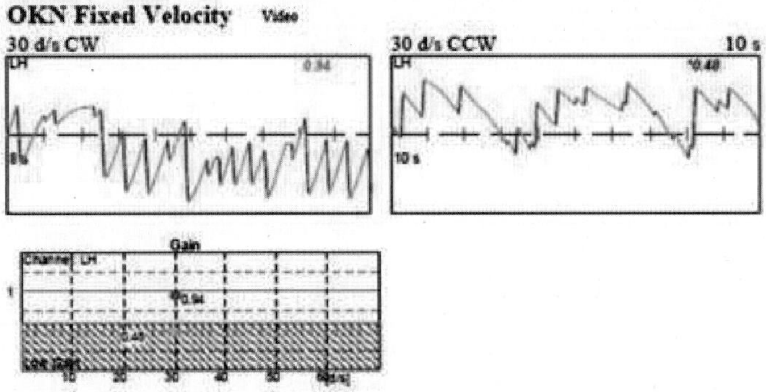

Rotational Chair Summary

VOR Summary

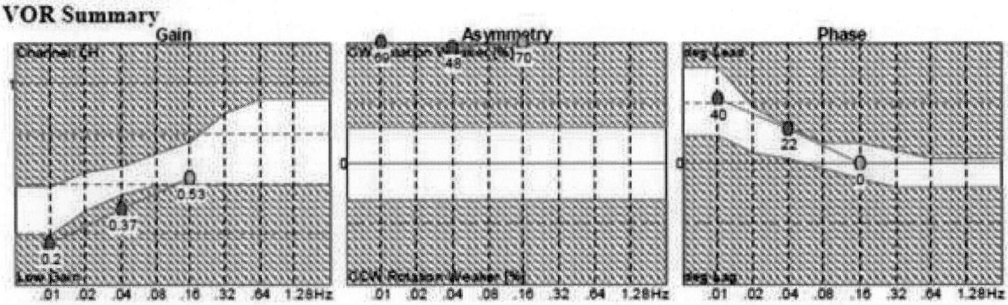

VFX Summary

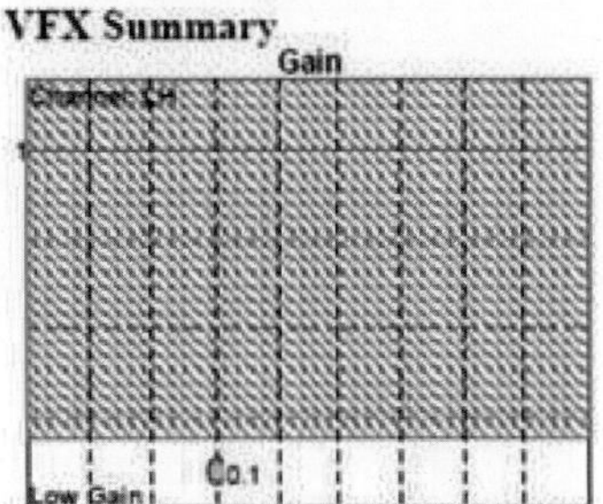

Asymmetry and Phase results are not calculated for Gains less

VVOR Summary

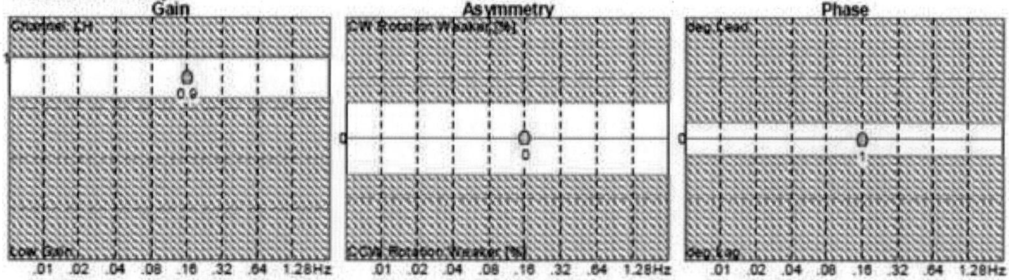

Step Velocity 100 dps CW Video

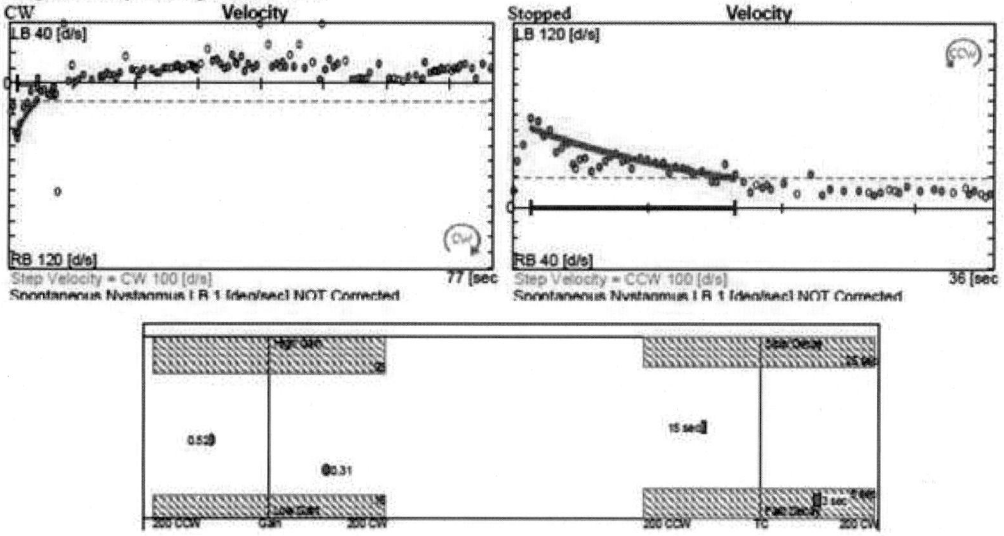

Step Velocity 100 dps CCW Video

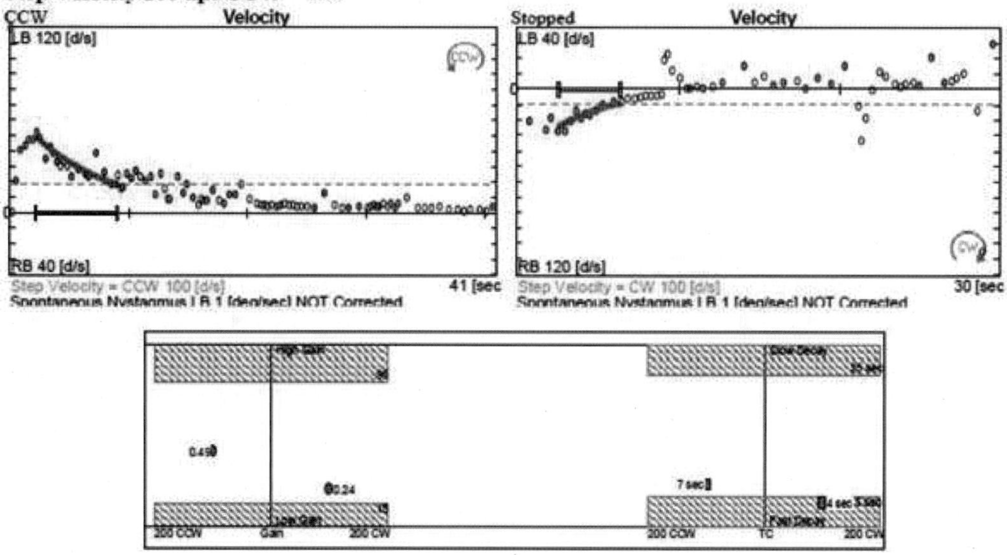

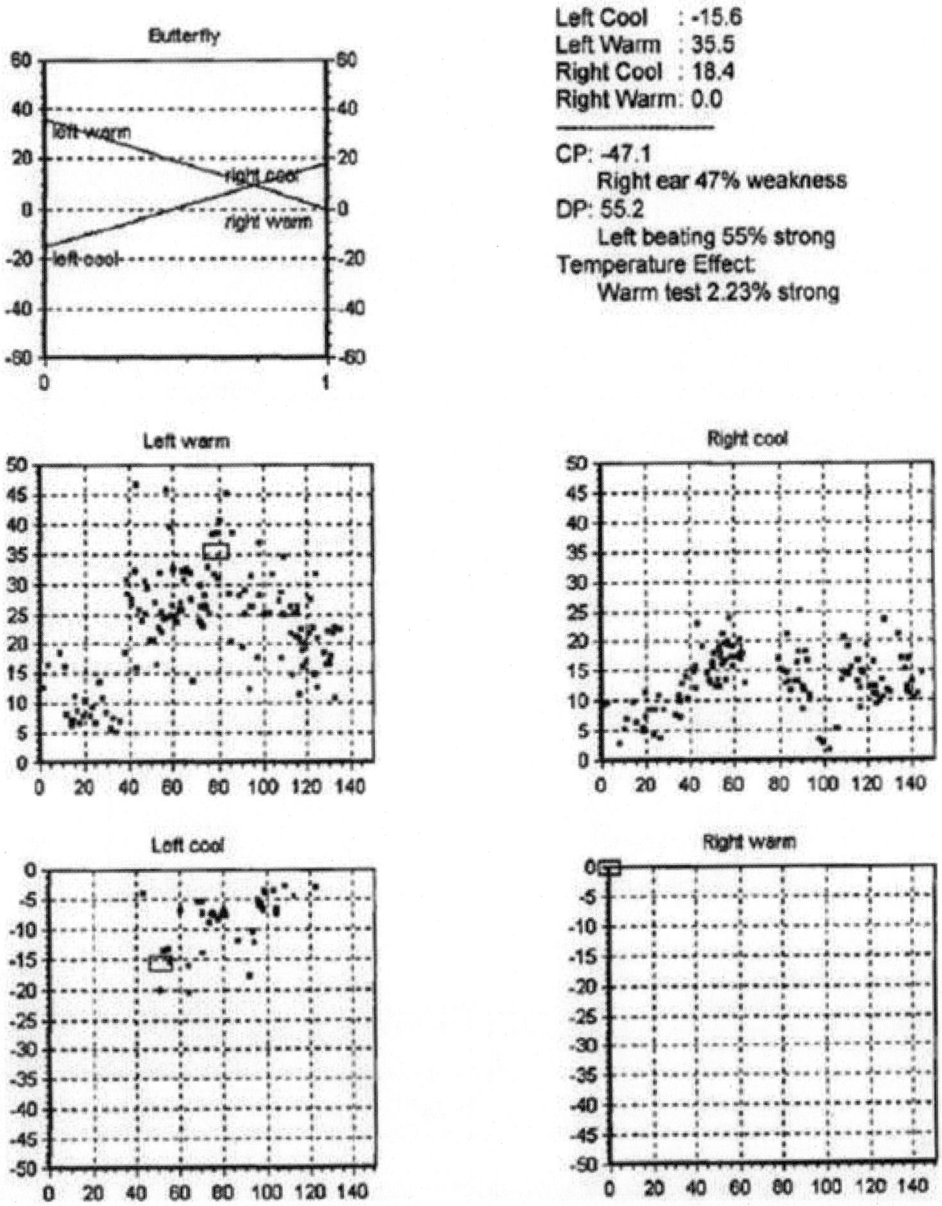
Left Cool : -15.6
Left Warm : 35.5
Right Cool : 18.4
Right Warm: 0.0
CP: -47.1
Right ear 47% weakness
DP: 55.2
Left beating 55% strong
Temperature Effect:
Warm test 2.23% strong
Butterfly
left warm
right cool
right warm
left cool
Left warm
Right cool
Left cool
Right warm

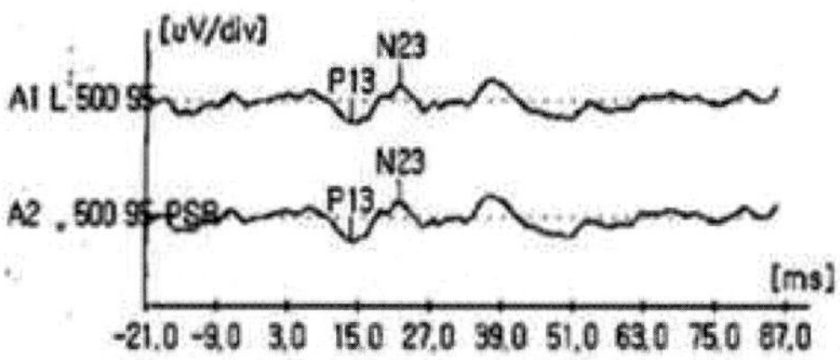

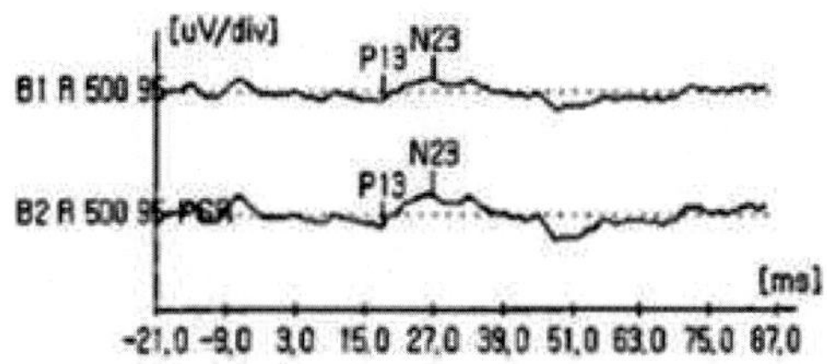

Latencies (ms)

Label Index	SmartTag	P13	N23	N33	P43
A1	L 500 95	13.97	21.88		
A2	L 500 95-PSR	13.97	21.88		
B1	R 500 95	17.93	26.88		
B2	R 500 95-PSR	17.93	26.88		

Amplitudes (uV)

Label Index	SmartTag	P13	N23	N33	P43
A1	L 500 95	-25.530	18.690		
A2	L 500 95-PSR	-8.320	6.090		
B1	R 500 95	-9.100	15.990		
B2	R 500 95-PSR	-4.050	7.120		

Interlatencies (ms)

Index	SmartTag	P13-N23	N23-N33	N33-P43
A1	L 500 95	-7.91		
A2	L 500 95-PSR	-7.91		
B1	R 500 95	-8.95		
B2	R 500 95-PSR	-8.95		

Interamplitudes (uV)

Label Index	SmartTag	P13-N23	N23-N33	N33-P43
A1	L 500 95	-44.220		
A2	L 500 95-PSR	-14.410		
B1	R 500 95	-25.090		
B2	R 500 95-PSR	-11.170		

Interaural Amplitude Asymmetry (%)

13

판 독 : 주시고정이 없는 폐안에서 1도의 좌향 자발안진이 관찰되고 있으나 개안에서는 안진이 보이지 않는다. 두위 및 체위 안진검사 중에서 Dix-Hallpike 검사에서만 2도의 좌향안진이 보이며 head shaking test에서는 2도의 우향안진이 보인다. 양온교대 안진검사에서는 우측 47% 기능 저하의 소견을 보인다. 전정유발근전위검사에서는 좌우 전위차가 정상범위를 보이고 있다. 단속운동, 시추적검사에서는 특이소견을 보이지 않지만 시운동성검사에서 시계반대방향의 회전 시 이득이 감소한 소견이다. 정현파회전에서는 여러 주파수에서 이득이 감소하고 우측으로 향하는 비대칭을 보이며 위상차 선행은 아직 뚜렷하지 않다. Step velocity rotation에서는 시계방향의 회전에서 이득과 시간 상수가 감소한 소견이다. 이상의 소견으로 우측의 전정기능저하가 발생하고 시간이 static compensation은 이루어졌지만 dynamic compensation은 미흡한 단계라고 판단된다.

진 단 : partially compensated right vestibulopathy

색 인

ㅇ

S